RECLUS. KIRMISSON. PEYROT. BOUILLY

MANUEL
DE
PATHOLOGIE EXTERNE

IV

MALADIES DES RÉGIONS

Organes génito-urinaires
Membres

PAR

G. BOUILLY
Professeur agrégé de la Faculté de Médecine, Chirurgien des Hôpitaux
Membre de la Société de Chirurgie

PARIS
G. MASSON, ÉDITEUR
LIBRAIRE DE L'ACADÉMIE DE MÉDECINE
120, BOULEVARD SAINT-GERMAIN, 120

M DCCC LXXXVI

MANUEL

DE

PATHOLOGIE EXTERNE

DIVISION DE L'OUVRAGE

I. — **Maladies communes à tous les Tissus.** Maladies des Tissus, par M. le Dr Reclus.

II. — **Maladies des Régions.** Tête et Rachis, par M. le Dr Kirmisson.

III. — **Maladies des Régions.** Cœur, Poitrine, Abdomen, par M. le Dr Peyrot.

IV. — **Maladies des Régions.** Organes génito-urinaires, Membres, par M. le Dr Bouilly.

Chaque volume est vendu séparément.

MANUEL

DE

PATHOLOGIE EXTERNE

MALADIES DES RÉGIONS

ORGANES GÉNITO-URINAIRES

CHAPITRE PREMIER

MALADIES DES REINS.

I

LÉSIONS TRAUMATIQUES DES REINS.

1° CONTUSIONS.

Étiologie. — La contusion du rein est produite par une violence extérieure, sans solution de continuité des téguments. Cette violence toujours considérable (chute d'un lieu élevé, coup de pied de cheval, pression entre deux voitures) porte sur la région lombaire ou quelquefois sur la paroi abdominale antérieure.

Duplay rejette l'existence de la *commotion* du rein, c'est-à-dire d'un ébranlement moléculaire dû à une violence extérieure qui agit à une certaine distance du rein. L'hématurie, qui serait le symptôme de cet ébranlement, ne peut être admise sans déchirure du rein, c'est-à-dire sans contusion de cet organe.

Anatomie pathologique. — Les déchirures sont *complètes* ou *incomplètes*. Dans la déchirure complète, qui se fait, en général, au niveau du hile, le rein est séparé en deux fragments distincts, rarement en plusieurs fragments; il est quelquefois complètement broyé. Les déchirures incomplètes sont constituées par des fentes plus ou moins larges, plus ou moins étendues et plus ou moins profondes, à direction plutôt transversale que verticale.

Il peut y avoir une déchirure centrale sans lésion de la surface externe. Le péritoine reste le plus souvent intact.

Le sang peut s'accumuler dans le bassinet et constituer une *hémato-néphrose* (Duplay) si l'uretère est bouché par un caillot. En général, il se répand dans le tissu cellulaire voisin, où il forme une tumeur périnéphrétique. Il peut, en cas d'hémorrhagie abondante, filtrer dans le tissu cellulaire du petit bassin et former une tumeur rétro-vésicale du volume d'une tête d'enfant (Gargam, *De la contusion du rein*, thèse de Paris, 1881) ou suivre le trajet des vaisseaux spermatiques et apparaître au niveau du canal inguinal et jusque dans le scrotum.

Les déchirures même étendues du rein peuvent se cicatriser.

La collection sanguine de voisinage est longue à se résorber et peut suppurer avec le tissu rénal désorganisé, en donnant lieu aux phénomènes d'un abcès périnéphrétique.

Symptômes. — Certains blessés succombent très rapidement à la violence du choc abdominal ou à l'hémorrhagie interne.

Chez ceux qui résistent, on constate, au début, les phénomènes ordinaires des violentes contusions de l'abdomen, à savoir des nausées, des vomissements, la pâleur de la face et la petitesse du pouls, la tendance au refroidissement et à la syncope. Plus rarement, on observe des convulsions et de la somnolence.

Les signes locaux sont de la douleur, des troubles des fonctions urinaires, plus rarement la présence d'une tumeur et d'une ecchymose.

La douleur siège dans la région lombaire, le flanc et l'hypochondre correspondant à la contusion; elle s'irradie dans la fosse iliaque; elle s'accroît par la pression, les mouvements et les fortes inspirations.

On peut observer une *anurie* complète, si les deux reins sont affectés, et souvent pendant quelques heures, même quand un seul rein est contusionné. Mais, en général, il y a seulement une diminution de la quantité d'urine excrétée et la persistance de cette oligurie est un symptôme de premier ordre, même en l'absence d'hématurie. Plus tard, au contraire, l'oligurie est quelquefois remplacée par une exagération dans la sécrétion urinaire, qui peut atteindre pendant quelques jours deux à quatre litres en vingt-quatre heures.

L'*hématurie* est le signe le plus important; elle apparaît en général, dès la première miction, sous forme de sang pur ou mêlé à l'urine; elle peut s'accompagner de douleurs semblables à celles de la colique néphrétique ou disparaître pendant cet accès par suite de l'obstruction de l'uretère par un caillot. Dans les cas favorables, elle va en s'atténuant de jour en jour. On trouve quelquefois des caillots dans l'urine ayant la forme des calices et de l'uretère.

L'ecchymose, phénomène inconstant, a été divisée en *ecchymose primitive ou sur place* et *secondaire ou à distance* (Gargam). L'ecchymose primitive se produit après deux ou trois jours dans la région qui a été le siège de la violence extérieure; l'ecchymose secondaire, plus importante, n'apparaît qu'au bout de sept à huit jours et siège sur le trajet inguinal ou au niveau de l'anneau et jusqu'à la partie supérieure du scrotum.

La palpation peut quelquefois faire reconnaître une tumeur à la région rénale.

A une période plus ou moins éloignée de l'accident, alors que les signes du début sont atténués, on signale la possibilité d'une exacerbation subite, avec ballonnement du ventre, vomissements et suppression des urines, due à l'oblitération passagère de l'uretère ou à la reproduction de l'hémorrhagie rénale.

La contusion du rein peut se terminer par une néphrite albumineuse ou suppurée, par la formation de calculs ou d'une périnéphrite.

Elle se termine assez fréquemment par la guérison (17 fois sur 40 cas, d'après Blech, thèse de Paris, 1873). Kœnig ne compte que 16 cas de mort sur 71 observations.

On voit quelquefois survenir de la fièvre, même en dehors de la tendance à la formation du pus. La mort est fatale ou à peu près si la contusion porte sur un rein unique (Bryant).

Diagnostic. — Le lieu d'application de la violence extérieure, la gravité des symptômes généraux immédiats, les caractères de l'hématurie suffisent, en général, pour assurer le diagnostic.

En l'absence d'hématurie, la douleur lombaire, l'ecchymose à distance et surtout les troubles de la sécrétion urinaire peuvent faire préjuger la contusion du rein. Une diminution momentanée dans la quantité des urines, suivie plus tard d'une exagération de la sécrétion, constitue un signe de grande valeur.

Traitement. — Dans les premiers moments, contre les phénomènes de collapsus, l'opium, les injections d'éther et de morphine seront prescrits avec avantage. Contre l'hémorrhagie, les applications froides sur la région lombaire, l'ergotine à l'intérieur ou en injections, pourront donner de bons résultats.

En cas d'hémorrhagie menaçante par son abondance, G. Simon conseille d'extirper le rein contus, séance tenante, pour faire la ligature des vaisseaux. Nous ne sachions pas que cette conduite ait été tenue jusqu'à présent, mais elle nous paraît justifiée, sinon dans les premières heures où la dépression opératoire viendrait s'ajouter au shock traumatique, mais dans les premiers jours, si l'hématurie continue et peut, par son abondance, compromettre la vie. Les cas où l'on a trouvé, à l'autopsie, le rein détaché de son hile et flottant dans une masse sanguine, autoriseraient cette manière de faire. Elle est surtout recommandable chez l'enfant avant neuf ans, où 4 fois sur 5 la rupture du rein s'accompagne de déchirure du péritoine, d'épanchement sanguin dans la séreuse et de mort par hémorrhagie. (Poireault, thèse de Paris, 1882, *De la contusion du rein.*)

Récemment, Maunoury a obtenu un beau succès en enlevant le rein rompu en plusieurs morceaux, un mois après l'accident, en même temps qu'il donnait issue à une vaste collection purulente ayant succédé à la rupture de cet organe.

2° PLAIES.

Les plaies des reins sont rares, elles sont produites par des instruments piquants, tranchants ou contondants; dans cette dernière variété il faut ranger les armes à feu.

Anatomie pathologique. — Quand l'instrument vulnérant pénètre par la région lombaire, il peut ne pas intéresser le péritoine ni les gros vaisseaux; s'il pénètre en avant, il blesse la séreuse, souvent l'intestin, le foie ou la rate, et peut atteindre les vaisseaux rénaux, les calices, le bassinet ou l'origine de l'uretère.

Les coups de feu font quelquefois éclater le rein et peuvent déterminer des déchirures étendues. On a vu la cicatrisation de l'organe se faire malgré ces graves dégâts et la présence de corps étrangers (Legouest, G. Simon).

Les plaies du rein s'accompagnent en général d'un épanchement sanguin abondant, soit dans le tissu cellulaire voisin, soit dans le péritoine.

Symptômes et diagnostic. — Les phénomènes généraux sont les mêmes que ceux que l'on observe dans la contusion du rein.

Une douleur fixe dans la région lombaire, s'étendant dans la fosse iliaque et souvent accompagnée de rétraction du testicule, du ténesme vésical et de l'hématurie, sont des signes de probabilité d'une plaie du rein. Il peut y avoir quelquefois de la rétention d'urine suivie d'hématurie après l'expulsion d'un caillot.

La plaie extérieure peut laisser écouler de l'urine ou un liquide d'odeur urineuse, surtout si le bassinet ou l'uretère sont sectionnés, ou s'il y a un obstacle à l'écoulement normal de l'urine.

Dans quelques cas, surtout s'il n'y a qu'une plaie par instrument piquant, la guérison peut survenir sans accident.

Mais en général, au bout de peu de temps, se révèlent des phénomènes inflammatoires qui indiquent le début d'une néphrite suppurative et la participation du péritoine aux accidents. La mort peut survenir rapidement par péritonite suraiguë.

Des douleurs lombaires plus violentes, le ballonnement du ventre, l'élévation de la température, le mélange du pus à l'urine, l'œdème et la sensibilité de la région lombaire, la présence d'une collection profonde, indiquent le développement et la formation d'une néphrite et d'une périnéphrite suppurées. Les blessés peuvent succomber d'emblée à l'intensité des accidents inflammatoires et septiques, ou plus tard à l'étendue des décollements et à la longueur de la suppuration.

Des fistules urinaires s'établissent quelquefois de suite ou succèdent à l'ouverture d'un abcès. Cette complication est, dit-on, prévenue dans les plaies d'armes à feu par la présence des eschares qui s'opposent pendant un certain temps à l'écoulement de l'urine à travers la plaie et à l'infiltration urinaire.

Pronostic. — Il est rendu très grave par la possibilité d'une hémorrhagie foudroyante et d'une péritonite suraiguë.

Plus tard, la suppuration du rein et du tissu cellulaire voisin, l'infiltration d'urine, la présence de corps étrangers, la formation de fistules urinaires, le développement d'abcès à répétition peuvent donner lieu à de graves dangers et à d'importantes complications.

Traitement. — Contre les accidents du début, les indications sont les mêmes et sont remplies par les mêmes moyens que dans les contusions du rein.

L'extirpation de l'organe blessé a été préconisée par G. Simon et a été pratiquée plusieurs fois avec succès dans le cas où le rein faisait hernie par une plaie de la région lombaire.

En l'absence même de cette hernie, cette extirpation nous paraît pouvoir être pratiquée de bonne heure avec avantage, si des signes de péritonite peuvent faire supposer l'infiltration d'urine et la blessure ou l'inflammation du péritoine.

La faible quantité d'urine excrétée par la vessie, son absence de coloration par le sang seraient des signes de probabilité de blessure du bassinet ou de l'uretère avec épanchement d'urine dans le voisinage.

Plus tard, quand les signes d'une collection périnéphrétique sont manifestes, et même alors qu'on ne fait que soupçonner l'infiltration d'urine et la suppuration autour du rein, il y a indication de pratiquer à la région lombaire une large et profonde incision pour donner issue aux produits épanchés. L'incision comprendra le rein lui-même s'il est suppuré, et dans ce cas si la désorganisation de l'organe paraît très avancée, et si les adhérences du rein aux parties voisines ne sont pas trop résistantes, il y a lieu d'en pratiquer l'extirpation.

La néphrectomie est aussi indiquée, après une longue période d'attente, quand une plaie du rein est suivie d'une fistule urinaire rebelle à tous les autres modes de traitement, et quand le rein opposé paraît absolument sain.

II

LÉSIONS VITALES ET ORGANIQUES DES REINS.

1° AFFECTIONS INFLAMMATOIRES.

a. — PHLEGMONS ET ABCÈS PÉRINÉPHRÉTIQUES.

On désigne sous le nom de *phlegmon et abcès périnéphrétique* l'inflammation et la suppuration de l'atmosphère cellulo-adipeuse qui entoure les reins. On les décrit aussi quelquefois sous le nom de *périnéphrite* (Rayer), d'*abcès périrénaux*, d'*abcès périnéphrétiques* (Trousseau). Ils ont été nettement décrits pour la première fois par Rayer, ont été étudiés depuis par Demarquay, Trousseau, et Lancereaux leur a consacré un excellent article dans le *Dictionnaire encyclopédique des sciences médicales*.

Étiologie. — Le phlegmon périnéphrétique reconnaît des causes multiples. L'affection peut être d'origine traumatique ou spontanée. Elle se rencontre beaucoup plus fréquemment chez l'adulte qu'à toute autre période de la vie; le sexe ne semble pas avoir d'influence sur son développement.

Les goutteux y sont prédisposés par la présence de calculs rénaux donnant lieu à une pyélo-néphrite calculeuse.

Les plaies et les contusions de la région rénale sont une cause fréquente du phlegmon périnéphrétique. Tantôt les accidents inflammatoires éclatent peu de jours après l'accident, tantôt au contraire l'affection ne se déclare que longtemps après, quelquefois plusieurs mois et même plusieurs années plus tard. Un refroidissement, une fatigue ou un effort viennent alors réveiller une irritation latente.

Sans contusion directe de la région lombaire, l'affection peut être déterminée par une longue course à cheval, les cahots d'une mauvaise voiture, des marches forcées, des efforts musculaires.

Toutes ces causes agissent probablement en déterminant dans l'atmosphère cellulo-adipeuse une extravasation sanguine, qui peut, de suite ou tardivement, s'enflammer et passer à la suppuration.

Le refroidissement de la région lombaire paraît quelquefois la seule cause appréciable du phlegmon.

En dehors de ces causes locales, l'affection peut se montrer comme conséquence d'un mauvais état général, ou comme complication d'une affection de voisinage.

S. Duplay a vu un abcès périnéphrétique se développer dans la convalescence d'une fièvre typhoïde; un certain nombre d'auteurs, Trousseau entre autres, citent des exemples de cette affection développée sous l'influence de l'état puerpéral.

La condition étiologique la plus commune de la périnéphrite secondaire est assurément la néphrite calculeuse, soit que les calculs arrêtés dans les bassinets ou dans l'uretère y provoquent un travail inflammatoire qui gagne, par contiguïté, l'atmosphère conjonctive du rein, soit que des abcès du parenchyme rénal ou des fistules urinaires amènent dans ce tissu conjonctif une excitation plus directe et plus grave (Lancereaux).

Des kystes hydatiques du rein, un cancer de cet organe (Cornil), un *strongle géant,* des masses tuberculeuses situées dans le parenchyme rénal, peuvent être le point de départ de l'inflammation de l'atmosphère celluleuse. Dans ce dernier cas, il peut se développer un véritable abcès froid à marche lente.

Les phlegmasies de voisinage, les suppurations du foie et de la rate, la perforation de la vésicule biliaire par un calcul, la perforation du côlon ascendant et descendant, sont aussi la cause de la périnéphrite.

Anatomie pathologique. — Il se développe dans le tissu circumrénal une tuméfaction qui peut disparaître par résolution ou passer à la suppuration. Il en résulte des abcès plus ou moins volumineux dont le pus est rassemblé dans un foyer d'étendue variable. Celui-ci peut être circonscrit par une paroi épaisse qui s'oppose à l'envahissement des parties voisines; d'autres fois, le pus est infiltré, pénètre à travers les interstices musculaires et même devient sous-cutané. C'est en arrière du rein, dans la portion la plus riche de sa capsule adipeuse, que se développe le plus souvent l'*abcès périnéphrétique*.

Le foyer est rarement circonscrit; il peut s'étendre de la face inférieure du foie ou de la rate jusqu'à la fosse iliaque, en présentant des diverticules et des décollements dans divers sens.

Dans la périnéphrite primitive, le pus est louable, phlegmoneux ; s'il y a une lésion du rein, il est mêlé à une certaine quantité d'urine, devient séreux, grumeleux, contenant des lambeaux grisâtres ou sphacélés, des graviers ou des fragments de calculs. Dans les abcès d'origine hématique, il prend une couleur lie de vin rougeâtre ou brunâtre et contient des grumeaux de fibrine.

En dehors de toute communication intestinale, il présente assez souvent une odeur fécaloïde. L'odeur urineuse, plus rare, n'apparaît que lorsqu'une lésion des calices, du bassinet ou de l'uretère permet l'épanchement de l'urine dans le foyer.

Le rein est lui-même souvent malade ; il est quelquefois infiltré de pus ou parsemé de petits abcès et même transformé en une vaste poche purulente ; dans ces cas, il est le point de départ de la maladie.

Le péritoine peut rester intact, tant que la collection reste limitée à la partie postérieure du rein ; il est intéressé, si elle gagne en étendue. Il peut être simplement refoulé en avant, ou bien il est le siège d'une péritonite plastique et adhésive qui défend sa cavité, beaucoup plus rarement il se laisse perforer. Cette complication s'observe dans la pyélo-néphrite suppurée, plus fréquemment que dans le phlegmon périnéphrétique.

Au bout d'un certain temps, les muscles carré lombaire et transverse et les muscles psoas et iliaque sont altérés par la présence du pus ; les aponévroses voisines se laissent refouler et perforer. Les vaisseaux et les nerfs sont en général intacts.

Le pus peut remonter jusqu'au diaphragme, perforer ce muscle avec le péritoine et la plèvre correspondants et se faire jour dans les bronches ou dans la cavité pleurale.

Symptômes. — Quand il s'agit d'un phlegmon périnéphrétique consécutif à une néphrite, à une pyélo-néphrite calculeuse ou autre, à une tuberculose rénale, le tableau symptomatique peut manquer de netteté, les signes de l'affection primitive pouvant en masquer ou en troubler les contours. La physionomie est plus caractéristique quand l'affection est primitive.

Les symptômes sont locaux ou généraux ; ces derniers ont les caractères communs à toutes les affections inflammatoires. Cependant dans un certain nombre de cas, la fièvre peut prendre une importance particulière ; elle apparaît avant toute manifestation locale et peut persister assez longtemps sans que le malade accuse aucune douleur. Sa marche continue rémittente avec exacerbation vespérale peut faire croire au début d'une fièvre typhoïde. Souvent, elle s'accompagne de frissons se répétant chaque jour et même plusieurs fois dans la journée. Il est rare qu'elle ne coïncide pas avec un ensemble de *symptômes locaux* qui tiennent le premier rang.

Le premier et aussi le plus important symptôme de la périnéphrite est la douleur lombaire. Elle débute tout à coup à la région lombaire, dans l'espace qui sépare les dernières fausses côtes de la crête iliaque, au niveau du bord externe de la masse sacro-lombaire. Il n'est pas rare qu'elle soit précédée ou accompagnée d'une douleur rapportée à la région splénique ou à l'hypochondre droit, suivant le côté affecté.

Elle est toujours augmentée par la pression et par le mouvement et surtout par les mouvements de flexion et d'extension imprimés au membre inférieur ; elle s'exagère par la toux, les efforts, les mouvements de la région lombaire et condamne le malade au décubitus dorsal avec flexion des membres inférieurs.

Le plus souvent localisée d'une manière fixe à la région lombaire, la douleur s'irradie quelquefois dans la fosse iliaque, vers les organes génitaux et jusqu'à la racine du membre inférieur.

Après une durée moyenne de quinze à vingt jours, cette douleur initiale, d'abord sourde et profonde, devient lancinante, aiguë, en même temps qu'apparaît graduellement, sur l'un des côtés de la colonne vertébrale, un empâtement profond et mal limité, qui peu à peu envahit toute la région lombaire correspondante et plus rarement la fosse iliaque et même la fesse.

L'échancrure costo-iliaque s'efface ; la main passée à plat constate la plénitude, la tension et même la saillie de la région. Cette plénitude et cette saillie deviennent beaucoup plus facilement appréciables à la vue quand on fait asseoir le malade. La palpation simultanée de la région lombaire et de la paroi abdominale antérieure permet de saisir entre les deux mains une tumeur rénitente, difficile à délimiter, se continuant avec le tissu cellulaire sous-cutané. Son immobilité dans les grands mouvements respiratoires permet de constater son indépendance par rapport au foie.

A la déformation de la région lombaire s'ajoute bientôt un œdème des téguments reconnu à la vue et au toucher, et pouvant envahir la région dorsale et fessière, et même quelquefois remonter jusqu'à la partie supérieure du thorax. Sa présence et son étendue sont des signes importants de la présence d'une collection profonde.

Puis avec la saillie de la tumeur, les téguments prennent une teinte rosée ou rougeâtre avec apparence érysipélateuse, quand le tissu cellulaire sous-cutané est enflammé.

Le malade étant couché sur le côté sain, le membre inférieur dans la flexion, les mains du chirurgien placées sur la paroi antérieure et la paroi postérieure embrassent la tumeur, et par des mouvements alternatifs de pression y perçoivent une rénitence et une fluctuation profondes.

La collection éraille quelques fibres musculaires et devient sous-cutanée en formant un véritable abcès en bouton de chemise.

Les troubles de la sécrétion urinaire n'existent que s'il y a une affection primitive ou un traumatisme du rein ; ils font défaut dans la périnéphrite primitive, où l'urine a les caractères de l'urine fébrile. La dysurie est exceptionnelle.

La fièvre s'accompagne de frissons avec sueurs ; quelquefois elle semble avoir cédé pour quelque temps et reprend avec une nouvelle intensité au moment de la formation du pus ; elle affecte de préférence le type intermittent avec frissons plus ou moins intenses suivis d'une abondante transpiration.

Parmi les troubles digestifs ordinaires dans les affections fébriles, on ne trouve à noter de remarquable qu'une constipation assez fréquente, habituelle dans les premières phases de la maladie. Au contraire, la diarrhée s'établit dans la forme septicémique, où l'hecticité et l'adynamie rapides témoignent d'une malignité particulière de l'affection ou de la résorption putride.

Marche, durée, terminaisons. — On peut voir évoluer d'une manière aiguë tous les symptômes que nous venons de passer en revue, comme dans les phlegmons superficiels présentant une marche franchement inflammatoire ; le parallélisme est du reste constant entre la fièvre et les signes fournis par l'examen de la région lombaire.

Dans d'autres cas de périnéphrite secondaire, consécutive à une affection rénale ou à une maladie générale, la maladie peut marcher avec lenteur. Aussi la durée est extrêmement variable et ne saurait être évaluée d'une manière générale. La suppuration peut être tarie en quelques semaines, après une intervention complète, dans l'abcès périnéphrétique aigu; elle peut se prolonger des mois et des années si elle est entretenue par une lésion du rein ou l'évacuation incomplète du foyer.

La résolution est absolument exceptionnelle; la suppuration est la règle. Abandonnée à elle-même, celle-ci ne vient que tardivement s'ouvrir à la région lombaire, dans la région du triangle de J. L. Petit; elle peut s'étaler dans la fosse iliaque et même venir se montrer au-dessus de l'arcade de Fallope ou dans le triangle de Scarpa en suivant les vaisseaux fémoraux. Elle peut aussi envahir alors le petit bassin et s'ouvrir dans l'urèthre, dans la vessie ou le vagin; les suppurations étendues et diffuses entraînent généralement la mort par hecticité.

La rupture dans le péritoine est exceptionnelle.

Une terminaison moins rare est le passage du pus dans le côlon et son évacuation par les selles. Il peut résulter de cette communication une infiltration gazeuse et stercorale et une fistule stercoro-purulente.

Enfin on a vu le pus d'un abcès périnéphrétique se faire jour dans les bronches et donner lieu à une vomique ou dans la plèvre avec les signes d'un hydro-pneumothorax.

Diagnostic. — Le diagnostic, quelquefois très embarrassant, ne peut se fonder que sur la douleur, la fièvre et la tuméfaction de la région lombaire.

La fièvre manque ou est peu intense dans le *lumbago*, qui est le plus souvent bilatéral.

La fièvre typhoïde ne peut être soupçonnée que dans les premiers jours; elle sera décelée par la courbe de la température et les signes caractéristiques de la maladie.

La tuméfaction *lombaire* avec son siège profond, sa marche progressive vers l'extérieur, ne saurait être prise pour un abcès par congestion; l'intégrité du rachis et la marche de l'affection ne permettent guère l'erreur.

Le diagnostic de la cause peut faire quelquefois défaut; des antécédents de colique néphrétique, l'examen des urines, pourront faire soupçonner une pyélo-néphrite calculeuse ; une tuberculose rénale pourra être décelée par la recherche des bacilles dans l'urine. La présence de membranes d'hydatides dans le pus ou son odeur urineuse peuvent également donner des indications.

Pronostic. — Le pronostic du phlegmon périnéphrétique simple, idiopathique, *convenablement traité*, est bénin. La maladie se termine en général par la guérison.

Le pronostic n'est aggravé que par la complication de lésions rénales préexistantes, point de départ fréquent de l'affection. Les suppurations intarissables, les fistules urinaires, etc., sont le fait de ces lésions qui comportent un pronostic et des indications absolument différentes.

Traitement. — Dans les premiers jours on emploiera les moyens dits résolutifs, sur lesquels il y a peu à compter ; les cataplasmes, les grands bains, les ventouses scarifiées et les sangsues, suivant les forces du malade, les vésicatoires pourront être recommandés.

Dès qu'il y a une tumeur lombaire coïncidant avec l'appareil fébrile symptomatique de la formation ou de la présence du pus, il est nécessaire d'intervenir. On peut s'assurer du siège et de la nature de la collection à l'aide d'une ponction aspiratrice, et dès que l'aiguille a ramené du pus, il faut inciser les parties molles jusqu'à la collection.

L'incision sera faite d'emblée dans une étendue de 6 à 8 centimètres, le long du bord externe de la masse sacro-lombaire couche par couche jusqu'à la collection. Celle-ci sera largement ouverte dans une étendue à peu près correspondante à l'incision du tégument, complètement vidée et irriguée soit avec une solution phéniquée à 5 pour 100, soit avec une solution de chlorure de zinc à 2 pour 100. Un gros tube à drainage sera mis debout jusque dans le fond du foyer. Le doigt introduit profondément dans la poche reconnaîtra la présence de corps étrangers, l'état du rein, et la conduite sera tenue en conséquence des indications fournies par cette exploration.

Pour notre part, dans un certain nombre de cas d'abcès périnéphrétiques ainsi traités, nous n'avons jamais eu à pratiquer de contre-ouvertures et nous avons vu la suppuration se terminer en quelques semaines.

b. — NÉPHRITES.

Les néphrites d'ordre chirurgical ne sont pas des affections primitives; la *néphrite traumatique* confond son histoire avec celle des plaies et des contusions du rein; la *pyélo-néphrite* et la *néphrite suppurée* reconnaissent en général pour cause la présence de calculs dans les bassinets ou de tubercules dans la substance rénale et doivent être décrites avec ceux-ci; enfin les *néphrites consécutives* aux affections des voies urinaires ou *néphrites ascendantes* font partie des complications des maladies de l'urèthre et de la vessie et ne sauraient avantageusement être distraites de leur histoire.

2° CALCULS DU REIN.

Les concrétions formées dans le rein par la conglomération des éléments les moins solubles de l'urine sont divisées en *sable*, *graviers* et *calculs*. Les graviers ont un volume qui varie depuis la grosseur d'un grain de sable jusqu'à celle d'un grain de chènevis; les calculs peuvent atteindre jusqu'au volume d'un œuf de poule ou d'oie. Ils siègent ordinairement dans les calices, les bassinets et les uretères dont ils prennent assez bien la forme. Ils sont tantôt arrondis, cylindriques, coniques, tantôt ramifiés comme une branche de corail; ils sont libres ou enchatonnés. Leur surface est en général rugueuse, leur densité et leur dureté sont très grandes. Les calculs sont en général unilatéraux et siègent ordinairement à gauche (Morgagni).

Ces calculs sont le plus souvent formés par l'acide urique et ses sels, quelquefois par de l'oxalate de chaux, rarement par des phosphates de chaux ou par des phosphates ammoniaco-magnésiens. La cystine et la xanthine n'entrent que tout à fait exceptionnellement dans leur composition.

Le rein peut rester sain malgré le séjour prolongé d'un grand nombre de calculs dans les calices ou le bassinet; plus souvent, il est atteint d'une inflammation catarrhale qui devient suppurative à la longue; il peut être transformé en un véritable kyste purulent volumineux, quand un calcul bouche l'uretère et met obstacle à l'écoulement de l'urine. Du pus remplit le bassinet, la substance rénale refoulée se désorganise et se détruit et la poche peut n'être constituée que par la membrane d'enveloppe. Celle-ci se laisse distendre et il en résulte une volumineuse tumeur. Des fusées purulentes peuvent s'établir au niveau des parties ulcérées du bassinet et des communications se faire entre le rein et l'intestin ou les poumons (pyélo-néphrite).

On ne sait rien autre chose sur l'étiologie des calculs du rein que la prédisposition créée par la goutte.

Symptômes. — De volumineuses concrétions peuvent séjourner dans le rein sans donner lieu à aucun symptôme et ne sont découvertes qu'à l'autopsie.

Les graviers s'engagent de temps en temps dans l'uretère en déterminant les symptômes de la *colique néphrétique*. Dans quelques cas, l'obstruction de l'uretère à la suite de ces accès et la rétention de l'urine dans le rein provoquent dans le flanc la formation d'une tumeur volumineuse appréciable à la palpation. Ces tumeurs peuvent persister pendant quinze jours, un mois et plus (Lancereaux).

Souvent aussi les calculs ne se laissent soupçonner que par une douleur persistante dans la région lombaire, s'exagérant dans les mouvements et les efforts, par l'irritabilité de la vessie et des hématuries. L'irritabilité vésicale peut être le seul symptôme de l'affection rénale. Quelquefois le symptôme prédominant est une douleur sourde et continue siégeant au-dessus du sacrum.

D'autres fois on constate des attitudes vicieuses du tronc et des déviations du rachis qui pourraient faire croire à un mal de Pott.

Si le rein est devenu purulent et si le bassinet contient du pus, le malade a de la tendance au frisson et à la fièvre et ses fonctions digestives sont en général altérées.

A cette période il peut se former une tumeur lombaire appréciable. La région rénale est douloureuse; du pus est rendu avec l'urine et un caractère important est fourni par l'émission *intermittente* de ce pus et par la faible quantité de mucus vésical avec lequel il est rendu.

On dit alors qu'il y a *pyélo-néphrite*. Des poussées inflammatoires douloureuses accompagnent parfois la formation d'un abcès périnéphrétique consécutif ou l'ouverture de la collection dans un organe du voisinage.

Diagnostic. — Le diagnostic de pyélo-néphrite peut généralement être établi par la présence du pus dans l'urine, la douleur lombaire, la formation d'une tumeur dans cette région, les accès de fièvre intermittente, la détérioration de l'état général du sujet. Le diagnostic des calculs, cause de cette pyélo-néphrite, ne saurait guère être établi que par les antécédents goutteux du sujet, la préexistence de coliques néphrétiques, l'issue par les urines de fragments de calculs, les hématuries rénales. Bryant prétend que, lorsqu'il existe une tumeur lombaire, on peut, à l'aide d'une main appliquée dans la région lombaire et l'autre à l'hypochondre, sentir un calcul dans le rein, surtout si le malade est anesthésié.

On peut aussi à l'aide d'une aiguille fine faire une ponction par la région lombaire; le contact avec un calcul donnera une sensation caractéristique. Enfin dans le cas douteux où l'intervention est indiquée, on fera une incision exploratrice qui permettra l'examen direct du rein.

Traitement. — Le traitement préventif de la lithiase rénale et les soins à donner pendant l'accès de colique néphrétique sont du ressort médical et ne sauraient trouver place ici.

Les calculs ne fournissent d'indications chirurgicales que lorsqu'ils déterminent des douleurs persistantes le long de l'uretère avec irradiations à l'aine et au testicule, des troubles constants de la miction soit par l'abondance des hématuries, soit par les douleurs et la fréquence de l'émission des urines, ou quand ils ont donné lieu à une pyélo-néphrite.

On pratiquera alors la *néphro-lithotomie;* l'opération consiste à aller à la recherche du rein comme dans l'ouverture des abcès périnéphrétiques.

Le rein mis à nu et les parties molles largement écartées à l'aide de grands rétracteurs, le doigt explore la surface de l'organe et on le pique en plusieurs points avec une aiguille pour chercher le contact du calcul. Cette recherche du calcul est très délicate et peut être fort laborieuse; un rein enflammé et induré peut donner l'illusion d'une concrétion qui n'existe pas. Il faut mieux faire une ou plusieurs incisions dans la substance rénale que d'enlever le rein sans être sûr de la présence des calculs. Les plaies simples du rein guérissent facilement et sont moins fâcheuses que l'ablation d'un rein sain (Henry Morris).

Quand le calcul a été découvert, le tissu du rein est incisé dessus et le doigt introduit dans la plaie amène le corps étranger à l'extérieur, s'il n'est pas très volumineux, ou agrandit la plaie, si une voie plus large est nécessaire. Des pinces vont saisir le calcul et l'amènent au dehors. Il est préférable d'ouvrir la partie sécrétante du rein que le bassinet, dont les plaies guérissent moins facilement et prédisposent davantage à la formation d'une fistule urinaire.

L'emploi du doigt pour agrandir et élargir la plaie réduit l'hémorrhagie à son minimum.

Un tube à drainage est introduit au fond de la blessure et le reste de la plaie est suturé. La totalité ou une grande partie de l'urine s'écoule à l'extérieur; mais cet écoulement diminue peu à peu pour disparaître en trois ou quatre semaines.

D'après H. Morris, l'opération de la néphro-lithotomie n'est pas grave. Ses dangers sont l'hémorrhagie, qui n'est pas inquiétante si l'on a soin de suivre les préceptes de dilacérer le tissu du rein plutôt que de le couper, et qui peut être arrêtée par la compression; la cellulite, qui est prévenue par l'antisepsie et le drainage; la suppuration du rein et la possibilité d'une fistule urinaire ou purulente.

Ordinairement, quand on intervient dans le cas de calculs rénaux, il existe une pyélo-néphrite avec tumeur lombaire. L'opération se réduit alors à la *néphrotomie*, c'est-à-dire à l'incision du rein qui donne issue à la fois au pus et aux calculs contenus dans le kyste purulent.

Quelques chirurgiens ont dans ce cas pratiqué la *néphrectomie* ou ablation totale du rein. Cette opération n'est justifiée contre la pyélite calculeuse que si le rein est complètement désorganisé ou s'il est infiltré de calculs nombreux impossibles à évacuer par une simple incision et dont la présence entretiendrait une fistule urinaire ou purulente. L'état du rein opposé doit avoir été soigneusement examiné avant l'intervention.

d. — TUBERCULOSE RÉNALE.

Anatomie pathologique. — La tuberculose du rein se présente sous deux aspects : ou bien elle consiste en une éruption de granulations isolées et peu nombreuses, accompagnant des granulations semblables disséminées dans les poumons, les méninges ou le cerveau ; ou bien elle est caractérisée par l'apparition de granulations tuberculeuses qui, de la muqueuse des uretères ou de la vessie, gagnent bientôt celle du bassinet, puis le sommet des pyramides, leur base et enfin la substance corticale des reins. Ces granulations par leur réunion peuvent donner lieu à des masses plus ou moins volumineuses. C'est là véritable forme de tuberculose rénale (Lancereaux).

Le rein peut être normal en apparence ou augmenté de volume et infiltré de masses blanchâtres plus ou moins étendues, ou parsemé de foyers remplis d'une substance puriforme, caséeuse, plus ou moins molle, ou réduit à une coque fibreuse qui renferme un liquide blanchâtre et grumeleux. Il peut être transformé en un nombre plus ou moins considérable de kystes tuberculeux ayant l'apparence d'abcès. Les masses tuberculeuses se vident quelquefois dans les bassinets, de la même façon qu'un foyer tuberculeux pulmonaire se fait jour dans les bronches (Lancereaux).

Symptômes et diagnostic. — Au point de vue chirurgical, la tuberculose du rein se traduit par des troubles de la miction et la présence d'une tumeur lombaire.

Les troubles de la miction ne sont pas toujours caractéristiques et peuvent avoir leur origine dans une lésion de la vessie ou de la prostate. Ce n'est que par un examen minutieux que l'on arrive à localiser les altérations de l'urine au siège même de sa production, c'est-à-dire dans le rein.

L'hématurie est un phénomène fréquent ; il acquiert de la valeur diagnostique en l'absence des signes propres aux graviers rénaux ou aux calculs vésicaux. L'hématurie, assez rare dans la pyélite calculeuse, est au contraire commune et presque continue dans la tuberculose des voies urinaires. Le mélange intime du sang avec l'urine peut indiquer son origine rénale.

L'expulsion d'urines purulentes contenant des masses caséeuses et des bacilles est également un signe d'une grande valeur. Ces caractères de l'urine acquièrent de l'importance quand elles coïncident avec une douleur et surtout avec une tuméfaction lombaire.

Cette tumeur lombaire est une véritable *hydronéphrose* due à la dilatation du rein dont le tissu glandulaire a été détruit, dilatation provenant de l'obstruction de l'uretère par des masses caséeuses ou de son oblitération. Elle varie en volume de la grosseur d'un œuf de poule à celle d'une tête de fœtus. On l'a vue remplir tout l'hypochondre et tout le flanc (Ammon).

Si l'obstacle urétérique est forcé, il se produit une véritable débâcle polyurique entraînant des masses caséeuses et quelquefois des caillots sanguins. La tumeur s'évanouit, puis elle se reforme lentement après une nouvelle période d'anurie.

Enfin un symptôme important de la tuberculose rénale est fourni par les accès urémiques qui sont dus soit à la tumeur, soit à la lésion du rein. S'ils sont provoqués par la tumeur, ils auront comme elle une marche intermittente.

Une deuxième variété de tumeur lombaire peut être fournie par la coexistence d'un abcès périnéphrétique. Celui-ci se développe en général lentement, d'une manière subaiguë ou comme un abcès froid, au voisinage d'une masse tuberculeuse rénale ramollie. On a en même temps alors les signes d'une collection périnéphrétique et ceux d'une pyélo-néphrite tuberculeuse accusés par les caractères des urines.

On a observé une péritonite suraiguë et une mort rapide par suite de la rupture des calices et du bassinet distendus dans le péritoine.

La vessie, la prostate et les organes génitaux sont souvent atteints de tuberculose en même temps que les reins.

Traitement. — L'intervention chirurgicale n'est justifiée que s'il y a une tumeur appréciable à la région lombaire, en l'absence de signes de généralisation tuberculeuse, et avec la notion de l'intégrité et du parfait fonctionnement du rein opposé. Dans ces derniers temps, on a rapporté des succès de néphrectomie pratiquée pour ces reins tuberculeux.

Dans un cas, après l'ouverture et l'évacuation d'une collection périnéphrétique, chez un jeune homme qui avait en même temps des urines très purulentes, je pus sentir à la surface du rein un point ramolli qui n'était autre qu'un foyer caséeux. Ce foyer fut ouvert, vidé de ses masses, gratté à la cuiller tranchante et touché au chlorure de zinc en solution à 10 pour 100. Le pus disparut de suite des urines et la guérison se fit en cinq semaines, sans fistule, avec une simplicité extrême.

2° TUMEURS DES REINS.

Les tumeurs des reins sont l'*hydronéphrose*, les *kystes* et les *tumeurs solides* dont la plus importante est le *cancer*.

a. — HYDRONÉPHROSE.

L'*hydronéphrose* ou hydropisie rénale est l'accumulation de l'urine dans les reins, par suite d'un obstacle à son écoulement.

Étiologie. — L'hydronéphrose peut se produire à tout âge, même chez le fœtus où la tumeur peut être une cause de dystocie. Elle est due dans ce cas à un vice de conformation de l'appareil urinaire, imperforation, rétrécissement ou coudure de l'uretère ou imperforation de l'urèthre.

En général, elle est déterminée par l'obstruction de l'uretère dans lequel se trouve engagé un corps étranger tel qu'un calcul, une vésicule hydatique ou un caillot, ou par le développement de masses fongueuses dans l'intérieur de ce conduit ou par sa compression par une tumeur du bassin, grossesse, kyste de l'ovaire, production cancéreuse.

Quelquefois il est impossible de découvrir aucune cause mécanique.

Anatomie pathologique. — L'hydronéphrose est dite *simple*, si elle occupe un seul rein; *double*, si les deux reins sont atteints.

Dans l'hydronéphrose *partielle* n'atteignant qu'un ou plusieurs calices, la tumeur offre des bosselures irrégulières et n'acquiert que rarement un volume considérable ; c'est la forme la plus rare. L'hydronéphrose *générale* est formée par la dilatation simultanée du bassinet, des calices et souvent de l'uretère.

La tumeur peut dans cette forme acquérir des dimensions énormes et remplir la cavité abdominale. Quand elle est de dimension moyenne et que le rein conserve encore quelque reste de sa forme primitive, l'hydronéphrose se montre au-dessous de la scissure rénale sous l'aspect d'une tumeur ovoïde ou piriforme : elle est comme coiffée par le rein, qui se trouve comprimé et refoulé excentriquement. Sa surface est bosselée quand les calices sont distendus.

La substance rénale se sclérose et se rétracte si l'obstacle est incomplet ; elle se laisse distendre et atrophier, si l'obstacle est complet et si les bassinets et les calices se dilatent considérablement. La paroi du sac hydronéphrotique n'est autre que la capsule du rein épaissie, cartilagineuse en quelques points et envoyant par sa face interne des prolongements qui cloisonnent la tumeur.

L'uretère est plus ou moins dilaté si l'obstacle ne siège pas au-dessus de lui ou à sa partie supérieure.

Le liquide contenu se rapproche plus ou moins de la composition de l'urine; Rayer prétend qu'on y trouve toujours de l'urée et une notable quantité d'albumine quand l'hydronéphrose est ancienne; Virchow et Albers assurent que les éléments de l'urine n'existent dans le liquide qu'au début de l'hydronéphrose. On y trouve très souvent des cristaux de cholestérine et, au microscope, presque toujours des traces d'épithélium appartenant au bassinet. Le liquide à la longue prend un aspect séreux ou colloïde et peut présenter une coloration noirâtre due à des hémorrhagies produites à la face interne de la tumeur.

Le rein du côté opposé est généralement hypertrophié.

Symptômes. — L'hydronéphrose se caractérise essentiellement par la présence d'une tumeur ayant le caractère des tumeurs du rein, occupant suivant son volume le flanc, l'hypochondre et la fosse iliaque, recouverte en avant par le côlon et refoulant les anses de l'intestin grêle du côté opposé.

Un caractère important — commun du reste à toutes les tumeurs du rein — consiste dans le déplacement du côlon ascendant ou descendant, situé en avant de la tumeur et rapproché de la ligne médiane.

La tumeur est fluctuante, ordinairement indolente, donnant lieu parfois à des phénomènes de compression et en particulier sur le gros intestin, d'où constipation.

La marche de l'hydronéphrose est généralement progressive avec des temps d'arrêt ; la tumeur peut disparaître après une abondante émission d'urine, si l'obstacle se déplace ou disparaît. En général elle augmente lentement.

Si un seul rein est altéré, la vie est possible sans grands désordres.

L'hydropisie double se termine ordinairement par la mort, peu de temps après la naissance, lorsqu'elle est congénitale ; après une durée plus ou moins longue suivant la persistance de l'obstacle et avec des phénomènes urémiques, lorsqu'elle est accidentelle. La mort subite n'est pas très rare en pareil cas (Lancereaux).

Sous des influences inconnues, quelquefois après une ponction, la suppuration peut venir compliquer l'hydronéphrose; la tumeur augmente, les signes locaux et généraux de la formation du pus se manifestent; du pus est rendu en petite quantité par les urines et l'hecticité ne tarde pas à se produire et à emporter le malade, s'il n'est pas soumis à une intervention utile.

Diagnostic. — Le diagnostic de la *nature* de la tumeur lombaire ne peut guère être fait que s'il y a des antécédents de lithiase rénale et de colique néphrétique. Son volume considérable, sa franche fluctuation, sa marche lente et, en général indolente, la feront distinguer de la pyélo-néphrite calculeuse ou tuberculeuse et du cancer du rein.

La diminution de la tumeur après une abondante émission d'urine, et l'examen chimique du liquide retiré par une ponction, peuvent donner de précieuses indications sur la nature de la collection.

Le plus souvent, la tumeur a été prise pour un kyste de l'ovaire.

Traitement. — L'incertitude et la gravité des moyens à opposer à l'hydronéphrose engagent à n'intervenir que si des complications viennent menacer la vie du malade. La suppuration de la poche, la compression des organes voisins, constituent de véritables indications. En dehors d'elles, il n'y a que peu d'indications d'agir, certaines hydronéphroses pouvant permettre au malade de vivre sans accidents et pouvant même se vider spontanément et guérir.

La ponction simple avec aspiration ou suivie d'injection iodée n'a donné que de fort médiocres résultats et ne paraissent pas recommandables.

Cependant la ponction simple, pratiquée avec toutes les précautions nécessaires pour éviter la suppuration de la poche, peut être employée comme moyen palliatif pour réduire le volume de l'hydronéphrose et diminuer les accidents de compression.

L'incision de la tumeur et son évacuation par la voie lombaire conduisent à des suppurations et à des fistules intarissables.

L'extirpation de la tumeur semble être la méthode de choix, quand les indications sont précises. La néphrectomie doit être pratiquée de préférence par la voie lombaire, et si la tumeur est trop volumineuse, elle sera réduite par la ponction, soit avant l'opération, soit au moment même de l'extirpation. Cependant l'opération a été faite avec succès un certain nombre de fois par la voie abdominale. Sur un total de 11 cas réunis par Quenu (*Archives générales de médecine*, 1882), la guérison fut obtenue 7 fois.

b. — KYSTES DES REINS.

Ce sont des *kystes séreux*, des *kystes conglomérés* et des *kystes hydatiques*.

On décrit des *kystes séreux*, assez rares, siégeant dans la substance médullaire du rein, pouvant acquérir les dimensions du poing et même davantage. Leur contenu est de la sérosité plus ou moins pure, souvent teintée par le sang ; quelquefois c'est un liquide filant et gélatineux ; le caractère le plus important de ce liquide est de ne jamais renfermer les éléments de l'urine.

Les *kystes conglomérés* se rencontrent chez le fœtus et chez l'adulte. Cette variété est aussi décrite sous le nom de *dégénérescence kystique du rein*. Les reins souvent atteints tous les deux, surtout chez le fœtus, sont considérablement augmentés de volume. Leur aspect rappelle celui d'une grappe de raisin et leur surface est parsemée de vésicules de dimensions variables, dont les unes sont transparentes et les autres rosées ou noirâtres, par suite d'exsudats sanguins.

Chez l'adulte, l'évolution de l'affection est fort lente ; néanmoins, elle amène toujours la mort par des accidents urémiques.

La bilatéralité ordinaire des lésions contre-indique toute intervention chirurgicale.

Les *kystes hydatiques* du rein sont rares ; ils n'ont été rencontrés que 30 fois sur 536 cas d'échinocoques (Davaine) et ils siègent bien plus souvent dans le rein gauche que dans le droit (Romestan, thèse de Paris, 1881). On ignore le point exact où ils débutent ; le rein tout entier est parfois converti en un kyste hydatique.

La tumeur se rompt quelquefois spontanément, assez souvent dans le bassinet, plus rarement dans l'intestin, dans le poumon ou dans les bronches, exceptionnellement dans le péritoine. Elle peut après formation d'un abcès s'ouvrir à la surface de la peau.

Elle s'est rompue dans le tissu circumrénal à la suite d'une chute.

Les signes d'un kyste hydatique des reins sont fournis par la présence d'une tumeur lombaire et la possibilité de l'expulsion de membranes d'hydatides dans les urines. Cette expulsion est généralement précédée des douleurs de la colique néphrétique, elle peut se répéter à des intervalles plus ou moins éloignés et elle est quelquefois suivie d'une guérison définitive.

On a quelquefois noté dans la tumeur le frémissement hydatique.

Le kyste hydatique peut être vidé par une ou plusieurs ponctions avec aspiration et même incisé largement par la voie lombaire, surtout si la tumeur est suppurée. Czerny recommande de faire après l'incision la suture du bord du kyste à la peau. La néphrectomie n'a pas été pratiquée dans ces conditions; elle peut cependant trouver encore ici des indications.

C. — TUMEURS SOLIDES DES REINS.

On a trouvé dans le rein des *lipomes*, des *myxomes*, des *ostéomes*, des *chondromes*, des *angiomes*, des *lymphomes*, des *fibromes*. Ces tumeurs qui n'ont pas de caractères cliniques ne peuvent être que signalées.

Nous ne décrirons que les *cancers du rein* et, parmi ceux-ci, le cancer *primitif*.

Anatomie pathologique. — Le cancer rénal se présente sous trois formes anatomiques : le *sarcome* et le *carcinome*, qui s'observent le plus ordinairement, et l'*épithélioma*, qui est exceptionnel.

Le sarcome peut acquérir des dimensions énormes ; il est en général limité à un seul rein. Il est entouré d'une enveloppe fibreuse, résistante, qui le bride par places et lui donne une forme bosselée. Cette enveloppe, adhérente aux organes voisins, circonscrit exactement la tumeur.

On peut, en général, retrouver en quelque point la trace du parenchyme rénal encore reconnaissable.

On a observé comme variété du sarcome du rein le *sarcome mélanique* et le *myxosarcome*.

Le *carcinome* primitif affecte de préférence le rein *droit* (60 fois sur 127 observations). Il peut, comme le sarcome, acquérir un volume considérable et remplir une partie de l'abdomen ; dans ce cas la tumeur bascule autour des vaisseaux du hile et tend à venir se placer à cheval sur la colonne vertébrale.

L'encéphaloïde est la forme habituelle du carcinome rénal, mais on peut y observer toutes les variétés. On y voit assez fréquemment le carcinome *érectile* ou *fongus hématode* dont la richesse vasculaire donne lieu à des hémorrhagies interstitielles abondantes.

L'encéphaloïde débute dans la substance corticale, probablement dans les épithéliums des tubes urinifères.

On a vu comme tumeur exceptionnelle l'*épithélioma* (Robin, Wagner) et des tumeurs *mixtes* constituées par un mélange de carcinome, de sarcome et d'adénome.

Un des caractères importants de l'encéphaloïde du rein est d'envahir rapidement les parties voisines et de les ulcérer, et de se propager aux ganglions du hile, aux ganglions lombaires, mésentériques et aux autres ganglions abdominaux.

La généralisation viscérale est fréquente.

Si la maladie se prolonge, le rein non affecté finit par s'hypertrophier.

Étiologie. — Le cancer du rein peut être observé à tous les âges de la vie ; le sarcome appartient surtout à l'enfance ; le carcinome à l'âge adulte et à la vieillesse.

Le sexe masculin y paraît particulièrement prédisposé.

Symptômes et diagnostic. — Le cancer du rein peut ne se manifester par aucun symptôme appréciable. D'autres fois il ne se traduit que par des douleurs rénales et par une hématurie habituelle, sans augmentation notable du volume du rein ; le plus souvent, il se traduit par une tumeur et l'hématurie.

La tumeur a les caractères et le siège des tumeurs du rein ; elle est fixe, profonde, ne suivant pas les mouvements du diaphragme ; le plus souvent, elle est irrégulière et bosselée, d'une consistance molle pouvant donner l'idée de la fluctuation. Dans quelques cas rares, on y perçoit des battements et même un bruit de souffle.

L'hématurie est un symptôme fréquent qui se montre environ dans la moitié des cas (Abeille, thèse de Paris, 1883). Généralement intermittente, elle présente toutes les variétés possibles de coloration et d'abondance ; elle peut présenter des caillots allongés, cylindriques, formés dans l'uretère, d'un aspect fibrineux et gélatineux, ressemblant à des ascarides lombricoïdes et quelquefois des parcelles de néoplasme. Dans le sarcome, il n'existe généralement pas de troubles urinaires et le sang dans l'urine est une exception.

La douleur est un symptôme inconstant qui n'acquiert de valeur que par sa ténacité et sa coïncidence avec la tumeur lombaire et les hématuries.

La cachexie arrive fatalement à une certaine période de l'affection. D'après Rohrer, la durée moyenne est de huit mois chez les enfants et de deux ans et demi chez l'adulte.

Traitement. — Dans la plupart des cas, le traitement n'est que purement palliatif et d'ordre médical.

La néphrectomie n'a pas donné jusqu'à présent de résultats encourageants dans le traitement du cancer du rein. Kocher la croit cependant autorisée en s'appuyant sur ce que les métastases sont rares dans ce cancer (50 fois sur 115) et que les deux reins sont rarement atteints (10 pour 100). L'opération pour le cancer encéphaloïde a donné 4 morts et 2 guérisons dont une seule durable; pour le sarcome on compte sur 10 opérés : 4 morts, 3 résultats douteux, 1 récidive, 2 guérisons (Statistique de Queuu).

La statistique plus récente de Homans (1884) donne sur 25 opérations 8 guérisons et 17 morts.

III

DE L'ECTOPIE RÉNALE. — DU REIN FLOTTANT.

Les déplacements du rein ou *ectopies rénales* sont *congénitales* ou *acquises*. L'ectopie congénitale ne porte généralement que sur un seul rein qui se trouve ou à la région ombilicale, ou au-devant du rachis ou dans la fosse iliaque. Le caractère important du déplacement congénital est la *fixité* du rein, qui est au contraire *mobile* dans le déplacement accidentel.

L'*ectopie rénale*, *acquise* ou *accidentelle*, plus souvent désignée sous le nom de *rein mobile* ou *flottant*, consiste dans un déplacement de cet organe qui devient mobile dans la cavité abdominale.

Cette affection a été particulièrement étudiée par Rayer, Fritz (*Archives générales de médecine*, 1859), Becquet (*id.*, 1865), dans les thèses récentes de Rigal (1881), Buret (1883), Callais (1883) et dans les articles des deux dictionnaires (Lancereaux, Labadie-Lagrave).

Étiologie. — Les femmes sont particulièrement exposées au déplacement du rein ; sur 100 cas, 87 appartiennent à la femme (Callais), et c'est presque toujours le rein *droit* qui se trouve déplacé ; sur 91 faits, Ebstein a trouvé 65 fois le rein droit déplacé, 14 fois le rein gauche, 17 fois les deux reins.

Une violence extérieure, un coup, une chute, s'exerçant de haut en bas et de dehors en dedans, a été notée souvent comme cause de déplacement du rein ; la compression lente du corset (Cruveilhier), l'influence des grossesses répétées, l'augmentation de volume du rein, sa compression par des organes voisins ou des tumeurs intra-abdominales, la congestion répétée chez la femme au moment des menstruations (Becquet), sont aussi invoquées dans l'étiologie de l'ectopie rénale accidentelle.

Anatomie pathologique. — Le rein déplacé jouit d'une mobilité extrême qui permet de le replacer facilement dans la position qu'il occupe à l'état normal et qui le laisse s'égarer dans toutes les régions de l'abdomen. On l'a vu dans l'hypogastre, près de la vessie, à la place de l'utérus ou sur le côté interne du psoas.

Le plus souvent il est renversé de façon que son extrémité supérieure regarde en dehors et en haut, son bord concave en haut et en dedans ; en général il est hypertrophié ; quelquefois il est le siège de néphrite et surtout de néphrite calculeuse.

Les artères rénales sont allongées et le péritoine distendu peut fournir un mésentère à l'organe déplacé.

Symptômes. — Le rein mobile peut ne s'accompagner d'aucun trouble ni fonctionnel, ni organique ; la tumeur n'est découverte que par hasard ou n'est jamais reconnue.

D'autres fois au contraire, le malade éprouve dans un des flancs ou dans la région lombaire une douleur sourde continue qui peut se compliquer d'accès douloureux intermittents comparables aux crises de la colique néphrétique et de douleurs ou de sensations anormales dans les membres inférieurs. Le sujet dit que quelque chose *se décroche* au moindre mouvement ; en général les phénomènes disparaissent par le repos au lit ; ils s'exagèrent par une station assise ou debout prolongée, quelquefois par la constipation.

La crise douloureuse intermittente a tout à fait le caractère de la colique néphrétique. On observe parfois une hyperesthésie de la fosse iliaque correspondant au rein mobile.

La palpation du rein fait souvent naître une sensation particulière de faiblesse.

La persistance de la douleur et la répétition des crises douloureuses conduisent rapidement le sujet à l'hypochondrie ou à l'hystérie, surtout s'il s'agit de femmes chloro-anémiques. Des phénomènes de dyspepsie se joignent fréquemment aux autres symptômes. Dans quelques cas surviennent des phénomènes d'étranglement, caractérisés par une sensibilité extrême de l'organe déplacé, de la fièvre, des nausées, des vomissements et dus peut-être à une action réflexe résultant des tiraillements du plexus rénal. On peut voir aussi se déclarer une petite poussée de péritonite après laquelle le rein est immobilisé par des adhérences dans une nouvelle position. C'est un des modes de terminaison de cette affection.

A la palpation, le rein déplacé donne la sensation d'une tumeur lisse, du volume et de la forme du rein, ferme, allongée, mobile et fuyant sous les doigts. Cette tumeur est douloureuse; la pression et le déplacement y produisent des sensations de tiraillement pouvant amener une syncope, surtout au moment de l'époque menstruelle. Après le repos au lit, le rein est remonté et quelquefois difficile à retrouver. Il peut donc être nécessaire d'examiner le malade debout.

La palpation de la région lombaire donne une sensation de vide dans la région correspondante au rein déplacé; il n'y a pas de dépression appréciable à la vue.

Diagnostic. — Tant que le rein n'est pas devenu appréciable dans la cavité abdominale, le diagnostic de l'ectopie rénale est très difficile. La tumeur elle-même peut être prise pour une vésicule biliaire grossie et très mobile; le diagnostic se fera par le siège exact de la tuméfaction et les antécédents de coliques hépatiques et de l'ictère.

Le *pronostic* est parfois sérieux à cause des poussées inflammatoires de péritonite qui peuvent fixer le rein en place presque indéfiniment. Il est d'autant plus sérieux que la malade est plus jeune et par conséquent plus exposée aux congestions de la menstruation.

Traitement. — Le traitement médical palliatif s'adresse aux accidents douloureux continuels ou intermittents.

Le meilleur mode de traitement est l'immobilisation du rein déplacé à l'aide d'une pelote convenablement disposée munie d'une ceinture abdominale. Ces moyens palliatifs doivent être surtout employés si la malade est près de la ménopause qui atténue en général les accidents.

Dans des cas où le rein était extrêmement douloureux et où les souffrances ne pouvaient être soulagées par les moyens simples, on a eu recours à l'extirpation du rein flottant (Gilmore, Martin, Langenbuch, etc.). La néphrectomie a été pratiquée seize fois pour des reins flottants et suivie dix fois de guérison. Dans les six cas mortels sont compris deux cas de reins flottants compliqués, l'un de sarcome, l'autre d'encéphaloïde. Deux opérations ont été faites par la voie lombaire (2 guérisons), quatorze par la voie abdominale (8 guérisons) (statistique de Quenu).

La néphrectomie pour le rein flottant est surtout indiquée si l'organe est en même temps atteint de lésions graves, sarcome encéphaloïde, hydro-néphrose, pyélo-néphrite suppurée.

Sous le nom de *néphrorrhaphie*, Hahn de Berlin a décrit et pratiqué en 1881 une opération qui consiste à aborder la région rénale par la voie lombaire et à fixer le bord convexe et le bord postérieur du rein aux bords de la plaie à l'aide de six points de suture ou plus. Cette opération, qui peut s'appliquer au rein flottant *sain* ou à *peu près sain*, a été répétée avec des succès divers par Kuster, Esmarch, Weir, Neuman, Basini, etc.

CHAPITRE II

MALADIES DE LA VESSIE.

I

VICES DE CONFORMATION DE LA VESSIE.

EXSTROPHIE DE LA VESSIE.

L'*exstrophie* ou *extroversion de la vessie* (Chaussier et Breschet) est un vice de conformation congénital caractérisé par l'absence de la paroi antérieure de ce viscère et de la partie correspondante de l'abdomen.

Anatomie pathologique. — Il existe à la partie inférieure de l'abdomen, sur la ligne médiane, une tumeur qui tantôt est située au-dessus du pubis, tantôt et plus souvent, au niveau de l'écartement de la symphyse, plus rarement au-dessous. Cette tumeur est formée par la face postérieure de la vessie, faisant en quelque sorte hernie à travers l'orifice de la paroi abdominale.

Peu saillante au moment de la naissance et même remplacée par une cavité, cette tumeur s'accroît avec l'âge et devient plus manifeste par les cris, la toux, les efforts. Souvent elle est réductible avec gargouillement.

La muqueuse vésicale exstrophiée est rouge, fongueuse et saigne facilement.

Les uretères s'ouvrent au sommet de deux papilles ou mamelons qui existent en général vers la partie inférieure de la tumeur. Leurs orifices, quelquefois difficiles à découvrir, peuvent être trouvés en déprimant le pénis ou la portion qui représente le pénis sous forme d'un gland étalé ou d'un prépuce exubérant.

Le plus souvent il n'y a aucune trace d'ombilic ou il n'y en a que des vestiges. De même les muscles abdominaux sont peu développés ou semblent faire totalement défaut.

La verge, quelquefois absente, est en général rudimentaire et présente les caractères ordinaires de l'épispadias. La gouttière qui représente l'urèthre se continue directement avec la vessie.

Le scrotum est presque toujours normal; les testicules en général petits, sont descendus ou en ectopie.

La prostate fait souvent défaut; les corps caverneux ne se réunissent qu'au niveau du gland.

Chez la femme, il n'y a en général aucune trace d'urèthre. Le clitoris peut manquer ou est bifide; les grandes lèvres ne se rejoignent pas à leur partie supérieure. Le vagin et l'utérus sont souvent bifides, de sorte que l'arrêt de développement ne se borne pas à la vessie, mais retentit d'une manière presque constante sur tout l'appareil génital.

Les pubis présentent un écartement variable, atteignant toujours plusieurs centimètres et pouvant aller jusqu'à douze centimètres. Les ischions sont aussi plus écartés qu'à l'état normal.

D'autres vices de conformation, comme l'absence plus ou moins complète des organes génitaux, l'acéphalie, l'exomphale, l'imperforation de l'anus, le spina-bifida, le pied-bot peuvent accompagner l'exstrophie de la vessie.

Étiologie. — On ne sait rien de précis sur ce vice de développement; il résulte de l'absence de réunion des pubis et, par conséquent, de l'écartement des muscles abdominaux, sans qu'on sache la cause de ce trouble qui peut porter en même temps sur des organes voisins et éloignés.

L'exstrophie de la vessie s'observe beaucoup plus fréquemment dans le sexe masculin, dans la proportion de 88 1/2 pour 100 (Valdivieso, thèse de Paris, 1876).

Symptômes. — L'urine s'écoule constamment goutte à goutte, excoriant les parties voisines; exceptionnellement, elle peut être retenue quelque temps dans les uretères dilatés.

La muqueuse herniée, irritée, se congestionne, devient fongueuse et saignante; elle peut s'enflammer, devenir le point de départ de vives douleurs et donner lieu à des accès de fièvre uréthrale.

Les fonctions sexuelles sont entravées par le développement imparfait des organes génitaux.

Les sujets porteurs d'une exstrophie vésicale peuvent devenir forts et vigoureux et arriver à l'âge adulte.

Traitement. — Il est palliatif ou chirurgical. Le traitement palliatif consiste à recevoir les urines dans un urinal approprié.

La chirurgie s'est proposé ou de dévier le cours des urines dans le rectum, réservoir muni d'un sphincter, ou de refaire la paroi antérieure de la vessie. G. Simon a fait aboucher les uretères dans le rectum, Lloyd a établi une communication directe entre cet intestin et la vessie.

La réfection de la paroi antérieure de la vessie a été tentée et obtenue assez fréquemment par une autoplastie dans laquelle les lambeaux sont empruntés à la paroi abdominale, au scrotum ou au prépuce (Roux, Wood, Holmes, Le Fort et autres). L'âge le plus favorable au succès de l'opération est de sept à dix ans; l'opération sera faite en plusieurs temps, séparés par des intervalles variables

Le succès définitif, c'est-à-dire le revêtement de la partie exstrophiée de la vessie, ne dispense pas le malade de porter un urinal approprié, mais en rend le port plus facile et plus efficace.

On peut compléter le résultat par l'opération de l'épispadias.

II

LÉSIONS TRAUMATIQUES DE LA VESSIE.

Ces lésions n'ont été l'objet d'une description méthodique que depuis le mémoire de Larrey (*Clinique chirurgicale*, t. IV, p. 285); depuis cette époque elles ont été étudiées par Demarquay (Mém. Société de chirurgie, 1851, t. II) par Houel (Thèse agrégation, 1851) et ont fait l'objet d'un important mémoire de Max Bartels (Archives de Langenbeck, 1878) et de plusieurs travaux de Vincent (de Lyon) (*Revue de chirurgie*, 1881, et Lyon médical, 1881). Maltrait, Thèse de Lyon, 1881, Ferraton, Thèse de Paris, 1883) ont rapporté quelques faits nouveaux.

Les lésions traumatiques de la vessie comprennent : 1° les *plaies*, 2° les *ruptures*.

1° PLAIES.

Ces plaies sont relativement rares; cependant Bartels a pu dans toute la littérature en recueillir 335 observations.

Étiologie. — La vessie n'est que rarement atteinte à l'état de vacuité, pendant lequel elle est rétractée derrière les pubis. A l'état de distension, elle est beaucoup plus exposée, et ses rapports dans cet état avec le péritoine qui ne tapisse qu'une partie de la face antérieure de l'organe, rendent compte de la possibilité des blessures extra-péritonéales de la vessie. Au contraire, en arrière et sur les côtés, la vessie ne saurait être atteinte sans que le péritoine soit intéressé.

Les plaies *accidentelles* de la vessie sont produites par des instruments *piquants* ou *contondants ;* les plaies par instruments *tranchants* sont des plaies chirurgicales. Les instruments piquants sont très variés et appartiennent en général à la classe des armes blanches; on fait rentrer dans cette variété les plaies par coups de corne.

La vessie peut être atteinte par des instruments piquants, à travers le plancher périnéal, comme dans une chute sur un corps aigu sur lequel le sujet s'empale, et il y a alors quelquefois blessure simultanée du rectum ou du vagin ; — à travers le trou obturateur (Larrey, coup de lance) ; — ou à travers la région abdominale antérieure.

Les plaies par *instruments contondants* sont de toutes les plus fréquentes, et sont presque exclusivement produites par les armes à feu ; sur 285 cas de plaies de la vessie, Bartels n'a trouvé que 4 observations de plaies produites par un autre mécanisme.

Dans ces plaies par armes à feu, le trajet du projectile est varié à l'infini et la vessie peut être atteinte par tous ses points ; dans la moitié des cas, il existe en même temps une fracture de l'un des os du bassin. Quelquefois même, la déchirure de la vessie est produite par un éclat osseux qui est projeté jusque dans sa cavité.

Enfin, la vessie peut être déchirée dans les opérations d'ablation des tumeurs de l'abdomen (ovariotomie, hystérectomie). Ses adhérences à la tumeur et les changements de sa forme rendent compte de cet accident.

Anatomie pathologique. — La blessure de la vessie est tantôt unique et n'intéresse qu'un point de cet organe, tantôt elle est double et le réservoir est perforé de part en part ; elle peut être simple ou se compliquer de lésions des organes voisins ou de la présence de corps étrangers. Son siège est extrêmement varié ; il n'acquiert de l'importance que par suite de la présence du péritoine. Quand celui-ci est atteint, et il n'échappe que si la vessie distendue est atteinte dans ses parties antéro-latérales à peu de distance du pubis, on trouve un épanchement d'urine sanguinolente dans le cul-de-sac rétro-vésical et une péritonite généralisée.

La plaie extérieure est très variable ; si elle est large, elle permet l'écoulement facile de l'urine à l'extérieur et l'infiltration n'est guère à craindre ; si elle est étroite, irrégulière et ne correspondant pas à la plaie vésicale, l'urine s'épanche presque totalement dans le tissu cellulaire sous-péritonéal.

Outre les fractures des os du bassin et les plaies simultanées du rectum ou du vagin, on a noté la perforation du côlon et de l'intestin grêle, la blessure de l'urèthre ou du cordon, la déchirure du plexus sacré, de la veine fémorale, de l'artère épigastrique et de l'uretère.

Symptômes. — Les plaies de la vessie s'accompagnent en général des symptômes ordinaires aux grands traumatismes de l'abdomen, syncope, algidité, prostration, etc., auxquels s'ajoutent un besoin pressant d'uriner et du ténesme rectal.

Les phénomènes sont très différents suivant qu'il s'agit d'une plaie *intra-péritonéale* ou *extra-péritonéale*. Dans le premier cas, les signes de la péritonite peuvent éclater d'emblée et faire succomber le blessé en quelques heures. En général, la péritonite ne se déclare qu'au bout de deux à quatre jours ; dans quelques cas exceptionnels, on ne l'a vue éclater qu'au quinzième ou au trente-quatrième jour, soit au moment de la chute d'une eschare, soit par suite d'une tolérance particulière de la séreuse.

Bartels n'admet pas, comme Houel, qu'une petite quantité d'urine tombant dans le péritoine pourrait s'enkyster et ne déterminer qu'une péritonite partielle curable.

Quand la plaie qui fait communiquer la vessie avec le péritoine est assez large pour laisser passer toute l'urine dans la séreuse, l'écoulement de l'urine au dehors fait défaut et le tableau clinique n'est représenté que par les phénomènes abdominaux.

Les plaies *extra-péritonéales* de la vessie sont essentiellement caractérisées par l'*écoulement de l'urine* au dehors et l'*hémorrhagie*.

Si la plaie des parties molles est large et directe et si la vessie est distendue, l'urine s'échappe abondamment à l'extérieur, en général teintée de sang. Dans les plaies étroites et sinueuses, surtout dans les plaies par armes à feu, cet écoulement peut manquer, au moins dans les premiers jours, et ne se montrer qu'à la chute d'une eschare. Il est en général continu, se faisant goutte à goutte ; il peut cesser après quelques jours par l'agglutination des lèvres de la plaie ou le gonflement des parties molles.

La miction naturelle est troublée ; il existe un ténesme vésical très douloureux, avec simple gêne dans l'émission des urines ou rétention complète.

Si l'urine ne peut s'épancher à l'extérieur par la plaie, elle s'infiltre dans le tissu cellulaire périvésical, en donnant lieu à tous les accidents de l'infiltration urineuse. Elle peut quelquefois se collecter au-devant de la vessie, dans la cavité de Retzius, et donner lieu à la formation d'une poche urineuse ou d'un abcès, comme j'en ai rapporté des exemples (Thèse de concours, 1880).

L'*hémorrhagie* présente une origine et une abondance variables; elle peut être fournie par les parties molles extérieures ou par la paroi vésicale elle-même. Le sang sort en général mêlé à l'urine ou s'accumule avec elle dans le tissu périvésical, ou bien il tombe dans la vessie qu'il distend, en obstruant le col et en provoquant une cystite intense.

L'hémorrhagie est quelquefois secondaire et ne se montre qu'à la chute des eschares.

Le cathétérisme par l'urèthre ne ramène rien ou donne de l'urine sanguinolente. La sonde peut pénétrer par la déchirure ou dans le péritoine ou dans le tissu cellulaire périvésical. Outre les douleurs du ténesme vésical, le blessé accuse des souffrances à la région hypogastrique avec irradiations diverses.

Marche, terminaisons. — Les plaies de la vessie par instruments piquants de petit calibre et les plaies nettes par instruments tranchants, comme dans la taille hypogastrique, avec issue facile de l'urine à l'extérieur, se cicatrisent facilement. L'écoulement d'urine cesse au bout d'un temps variable et se rétablit par les voies naturelles. Il peut persister une fistule urinaire qui se ferme pour se rouvrir de temps à autre, surtout si elle est entretenue par un corps étranger, comme dans les cas de plaies d'armes à feu.

Dans les plaies contuses, avec trajet sinueux et irrégulier, les malades succombent rapidement ou à la fièvre urineuse ou à la péritonite.

Complications. — Les plaies de la vessie se compliquent fréquemment de la présence de corps étrangers dans le réservoir urinaire, esquilles, corps pointus ou projectiles; ils peuvent y devenir le point de départ de concrétions calculeuses.

La blessure simultanée du rectum et de la vessie entraîne l'issue de l'urine par l'anus, en même temps que les matières fécales et les gaz sortent par l'urèthre. Il en résulte des fistules vésico-rectales le plus souvent incurables. Une fistule vésico-vaginale est la conséquence d'une blessure du vagin.

Il peut, en outre, à la suite d'adhérences et d'ulcérations, s'établir des fistules urinaires à la paroi abdominale, dans l'aine, à l'anus, au périnée, au scrotum, à la partie supérieure de la cuisse.

Diagnostic. — Le seul signe vraiment caractéristique est l'issue de l'urine à l'extérieur. Le siège et la direction de la plaie, la nature de l'instrument vulnérant ne peuvent que donner des présomptions. Cependant, des phénomènes de *rétention d'urine coïncidant* avec la vacuité de la vessie et l'issûe par la sonde d'une urine rare et sanguinolente, sont des signes de premier ordre.

La présence d'une collection derrière le pubis, simulant la vessie distendue et coïncidant avec la vacuité de l'organe constatée par le cathétérisme, permet de supposer que l'urine s'est épanchée dans le tissu cellulaire de la cavité de Retzius.

Dans les plaies intra-péritonéales, aux signes précédents se joignent rapidement les phénomènes de la péritonite aiguë.

Pronostic. — Le pronostic est inévitablement mortel quand il y a une plaie *intra-péritonéale* de la vessie; la mort survient en général du deuxième au cinquième jour. Elle peut être retardée si la péritonite succède à la chute d'une eschare.

Les plaies *extra-péritonéales* par instruments piquants et par armes à feu, même compliquées de fracture des os du bassin, donnent une mortalité sensiblement égale (22 pour 100 pour les premières, 24,5 pour 100 pour les secondes) (Bartels).

Le pronostic paraît d'autant moins grave que l'issue de l'urine à l'extérieur est plus facile.

La présence de corps étrangers dans la vessie et la possibilité de la persistance d'une fistule urinaire doivent aussi être prises en considération.

Traitement. — L'hémorrhagie sera en général facilement réprimée par des applications et des injections froides ou glacées et par un tamponnement qui ne sera laissé que fort peu de temps en place.

Une sonde en caoutchouc rouge sera introduite dans la vessie, et si elle est mal supportée, le cathétérisme sera fréquemment renouvelé. Des injections d'acide borique seront poussées par cette sonde pour rendre l'urine aussi peu irritante que possible et prévenir les phénomènes septiques de l'infiltration d'urine.

Un pansement antiseptique humide modérément serré et composé de substances facilement absorbantes, comme le coton hydrophile, sera appliqué sur la plaie extérieure.

Le blessé prendra à l'intérieur de l'opium à dose suffisante pour calmer la douleur et diminuer le ténesme vésical.

Si, au bout de peu de jours, l'urine s'écoule mal à l'extérieur par la sonde et si des phénomènes de douleur, de gonflement, avec fièvre se développent à la région blessée, un débridement sera largement pratiqué de manière à donner issue à l'urine et aux produits septiques déjà amassés dans les tissus. Le doigt introduit avec précaution dans la profondeur cherchera la plaie vésicale et introduira dans la cavité de la vessie un tube non perforé ou une sonde, comme la chose se pratique avec succès après la taille hypogastrique.

Des injections antiseptiques seront fréquemment répétées dans la région et par la sonde uréthrale.

La suture immédiate de la vessie ne paraît indiquée jusqu'à présent que si la plaie nette a été produite par un instrument tranchant; elle paraît difficile à réaliser dans les plaies par armes à feu (Legouest).

Pour notre part, quelle que soit la nature de la plaie vésicale, dès que se manifestent des phénomènes de rétention et d'infiltration d'urine, nous conseillons la laparotomie avec suture complète de l'organe si la plaie est petite et régulière; avec suture partielle et application d'un tube à demeure faisant siphon, si elle est grande ou difficilement accessible.

Dans les plaies *intra-péritonéales*, vu la gravité de la lésion, toujours mortelle en l'absence d'intervention, cette conduite *doit être la règle au premier signe de péritonite*. Walter (de Pittsburg) et Socin (de Bâle) lui ont dû chacun un succès. Vincent (de Lyon), après une série d'expériences, se prononce énergiquement pour ce mode d'intervention.

La laparotomie permet une inspection complète de la région blessée, l'évacuation de l'urine et du sang épanchés dans le péritoine et la suture immédiate de la plaie. La suture sera faite par le procédé de Lembert-Czerny avec adossement péritonéal. La laparotomie doit être hâtive comme la kélotomie (Vincent). A moins de plaie petite, nous conseillons de préférence la suture *partielle* avec tube à demeure au lieu de la suture *totale* de la solution de continuité.

2° RUPTURES.

Les *ruptures* de la vessie sont des solutions de continuité du réservoir urinaire produites brusquement, sous l'influence d'une violence, sans plaie des parties molles extérieures. Les ruptures *spontanées* appartiennent à l'histoire des ulcérations de la vessie.

Étiologie. — Les ruptures traumatiques sont assez fréquentes, puisque Bartels a pu en réunir 169 cas.

La cause *prédisposante* par excellence est la distension de la vessie; dans cet état l'organe a des rapports plus étendus avec les parois du bassin et le liquide offre une résistance qui transmet la violence. L'ivresse, dans laquelle la vessie est souvent distendue, sans que le sujet en ait conscience, et dans laquelle les chutes et les contusions sont fréquentes, est une circonstance qui favorise souvent la production de cet accident. Aussi, cette rupture est-elle presque exclusivement observée chez l'homme adulte (90 pour 100).

Les causes *déterminantes* sont des chutes d'un lieu plus ou moins élevé (57 fois sur 169), le choc d'un objet pesant animé d'une certaine vitesse (51 fois sur 169), l'écrasement par une voiture, par un éboulement.

La rupture peut se produire par un traumatisme *indirect*, dans une chute sur les pieds, sur les genoux, les ischions, le côté, les lombes, la nuque; pendant l'accouchement, par la contraction violente des muscles de l'abdomen ou par des manœuvres maladroites.

Enfin des ruptures dites *spontanées* surviennent pendant les violents efforts de miction, dans les cas de rétention complète d'urine. Elles sont rares; on n'en compte que 30 pour 250 traumatiques; et elles sont rarement intra-péritonéales (Ferraton).

D'après les expériences de Ferraton, la déchirure a surtout tendance à se produire, dans les ruptures traumatiques, à la face postérieure de la vessie, dans cette portion de la paroi située entre le sommet de l'organe et le point correspondant à l'angle sacro-vertébral. Elle paraît due à l'incompressibilité du liquide qui, sous l'influence de la violence, fait rompre le point où les fibres musculaires s'allongent et s'écartent le plus et où la partie vésicale se trouve le moins bien soutenue.

Anatomie pathologique. — Les cas de rupture avec lésion du péritoine sont beaucoup plus nombreux que ceux dans lesquels cette séreuse est restée indemne. Pour 95 ruptures intra-péritonéales, Maltrait n'en trouve que 57 extra-péritonéales. Le péritoine peut être intéressé alors même que la rupture siège à la face antérieure.

Sur 83 cas, on a noté la rupture 40 fois en arrière, 24 fois en haut, 14 fois en avant et 5 fois sur les côtés (Maltrait).

La rupture est ordinairement unique, bien qu'on connaisse quelques cas de déchirures multiples. Les dimensions sont variables ; la plupart des plaies ont de 1 à 5 centimètres de longueur ; elles peuvent atteindre de 5 à 12 centimètres et être à la fois intra et extra-péritonéales. Elles peuvent affecter toutes les directions ; en général elles sont horizontales et linéaires.

Quand la mort est rapide, survenant en vingt-quatre heures, on peut ne trouver aucun liquide dans le péritoine (Ferraton) ; quand elle est plus tardive, on trouve un épanchement plus ou moins abondant et les lésions ordinaires de la péritonite.

Dans la rupture extra-péritonéale, si le liquide urineux n'est épanché qu'en médiocre quantité, il peut former une collection enkystée dans la cavité de Retzius ; en grande abondance, il donne lieu à tous les accidents de l'infiltration d'urine dans le tissu cellulaire sous-péritonéal.

Enfin, on constate souvent une fracture simultanée des os du bassin.

Symptômes. — Moins la plaie extérieure, ils ont la plus grande analogie avec les symptômes des plaies de la vessie. Une douleur violente à l'hypogastre, pouvant se généraliser dès le début dans tout le ventre, en l'absence même de péritonite ; pas de trace de la vessie, ni à la vue ni à la palpation, ni à la percussion ; du ténesme vésical et rectal, sans émission d'urine ; une faible quantité de liquide sanguinolent ramené par le cathétérisme ; la possibilité de faire quelquefois passer la sonde dans une autre cavité d'où elle ramène une plus grande quantité d'urine, tels sont les signes possibles de la rupture de la vessie. Le ventre tout entier peut être ballonné et tendu, et l'on peut parfois y percevoir de la fluctuation ou la sensation de flot.

Les symptômes généraux sont ceux des violents traumas de l'abdomen : pâleur de la face, tendance à la syncope, pouls filiforme, hoquets, nausées, vomissements, refroidissement, etc.

Le blessé peut rapidement succomber dans cette première période, et l'anurie qui existe dans ce cas explique l'absence de liquide épanché dans le péritoine. Si les phénomènes du début se dissipent, ils sont bientôt remplacés par les accidents du côté du péritoine, qui amènent la mort avec le maximum de fréquence du deuxième au cinquième jour (Maltrait).

Dans la rupture *extra-péritonéale*, les symptômes généraux sont moins accusés.

Le cathétérisme donne les mêmes résultats négatifs ; mais on peut sentir dans la cavité de Retzius une tumeur globuleuse faisant croire à la distension de la vessie. Si la sonde s'engage dans cette collection, elle peut la vider complètement et on peut sentir son bec au travers des téguments.

Dans la rupture de la vessie, vers son bas-fond, le doigt introduit dans le rectum sent la sonde presque à nu, séparée seulement par l'épaisseur des tuniques de l'intestin.

Ces poches accidentelles peuvent être ouvertes et désinfectées (Duplay) ; le plus souvent il se produit une infiltration diffuse d'urine ou une péritonite par propagation.

Diagnostic. — La rupture de la vessie ne peut être diagnostiquée que par l'ensemble des symptômes sur lesquels nous avons insisté ; le ténesme, l'absence d'émission d'urine, l'état de vacuité d'une vessie dont on ne peut constater la présence à l'hypogastre, l'évacuation par la sonde d'une faible quantité d'urine sanguinolente sont des signes de première valeur, joints aux phénomènes généraux qui accompagnent les violentes contusions de l'abdomen.

Le siège de la rupture peut être soupçonné d'après la gravité de l'état général et surtout par la tendance au refroidissement, si la déchirure est *intra-péritonéale ;* d'après la présence d'une collection globuleuse fixée derrière la paroi de l'abdomen, si elle est *extra-péritonéale*. La fluctuation constatée dans l'abdomen, comme dans l'ascite, peu d'instants après l'accident, ne pourrait laisser de doute sur la présence de l'épanchement d'urine dans le péritoine.

Le diagnostic du siège peut être très incertain. Ferraton conseille, pour l'élucider, de vider la vessie, par le cathétérisme, de ce qu'elle peut contenir et d'injecter ensuite dans sa cavité un, deux ou trois litres d'eau tiède et même plus. Si la vessie est saine, elle se distendra rapidement et viendra former à l'hypogastre une saillie persistante. Est-elle rompue, elle se distendra peu ou point, le liquide s'échappera en dehors, et si la rupture est intra-péritonéale, il pénétrera dans la cavité en donnant lieu à une ascite artificielle qu'il sera facile de constater.

Ce moyen de diagnostic aurait en même temps l'avantage de diluer l'urine et de nettoyer le péritoine.

Pronostic. — Il est excessivement grave dans les cas de ruptures intra-péritonéales, qui toutes ont été mortelles, excepté deux cas traités chirurgicalement (Walter, Socin). Les ruptures extra-péritonéales guérissent dans quelques cas; leur mortalité est de 73 pour 100 (Bartels). Le pronostic est très aggravé quand il existe une fracture du bassin.

Traitement. — Je n'ai que peu de chose à ajouter ici, après les développements que j'ai donnés au traitement des plaies de la vessie. Les préceptes que j'ai donnés pour les plaies *extra-péritonéales* s'appliquent aux ruptures *extra-péritonéales*; et pour les ruptures intra-péritonéales, la laparotomie *s'impose d'emblée* dès que le diagnostic est établi, suivie de suture *partielle* de la plaie vésicale et de la pose d'un tube à demeure faisant siphon, si la déchirure est grande, et suivie de *suture totale*, si la plaie est petite.

3° CORPS ÉTRANGERS DE LA VESSIE.

On doit décrire sous ce nom les corps étrangers qui ont pénétré dans la vessie soit par l'urèthre, soit par une perforation spontanée ou traumatique des parois de ce viscère.

Leur histoire a été faite dans un bon travail de Denucé (*Journal de médecine de Bordeaux*, 1856) dans le mémoire de Bartels et dans le livre de Poulet (*Traité des corps étrangers en chirurgie*, 1879).

Étiologie. — Les corps les plus variés ont été introduits dans la vessie. Ils varient en général avec leur mode de pénétration. Dans les plaies par armes à feu, ce sont des projectiles, des fragments de projectiles et quelquefois des morceaux d'étoffe et des esquilles osseuses.

Par un travail lent de perforation faisant communiquer la vessie avec un point du voisinage, peuvent s'introduire dans sa cavité des matières fécales, avec des pépins de raisins, des noyaux, des vers, des débris d'embryon de grossesse extra-utérine, des poils venant de kystes congénitaux par inclusion, des pessaires ayant ulcéré la cloison vésico-vaginale. Dans ces cas, les débris de ces diverses matières peuvent être rendus par l'urèthre, et c'est ainsi qu'on voit sortir par le canal des graines, des helminthes ou des poils (*pilimiction*).

Mais le plus souvent les corps étrangers sont introduits par l'urèthre. Ce sont tantôt des instruments qui se brisent ou se perdent dans la vessie, des lithotriteurs, des porte-caustiques et surtout des sondes ; tantôt toute espèce de corps introduits dans un but lascif chez des sujets dont le plus souvent les facultés mentales sont altérées. L'énumération en est infinie : porte-plumes, crayons, aiguilles à tricoter, épingles à cheveux, baguettes de bois, épis de graminées, morceaux d'étoffe, tubes de caoutchouc, tuyaux de pipes, graines de haricots, de fèves, etc. Nous verrons, à propos des corps étrangers de l'urèthre, par quel mécanisme ceux-ci s'introduisent dans la vessie.

Anatomie pathologique. — Presque tous les corps étrangers occupent le bas-fond de la vessie, où ils tombent par leur propre poids et par la disposition même de l'organe. Cependant les corps longs et inflexibles se placent très souvent en travers, appuyant leurs deux extrémités sur les parois latérales de la vessie. Les corps étrangers longs et flexibles, comme les sondes, se moulent contre les parois de la vessie et se pelotonnent sur eux-mêmes. Les corps pointus peuvent prendre les situations les plus anormales en se fichant dans une des parois de la vessie.

La différence de forme, de situation explique la mobilité ou la fixité de ces divers corps.

Un fait commun à tous les corps tombés et séjournant dans la vessie est leur tendance à subir l'incrustation calcaire. Au bout de très-peu de temps, ils deviennent le noyau et le centre de formation de concrétions calculeuses. Celles-ci peuvent acquérir de grandes proportions et revêtir des formes variées que Poulet ramène à 5 types : calcul sphérique ou ovoïde enveloppant le corps étranger; calcul fusiforme au milieu d'un corps étranger (porte-plume, etc.); calcul en casse-tête avec deux renflements terminaux ; calcul en massue à l'une des extrémités du corps étranger, l'autre étant libre ; calcul en chapelet ou en grappe.

Ces incrustations sont composées de phosphate et d'urate de chaux ou plus souvent de triphosphate ammoniaco-magnésien.

La gutta-percha semble échapper à la formation de ces inscrutations (Civiale).

La présence de ces corps étrangers dans la vessie entraîne du côté des parois des altérations tout à fait analogues à celles que produisent les véritables calculs.

Symptômes et diagnostic. — Dans nombre de cas, surtout s'il s'agit de corps étrangers peu volumineux et réguliers, il n'existe au début aucun phénomène. Si le corps est long, rigide, et surtout muni d'aspérités ou de pointes, la contraction vésicale détermine des douleurs aiguës qui reparaissent fréquemment et retentissent dans le bas-ventre et les reins. A ces douleurs peuvent se joindre du ténesme vésical et l'émission d'une petite quantité d'urine brûlante ou teintée de sang. On peut aussi remarquer l'arrêt complet du jet pendant la miction, par suite du déplacement du corps.

Les corps étrangers pénétrés par ulcération de voisinage ou introduits par une plaie d'arme à feu peuvent rester fort longtemps sans être soupçonnés.

Enfin beaucoup de malades cachent leurs souffrances pour ne pas avouer la honte de leur situation.

En général, les phénomènes aigus ou subaigus du début sont remplacés par une inflammation chronique entretenue par la présence du corps étranger et présentant les caractères de la cystite calculeuse avec toutes ses conséquences.

Dans des cas heureux, surtout si l'objet est souple ou de petit volume, il peut être expulsé par l'urèthre dans un effort de miction et après une rétention temporaire d'urine.

D'autres fois, il se produit une ulcération de la paroi vésico-rectale par laquelle sort le corps étranger, laissant en général une fistule urinaire.

La perforation de la vessie par un corps étranger pointu peut donner lieu soit à une péritonite suraiguë, soit à un abcès périvésical, soit à un abcès de la prostate.

Diagnostic. — Le diagnostic est souvent fort délicat. Dans le cas de blessures par armes à feu, un projectile, une esquille osseuse ou un fragment de vêtement peuvent avoir pénétré dans la vessie sans qu'on le sache. Dans le cas d'introduction volontaire, les malades cherchent le plus souvent à tromper le chirurgien sur la nature de leur accident, sur la forme et la dimension du corps étranger.

Les vrais renseignements sont fournis par le cathétérisme de l'urèthre et de la vessie fait avec une sonde métallique à exploration ou avec l'explorateur de Collin. Il est même préférable d'introduire d'emblée le lithotriteur, surtout s'il s'agit de corps mous, comme des sondes, des épis, des fragments de linge qui ne peuvent pas donner de contact bruyant ou rude.

Si l'on suppose que le corps étranger séjourne dans la vessie depuis un certain temps, il est nécessaire de se rendre un compte exact de l'état des voies urinaires. Les indications et le pronostic peuvent dépendre du résultat de cet examen.

Traitement. — *Tout corps étranger de la vessie doit être extrait.* Les exemples d'expulsion spontanée sont extrêmement rares.

S'il y a une plaie de la vessie, elle peut servir de voie pour aller à la recherche du corps étranger. Le plus souvent, dans le cas de plaie par arme à feu, il est préférable de ne pas prolonger ces recherches immédiates, d'attendre la période où les plaies extérieures sont cicatrisées, et de retirer le corps par une taille consécutive. Sur 47 cas de taille rapportés par Bartels à la suite de coups de feu, on compte 45 succès.

Si l'on est appelé peu de temps après l'accident, en l'absence de toute plaie extérieure, l'extraction hâtive par les *voies naturelles* est la méthode de choix.

Chez la femme, une pince ordinaire à pansement, un crochet, une anse métallique peuvent quelquefois suffire.

Chez l'homme, on est obligé d'avoir recours à des instruments plus compliqués qui peuvent être rapportés à trois types, dont les noms indiquent le mode d'action, les *préhenseurs* simples, les *redresseurs* ou *basculeurs*, les *duplicateurs*. Au premier groupe appartiennent tous les instruments construits sur le modèle des lithotriteurs d'Heurteloup, de Charrière. Le second groupe comprend les instruments qui ramènent dans leur axe le corps qui a été saisi entre les mors de la pince ou les becs du lithotriteur. Le type en est représenté par le *redresseur* de Leroy d'Étiolles. Enfin, les *duplicateurs* ont pour but de plier le corps étranger et de l'extraire dans cette position.

A côté de ces instruments avec lesquels on se propose de retirer le corps en entier, s'en placent d'autres qui le fragment avant de l'extraire ; ce sont les *litholabes incisifs* de Leroy d'Étiolles et de Civiale, le *sécateur* de Caudmont, etc.

L'extraction par les *voies artificielles* devient indiquée quand le corps n'a pu être retiré par les voies naturelles, s'il est long et fixé dans les parois de la vessie, s'il est inscruté de sels calcaires, si la vessie et les reins sont en mauvais état.

La taille périnéale et en général la taille médiane a été ordinairement le procédé employé : elle est suffisante, si le corps est de faible volume et si les concrétions calculeuses peuvent être broyées de manière à réduire le volume de la masse à extraire.

Aujourd'hui, en cas d'incertitude sur la nature, le volume, le siège des corps étrangers, je recommanderai de préférence la taille hypogastrique qui permet une exploration et une évacuation faciles et certaines de la vessie. A plus forte raison, cette taille me paraît recommandable et tout à fait indiquée s'il s'agit d'un corps volumineux, inscruté de concrétions calcaires et fixé sur un point de la vessie.

Chez la femme, la taille vaginale est indiquée si le corps n'a pu être retiré par la dilatation de l'urèthre.

III

LÉSIONS VITALES ET ORGANIQUES DE LA VESSIE.

1° CALCULS DE LA VESSIE.

L'histoire des calculs de la vessie a donné lieu à un nombre considérable de travaux qu'il serait trop long d'énumérer ici ; la vraie période scientifique de cette étude commence avec Civiale dans son *Traité de l'affection calculeuse* et son *Traité de la pierre* (1840) ; la composition chimique des calculs, les signes de leur présence, les divers traitements à leur appliquer ont été l'objet de travaux dont nous citerons les principaux au cours de cet article. Les leçons cliniques de Thompson, celles de Guyon renferment de précieux renseignements sur ces divers points.

Étiologie. — Les calculs vésicaux s'observent à tous les âges de la vie avec une inégale fréquence. Ils se rencontrent le plus souvent chez les enfants au-dessous de dix ans et chez les adultes après cinquante ans. Dans un tableau de 5385 dressé par Civiale, les enfants au-dessous de dix ans figurent au nombre de 1936 et les adultes au-dessus de cinquante ans pour 1306. D'après une remarque générale, les enfants *pauvres* sont particulièrement atteints, tandis que ce sont les vieillards des classes *aisées* qui fournissent le plus fort contingent de l'affection calculeuse.

Les calculs sont beaucoup plus rares chez la femme, soit par suite de la brièveté et de la dilatabilité du canal de l'urèthre, soit à cause des habitudes plus ordinaires de sobriété dans le sexe féminin.

Les calculs sont particulièrement fréquents en Angleterre, en Hongrie, en Russie, dans le Danemark, en Égypte. Dans ce pays, on suppose que le calcul a pour noyau les œufs d'un parasite, la *Bilharzia hæmatobia* (Zancarol). Ils seraient rares en Alsace, en Poméranie.

Les causes *générales* de l'affection calculeuse sont assez difficiles à préciser; toutes les conditions qui peuvent favoriser l'accumulation des matériaux azotés dans le sang tendent à exagérer la production d'acide urique, et peuvent par conséquent devenir de ce fait la cause évidente des calculs, et c'est ainsi que les rhumatisants et les goutteux s'y trouvent spécialement prédisposés.

Les causes *locales* ont une grande importance; elles agissent en déterminant des modifications dans la composition de l'urine. La stagnation de l'urine par suite d'un obstacle quelconque dans son émission, perte de la contractilité vésicale, hypertrophie prostatique, rétrécissement de l'urèthre, etc., entraînent la précipitation des principes salins, surtout si l'inflammation vésicale modifie la réaction du milieu dans lequel l'urine séjourne. Dans l'urine devenue alcaline, le phosphate de chaux qui n'est soluble que dans une urine acide ou neutre se précipite ; de même dans une urine trop acide et concentrée, les urates acides se déposent. Enfin la décomposition de l'urée, au contact de certains ferments et en particulier en présence de la mucosine du mucus vésical, fournit du carbonate d'ammoniaque, lequel en se combinant avec le phosphate magnésien normal produit des calculs de phosphate ammoniaco-magnésien.

Enfin, une cause locale des calculs est la présence des corps étrangers de la vessie, soit venus du dehors, soit formés dans les voies urinaires, comme les caillots sanguins et les dépôts fibrineux. Ils provoquent l'inflammation de la muqueuse et le dépôt des sels calcaires qui se précipitent avec d'autant plus d'abondance que l'urine est plus altérée et le corps plus rugueux.

Anatomie pathologique.— *a. Calculs.* —Le nombre des calculs vésicaux est très variable. En général, la pierre est unique chez les enfants; mais les concrétions peuvent être très nombreuses chez l'adulte; on en a observé 3 ou 4 et on cite les cas exceptionnels où elles étaient au nombre de 193, 200, 300 et 307.

Leur volume est de même très variable; quand les pierres sont très nombreuses, elles sont petites; les plus communes, de moyenne dimension, mesurent 2,3 ou 4 centimètres. On en a vu de la grosseur d'un œuf de poule et au delà; le Musée Dupuytren renferme des spécimens pesant de 116 grammes à 1596 grammes.

La vessie est alors complètement remplie.

La forme est de même extrêmement variée : ils sont lenticulaires, aplatis, oblongs, ovoïdes ou taillés à facettes, quelquefois munis de prolongements s'enfonçant dans le col de la vessie ou dans l'uretère. Ils sont lisses ou rugueux et irréguliers. Les uns, en général formés d'acide urique, sont de couleur fauve; les autres, composés d'oxalate de chaux, sont bruns; ceux d'urate d'ammoniaque sont gris cendré tandis que les concrétions de phosphate et de carbonate sont blanches.

A la coupe, le calcul présente en général un noyau central autour duquel sont venues se déposer des couches concentriques stratifiées. La composition chimique des calculs a été étudiée par Fourcroy, Vauquelin, Wollaston et plus récemment Bigelow (thèse de Paris, 1852).

Thompson divise les concrétions vésicales en trois classes principales qu'il est important de connaître, à raison de l'influence qu'elles exercent sur la conduite du praticien et sur les procédés d'extraction : la première et la plus fréquente comprend *les pierres engendrées par l'acide urique et ses combinaisons;* la deuxième, *les calculs formés par l'acide phosphorique à l'état de combinaison avec l'ammoniaque et les bases terreuses;* la troisième, *les concrétions composées d'oxalate de chaux.*

L'acide urique et les urates constituent environ les trois cinquièmes des calculs vésicaux; les phosphates, les deux autres cinquièmes, sauf trois ou quatre pour cent composés d'oxalate de chaux (Thompson).

On note, à titre de très rare exception, les pierres de phosphate de chaux pur et de cystine.

Enfin, on trouve quelquefois des calculs *composés* dans lesquels le noyau est formé d'acide urique ou d'urates, tandis que les couches concentriques sont des phosphates ou des oxalates.

Les calculs d'acide urique ou d'urate sont en général lisses; ceux de phosphate, de carbonate, sont rugueux, irréguliers; ceux d'oxalate de chaux sont hérissés de saillies leur donnant l'aspect d'une mûre, calculs *mûraux*. Ces derniers et ceux d'acide urique et d'urate sont denses et très durs; les pierres de carbonate et de phosphate sont le plus souvent molles.

Cette diversité de composition implique une différence d'origine; les calculs d'acide urique et d'oxalate de chaux prennent naissance dans le rein; le calcul phosphatique s'y développe quelquefois, mais la cavité vésicale est son véritable berceau d'élection (Thompson).

Les calculs petits et mobiles occupent presque toujours le bas-fond de la vessie; les grosses pierres peuvent remplir toute la vessie, qui parfois se contracte sur des calculs de moyen volume qu'elle immobilise. La pierre peut aussi se trouver immobilisée quand elle a poussé des prolongements dans les cellules vésicales, entre les colonnes charnues ou dans le col de la vesssie.

La pierre est dite *enchatonnée* quand elle est retenue dans une cellule vésicale plus ou moins dilatée dont elle ne peut plus sortir. Elle peut être ainsi retenue sur un des côtés ou a la partie supérieure de la vessie. Quelquefois un prolongement se développe à travers l'orifice de la cellule et le calcul à la forme d'une gourde.

Les calculs sont dits *enkystés* si la poche qui les contient est absolument close; cette disposition, difficile à expliquer, est exceptionnelle.

b. Appareil urinaire. — La vessie présente ordinairement les lésions de la cystite chronique, quelquefois de la cystite aiguë avec suppuration diffuse ou localisée par places. Elle peut présenter de larges ulcérations ou même être détruite par la gangrène; des communications anormales peuvent s'établir avec le tissu cellulaire ou les organes du voisinage.

Les uretères et les reins présentent dans les cas anciens, les lésions ordinaires consécutives à la rétention et à la stagnation de l'urine.

Symptômes. — On les divise en symptômes *rationnels* et symptômes *certains*. Les symptômes rationnels sont des *troubles de la* *miction, la douleur, diverses modifications dans le caractère des urines.*

Les troubles de la miction sont la fréquence des envies d'uriner et la douleur pendant la miction. La fréquence est plus grande le jour que la nuit et en rapport avec les mouvements que se donne le calculeux; elle *diminue* par le repos au lit, à moins qu'il n'y ait une complication de cystite ou d'hypertrophie de la prostate. Elle n'a de valeur comme signe diagnostique de la pierre que si elle présente ces caractères.

La douleur se produit particulièrement quand le malade finit d'uriner sous l'influence du contact de la pierre avec le col et du spasme du sphincter; elle est accusée tantôt à l'extrémité de la verge, à la base du gland, tantôt et souvent à l'anus, quelquefois d'une manière vague à la région hypogastrique. Les malades se soulagent quelquefois en tiraillant le pénis, de manière à produire à la longue un allongement du prépuce et de la verge tout entière. Elle est presque toujours exagérée par une marche prolongée, par le transport dans une voiture légère, par les efforts; elle est au contraire soulagée par le repos au lit. Quelquefois, la douleur disparaît pour longtemps et même pour ne plus se représenter; d'autres fois, elle n'existe jamais, même avec un calcul volumineux. Elle n'existe en effet que s'il y a un certain degré de cystite.

L'urine renferme le plus souvent du *muco-pus*, voire même des *stries sanguinolentes*. Souvent il y a de l'*hématurie*.

Cette hématurie calculeuse ne survient ordinairement que lorsque les mouvements du malade ont produit une locomotion plus ou moins prolongée de la pierre; le sang est mêlé à l'urine et le premier jet est aussi bien coloré que le dernier. Le caractère principal de cette hématurie est de se reproduire par les mouvements du malade.

Un dernier symptôme rationnel est fourni par les *interruptions brusques du jet* d'urine ou par ses déformations. On admet avec Nélaton que l'interruption est due au contact du calcul avec le col vésical qu'il bouche comme une soupape. Ce fait rare, ne peut guère se produire que si la vessie se contracte assez énergiquement et si l'orifice interne de l'urèthre se trouve au niveau du plancher vésical.

Ces deux conditions expliquent pourquoi le phénomène en question se produit surtout chez l'enfant et reste exceptionnel chez le vieillard. Quand le calcul séjourne depuis longtemps dans la vessie, on observe, outre ces symptômes, tous les phénomènes ordinaires de la cystite chronique et des altérations rénales consécutives.

Les signes de certitude sont fournis par l'exploration intravésicale à l'aide des instruments métalliques.

Cette exploration se fait à l'aide d'instruments à petite courbure, comme les sondes de Leroy d'Étiolles ou de Mercier, et mieux encore avec les explorateurs de Thompson ou de Guyon.

L'instrument introduit dans la vessie contenant 60 à 100 grammes de liquide est poussé d'emblée jusqu'au fond de l'organe ; un léger mouvement de rotation à droite permet au bec de l'instrument ramené doucement d'arrière en avant, et exécutant de petits mouvements de percussion, d'explorer tout le côté droit de la vessie. La même manœuvre est répétée à gauche. Le bec de l'explorateur porté en arrière et en bas par l'élévation du pavillon explore le bas-fond vésical; porté en haut par l'abaissement de l'instrument entre les cuisses, il touche le sommet de la vessie. Le plus souvent la pierre se rencontre du côté droit du réservoir urinaire.

Dans ces manœuvres, l'explorateur au contact de la pierre donne un frottement très net perçu par la main et un bruit qui peut être entendu à distance, *absolument caractéristique*. Des contractions irrégulières ou une distension exagérée de la vessie peuvent rendre difficile la rencontre du calcul.

Le contact de l'explorateur métallique avec une pierre dure donne un choc sonore et très nettement perceptible; une pierre molle ne donne qu'un bruit sourd ou un frottement. Une pierre phosphatique humectée, poreuse et molle, présente une surface rugueuse et rend au choc une note grave, tandis que le calcul d'acide urique donne une note claire (Thompson).

L'exploration à l'aide de petits mouvements de percussion, recommandée par Guyon, permet non seulement de se rendre compte quelquefois de la consistance du calcul par le son que l'instrument lui fait rendre, mais elle donne une idée de son volume en faisant toucher toute sa surface.

Elle indique aussi le nombre des concrétions : si le calcul n'est pas unique, il se produit un double bruit qui correspond à l'aller et au retour du bec de l'instrument vivement porté à droite et à gauche. S'il y a plusieurs calculs, ce n'est plus un double bruit, c'est un bruit de cliquetis qui est perçu, indiquant que l'intrument se meut au milieu de corps étrangers qu'il frappe de tous côtés.

Toutes ces données peuvent être utilement contrôlées à l'aide du lithotriteur qui permet de saisir, de mesurer le calcul, d'apprécier ses diamètres, sa consistance et jusqu'à un certain point sa forme. L'examen avec le lithotriteur est indispensable dans les cas difficiles et dans ceux où, après une lithotritie, il reste dans la vessie des fragments mous qui ne donnent plus de contact.

Chez la femme la recherche de la pierre peut être plus difficile que chez l'homme, parce que sa vessie est d'une grande capacité et ses parois sont très dépressibles. Une pierre volumineuse peut déprimer la paroi inférieure et se cacher dans les plis de la surface interne de la vessie. Il en est de même chez l'enfant, où la pierre peut être difficile à rencontrer.

Le toucher rectal et le toucher vaginal peuvent donner d'utiles renseignements; mais ils permettent rarement à eux seuls d'apprécier la présence et à plus forte raison le volume de la pierre.

La rencontre d'incrustations calcaires tapissant la vessie et pouvant donner lieu à la sensation du contact d'un calcul est une circonstance exceptionnelle (Guyon). L'exploration de la cavité vésicale par percussion démontrera qu'on n'a pas véritablement de choc mais qu'on n'éprouve qu'un simple frottement.

De même, avec de l'attention, on prendra difficilement pour une pierre une tumeur osseuse du bassin, une déviation de l'utérus, etc.

Pronostic. — D'une manière générale, le pronostic du calcul de la vessie est sérieux, le malade ne pouvant être débarrassé que par une intervention chirurgicale. En effet, les cas d'expulsion spontanée de pierre de la vessie par les voies naturelles sont tout à fait exceptionnels. Ils ont été surtout observés chez des femmes, à cause de la brièveté et de la dilatabilité de l'urèthre. Chez l'homme, les calculs ne peuvent s'engager que s'ils sont peu volumineux et si la contraction vésicale est puissante; arrivés dans l'urèthre, ils sont généralement arrêtés et donnent lieu aux accidents de la rétention d'urine.

Dans d'autres cas, il se fait un travail ulcératif, grâce auquel un calcul se trouve éliminé à travers la cloison vésico-vaginale ou recto-vésicale, ou au travers des parties molles du périnée. Ce dernier accident s'observe surtout chez les sujets qui ont auparavant subi l'opération de la taille. Il s'accompagne de la formation d'abcès, de fistules et d'infiltration d'urine.

En général, les calculs abandonnés dans la vessie déterminent une cystite chronique avec tous les accidents consécutifs du côté des uretères et des reins, et les malades succombent aux lésions de la néphrite interstitielle ou suppurée, s'ils ne sont pas débarrassés en temps utile.

Traitement. — Le traitement médical ne peut avoir d'importance que pour prévenir la formation de calculs dans la vessie ou pour combattre une cystite primitive ou consécutive à la présence de la pierre. Tous les médicaments dits *lithontriptiques* n'ont jamais fourni de résultats concluants.

Les méthodes opératoires employées contre les calculs vésicaux sont la *taille* et la *lithotritie* (Civiale).

La *lithotritie* consiste essentiellement à briser les calculs dans la cavité vésicale et à les réduire en nombre plus ou moins considérable de fragments assez petits pour être extraits ou spontanément éliminés par les voies naturelles.

Soupçonnée par les plus anciens chirurgiens, ayant reçu un commencement de réalisation par la construction des premiers instruments de Fournier (de Lempdes) en 1812 et de Gruithuisen (de Salzbourg) en 1813, encouragée par les recherches d'Amussat sur le cathétérisme rectiligne, la lithotritie fut exécutée pour la première fois sur le vivant par Civiale, le 13 janvier 1824, avec une pince à trois branches élastiques, munie d'un perforateur central, construite sur le modèle du tire-balle de A. Ferri, et dont la paternité fut ardemment disputée par Leroy d'Étiolles et Civiale (1823). Mais la lithotritie ne fut véritablement inventée que lorsque le baron Heurteloup, renonçant aux instruments rectilignes, inventa le *percuteur coudé* (1832).

Cet instrument, courbe, composé essentiellement de deux branches glissant l'une dans l'autre et formant par leur réunion un cathéter arrondi, est le type plus ou moins modifié de tous les lithotriteurs modernes. La plus grande modification, imaginée par Charrière, consista à transformer la tige au moyen d'un ingénieux mécanisme, l'écrou *brisé*, donnant au lithotriteur la faculté d'agir *par compression*, c'est-à-dire d'écraser le calcul par une pression lente et continue, tandis que dans l'instrument primitif d'Heurteloup, le calcul était broyé *par percussion* à l'aide d'un marteau frappant sur le talon de la tige.

Robert et Collin ont encore perfectionné les lithotriteurs et plus ou moins modifié soit les mors de l'instrument, soit son mode d'ouverture, de fermeture et de compression.

Quel que soit l'instrument adopté, nous ne pouvons décrire ici le manuel opératoire de la lithotritie et les précautions qu'elle exige. Nous renvoyons à la thèse du docteur Henriet (1879) aux Leçons cliniques de Guyon et de Thompson, et aux thèses de Desnos. (Doct., 1882) et de Kirmisson (Thèse d'agrégation, 1883).

On distingue aujourd'hui deux procédés de lithotritie : la lithotritie ancienne ou à *séances courtes* et *répétées* et la lithrotritie *rapide* ou *litholapaxie* (Bigelow). Dans la première, le chirurgien ne fait que cinq ou six prises dans la vessie, broie le calcul en le plus grand nombre de fragments possible et recommence la séance quelques jours plus tard. Suivant le volume et la consistance du calcul, cinq, dix et quinze séances sont nécessaires pour son broiement complet et pour l'évacuation totale de la vessie. En général, l'expulsion des fragments du calcul est abandonnée à la vessie qui les chasse à travers l'urèthre pendant la miction.

C'était la manière d'opérer de Civiale et presque la seule employée jusque dans ces dernières années.

La lithotritie *rapide*, ou à *séances prolongées*, ou *litholapaxie*, (λίθος, pierre, λαπαξις, évacuation), imaginée par Bigelow, de Boston, en 1878, consiste à débarrasser, en une *seule* séance, la vessie de tous les débris calculeux. Cette heureuse conception, très nettement formulée longtemps auparavant par Heurteloup, a trouvé de puissants auxiliaires : 1° dans la possibilité démontrée par Otis d'introduire dans l'urèthre des instruments beaucoup plus volumineux que ceux dont on se servait jusqu'alors et d'employer des sondes assez larges pour évacuer en une seule séance les débris calculeux; 2° dans l'anesthésie chirurgicale qui permet de diminuer les inconvénients résultant des manœuvres intra-vésicales longtemps prolongées.

L'association de séances de broiement prolongées à l'évacuation complète des fragments à travers un large tube, par aspiration ou par lavages, constitue essentiellement le procédé de Bigelow.

Le malade endormi, le calcul est broyé avec le lithotriteur, et quand l'opérateur juge que le morcellement est assez avancé pour que les fragments puissent traverser les tubes destinés à leur évacuation, il retire le lithotriteur et introduit dans la vessie le tube évacuateur auquel est adapté un appareil destiné à l'aspiration des fragments.

Les instruments nécessaires sont : 1° des *lithotriteurs* que Bigelow a rendus plus puissants, grâce à leur gros volume et à la longueur de leurs mors ; 2° des tubes *évacuateurs* de gros calibre du n° 25 ou 26 de la filière Charrière, droits ou courbes, portant dans leur concavité une large ouverture unguiforme qui siège à quelque distance de l'extrémité libre de l'instrument, plus ou moins modifiés par les chirurgiens (Thompson, Guyon, Corradi) ; 3° un *aspirateur* essentiellement composé d'une poire en caoutchouc destinée à faire le vide et à refouler du liquide dans la vessie, communiquant d'une part avec le tube évacuateur, d'autre part avec un réservoir situé à sa partie inférieure et où viennent s'amasser les fragments aspirés de la vessie, sans pouvoir y retourner. L'instrument primitif de Bigelow a été nombre de fois remanié par son inventeur même et il a été beaucoup modifié par Thompson, Guyon, Corradi.

La séance opératoire consiste essentiellement dans le broiement et l'évacuation (Voir Thèse de Kirmisson) ; sa durée moyenne est d'une demi-heure; mais elle peut être d'une heure et plus et dans quelques cas exceptionnels elle a atteint trois heures trois quarts (Bigelow.)

Les résultats de la lithotritie nouvelle sont excellents ; dans les relevés les plus récents de Thompson et Guyon, la mortalité s'abaisse au-dessous de 3 pour 100, tandis que dans la lithotritie ancienne elle n'était pas moindre de 11 pour 100.

Enfin, cette nouvelle méthode permet d'opérer par le broiement des calculs volumineux allant jusqu'à 5 centimètres et demi, qui jusqu'alors n'étaient justiciables que de la taille dont elle restreint singulièrement les indications.

La *taille* ou *lithotomie* ou *cystotomie* est la plus ancienne méthode d'extraction des calculs. C'est une opération qui consiste à aller chercher et extraire les calculs de la vessie à travers une incision faite aux parties molles.

Son histoire est longuement faite dans tous les traités spéciaux ; nous ne pouvons que renvoyer aux articles des deux dictionnaires qui sont assez récents pour renfermer tous les éléments de la question (article Cystotomie du *Dictionnaire encyclopédique ;* — article Taille du *Dictionnaire de médecine et de chirurgie pratiques*).

Les trois méthodes réelles d'extraction des calculs vésicaux, bien différenciées par la région dans laquelle elle se pratique, sont : 1° *la taille périnéale ;* 2° *la taille hypogastrique ;* 3° *la taille recto-vésicale.* Cette dernière est tombée en désuétude.

Les *tailles périnéales* ont été divisées et dénommées d'après le sens des incisions pratiquées à la prostate ou le siège de l'incision des couches périnéales. On a distingué :

1° La taille *latéralisée* dans laquelle on divise l'*un* des rayons obliques postérieurs de la prostate. Elle ne doit pas être confondue avec la taille *latérale,* dénomination encore adoptée par les Anglais, et qui chez nous s'applique au procédé ancien dans lequel on incisait le *corps* de la vessie (Celse, Paul d'Égine).

2° La taille *bilatérale* (*procédé de Dupuytren,* 1824), dans laquelle on incise les parties molles du périnée suivant une ligne transversale ou légèrement courbe et la prostate suivant son diamètre transversal ou suivant ses deux rayons obliques postérieurs ;

3° La taille *prérectale* (*procédé de Nélaton*), variété de la taille bilatérale dans laquelle l'incision des téguments est placée très près du rectum, pour ménager le bulbe.

4° La taille *médiane,* dans laquelle les couches périnéales sont incisées sur le raphé médian ou parallèlement à ce raphé, et la prostatée suivant son rayon médian postérieur ; c'est la taille ancienne de *Marianus Sanctus,* régularisée et terminée par la section du col vésical substituée à la dilatation brutale et aveugle de ces parties. C'est un procédé aujourd'hui abandonné ou réservé à l'extraction de certains corps étrangers de la vessie souples ou peu volumineux.

5° La taille *médio-bilatérale* (*procédé de Civiale,* 1836), dans laquelle les couches du périnée sont incisées sur la ligne médiane et la prostate suivant son diamètre transversal ou ses rayons obliques postérieurs.

La taille *hypogastrique* ou *sus-pubienne,* imaginée par Franco (1561), consiste à enlever une pierre de la vessie à travers une incision pratiquée à la paroi abdominale au-dessus du pubis et à la paroi antérieure de la vessie. Les rapports de la vessie dans cette région permettent de l'aborder et de l'inciser sans intéresser le péritoine.

La taille hypogastrique n'est véritablement rentrée dans la pratique que depuis quelques années, grâce à l'antisepsie et au ballonnement du rectum (Milliot, 1875; Petersen de Kiel, 1880). La distension par un liquide d'un ballon de caoutchouc introduit dans le rectum soulève la vessie, la rapproche de la paroi abdominale antérieure et la rend tout à fait accessible à l'exploration et aux instruments. Rien n'est plus facile alors que de l'aborder et de l'ouvrir.

Le manuel opératoire de cette taille, ses difficultés, ses dangers, ses résultats ont été parfaitement étudiés dans les thèses récentes de Roussin (1882) et de Bouley (1883).

Indications de la taille et de la lithotritie. — Les indications de la taille sont devenues notablement plus rares depuis l'introduction dans la pratique courante de la lithotritie et surtout de la lithotritie *rapide* ou *litholapaxie*. Celle-ci remplit une grande partie des indications de la taille périnéale et aujourd'hui la taille ne vit plus que des contre-indications de la lithotritie. L'un de nous (Bouilly) a longuement discuté cette question à l'article Taille du *Dictionnaire de médecine et de chirurgie pratiques.*

Il y a peu d'années encore, la taille semblait l'opération de choix *chez les enfants,* où elle donne de très bons résultats. Avec le chloroforme et l'évacuation immédiate des débris calculeux, la lithotritie peut leur être appliquée avec avantage.

La taille peut rester indiquée chez les enfants au-dessous de cinq ans, à cause de la difficulté d'obtenir par la lithotritie le broiement complet dans leurs vessies, dont les parois souvent flasques et dépressibles permettent au calcul d'échapper.

Chez les vieillards, la lithotritie rapide est la méthode de choix. L'état pathologique des organes urinaires et de la vessie en particulier ne peut plus être considéré aujourd'hui comme une contre-indication de la lithotritie rapide; celle-ci vide la vessie en une seule séance comme la taille et fait souvent céder des cystites rebelles.

La taille reste indiquée quand cette cystite aiguë ou chronique a déterminé une irritabilité telle de la vessie qu'elle ne puisse être calmée par l'anesthésie chloroformique; elle est encore moins dangereuse que la lithotritie rapide, pratiquée surtout par des mains peu exercées, dans les cas connus sous le nom de cystite fongueuse où les manœuvres du broiement et de l'évacuation peuvent déterminer des hémorrhagies incoercibles.

Dans le cas de lésions rénales, toute opération qui débarrassera *rapidement* et *complètement* la vessie de son contenu pathologique peut être considérée comme utile. Comparée à la lithotritie ancienne, la taille, dans ces cas, reste la méthode de choix ; comparée à la lithotritie nouvelle, elle perd du terrain, mais elle reste une bonne et utile opération, d'une exécution plus facile et moins périlleuse, à mon sens, que les manœuvres prolongées dans une vessie malade et au voisinage de reins altérés.

Les indications les plus nettes de la taille sont fournies par le *volume* du calcul ou sa *nature*. La question de *volume* ne saurait être distraite de la question de *consistance :* un calcul phosphatique mou, de 5 centimètres et plus, pourra être broyé et sera donc justiciable de la lithotritie nouvelle, tandis que pour une pierre d'acide urique dure, atteignant ou dépassant 3 centimètres, la taille doit être préférée, et pour les calculs d'oxalate de chaux dont la dureté est excessive, Le Fort, Thompson n'admettent la lithotritie que jusqu'à 2 centimètres de diamètre.

Les limites de la lithotritie sont ici faciles à établir : elle ne doit renoncer qu'à ce qu'elle ne peut mécaniquement faire (Desnos). Les manœuvres doivent être poussées aussi loin que possible et le broiement ne sera abandonné que si toutes les tentatives échouent.

Malheureusement, ces manœuvres délicates et dangereuses ne sont autorisées qu'entre les mains d'un chirurgien rompu à cette pratique : pour ma part, je crois prudent, m'adressant à la généralité des opérateurs, de conseiller la taille avec un de ses procédés appliqués au cas particulier, toutes les fois que l'examen démontrera une pierre dépassant *cinq centimètres* de diamètre ou qu'une tentative de broiement indiquera une *dureté excessive* du calcul, celui-ci n'eût-il que 2 à 3 centimètres de diamètre.

Dans les cas de calculs n'excédant pas 2 à 3 centimètres ou dépassant cette mesure, mais pouvant être réduits par la fragmentation, la taille *prérectale* doit avoir la préférence. Elle permet, avec un peu d'habileté, d'éviter le bulbe et le rectum, mais elle expose, comme la taille latéralisée, aux mêmes hémorrhagies par lésion des artères du périnée et par déchirure du plexus veineux périprostatique dès que la pierre est volumineuse. Elle entraîne presque sûrement la section des deux conduits éjaculateurs.

La taille *hypogastrique* peut être mise aujourd'hui en comparaison avec les meilleurs procédés de taille périnéale et l'on ne peut plus croire qu'elle ne saurait être absolument indiquée que pour des calculs d'un volume considérable.

Sa grande indication est tirée surtout du *volume* et de la *dureté* de la pierre. Tout calcul dont le diamètre *atteint* ou *excède* 5 *centimètres* et qui ne *peut être réduit* par la fragmentation trouvera par cette opération une voie de sortie moins dangereuse que par tout autre procédé.

Cette taille trouve encore son indication pour extraire les calculs emprisonnés dans des loges situées sur le plan antéro-supérieur de la vessie et les pierres enchâtonnées ou cachées derrière des diverticules de la prostate; dans les cas où l'urèthre est tellement déformé qu'il y a impossibilité de fairé parvenir un conducteur dans la vessie; quand il y a une hypertrophie dure de la prostate, un rétrécissement du détroit inférieur du bassin consécutif au rachitisme ou au traumatisme ; et, exceptionnellement, s'il existe des dilatations hémorrhoïdaires considérables ou un développement exagéré des graisses du périnée.

Traitement des calculs de la vessie chez la femme. — Les calculs peuvent être extraits de la vessie de la femme par la *taille*, la *lithotritie* et la *dilatation de l'urèthre*.

La taille, chez la femme, peut être pratiquée par trois voies : 1° la taille *sus-pubienne* ou *hypogastrique*, qui ne diffère pas de celle qu'on pratique chez l'homme; 2° la taille *uréthrale*, qui consiste à pénétrer dans la vessie par l'urèthre et le col incisés, soit en haut, soit en bas, soit d'un seul ou des deux côtés; 3° la taille *vaginale*, par laquelle on pénètre dans la vessie au travers de la cloison vésico-vaginale en respectant l'urèthre et le col vésical.

Dans la taille *vestibulaire* de Lisfranc, absolument inusitée, la vessie est abordée par une incision concave en bas, située entre la symphyse et l'ouverture de l'urèthre longeant les branches du pubis à 2 millimètres en dedans des bords de l'os. Les indications de la taille et de la lithotritie sont les mêmes ici que chez l'homme.

La dilatation de l'urèthre chez la femme, obtenue pendant le sommeil chloroformique, à l'aide d'instruments appropriés, peut suffire à l'extraction de calculs de volume moyen. Cette méthode a été surtout préconisée par Spiegelberg, Simon (de Heildeberg), Simonin (de Nancy), qui ont ajouté à la dilatation la section du méat urinaire. La limite de dilatation au delà de laquelle l'incontinence est à redouter à 2 centimètres en largeur et 6c,3 en circonférence (Simon).

Cette opération est inapplicable dans l'enfance à cause de l'étroitesse et de la sensibilité du canal et en raison aussi du rapprochement des branches ischio-pubiennes entre lesquelles ne peut passer un corps volumineux. Elle doit être réservée à partir de 16 à 18 ans pour l'extraction des corps étrangers de petit volume introduits dans la vessie et des petits calculs de 1 centimètre à 1 centimètre et demi de diamètre que la lithotritie ne peut réduire en fragments assez ténus pour une évacuation immédiate.

Les indications du traitement des calculs vésicaux chez la femme peuvent se résumer de la manière suivante : 1° chez l'enfant, si le calcul est friable, lithotritie ; s'il est petit et non friable, taille uréthrale qui respecte l'hymen ; s'il est volumineux, taille sus-pubienne ; 2° chez l'adulte, si la lithotritie n'est pas possible, dilatation de l'urèthre si le calcul ne dépasse pas un centimètre et demi ; au delà de ces dimensions, taille vaginale, suivie de suture immédiate pour éviter la formation d'une fistule vésico-vaginale.

2° AFFECTIONS INFLAMMATOIRES DE LA VESSIE. — CYSTITES.

La *cystite* est l'inflammation de la vessie, que cette inflammation soit étendue à toutes les tuniques de l'organe ou qu'elle soit limitée à la muqueuse.

L'histoire des cystites ou inflammations de la vessie commence avec Boyer, qui a distingué une *cystite aiguë* et une inflammation chronique qu'il appelait *catarrhe*, mot impropre et tombé en désuétude. Cette étude faite dans de nombreux travaux se trouve bien résumée dans les leçons cliniques de Thompson et de Guyon, dans les articles des deux Dictionnaires et dans les thèses récentes de Hache et de Leprévost (*Thèse de Paris*, 1884).

On peut conserver la division en *cystite aiguë* et *cystite chronique*, mais avec cette réserve que la forme chronique peut succéder souvent à la forme aiguë ou s'établir d'emblée, et que dans son évolution, elle peut présenter des exacerbations aiguës.

Étiologie et pathogénie des cystites. — Les cystites peuvent se développer sous l'influence de *causes générales* et de *causes locales.*

On a décrit des cystites de *cause générale* dans le rhumatisme articulaire aigu, dans la goutte et dans les maladies infectieuses, au premier rang desquelles il faut placer la septicémie et surtout la septicémie puerpérale (Hervieux), puis la pyohémie, le typhus, le choléra, la variole et la scarlatine, la rougeole (?), les oreillons (?) (Kocher). Les cystites infectieuses paraissent être des cystites parasitaires liées au développement des bacilles.

Entre les cystites de *cause générale* et les cystites de cause *locale* se placent les cystites *hypérémiques* ou par congestion, comme la cystite produite par refroidissement de tout le corps ou de la région abdominale, celles qui succèdent à la suppression brusque des règles et aux brûlures étendues, aux excès de boissons alcooliques, de coït ou de masturbation, et à l'évacuation trop rapide de l'urine dans le cas de rétention complète. Ces diverses causes semblent n'arriver à produire la cystite que si la vessie est *prédisposée* à l'inflammation, soit par leur répétition ou leur prolongation, soit par toute autre cause, surmenage du muscle vésical, calcul, etc.

A ce même ordre de causes se rattachent les cystites déterminées par l'absorption de substances irritantes parmi lesquelles le principe actif des cantharides doit être mis au premier rang.

Les cystites de *cause locale* peuvent avoir leur point de départ dans la vessie, dans l'urèthre, dans le rein ou dans un organe voisin.

Les plaies accidentelles de la vessie par coups de feu ou par fractures du bassin, sa compression et ses froissements pendant l'accouchement, le cathétérisme, maladroit ou violent, répété ou pratiqué dans une vessie prédisposée par la présence d'un calcul ou d'une tumeur ou par une rétention d'urine, le séjour d'une sonde à demeure, la contagion par transport virulent au moyen d'un instrument (?), sont des causes capables d'enflammer la vessie. L'incision des parois vésicales dans la taille avec libre écoulement de l'urine, et la lithotritie rapide faite dans de bonnes conditions, ne provoquent généralement pas de cystite.

Les corps étrangers sont une cause d'inflammation de la vessie, soit en irritant sa muqueuse par leur contact, soit en gênant la miction. Les calculs vésicaux ne sont généralement pas une cause de cystite (Guyon) ; ils congestionnent la vessie et préparent son inflammation en général, produite par une autre cause déterminante, comme le refroidissement ou un cathétérisme.

Les tumeurs de la vessie ne produisent son inflammation que si leur présence au voisinage du col amène de la dysurie, ou si leur ulcération s'accompagne d'hémorrhagie ; elles mettent la vessie en état d'imminence inflammatoire.

La tuberculose est une cause fréquente de cystite, soit qu'elle envahisse une vessie saine, soit qu'elle attaque une vessie antérieurement malade.

La rétention d'urine, quand elle n'est pas liée à une lésion des voies urinaires, n'est une cause d'inflammation vésicale que par la contraction douloureuse qu'elle détermine ; il en résulte une cystite par *suractivité fonctionnelle*. Cette rétention constitue une puissante prédisposition à l'inflammation, surtout si elle s'accompagne, comme chez certains myélitiques, de troubles trophiques des parois vésicales (Charcot). Chez les paraplégiques, le séjour prolongé de l'urine aboutit bien plus facilement à la cystite que chez ceux qui, pour toute autre cause, présentent purement et simplement de la rétention.

La cause de la cystite peut résider dans l'urèthre en cas de blennorrhagie, de rétrécissement ou de corps étranger et d'inflammation ou d'hypertrophie de la prostate.

La blennorhagie est une des causes les plus fréquentes de l'inflammation de la vessie ; celle-ci ne débute guère avant la seconde ou troisième semaine de l'écoulement, si ce n'est chez la femme, où elle peut éclater dès les premiers jours ; mais elle est très fréquente dans le cours d'écoulements chroniques. Cette complication se déclare particulièrement chez les sujets rhumatisants, tuberculeux ou surmenés ; et elle est due dans la plupart des cas au transport du pus blennorrhagique dans la vessie par une injection mal faite. Celle-ci force la portion membraneuse et entraîne dans la vessie le liquide contagieux.

La cystite est une complication fréquente mais ordinairement tardive du rétrécissement de l'urèthre ; elle est préparée par la congestion liée à la suractivité fonctionnelle de la vessie et le plus souvent provoquée par une cause occasionnelle comme la dilatation temporaire ou permanente. Elle disparaît en général avec la suppression de l'obstacle au cours des urines.

Les corps étrangers de l'urèthre déterminent surtout de la cystite soit par propagation de l'inflammation uréthrale, soit par obstacle à l'émission de l'urine. Il en est de même des affections aiguës ou chroniques de la prostate, qui n'agissent que par la difficulté qu'elles apportent à l'évacuation de la vessie qui se trouve ainsi très prédisposée à toutes les causes d'inflammation.

Chez la femme la cystite est plus rare que chez l'homme : elle reconnaît les mêmes causes avec une inégale fréquence ; en outre, elle a des causes spéciales liées ou non à la grossesse et à l'accouchement. Au cours de la grossesse, l'inflammation est due à une cause mécanique et succède presque toujours à une rétention complète ou incomplète, généralement précédée d'irritation vésicale sans cystite. Cette rétention est le plus souvent due à la rétroversion de l'utérus gravide, vers le troisième ou le quatrième mois de la grossesse.

En dehors de cette cause mécanique, avant la fin du premier mois, la cystite peut être provoquée par la cause la plus légère ; elle est préparée par la congestion de voisinage due aux connexions vasculaires intimes de la vessie avec l'utérus (Eug. Monod, Terrillon, Guéniot).

A la fin de la grossesse, l'inflammation vésicale peut succéder à la pression de l'utérus non dévié ou à une rétention par coudure de l'urèthre.

Nous avons signalé déjà les cystites traumatiques dans les accouchements laborieux et nous mentionnons la possibilité de fissures douloureuses du col (Spiegelberg, Simon.)

En dehors de la grossesse, des tumeurs, des augmentations de volume, des déviations de l'utérus, des hématocèles, des pelvi-péritonites, même l'influence répétée de la congestion menstruelle, peuvent favoriser l'apparition et provoquer le développement d'une cystite, soit spontanément, soit à l'occasion de causes déterminantes légères.

Classification. Variétés. — Il semblerait, d'après l'énumération de ces causes nombreuses, que l'on dût décrire un grand nombre de cystites et cette description a été tentée par un certain nombre d'auteurs. L'anatomie pathologique et la symptomatologie permettent de classer les cystites de la manière suivante : A. *Cystite aiguë*. B. *Cystite chronique*. La cystite aiguë comprend comme variétés : *a*. la *cystite aiguë totale*, *b*. la *cystite du col*, *c*. la *cystite blen-*

norrhagique, tantôt aiguë, tantôt chronique d'emblée. Les cystites chroniques peuvent se diviser en *cystite chronique simple* et *cystite tuberculeuse*.

A. — CYSTITE AIGUË.

a. — CYSTITE AIGUË TOTALE.

Anatomie pathologique. — Elle n'a guère été étudiée que chez des malades ayant succombé aux manœuvres de la taille ou de la lithotritie. Les lésions le plus souvent localisées au bas-fond sont en général limitées à la muqueuse qui est injectée en totalité ou par places, avec pointillé ou taches ecchymotiques, épaississement et friabilité anormale.

Dans la cystite cantharidienne, on trouve quelquefois à la surface de la muqueuse des dépôts pseudo-membraneux grisâtres, déposés par plaques d'étendue variable.

Le tissu cellulaire sous-muqueux est congestionné et ecchymosé.

Dans les cystites infectieuses de la pyohémie et des fièvres graves, des portions limitées de la muqueuse peuvent se détruire laissant à leur place des ulcérations. De même, la pression d'un corps étranger peut produire une ulcération et même une perforation vésicale avec abcès sous-péritonéaux, péritonite, infiltration d'urine.

Dans ces cystites violentes, traumatiques, la suppuration peut envahir les tuniques de la vessie et se manifeste soit par de petits foyers d'abcès, soit par une infiltration purulente diffuse avec décollements étendus. Il peut se collecter des abcès entre les tuniques vésicales et se produire une *péricystite* avec collections purulentes plus ou moins abondantes ou limitées.

Enfin dans des cas rares, la gangrène peut envahir la muqueuse ou toutes les tuniques de la vessie soit par la violence de l'inflammation, soit par la pression d'un corps étranger. C'est le mécanisme de la formation des fistules vésico-vaginales et vésico-rectales qui succèdent aux accouchements laborieux.

Symptomatologie. — Les symptômes peuvent beaucoup varier d'intensité; d'où la division en cystite grave et cystite bénigne (Thompson).

Ils se divisent en symptômes locaux et généraux.

Les symptômes locaux sont des *troubles fonctionnels* et des *signes physiques*.

Les symptômes fonctionnels sont la *douleur* et les *troubles de la miction*. La douleur consiste dans une sensibilité à la région hypogastrique, soit spontanée, soit exagérée par la pression, avec irradiation vers les aines, les cuisses, le périnée, l'anus, donnant la sensation du besoin d'uriner. Elle s'exagère particulièrement au moment de l'émission des urines : le besoin d'uriner devient impérieux, le malade ne peut y résister et le passage de l'urine détermine la sensation d'un fer rouge à la partie profonde de l'urèthre et au bout de la verge. L'émission s'accompagne d'un spasme douloureux de tous les muscles évacuateurs; le besoin d'uriner se renouvelle immédiatement et le malade fait des efforts d'expulsion inutiles et douloureux qui peuvent se renouveler à chaque instant, ne laissant au malheureux patient ni trêve ni repos. C'est le *ténesme* vésical, auquel s'ajoute souvent le ténesme rectal, quelquefois accompagné de prolapsus de la muqueuse ou de turgescence hémorrhoïdaire.

La fréquence des mictions est constante dans la cystite aiguë; elle est due au spasme du plan musculaire provoqué par le contact de l'urine sur la muqueuse enflammée. Néanmoins, ce réservoir se vide en général incomplètement et ces mictions incessantes coïncident souvent avec une rétention complète.

Les signes physiques sont fournis par la palpation et le cathétérisme, qui montre que la vessie est plus ou moins distendue par l'urine. D'autres fois, au contraire, elle est vide et rétractée derrière le pubis.

Si l'on a soin de recueillir l'urine dans deux verres, l'urine du second jet abandonnée au repos pendant quelques heures ne donne qu'un nuage grisâtre de mucus, dans les formes légères; mais laisse un dépôt abondant formé de mucus, de pus, de sang et de cristaux d'acide urique et d'urates, dans les formes plus intenses. Dans les formes très aiguës, le sang peut être rejeté en caillots formés de cylindres que l'on peut dérouler en bandelettes. Cette forme serait caractéristique de l'hémorrhagie vésicale (Reliquet). On trouve quelquefois dans l'urine des débris de muqueuse gangrenée ayant l'aspect de lavure de chair et une odeur repoussante de macération anatomique.

Les symptômes généraux sont en rapport avec la douleur et la rétention d'urine. Le malade est inquiet, agité, quelquefois fiévreux, avec hoquets, vomissements, sueurs profuses et un véritable délire. La fièvre ne devient élevée que s'il y complication de suppuration, de gangrène et, par suite, d'empoisonnement urineux.

La cystite cantharidienne, étudiée pour la première fois par Morel-Lavallée en 1844, présente en général, outre les symptômes ordinaires de l'inflammation vésicale, l'excrétion de fausses membranes plus ou moins étendues. Des fausses membranes analogues peuvent être expulsées avec les urines dans les cystites infectieuses des fièvres graves et dans les phlegmasies très intenses et très aiguës de la vessie. Leur présence est seulement plus fréquente dans la cystite cantharidienne. Celle-ci débute brusquement, évolue avec rapidité et disparaît après la suppression de la cause.

Marche. Terminaisons. — Les formes légères disparaissent rapidement par le repos et l'éloignement des causes productrices. Les formes d'intensité moyenne, avec infiltration des tuniques profondes, peuvent se prolonger pendant plusieurs semaines et passer à l'état chronique.

Dans la cystite parenchymateuse qui succède aux violences extérieures ou aux opérations portant sur la vessie, la mort peut arriver très rapidement en quelques jours par propagation de l'inflammation au péritoine, ou plus lentement, en une ou deux semaines, par empoisonnement urineux.

L'évacuation de la vessie, l'extraction d'un corps étranger peuvent modifier favorablement la marche de la cystite aiguë.

La résolution est la règle dans les formes légères.

La suppuration, l'ulcération, la gangrène des parois vésicales s'annoncent par une aggravation de l'état général, par les caractères de l'urine, qui devient noire, bourbeuse, et se terminent le plus souvent par la mort.

Diagnostic. — Le diagnostic est en général facile; il doit être complété par le diagnostic de la cause.

La complication la plus importante à reconnaître est la rétention d'urine, qui se traduit par ses signes physiques ordinaires.

Les suppurations interstitielles ou les abcès de la vessie n'ont pas de signes bien certains.

Traitement. — La cystite aiguë demande une médication antphlogistique et calmante. Chez les sujets vigoureux, des sangsues à l'hypogastre, au périnée ou à l'anus; chez tous, des bains généraux prolongés, de grands cataplasmes à l'hypogastre, des injections émollientes chaudes dans le rectum, remplissent la première indication.

L'opium à l'intérieur ou en injections hypodermiques, ou en lavements sous forme de lavements laudanisés, des petits lavements contenant un gramme de chloral, des suppositoires belladonés peuvent calmer la douleur et le ténesme vésical.

Des boissons chaudes de graines de lin, d'infusion de bucco, de bourgeons de sapin, pourront être prescrites.

Chez les sujets arthritiques ou goutteux, les eaux de Vichy, Vittel et Contrexéville, les préparations de lithine peuvent rendre de grands services en modifiant la composition des urines.

Dans le cas où la cystite est provoquée et entretenue par la présence d'un corps étranger ou par des fragments calculeux après une lithotritie, la taille devra être pratiquée le plus tôt possible, surtout si l'on soupçonne la tendance à la suppuration des parois vésicales.

La rétention d'urine sera combattue par un cathétérisme très doux pratiqué trois à quatre fois par jour, avec évacuation lente et *incomplète* de la vessie et injection modificatrice abandonnée en partie dans l'organe, si les urines sont altérées.

b. CYSTITE DU COL.

Elle est presque toujours due à la propagation d'inflammations uréthrales; elle peut reconnaître pour cause une poussée d'hémorrhoïdes enflammées, le passage d'une bougie, d'une sonde, peut-être une influence rhumatismale.

Elle est caractérisée par l'extrême fréquence des envies d'uriner, qui peuvent être presque continuelles, par la douleur intense qui accompagne le début et surtout la fin de la miction; cette douleur est souvent rapportée au gland, et le spasme qui l'accompagne peut provoquer un léger écoulement sanguin.

L'exploration directe faite avec un explorateur à boule montrera que le maximum de la douleur répond au moment où l'on pénètre dans la vessie en franchissant le col et qu'elle n'est pas modifiée par la pression exercée sur la surface interne de l'organe.

L'urine recueillie contient des grumeaux muco-purulents striés de sang et n'est pas franchement sanglante; elle ne contient du pus que dans le *premier* verre.

Sous le nom de *cystite variqueuse* du col, Tillaux décrit un état morbide déterminé par la dilatation des veines de l'orifice vésical, et la présence de bourrelets variqueux pouvant produire des envies fréquentes et douloureuses d'uriner et quelquefois même de la rétention. Une émission abondante de sang par l'urèthre fait cesser tous les symptômes jusqu'au retour d'une nouvelle crise.

La cystite du col sera traitée comme la cystite aiguë totale, par les antiphlogistiques, les calmants et les balsamiques. Si ces moyens restent impuissants, on peut porter directement sur le col, à l'aide d'une sonde à boule perforée, une solution de nitrate d'argent ou de chlorhydrate de morphine au cinquantième.

Le massage du col par l'introduction de bougies Béniqué de plus en plus volumineuses donne souvent dans les cas rebelles des résultats aussi heureux que rapides (Tillaux).

Chez la femme, l'existence de *fissures du col* bien constatées par l'examen direct nécessite la dilatation de l'urèthre sous le chloroforme ou même la section du col vésical.

Tillaux a imaginé un instrument pour dilater le col chez l'homme dans des cas analogues.

C. CYSTITE BLENNORRHAGIQUE.

Son histoire, ébauchée par Hunter, Chopart, Swédiaur, ne date réellement que d'un mémoire de Lallemand, de Montpellier, en 1827. La thèse récente de le Prevost a été consacrée à ce sujet (1884).

Cette complication de la blennorrhagie est très fréquente, puisqu'elle se montre au moins dans le quart des cas. Elle apparaît en général au bout de trois ou quatre semaines après la disparition des phénomènes les plus aigus de l'uréthrite; parfois la blennorrhagie est bien plus ancienne; il n'y a plus qu'une blennorrhée, qu'une goutte militaire.

Les injections mal faites, poussées trop loin ou en trop grande quantité dans le canal, les excès de toute nature, en sont la cause déterminante ordinaire.

D'après les recherches les plus récentes de Guyon, en tenant compte des résultats fournis par la miction faite dans deux verres, et de l'examen méthodique de l'urèthre pratiqué avec l'explorateur à boule, qui ramène du pus de l'urèthre postérieur, la cystite blennorrhagique aiguë n'est pas une *cystite* à proprement parler; c'est *une uréthrite postérieure aiguë.*

Les symptômes de la cystite blennorrhagique ne diffèrent pas de ceux de la cystite ordinaire; mais, outre la fréquence des mictions, le ténesme vésical, on y trouve une hématurie qui se produit dans les efforts de miction, et surtout au moment de l'expulsion des dernières gouttes d'urine. L'urine est colorée dans ses dernières portions émises, et l'on peut voir sortir du méat quelques gouttes de sang pur.

La quantité de sang peut être parfois assez considérable pour qu'on ait décrit, comme une variété spéciale, la *cystite hémorrhagique.*

La coexistence d'un écoulement blennorrhagique ne permet pas de méconnaître l'origine de l'affection.

Dans les cas bénins, la durée moyenne de celle-ci est de onze à quinze jours, mais il n'est pas rare de la voir se prolonger pendant des semaines et des mois et passer à l'état chronique. La vessie elle-même se trouve alors envahie à son tour, et l'on dit qu'il y a *uréthro-cystite.*

Souvent l'uréthrite postérieure reste *latente* et se révèle un jour par un réveil de cystite aiguë. Cette forme latente peut se traduire par des sensations anormales de gêne, de fourmillements, de faux besoins d'uriner, ou quelques douleurs irradiées au méat ou à l'anus, phénomènes dont le patient rapporte le siège au col de la vessie.

Chez d'autres, la cystite passée à l'état chronique provoque des mictions extrêmement fréquentes, au nombre de quinze, vingt ou trente par jour; il en résulte une véritable contracture du sphincter uréthral, avec rétention incomplète d'urine et toutes ses conséquences. La vessie, les uretères et les reins sont envahis et la sécrétion purulente dans l'urine atteint une abondance tout à fait considérable. L'état général s'altère, la fièvre s'établit, l'amaigrissement se prononce et la cachexie du malade pourrait faire croire qu'il s'agit d'un phthisique atteint de cysto-néphrite tuberculeuse. Dans d'autres cas, la néphrite n'est pas suppurative, mais *interstitielle.*

On ne saurait trop s'attacher, dans le diagnostic des cystites chroniques, à rechercher avec soin tous les antécédents du passé uréthral du sujet.

Traitement. — Dans les formes aiguës légères, le traitement ne diffère pas de celui de la cystite aiguë simple.

Dans les formes chroniques, le moyen par excellence pour combattre la fréquence et la douleur des mictions ainsi que la contracture du sphincter uréthro-vésical consiste dans l'instillation d'une solution au cinquantième de nitrate d'argent dans l'urèthre profond et au besoin dans la vessie. Dix à quinze gouttes de solution sont injectées à l'aide d'un explorateur en gomme flexible, à bout olivaire, creux dans toute sa longueur et perforé au sommet de son olive terminale d'un petit trou filiforme. Sur le bout opposé s'ajuste une seringue du modèle des seringues de Pravaz.

Il peut être également utile de recourir à la dilatation progressive à l'aide des bougies Beniqué.

B. — CYSTITES CHRONIQUES.

Nous décrirons sous ce nom la cystite *chronique simple* et la cystite *tuberculeuse*.

a. CYSTITE CHRONIQUE SIMPLE.

Anatomie pathologique. — La muqueuse de la vessie présente des altérations constantes; elle est dépourvue de son épithélium soit dans toute son étendue, soit sur des points limités. Dans les cas d'inertie de la vessie, chez les paraplégiques, cette membrane présente une teinte uniforme, pâle, comme exsangue. En général, elle offre une coloration gris ardoisé uniforme ou plus marquée par places, surtout dans le bas-fond et au voisinage du col. Ailleurs ce sont des taches rouge sombre ou violacées.

Du mucus épais, tenace, ou du muco-pus concrété en fausses membranes tapisse la face interne de la vessie en totalité ou en partie. On y trouve aussi parfois des incrustations phosphatiques.

Dans les inflammations très anciennes, la muqueuse est creusée d'ulcérations profondes quelquefois bourgeonnantes. Ces bourgeons charnus se rencontrent surtout au bas-fond de la vessie, où ils peuvent former de petites tumeurs friables et très vasculaires saignant au moindre contact et parfois sous l'effort de la miction.

Toutes les couches de la paroi vésicale sont confondues et épaissies ; la couche musculaire est sclérosée et perd ses propriétés contractiles. Dans des cas plus rares, au contraire, elle s'hypertrophie et forme des colonnes charnues qui s'entre-croisent dans toutes les directions, laissant entre elles des lacunes tapissées par la muqueuse (*vessie à colonnes, vessie à cellules*). L'urine séjourne et s'altère dans ces diverticules où les tissus peuvent se ramollir, s'ulcérer et vider leur contenu dans le péritoine. La vessie peut être alors augmentée de capacité en même temps que s'hypertrophient ses parois ; mais le plus souvent, dans la cystite chronique, la capacité vésicale est très diminuée.

Des abcès peuvent se développer dans les parois de la vessie et la gangrène peut envahir celles-ci ; ces complications sont plus rares que dans la cystite parenchymateuse aiguë.

Si l'affection persiste quelque temps, les reins et les uretères participent aux altérations.

Symptômes. — La cystite chronique étant le plus souvent symptomatique d'une lésion des voies urinaires, ses symptômes sont souvent confondus avec ceux de la lésion qui lui a donné naissance.

Les symptômes sont *locaux* et *généraux*. Aux premiers appartiennent les troubles fonctionnels et les altérations des sécrétions.

La douleur est très variable ; dans les premiers temps, elle ne se traduit que par une sensation de pesanteur au-dessus du pubis, et un peu de souffrance au commencement et non à la fin de la miction, à moins que la prostate ne soit affectée (Thompson). Avec l'ancienneté et l'aggravation de la maladie, elle prend les mêmes caractères que dans la cystite aiguë, s'accompagne de ténesme vésical et rectal, s'exaspère par les temps froids et humides, les excès alcooliques et vénériens, et, d'après Civiale, par le séjour prolongé dans l'urèthre ou au col de la vessie de flocons muqueux difficiles à expulser.

La miction est toujours troublée ; elle est en général plus fréquente et souvent exige des efforts pour chasser l'urine épaisse et floconneuse. Quelquefois, il y a une véritable incontinence par rétention incomplète, et de temps en temps, il se produit une rétention complète.

La palpation et la pression hypogastrique, le plus souvent douloureuses, combinées ou non au toucher rectal ou vaginal, peuvent donner des indications sur l'état de distension de la vessie.

Les caractères de l'urine sont de la plus grande importance. Il est nécessaire de la recueillir dans deux verres, pour que le premier jet nettoie le canal de l'urèthre. L'urine est louche, trouble, de couleur blanchâtre, laiteuse, d'une odeur fétide, quelquefois repoussante. Ces caractères s'accusent surtout quelque temps après la miction. La densité de l'urine est généralement augmentée et sa réaction d'acide devient le plus souvent *alcaline*. Cette alcalinité peut même exister au moment de l'émission, et l'urine est alcaline dans la vessie.

D'après les recherches récentes de Guiard (thèse de Paris, 1883), cette décomposition *ammoniacale* des urines dans la vessie exige, pour être curable, le concours simultané de deux facteurs, des *microbes spéciaux* et la *cystite*. D'après Pasteur et Van Tieghem, la transformation de l'urée en carbonate d'ammoniaque se fait grâce au développement d'un petit végétal particulier, un champignon de la famille des *torulacées* ou *torule ammoniacale*, dont les globules apparaissent dans l'urine encore acide et sont la cause prochaine de tous les changements qui vont s'y produire. Ces *globules sphériques* sont placés bout à bout et forment des *chapelets* plus ou moins longs. Pour Cohn, de Breslau, ce ferment ne serait pas un champignon, mais une *algue* de la famille des *oscillariées*.

Dans ces dernières années, Miquel (1879) a trouvé un *bacillus* (*bacillus ureæ*) formé de filaments grêles, mobiles, ayant de même que la torule ammoniacale la propriété de transformer l'urée en carbonate d'ammoniaque, et Bouchard a montré que si les ferments précédents agissaient sur les urines *fermentées à l'air*, il n'en était pas de même pour les urines pathologiques. Il avance, qu'en clinique, l'agent de la fermentation se présente sous forme de *petits bâtonnets*, quelquefois isolés, quelquefois en chapelets dont l'aspect rappelle celui du *bacterium termo* des putréfactions.

Il est bien difficile encore aujourd'hui de savoir par quelle voie s'introduisent ces germes dans la vessie où leur présence peut être constatée en dehors de tout cathétérisme, mais il semble démontré (Guiard) qu'ils peuvent exister dans l'urine, sans la rendre alcaline, s'il n'y a pas en même temps de cystite.

De même, l'expérimentation sur les animaux montre que le cathétérisme avec une sonde imprégnée de ferment n'amène pas l'état ammoniacal lorsque la vessie est saine, et détermine une fermentation rapide, lorsqu'on a préalablement provoqué une cystite.

Quelles que soient les causes et les explications de ces modifications dans l'état des urines, celles-ci se présentent dans la cystite chronique avec des caractères particuliers qui ont fait distinguer par Mercier des urines *muqueuses*, *puriformes*, *purulentes* et *glaireuses*. Ces caractères des urines peuvent être réunis, et l'on peut trouver dans l'urine du mucus, du pus, du sang, de l'acide urique et des urates mélangés en proportion variable.

Le mucus est en suspension sous forme de flocons nuageux, légers et transparents ou volumineux et grisâtres ; le pus forme par le repos un dépôt gris jaunâtre au-dessous du liquide, dont la transparence est toujours plus ou moins troublée ; le sang, s'il est abondant, peut donner à l'urine une teinte rouge caractéristique. Il forme au fond du vase un dépôt de couleur rouge vif quand le liquide est alcalin, de coloration brunâtre si le liquide est acide. Les sédiments salins, constants dans la cystite chronique, et surtout abondants dans les urines ammoniacales, sont principalement formés par du phosphate ammoniaco-magnésien. Ils forment quelquefois des taches blanc grisâtre, dans les dépôts purulents ; mais, en général, ils ne peuvent être décelés que par l'examen microscopique ou l'analyse chimique.

Les symptômes *généraux* sont en rapport avec l'ancienneté de la maladie, les douleurs de la miction, les pertes en mucus et en pus ; dans la cystite ammoniacale, il y a des frissons, des sueurs, de l'anorexie, de la diarrhée, puis des accidents fébriles d'abord intermittents, ensuite continus, à la suite desquels survient un état cachectique et la mort.

La pyélo-néphrite suppurée s'accompagne d'accidents urémiques rapidement mortels.

La *marche* de la cystite chronique ne saurait être formulée d'une manière générale ; quand celle-ci est symptomatique d'un obstacle au cours de l'urine, elle ne peut céder qu'après la disparition de la cause.

Diagnostic. — Le diagnostic de la cystite chronique est en général facile à établir d'après les troubles de la miction et les caractères de l'urine. Il doit être complété par le diagnostic de la cause, et par conséquent il nécessite un examen détaillé des voies d'excrétion de l'urine et du réservoir urinaire lui-même.

Il n'est difficile de reconnaître l'origine du pus dans les urines que s'il y a en même temps coïncidence d'une pyélo-néphrite suppurée ; mais en général, dans ce cas, cette dernière affection n'est que la conséquence d'un obstacle au cours de l'urine, et il existe en même temps une cystite avec ses caractères habituels. Seulement la quantité du pus rendu par les urines est beaucoup plus considérable que dans la cystite non compliquée de pyélo-néphrite.

Traitement. — Toutes les fois que la cystite chronique est sous la dépendance d'un obstacle au cours des urines, la première indication est de supprimer cet obstacle par un moyen approprié. Néanmoins, le plus souvent il est nécessaire d'instituer en même temps un traitement général et local.

L'hygiène et le régime jouent un rôle important dans le traitement : l'habitation dans un climat sec et chaud, les moyens préventifs de refroidissement, l'abstinence de toutes les boissons alcooliques et des aliments azotés, échauffants, le régime lacté, des bains fréquents, des lotions froides, des frictions excitantes, etc., sont des prescriptions recommandables.

La médication interne comprend toute la classe des reconstituants de l'économie et des médicaments ayant pour but d'agir sur les parois vésicales ou sur l'urine altérée. Les eaux minérales d'Evian, de Vittel, de Contrexeville, de Vals, de Vichy, répondent à cette dernière indication. De même, les balsamiques, les térébenthines, l'essence de santal jaune peuvent rendre de grands services.

On préconise un grand nombre de tisanes, telles que le chiendent, le *pareira brava*, le bucco, la mauve, les décoctions de mousse d'Irlande, de lin ou d'orge. Ces boissons ont pour effet de rendre l'urine moins irritante et de modifier légèrement les sécrétions vésicales.

Thompson donne de précieuses indications sur la manière de prescrire ces médicaments.

Contre l'alcalinité des urines, Gosselin et A. Robin ont étudié l'action spéciale de l'acide benzoïque et le prescrivent à la dose de 2 à 6 grammes par jour dans un julep gommeux additionné de 4 à 6 grammes de glycérine neutre.

Le traitement *local* joue souvent le rôle le plus important. Les révulsifs peuvent être employés avec avantage, et Thompson recommande de préférence l'application au-dessus du pubis d'un large cataplasme chaud saupoudré de farine de moutarde.

Quand la cystite s'accompagne de rétention d'urine, la vessie doit être évacuée d'une manière régulière, deux ou quatre fois par jour, avec une sonde molle en caoutchouc rouge. L'évacuation ne sera jamais *complète* d'emblée et la sonde sera toujours retirée avant que la vessie ne soit à sec.

Si l'affection est ancienne et s'il y a une pyélo-néphrite en voie de développement ou constituée, ce cathétérisme évacuateur, pratiqué avec toutes les précautions voulues, peut être la cause des plus graves accidents et provoquer un ou plusieurs accès de fièvre urineuse qui peuvent emporter le malade.

Les injections *intra-vésicales* doivent être employées quand l'urine stagne et se décompose dans la vessie. Elles seront faites doucement, à l'aide d'une seringue à anneaux, fonctionnant aisément, sans secousses du piston, et s'ajustant sur une sonde-béquille à calibre intérieur aussi large que possible et ayant des yeux largement et régulièrement taillés. Le liquide, porté à une température de 37 à 38 degrés centigrades, sera injecté par petits coups, de manière à ne jamais provoquer la distension ni la contraction de la vessie; dès que 40 à 50 grammes sont injectés, on les laisse ressortir, pour recommencer jusqu'à ce que l'injection ait ramené tous les détritus et revienne propre. Ces lavages seront très courts si la muqueuse est très sensible. Dans les inflammations subaiguës, on peut, au contraire, bien se trouver des lavages à grande eau, qui feront passer dans la même séance deux à trois litres de liquide et qui s'exécuteront en quelques minutes.

Les liquides modificateurs introduits dans la vessie sont très nombreux; les plus employés et les plus efficaces sont le nitrate d'argent en solution au 1/500, l'acide phénique en solution au 1/1000, l'acide borique en solution à 3 ou 4 pour 100, le sulfate de cuivre à la dose de 1 ou 2 pour 100, et le tannin en solution à 1 ou 2 pour 100, utile surtout dans le cas d'hémorrhagie vésicale.

L'acide borique paraît surtout efficace pour prévenir la fermentation ammoniacale de l'urine.

Dans les cas où il s'agit d'une *uréthro-cystite*, comme dans la cystite blennorrhagique chronique, le traitement par excellence consiste dans l'instillation de 15 à 20 gouttes d'une solution de nitrate d'argent au 1/50 déposées à la région prostatique de l'urèthre par le procédé que nous avons décrit plus haut.

Contre certaines cystites chroniques, rebelles à tous les moyens ordinaires de traitement, et particulièrement douloureuses, Sims (1858) a conseillé et Emmet a exécuté (1861) la création d'une fistule vésico-vaginale artificielle. Cette opération est surtout indiquée, après l'emploi de tous les autres moyens, quand les lésions rénales consécutives à la cystite menacent l'existence de la malade. On a désigne quelquefois sous le nom de *colpo-cystotomie* (Montrose Pallen).

Une sonde étant introduite dans la vessie et son bec pressant fortement contre la base de celle-ci, la paroi vésico-vaginale est incisée, sur la ligne médiane ou transversalement en arrière du col, soit avec des ciseaux (Emmet, Bozeman), soit avec le thermo-cautère (Montrose, Pallen). Le point important est de maintenir la fistule ouverte à l'aide d'un petit tube de verre ayant la forme d'un bouton de chemise, par lequel on peut faire des lavages journaliers dans la vessie. Il peut être nécessaire de maintenir cette fistule béante pendant des mois et quelquefois même pendant une ou deux années.

Chez la femme, les résultats de cette opération, encore à l'étude, paraissent assez satisfaisants ; chez l'homme, on a pratiqué un petit nombre de fois la taille médiane pour remédier aux douleurs de la cystite chronique. Le faible nombre de faits ne permet pas encore de juger des indications et des résultats de cette intervention.

b. CYSTITE TUBERCULEUSE.

L'histoire des tubercules de la vessie, ébauchée par la plupart des auteurs, n'a été étudiée d'une manière complète que par Guyon et ses élèves. Les travaux de Tapret (*Archives générales de médecine*, 1878) les thèses de Stappfer (1874), de Bierry, de Guebhard (1878), un mémoire de Monod (*Progrès médical*, 1879), ont rapporté la plupart des faits connus et fait la lumière sur ce point.

Étiologie. — La cystite tuberculeuse s'observe de préférence chez l'homme, de quinze à quarante ans. Elle peut se présenter comme élément d'une tuberculisation généralisée (*cystite secondaire*) ou en coïncidence avec une tuberculisation de l'appareil génito-urinaire, sans que l'on puisse établir l'ordre chronologique des lésions. D'après Lancereaux, la muqueuse vésicale serait souvent malade la première.

Anatomie pathologique. — La vessie présente les lésions ordinaires de la cystite chronique; mais le caractère anatomique spécial de l'affection est fourni par l'existence de granulations tuberculeuses, à divers degrés de développement. Leur ramollissement donne lieu à des ulcérations caractéristiques, de forme arrondie ou elliptique, d'étendue variable. Leurs bords sont nets, sans saillie; leur couleur est rosée. Leur fond présente souvent une teinte jaunâtre qui les a fait comparer à des plaques de favus. Leur périphérie présente de nombreux vaisseaux et des granulations. En général, elles n'intéressent que la muqueuse. Ces ulcérations peuvent se rencontrer dans toute les parties de la vessie, mais elles ont un siège de prédilection qui est le niveau du col en avant, et sur la face postérieure la région du bas-fond et le pourtour des embouchures des uretères.

Les reins, la prostate et les vésicules séminales sont souvent envahis en même temps ou plus tard.

Symptômes. — Chez les jeunes sujets, l'affection est presque aiguë; chez les adultes et les vieillards elle tend à la chronicité. Les symptômes de la cystite tuberculeuse ne diffèrent de ceux des cystistes simples que par certains caractères sur lesquels nous devons insister.

Les envies d'uriner, fréquentes, sont plutôt *nocturnes* que diurnes et ne sont guère calmées par le repos. *La douleur* est constante et généralement plus intense et plus persistante que dans la cystite simple; elle éclate quelquefois en crises névralgiques horriblement douloureuses.

L'hématurie, très fréquente, se présente soit au début de l'affection comme un signe prémonitoire, comparé à l'hémoptysie du début de la tuberculose pulmonaire, soit dans le cours de la maladie. L'hématurie du début répétée à plusieurs reprises, en dehors des signes ordinaires du calcul vésical, présente une grande importance diagnostique.

Les sécrétions muqueuses et purulentes de la vessie, souvent mélangées de sang, ne présentent quelque chose de particulier que si l'examen fait reconnaître des bacilles dans l'urine du premier verre, où le pus est surtout abondant, balayé du col par le premier jet.

On constate assez souvent (Tapret) une polyurie *simple*, intermittente, variable d'un jour à l'autre, composée d'un liquide clair, limpide, décoloré, dans lequel on ne trouve pas de matériaux de désorganisation, comme dans la néphrite tuberculeuse.

Dolbeau et Guyon ont signalé, dans la cystite tuberculeuse, une douleur siégeant au niveau du col vésical, vive, persistante, rebelle au traitement, s'accompagnant d'un spasme de la portion membraneuse de l'urèthre, qui ne peut être vaincu que par le passage d'un instrument métallique. La vessie, irritable, se contracte douloureusement sur le bec du cathéter, auquel on ne peut imprimer de mouvements. L'exploration provoque assez souvent de l'hématurie et quelquefois de la polyurie.

Le toucher rectal peut faire reconnaître une induration du bas-fond et des bosselures de la prostate et des vésicules séminales.

Les testicules et les épididymes présentent souvent des signes d'invasion tuberculeuse, indurations, fistules, etc.

L'affection a une marche généralement progressive avec des périodes de rémission temporaire.

Sauf la présence de bacilles dans l'urine, il n'y a pas de signe pathognomonique de la cystite tuberculeuse. L'analyse des phénomènes spéciaux que nous avons énumérés, l'examen de l'état général du sujet ou la coexistence de lésions tuberculeuses voisines ou éloignées fourniront les éléments d'un diagnostic probable.

Traitement. — On ne peut guère espérer que soulager le malade. On instituera un traitement général destiné à mettre l'économie en meilleur état de résistance pour combattre l'infection tuberculeuse

Le traitement local ne diffère pas de celui des cystites chroniques simples : les meilleurs résultats semblent fournis par l'instillation de 15 à 20 gouttes d'une solution de nitrate d'argent au cinquantième dans la région du col de la vessie.

A. Key a proposé dans les cas très douloureux de faire la taille comme nous l'avons indiqué au traitement des cystites chroniques.

2° TUMEURS DE LA VESSIE.

Les anciens chirurgiens connaissaient bien l'existence des tumeurs de la vessie; Chopart, en particulier, en donne une excellente description dans son *Traité des maladies des voies urinaires* (Paris, 1791), et à une époque beaucoup plus reculée, en 1639, Covillard aurait enlevé par la taille latérale une tumeur vésicale dont il avait diagnostiqué la présence à l'aide du cathétérisme. Civiale a également de 1827 à 1834 enlevé plusieurs petites tumeurs à l'aide de son *trilabe* ou d'un lithotriteur. Mais il faut arriver à la période tout à fait contemporaine pour voir surgir des travaux spéciaux sur la nature des tumeurs de la vessie et sur le traitement à leur opposer.

Nous ne pouvons que citer, en France, les travaux de Molinier (*Essai sur le fongus villeux ou angiome villeux de la vessie.* Thèse de Paris, 1870); de Féré (*Du cancer de la vessie*, Paris, 1881); de Guyon (*Leçons et annales des maladies des organes génito-urinaires*, 1884); de Monod (*Société de chirurgie*, juillet 1883); de Pousson (*De l'intervention chirurgicale dans le traitement et le diagnostic des tumeurs de la vessie dans les deux sexes*, thèse de Paris, 1884); en Angleterre, les nombreuses communications de Thompson à la *Royal medical and chirurgical Society* (1882-83), ses leçons traduites en français par Rob. Jamin (1885); le travail de Whitehead et Polland (*the Lancet*, octobre 1883); enfin en Amérique un important mémoire de Stein (New-York, 1881) et de Boutecou (*in Revue d'Hayem*, juillet 1884); en Allemagne, les travaux de Kocher (*Centralblatt f. Chirurgie*, 1876) et de Volkmann (*Archives de Langenbeck*, 1876, t. XIX).

Étiologie. — Nous ne possédons que des données relatives à l'âge et au sexe. Sur l'homme, les néoplasmes de la vessie sont rares dans l'âge adulte; ils s'observent surtout entre 50 et 70 ans. Chez la femme, on les trouve souvent à un âge moins avancé. On peut en rencontrer chez des enfants très jeunes.

La femme y est beaucoup moins exposée que l'homme; sur 145 cas de cancer primitif de la vessie où le sexe est noté 138 fois, Féré a trouvé 110 hommes et 28 femmes.

Anatomie pathologique. — Les tumeurs de la vessie doivent être divisées en tumeurs *bénignes* et en tumeurs *malignes*.

Les premières comprennent des *papillomes*, *lisses* ou *villeux*, des *myxomes*, des *fibromes*, des *myomes*; les secondes renferment les *cancers* de la vessie, parmi lesquels on distingue les *épithéliomes*, les *encéphaloïdes*, les *squirrhes*, les *colloïdes*, les *sarcomes*.

On rencontre exceptionnellement dans la vessie des *kystes* qui sont probablement formés par le décollement de la tunique muqueuse de la tunique musculaire. Thompson y a rencontré un kyste *dermoïde*.

Les tumeurs bénignes sont beaucoup plus fréquentes que les tumeurs malignes; d'après une statistique comprenant tous les faits publiés, Pousson a trouvé 138 tumeurs de la première catégorie contre 67 de la seconde.

Parmi les tumeurs bénignes, les *papillomes* présentent la plus grande fréquence (60 fois sur 93 cas, d'après Stein). Sur ces 93 cas, les *myxomes* et les *fibromes* sont tous deux au nombre de 15, et les *myomes* ne figurent que pour 3.

Les polypes *myxomateux*, ayant une structure analogue à ceux des fosses nasales, n'ont été trouvés que chez des enfants de deux ans et au-dessous et pourraient bien être d'origine congénitale (Thompson).

L'*épithélioma* serait la forme la plus fréquente des tumeurs malignes, si on lui attribue la plupart des tumeurs décrites sous le nom de *tumeurs villeuses* (Gross) ; sinon, le cancer *encéphaloïde* ou *médullaire* serait le plus fréquent (Féré). Le *sarcome* simple ou mixte est rare.

Quelle que soit la nature des tumeurs, elles ont toutes un siège de prédilection qui est la base de la vessie ; puis viennent le trigone, la paroi postérieure, le voisinage des uretères ; le col, les parois antérieures ou latérales, le sommet en sont rarement le siège.

Les résultats sont moins précis sur la manière dont les tumeurs sont implantées sur la muqueuse vésicale : Stein et Pousson avancent que dans la plupart des cas, les néoplasmes et souvent les papillomes sont le plus souvent pédiculés ; mais un pédicule étroit serait l'exception (Thompson). Pour ce dernier auteur, les productions sessiles, dont la base est ordinairement représentée par la partie la plus large, ont approximativement le même degré de fréquence que les tumeurs franchement pédiculées.

Un fait très remarquable est l'intégrité des ganglions lymphatiques pelviens et lombaires dans les tumeurs de la vessie, histologiquement démontrées les plus malignes, de même que l'absence de l'infection générale de l'économie.

La vessie est souvent modifiée dans sa capacité ; tantôt elle est rétractée sur la tumeur ; tantôt, plus rarement, elle est dilatée.

Les parois sont généralement très hypertrophiées dans les endroits demeurés indemnes de la dégénérescence ; elles peuvent être infiltrées de dépôts phosphatiques, s'il y a eu des phénomènes de cystite.

Les reins sont altérés si l'affection est de date ancienne : ils présentent le plus souvent alors les lésions de la néphrite interstitielle, puis de la pyélite et de la pyélo-néphrite suppurée.

Tumeurs bénignes. Papillomes. — Elles comprennent les tumeurs que l'on décrivait autrefois sous le nom de *fongus* et de *polypes* de la vessie. Elles sont essentiellement formées par une néoplasie du tissu conjonctif formant une enveloppe aux vaisseaux capillaires qui parcourent les papilles, et recouvertes d'une couche épaisse de cellules épithéliales (Cornil et Ranvier). Elles naissent du tissu conjonctif sous-muqueux, qui lui-même ne présente aucune trace de lésion pathologique.

Thompson distingue : 1° le *papillome frangé*, auquel on applique ordinairement le nom de papillome *villeux*, ayant pour caractère de se développer en fines papilles figurant de longues franges très ténues et formant en général un groupe qui émerge d'une base étroite et circonscrite. Plongées dans un liquide, ces franges flottent comme des feuilles étroites de plantes aquatiques.

2° *Des fibro-papillomes* qui ne sont pas composés en majeure partie par des prolongements papilliformes et sont d'une consistance beaucoup plus ferme. On y trouve des fibres musculaires lisses et du tissu conjonctif ; les papilles sont ordinairement plus courtes que les franges de la variété précédente.

3° *Des tumeurs du type de transition*, semblant occuper une place intermédiaire entre le papillome et une production de mauvaise nature, le sarcome. On trouve dans ce type des cellules étrangères à sa structure, cellules petites et arrondies ou cellules larges, de forme irrégulière, à noyaux.

Ces tumeurs, quel que soit leur type, peuvent acquérir le volume d'une grosse noix ou d'une orange.

Tumeurs malignes. — Cancers. — Ces tumeurs ont pour caractère anatomique particulier d'envahir une plus ou moins grande étendue des parois de la vessie ; cependant, elles peuvent présenter une tendance à la pédiculisation comme les tumeurs bénignes.

On y trouve : 1° l'*encéphaloïde* infiltré à son début dans la muqueuse ou dans le tissu cellulaire sous-muqueux, formant une saillie sur laquelle se développent plus tard des mamelons en chou-fleur. Il peut n'exister qu'une seule tumeur du volume d'un œuf ou d'une orange ; le plus souvent elle est accompagnée de petites masses voisines, bourgeonnantes, à pédicules isolés ; le *squirrhe* faisant sous la muqueuse une tumeur isolée, sans grande tendance à l'ulcération ou formant, sur une grande étendue, une plaque épaisse et indurée, pouvant végéter ; 3° l'*épithélioma* que l'on peut rencontrer avec ses diverses variétés ; 4° le *sarcome* dont on ne connaît que quelques exemples.

Un caractère commun à toutes ces tumeurs est leur tendance marquée à présenter à leur surface un grand nombre de prolongements vasculaires, filiformes, comme les papillomes ; on pourrait donc leur donner le nom de *cancer villeux* (Duplay). Il en résulte une certaine difficulté à classer quelques-unes de ces tumeurs.

Symptômes et diagnostic des tumeurs de la vessie. — On ne saurait, dans la grande majorité des cas, à une période peu avancée de l'affection, établir le diagnostic clinique des tumeurs bénignes et des tumeurs malignes. Le diagnostic anatomique en est même parfois difficile la pièce en main. Aussi, nous chercherons à tracer une symptomatologie générale des tumeurs de la vessie, en nous attachant à faire remarquer les signes grâce auxquels on peut soupçonner la variété de tumeur vésicale.

Les symptômes et les signes sont fournis par des modifications dans les caractères des urines, par des troubles fonctionnels et par divers modes d'explorations.

L'*hématurie* domine toute la symptomatologie des néoplasmes vésicaux; très exceptionnellement elle manque dans le développement d'une tumeur vésicale ; elle en est souvent le premier et quelquefois même l'unique symptôme. Elle survient *sans douleur, sans cause provocatrice;* elle a un début brusque et inopiné, survenant la nuit ou le matin au réveil ; elle ne cesse pas par le séjour au lit et elle disparaît brusquement comme elle est venue.

L'hématurie procède par périodes de quelques jours, d'une semaine, d'un mois, séparées par de longs intervalles de rémission. Par son abondance, sa durée, sa répétition, elle peut épuiser le malade.

Le sang est surtout rendu à la fin de la miction ; l'urine se fonce de plus en plus et du sang pur peut être expulsé. Le fait est surtout évident si on recueille l'urine d'une même miction dans plusieurs verres.

Dans l'intervalle des hématuries, les urines restent parfaitement *limpides*, si ce n'est dans une période très avancée où il y a complication de cystite. Cette absence de mucus et de pus dans l'urine coïncidant avec des troubles de la miction qui pourraient faire croire à une cystite, est un fait important pour le diagnostic de la présence d'un néoplasme (Bazy).

Les divers caractères de l'hématurie liée à la présence d'un néoplasme vésical la feront distinguer de l'hématurie symptomatique de la présence d'un calcul de la vessie ou d'une affection des reins.

L'*abondance* et la *fréquence* des hématuries ne peuvent pas fournir d'éléments de diagnostic sur la nature *bénigne* ou *maligne* de la tumeur, des hémorrhagies graves et rebelles pouvant appartenir aux tumeurs histologiquement les plus bénignes.

L'examen répété des urines et surtout des dernières parties de la miction peut faire reconnaître au microscope des débris de tumeurs caractéristiques. Thompson a ainsi reconnu un papillome villeux et Volkmann un myome de la vessie. On peut obtenir de ces débris en faisant de grands lavages de la vessie ou des lavages avec aspiration.

Les troubles fonctionnels sont moins importants; la *douleur* est en général tardive; elle est subordonnée à l'état de la muqueuse vésicale, au siège de la tumeur et peut-être aussi au tempérament du sujet. Le corps de la vessie peut être envahi dans une grande étendue, sans qu'il existe de douleur. Celle-ci, au contraire, est presque constante dans les tumeurs du col, et coïncidant avec l'arrêt subit du jet, elle peut avoir quelque valeur pour faire présumer la présence d'un néoplasme dans cette région.

Thompson accorde une grande importance à l'*époque d'apparition* des phénomènes douloureux; dans les tumeurs malignes, ils seraient précoces et représenteraient ordinairement les premiers symptômes; dans les tumeurs bénignes, l'hématurie apparaîtrait la première et la douleur ne surviendrait que plus tard. Guyon n'accorde pas à ces particularités une grande importance diagnostique.

Les signes physiques sont fournis quelquefois par l'*inspection directe*, chez la femme, où une tumeur peut venir faire saillie à travers l'urèthre dilaté; en général par la *palpation hypogastrique* et le *toucher rectal isolés* ou *combinés;* par le *cathétérisme vésical;* par *une véritable opération permettant l'exploration digitale de la vessie.*

La palpation hypogastrique ne fournit en général que des résultats négatifs, si ce n'est dans les cas exceptionnels où la tumeur occupe la face antérieure ou le sommet de la vessie. Le toucher rectal simple ou combiné avec la palpation hypogastrique fait reconnaître la souplesse ou la rigidité des parois de la vessie, le degré de mobilité de cet organe sur le rectum. Le toucher vaginal donne les mêmes renseignements chez la femme.

La perception de saillies dures, volumineuses, étendues au loin fait penser que la totalité de l'épaisseur de la paroi est envahie.

Les résultats *négatifs* de cet examen ont une grande importance, puisqu'ils permettent de supposer que la paroi n'est pas totalement envahie, que la tumeur n'est pas grosse, qu'elle n'a pas une très large base d'implantation et qu'elle s'est principalement développée du côté de la cavité vésicale.

Le cathétérisme vésical ne donne souvent que des résultats négatifs; en outre, il est dangereux et peut provoquer des hémorrhagies rapidement mortelles. Il doit être pratiqué avec la sonde métallique à bec court, sans yeux, et nécessite quelquefois l'anesthésie chloroformique. Il peut permettre de reconnaître la forme, le volume et le siège du néoplasme, mais il peut aussi donner des renseignements tout à fait erronés.

Enfin, dans des cas difficiles et douteux, la vessie peut être explorée directement. Chez la femme, la dilatation rapide de l'urèthre sous le chloroforme permet d'aborder la cavité vésicale et de l'explorer avec le doigt.

Chez l'homme, Thompson pratique la *boutonnière périnéale* en fendant l'urèthre dans sa portion membraneuse et introduit le doigt jusque dans la vessie à travers la prostate et le col dilatés. L'index gauche explore la cavité vésicale, aidé par la pression de l'autre main sur la région hypogastrique.

Ce mode d'exploration ne peut guère donner de résultats si le périnée présente une grande épaisseur, s'il y a une hypertrophie de la prostate qui élève le col de la vessie et enfin s'il y a une étroitesse considérable de l'orifice du bassin qui empêche la main de déprimer le périnée.

Aussi Guyon préfère de beaucoup pour cette exploration l'incision hypogastrique de la vessie qui permet l'abord et l'exploration de la cavité vésicale dans tous les cas, et qui constitue le premier temps d'une intervention chirurgicale beaucoup plus sûre et plus facile que par la voie périnéale.

Traitement. — Il peut être *palliatif* et ne s'adresser qu'à des symptômes comme l'hématurie ou les douleurs de la miction. Ce traitement devra être le seul employé quand on aura fait le diagnostic d'une des formes inopérables de cancer.

Contre l'hématurie, on recommandera le repos absolu au lit, les applications froides sur la région hypogastrique, les lavements froids, l'emploi des divers hémostatiques donnés à l'intérieur. Tous ces moyens n'ont qu'une action douteuse.

Thompson recommande des injections intra-vésicales pratiquées une ou deux fois par jour suivant les indications, à la dose de 20 à 60 gouttes de teinture de perchlorure de fer pour 125 grammes d'eau froide ou d'une solution de nitrate d'argent de 6 à 36 centigrammes pour 125 grammes d'eau.

Une solution tiède de tannin à 1 gramme ou 1gr,50 pour 100 sera aussi injectée avec avantage (Guyon).

Les douleurs horribles de la cystalgie et du ténesme vésical peuvent être beaucoup soulagées par le drainage de la vessie par la voie périnéale (Thompson) ou par une incision vésicale faite à la région hypogastrique, ou chez la femme par l'établissement d'une fistule vésico-vaginale. On entretient la fistule hypogastrique soit à l'aide d'un tube élastique (Thompson), soit avec une canule spéciale (Bazy) analogue aux canules à trachéotomie. Ce sont des opérations palliatives qui pourront donner les meilleurs résultats pour le soulagement des douleurs. Elles ont la plus grande analogie avec la formation d'un anus artificiel créé dans le cas de cancer ano-rectal.

Le traitement curatif consiste à faire l'extirpation de la tumeur. Chez la femme, l'ablation par les voies naturelles doit être l'opération de choix. Sur 37 opérations de tumeurs de la vessie, 33 fois l'urèthre a offert un chemin suffisant soit après dilatation, soit même quelquefois sans autre dilatation que celle pratiquée par la hernie de la tumeur (Pousson).

Les tailles uréthro ou vésico-vaginales ne seront pratiquées que dans des cas exceptionnellement difficiles.

La tumeur abordée par une de ces voies est enlevée par excision, soit avec les ciseaux ou un serre-nœud, soit par le grattage à la curette et au doigt, soit par torsion, etc. L'opération ne s'accompagne en général que d'une hémorrhagie modérée, facile à arrêter avec des injections froides d'une solution d'acide borique à 4 pour 100, laquelle sert en même temps au lavage de la vessie.

Chez l'homme, l'ablation des tumeurs de la vessie se fait par la voie périnéale ou par la voie hypogastrique.

Par la voie périnéale on pratique, soit l'une des *tailles* ordinairement appliquées à l'extraction des calculs, soit la simple *boutonnière périnéale*, récemment préconisée par Thompson.

Par cette boutonnière, à travers la portion prostatique de l'urèthre et le col dilatés, Thompson introduit le doigt, puis une pince-forceps spéciale dont les bords larges et rugueux saisissent, sans la couper, la plus grande portion saillante de la tumeur de façon à l'attirer au dehors.

La cystotomie *hypogastrique* est surtout défendue par Guyon, qui lui trouve avec justesse de grands avantages pour l'exploration et les manœuvres intra-vésicales. La vessie étant ouverte et les lèvres de l'incision maintenues béantes et soulevées à l'aide de deux fils passés de chaque côté, le néoplasme est enlevé par un procédé d'exérèse quelconque, souvent par grattage avec le doigt ou avec la curette de Volkmann, quelquefois avec un serre-nœud ou l'anse galvano-caustique.

Enfin, dans des cas rares où le néoplasme siégerait au sommet ou sur la paroi antéro-latérale de la vessie et présenterait une large base sessile, il ne serait pas irrationnel (Monod, Bazy) de réséquer la paroi antérieure et même la paroi latérale du réservoir urinaire, si l'on avait la certitude de pouvoir enlever dans sa totalité la zone dégénérée. Norton (1879) a réséqué avec succès chez la femme une portion de la base de la vessie pour enlever un papillome frangé sessile, et fermé un mois plus tard la fistule vésico-vaginale consécutive à l'opération.

3° TROUBLES NERVEUX FONCTIONNELS DE LA VESSIE.

Si l'on dégage de ce groupe tous les cas où les troubles fonctionnels de la vessie sont sous la dépendance d'une lésion plus ou moins éloignée d'un point quelconque des organes urinaires, le nombre et la fréquence de ces troubles sont peu considérables. On a souvent, en effet, décrit comme une affection idiopathique des phénomènes qui n'étaient que le symptôme d'une lésion siégeant à distance et méconnue.

S. Duplay distingue avec raison : 1° la *névralgie* de la vessie caractérisée par des phénomènes douloureux ayant pour siège le corps ou le col de la vessie, sans spasme ni contracture ; 2° le *spasme* ou la *contracture* du corps ou plus souvent du col de la vessie, *avec* ou *sans* douleur.

On décrit encore quelquefois ces divers états sous le nom de *cystalgies*.

Nous ajouterons à ces troubles nerveux fonctionnels la *paralysie de la vessie*.

a. La névralgie de la vessie, sans spasme ni contracture, est une affection très rare, liée le plus souvent à d'autres phénomènes hystériques. Elle est essentiellement caractérisée par une douleur fixe ou des crises douloureuses siégeant dans la région hypogastrique et s'irradiant à la verge ou à la vulve, ou à l'anus, dans les aines, etc. ; les douleurs sont exagérées par les émotions morales et toutes les causes capables de congestionner le petit bassin. Elles coïncident dans quelques cas avec une névralgie lombo-abdominale où lombo-utérine. Mais, phénomène particulier, les urines sont rendues sans douleurs et sans fréquence anormale et l'exploration de la vessie et de l'urèthre n'y démontrent ni spasme, ni contracture, ni lésion matérielle.

Ces troubles seront combattus par la médication antispasmodique et en particulier par l'hydrothérapie locale et générale.

b. Le *spasme non douloureux* de la vessie ou l'irritabilité de la vessie répond en partie à ce que les Anglais désignent sous le nom d'*Irritable bladder* (Gant. 1872). Sous ce titre, en effet, ils désignent un besoin plus ou moins urgent et plus ou moins douloureux de se livrer à la miction.

Si nous supprimons l'élément douleur, qui paraît surtout lié à la contracture du col, pour nous la *vessie irritable* est celle dans laquelle il y a perte ou diminution de la tolérance normale du contenant pour le contenu. Au contact de l'urine, la muqueuse traduit son agacement par un besoin renouvelé d'uriner. Les mictions sont fréquentes, impérieuses, quelquefois involontaires ; elles s'exagèrent par le froid, l'humidité et quelquefois par la chaleur du lit. Cette irritabilité de la vessie se trouve déterminée, en dehors de toute inflammation de l'organe, par des causes siégeant en dehors d'elle et que nous retrouverons à propos de l'irritabilité avec spasme douloureux ; car d'un état à un autre il n'y a qu'un pas et il n'est pas rare de voir s'ajouter à la fréquence d'abord non douloureuse des mictions le spasme douloureux.

c. Le *spasme douloureux* ou *contracture* de la vessie affecte particulièrement non seulement l'orifice uréthro-vésical, mais l'ensemble des faisceaux musculaires qui entrent dans la structure des portions prostatique et membraneuse de l'urèthre et qui en forment le véritable sphincter (Guyon). Il s'agit surtout d'une contracture de ces sphincters, le corps de l'organe étant en général indemne.

Outre la fréquence et le besoin impérieux des mictions, le jet peut se trouver très modifié ; tantôt il est volumineux, rapide et projeté avec force, tantôt il devient petit, filiforme, tortillé, interrompu ou projeté sans énergie au point de tomber verticalement. Quelquefois, le départ de l'urine est lent et nécessite un grand effort; d'autres fois les dernières gouttes ne sont que péniblement expulsées; enfin, souvent la miction est très longue.

Duplay signale en outre la fréquence d'érections persistantes et fatigantes, suivies ou non de pollutions nocturnes à répétition (Fournier).

Ces divers troubles de la miction s'accompagnent le plus souvent de douleur plus ou moins vive ou intermittente, soit au début, soit pendant toute la durée de l'expulsion de l'urine. Quelquefois localisée au gland, au pubis, elle s'irradie souvent le long de la verge, aux cuisses, aux aines, à l'anus. Sourde parfois et continue, elle revêt dans d'autres cas le caractère de crises pendant lesquelles tous les troubles fonctionnels et douloureux sont portés à leur summum.

Il peut même se produire alors une véritable rétention d'urine exigeant le cathétérisme.

L'exploration de l'urèthre peut donner d'importants résultats : la bougie exploratrice à boule n° 16 ou 18, arrivée à la portion membraneuse, trouve celle-ci fermée et résistante, ne la franchit qu'au bout de quelques instants de pression, et dans tout ce parcours est fortement serrée et maintenue en même temps qu'elle provoque en général une violente douleur. Elle redevient libre dès qu'elle arrive dans la vessie et reproduit à son retour les mêmes sensations qu'à son entrée pour le malade et le chirurgien.

D'autres fois, la contracture de la région membraneuse est telle qu'aucun instrument ne peut la franchir. Il est alors indispensable de tenir un compte très exact du point où la boule se trouve définitivement arrêtée, les rétrécissements de l'urèthre ne siégeant pas en général au delà de 12, 13 ou 14 centimètres au plus à partir du méat.

Étiologie. — S'il est quelques cas où l'on est obligé d'admettre la nature *idiopathique* ou *essentielle* de ces troubles fonctionnels, le plus souvent on en trouve la raison dans un état particulier soit d'un point quelconque des organes urinaires, soit des organes voisins, soit dans les caractères de l'urine, soit dans une lésion commençante ou confirmée de la moelle épinière.

La longueur exagérée du prépuce ou ses adhérences au gland avec accumulation de matière sébacée, l'étroitesse du méat, les polypes de l'urèthre chez la femme, la présence d'ascarides dans le rectum, d'hémorrhoïdes, de fissure anale, les maladies utérines, l'acidité exagérée de l'urine, ses modifications après des excès de boisson, peuvent déterminer l'irritabilité vésicale. De même, la lithiase rénale ou la pyélo-néphrite ou la néphrite suppurée, l'inflammation d'une vésicule séminale, peuvent provoquer les mêmes phénomènes et donner le change en faisant croire à une lésion uréthro-vésicale.

Mais le plus souvent, quand il y a persistance des phénomènes et quand leur intensité est grande, deux causes doivent être le plus ordinairement invoquées ; à savoir : l'envahissement tuberculeux d'un point de la vessie ou de l'urèthre ou le début d'une ataxie locomotrice.

Il est facile d'inférer de cette variété considérable de causes que le pronostic des troubles fonctionnels de la vessie ne saurait être formulé d'une manière générale et varie tout à fait avec la nature de leur cause provocatrice.

Traitement. — La même considération s'applique au traitement, qui ne devra être institué qu'après un examen minutieux des organes génito-urinaires et des régions voisines. La suppression d'une des causes que nous avons examinées pourra faire disparaître le mal comme par enchantement.

Le traitement médical devra aussi occuper une large place et trouvera ses indications dans l'état général du sujet, dans l'examen des urines, etc.

Dans des cas rebelles, l'instillation de quelques gouttes de solution de nitrate d'argent au 50e dans la région prostatique de l'urèthre, le cathétérisme simple ou le cathétérisme dilatateur avec les sondes Béniqué, quelquefois la dilatation forcée du col vésical à l'aide du divulseur imaginé par Tillaux, seront des moyens utiles et efficaces.

Enfin, quand le spasme et la douleur ne trouvent aucune amélioration par ces divers traitements, on a pratiqué et on pratiquera avec avantage une des opérations de cystotomie sur lesquelles j'ai insisté à propos du traitement des cystites chroniques rebelles.

c. Paralysie de la vessie. — Nous ne décrivons pas sous ce nom l'état particulier d'*atonie* dans lequel se trouve le réservoir urinaire dans la rétention d'urine par un obstacle mécanique à l'excrétion de l'urine, non plus que les troubles de la miction observés chez les hystériques ou chez les sujets atteints de fièvres graves ou d'affections médullaires. Nous ne nous occupons que de la paralysie vraie d'origine traumatique. Elle reconnaît presque toujours pour cause une violence extérieure portant sur l'axe médullaire.

La paralysie de la vessie est un des symptômes fréquents de cet état particulier, décrit sous le nom de *commotion médullaire*, succédant à de grands ébranlements du tronc sans lésion apparente localisée ; le plus souvent elle reconnaît une plaie de la moelle ou une fracture ou une luxation du rachis.

Les lésions médullaires siégeant au-dessus de la douzième dorsale donnent lieu à la paralysie du corps vésical, tandis que celle du sphincter est produite ordinairement par des lésions portant sur des points inférieurs de la moelle ou sur la queue de cheval (Vulpian).

Symptômes. — La paralysie du corps de la vessie paraît plus fréquente que celle du col, et se traduit par la rétention d'urine avec toutes ses conséquences. La sonde introduite dans la vessie ne laisse écouler l'urine que lentement et sans jet ; celui-ci ne se produit que par la compression de l'hypogastre pour cesser avec elle.

Dans la paralysie du col, l'urine s'écoule constamment goutte à goutte dès qu'elle arrive des reins dans la vessie ; celle-ci est vide et le cathétérisme n'en ramène rien.

L'urine ne tarde pas à s'altérer et à devenir ammoniacale, surtout s'il y a des phénomènes inflammatoires du côté de la lésion médullaire avec production probable de troubles trophiques dans les parois vésicales.

Le traitement ne saurait être au début que celui de la cause de la paralysie; plus tard les injections froides, l'ergotine à l'intérieur ou par la voie hypodermique, la faradisation à l'aide de courants continus, pourront rendre quelques services.

4° DÉPLACEMENT DE LA VESSIE. — HERNIE DE LA VESSIE. — CYSTOCÈLE INGUINALE.

La hernie de la vessie dans la région inguinale est la variété de beaucoup la plus fréquente; elle est exceptionnelle aux régions crurale et périnéale. Elle a été décrite pour la première fois par Verdier, en 1753, dans les mémoires de l'Académie royale de chirurgie.

Étiologie. — La cystocèle inguinale n'a guère été observée que chez des vieillards ; elle est préparée par la dilatation lente des parois de la vessie et l'atonie de la couche musculaire. Grâce à ce manque de contractilité, après une miction même complète, la vessie reste au-dessus de l'ouverture des anneaux d'une manière permanente, et il suffit qu'elle soit comprimée pour s'échapper en dehors. Tel paraît être le mécanisme de la cystocèle *primitive*.

Dans la cystocèle *secondaire,* la vessie s'engage dans l'anneau inguinal, à la suite d'une anse intestinale qui lui est adhérente; elle est entraînée par le péritoine qui recouvre sa face postérieure et son sommet et se trouve ainsi précédée pendant un temps plus ou moins long par une hernie de l'intestin. La partie la plus élevée de la vessie exécute un mouvement de bascule.

Anatomie pathologique. — Quand la cystocèle est primitive et formée aux dépens de la face antérieure de la vessie dépourvue de péritoine, il n'y a pas trace de sac péritonéal; elle suit le trajet du cordon et descend dans les bourses. Une portion de la vessie est seulement déplacée, et cette portion communique par un canal plus ou moins étroit avec une poche intra-abdominale; dans son ensemble, la vessie a la forme d'une gourde dont le point rétréci correspond à la partie située dans le trajet inguinal. Ce point rétréci établissant la communication entre les deux poches, peut être réduit au diamètre d'un tuyau de paille (Scott).

La vessie herniée, située au-devant des éléments du cordon, suit les mêmes étapes qu'une hernie intestinale, et peut occuper la région de l'aine ou descendre plus ou moins bas dans les bourses.

Derrière la cystocèle se trouve formée une dépression et une espèce de sac dans lequel les masses d'intestins ont tendance à s'engager, et il se fait rapidement une complication de hernie intestinale secondaire.

Dans la hernie secondaire, on trouve au-devant de la vessie un sac péritonéal formé par le péritoine de la face postérieure de l'organe. La tumeur contient en outre les anses intestinales herniées et adhérentes à la vessie.

Symptômes. — La tumeur, plus ou moins volumineuse, recouverte par les téguments sains, située au pli de l'aine ou dans les bourses, est tendue et fluctuante si elle est remplie d'urine, au contraire molle et pâteuse si elle est vide. La pression la réduit en partie en donnant lieu à des envies d'uriner. Lorsque la poche extra-abdominale est vidée, si l'on vient à injecter du liquide dans la vessie, cette même poche se distend peu à peu (S. Duplay).

Les malades sont tourmentés par de fréquents besoins d'uriner, remarquent qu'ils ne satisfont pas complètement ce besoin et que dans l'intervalle des mictions leur tumeur augmente de volume. La plupart du temps, ils se soulagent et facilitent la miction par la compression de leur tumeur.

Dans la cystocèle secondaire, il est quelquefois possible de distinguer deux parties dans la tumeur : l'une mate et fluctuante, formée par la vessie, l'autre sonore, constituée par l'intestin.

La hernie vésicale peut être longtemps compatible avec l'existence; en général, elle détermine à la longue des troubles de l'excrétion urinaire suivis d'altérations rénales pouvant entraîner la mort par urémie.

Elle peut présenter des complications qui modifient la marche et la physionomie de l'affection primitive. La tumeur peut devenir *irréductible* par suite des adhérences de la vessie au tissu cellulaire du trajet inguinal ou de la face externe de la tunique vaginale. Elle est quelquefois le siège d'un *engouement* dû sans doute à une oblitération temporaire par des matières muqueuses ou calcaires de l'orifice qui fait communiquer la portion extra-abdominale avec la portion intra-abdominale de la vessie. La tumeur inguinale devient tendue, irréductible, et la pression n'y détermine plus des envies d'uriner, comme à l'ordinaire.

Enfin, la hernie de la vessie peut se compliquer de phénomènes d'*étranglement*; celui-ci se manifeste surtout par de la douleur et des vomissements. D'après J.-L. Petit, le vomissement, dans ce cas, serait peu abondant et surviendrait plus tard que dans la hernie de l'intestin. Le hoquet surviendrait avant le vomissement, tandis que dans la hernie de l'intestin, le vomissement arriverait le premier et le hoquet après (?).

La complication la plus ordinaire est le développement *de calculs* dans la portion extra-abdominale de la vessie. Dans plusieurs cas (Pott, Verdier), la nature et le siège de la tumeur n'ont été reconnus qu'après l'opération, par l'écoulement de l'urine.

Diagnostic. — La hernie de la vessie a été le plus souvent confondue avec une hernie intestinale ou épiploïque. L'absence de gargouillement pendant la réduction, la possibilité de distendre la tumeur par une injection poussée par l'urèthre, le besoin d'uriner déterminé par la compression, indiqueront qu'il s'agit d'une cystocèle inguinale, à laquelle il suffit de songer pour éviter l'erreur.

Dans les cas d'irréductibilité ou d'engouement, le diagnostic avec les collections liquides de l'aine sera beaucoup plus délicat et ne pourra guère être tranché que par l'analyse chimique du liquide retiré par une ponction aspiratrice.

Dans la cystocèle secondaire avec hernie intestinale entéro-épiploïque, les difficultés peuvent être portées à leur maximum, surtout en cas de phénomènes rappelant l'étranglement herniaire : il sera indispensable alors de tenir un compte exact de tous les détails fournis par l'examen de la tumeur et d'attacher une grande importance à la dysurie, qui ne manque guère s'il y a une hernie vésicale.

La présence des calculs dans la poche extra-abdominale peut être soupçonnée par la palpation et, en cas de doute, reconnue par l'acupuncture avec une aiguille fine.

Le pronostic de la cystocèle inguinale est toujours sérieux; la plupart des sujets finissent par succomber à la pyélo-néphrite consécutive.

Traitement. — La cystocèle inguinale *réductible* doit être soigneusement maintenue à l'aide d'un bandage herniaire approprié.

Si elle est *irréductible* par adhérences aux parties voisines, il sera bon de disséquer ces adhérences et de réduire l'organe dont la présence à l'extérieur entraîne fatalement, à la longue, des altérations rénales mortelles. Cette conduite sera surtout indiquée s'il existe des phénomènes d'étranglement.

Dans le cas d'une cystocèle complètement isolée, Duplay conseille, à l'exemple de Pott, d'en pratiquer l'excision.

Contre l'engouement, la ponction de la poche et son lavage par la même canule pourront permettre le rétablissement de la communication entre les poches extra et intra-abdominales.

Les calculs seront retirés par une véritable cystotomie, après laquelle on pourra tenter la cure radicale de la cystocèle par excision et suture des parois vésicales herniées.

CHAPITRE III

AFFECTIONS DE LA PROSTATE.

I

LÉSIONS TRAUMATIQUES DE LA PROSTATE.

Étiologie. — Les plaies de la prostate sont rares; elles accompagnent en général des plaies de la vessie ou du plancher périnéal. Elles sont le fait d'une action chirurgicale ou d'un traumatisme accidentel. La prostate est sectionnée dans les divers procédés de taille périnéale; elle peut être déchirée par un cathétérisme malheureux et la plaie contuse qui en résulte porte le nom de *fausse route*.

Les plaies accidentelles sont produites de dehors en dedans par des coups d'épée ou de couteau ou par une chute sur un corps plus ou moins effilé, tranchet, branche d'arbre, échalas. Des corps étrangers du rectum peuvent blesser la glande, à travers la paroi antérieure de l'intestin, dans des tentatives faites pour leur extraction.

On a vu des calculs et des corps étrangers engagés dans l'urèthre déterminer des solutions de continuité de la prostate. Enfin, celle-ci peut être atteinte par des projectiles d'armes à feu avec complication fréquente de blessure des organes voisins et de fracture des os du bassin.

Symptômes et diagnostic. — L'uréthrorrhagie et l'écoulement de l'urine par la plaie extérieure au moment de la miction sont les deux signes importants. L'hémorrhagie peut se produire à la fois par le méat et par la plaie extérieure, si elle est abondante; le sang peut s'accumuler dans la vessie si le col est intéressé.

L'urine ne passe par la plaie extérieure que si celle-ci est suffisamment large et directe; elle s'écoule par intermittence, au moment des mictions, ou d'une manière continue, s'il y a une section du col vésical. Elle s'infiltre dans les tissus si la plaie est étroite et tortueuse, et à plus forte raison si la déchirure de la prostate est produite de dedans au dehors, sans solution de continuité des téguments.

L'exploration directe à l'aide d'une sonde ou d'un instrument mousse, le toucher rectal, pourront donner d'utiles renseignements sur le siège de la plaie. Ces moyens peuvent faire reconnaître la présence d'un projectile arrêté dans le tissu de la glande.

Les blessures de la prostate sont toujours graves, à cause de la possibilité de l'infiltration d'urine et des complications septiques au voisinage des plexus veineux du petit bassin.

Traitement. — L'infiltration d'urine sera prévenue par le cathétérisme répété, la pose d'une sonde à demeure ou même la ponction sus-pubienne de la vessie. Dans le cas de fausse route, le cathétérisme sera fait avec les instruments et les précautions nécessités par l'hypertrophie de la prostate.

S'il y a un commencement d'infiltration d'urine, avec ou sans plaie extérieure, les parties molles du périnée seront largement ouvertes pour donner une issue facile aux liquides accumulés dans la région.

II

LÉSIONS VITALES ET ORGANIQUES DE LA PROSTATE.

1° AFFECTIONS INFLAMMATOIRES.

La *prostatite* peut affecter une marche *aiguë* ou *chronique;* dans les deux cas elle peut se terminer par la formation d'*abcès*.

Il faut faire remonter à Desault les premières notions précises sur la prostatite aiguë et sur les abcès de la prostate; Segond (thèse de Paris, 1880) en a fait une excellente étude.

A. — PROSTATITE AIGUE.

Étiologie. — La prostatite aiguë s'observe surtout à l'âge moyen de la vie; elle éclate particulièrement chez des sujets porteurs d'une lésion prostatique préexistante qui passe à l'état aigu sous l'influence d'un excès ou d'une manœuvre opératoire, sans conséquence chez des sujets sains.

On a décrit des prostatites aiguës de *cause générale* consécutives aux oreillons, à la variole (Béraud), à l'infection purulente.

Les causes *locales* sont de beaucoup les plus importantes; les violences extérieures, les contusions du périnée, les plaies accidentelles ou chirurgicales de la prostate, les accidents du cathétérisme, la présence d'une sonde à demeure, de fragments de calculs ou de corps étrangers sont souvent le point de départ de l'inflammation prostatique. Mais sa cause la plus fréquente est la blennorrhagie; cette complication de la chaude-pisse éclate en général vers la fin de la troisième semaine, le plus souvent à l'occasion d'un excès quelconque de boisson, de coït, de fatigues, de marche, etc., ou quelquefois par l'usage prématuré ou abusif des injections pendant la période aiguë des accidents uréthraux. L'injection provoque une auto-inoculation ou agit comme une véritable violence portant sur la région prostatique.

La prostatite peut aussi être provoquée par le froid humide agissant sur le périnée, comme dans la station assise sur un banc de pierre ou sur le gazon mouillé (Thompson); ou bien par des irritations de voisinage, comme des lésions inflammatoires ou organiques de l'anus et du rectum.

Quelquefois la cause de cette inflammation échappe complètement aux recherches.

Anatomie pathologique. — D'après les examens de Brissaud et Segond, la prostatite débute par l'élément glandulaire, soit par propagation directe de la phlegmasie de la muqueuse uréthrale à la muqueuse des conduits prostatiques, soit par propagation à distance. Il se fait une abondante prolifération de l'épithélium du canal excréteur et de celui des culs-de-sac avec tendance à la régression ou à la suppuration, pendant que le tissu glandulaire s'infiltre de noyaux embryonnaires qui peuvent se résorber, s'organiser ou passer à la suppuration.

Quel que soit le point de départ des lésions, au bout de très peu de temps les éléments intra et extra-glandulaires sont également envahis et il n'y a que peu d'intérêt à distinguer une prostatite *glandulaire* ou *catarrhale* et une prostatite *phlegmoneuse*. Chaque département glandulaire peut s'enflammer isolément, comme le fait se passe dans la mamelle : un lobule glandulaire très altéré peut être voisin d'un lobule encore sain.

Dans une première période, la glande dans son ensemble est augmentée de volume, lobulée, plus ferme et en même temps plus friable qu'à l'état normal ; la pression fait sourdre par les orifices glandulaires un liquide épais, filant, quelquefois sanguinolent.

La suppuration, très précoce, est marquée par l'apparition de petits foyers jaunâtres, disséminés en nombre plus ou moins grand dans la prostate, d'abord isolés, puis bientôt confluents et formant par leur réunion un véritable abcès. Ce mode de formation rend compte de la forme primitivement irrégulière et anfractueuse de ces abcès.

Le pus, filant et visqueux, est souvent teinté de sang, et peut varier de quelques gouttes jusqu'à 160 et 180 grammes (Thompson). Le volume de l'abcès ne dépasse pas souvent celui d'un pois, d'une noisette, d'une noix ; il peut acquérir la dimension d'une mandarine. La glande a dans ce cas complètement disparu.

Le siège ordinaire des abcès de moyen volume est un des lobes latéraux et particulièrement sa face uréthrale ; il est tout à fait exceptionnel de les rencontrer sur la ligne médiane postérieure et dans la portion pré-uréthrale de la prostate.

Le pus peut se vider dans l'urèthre à droite et à gauche du verumontanum par une perte de substance de forme variable, quelquefois par des orifices multiples en pomme d'arrosoir.

L'urèthre, resté intact, peut être entièrement disséqué par le pus et traverser comme un tube la collection purulente qui l'entoure.

Les canaux éjaculateurs sont souvents dilatés, ulcérés à leur orifice ou dans leur paroi, quelquefois disséqués ou détruits par la suppuration.

Quand le pus se fait jour à travers les parois de la loge prostatique, il perfore le plus souvent la lame prostato-péritonéale et se dirige vers le rectum. Dans les cas où la suppuration est diffuse et envahissante, elle peut fuser en haut vers le péritoine, en bas vers les fosses ischio-rectales ou en avant vers le pubis. On a vu le pus, parti de la paroi antéro-supérieure de la loge prostatique, remonter derrière la paroi abdominale antérieure jusqu'au-dessus du rebord des fausses côtes.

La suppuration traverse rarement l'aponévrose moyenne pour tendre directement vers le périnée.

Elle peut à la fois suivre diverses directions ; d'où la formation de clapiers et de fistules.

Dans tous ces cas, il s'agit de *péri-prostatites secondaires* consécutives à l'irruption dans le tissu cellulaire de la collection née dans la prostate. Il est nécessaire de les distinguer des *péri-prostatites d'emblée* qui peuvent se déclarer alors que la prostate est simplement hypérémiée ou légèrement enflammée. Duplay les compare aux phlegmons du petit bassin succédant à une métrite.

Cette *péri-prostatite* est, dans l'immense majorité des cas, une *rétro-prostatite*, c'est-à-dire que l'inflammation phlegmoneuse siège dans ce tissu cellulaire abondant, lâche et vasculaire, situé entre le rectum et la vessie, et séparé de la prostate par la mince lamelle prostato-péritonéale. Le plus souvent, elle reconnaît pour cause une prostatite suppurée ; très rarement, une lésion du rectum, de la vessie ou des vésicules séminales. On ne sait encore au juste si la propagation inflammatoire se fait par les veines, les lymphatiques ou par simple continuité de la prostate à la zone celluleuse.

Le pus peut fuser dans tous les sens : dans les cas simples, il se porte au plus près et se verse directement dans le rectum, la vessie, ou indirectement dans l'urèthre par l'intermédiaire d'un abcès intra-prostatique déjà ouvert dans ce canal. On a vu la suppuration apparaître au périnée, aux régions inguinale, obturatrice, fessière, ombilicale.

Symptômes. — La prostatite peut être *subaiguë* ou *phlegmoneuse* et franchement *aiguë* tendant rapidement à la suppuration.

La première forme, surtout fréquente chez les malades atteints d'une affection ancienne des voies urinaires, éclate après un accès de coït ou une tentative de traitement de la lésion primitive. Elle débute par une pesanteur subite du côté du périnée et du rectum, avec douleur et sensation de cuisson dans le fond du canal pendant la miction qui est peu augmentée de fréquence. Il y a souvent de la fièvre avec tendance au frisson et constipation.

Le toucher rectal démontre une augmentation de volume en général plus prononcée sur un lobe que sur l'autre et une exagération de la sensibilité.

Le plus souvent, la collection s'ouvre dans l'urèthre soit spontanément, soit à la suite d'un cathétérisme, et il s'écoule par le méat un peu de pus mêlé de sang. C'est la forme bénigne.

La forme aiguë, phlegmoneuse, éclate par un frisson avec élévation notable de la température, soif, insomnie, agitation. Une violente douleur se déclare à la région périnéale, exaspérée par la pression exercée surtout en un point du raphé médian, par la station assise, par le croisement des jambes, rendant les mouvements et la marche impossibles.

La miction est horriblement douloureuse, l'urine n'est émise qu'après de grands efforts et sort goutte à goutte en déterminant dans le fond du canal une sensation de brûlure. Quelquefois il y a dès le début rétention complète de l'urine ; en général elle ne se déclare que tardivement. La *fréquence* des mictions n'est que peu augmentée dans la plupart des cas.

Dans cette première période, la défécation est pénible sans être encore réellement douloureuse.

Dans la période d'état, tous les symptômes s'exagèrent : les douleurs de la miction sont portées à leur summum avec rétention plus ou moins complète d'urine ; il s'établit un ténesme rectal des plus pénibles, entretenu par une fausse sensation de corps étranger arrêté dans le rectum (Desault, Boyer).

Le toucher rectal indique une augmentation de volume de la prostate, qui prend une forme carrée (Vidal) si la prostatite est générale, et présente une série de bosselures ou de mamelons ou une hypertrophie latérale dans la prostatite partielle.

Le cathétérisme, très douloureux et souvent dangereux, ne doit pas être employé comme moyen de diagnostic.

La résolution assez fréquente dans la forme subaiguë, congestive, est exceptionnelle dans la prostatite phlegmoneuse. La terminaison par suppuration est alors la règle, et se manifeste vers le sixième, le huitième ou le dixième jour.

Les troubles de la miction et de la défécation sont portés à leur maximum; la rétention d'urine est de règle presque absolue, quand bien même l'abcès ne tend pas directement vers l'urèthre.

Outre l'augmentation de volume en général plus prononcée d'un côté que de l'autre, le toucher rectal fait percevoir un *pouls rectal* ou *pouls prostatique* donné par les battements des artères de la paroi antérieure du rectum.

Si l'abcès s'avance jusqu'à la limite postérieure de la glande, le doigt apprécie facilement son relief et la nature de ce relief; s'il est plus central et séparé par une couche de tissu prostatique ou par le tissu périprostatique induré, le doigt ne perçoit plus qu'un mélange de mollesse et de tension profondes; il rencontre à côté d'une surface dure et résistante un point tout à la fois dépressible et élastique.

La pression exercée sur la prostate peut quelquefois faire apparaître un petit flot de pus au méat.

La suppuration a tendance à se faire jour à l'extérieur; si elle est évacuée de bonne heure par une incision appropriée, la guérison peut être obtenue rapidement. En général, le pus se fait jour dans l'urèthre (55 fois sur 115 cas, Segond), soit spontanément, soit pendant le cathétérisme. Il s'écoule par le méat d'une manière intermittente, par petits flots plus ou moins rapprochés; il est mêlé au premier jet d'urine, la fin de l'excrétion étant normale.

L'ouverture de l'abcès dans le rectum a lieu généralement pendant la défécation; le pus s'échappe en plus ou moins grande quantité mêlé aux matières, provoquant des besoins plus ou moins répétés. La guérison peut succéder à cette issue du pus.

L'abcès peut s'ouvrir à la fois dans l'urèthre et dans le rectum ou il peut fuser dans diverses directions que nous avons déjà signalées. Le plus souvent, en effet, la première ouverture spontanément faite dans l'urèthre reste insuffisante et il se fait des décollements et des ouvertures secondaires.

Segond range en trois catégories les diverses marches de la suppuration : la première comprenant les cas fréquents, habituels (ouvertures uréthrales et rectales, fusées périnéales et ischio-rectales); la seconde, les cas rares (fusées inguinales et obturatrices); la troisième les cas exceptionnels (propagation propéritonéale, fusées vers l'ombilic, la grande échancrure sciatique et les fausses côtes, ouverture péritonéale).

Quelquefois, chez de vieux urinaires, des abcès prostatiques se développent sans donner lieu à des troubles fonctionnels manifestes et ne sont reconnus que par le toucher rectal.

Leur formation s'accompagne d'un état adynamique des plus graves, comme dans certains états typhoïdes.

La terminaison par gangrène est exceptionnelle.

Complications. — Ce sont surtout la *périprostatite* sur laquelle nous avons déjà insisté et qui n'est souvent qu'une phase de l'évolution de la prostatite suppurée et la *phlébite* des sinus prostatiques, qui s'accompagne souvent d'infection purulente.

Pronostic. — Le pronostic de la forme subaiguë congestive est généralement bénin; il reste le même quand il se forme un abcès de petit volume ouvert spontanément dans l'urèthre, sans phénomènes généraux bien marqués. Il peut cependant persister un état subaigu, qui chez un sujet prédisposé, pourra aboutir, comme terme ultime, à la tuberculisation (Guyon).

Le pronostic des abcès prostatiques est sérieux; 1 malade sur 7 succombe aux progrès de son affection et 1 sur 7 des guéris reste porteur d'une fistule persistante (Campenon, *Dictionnaire de médecine et de chirurgie pratiques*).

La périprostatite aggrave le pronostic; elle s'accompagne de longues fusées purulentes et de décollements étendus et a souvent entraîné la mort par infection purulente.

Diagnostic. — Les troubles fonctionnels et les commémoratifs conduisent en général à un diagnostic précis; mais c'est le toucher rectal qui en fournit les meilleurs éléments.

La *coopérite* et la *péricoopérite* ou inflammation des glandes de Cooper et de leur atmosphère celluleuse se distinguent de la prostatite par l'absence de toute modification du côté du rectum et surtout par la constatation d'un gonflement qui est purement périnéal et toujours latéral.

Dans la cystite, la fréquence des mictions est plus considérable, le ténesme rectal est moins prononcé et le toucher n'indique rien du côté de la prostate.

L'abcès prostatique sera reconnu aux divers signes que nous avons indiqués; nous ne voulons plus insister ici que sur la nécessité absolue de pratiquer le toucher rectal chez tous les sujets atteints de troubles urinaires, chez lesquels il peut faire découvrir une collection purulente développée sans grands phénomènes fonctionnels.

La périprostatite pourra être soupçonnée quand les contours de la prostate seront effacés en totalité ou en partie et se déroberont aux recherches et que le doigt rencontrera de suite de la résistance sans autre interposition que la paroi intestinale.

Traitement. — Les antiphlogistiques et les calmants doivent être largement employés au début de l'inflammation prostatique ; dix, vingt et même trente sangsues, appliquées à plusieurs reprises, des grands bains généraux prolongés, des applications émollientes, des préparations belladonées et opiacées sous leurs diverses formes et surtout en suppositoires, seront des moyens utilement prescrits.

La rétention d'urine pourra être combattue par le cathétérisme pratiqué avec une sonde molle ou une sonde à béquille numéro 15 ou 16 ; elle nécessite quelquefois la ponction sus-pubienne avec aspiration.

Dès qu'un abcès de la prostate est reconnu, il doit être ouvert, l'intervention précoce étant le seul moyen de prévenir les vastes suppurations et les fistules rebelles qui entraînent la mort des malades. Si l'abcès a tendance à se montrer à la région périnéale, il sera hâtivement ouvert en ce point à l'aide d'une large incision transversale pratiquée comme dans le premier temps de la taille prérectale.

En général, l'abcès est ouvert par le rectum en un point, indiqué par le toucher rectal, qui fournit une sensation de résistance et d'élasticité particulière. Un bistouri à pointe cachée par une boulette de cire est introduit à plat sur le doigt, qui s'assure de l'absence en ce point de pulsation artérielle marquée. Un mouvement d'abaissement du manche permet de faire la ponction et l'incision sur le doigt qui sert de guide.

Ce procédé, généralement employé et suivi souvent de bons résultats, a donné lieu quelquefois à des hémorrhagies extrêmement inquiétantes. En outre, il agit à l'aveugle et ne permet pas de placer ni de faire l'incision comme on veut. Avec Segond, nous préconisons l'ouverture précoce par le périnée, comme dans le premier temps de la taille prérectale. Cette incision à ciel ouvert permet d'ouvrir largement la collection dans tous ses embranchements, de la vider complètement, d'irriguer et de désinfecter la poche et de lier les vaisseaux s'il y en a qui donnent.

En tout cas, la cicatrisation doit être très surveillée, la région prédisposant à la formation des décollements, des clapiers et des fistules.

B. — PROSTATITE CHRONIQUE.

Étiologie. — La prostatite chronique s'observe spécialement dans la période d'activité des organes sexuels, de vingt à quarante ans; on l'a vue aussi à l'époque de la puberté. Elle paraît due à toutes les causes ayant pour effet de congestionner la prostate d'une manière répétée et surtout aux lésions uréthrales. La blennorrhagie, quand elle a franchi le sphincter membraneux, en est une cause fréquente. Les causes déterminantes sont les mêmes que celles que nous avons rencontrées pour la prostatite aiguë.

Anatomie pathologique. — La prostate est un peu augmentée de volume, plus friable qu'à l'état normal, infiltrée d'un liquide muco-purulent, épais, filant, quelquefois sanguinolent, que la pression fait sourdre par les orifices glandulaires. A une période plus avancée, la glande peut avoir tendance à se scléroser ou à passer à la suppuration.

La muqueuse de l'urèthre, dans la portion prostatique, est fortement congestionnée et épaissie et offre une teinte variant du rouge foncé au rouge ardoisé; les orifices glandulaires y sont largement dilatés; ceux des conduits éjaculateurs sont le plus souvent rétrécis.

Symptômes. — Les symptômes de la prostatite chronique sont assez vagues : de la pesanteur et de la sensibilité périnéales, des irradiations douloureuses vers les cuisses, le sacrum, les testicules, exagérées par la voiture, la marche, la station assise prolongée; une fréquence un peu plus grande de la miction qu'à l'état normal, variable suivant les sujets; la présence de muco-pus dans le premier jet d'urine recueillie, l'éjaculation quelquefois douloureuse d'un sperme sanguinolent, tels sont les troubles assignés à la prostatite chronique.

En outre, de temps à autre, en général au moment des efforts de défécation, une goutte de liquide puriforme ou laiteux apparaît au méat; ce liquide, jaunâtre ou verdâtre, quelquefois sanguinolent, parfois filant et incolore, est pris par les malades pour une perte séminale dont il diffère par l'absence complète de spermatozoïdes et par la présence de granulations solides irrégulières, de 1 à 2 millièmes de millimètre de diamètre, d'aspect graisseux, à contour foncé, à centre brillant et jaunâtre. On a donné à cet écoulement le nom de *prostatorrhée*. Les malades qui en sont atteints présentent le plus souvent une tendance marquée à la tristesse et à l'hypochondrie.

L'examen du canal avec l'explorateur à boule provoque une sensation de chaleur et de brûlure dans la traversée de la région prostatique. Si le canal a été d'abord balayé par un instrument introduit jusqu'au sphincter membraneux, un second instrument plongé jusqu'au col vésical peut ramener du muco-pus ramassé dans la région de la prostate.

Le toucher rectal fait reconnaître une augmentation totale ou partielle de la glande et surtout une exagération de la sensibilité étendue à tout l'organe ou limitée à un de ses points.

Le diagnostic est toujours fort délicat et ne peut être réellement formulé que si, avec les symptômes et signes énumérés plus haut, le toucher rectal donne des résultats positifs.

Pronostic. — Le pronostic doit être réservé; la sensation permanente de gêne et de malaise provoquée par la fréquence des mictions; la répétition des crises douloureuses, la prostatorrhée, les troubles des fonctions génitales, conduisent en général les malades à l'hypochondrie. Enfin la résistance des phénomènes à la médication vient encore souvent exagérer leur découragement.

Traitement. — La médication interne, le traitement général, reconstituant ou sédatif suivant les indications, l'hydrothérapie, ne devront pas être négligés. L'hygiène et le régime seront sévèrement surveillés. Le coït peut être autorisé à intervalles éloignés et réguliers.

On peut recommander une révulsion locale à l'aide de badigeonnages iodés sur la région périnéale, de bains de siège très chauds et très courts.

Le moyen le plus efficace paraît être l'instillation d'une solution de nitrate d'argent au cinquantième portée dans la région prostatique de la manière que nous avons indiquée plus haut.

2° HYPERTROPHIE DE LA PROSTATE.

L'augmentation sénile du volume de la prostate décrite par les anciens chirurgiens sous le nom de *squirrhe* a été décrite par Baillie (1794) sous le nom d'*hypertrophie*, qu'il est bon de lui conserver. Depuis cette époque elle a été longuement étudiée par tous les auteurs qui s'occupent des affections des organes urinaires ; Evrard Home (1818), Mercier (1839), Leroy d'Étiolles (1840) en ont fait l'histoire presque complète. Jullien lui a consacré un bon article dans le *Dictionnaire de médecine et de chirurgie pratiques* (1880).

Anatomie pathologique. — Le fait le plus saillant de l'examen est l'augmentation de volume de l'organe : cette hypertrophie peut porter sur tous les lobes de la glande ou sur deux d'entre eux ou sur un seul. Sur 205 cas, Jullien a trouvé 64 fois une hypertrophie *monolobaire*, 34 fois *bilobaire*, et 107 fois *trilobaire*. Le siège varié et complexe des déformations leur donne une grande diversité d'aspects.

La prostate peut présenter une tuméfaction générale sans déformation, et dans ce cas, à moins d'une hypertrophie très considérable, ce n'est que par comparaison avec une glande saine que l'on peut apprécier la tuméfaction : le poids de la glande étant en moyenne de 19 grammes, toutes les fois qu'il dépassera 30 grammes, on sera en droit d'admettre une hypertrophie. On a vu ce poids atteindre 184gr,30 (Mercier) et 288 grammes (Gross, de Philadelphie).

Dans les cas d'hypertrophie totale de dimension moyenne, la glande conserve sa forme normale, avec effacement des sillons qui se dessinent ordinairement à sa surface.

La tuméfaction se fait ordinairement en arrière et en haut, de manière à refouler le bas-fond de la vessie : celle-ci ouverte, on voit proéminer à ce niveau un gros bourrelet lisse et régulier, si bien que l'orifice de l'urèthre, au lieu d'être déprimé, se trouve situé sur une saillie plus ou moins comparable à un col utérin. La portion prostatique de l'urèthre subit une élongation qui peut aller jusqu'au double de la longueur normale, soit 6 centimètres ; son orifice interne est repoussé en haut et son calibre est élargi de quelques millimètres de diamètre.

Dans plus de la moitié des cas, l'hypertrophie a pour siège le *lobe moyen* de la prostate, c'est-à-dire le segment glanduleux qui, fiché comme un coin entre l'urèthre et les canaux éjaculateurs, se trouve en rapport par sa base avec le bas-fond de la vessie. La tumeur, grossièrement sphérique ou ovoïde, forme au niveau du col un relief médian, quelquefois latéral, avec rigole urinaire de chaque côté; elle arrive à former une véritable barrière transversale se détachant presque à angle droit de la paroi postérieure de l'urèthre. C'est à cette disposition que Mercier a donné à tort le nom de *valvule.* C'est un obstacle charnu, épais, mousse, une véritable *barre* déplaçant le col, le rejetant en avant et le coupant parfois comme une écluse (Jullien).

Cette hypertrophie médiane peut s'accuser par un soulèvement longitudinal antéro-postérieur prolongeant, pour ainsi dire, le verumontanum et divisant en deux parties l'orifice interne de l'urèthre, auquel fait suite une gouttière latérale côtoyant la saillie médiane.

Le bas-fond de la vessie se trouve déprimé et l'urèthre subit une déformation qui exagère sa courbure et porte son orifice vésical en avant et en haut; le canal peut décrire un C à concavité antéro-supérieure. Dans des cas beaucoup plus rares, l'hypertrophie du lobe médian se fait par la production d'une tumeur *pédiculée,* variant du volume d'un pois ou d'une noisette à celui d'une pomme.

La tuméfaction simultanée des deux lobes *latéraux* est presque aussi fréquente que celle du lobe médian. Si elle est à peu près égale sur chaque lobe, ceux-ci se présentent sous la forme de deux corps allongés d'avant en arrière, très épais et aplatis latéralement. Le plus souvent, ils s'étendent par en haut et se prolongent jusque dans la vessie, formant de chaque côté du col une tumeur conique, bosselée, grosse comme une petite noix. Cette tumeur, en général inégale d'un côté à l'autre, soulève la muqueuse, qui forme derrière le col un repli très mince oblique ou transversal.

Dans l'hypertrophie des deux lobes latéraux, l'urèthre est aplati latéralement; il est plus ou moins dévié, suivant que la tuméfaction a plus ou moins porté sur l'un des lobes. Dans l'hypertrophie d'un seul lobe, il se trouve rejeté vers le côté non développé, formant une courbe semi-lunaire convexe du côté sain.

On peut se représenter et on a observé toutes les combinaisons possibles de déformation de la prostate et de l'urèthre, suivant que l'hypertrophie porte également ou inégalement sur ses trois lobes à la fois, ou sur deux d'entre eux, ou sur le lobe moyen et un lobe latéral, ou qu'elle se complique de la production d'excroissances faisant dans la vessie un relief plus ou moins prononcé.

La prostate hypertrophiée ne peut faire saillie du côté du périnée, à cause des aponévroses, mais elle proémine en arrière, du côté du rectum qu'elle aplatit et déforme plus ou moins.

La coupe d'une prostate ainsi modifiée est plus ferme qu'à l'état normal; la tranche de section, grisâtre, présente des élevures arrondies, multiples, siégeant en général à la partie postérieure de la prostate ou sur les côtés de l'urèthre, ayant tendance à faire hernie hors du tissu prostatique et pouvant facilement en être énucléées. Elles sont formées d'un tissu fibreux, serré; elles ont reçu le nom de *corps fibreux* de la prostate, en raison de leur ressemblance avec les tumeurs de même nature qui se développent si souvent dans le tissu utérin. Elles sont dues à un développement exagéré des éléments fibro-musculaires de la glande et peuvent être considérées comme des *myomes* ou des *fibro-myomes*. Quelquefois le développement simultané de l'élément glandulaire pourrait faire donner à la tumeur prostatique le nom d'*adéno-myome*.

On trouve assez souvent aussi dans l'épaisseur de la glande de véritables petits kystes par rétention.

Étiologie. — La seule donnée certaine relative à l'étiologie de l'hypertrophie prostatique a trait à *l'âge* des sujets. Thompson affirme n'avoir pas rencontré un seul cas d'hypertrophie prostatique avant cinquante ans; l'âge moyen de cette affection s'étend de cinquante-cinq à soixante-cinq ans.

Symptômes et diagnostic. — Souvent les symptômes de l'hypertrophie de la prostate ne se révèlent qu'à l'occasion d'une rétention complète d'urine survenue à la suite d'un refroidissement, d'une fatigue ou d'un excès quelconque. Mais le plus souvent, avant d'arriver à cette crise, les malades ont déjà éprouvé des troubles de la miction : celle-ci est devenue plus fréquente, et cette fréquence est surtout marquée *la nuit*, et particulièrement dans les dernières heures de la nuit. Le jet d'urine a perdu de sa force; l'émission est lente au départ et longue à se terminer et les dernières gouttes d'urine tombent en bavant.

Souvent, chez ces malades, la vessie se vide mal et il y a une rétention incomplète sans distension, l'urine n'étant jamais expulsée en totalité. Peu à peu la miction devient de plus en plus difficile; la rétention incomplète s'exagère, la vessie se distend et n'est vidée en partie qu'au prix des plus grands efforts, jusqu'à ce que la rétention devienne aiguë et complète.

Un caractère particulier de la dysurie prostatique déjà signalé par J. L. Petit consiste, chez quelques malades, dans l'inutilité des grands efforts pour expulser l'urine, tandis que celle-ci s'écoule dès que l'effort est suspendu. Ce fait s'explique peut-être par l'hypertrophie du lobe médian qu'une contraction trop énergique pousse contre le col vésical dont l'orifice redevient libre avec la cessation de l'effort.

Dans quelques cas, il y a incontinence d'urine par regorgement, et beaucoup plus rarement une véritable incontinence, quand les tumeurs placées à l'orifice du col le maintiennent constamment ouvert.

Les caractères de la rétention et de l'incontinence d'urine seront plus longuement étudiés dans un des chapitres suivants.

Les véritables signes de l'hypertrophie de la prostate sont fournis par le toucher rectal et le cathétérisme.

Le toucher rectal ne donne de renseignements que si la prostate s'est développée du côté du rectum ; il est surtout précieux dans l'hypertrophie totale de l'organe. Le doigt reconnaît l'augmentation de volume portant sur l'un des lobes ou sur les deux, la régularité ou les bosselures, la sensibilité de la prostate, etc.

Le cathétérisme doit être fait avec les plus grandes précautions à l'aide d'une bougie à boule n° 15 ou 16, ou avec la sonde à petite courbure de Mercier. L'arrêt de l'instrument à 13, 14 ou 15 centimètres du méat indique un obstacle à la région prostatique ; sa déviation vers l'un ou l'autre côté indique une déviation du canal en sens inverse par une saillie latérale ; l'impossibilité d'entrer dans la vessie, si ce n'est en suivant la paroi supérieure de l'urèthre avec un instrument fortement courbé, révèle la saillie du lobe médian. L'étude des sensations perçues par la main qui fait le cathétérisme et l'examen des déviations que subit l'instrument dans son parcours, peuvent fournir d'utiles renseignements sur les déformations du canal dans la région prostatique.

Enfin, il arrive assez souvent que la sonde ne ramène de l'urine qu'après avoir été enfoncée de 20 ou 22 centimètres, accusant ainsi une exagération de la longueur de l'urèthre.

Pronostic. — L'hypertrophie prostatique est grave par les troubles de la miction dont elle est la cause et par les altérations secondaires que la stagnation de l'urine détermine du côté de la vessie et des reins. Les accidents de rétention d'urine complète ou incomplète nécessitent un cathétérisme évacuateur qui peut être difficile, s'accompagner de la production de fausses routes et provoquer l'explosion d'accidents urineux aigus ou subaigus souvent terminés par la mort.

Traitement. — Le traitement de l'hypertrophie de la prostate n'a pas jusqu'à présent donné de résultats bien satisfaisants.

La *compression excentrique,* totale ou partielle, exercée à l'aide des dilatateurs de Mercier ou de Leroy d'Étiolles, ou plus simplement à l'aide de grosses bougies en gomme; le *broiement* des tumeurs saillantes au niveau du col avec le lithotriteur; leur *incision* avec le sécateur spécial de Mercier, leur *excision* avec des instruments appropriés, les *injections interstitielles* pratiquées à travers le rectum dans le tissu de la glande, sont des moyens infidèles et dangereux, peu recommandables.

Les *courants continus,* avec un pôle appliqué par le rectum contre la prostate et l'autre placé au périnée, ont, dans quelques cas, semblé diminuer la douleur et la dysurie.

Les meilleurs résultats paraissent avoir été donnés par la destruction de l'obstacle prostatique ou son incision à l'aide de l'*électrolyse* (Bottini). Enfin, dans ces dernières années, on a conseillé l'*exérèse* directe du lobe médian de la prostate à l'aide d'une boutonnière périnéale (Weir).

Le traitement palliatif de l'hypertrophie de la prostate s'adresse à la rétention d'urine et à la cystite, et nous renvoyons à ces chapitres pour les indications et le mode de l'intervention.

5° TUBERCULES DE LA PROSTATE.

L'histoire de la tuberculose prostatique n'a été faite pour la première fois d'une manière précise que dans les thèses de Dufour (1854) et de Béraud (1857) ; Reclus (1876) et Tapret (1878) lui ont consacré des travaux importants.

Anatomie pathologique. — Les tubercules se présentent dans la prostate, comme dans tous les organes, à l'état de granulation ou de masse confluente à divers degrés d'évolution. Les lésions sont le plus souvent bilatérales.

Le ramollissement des masses caséeuses donne lieu à la formation d'abcès, de cavernes prostatiques et de fistules tuberculeuses ouvertes dans l'urèthre, le rectum ou les parties molles voisines.

La muqueuse uréthrale de la portion prostatique présente assez souvent en même temps des granulations grises plus ou moins avancées.

Après l'évacuation des foyers tuberculeux de la prostate, celle-ci peut s'atrophier et disparaître, et être remplacée par un nodus fibreux.

La tuberculose prostatique peut se montrer avec une intégrité absolue des poumons dans presque la moitié des cas (Jullien), et elle est liée dans la même proportion à la tuberculisation des voies urinaires et des voies spermatiques.

Étiologie. — Cette affection se montre avec son maximum de fréquence dans la période d'activité sexuelle, de 20 à 35 ans; elle se montre de nouveau avec une certaine fréquence de 50 à 60 ans, à l'âge où surviennent les troubles urinaires.

Les inflammations prolongées de l'urèthre et de la prostate semblent jouer le rôle de causes prédisposantes.

Symptômes, diagnostic. — La tuberculose prostatique ne présente pas de signe caractéristique; elle s'accuse par les manifestations qui accompagnent toute lésion du col et notamment l'uréthrite prévésicale. On y retrouve un écoulement par l'urèthre, de la dysurie, du ténesme, de l'hématurie.

L'écoulement est un suintement blanchâtre, très chargé de granulations graisseuses, quelquefois franchement purulent, dans lequel on peut découvrir la présence des bacilles caractéristiques. Survenant sans cause appréciable, indolent, et rebelle aux divers traitements, il doit faire songer à la tuberculose de la prostate.

La douleur sans être très vive, est presque continuelle; elle a les caractères des douleurs vagues et agaçantes de la prostatite chronique, elle s'exagère par la miction et souvent par la chaleur du lit.

Les besoins d'uriner deviennent plus fréquents, surtout la nuit, et ils peuvent acquérir une telle fréquence qu'ils troublent le sommeil d'une manière continuelle.

L'hématurie est un signe important : le sang n'est pas mélangé à l'urine, comme dans les hémorrhagies vésicales; il est expulsé par, soit au début, soit à la fin de la miction. Si la prostate est surtout lésée dans ses couches postérieures, la défécation peut devenir douloureuse. Le toucher rectal démontre, outre l'augmentation de volume uni ou bilatérale de l'organe, des noyaux d'induration, soit sous forme d'amas volumineux, soit disséminés comme un semis de grains de plomb. Il peut faire reconnaître un abcès ou une caverne de la prostate.

Enfin, le périnée est quelquefois criblé de fistules tuberculeuses dont le point de départ est dans la glande.

Le cathétérisme, en général très difficile à pratiquer à cause de la sensibilité de la région malade, peut indiquer la présence d'une caverne prostatique : la sonde en ramène un mélange d'urine et de pus, avant de pénétrer dans la vessie.

Les complications du côté des poumons, des reins, de la vessie, des testicules et de l'épididyme, des vésicules séminales, peuvent être très utiles pour formuler le diagnostic.

Pronostic. — Le pronostic est toujours grave soit du fait de la lésion prostatique seule, soit à cause des complications voisines ou éloignées. Il ne saurait être posé d'une manière générale ; certaines formes de tuberculose prostatique évoluent d'une manière rapide et presque aiguë, tandis que d'autres marchent lentement vers la transformation caséeuse.

Traitement. — Le traitement général doit occuper une place importante ; le traitement local instrumental ne présente que quelques indications symptomatiques.

Si des abcès ou des fistules se produisent, ils devront être traités au périnée comme les abcès tuberculeux de toute autre région ; dans deux cas, j'ai obtenu les meilleurs résultats d'un grattage complet avec la curette de Volkmann de la loge prostatique, suivi de l'application de chlorure de zinc à 5 pour 100 et du pansement iodoformé.

4° CONCRÉTIONS ET CALCULS DE LA PROSTATE.

On trouve dans la prostate des *concrétions* d'origine *endo-prostatique* signalées par les anciens auteurs, mais surtout étudiées par Robin dans son *Traité des humeurs*.

Ces concrétions de nature *azotée* ou *sympexions* se présentent à l'état normal sous la forme de petits corps jaunes de 5 à 10 millièmes de millimètre de diamètre, très réfringents, inattaquables par l'éther et la plupart des agents chimiques. Elles augmentent de volume chez les vieillards par l'addition de sels terreux, surtout quand il y a hypertrophie de la prostate. Elles s'accumulent quelquefois en nombre très considérable dans tous les petits tubes glandulaires et de préférence au voisinage du canal.

Les véritables *calculs* sont beaucoup plus rares que les concrétions précédentes, dont ils dérivent souvent, mais non toujours. Ils peuvent se rencontrer chez des sujets peu âgés.

Leur volume est en général celui d'un gravier, d'un grain d'orge; il atteint rarement celui d'un noyau de cerise, d'une fève, très exceptionnellement celui d'une noix ou d'un œuf de poule. La masse totale est en général composée de grains multiples.

Leur couleur est ordinairement gris-blanchâtre; leur consistance peut être très considérable.

Ces calculs (d'origine prostatique) sont d'ordinaire exclusivement composés de phosphate de chaux, quelquefois associé à des carbonates.

Quand ils sont volumineux, ils se creusent une loge dans le tissu prostatique atrophié; dans quelques cas, ils franchissent les limites du tissu glandulaire et envoient des prolongements du côté de l'urèthre ou de la vessie, *calculs uréthro-prostatiques* ou *vésico-prostatiques*. Ils peuvent ulcérer le rectum ou venir se faire jour au périnée, ou bien être le point de départ d'une suppuration avec fistules intarissables.

Les *signes* des calculs de la prostate sont très obscurs; la pierre peut ne se révéler par aucun phénomène si elle n'a pas franchi la prostate, et elle peut alors simuler l'hypertrophie de cet organe.

Elle provoque de la dysurie qui n'a rien de caractéristique et elle ne peut être reconnue que par le toucher rectal ou par le cathétérisme ou par un instrument introduit dans une fistule anale ou périnéale.

D'après Jullien, 99 fois sur 100 la calculose prostatique se dérobe à l'observation.

Si elle était reconnue, les calculs pourraient être extraits par les voies naturelles à l'aide des instruments qui servent à extraire les corps étrangers de l'urèthre et de la vessie.

En général, l'opération consiste dans le débridement et la dilatation de fistules qui conduisent sur des calculs que l'on fragmente ou que l'on retire avec des pinces.

Si les téguments étaient indemnes, on pourrait pratiquer la taille médiane ou la taille latéralisée, suivant les indications.

5° KYSTES DE LA PROSTATE.

Les kystes de la prostate appartiennent à la classe des kystes par *rétention;* ce sont des kystes *glandulaires*.

Cette affection, rare, est surtout observée dans la vieillesse avancée et en coïncidence avec l'hypertrophie prostatique.

La poche est le plus souvent unique; son volume varie de celui d'un petit pois à celui d'un grain de raisin ou d'une petite orange. On l'a vu communiquer avec la partie prostatique du canal par les orifices dilatés des canaux excréteurs des glandules atrophiées.

Son contenu est plus ou moins filant et blanchâtre, quelquefois mêlé de sang, de pus, ou altéré par l'urine; Jullien l'a vu parfois demi-solide, dans des kystes de petite dimension.

On a observé quelques kystes résultant de la dilatation de l'utricule prostatique après oblitération de son orifice.

Enfin, la présence de kystes *hydatiques* dans la prostate paraît probable (Tillaux), mais elle n'a pas été démontrée par des faits irréfutables (Nicaise).

Ces collections kystiques ne déterminent ordinairement pas de troubles fonctionnels et ne sauraient être reconnues que si des difficultés de la miction nécessitent un cathétérisme qui ouvre la poche ou si le toucher rectal fait percevoir une tumeur fluctuante située en avant de la paroi antérieure du rectum.

Le traitement consiste à vider le kyste par des ponctions faites à travers l'intestin ou mieux par une incision analogue à celle de la taille prérectale et divisant les tissus jusqu'à la prostate.

6° CANCER DE LA PROSTATE.

Le premier travail d'ensemble sur le cancer de la prostate appartient à Gross (de Philadelphie) (1853); puis Thompson (1861), Wyss (1866), Jolly (*Archives générales de médecine*, 1868) en écrivirent l'histoire d'après tous les faits connus. Jullien a pu en réunir 57 cas. (*Dictionnaire de médecine et de chirurgie pratiques*, t. XXIX.)

Étiologie. — Le cancer de la prostate est observé dans la première enfance et plus fréquemment de 50 à 70 ans; la partie moyenne de la vie est relativement épargnée.

Anatomie pathologique. — Le cancer primitif, le seul qui nous occupe, est de beaucoup le plus fréquent. D'après Mercier, le cancer qui débute par le bas-fond de la vessie n'a aucune tendance à envahir la prostate.

Le *sarcome* paraît être la forme observée le plus souvent chez les jeunes sujets, tandis que le *carcinome* se développe le plus généralement chez les vieillards, qu'il s'agisse du squirrhe ou surtout de l'encéphaloïde, qui est de beaucoup le plus fréquent.

Tant que la tumeur est contenue dans la loge prostatique, il n'y a que les apparences d'une hypertrophie de la prostate avec des déformations et des bosselures plus ou moins marquées. Quand les aponévroses sont perforées, des fongosités se développent dans l'urèthre, dans la vessie, qui peut être tapissée de nodosités à sa surface extérieure; rarement la tumeur envahit le rectum ou les vésicules séminales et exceptionnellement les parties molles du périnée.

Les ganglions des parties latérales et inférieures du bassin, les ganglions lombaires et mésentériques et les ganglions inguinaux sont engorgés, quand les parties périprostatiques sont envahies.

L'infection générale se fait dans les viscères, dans le squelette et particulièrement dans le foie (Berger).

Symptômes et diagnostic. — Le cancer de la prostate peut évoluer sans être reconnu du vivant du malade.

La *dysurie* est en général le symptôme du début; les troubles de la miction et les caractères des urines ont la plus grande analogie avec ceux que l'on observe dans les cystites chroniques. Un seul phénomène pourrait éclairer le diagnostic, à savoir, l'issue par l'urèthre de détritus néoplasiques reconnus au microscope.

L'*hématurie*, qui peut être très abondante et se produire en dehors de la miction ou à l'occasion d'un cathétérisme, a surtout de la valeur diagnostique quand elle accompagne des *douleurs profondes* et *tenaces*, paroxystiques, localisées au périnée et s'irradiant aux membres inférieurs, au bassin, aux aines, à la région sacrée.

A cette période, le toucher rectal fait reconnaître une tumeur qui par elle-même n'a rien de caractéristique; la dureté ligneuse du squirrhe ou la mollesse inégale de l'encéphaloïde pouvant se retrouver dans l'hypertrophie prostatique. Le palper abdominal peut faire percevoir une tumeur dure ou mollasse, débordant la symphyse et se développant du côté de l'abdomen.

L'existence simultanée de troubles de la miction et de douleurs vives, le développement rapide de la tumeur, l'altération de l'état général beaucoup plus précoce que celle de la cachexie urineuse simple, la présence d'engorgements ganglionnaires inguinaux, seront de bons éléments d'un diagnostic toujours délicat, puisque, sur 45 observations, Jolly a relevé 41 erreurs de diagnostic.

Traitement. — Le traitement dans la plupart des cas ne peut être que palliatif et ne vise que les indications symptomatiques.

L'extirpation de la prostate cancéreuse, conseillée par Küchler et Billroth et exécutée par Demarquay et Letiévant, ne mérite guère d'entrer dans la pratique.

CHAPITRE IV

AFFECTIONS DE L'URÈTHRE.

I

VICES DE CONFORMATION DE L'URÈTHRE.

Les vices de conformation de l'urèthre qui peuvent intéresser le chirurgien sont : 1° l'étroitesse congénitale du méat et le rétrécissement congénital d'une portion du canal ; 2° l'imperforation complète de l'urèthre avec ou sans canal de dérivation ; 3° les fissures qui comprennent l'hypospadias et l'épispadias ; 4° les dilatations ; 5° les embouchures anormales de l'orifice de l'urèthre.

1° ÉTROITESSE DU MÉAT.

L'anomalie peut être assez peu prononcée pour qu'elle ne soit reconnue que s'il y a nécessité de sonder le malade ; d'autres fois, le méat est si incomplètement perforé qu'il n'existe qu'une ouverture presque imperceptible laissant échapper l'urine goutte à goutte ou par un jet filiforme. Il peut n'en résulter qu'une lenteur plus ou moins grande de la miction; mais chez certains sujets, ce vice de conformation peut donner lieu aux conséquences d'un rétrécissement ou déterminer une cystite. Il peut amener une incontinence d'urine, des douleurs dans l'éjaculation, des névralgies testiculaires, sus-pubiennes, crurales, des phénomènes spasmodiques avec ou sans rétention d'urine (Otis) ; il aggrave ou prolonge la blennorrhagie. Chez la femme, cette malformation se traduit surtout par la fréquence de la miction et peut donner lieu à des phénomènes hystériques.

Le traitement consiste à agrandir l'ouverture soit d'un coup de bistouri, soit à l'aide d'un petit lithotome spécial.

Les *rétrécissements congénitaux* de l'urèthre sont très rares ; on a distingué des rétrécissements *cylindriques* et *annulaires* et des rétrécissements *valvulaires* (Guyon). Dans le premier cas, le canal peut être converti sur une grande étendue en un tube dur et droit; dans le second, on a observé en divers points de l'urèthre des valvules analogues aux valvules veineuses.

2° IMPERFORATION DE L'URÈTHRE.

L'occlusion peut porter sur le méat seul ou sur l'un des segments du canal ou sur ces deux parties à la fois. L'occlusion congénitale du méat, surtout observée chez les garçons, est la variété la plus fréquente. Tantôt il n'y a aucune trace d'ouverture au bout du gland, tantôt l'extrémité de l'urèthre est disposée comme à l'ordinaire, mais les bords de l'ouverture sont collés à l'autre. En général dans ces cas, l'ouverture de l'urèthre se trouve sous forme de fente étroite au niveau du frein (Le Fort).

L'occlusion de l'urèthre par un diaphragme de la muqueuse tendu sur un point du canal est beaucoup moins bien établie. On a vu l'urèthre transformé en un cordon plein dans la portion membraneuse et quelquefois dans toute l'étendue du canal.

Ces dispositions peuvent provoquer une rétention d'urine intra-utérine capable de mettre obstacle à l'accouchement naturel.

Les lèvres du méat accolées peuvent être facilement écartées ; sinon, une incision, puis une ponction avec un petit trocart, permettent de retrouver le segment d'urèthre voisin.

Dans les cas connus d'occlusions profondes de l'urèthre, l'obstacle a été vaincu par un cathétérisme forcé ou par une incision pratiquée plus ou moins profondément dans la direction présumée du canal.

3° FISSURES DE L'URÈTHRE.

a. — HYPOSPADIAS.

L'*hypospadias* (Galien) est un vice de conformation caractérisé par la division ou l'absence de la paroi inférieure de l'urèthre, de telle sorte que ce canal s'ouvre à la face inférieure du pénis, à une distance variable de l'extrémité du gland; ce vice de conformation a bien été étudié par Bouisson (1861) et par Duplay (*Archives générales de médecine*, 1874 et 1880).

L'hypospadias se rencontrerait une fois sur trois cents individus (Bouisson).

Il est dû à un arrêt de développement et résulte du manque de réunion des divers bourgeons qui doivent former l'urèthre.

Anatomie pathologique. — Suivant l'étendue du manque de substance à la partie inférieure de l'urèthre, on a distingué (Bouisson) quatre variétés d'hypospadias désignés sous le nom d'hypospadias *balanique*, *pénien*, *scrotal* et *périnéal*. Dans l'hypospadias balanique, l'urèthre s'ouvre à la face inférieure du gland, tandis que dans l'hypospadias pénien, l'ouverture anormale du canal se trouve à la face inférieure de la partie libre de la verge, dans l'intervalle compris entre le gland et le scrotum.

Duplay, pour mieux préciser le siège de l'ouverture anormale de l'urèthre dans les variétés scrotale et périnéale, distingue un hypospadias *péno-scrotal* et *périnéo-scrotal*, suivant que l'urèthre s'ouvre sur le scrotum, soit au voisinage de l'union de la verge avec les bourses, soit au voisinage de l'union des bourses avec le périnée.

La verge est incurvée en bas et maintenue dans cette position par une bande fibreuse sous-jacente qui représente la partie absente du canal de l'urèthre; elle est toujours, à sa partie inférieure surtout, beaucoup plus courte qu'à l'état normal, par l'arrêt de développement des corps caverneux. Le gland seul est, en général, bien développé.

Dans les formes très prononcées de l'hypospadias périnéo-scrotal, où la verge est atrophiée et rétractée contre les deux moitiés du scrotum divisé et simulant les grandes lèvres, il y a une certaine difficulté à reconnaître le sexe de l'individu. Les testicules font souvent défaut dans le scrotum, et il y a cryptorchidie.

Il est facile de prévoir les troubles fonctionnels liés à l'hypospadias : émission de l'urine dans une direction vicieuse, impossibilité du coït par incurvation de la verge au moment de l'érection ; émission perdue du sperme qui s'écoule en bavant.

On connaît deux cas d'hypospadias chez la femme ; l'urèthre était représenté par une simple gouttière à concavité inférieure commençant au vestibule pour finir au col de la vessie.

Traitement. — Le traitement, dont nous ne pouvons que donner ici une idée générale, comprend : 1° le redressement de la verge incurvée ; 2° la création d'un nouveau canal avec oblitération de l'ouverture hypospadienne.

Le premier résultat s'obtient à l'aide d'incisions transversales pratiquées sur la bride qui représente l'urèthre et à travers l'épaisseur des corps caverneux.

Le second acte opératoire, c'est-à-dire la restauration du canal, ne doit être tentée que six ou huit mois seulement après la première opération. Cette restauration consiste à refaire successivement les diverses portions de l'urèthre, à des intervalles de temps plus ou moins éloignés. Pendant que ce nouveau canal est creusé à la face inférieure de la verge, on laisse subsister l'ouverture anormale de l'urèthre, de manière à soustraire ce nouveau canal, durant sa confection, au contact de l'urine ; puis lorsque ce canal est bien formé, sans aucune tendance à la rétraction, on pratique l'abouchement des deux portions de l'urèthre par l'occlusion de la fistule scrotale.

Pour les détails de l'opération, nous ne pouvons que renvoyer aux mémoires de Duplay.

b. — ÉPISPADIAS.

L'*épispadias* (Chaussier et Duméril) est un vice de conformation caractérisé par une division plus ou moins étendue de la paroi supérieure de l'urèthre

Il peut être *balanique*, *pénien* ou *complet*, suivant que l'orifice uréthral s'ouvre à la base du gland, sur le dos de la verge ou au niveau du pubis. Cette dernière variété est de beaucoup la plus fréquente.

Dans ces diverses formes, le pénis est court et volumineux ; dans l'épispadias complet, la verge est courte, recourbée et rétractée en haut et en arrière, de telle sorte que sa face supérieure se trouve en contact avec la paroi abdominale, tandis que l'inférieure regarde directement en avant et même un peu en haut. Il faut, pour examiner cette face supérieure, abaisser fortement la verge. On voit alors une gouttière plus ou moins creuse qui commence au gland et se termine profondément sous l'arcade pubienne par un infundibulum conduisant à l'orifice de sortie des urines.

L'épispadias incomplet n'entraîne que peu de troubles des fonctions; dans l'épispadias complet, il existe le plus souvent une incontinence d'urine plus ou moins prononcée tendant à disparaître sous l'influence d'une opération autoplastique pratiquée sur la verge même à une certaine distance du col vésical.

Les fonctions génitales ne s'exécutent que très imparfaitement.

L'épispadias se complique quelquefois de l'exstrophie de la vessie, de l'écartement du pubis et de la cryptorchidie.

Un cas observé dans le service de Guyon permet d'en admettre la possibilité chez la femme, en coïncidence avec d'autres malformations de l'appareil génital externe.

Traitement. — Les tentatives de restauration autoplastique du canal à l'aide de lambeaux cutanés faites par Dieffenbach (1857), Blandin, Nélaton (1852), n'ont donné que des résultats incomplets.

Thiersch (de Leipzig) a réalisé un grand progrès (1869) en formulant le principe de ne procéder à la réparation de l'épispadias que par une série de temps successifs.

Duplay applique à la cure de l'épispadias les mêmes principes et les mêmes procédés qu'à celle de l'hypospadias.

4° DILATATION CONGÉNITALE DE L'URÈTHRE.

Ce vice de conformation, très rare, peut coïncider avec une absence des corps caverneux et une imperforation de l'urèthre au niveau du ligament pubien. Le fait le plus remarquable observé par Laugier est rapporté dans la thèse de Guyon (*Agrégation*, 1863).

Un appendice épais, en forme de crête, pendant de 4 centimètres, existait à la face inférieure de la verge chez un garçon de huit ans. Un stylet introduit par le méat tombait de suite dans cette poche. Celle-ci se distendait et devenait transparente au moment de la miction, de manière à atteindre le volume d'un gros œuf de poule, et ne se vidait complètement que par la pression.

Dans un autre cas analogue au précédent observé par Hændrisksz (d'Amsterdam), la guérison fut obtenue par la résection de la peau et de la muqueuse uréthrale et la suture des lambeaux, de manière à reconstituer un canal de dimension à peu près normale.

5° EMBOUCHURES ANORMALES DE L'ORIFICE DE L'URÈTHRE.

On observe quelquefois sur le gland plusieurs ouvertures qui ont pu faire croire à la duplicité de l'urèthre.

Le gland présente, en général alors, une fente supérieure faisant suite à un canal qui a été trouvé une fois profond de 3 centimètres, mais toujours terminé en cul-de-sac; et une fente inférieure occupant la place du frein de la verge, généralement absent, et représentant le véritable orifice de l'urèthre. Exceptionnellement, la lacune supérieure a un orifice interne.

Trois ouvertures ont été observées sur le gland. On a vu aussi un conduit anormal sous-cutané, situé à la face dorsale de la verge, étendu jusqu'à la symphyse et sans communication avec l'urèthre. Ce conduit était atteint de blennorrhagie.

II

LÉSIONS TRAUMATIQUES DE L'URÈTHRE.

1° PLAIES PROPREMENT DITES.

Les corps caverneux sont en général blessés en même temps que l'urèthre par suite des rapports intimes de ces parties.

Les *piqûres* sont rares et sans gravité; elles donnent lieu à un petit écoulement sanguin par le méat, à une ecchymose, et guérissent spontanément en quelques jours.

Les *plaies par instruments tranchants* sont accidentelles ou chirurgicales; à la portion périnéale, elles appartiennent presque toutes à cette dernière variété; elles succèdent à la taille, à la boutonnière uréthrale, à l'uréthrotomie interne. L'issue de l'urine par la plaie, la tendance rapide à la guérison, l'absence ordinaire de rétrécissement consécutif, caractérisent ce genre de plaie.

Il vaut mieux, en général, ne pas mettre de sonde à demeure et laisser couler par la plaie l'urine, qui retrouve son chemin normal au bout de quelques jours.

Les plaies de la portion libre de l'urèthre sont presque toujours accompagnées d'une solution de continuité des corps caverneux; elles fournissent une hémorrhagie assez abondante mais sans gravité.

Duplay conseille de pratiquer la suture enchevillée de la plaie après introduction d'une sonde à demeure cylindrique.

Les plaies transversales du canal se compliquent d'un rétrécissement consécutif qui ne peut être prévenu que par le maintien prolongé de la sonde à demeure.

2° RUPTURES ET DÉCHIRURES.

On désigne ainsi la solution de continuité complète ou incomplète de l'urèthre sans plaie des parties molles. Ces lésions sont beaucoup plus fréquentes dans les régions bulbeuse et membraneuse du canal que dans sa portion pénienne.

Étiologie. — *Rupture de la portion pénienne.* — A l'état de flaccidité, l'urèthre a été rompu par un coup de pied de cheval, le passage d'une roue, sa compression contre un tiroir de commode violemment poussé avec la partie supérieure des cuisses, etc.

Le plus souvent l'urèthre se rompt pendant l'érection par torsion ou exagération de courbure de la verge; cet accident se produit, en général, pendant le coït, soit à la suite d'un violent effort d'intromission, soit par un faux mouvement.

La rupture peut aussi se faire quand l'organe en érection, violemment saisi, est tordu ou courbé. Enfin, elle se produit aussi dans la manœuvre brutale qui consiste à *rompre la corde* dans la chaudepisse.

La rupture spontanée peut se faire pendant l'érection au niveau d'un ancien rétrécissement traumatique (Terrillon).

Rupture de la portion périnéale de l'urèthre. — Cette portion se rompt ou *dans un choc portant sur le périnée* ou *par une fracture du pubis.*

Les exemples très nombreux de la première variété se rapportent presque tous à des chutes à califourchon sur des corps de nature variable, une traverse de bois, un madrier, une vergue, le bord d'un bateau, etc. Plus rarement, la rupture est produite par un coup directement porté sur la partie antérieure du périnée, comme un coup de pied d'homme ou de cheval.

On admet aujourd'hui, d'après un mémoire important de Cras (*Société de chirurgie*, 1876), et d'après les expériences de Terrillon (1878), que : 1° dans les chutes à califourchon sur un corps du *peu volumineux*, pouvant s'enclaver facilement dans l'angle sous-pubien, l'urèthre est repoussé du côté opposé au choc et vient s'écraser sur le bord tranchant d'une des branches ischio-pubiennes ; la lésion siège à la partie *moyenne du bulbe*, sur la paroi inféro-latérale du canal ; 2° que dans la chute à califourchon sur un *corps volumineux* s'enclavant difficilement sous le pubis, l'urèthre est pressé directement sur la ligne médiane contre la partie inférieure de la face antérieure du pubis ou même sur la partie la plus saillante du bord inférieur de cet os et se rompt à ce niveau. C'est alors le corps spongieux lui-même ou la partie antérieure du bulbe qui sont atteints et la paroi inférieure de l'urèthre sera encore la première ou la seule brisée.

Dans la rupture *par fracture du pubis*, le plus souvent le bord inférieur du fragment déplacé vient déchirer la portion *membraneuse*, fixée par le ligament de Carcassonne et ne pouvant échapper à l'action du corps vulnérant. D'autres fois, une esquille osseuse détachée vient directement atteindre et perforer l'urèthre ; quelquefois la rupture est produite par la *traction* des parois uréthrales entraînées par un fragment projeté vers le bassin.

Une autre variété de déchirure de l'urèthre est produite par l'introduction de sondes, de bougies ou de lithotriteurs dans son calibre : ces déchirures portent le nom de *fausses routes*. Elles ne se produisent guère que lorsqu'il existe une déviation du canal ou un rétrécissement.

Anatomie pathologique. — On admet, suivant le siège et l'étendue des lésions, dans la portion spongieuse composée de trois couches, un premier degré ou *rupture interstitielle* (Reybard) ; un deuxième degré, rupture de la muqueuse et du tissu sous-jacent ; un troisième degré, rupture *totale* de la paroi de l'urèthre.

La rupture *interstitielle,* premier degré des autres variétés de rupture, comprend la déchirure du seul tissu spongieux, sans lésion de la muqueuse ni de l'enveloppe extérieure fibreuse. Son résultat est la formation d'une poche sanguine dans les vacuoles du tissu spongieux.

Dans le second degré, la muqueuse est plus ou moins atteinte et sa rupture communique le plus souvent avec le foyer interstitiel qui est constant : d'où issue du sang par le méat et introduction de l'urine dans le foyer de la rupture. La muqueuse n'est généralement rompue qu'à la paroi inférieure du canal.

Le troisième degré, *rupture totale,* est caractérisé par la rupture simultanée du tissu spongieux et des deux membranes interne et externe qui l'entourent : d'où communication entre le canal de l'urèthre et le périnée. La rupture est *incomplète* si elle n'occupe qu'une partie de la circonférence de l'urèthre et s'il persiste une languette plus ou moins étendue qui relie les deux bouts l'un à l'autre ; elle est *complète* si l'urèthre est divisé sur toute sa circonférence et présente un *bout antérieur* correspondant au gland, un *bout postérieur* se continuant avec la vessie. Les deux bouts peuvent être écartés de 2 à 4 centimètres ; la cavité intermédiaire en communication avec le périnée est remplie d'abord par des caillots, ensuite par du sang et de l'urine.

Quand la lésion siège à la région *membraneuse,* la rupture est ordinairement totale ; elle est complète ou incomplète par rapport à la circonférence du canal. La déchirure fait en général communiquer l'urèthre avec les couches profondes du périnée.

A la portion *pénienne,* la rupture est rarement totale ; elle n'intéresse que la muqueuse et une portion du tissu spongieux sous-jacent ; d'où la rareté des infiltrations sanguines et urineuses dans ce point du canal.

Cette rupture peut s'accompagner de celle du corps caverneux, et l'on se trouve en présence d'une *fracture* ou *pseudo-fracture* de la verge.

D'après Cras, Terrillon, Guyon, les ruptures de la portion spongieuse de l'urèthre siègent le plus souvent au niveau de la partie moyenne ou antérieure du bulbe; il reste toujours en avant du ligament de Carcassonne un lambeau de canal ayant une longueur qui varie de 1 à 3 centimètres (Terrillon).

Quelle que soit la région de l'urèthre intéressée, on admet en général que les ruptures incomplètes siègent à la partie inférieure du canal; Ollier seul soutient que la rupture se fait aux dépens de la paroi supérieure.

La déchirure est presque toujours *transversale* (Terrillon); ce qui explique la facilité avec laquelle se produit le rétrécissement.

La *fausse route* faite par le cathétérisme siège presque toujours à la fin de la portion bulbeuse et occupe dans la grande majorité des cas la paroi antérieure de l'urèthre. Elle peut néanmoins occuper d'autres points du canal, cheminer à travers les tissus de l'urèthre traverser la prostate, pénétrer dans la vessie à travers cette glande ou même aboutir dans le rectum. Toutes les variétés possibles ont été observées.

Symptômes. — Ce sont *la douleur, les troubles de la miction, l'uréthrorrhagie.*

La douleur, variable, localisée ou irradiée, s'exagère par le passage de l'urine, les efforts de la miction, la distension de la vessie.

Les troubles de la miction consistent dans la rétention d'urine en général complète, soit d'emblée, soit au bout de quelques heures, et accompagnée de ses phénomènes habituels.

L'uréthrorrhagie, fournie par le corps spongieux, peut ne se traduire que par l'apparition de quelques gouttes de sang au méat; d'autres fois, c'est un suintement continu ou même un jet de sang abondant. Elle augmente par la miction, le cathétérisme, et peut devenir grave par son abondance et sa durée.

Le sang ne s'accumule dans la vessie que dans le cas de rupture de la portion membraneuse.

Souvent, la région périnéale présente une ecchymose étendue et dans les cas graves une *tumeur* siégeant sur la ligne médiane, quelquefois réductible en partie par la pression en laissant écouler par le méat du sang pur ou mélangé à de l'urine.

Marche. — Terminaisons. — Terrillon distingue : 1° une période des complications immédiates; 2° une période des complications secondaires ; 3° une période des lésions tardives ou du rétrécissement.

Les complications de la première période sont l'abondance de l'hémorrhagie, la persistance de la rétention d'urine.

La deuxième période, très rapprochée de la première et pouvant se confondre avec elle, est caractérisée par l'apparition des accidents d'infiltration d'urine dans le tissu cellulaire péri-uréthral. L'urine s'épanche dans le foyer de la rupture au moment d'un effort de miction et passe avec effraction en grande quantité dans les couches du périnée : une sensation de soulagement accompagne ce passage, bientôt suivi des phénomènes de l'inflammation suraiguë des tissus.

Si l'urine sort en partie par le méat, une faible quantité de ce liquide s'engage à chaque miction dans le foyer traumatique et son séjour y détermine un phlegmon urineux avec des phénomènes inflammatoires plus lents.

Le siége de l'infiltration d'urine varie avec la région blessée de l'urèthre : dans la rupture de la région périnéale antérieure, l'urine s'épanche dans la loge inférieure du périnée, gagne le scrotum, la verge, la racine des cuisses, et peut remonter plus haut vers les parois abdominales.

Dans les fractures du bassin, si la portion membraneuse de l'urèthre est rompue près de la région bulbaire, l'urine peut passer dans le périnée antérieur ou gagner les fosses ischio-rectales, à travers l'aponévrose de Carcassonne plus ou moins déchirée. Si la rupture uréthrale siége plus haut, au voisinage de la prostate, l'infiltration se fera dans le bassin et arrivera au voisinage du péritoine.

Quel que soit son siége, l'épanchement de l'urine est rapidement suivi d'accidents phlegmoneux, septiques et gangreneux presque inévitables dans la rupture au troisième degré.

La rupture du second degré peut se cicatriser sans accidents ou donner lieu au bout de quelques jours à des accidents inflammatoires par la pénétration et le séjour de l'urine.

L'épanchement sanguin qui se fait dans la rupture interstitielle peut se résorber ou former un abcès dont l'ouverture se fait tantôt dans le canal, tantôt au périnée ou simultanément par ces deux voies.

La troisième période est caractérisée par la formation d'un rétrécissement, fatal, pour ainsi dire, dans la rupture de l'urèthre. Toute rupture de l'urèthre est un rétrécissement en germe (Bœckel). Celui-ci est formé par la rétraction cicatricielle de la muqueuse et des tissus sous-jacents déchirés ; cette rétraction, fatale dans la déchirure complète où la partie rétrécie n'est constituée que par du tissu de cicatrice, peut se produire dans la simple contusion interstitielle, sans déchirure de la muqueuse. L'apparition et l'évolution de ce rétrécissement sont tellement rapides qu'on pourrait lui donner le nom de *rétrécissement aigu* (Terrillon) ; on l'a vu apparaître au onzième jour après l'accident et être infranchissable au vingt-quatrième

Diagnostic. — Les commémoratifs, l'uréthrorrhagie, la rétention d'urine, la tumeur périnéale, constituent des éléments de première valeur.

Le siège de la rupture ne doit pas être recherché par le cathétérisme qui provoque la douleur et renouvelle l'hémorrhagie ; il sera suffisamment établi par la nature de l'accident : rupture de la portion bulbeuse par contusion du périnée ; rupture de la portion membraneuse par fracture du pubis.

La rupture de la vessie se distingue par l'absence de la tumeur hypogastrique formée par la rétention d'urine dans la rupture uréthrale et par l'intensité des phénomènes généraux moins accentués dans ce dernier cas.

Pronostic. — On peut distinguer (Cras, Guyon) : 1° des cas *légers* caractérisés par la possibilité de la miction et l'absence de tumeur périnéale, pouvant guérir très simplement ; 2° des cas *moyens* où la muqueuse n'est pas rompue en totalité et où le cathétérisme peut remédier à la rétention d'urine. Ces cas peuvent devenir graves par l'introduction de l'urine dans le foyer traumatique ; 3° des cas *graves* où la rétention d'urine ne peut être vaincue par le cathétérisme, où la tumeur périnéale est volumineuse, où l'infiltration d'urine provoque des accidents inflammatoires et septiques.

Dans tous les cas, le pronostic d'avenir est aggravé par la formation presque inévitable d'un rétrécissement difficile à combattre.

Traitement. — Dans les cas légers, le rôle du chirurgien est tout entier de temporisation et de surveillance ; l'hémorrhagie sera combattue par le froid et la compression à l'aide d'une sonde molle n° 16 ou 17 introduite dans le canal ; des boissons délayantes et abondantes rendront l'urine aussi peu irritante que possible.

La même conduite sera tenue dans les cas moyens, avec grande surveillance du côté de la tumeur périnéale, pour agir à la moindre menace d'infiltration ou de phlegmon.

La rétention et l'infiltration d'urine constituent les indications d'urgence dans les cas graves.

Après des tentatives modérées de cathétérisme faites avec la plus grande prudence à l'aide de sondes différentes, molles ou rigides, grosses ou petites, si la route n'est pas retrouvée, le chirurgien dispose de deux méthodes, *la ponction hypogastrique* et *l'incision périnéale* ou mieux *l'uréthrotomie externe d'emblée.*

La ponction hypogastrique remédie à la rétention d'urine et peut être renouvelée pendant plusieurs jours si les accidents périnéaux *ne sont pas menaçants*. Quelquefois alors, la miction se rétablit spontanément ou une nouvelle tentative de cathétérisme est suivie de succès.

Dans l'immense majorité des cas, l'intervention chirurgicale ne doit pas être différée : l'uréthrotomie externe d'emblée est commandée par l'abondance de l'épanchement sanguin, la pénétration presque certaine de l'urine dans le foyer de la rupture, les douleurs du blessé renouvelées à chaque instant par les envies d'uriner et la distension de la vessie, l'élévation rapide de la température.

L'opération a pour but de donner une large issue aux caillots accumulés dans la région, à l'urine au moment de la miction, et de permettre l'introduction d'une sonde dans la vessie.

L'incision doit être faite sur la ligne médiane dans toute l'étendue de la tumeur *jusqu'à l'urèthre rompu.*

Si le bout postérieur de l'urèthre est retrouvé ou si sa découverte n'exige pas de trop longues ou difficiles recherches, une sonde en caoutchouc molle sera introduite par ce bout dans la vessie et ramenée dans le bout antérieur de l'urèthre. Grâce à l'incision périnéale et à la pose d'une sonde, l'écoulement de l'urine sera assuré, son infiltration dans le périnée sera prévenue et le traitement préventif du rétrécissement se trouvera institué.

Si la recherche du bout postérieur est infructueuse, il n'y a pas trop lieu de se préoccuper de cette déconvenue : la rétention d'urine sera combattue encore quelque temps par la ponction hypogastrique, et le plus souvent au bout de peu de jours, grâce à la détersion des parties et à une médication interne opiacée, le blessé urinera seul par l'incision périnéale. Il sera facile alors, en se guidant sur la sortie de l'urine, de retrouver le bout postérieur de l'urèthre et d'y introduire une sonde jusque dans la vessie.

Dans le cas où, après l'incision périnéale et la recherche infructueuse du bout postérieur de l'urèthre, la rétention d'urine persisterait, on a conseillé et exécuté avec succès (Giraldès, Lawson) le cathétérisme *rétrograde* à l'aide de la ponction sus-pubienne déjà pratiquée contre la rétention d'urine.

La sonde, introduite dans l'urèthre par un moyen quelconque, sera maintenue à demeure pendant un temps variable, suivant la tolérance de la vessie, l'état de la plaie périnéale, la facilité du passage quotidien des bougies.

Son ablation sera suivie de l'introduction répétée et longtemps prolongée des cathéters Beniqué pour prévenir et combattre la formation du rétrécissement traumatique du canal.

3° CORPS ÉTRANGERS DE L'URÈTHRE.

Étiologie. — Les corps étrangers de l'urèthre peuvent se diviser en deux grandes classes, les uns ayant une origine thérapeutique, les autres introduits par perversion du sens génésique ou aberration des facultés mentales. Aux premiers appartiennent les sondes, les débris de sondes, métalliques ou non, les bougies, les fragments de brise-pierres, etc.; les seconds comprennent une variété considérable d'objets de toute nature et de dimensions variées, dont l'énumération comprend des aiguilles, des épingles, des plumes, des crayons, des porte-plumes, des morceaux de bois, des tuyaux de pipe, des morceaux de linge, des étuis, des cailloux, des graines, une fourchette de 4 pouces, etc. L'énumération de ces corps a été complètement faite par Poulet (*Traité des corps étrangers en chirurgie*).

Les corps étrangers sont le plus souvent arrêtés entre le méat et la racine des bourses, fixés dans une des lacunes normales de l'urèthre où se trouvent retenues les épingles, les aiguilles, les agrafes, ou enclavés par leur volume et la compression qu'ils exercent sur l'urèthre. Les bouts de sonde cassés se rencontrent presque exclusivement à la région membraneuse.

A moins que le corps ne soit très volumineux ou fixé par une de ses extrémités dans les parois du canal qu'il peut perforer, il a une tendance invincible à être attiré vers la profondeur et à s'engager dans la vessie. On admet généralement aujourd'hui, pour expliquer cette migration, que le corps étranger introduit d'ordinaire au moment de l'érection ou l'ayant déterminée, est entraîné en arrière au moment où l'affaissement de la verge survient, et que cette progression jusqu'au pubis est favorisée par les manœuvres du malade et les fibres longitudinales de l'urèthre. Au delà du pubis, pris par la région musculaire, le corps est solidement fixé et sa progression devient un phénomène fort complexe dont la production est due en partie aux mouvements du plancher du bassin, en partie à l'action du col vésical. (Mercier.)

Un certain nombre de corps étrangers s'arrêtent d'une manière temporaire ou définitive dans la région bulbeuse.

Symptômes et diagnostic. — Il existe une douleur plus ou moins vive, très aiguë, s'il s'agit de corps pointus fichés dans la paroi; plus sourde et gravative quand le corps, volumineux, occupe la région bulbeuse où il est enclavé; il y a de la dysurie rendue plus pénible encore par la fréquence des besoins d'uriner déterminée par l'irritation du col de la vessie. La rétention complète d'urine est rare; elle est quelquefois prévenue par la nature même du corps introduit qui, comme un tuyau de pipe (Velpeau), un tube de verre, un bout de sonde, peut encore permettre le passage de l'urine. Un suintement sanguin en général peu abondant se fait par le méat et les premières portions du jet d'urine sont sanguinolentes.

Si la muqueuse uréthrale déchirée laisse filtrer l'urine dans l'épaisseur de la verge ou dans la profondeur du périnée, il peut en résulter un phlegmon du pénis ou la formation d'une tumeur urineuse périnéale ou une infiltration d'urine.

Dans des cas heureux, surtout lorsqu'il s'agit de fragments de sonde ou de bougie, le corps étranger peut être expulsé avec un jet d'urine dans un effort de miction; le plus souvent, il est entraîné dans la vessie; par exception, il peut séjourner dans l'urèthre, qu'il dilate en un point et dans lequel il se creuse une loge dans la portion périnéale ou dans la prostate. Il s'y incruste de sels calcaires, augmente de volume, détermine des accidents de cystite et peut provoquer la formation d'un abcès qui ne guérit que par l'extraction du corps étranger.

Quand il ne s'agit pas de corps étrangers d'origine chirurgicale, les malades ont en général tendance à tromper le chirurgien sur l'origine des accidents qu'ils éprouvent et sur la nature et les dimensions du corps étranger.

La palpation, le toucher rectal et l'exploration du canal sont les meilleurs moyens de diagnostic. Pendant qu'on pratique le cathétérisme, un doigt introduit dans le rectum fixe le corps étranger et l'empêche de fuir vers la vessie.

Le *pronostic*, très variable, est en rapport avec le volume, la nature et le siège du corps, la possibilité de son extraction par les voies naturelles ou la nécessité d'une opération sanglante, et avec l'état antérieur des organes urinaires.

Traitement. — *Tout corps étranger de l'urèthre doit être retiré le plus vite et le plus simplement possible.*

L'expulsion spontanée peut être favorisée par l'administration de boissons abondantes et par une injection d'huile dans le canal.

L'extraction par les voies *naturelles* peut être quelquefois obtenue par des pressions qui refoulent le corps d'arrière en avant, en pressant d'abord par le rectum, puis de proche en proche dans la portion pénienne jusqu'au méat, où l'opération peut se terminer à l'aide d'une pince quelconque. Ces manœuvres externes peuvent surtout s'appliquer à l'extraction des fragments de sondes, de bougies, de porte-plumes.

Le plus souvent l'extraction exige l'emploi d'instruments divers, pince de trousse, pince à forci-pressure, pince spéciale de Hales modifiée par Hunter et Desault, pince uréthrale de Charrière ou de Mathieu.

Des fragments de sonde ont pu être retirés en introduisant un mandrin ou une corde à boyau dans leur calibre, ou en les engageant dans une sonde d'un numéro plus élevé.

Les aiguilles et les épingles sont quelquefois extraites en fichant leur pointe dans une grosse sonde en gomme, pendant qu'on appuie sur leur partie postérieure.

Les épingles doubles dont les pointes écartées rendent l'extraction impossible ou dangereuse sont avantageusement retirées à l'aide d'instruments creux, canule ou grosse sonde à bout coupé, dans lesquels les pointes cachées ne peuvent blesser le canal pendant l'opération.

La même manœuvre est applicable pour retirer un épi dont les barbes font saillie en avant; un fil est attaché à l'extrémité saillante hors du méat, et il entraîne l'épi dans une sonde à bout coupé.

Une anse métallique allongée faite à l'aide d'un fil de fer souple et malléable, la curette articulée de Leroy d'Étiolles, peuvent servir à l'extraction de certains corps réguliers, comme une fève, un petit caillou.

S. Cooper a imaginé pour les corps étrangers pointus un procédé de *version* vulgarisé par Boinet. Ce procédé, surtout applicable aux épingles, consiste à couder la verge au niveau de la pointe, de manière à ce que celle-ci vienne faire saillie à l'extérieur et puisse être saisie et attirée avec une pince; cette pointe est alors basculée en bas, puis rentrée dans le canal en poussant la tête de l'épingle en avant vers le méat, où elle est saisie avec un instrument. Le même procédé s'applique aux épingles doubles.

L'extraction par les voies *artificielles* doit être réservée aux corps fixés dans l'urèthre ou dont la forme, le volume, les aspérités rendent impossible la sortie par le méat.

L'extraction par *ponction* (Sue-Dieffenbach) consiste à pousser l'aiguille ou l'épingle à l'aide d'un doigt introduit dans le rectum, de manière que la pointe vienne perforer les téguments et puisse être saisie avec des pinces. Ce même mode de transfixion peut être employé pour les épingles à cheveux dont on redresse la courbure, quand les deux branches ont été complètement attirées au dehors.

L'extraction par la *boutonnière périnéale* consiste à inciser le canal de l'urèthre, sur la ligne médiane, sur la saillie du corps étranger ou sur la cannelure d'un cathéter.

Le malade est ensuite sondé régulièrement pendant quelques jours avec une sonde molle.

L'opération de la boutonnière est en général parfaitement innocente.

III

CALCULS DE L'URÈTHRE.

Les calculs uréthraux reconnaissent deux origines distinctes : les uns viennent de la vessie et sont arrêtés dans le canal; les autres se forment dans l'urèthre. Ces derniers sont de beaucoup les plus rares, et il est impossible de dire si leur point de départ n'a pas toujours été une concrétion venue de la vessie ou du rein, arrêtée dans le canal, où elle a augmenté de volume. Cette concrétion peut s'être formée dans le réservoir urinaire et s'être engagée dans le canal à la suite d'une séance de lithotritie.

Le volume des calculs de l'urèthre est très variable et le plus souvent en raison inverse de leur nombre. Fleury a retiré par la boutonnière uréthrale un calcul ayant la forme d'une petite poire allongée et mesurant cinq centimètres de longueur. Civiale a retiré 220 petits calculs de la portion membraneuse de l'urèthre et d'une excavation formée entre la prostate et le rectum. Tous les intermédiaires sont possibles.

L'effet le plus constant de ces calculs sur le canal est d'en déterminer une dilatation régulière ou inégale, avec des poches et des diverticules dans lesquels les calculs se dérobent aux explorations. L'ulcération de la muqueuse peut donner lieu à une infiltration d'urine, à la formation d'abcès et de fistules par lesquels le calcul peut se faire jour à l'extérieur.

La présence d'un calcul peut ne déterminer pendant longtemps aucun phénomène appréciable; en général, le corps étranger détermine de la douleur, des envies fréquentes d'uriner et de temps en temps de la rétention d'urine. Une sonde métallique introduite dans l'urèthre est arrêtée par le calcul et fait entendre un son rude et caractéristique, au moment du contact, ou passe en donnant lieu à une sensation particulière de grattement ou de vibration. Le cathétérisme peut ne fournir aucun renseignement si la pierre est enchatonnée dans une dilatation de l'urèthre.

La palpation du canal ou le toucher rectal peuvent faire reconnaître en un point la saillie du corps étranger.

Traitement. — Si le calcul est peu volumineux et situé en arrière d'un point rétréci de l'urèthre, il peut être expulsé spontanément après la *dilatation* du canal.

Le moyen le plus sûr est l'*extraction*, soit par les voies naturelles à l'aide des instruments employés pour l'ablation des corps étrangers de l'urèthre et après broiement, soit par la boutonnière périnéale.

IV

LÉSIONS VITALES ET ORGANIQUES DE L'URÈTHRE.

1° INFLAMMATIONS DE L'URÈTHRE. — URÉTHRITES

Les inflammations de la muqueuse uréthrale sont *aiguës* ou *chroniques;* le plus souvent la deuxième forme succède à la première.

Étiologie. — Les causes d'inflammation de la muqueuse uréthrale sont multiples et variées; l'uréthrite peut être provoquée par le contact de corps étrangers, bougies ou sondes passées ou laissées à demeure dans le canal, de calculs ou de fragments de calculs, d'objets divers introduits dans l'urèthre. Elle succède quelquefois au passage d'une urine chargée de principes irritants, comme les cantharides, le nitrate de potasse à haute dose, la poudre de guerre; à l'usage immodéré de la bière, du vin blanc, du cidre, des vins nouveaux non fermentés ou fortement chargés de tartrate.

Enfin on a admis des *uréthrites catarrhales* atteignant un grand nombre d'individus à la fois (Mercier), des uréthrites *constitutionnelles, rhumatismales* ou *goutteuses*, dans lesquelles le rhumatisme ou la goutte semble être une cause *prédisposante* bien plus qu'*efficiente* (Thompson, Guyon). Les uréthrites de cette classe qui semblent pouvoir se déclarer, dans des cas exceptionnels, en dehors de la blennorrhagie, auraient pour caractère de présenter un écoulement d'ordinaire peu abondant, muqueux ou opalin; de débuter par les parties profondes de l'urèthre à l'inverse de l'uréthrite blennorrhagique qui commence au méat, et de disparaître en général, par une médication interne, alcaline, arsenicale ou sulfureuse, suivant les indications.

Il existe aussi une uréthrite *tuberculeuse* dans laquelle les granulations d'abord grises, puis jaunes, siègent surtout dans la région du col vésical et de la prostate, mais peuvent se retrouver dans toute l'étendue du canal et jusque dans la fosse naviculaire. Leur ramollissement et leur fonte donnent lieu à des ulcérations plus ou moins larges qui occupent toute l'épaisseur de la muqueuse.

L'éclosion de ces semis tuberculeux peut se traduire par un écoulement uréthral ayant les caractères de la blennorrhagie ou de la blennorrhée.

Le type des inflammations aiguës de l'urèthre est fourni par l'*uréthrite blennorrhagique*.

A. — URÉTHRITE BLENNORRHAGIQUE AIGUE. — BLENNORRHAGIE.

La *blennorrhagie* (mot créé par Swédiaur en 1784) ou *uréthrite vénérienne, contagieuse* ou *virulente* résulte du contact du pus blennorrhagique de la femme ou de l'homme.

On a tendance à admettre généralement aujourd'hui, depuis les recherches de Neisser (1879), confirmées par un grand nombre d'observateurs, que ce pus contient des parasites spéciaux, des *gonococcus* (Neisser), se présentant sous forme de granulations rondes, très-régulières, de volume uniforme, groupées au nombre de deux, quatre ou davantage, quelquefois en 8 de chiffre. Des petits amas qui résultent de leur réunion, quelques-uns sont libres dans le muco-pus, mais la plupart sont contenus dans les leucocytes et accumulés principalement autour du noyau. C'est dans les cas de chaude-pisse récente qu'on les trouve en plus grande abondance. Ce micrococcus se retrouve dans toutes les inflammations d'origine blennorrhagique (conjonctivite, vaginite, métrite du col), et l'inoculation d'un liquide de culture peut reproduire la maladie (Bockhardt, Weiss, thèse de Nancy, 1883). Il peut être considéré comme l'agent de la contagion. En présence de ces données, il est difficile d'admettre aujourd'hui avec Ricord et Fournier que la blennorrhagie peut être communiquée par une femme ne l'ayant pas elle-même, par des flux utéro-vaginaux simples et même par l'écoulement menstruel, et qu'elle peut être provoquée chez l'homme par des excès de coït répété ou prolongé avec une femme présentant un des états précédents ou même absolument saine.

Des conditions prédisposantes incontestables sont créées par une conformation particulière de la verge, comme dans l'hypospadias, par des excès de boisson, par une constitution lymphatique ou rhumatismale, et surtout par l'existence d'une ou plusieurs blennorrhagies antérieures.

Symptômes. — Dans l'énorme majorité des cas, la blennorrhagie vraie manifeste ses premiers symptômes à la fin du quatrième ou au commencement du cinquième jour après le coït (Fournier).

Une sensation particulière dans le canal, un prurit, un chatouillement vers le bout de la verge, ou une ardeur insolite dans la miction, annoncent le plus souvent l'invasion de la maladie. Souvent aussi, avant tout autre symptôme, une humeur opaline se présente au méat et en agglutine les lèvres légèrement rouges et tuméfiées. La pression peut alors faire sourdre de l'urèthre une petite gouttelette d'un liquide blanchâtre ou gris, filant et visqueux.

Dans l'affection confirmée, tous ces premiers phénomènes vont en s'accentuant; le méat rougit, la miction devient plus cuisante, l'écoulement augmente, devient jaunâtre et franchement purulent et fait tache sur la chemise; le gland est un peu turgescent et injecté. A partir du cinquième jour en moyenne, tout s'exagère (*état aigu, période d'augment*), puis après un temps variable, pendant lequel l'inflammation est à son apogée (*période d'état*), les phénomènes s'atténuent progressivement (*période de terminaison*).

Dans l'*état aigu*, le gland est gonflé, tendu, le prépuce souvent œdémateux et rosé; le méat est rouge; ses lèvres sont boursouflées, quelquefois indurées ou légèrement excoriées.

L'urèthre est douloureux à la pression, surtout dans la région de la fosse naviculaire; il est parfois saillant sous la verge et forme corde entre les corps caverneux.

L'*écoulement* est constant et essentiel dans la blennorrhagie. Dans la période d'état, il peut être assez abondant pour couler de l'urèthre constamment goutte à goutte et faire de larges taches verdâtres sur la chemise.

Dans les premières heures de l'affection, c'est un suintement opalin d'une humeur filante; le lendemain, il devient jaunâtre, puis jaune, plus tard il est verdâtre et au summum de l'inflammation il est absolument vert; parfois il est rouillé et strié de sang. Plus tard, il redevient laiteux et opalin.

C'est dans ce liquide que l'on trouve au microscope, à l'aide de procédés de coloration par la fuchsine ou le violet de méthylaniline, des gonococcus regardés comme caractéristiques de la blennorrhagie.

A ces signes se joignent des *phénomènes douloureux*. La douleur de la miction suit en général une marche parallèle au développement des phénomènes inflammatoires: simple cuisson et ardeur au début, elle devient une brûlure atroce, une constriction, un déchirement dans la phase aiguë de l'affection (*chaude-pisse*), pour s'atténuer au bout de quelques jours, alors que l'écoulement reste encore très abondant. Certains sujets, surtout dans la blennorrhagie récidivée, ne présentent aucune douleur pendant la miction.

Des douleurs *spontanées* peuvent exister dans la verge, le canal avec irradiation au testicule, au cordon, aux aines, surtout au périnée; elles s'exagèrent par la position assise, par la pression, par la marche.

Les douleurs sont surtout provoquées par les érections; celles-ci deviennent fréquentes, principalement la nuit, et ne se produisent qu'avec des douleurs plus ou moins vives; quelquefois incessantes, elles réveillent le malade dix ou vingt fois par nuit.

Le canal enflammé et devenu inextensible ne peut suivre dans l'érection le développement des corps caverneux; il en résulte un tiraillement parfois atrocement douloureux et cet état particulier de la verge qui, recourbée inférieurement, figure un arc dont l'urèthre forme la corde (*chaude-pisse cordée*). Souvent cette courbure ne se produit qu'à l'extrémité de la verge et le gland seul est *arqué*.

L'éjaculation qui suit parfois ces érections détermine, dans la période aiguë, une sensation atroce de déchirement intérieur; elle s'accompagne dans quelques cas d'une légère hémorrhagie.

Le jet de l'urine est plus mince, éparpillé à la sortie, quelquefois brusquement arrêté. L'émission du sperme se fait en bavant.

A côté de ce type de blennorrhagie aiguë, on peut observer un nombre infini de variétés: les phénomènes inflammatoires peuvent faire presque complètement défaut (*blennorrhagie subaiguë*); l'écoulement peut rester filant, visqueux, plutôt muco-purulent que purulent; enfin l'inflammation peut rester limitée à la région balanique sans envahir les parties profondes du canal (*B. partielle*).

Terminaisons. — Rien n'est plus variable ni plus incertain que les terminaisons de l'uréthrite blennorrhagique. La guérison peut être obtenue en trois, quatre ou six semaines, en deux ou trois mois, ou se faire attendre des mois et des années entières. Les phénomènes aigus s'amendent, mais l'écoulement peut persister d'une manière indéfinie.

Dans la période de déclin, quelquefois même après plusieurs jours de guérison apparente, à l'occasion d'un excès de coït le plus souvent, ou quelquefois sans cause connue, l'écoulement reparaît comme à l'état aigu.

D'autres fois, un traitement mal dirigé ou une mauvaise hygiène, une constitution affaiblie, font passer l'affection à l'état chronique.

Anatomie pathologique. — Les lésions de la blennorrhagie n'ont guère été étudiées que d'après les résultats de l'examen fait à l'endoscope de Désormeaux. L'inflammation naît dans la fosse naviculaire et se propage de proche en proche, d'avant en arrière. La muqueuse uréthrale est le siège de l'affection et les lésions constatées dans l'état aigu consistent simplement en rougeur et injection de cette muqueuse avec desquamation de l'épithélium. Elles sont limitées d'abord au premier tiers du canal et, quelques jours plus tard, étendues au cul-de-sac du bulbe. De ce point une influence mécanique ou autre peut permettre l'invasion de l'urèthre postérieur.

Diagnostic. — Le diagnostic de la blennorrhagie aiguë est en général facile.

La constatation bien nette de l'issue du pus par le méat fera éloigner l'idée d'une suppuration liée à la balanite simple ou chancreuse.

Mais il est nécessaire de se rappeler que toutes les suppurations qui s'évacuent par l'urèthre n'ont pas nécessairement leur origine dans l'urèthre, qu'elles peuvent venir de la prostate, des vésicules séminales, du col de la vessie, d'abcès péri-uréthraux, et que tous les écoulements d'origine uréthrale ne sont pas nécessairement des blennorrhagies, mais peuvent provenir de lésions variées du canal, telles que des ulcérations herpétiques, chancreuses ou tuberculeuses.

Pronostic. — La blennorrhagie aiguë est une affection le plus souvent légère et sans conséquence (Fournier), parfois sérieuse par les complications qu'elle peut entraîner, rarement grave, c'est-à-dire susceptible d'aboutir à des troubles fonctionnels persistants ou à des lésions irrémédiables.

Complications. — Nous ne pouvons qu'énumérer ici les complications de la blennorrhagie, dont la plupart sont des affections décrites à part. Elles se divisent en complications *locales*, simples irradiations de la phlegmasie uréthrale sur les organes voisins, et complications *à distance*, résultats d'une inoculation du pus blennorrhagique (ophthalmie blennorrhagique), ou liées au transport des organismes infectieux (arthrite blennorrhagique, synovite blennorrhagique, hygromas, sciatique, ophthalmie antérieure ou Descémétite (Voy. t. I et t. II).

Les complications *locales* comprennent : 1° l'*adénite inguinale*, ordinairement bénigne et sans tendance à la suppuration ; 2° la *lymphangite* de la verge, se traduisant par des traînées rougeâtres sillonnant les téguments de la verge avec cordons durs et douloureux, quelquefois indolents, surtout marqués sur le dos de la verge ; 3° la *balanite* et la *balano-posthite* et comme conséquence fréquente, le *phimosis* et le *paraphimosis ;* 4° l'*uréthrorrhagie*, en général peu abondante, produite pendant une érection ou un coït intempestif ; 5° la *rétention d'urine*, très rare, déterminée le plus souvent par un spasme de la portion membraneuse de l'urèthre. Elle se produit surtout chez les sujets antérieurement affectés de blennorrhagies multiples ou de rétrécissement ; 6° des *abcès péri-uréthraux*, surtout fréquents au niveau de la fosse naviculaire, sur les deux fossettes latérales du frein et au niveau du bulbe ; 7° la *cowpérite* et la *péricowpérite* ou inflammation des glandes de Cooper ou de Méry, situées en arrière du bulbe de l'urèthre, de chaque côté de la ligne médiane de l'urèthre. Cette petite affection, signalée par Ricord, a été bien étudiée par Gubler (Thèse de Paris, 1849). Elle occupe le plus souvent une seule des deux glandes et particulièrement la gauche, et se traduit par de la douleur et une tuméfaction allongée piriforme, à grosse extrémité regardant l'anus, du volume d'un haricot, latérale par rapport au raphé médian. Le gonflement phlegmoneux envahit les parties voisines du périnée quand il y a *péricowpérite* et l'affection se termine alors le plus souvent par la formation d'un abcès.

Les autres complications de la blennorhagie aiguë, comme l'*inflammation des vésicules séminales*, la *prostatite*, la *cystite* et l'*épididymite*, ont été ou seront décrites en d'autres endroits de cet ouvrage.

Traitement. — Le traitement *abortif* de la blennorrhagie aiguë, c'est-à-dire les moyens employés dès les premières heures pour s'opposer au développement de l'affection, n'est guère recommandable. Les injections *substitutives* de nitrate d'argent en solution au 30e ou au 60e, les balsamiques à hautes doses, l'association des injections et des balsamiques, ne fournissent que de rares succès et le plus souvent ne font qu'exagérer les phénomènes inflammatoires.

Le seul moyen véritablement abortif consiste à instiller tous les jours par le procédé de Guyon 5 à 6 gouttes d'une solution de nitrate d'argent au 50e dans le cul-de-sac du bulbe, après avoir pratiqué des lavages de l'urèthre à canal ouvert avec un peu d'eau tiède. L'écoulement peut être tari en quelques jours après une légère douleur consécutive à l'instillation et une exagération momentanée dans la quantité de la sécrétion.

Le traitement *rationnel* ou *méthodique* peut se formuler en quelques règles simples, variables avec chaque période de la maladie.

L'hygiène et le régime doivent être rigoureusement surveillés; le malade évitera les fatigues, les excès, toute excitation vénérienne, s'abstiendra de bière, de liqueurs, de mets épicés, etc.

Il sera prévenu de la nécessité de porter un suspensoir pendant toute la durée de l'affection et de l'immense danger qu'une inoculation possible peut faire courir à ses yeux.

Dans les premiers jours, pour les cas légers, il suffit d'associer à ces soins hygiéniques quelques tisanes rafraîchissantes, d'orge, de chiendent, de graine de lin, etc., additionnées de bicarbonate de soude.

A la période aiguë, tant qu'il y a des phénomènes inflammatoires, tant que se manifestent de vives cuissons dans la miction, des érections nocturnes douloureuses, tant que l'écoulement est verdâtre et très abondant, il faut *laisser couler*. Il est nécessaire d'insister sur les boissons délayantes, qui seront prises en grande quantité.

Suivant l'intensité des phénomènes inflammatoires, de grands bains prolongés seront donnés tous les jours ou tous les deux jours; des sangsues seront appliquées au périnée, si les douleurs sont très vives, si la verge est très enflammée, s'il y a un peu de réaction générale.

Les érections nocturnes seront combattues par l'opium à l'intérieur et les lavements laudanisés.

Les grandes douleurs de la miction peuvent être avantageusement soulagées par l'emploi à petites doses des balsamiques pendant quelques jours.

A la période d'état, lorsque les symptômes inflammatoires sont calmés (sans qu'on puisse assigner une date fixe à ce moment), le traitement antiphlogistique doit être abandonné, et au bout de peu de jours, dès que la période de déclin apparaît, il doit être remplacé par la médication *suppressive*. C'est le moment de *couper* l'écoulement. Ce moment peut se faire attendre quinze jours, trois semaines et même beaucoup plus, suivant l'intensité de l'inflammation, la rigueur du traitement, la nature du sujet, etc.

La médication *suppressive* consiste essentiellement dans l'administration des *balsamiques* et en particulier du copahu.

Fournier résume ainsi les conditions de succès du traitement :

1° Administrer *à propos* les balsamiques, c'est-à-dire quand l'ensemble des symptômes fait reconnaître que l'affection est entrée dans sa période de décroissance ;

2° Les donner *à juste dose*, c'est-à-dire la dose quotidienne de 16 à 30 grammes pour le cubèbe et de 6 à 10 ou 12 grammes pour le copahu, et mieux dans un *opiat* à la dose de 10 grammes de cubèbe pour 3 grammes de copahu ;

3° En prolonger suffisamment l'usage, c'est-à-dire le continuer huit à dix jours après la disparition complète de l'écoulement, en diminuant insensiblement la dose quotidienne du remède.

L'essence de santal jaune, administrée à la dose de 10 à 12 capsules par jour et d'après les mêmes principes que les balsamiques, donne également de bons résultats et, chez beaucoup de sujets, elle est plus facilement tolérée que ceux-ci par les voies digestives.

La suppression de l'écoulement peut être également obtenue à l'aide d'injections modificatrices dont le *modus faciendi* doit être bien réglementé. Quel que soit le liquide injecté, sa quantité ne devra jamais dépasser 4 à 6 grammes, le piston de la seringue sera poussé sans aucune violence ; l'injection sera faite à *canal ouvert*, c'est-à-dire sans que les lèvres du méat soient pressées sur le bout de la seringue. L'injection sera pratiquée après une miction qui aura balayé le canal. Faute de ces précautions, l'injection peut forcer le sphincter membraneux de l'urèthre, faire pénétrer le pus blennorrhagique dans l'urèthre postérieur et déterminer par inoculation blennorrhagique ou par contusion une uréthro-cystite avec toutes ses conséquences immédiates et éloignées.

Les liquides injectés sont très variables : le nitrate d'argent (10 centigrammes pour 200 grammes d'eau), le sulfate de zinc associé ou non à l'acétate de plomb et au laudanum (injection de Ricord), le sublimé (au $\frac{2}{1000}$), le permanganate de potasse, etc., ont tous donné des résultats favorables, s'ils sont employés au moment opportun et avec les précautions convenables.

L'injection doit être répétée trois fois par jour et continuée à dose décroissante pendant huit à dix jours après la suppression complète de l'écoulement.

B. — URÉTHRITE BLENNORRHAGIQUE CHRONIQUE.

La blennorrhagie passe à l'état chronique quand les symptômes atténués des périodes aiguës d'état et de déclin semblent s'éterniser sans aucune tendance à l'amélioration. On peut rattacher à cette forme la *blennorrhée* ou *goutte matinale*, *goutte militaire*, qu'on a voulu séparer à tort de la blennorrhagie chronique, ces écoulements pouvant se transformer l'un en l'autre avec la plus grande facilité, soit spontanément, soit sous la plus légère influence.

Ces diverses formes ont été étudiées dans un travail remarquable de Rob. Jamin (Thèse de Paris, 1883).

Causes. — Les causes qui facilitent, déterminent et entretiennent la chronicité de l'uréthrite blennorrhagique ont été divisées par Fournier en plusieurs groupes : 1° les infractions hygiéniques, excès de table ou excès vénériens ; 2° les fautes thérapeutiques, parmi lesquelles il faut placer en première ligne l'emploi intempestif des balsamiques et l'usage défectueux des injections ; 3° les états constitutionnels ; les rhumatismants, les scrofuleux, les tuberculeux ont leur urèthre postérieur envahi presque d'emblée ; 4° les causes locales au nombre desquelles il faut compter le phimosis, le rétrécissement du méat et le rétrécissement de l'urèthre. Celui-ci est rare dans ces conditions, d'après les recherches de R. Jamin,

Anatomie pathologique. — L'uréthrite chronique est localisée dans la grande majorité des cas à la partie profonde de l'urèthre antérieur, dans le cul-de-sac du bulbe (R. Jamin). Dans des cas moins fréquents, elle siège dans l'urèthre postérieur en même temps que dans le cul-de-sac du bulbe.

Tantôt l'inflammation est entièrement localisée à la muqueuse elle-même, tantôt elle est étendue aux glandules qui en dépendent, mais qui sont situées dans la couche musculaire sous-jacente (Guiard). Dans ce dernier cas, l'affection est presque incurable, les instillations de nitrate d'argent ne pouvant atteindre les culs-de-sac glandulaires.

La muqueuse présente les lésions de l'inflammation chronique, congestion, arborisation vasculaire, desquammation épithéliale, exulcération, infiltration du tissu sous-muqueux. Pour Désormeaux, elle présenterait une lésion caractéristique de l'uréthrite chronique, la *granulation*, formée par des saillies hémisphériques et arrondies.

Symptômes et diagnostic. — Les signes sont différents suivant le siège de l'uréthrite chronique dans le cul-de-sac bulbaire ou à la région musculo-membraneuse de l'urèthre.

L'uréthrite *antérieure* chronique se traduit par l'issue d'une goutte plus ou moins incolore qui, chaque matin, vient suinter au méat. Les sécrétions de la journée balayées par les mictions passent inaperçues elles peuvent cependant être assez abondantes pour faire sur la chemise de petites taches gris jaunâtre. La couleur, l'épaisseur, la quantité de l'écoulement varient avec la plus grande facilité à propos d'une fatigue, d'un coït, d'un excès de table, quelquefois d'une simple érection.

Cet écoulement contient des cellules épithéliales de l'urèthre et surtout des globules blancs. Jamin y a trouvé des micrococcus ressemblant aux gonoccocus de Neisser quand le liquide était purulent ou séro-purulent, et n'a rencontré aucune trace de microbes dans le suintement matinal incolore.

L'exploration du canal à l'aide d'une bougie en gomme à boule olivaire n° 18, introduite jusqu'à l'entrée de la portion membraneuse de l'urèthre, ramène des mucosités purulentes abondantes sur le talon de l'instrument, alors même que la pression de la verge ne faisait sourdre aucun liquide au méat.

L'uréthrite chronique antérieure ne s'accompagne d'aucun trouble fonctionnel.

Au contraire, l'uréthrite chronique *postérieure* beaucoup plus rare, se traduit dans tous les cas par la *fréquence des mictions.*

L'écoulement ne s'y produit pas d'une manière continue, comme dans le cas précédent ; accumulé en arrière du sphincter uréthral qui lui ferme la porte, il ne s'écoule que mélangé au premier jet d'urine, souvent sous forme de bouchon muqueux, de filaments blanchâtres nageant dans l'urine.

Si la sécrétion profonde est plus abondante, elle peut de temps en temps dans la journée forcer le sphincter uréthral et arriver au méat sous forme d'une petite éjaculation de quelques gouttes blanchâtres que les malades prennent souvent pour du sperme.

Ces quelques gouttes peuvent apparaître soit à la fin de la miction, soit pendant la défécation, s'il y a complication de prostatite.

Cette sécrétion de l'uréthrite postérieure est toujours blanchâtre et laiteuse, et ne présente pas les variétés d'aspect de l'écoulement de l'uréthrite antérieure.

Pronostic. — L'uréthrite chronique peut être excessivement tenace et rebelle à tous les traitements ; dans ces conditions, il n'est pas rare de voir les malades avoir une tendance à l'hypocondrie. En outre, la cystite, la prostatite et l'orchite sont des complications possibles de l'uréthrite postérieure.

Une conséquence éloignée de ces uréthrites est le rétrécissement dont le siège fréquent à la région bulbaire est en rapport avec la fréquence de l'inflammation chronique de la muqueuse localisée à cette région.

Traitement. — La médication interne ne donne que des résultats très incertains dans le traitement des uréthrites chroniques ; l'essence de santal et les balsamiques à petites doses longtemps prolongées tarissent cependant quelquefois des écoulements chroniques.

Les injections variées et le passage de bougies destinées à remédier à un rétrécissement le plus souvent imaginaire (Jamin) doivent être laissés de côté.

Les instillations de nitrate d'argent pratiquées tous les deux jours par le procédé de Guyon paraissent être la médication la plus efficace. Elles permettent de déposer le liquide modificateur au siège même de la lésion et de graduer les effets avec les doses, suivant les résultats obtenus.

Le traitement général hygiénique et médicamenteux antirhumatismal ou anti-scrofuleux doit être rigoureusement institué, suivant les indications spéciales, et joue un grand rôle pour la guérison.

C. — URÉTHRITE CHEZ LA FEMME.

Étiologie. — Le plus souvent, l'uréthrite chez la femme est d'origine blennorrhagique ; cependant, elle peut exister en même temps qu'une vulvo-vaginite simple chez les filles récemment déflorées et chez celles qui se livrent à la masturbation intra-uréthrale.

L'uréthrite blennorrhagique aiguë est assez rare, comparée à la fréquence des suintements chroniques de l'urèthre.

Quelquefois elle est *primitive*, le pus étant déposé directement sur le méat pendant le coït ; le plus souvent elle est *secondaire* et succède à la blennorrhagie de la vulve et du vagin, dont les sécrétions envahissent et contaminent l'urèthre.

Les symptômes sont beaucoup moins accusés que chez l'homme et peuvent ne se traduire que par du prurit et une cuisson véritable au moment de la miction.

Si le pus est abondant, il est facile de faire sourdre une goutte au méat en introduisant le doigt dans le vagin et en pressant d'arrière en avant la cloison uréthro-vaginale, quelque temps après que la femme a uriné.

L'uréthrite aiguë ne dure guère plus de trois à quatre semaines; à cette phase succède en général une période chronique dans laquelle le seul symptôme consiste dans l'apparition au méat d'une gouttelette blanchâtre ou opaline ramenée par la pression digitale de l'urèthre. Cet écoulement peut augmenter par des excès de coït et de boisson ou aux époques menstruelles.

Le pronostic est bénin; l'affection n'a contre elle que sa tendance à la chronicité. Le rétrécissement est exceptionnel.

Le traitement doit être purement local. Une fois la période aiguë passée, la muqueuse sera très avantageusement modifiée et mieux que par tout autre moyen par des instillations d'une solution de nitrate d'argent au 50e ou au 25e.

2° RÉTRÉCISSEMENT DE L'URÈTHRE.

Les rétrécissements de l'urèthre ont été étudiés dans un nombre considérable de travaux qu'il serait trop long de citer ici : parmi les auteurs qui se sont particulièrement occupés de cette question, il est bon de retenir les noms de Philips (*Treatise on urethra*, Londres, 1832); de Mercier (*Gazette médicale*, 1845); de Perrève (*Traité des rétrécissements de l'urèthre*, Paris, 1847); d'A. Guérin (1854); de Maisonneuve (1855). Un grand nombre de thèses de la Faculté de Paris, les leçons cliniques de Thompson et de Guyon ont ajouté des faits importants à l'étude de la pathogénie ou du traitement de cette affection; ces travaux ont été bien analysés et résumés par Rob. Jamin (*Dictionnaire de médecine et de chirurgie pratiques*, art. URÈTHRE).

Le rétrécissement de l'urèthre est une diminution plus ou moins prononcée du calibre du canal dont la cause est un *obstacle perma-*

nent et *progressif* déterminé par des altérations pathologiques des parois de l'urèthre (Guyon). Cette définition élimine les rétrécissements dits *inflammatoires*, liés à une tuméfaction passagère de la muqueuse dans quelques uréthrites très intenses, et les rétrécissements dits *spasmodiques* siégeant à la région membraneuse et symptomatiques d'une affection située en un point quelconque des organes urinaires.

Étiologie. Anatomie pathologique. — On distingue des rétrécissements *cicatriciels* et des rétrécissements *inflammatoires*.

Sur 220 observations de rétrécissements (*Thèse de Martin*, 1875), 187 sont dus à la blennorrhagie, 27 à des traumatismes et 5 à des ulcérations chancreuses. Sur 646 cas, Bryant en a trouvé 273 liés à une ancienne gonorrhée chronique, 43 ayant pour cause un traumatisme direct et 330 sans cause définie. Il en conclut que, dans plus de la moitié des cas, le rétrécissement se produit chez des sujets n'ayant pas eu de blennorrhagie.

Les *rétrécissements cicatriciels* sont des *cicatrices* : ils succèdent à une perte de substance du canal due à un traumatisme ou à une ulcération chancreuse ou autre; ils sont produits par la rétraction du tissu inodulaire de la muqueuse et des couches sous-jacentes. Ils ont pour caractère d'être nettement localisés en un point de l'urèthre et de se produire rapidement en quelques semaines à la suite du traumatisme ou de l'ulcération. Ils s'observent de préférence à la région *pénienne*, après une violence directe ou une rupture incomplète du pénis dans le coït; à la région *périnéo-bulbaire*, après la déchirure de l'urèthre par chute à califourchon ou coup violent sur le périnée; à la région *membraneuse*, après les fractures du pubis.

La cicatrice des rétrécissements traumatiques n'occupe pas en général toute la circonférence du canal, un lambeau de muqueuse restant en général intact à la paroi supérieure dans les ruptures de l'urèthre. Elle fait une saillie étendue et irrégulière. On a observé quelques cas d'occlusion complète de l'urèthre, l'urine sortant par des fistules.

Les rétrécissements cicatriciels consécutifs à des ulcérations chancreuses siègent en général au méat et dans la fosse naviculaire.

Les *rétrécissements inflammatoires*, qu'on pourrait appeler aussi *blennorrhagiques* dans la plupart des cas, succèdent à une inflammation prolongée de la muqueuse; ils sont produits par une sclérose interstitielle, lente, des éléments constitutifs du canal. Pour A. Guérin (1854) le siège primitif de ces rétrécissements se trouverait dans les tissus vasculaires *péri-uréthraux, en dehors* de la muqueuse. A la suite de l'inflammation de la muqueuse dans la blennorrhagie, il se ferait une sorte de phlébite autour du canal avec organisation des caillots et rétraction inflammatoire des trabécules du tissu spongieux.

On s'accorde aujourd'hui à reconnaître, à l'inverse de cette théorie, que le tissu spongieux n'est atteint que secondairement et que les lésions primitives les plus avancées siègent dans la muqueuse et dans la couche sous-muqueuse. Le microscope a démontré (Brissaud et Segond, 1881) que « les rétrécissements inflammatoires sont dus à la transformation fibreuse des parois du canal, véritable sclérose interstitielle qui s'étend plus ou moins, mais qui a son point de départ et son foyer d'irradiation au sein même de la muqueuse chroniquement enflammée, laquelle engendre la stricture ». Le processus inflammatoire chronique se traduit par une modification de l'épithélium dont les cellules deviennent cubiques, par un épaississement du chorion infiltré d'un grand nombre d'éléments embryonnaires, par une vascularisation exagérée et une prolifération embryonnaire dans les portions fibreuses du rétrécissement lui-même. Brissaud a trouvé au microscope, dans l'anneau rétréci, une partie fibreuse et une partie composée de *tissu élastique* de nouvelle formation.

Le rétrécissement inflammatoire de la blennorrhagie a son siège de prédilection dans le cul-de-sac du bulbe; *il existe toujours en ce point;* quand il n'existe par hasard qu'un seul rétrécissement, c'est là qu'on le trouve; quand il y en a plusieurs, c'est là qu'on constate le plus étroit.

Il est le plus souvent accompagné d'autres rétrécissements à sièges fixes qui sont la fosse naviculaire, la racine de la verge, la traversée du scrotum.

La *longueur* des rétrécissements varie entre quelques millimètres et 1 ou 2 centimètres; exceptionnellement, l'urèthre est rétréci dans une plus grande étendue. Leur *forme* est aussi très variable : c'est un anneau, un manchon plus ou moins complet, une bride, un entonnoir, une valvule, un mamelon. L'orifice antérieur, plus ou moins étroit, est situé tantôt dans l'axe du canal, tantôt le long de la paroi et le trajet est alors très souvent sinueux.

L'occlusion *totale* de l'urèthre par une coarctaction d'origine blennorrhagique doit être *absolument exceptionnelle;* elle n'a jamais été vue par Guyon.

A côté des rétrécissements cicatriciels et des rétrécissements inflammatoires, cet auteur admet une troisième variété, les rétrécissements *mixtes* ou *scléro-cicatriciels,* scléreux comme les rétrécissements inflammatoires d'origine blennorrhagique et cicatriciels comme les rétrécissements d'origine traumatique ou ulcéreuse. Ils siègent en plus ou moins grand nombre, sous forme d'îlots isolés, dans la région pénienne. Ils sont rebelles à la dilatation, car ils sont dépourvus de la zone élastique qui existe à la partie supérieure des rétrécissements périnéo-bulbaires habituels.

Ils paraissent dus à de petits traumatismes qui compliquent l'uréthrite blennorrhagique et qui se traduisent, dans le cours de la chaude-pisse, par l'écoulement de quelques gouttes de sang à l'occasion d'une tentative de coït, d'une masturbation ou d'une simple érection.

Symptômes. — Il est assez difficile de dire quand commence le rétrécissement d'origine blennorrhagique; on l'a vu débuter immédiatement après ou même pendant l'uréthrite. Mais il est beaucoup plus fréquent de voir ses signes apparaître à une période beaucoup plus éloignée, pouvant s'étendre entre 1 an, 10 ans, 20 ans et même plus, après la première chaude-pisse.

Le rétrécissement traumatique, cicatriciel, commence avec la cicatrisation du canal et se manifeste dès les premières semaines qui suivent l'accident.

Signes fonctionnels.—Certains rétrécissements, même très étroits, peuvent exister sans donner lieu à aucun trouble fonctionnel et peuvent n'être découverts que par une exploration du canal.

En général, le rétrécissement se traduit par *une difficulté croissante de la miction,* en rapport avec la diminution permanente et progressive du calibre de l'urèthre.

Au début, les troubles de la miction peuvent ne consister que dans des modifications de la *forme,* du *volume,* de la *force de projection du jet* d'urine. Celui-ci est tantôt bifurqué, tantôt aplati en lame de abre, tantôt divisé en plusieurs jets, ou tortillé en vrille ou en tire-bouchon. Son volume diminue progressivement au point que la colonne liquide peut devenir filiforme ou qu'il n'y ait plus de jet et que l'urine s'échappe goutte à goutte. Celle-ci est projetée sans force et les malades arrivent peu à peu « à pisser sur leurs bottes ». Les modifications du volume et de la force de projection du jet entraînent la *lenteur* de la miction.

A ces signes s'ajoute souvent une *incontinence passagère toute spéciale*. Après la miction, une certaine quantité d'urine accumulée dans le canal derrière le rétrécissement s'écoule goutte à goutte sous l'influence de la pesanteur et de la rétraction lente des parois et vient mouiller les vêtements.

On signale aussi dans quelques cas un *écoulement uréthral séro-purulent*, des *sensations douloureuses* pendant la miction, et la *fréquence* des besoins d'uriner. Ces signes sont très inconstants et n'ont pas grande valeur. Ils sont beaucoup moins importants que les *efforts* auxquels sont obligés de se livrer les malades pour uriner. L'urine s'arrête derrière le rétrécissement et ne peut être péniblement expulsée qu'à l'aide de violents efforts, pendant lesquels les malades se penchent en avant ou s'accroupissent, ou se cramponnent aux objets voisins. Ces efforts provoquent la turgescence de la face, la sortie des gaz et quelquefois des matières par l'anus, le prolapsus du rectum, l'issue des hernies, quelquefois des congestions et des hémorrhagies cérébrales. Enfin il peut y avoir rétention complète d'urine, ou simple expulsion de quelques gouttes, le globe vésical restant distendu au-dessus du pubis.

On peut tenir compte *du moment de la miction* où s'exerce l'effort, pour avoir quelque renseignement sur la nature de l'obstacle à l'émission de l'urine : l'effort du *début* est lié en général au retard de la miction et se rencontre particulièrement chez les prostatiques ; l'effort de *la fin* appartient aux malades affectés de cystite ; l'effort qui *se continue* pendant toute la durée de la miction s'observe plutôt chez les rétrécis, qui ne peuvent plus uriner sans se livrer à des poussées plus ou moins violentes (Guyon).

La difficulté de la miction n'est pas en rapport rigoureux avec l'étroitesse du rétrécissement : la longueur de celui-ci, l'épaisseur et la résistance du canal nécessitent bien plus que sa grande étroitesse des contractions musculaires énergiques (Guyon).

Ces efforts produisent à la longue une *incontinence permanente*, en général tardive et assez rare, d'abord exclusivement *diurne,* et liée à la dilatation progressive du canal en arrière du rétrécissement étendue jusqu'au col de la vessie. Le sphincter forcé laisse arriver l'urine jusqu'au rétrécissement, à travers lequel elle filtre goutte à goutte (Guyon). Cette incontinence ne se produit d'abord que le jour dans la station verticale, sous l'influence de la pesanteur, pour cesser la nuit dans le décubitus horizontal où l'orifice du rétrécissement n'est plus en un point déclive. Plus tard, la déformation du col rend cette incontinence à la fois diurne et nocturne.

L'incontinence des prostatiques est au contraire d'abord *nocturne,* et ne s'étend que plus tard au jour.

A ces signes locaux s'ajoutent des *troubles digestifs,* de la fièvre, etc. Nous les décrirons à l'occasion de la rétention d'urine qui en est la cause.

La rétention d'urine complique en général en effet souvent la marche progressive du rétrécissement, soit par *crises passagères* à l'occasion d'un excès de table ou de rapprochements sexuels, soit d'une manière *durable,* à la suite de l'évacuation incomplète de la vessie.

Comme l'excrétion de l'urine, l'*éjaculation* est en général gênée ; elle est parfois douloureuse ; elle se fait en bavant et peut refluer en partie dans la vessie.

L'érection peut être incomplète et la verge est quelquefois déviée quand la rétraction scléreuse s'est étendue aux parties qui entourent le canal.

Signes physiques. — Ils sont fournis par l'examen du canal à l'aide de l'explorateur à boule olivaire n° 18 à 21. Quand ces instruments entrent dans la vessie sans rencontrer d'obstacle, il n'y a pas de rétrécissement.

S'il y a un rétrécissement, des boules de moins en moins volumineuses sont choisies, jusqu'à ce que l'une passe à travers l'obstacle ; au retour le talon de l'instrument rencontre une résistance semblable à celle de l'aller. La sensation de ressaut, parfois multiple et râpeuse, ainsi perçue, est caractéristique.

L'explorateur peut rencontrer des points rétrécis multiples étagés depuis la fosse naviculaire jusqu'à l'entrée de la portion membraneuse ; il indique quelquefois une résistance et une rigidité du canal sur presque toute son étendue. Dans ce cas, le rétrécissement est bien sûrement d'origine blennorrhagique, tandis que le rétrécissement cicatriciel est unique.

Guyon recommande de noter par région anatomique et non par centimètres le point où s'arrête la boule exploratrice, à cause de la longueur essentiellement variable de l'urèthre.

Quelquefois le rétrécissement ne peut être franchi que par de fines bougies dont l'extrémité tantôt tortillée, tantôt en forme de baïonnette, de spirale ou de vrille, peut trouver l'orifice excentrique du point rétréci ou le traverser lorsqu'il est sinueux. Les bougies fines peuvent elles-mêmes ne pas pénétrer, et le rétrécissement est dit *infranchissable*, bien qu'il livre toujours passage à l'urine. Le passage peut être souvent franchi après plusieurs jours de tentatives, après un repos prolongé ; d'autres fois il est réellement infranchissable.

La palpation avec le doigt de la partie inférieure de l'urèthre peut faire reconnaître en ce point une série de nodosités plus ou moins saillantes adhérentes au canal, ou indiquer sa transformation en un conduit dur et inextensible comme un tuyau de pipe.

Diagnostic. — Les troubles fonctionnels que nous avons passés en revue ne peuvent que donner des présomptions sur la présence d'un rétrécissement. Ils prennent de l'importance quand le malade accuse dans ses antécédents une blennorrhagie ancienne prolongée ou une contusion du périnée avec uréthrorrhagie.

L'exploration du canal donne seule les éléments certains du diagnostic, de la présence, du siège et du degré de rétrécissement.

Quand l'explorateur est arrivé à la région bulbaire, à l'entrée de la portion membraneuse, il est nécessaire d'exercer pendant quelques minutes avec l'instrument une pression légère, *mais soutenue*. S'il n'y a que du *spasme*, la boule sera serrée sans donner à la main la sensation d'un ou de plusieurs ressauts, durs, secs, se reproduisant deux ou trois fois dans un petit parcours et caractéristiques du rétrécissement.

La manœuvre répétée plusieurs fois donnera la même sensation, s'il s'agit d'un point rétréci, tandis que le spasme une fois vaincu ne se reproduira pas immédiatement.

Un instrument métallique, comme une bougie Béniqué, peut vaincre le spasme qui a résisté à la boule ordinaire et pénétrer dans la vessie soit directement, soit à la suite d'une bougie fine fixée à son extrémité.

Le même instrument sera invariablement arrêté s'il s'agit au contraire d'un point rétréci.

Il peut y avoir en même temps coïncidence du spasme uréthral et d'un rétrécissement. L'instrument se trouve arrêté une première fois dans la portion spongieuse à 6 où 7 centimètres du méat et une deuxième fois entre 11 et 13 centimètres, à la portion membraneuse (Verneuil).

Si le rétrécissement est trop serré pour admettre un explorateur à boule et ne permet que le passage d'une fine bougie, le nombre des rétrécissements ne peut être que difficilement apprécié et n'est souvent reconnu que par le passage de la lame de l'uréthrotome : le plus profond, c'est-à-dire le rétrécissement périnéo-bulbaire, est toujours le plus étroit, le plus épais, le plus résistant.

L'hypertrophie de la prostate ne saurait être confondue avec un rétrécissement de l'urèthre : l'âge auquel se développe cette hypertrophie, les troubles surtout nocturnes dans l'émission de l'urine, l'exploration par le rectum, la présence de l'obstacle au cathétérisme au delà de la portion membraneuse de l'urèthre, la possibilité d'introduire un instrument volumineux, de forme appropriée, ne sauraient faire méconnaître l'hypertrophie prostatique.

Marche. Complications. — La marche du rétrécissement inflammatoire blennorrhagique est lente et peut se compter par années ; celle du rétrécissement cicatriciel est rapide et arrive en quelques mois à un degré très avancé.

Les complications les plus graves, comme l'*infiltration d'urine*, les *abcès urineux*, les *fistules urinaires*, la *fièvre urineuse*, seront décrites à part.

La *rétention d'urine aiguë complète* peut se produire à titre de grave complication et peut, dans quelques cas, être suivie de *rupture* de la vessie.

Pronostic. — Le pronostic est beaucoup plus grave dans le rétrécissement traumatique que dans le rétrécissement blennorrhagique. Dans ce dernier, il est toujours sérieux, l'affection ne pouvant jamais guérir spontanément et présentant au contraire une tendance constante à la *récidive*, qui n'est prévenue que par des soins continuels.

Traitement. — Le traitement d'un rétrécissement de l'urèthre consiste essentiellement dans sa *dilatation ;* celle-ci est dite *perma-*

nente ou *temporaire*, suivant qu'on laisse à demeure ou qu'on ne fait que passer dans le canal l'instrument dilatateur.

L'*uréthrotomie interne* et l'*uréthrotomie externe*, ou section du rétrécissement de dedans en dehors ou de dehors en dedans, ne sont que des moyens d'appliquer la dilatation, qui est le traitement par excellence des rétrécissements de l'urèthre.

La dilatation agit à la fois d'une manière mécanique et d'une manière dynamique sur la paroi d'un rétrécissement : l'instrument dilatateur le refoule excentriquement et produit par son contact une action modificatrice en vertu de laquelle les tissus scléreux se ramollissent et se laissent plus facilement écarter. Ce fait est surtout démontré par la dilatation *permanente*, dans laquelle un instrument de petit calibre, laissé quelques jours à demeure dans l'urèthre rétréci, peut être remplacé immédiatement par des bougies beaucoup plus volumineuses.

1° *Dilatation permanente.* — Elle consiste essentiellement à laisser et à fixer dans le canal l'instrument avec lequel le rétrécissement a pu être franchi et s'applique surtout aux rétrécissements difficiles à traverser ou dans lesquels le passage répété des bougies par la dilatation *temporaire* n'est pas suivi de résultats.

Dans les rétrécissements étroits, le passage ne peut être trouvé qu'après des tâtonnements et des tentatives répétés à l'aide d'instruments variés, bougies fines, droites ou à extrémité coudée, tortillée en tire-bouchon, déformée en baïonnette et ensuite trempée dans le collodion qui lui conserve la forme qu'on lui a donnée. Ces artifices sont particulièrement utiles quand l'orifice du rétrécissement est dévié de l'axe du canal et ne peut être enfilé par un instrument rectiligne.

Dans quelques cas, la bougie fine ne peut être introduite qu'après une séance de quelques heures dans laquelle une bougie en gomme cylindrique, de plus gros volume, a été maintenue contre l'orifice du rétrécissement; c'est le *cathétérisme appuyé*.

Quel que soit l'instrument introduit, il est laissé en place pendant trois jours et remplacé au bout de ce temps par une bougie d'un numéro deux ou trois fois plus élevé.

Tous les trois jours, la même manœuvre est répétée jusqu'à ce que le canal admette une bougie n° 12 (Guyon). L'urèthre ne tolère que difficilement une bougie plus volumineuse laissée en permanence. A partir de ce moment on a recours, suivant les indications, à l'uréthrotomie interne ou à la dilatation *temporaire*.

Dilatation temporaire. — Elle consiste à ne laisser séjourner l'instrument dilatateur que pendant un temps très limité. Elle se pratique à l'aide de *bougies flexibles* en gomme ou de *bougies métalliques* dites de Béniqué. L'instrument doit être introduit doucement, *sans aucune force*.

Le premier numéro introduit doit être basé sur les résultats fournis par l'explorateur à boule et rester même au-dessous du calibre de cet explorateur : si celui-ci est un n° 8, la bougie sera un n° 6, jouant librement dans la stricture.

La séance de dilatation sera répétée tous les deux ou trois jours seulement. En général, l'instrument ne fera qu'entrer et sortir immédiatement, sans séjourner dans le canal.

Une bougie d'un numéro supérieur ne sera passée que si la première chemine librement, et deux ou trois numéros au plus seront passés dans la même séance.

La dilatation maximum sera arrêtée aux n°s 22 ou 23 de la filière Charrière pour les bougies en gomme, aux n°s 45 ou 48 pour les bougies métalliques Béniqué. Ces dernières, augmentant de volume par $\frac{1}{6}$ de millimètre seulement, permettent de continuer la dilatation quand elle n'était plus possible avec les sondes en gomme variant de l'une à l'autre de $\frac{1}{3}$ de millimètre.

Le rétrécissement de l'urèthre peut être dilaté d'une manière *rapide* soit à l'aide d'instruments introduits fermés dans le canal et pouvant s'y déployer par un mécanisme spécial, comme le dilatateur de Perrève ou de Charrière, soit au moyen d'une série de cathéters métalliques coniques augmentant rapidement de volume d'un numéro à l'autre et guidés à travers le rétrécissement par une bougie conductrice (*Dilatation immédiate progressive de Le Fort*).

A ces procédés rapides appartient aussi la *divulsion*, par laquelle on fait éclater le rétrécissement à l'aide d'un cathéter formé de deux lames qu'on écarte violemment l'une de l'autre à l'aide d'un mandrin (Voillemier).

Ces divers moyens doivent être suivis de la dilatation.

L'*uréthrotomie interne*, déjà proposée par A. Paré, exécutée par Amussat (1824), Leroy d'Étiolles, Ricord, Reybard, Civiale, qui ont chacun inventé un instrument, consiste à sectionner le rétrécissement à l'aide d'une lame coupante introduite dans le canal. On la pratique aujourd'hui couramment à l'aide de l'*uréthrotome* de Maisonneuve, qui coupe sans danger le rétrécissement *d'avant en arrière*. Il se compose : 1° d'une fine bougie flexible de gomme élastique, portant à son talon un petit ajutage métallique creusé d'un pas de vis. C'est la bougie *conductrice ;* 2° d'une tige métallique courbe comme une sonde et cannelée dans sa concavité, longue de 30 centimètres, munie à son extrémité antérieure d'un pas de vis qui s'adapte à celui de la bougie. C'est le conducteur dans lequel glisse la lame ; 3° d'une lame triangulaire à bords tranchants légèrement concaves, à sommet mousse, et portée sur une longue et mince tige métallique flexible, qui s'insinue avec la lame dans la rainure du conducteur.

L'incision de l'urèthre est pratiquée avec cet instrument sur sa paroi *supérieure*.

Après l'uréthrotomie, une sonde n° 15 à 16 est laissée dans le canal pendant vingt-quatre heures et retirée au bout de ce temps.

La dilatation avec les bougies Béniqué est pratiquée au bout de quinze jours pendant lesquels le canal est laissé en repos.

L'uréthrotomie interne est indiquée dans les *rétrécissements du méat* et de la fosse naviculaire presque toujours cicatriciels, dans les rétrécissements *traumatiques* franchissables, dans les rétrécissements inflammatoires *difficiles à franchir* à cause de leur étroitesse considérable, de leur déviation, de leur étendue, ou *compliqués de fausses routes*. Elle s'impose quand le cathétérisme provoque des accidents fébriles à répétition, quand il existe des *complications rénales* ou *vésicales*, quand il y a *infiltration d'urine* ou *rétention incomplète* de ce liquide avec tous les accidents généraux qu'elles entraînent.

Elle est encore indiquée dans certains rétrécissements dits *irritables*, dans lesquels, sans raison apparente, la dilatation du canal ne peut être amenée au-dessus d'un certain numéro insuffisant ou même perd du terrain de jour en jour, et dans les rétrécissements *élastiques* où, à une dilatation rapidement obtenue du canal, succèdent en quelques jours la rétraction des parois et la perte de tout le bénéfice acquis.

L'*uréthrotomie externe*, surtout remise en honneur par Syme (d'Édimbourg), est une opération ayant pour but de sectionner le rétrécissement *de dehors en dedans* à l'aide d'incisions extérieures, allant de la peau vers l'urèthre.

Elle se fait *avec* ou *sans conducteur*, c'est-à-dire avec ou sans un instrument introduit dans le rétrécissement et permettant de retrouver le canal. L'opération, simple dans le premier cas, peut présenter les plus grandes difficultés dans le second, pour retrouver le bout postérieur de l'urèthre.

On trouve son indication *rarement* pour des rétrécissements blennorrhagiques reconnus réellement infranchissables; *souvent* pour des rétrécissements traumatiques, soit infranchissables, soit franchissables encore, mais très étendus et très indurés. Dans ce dernier cas, l'*excision* des parties indurées sera pratiquée avec avantage et un véritable canal pourra être sculpté dans leur épaisseur.

Enfin, si, malgré l'uréthrotomie externe, le bout postérieur de l'urèthre ne pouvait être retrouvé, on pourrait faire le *cathétérisme rétrograde* par une ouverture pratiquée à la région sus-pubienne et permettant d'engager une sonde par l'orifice vésical de l'urèthre (Sédillot, S. Duplay).

3° TUMEURS DE L'URÈTHRE.

Les tumeurs de l'urèthre appartiennent d'une manière presque exclusive au sexe féminin. Thompson aurait observé chez l'homme un polype pédiculé situé entre la portion prostatique et la portion membraneuse du canal ; White (*Encyclopédie de chirurgie*, t. I, p. 565) a observé chez un jeune homme des polypes, en avant de la fosse naviculaire, déterminant des troubles considérables des fonctions urinaires et sexuelles.

Étiologie. Anatomie pathologique. — Sous le nom de tumeur de l'urèthre on peut décrire : 1° des *tumeurs hypertrophiques* de la muqueuse uréthrale ; 2° des *tumeurs vasculaires ;* 3° des *tumeurs papillaires ;* 4° des *tumeurs épithéliales* ou *cancéreuses*.

On doit réserver le nom de *polypes* de l'urèthre aux diverses variétés de tumeurs papillaires ou pédiculées.

Ces tumeurs se rencontrent surtout entre 25 et 30 ans; elles ont été observées cependant aux deux extrêmes de la vie.

Les *tumeurs hypertrophiques* de la muqueuse uréthrale, surtout fréquentes chez des jeunes filles ou des jeunes femmes, sont formées par une hypertrophie simple de la muqueuse uréthrale ; cette hypertrophie débute ordinairement par la partie postérieure du canal, dans la région du méat. La tumeur fait saillie entre les petites lèvres sous forme d'un mamelon rouge vif, framboisé, augmentant quelquefois de volume au moment des règles ou de la grossesse et parfois excorié par les frottements.

Le travail hypertrophique peut porter sur d'autres points du canal et même s'étendre à toute la longueur de celui-ci, qui fait un relief appréciable à travers la paroi antérieure du vagin.

Les *tumeurs vasculaires* consistent en un épaississement partiel ou total de la muqueuse, accompagné d'un état variqueux des vaisseaux de la partie. Elles siègent en général sur les bords du méat et de préférence à la paroi inférieure. Ordinairement sessiles, elles se montrent sous l'aspect de franges ou de végétations irrégulières, aplaties, bosselées, présentant de nombreux sillons.

Leur couleur varie du rouge gris au rouge vif.

Ces tumeurs qui peuvent devenir tendues, rénitentes, soit à l'époque des règles ou sous l'action d'un effort, sont quelquefois désignées sous le nom d'*hémorrhoïdes uréthrales* (Hutchinson, Riche.); elles coïncident souvent avec des bourrelets hémorrhoïdaux de l'anus et s'accompagnent d'une manière presque constante d'un spasme du sphincter uréthral.

Les tumeurs *papillaires* et certaines tumeurs *folliculeuses* sont en général décrites sous le nom de *polypes* de l'urèthre. Les tumeurs papillaires siègent aux environs du méat et se développent aux dépens des papilles vasculaires normales de la région. Elles offrent une couleur rouge vif, violacée, et ne dépassent pas le volume d'un petit pois ou d'une lentille.

Dollez (Thèse de Paris, 1866) a décrit sous le nom de *tumeurs folliculeuses* des tumeurs développées aux dépens des follicules qui sont abondants à la partie moyenne de la muqueuse uréthrale. Ces follicules se développent et repoussent les parois de l'urèthre. Leur siège ordinaire est la paroi inférieure du canal ; leur volume devient plus considérable que celui des tumeurs papillaires.

Symptômes. Diagnostic. — Toutes ces tumeurs se présentent comme une saillie plus ou moins considérable faisant hernie à travers le méat ou l'obstruant. Elles sont sessiles ou pédiculées, et, dans ce dernier cas, elles peuvent être déplacées et refoulées. Un instrument peut les contourner et s'assurer de leur point d'implantation. D'autres fois, elles ne sont visibles qu'après la dilatation du méat et de l'urèthre.

Certaines de ces tumeurs et en particulier les tumeurs folliculeuses peuvent ne se traduire par aucun trouble fonctionnel.

En général, elles donnent lieu à une série de troubles douloureux et fonctionnels très importants à connaître et tout à fait hors de proportion avec le faible volume de la tumeur et sa bénignité anatomique. Douleurs vagues dans les aines, l'hypogastre, surtout exagérées par la marche et la menstruation, douleurs vives dans le coït, sensibilité parfois exquise au moindre contact et pouvant arracher des cris à la malade et rebelle à l'anesthésie chloroformique, souvent réveillée par la pression du doigt contre l'arcade du pubis, gêne et difficulté de la miction, ténesme avec sortie involontaire de l'urine, incontinence ou rétention complète; hyperesthésie du canal qui ne peut admettre une sonde; convulsions, éréthisme nerveux : tels sont en quelques mots les phénomènes fréquemment observés à l'occasion des tumeurs de l'urèthre.

Un examen méthodique du canal est nécessaire pour ne pas méconnaître l'origine des symptômes et ne pas les attribuer à une affection utérine.

Traitement. — La tumeur doit être enlevée et son point d'implantation doit lui-même être détruit pour prévenir la récidive. L'ablation pourra se faire le plus souvent avec la pointe du thermocautère chauffée à un feu modéré, pendant que la tumeur est attirée au dehors avec une pince à griffes.

Quelquefois, la production n'est abordable qu'après la dilatation du canal de l'urèthre obtenue rapidement pendant le sommeil, soit avec une pince dilatatrice, soit avec les divers dilatateurs spéciaux.

Le professeur Richet excise d'un coup de ciseau la portion de muqueuse des parois inférieure et supérieure du canal sur laquelle s'est développée la tumeur vasculaire, et termine l'opération par la dilatation du canal.

Dans quelques cas, cette dilatation portant sur le sphincter uréthral peut amener la cessation des douleurs et des troubles soit après l'ablation de la tumeur, soit quand celle-ci ne peut être enlevée.

Sous le nom de tumeurs *rares* de l'urèthre, on peut décrire des *épithéliomas* développés sur le méat et ayant la même évolution clinique que dans toutes les autres régions; des *adénomes* (Barnes, Simpson), des tumeurs *fibro-celluleuses* ou *fibro-myomes* (Rizzoli), des *kystes* (Nicaise, Garnier-Mouton, thèse de Paris, 1876) développés dans les glandes muqueuses qui siègent en grand nombre au niveau du méat urinaire, surtout au niveau de la colonne antérieure du vagin.

CHAPITRE V

I

RÉTENTION D'URINE.

La rétention d'urine est l'impossibilité d'émettre naturellement par l'urèthre partie ou totalité de l'urine contenue dans la vessie. Ce symptôme est commun à un grand nombre d'affections des voies urinaires et donne lieu à des considérations importantes de pathogénie, de diagnostic et de traitement.

Étiologie. — La rétention d'urine peut se montrer chez des sujets indemnes de toute lésion des voies urinaires, dans certaines affections cérébrales ou médullaires, dans les fractures ou luxations du rachis, dans les plaies de la moelle, dans la paraplégie confirmée du mal de Pott, dans l'hystérie, les fièvres graves infectieuses, la péritonite, etc.

En général, elle reconnaît pour cause une lésion des voies urinaires. Tantôt elle est *complète* d'emblée et s'observe alors le plus souvent à l'état aigu; tantôt elle est *incomplète* et s'observe à l'état chronique et appartient à cette variété bien étudiée par Civiale sous le nom de *stagnation de l'urine dans la vessie*. Ces deux types de rétention sont très différents.

Guyon distingue les rétentions d'urine de *cause inflammatoire*, *congestive et spasmodique;* les rétentions d'urine *chez les rétrécis;* les rétentions d'urine *chez les prostatiques;* les rétentions d'urine *d'origine traumatique;* les rétentions d'urine de *cause mécanique.*

Les rétentions de la première classe succèdent à une poussée congestive ou inflammatoire chez des sujets porteurs d'une blennorrhagie aiguë ou subaiguë, ou chez des malades atteints de lésions profondes du rein, du col ou du corps de la vessie, de la prostate; chez les calculeux, chez les tuberculeux urinaires, et chez un grand nombre de sujets dits impressionnables, parmi lesquels il faut ranger des névropathiques et des sujets porteurs de lésions médullaires plus ou moins latentes. Dans tous ces cas, la rétention est due à un spasme de la région membraneuse de l'urèthre.

La rétention d'urine chez les *rétrécis* est aussi généralement *passagère;* elle succède à un excès ou à une tentative de dilatation du canal. Elle peut être incomplète et avoir les caractères de la stagnation de l'urine.

La rétention d'urine *chez les prostatiques* est la plus commune et la plus importante; elle est provoquée par l'obstacle dû à l'hypertrophie de la prostate et par un état congestif qui s'y surajoute le plus souvent. Dans ce dernier cas, la rétention est en général *complète.*

Les rétentions *incomplètes* sont caractérisées par ces deux faits en apparence contradictoires : *possibilité* d'uriner et *impossibilité* de vider la vessie (Guyon). Cliniquement, elles se traduisent par des besoins fréquents d'uriner et des douleurs rappelant presque les phénomènes de la rétention complète aiguë, ou par la fréquence non douloureuse des mictions avec *distension* de la vessie, que la palpation et le toucher rectal montrent toujours remplie d'urine (*Rétention d'urine chronique incomplète avec distension*). La distension porte non seulement sur la vessie, mais sur l'un des uretères ou les deux, sur les calices et les bassinets. La substance rénale atrophiée est souvent réduite à une coque mince.

C'est cet état que décrivait Civiale sous le nom de *stagnation de l'urine avec affaissement et délabrement de la santé générale.* Les malades sont en proie à l'intoxication urineuse chronique du fait de la stagnation de l'urine dans la vessie et des altérations rénales.

Les rétentions d'urine *traumatiques* ont été étudiées avec les lésions traumatiques de la vessie et de l'urèthre; elles sont dues le plus souvent aux contusions et aux déchirures de ce canal.

La rétention d'urine de cause *mécanique* est l'impossibilité apportée à l'émission des urines par une tumeur qui comprime l'urèthre (tumeur péri-uréthrale, fragments osseux, tampons rectaux ou vaginaux, tête fœtale, néoplasme du bassin) ou par un corps étranger qui bouche sa lumière (caillots, calculs, corps étrangers).

Anatomie pathologique. — Les lésions de la vessie ont été décrites à l'article *Cystite chronique*. Dans les cas de rétention prolongée, le réservoir urinaire peut acquérir des dimensions extraordinaires, remplir la cavité abdominale et refouler le diaphragme. Dans les cas moyens, il constitue une tumeur ovoïde, à grand axe vertical, remontant jusqu'au niveau de l'ombilic. Dans son ascension au-dessus du pubis, la vessie relève le péritoine qui tapisse son sommet et se met par la plus grande partie de sa face antérieure en rapport immédiat avec la face postérieure de la paroi de l'abdomen, sans interposition de la séreuse.

Le plus souvent, la stagnation prolongée de l'urine dans la vessie détermine dans tout l'appareil urinaire des lésions ascendantes qui commencent à la dilatation des uretères, des calices, des bassinets, pour se terminer à la distension et à l'atrophie de la substance rénale. Cette *néphrite ascendante* ou *pyélonéphrite ascendante* consiste essentiellement au point de vue microscopique dans une néoformation de tissu conjonctif qui débute dans les pyramides et envahit de proche en proche la substance corticale. Tous les éléments du rein s'altèrent et disparaissent étouffés par la prolifération et la rétraction secondaire du tissu conjonctif (*néphrite interstitielle diffuse*). Le rein est en général atrophié; sa surface est parsemée de petits kystes ou de collections purulentes; la capsule est épaissie; la distinction entre les deux substances n'existe plus.

Symptômes. — Les symptômes de la rétention d'urine sont tout à fait différents suivant qu'il s'agit d'une rétention *complète aiguë*, ou d'une rétention *incomplète chronique*.

Dans la rétention complète d'emblée, le symptôme capital est l'impossibilité d'uriner. Le malade, à plusieurs reprises, pousse, fait effort : rien ne sort du canal. Après une période de calme plus ou moins longue, l'envie se reproduit; l'effort reste inutile. A partir de ce moment, la scène devient terrible : les envies se rapprochent;

une sensation de pesanteur au périnée; des douleurs dans la région hypogastrique s'irradiant en avant jusqu'à l'extrémité du gland, en arrière jusqu'aux lombes; des efforts d'expulsion, répétés d'abord volontaires, puis bientôt involontaires, se prononcent de plus en plus et vont toujours s'exagérant. Le malade est anxieux, agité, poussant des plaintes, tantôt sourdes, tantôt furieuses; il présente une agitation perpétuelle; se levant, se couchant, il essaye incessamment de toutes les positions. Sous l'influence de l'épuisement et de l'ébranlement nerveux, peut-être aussi quelquefois de l'intoxication urineuse, du délire peut se déclarer; mais dans la perte de la notion du monde extérieur, au milieu de l'incohérence des paroles et des pensées, l'angoisse vésicale n'en persiste pas moins, et automatiquement les mains ne cessent de parcourir la verge, le périnée, l'hypogastre. Les muscles abdominaux fortement contractés font relief sous les téguments.

A la palpation, on trouve au-dessus du pubis une tumeur d'un volume variable s'élevant jusqu'à l'ombilic; on l'aurait vue arriver jusqu'à l'appendice xiphoïde, et refouler le diaphragme dans la poitrine. Cette tumeur, sans changement de couleur à la peau, plus large à sa partie inférieure qu'à son sommet, résistante, est mate à la percussion; sa compression augmente l'envie d'uriner. Lorsqu'elle est volumineuse, on sent une ondulation caractéristique de la présence du liquide; mais cette sensation devient bien plus évidente quand on introduit le doigt dans le vagin chez la femme et dans le rectum chez l'homme : on sent une tumeur résistante, de consistance égale, donnant la sensation de flot par la pression de l'autre main appliquée sur la paroi abdominale antérieure.

La scène cesse comme par enchantement dès que la vessie est vidée; le calme renaît, une sensation de bien-être général s'empare du patient, et le délire, s'il existait, disparaît avec la souffrance.

Plus tard, si la rétention n'est pas utilement combattue, l'intoxication urineuse se manifeste soit par les accidents nerveux qui caractérisent l'empoisonnement urémique, soit par l'apparition de symptômes fébriles.

La rupture de la vessie est absolument exceptionnelle et ne se produit que dans les cas où une cystite chronique a affaibli quelque point de la paroi et préparé la déchirure.

Le plus souvent, si les voies d'excrétion sont perméables, l'urèthre livre passage à quelques gouttes d'urine ; puis l'écoulement devient continu et à la rétention succède l'incontinence. Cette évacuation très incomplète, cette *miction par regorgement*, cette *fausse incontinence*, peut conjurer pour quelque temps les accidents mortels.

Les symptômes de la rétention *incomplète* sont tout différents. La déplétion incomplète de la vessie se traduit par la fréquence des besoins et des mictions, surtout pendant la nuit. Les mictions, de plus en plus nombreuses, deviennent pénibles ; la lenteur de l'émission d'urine exige de grands efforts d'expulsion, et les dernières gouttes de liquide s'écoulent en bavant alors que l'effort a cessé.

Cet état vésical s'accompagne rapidement de troubles digestifs et de la détérioration générale de la santé.

L'examen de la région hypogastrique fait reconnaître que la vessie distendue dépasse notablement le pubis ; la pression de la région fait naître des besoins d uriner et le cathétérisme retire 200 à 300 grammes d'urine, même si le malade a uriné quelques minutes auparavant.

La rétention d'urine incomplète, justiciable du traitement chez les rétrécis où l'obstacle à l'émission peut être levé d'une manière absolue, reste, chez les prostatiques, une menace habituelle et un danger sérieux auxquels ils n'échappent guère.

Diagnostic. — Le diagnostic de la rétention d'urine aiguë est en général facile. L'examen de la région hypogastrique ne saurait laisser de doute. On ne se laissera pas tromper par l'écoulement de l'urine par regorgement ; cette fausse incontinence, coïncidant avec la distension de la vessie facile à reconnaître au palper, est au contraire un bon signe de la rétention.

La rétention incomplète, soupçonnée d'après les commémoratifs, est reconnue par l'exploration hypogastrique et le toucher rectal ; elle est rendue tout à fait évidente par le cathétérisme.

Le point important du diagnostic est celui de la *variété* de rétention.

Quand une rétention s'est montrée chez des sujets *sans passé* morbide uréthral ou vésical, il faut conclure, à moins de traumatisme récent ou d'affection nerveuse, et quel que soit l'âge, à un état congestif, inflammatoire ou spasmodique (Guyon).

Toutes les fois que l'urèthre a un passé morbide, il faut, quel que soit l'âge, ne pas le mettre hors de cause, et comme les troubles de la miction ont pu mettre insuffisamment en relief la lésion du canal, il faut s'imposer comme règle absolue de ne jamais chercher à pénétrer dans la vessie avant d'avoir examiné l'urèthre (Guyon).

L'examen méthodique avec la bougie à boule olivaire fera reconnaître un spasme de la portion membraneuse, un ou plusieurs rétrécissements, un corps étranger, une hypertrophie de la prostate avec déviation du canal. Le toucher rectal complétera le diagnostic.

Traitement. — *Il faut par un moyen quelconque débarrasser la vessie de son contenu.*

Dans la rétention d'urine des fièvres graves, de la péritonite, des affections médullaires ou cérébrales, on pratiquera le cathétérisme avec une sonde molle n° 16 ou 18, après s'être assuré avec l'explorateur de l'intégrité et de la liberté du canal.

La rétention d'urine, congestive ou inflammatoire, sera avantageusement combattue par l'opium, les cataplasmes, les lavements simples et laudanisés, les grands bains. Le cathétérisme sera pratiqué avec précaution si le traitement médical reste insuffisant.

Si la rétention survient *chez un rétréci* dont le canal n'admet qu'un explorateur n° 6 ou même un numéro inférieur, l'instrument évacuateur sera non plus une sonde, mais une *bougie fine* laissée à demeure, le long de laquelle l'urine filtre d'une manière continue.

Si ce moyen ne suffit pas, l'uréthrotomie interne trouve son indication d'urgence et remédie de suite à la rétention et à sa cause.

Quand ces méthodes d'évacuation ne réussissent pas ou ne peuvent être employées, la vessie sera évacuée par la ponction capillaire suspubienne, absolument innocente quand elle est pratiquée avec des instruments propres.

Chez les *prostatiques*, le cathétérisme évacuateur sera pratiqué soit avec la sonde molle en caoutchouc rouge n° 16 ou 18, qui, grâce à sa flexibilité, sait parfois franchir les obstacles, soit avec un instrument courbe ou coudé, comme la sonde-béquille, dont la forme permet de suivre la paroi supérieure de l'urèthre, ordinairement libre.

L'évacuation de la vessie, dans ce cas, devra être faite lentement, sans pression à la région hypogastrique, et ne devra jamais être absolument totale. Une évacuation trop rapide et trop complète provoque des contractions douloureuses, une hémorrhagie vésicale et le développement de la cystite.

Le cathétérisme évacuateur doit être répété, dans l'hypertrophie prostatique, trois et quatre fois par jour, tant que la miction s'exécute avec effort.

S'il présente des difficultés insurmontables, démontrées par un quart d'heure, vingt minutes au plus de tâtonnements, on fera la ponction capillaire hypogastrique, facile à répéter et particulièrement indiquée quand des tentatives de sondage ont produit une fausse route.

Les mêmes règles du cathétérisme évacuateur et les plus minutieuses précautions seront observées dans la rétention d'urine chronique incomplète avec distension. Les lésions avancées des reins qui compliquent cet état font courir au malade les plus graves dangers après la plus simple intervention.

II

INCONTINENCE D'URINE.

L'incontinence d'urine est un écoulement involontaire et inconscient de l'urine. On distingue :

1° *L'incontinence par regorgement ;*

2° *L'incontinence vraie* ou *par défaut d'action du sphincter ;*

3° *L'incontinence nocturne d'urine.*

a. *L'incontinence par regorgement* est la plus fréquente ; elle se produit chez des sujets qui vident mal leur vessie, par suite de rétrécissement ou d'hypertrophie prostatique, ou quand il y a distension exagérée et paralytique de la vessie sous toute autre influence.

Le col est forcé par l'arrivée incessante de l'urine dans la vessie, et la distension paralytique de l'organe ne permet l'écoulement que goutte à goutte et sans accélération.

Au début, l'incontinence chez les *rétrécis* est *diurne* et cesse par le décubitus ; chez les *prostatiques* au contraire, son début est toujours *nocturne*. A une période avancée, chez les uns et les autres, l'incontinence a lieu jour et nuit.

La *fausse* incontinence se produit chez des malades atteints d'une cystite ancienne, chez lesquels le besoin d'uriner est pressant, impérieux, et chez lesquels l'émission de l'urine se produit dès que le besoin s'est fait sentir. La sensation du besoin d'uriner perçue par ces malades qui ne peuvent plus commander à leur sphincter vésical les distingue des *vrais* incontinents, chez lesquels l'écoulement de l'urine est non seulement involontaire mais inconscient.

b. *L'incontinence vraie ou par défaut d'action du sphincter* se manifeste par un écoulement continu d'urine et une vacuité complète de la vessie. Elle est produite par toutes les causes qui s'opposent à l'occlusion du col, affection de la moelle, incision ou dilatation du col, présence d'un fongus, d'un polype, d'un calcul, d'une saillie prostatique dans sa cavité, destruction du sphincter par des ulcérations cancéreuses ou tuberculeuses.

c. *Incontinence nocturne d'urine*. Cette variété est aussi désignée sous le nom d'incontinence *essentielle* ou incontinence *infantile*, pour exprimer qu'elle se produit sans lésion appréciable des voies urinaires et qu'elle apparaît en général avant la puberté.

Elle commence le plus souvent vers quatre ou cinq ans et peut se prolonger quelquefois jusqu'à vingt ans et plus. Cette incontinence des enfants est surtout *nocturne :* deux à trois fois par nuit, les sujets, sans en avoir conscience, urinent avec jet et à plein canal dans leur lit. Dans le jour, les urines sont retenues, mais elles doivent être rendues à la première injonction du besoin, sinon elles s'écoulent en partie dans les vêtements (Guyon).

L'*étiologie* de cette affection est inconnue ; Desault admettait comme cause prédisposante une irritabilité excessive de la vessie. Trousseau regarde l'affection comme une névrose principalement caractérisée par la tonicité exagérée des fibres musculaires de la vessie; Guyon accuse l'atonie du sphincter uréthral.

Traitement. — Contre l'incontinence des rétrécis et des prostatiques, c'est à la *rétention* qu'il faut s'adresser.

Contre l'incontinence nocturne d'urine, Trousseau cherchait à modifier l'irritabilité vésicale primitive par l'administration de l'extrait de belladone à dose progressive depuis 1 centigramme jusqu'à 10, 15 et même 20 centigrammes. Dans les cas au contraire où il croyait pouvoir admettre l'atonie du col, il ordonnait le sirop de sulfate de strychnine.

Guyon traite cette affection avec succès par l'électrisation portée, chez les garçons, dans la partie profonde de l'urèthre, au niveau de la portion membraneuse, et chez les filles contre l'orifice vésical.

III

INFILTRATION D'URINE.

On donne le nom *d'infiltration d'urine* à la sortie de l'urine hors de ses voies naturelles et à son épanchement dans le tissu cellulaire voisin. La sortie brusque d'une grande quantité d'urine et la tendance à l'envahissement des parties voisines caractérisent l'infiltration d'urine, par opposition à l'abcès urineux et à la tumeur urineuse dans laquelle la quantité d'urine, peu considérable, a tendance à s'enkyster.

Étiologie. — *Siège de l'infiltration.* — Tous les points de l'appareil urinaire peuvent donner lieu à l'infiltration, y compris le rein, le bassinet, les uretères. Les ruptures de la vessie, ses plaies accidentelles ou chirurgicales, en sont le plus souvent suivies; l'épanchement d'urine se fait dans ces cas dans le tissu cellulaire sous-péritonéal ou dans le péritoine lui-même. Les accidents locaux et généraux, d'une gravité extrême, réclament une intervention qui a été exposée avec l'étude de ces divers organes.

L'infiltration la plus commune se fait dans le tissu cellulaire du périnée et reconnaît pour cause une lésion de l'urèthre. Elle peut occuper deux points différents : 1° entre l'aponévrose supérieure du périnée et le releveur de l'anus en haut et l'aponévrose moyenne en bas; 2° entre l'aponévrose moyenne en haut et les téguments du périnée en bas.

Le siège de l'infiltration est déterminé par le siège de la solution de continuité. Les lésions de la prostate, comme dans les incisions de la taille latéralisée, ou dans certaines fausses routes, les déchirures de la portion membraneuse de l'urèthre dans les fractures ou les disjonctions du pubis, produisent l'infiltration dans la loge supérieure du périnée. Le liquide arrêté en haut par l'aponévrose supérieure passe en arrière dans le tissu cellulaire prérectal et dans celui des fosses ischio-rectales; il peut même, en franchissant le muscle transverse du périnée au niveau du point de jonction de l'aponévrose superficielle avec l'aponévrose moyenne, devenir sous-cutané et occuper la marge de l'anus et la partie postérieure du périnée. Si l'aponévrose moyenne se laisse érailler, l'urine pénètre dans la loge périnéale inférieure et se comporte comme les infiltrations primitivement développées dans cette région.

L'infiltration superficielle reconnaît pour cause, dans l'immense majorité des cas, une lésion de l'urèthre antérieur, le plus souvent la rupture spontanée du canal derrière un rétrécissement, quelquefois une rupture traumatique. Voillemier a mis en lumière le mécanisme de la rupture spontanée ; il a démontré que les ulcérations plus ou moins profondes qui siègent en amont du rétrécissement ne sont pas suffisantes pour déterminer l'infiltration, s'il ne vient s'y joindre une dilatation de l'urèthre à ce niveau et un effort vésical. En arrière du rétrécissement, l'urine dilate peu à peu le canal, formant une poche dans laquelle le liquide séjourne et s'altère, et dont les parois enflammées, devenues friables et moins résistantes, finissent par éclater sous l'action des efforts auxquels se livre le malade pour débarrasser sa vessie.

Ces ruptures se produisent en général immédiatement en arrière du rétrécissement, et, par conséquent, à l'union de la portion bulbaire et de la portion membraneuse. L'épanchement d'urine se fait donc entre l'aponévrose moyenne et l'aponévrose superficielle ; arrêtée en haut et en arrière, l'urine s'infiltre en avant, envahit le tissu cellulaire du scrotum, du pénis, de la paroi abdominale. Dans le tissu cellulaire sous-cutané, elle peut s'étendre fort loin, gagner la région lombaire, la région axillaire, la cuisse.

Deux conditions semblent nécessaires pour l'étendue et la rapidité de l'infiltration : d'une part la grande abondance de l'urine épanchée par une large déchirure du canal et la violence des contractions vésicales, d'autre part les altérations de l'urine dont les propriétés nocives ne permettent pas aux tissus de limiter l'épanchement et de se défendre contre l'invasion. Verneuil et Muron ont cherché à démontrer que la décomposition ammoniacale de l'urine devait jouer un grand rôle dans l'étendue de l'infiltration.

Symptômes. — Au moment où la rupture de l'urèthre se produit, le malade, dont la vessie était distendue outre mesure, éprouve une sensation de soulagement par la cessation brusque des envies d'uriner. La saillie de la région hypogastrique disparaît et rapidement se forme une tuméfaction à la région périnéale. Cette tuméfaction s'accroît rapidement par chaque nouvelle émission de l'urine hors de la vessie ; bientôt l'épanchement passe en avant du côté du scrotum, de la verge, des régions inguinales et hypogastrique. Tous ces points sont envahis par un empâtement œdémateux quelquefois énorme. Les bourses peuvent devenir grosses comme une tête de fœtus; la verge, le prépuce, s'œdématient comme dans les formes les plus accentuées d'anasarque.

Bientôt cet œdème mou et indolent est remplacé par un œdème douloureux et plus résistant; tous les points envahis deviennent le siège d'une rougeur sombre, livide, érysipélateuse; par places apparaissent des taches cuivrées, puis violacées et noirâtres, au niveau desquelles la pression fait éclater des bouffées de crépitation fine. La percussion du scrotum par chiquenaude révèle un bruit tympanique; la gangrène du tissu cellulaire est faite; celle de la peau est produite par places.

Au bout d'un certain temps, les eschares se détachent; par les ulcérations s'écoule un pus grisâtre horriblement fétide, mêlé de gaz; la verge, les testicules, peuvent se trouver à nu dans une grande étendue et devront se recouvrir par bourgeonnement.

Quand l'infiltration se fait dans la loge périnéale supérieure, on constate à la partie postérieure de la région périnéale, sur les côtés de l'anus, un empâtement diffus plutôt qu'une véritable tumeur, et plus tard des taches gangréneuses dont l'élimination est suivie de décollements profonds et étendus.

Quel que soit le siège de l'infiltration, cette complication s'accompagne toujours d'un cortège de phénomènes généraux graves; un violent frisson se déclare au moment de l'irruption de l'urine dans le tissu cellulaire; la température s'élève rapidement; le pouls devient petit et serré; la langue se sèche; le malade présente, en un mot, les caractères d'une adynamie profonde.

On doit tenir ici un compte important de l'état des reins du malade; chez un blessé surpris en pleine santé par une infiltration d'urine suite de rupture traumatique, les conditions sont infiniment meilleures que chez un urinaire ancien dont l'état des reins et de la vessie profondément altérés par des lésions anciennes doit imposer une grande réserve au pronostic de l'affection.

Le *diagnostic* de l'infiltration d'urine ne saurait demander de grands développements; il n'est pas permis de confondre cette complication avec un érysipèle ou un phlegmon diffus des bourses ou de la verge. L'aspect particulier de la région périnéale, la connaissance des antécédents urinaires du malade, sont des données de premier ordre qu'il faut mettre à profit.

Il est plus difficile de reconnaître l'infiltration de la loge périnéale supérieure; dans ce cas on tiendra compte de la soudaineté et de la gravité des accidents, des antécédents du malade et des troubles actuels de la miction.

Traitement. — Il comprend deux indications capitales : 1° donner issue à l'urine infiltrée; 2° rétablir le cours normal de ce liquide.

Pour remplir la première indication, le chirurgien pratique tout de suite de grandes et profondes incisions ; le malade étant placé dans la position de la taille, une longue incision médiane est faite sur la tumeur périnéale jusqu'à ce que l'instrument tombe dans une cavité irrégulière d'où s'échappe un mélange infect d'urine et de pus; cette incision dans des tissus œdématiés et empâtés peut atteindre une profondeur de 6 à 7 centimètres et ne doit être arrêtée que lorsqu'elle a assuré l'évacuation du foyer primitif. D'autres incisions suffisamment espacées seront faites sur les bourses, sur la verge, le prépuce, dans la région hypogastrique et inguinale, partout, en un mot, où la rougeur et l'empâtement indiquent la présence de l'urine dans le tissu cellulaire.

Toutes ces incisions peuvent être faites avec avantage au thermocautère.

Quel que soit le moyen de diérèse employé, de larges injections antiseptiques seront faites immédiatement et les jours suivants dans toutes les ouvertures, et l'écoulement des liquides sera assuré par le passage de drains sous les divers ponts de tissus décollés.

Un traitement général tonique et stimulant sera en même temps institué.

Les jours suivants, le chirurgien cherchera à introduire une sonde dans la vessie, et si, dans des cas exceptionnels, il ne peut y parvenir, il devra se résoudre à pratiquer l'uréthrotomie externe pour prévenir la formation d'une fistule urinaire par le rétablissement de la continuité du canal.

IV

TUMEURS URINEUSES.

On désigne sous le nom de *tumeurs* ou de *poches* urineuses des cavités plus ou moins grandes qui communiquent avec l'urèthre et où l'urine séjourne dans l'intervalle des mictions. Il en existe deux espèces distinctes : l'une est due à la dilatation du canal et à l'accumulation de l'urine dans une poche qui se forme en amont d'un obstacle au cours de l'urine (rétrécissement ou corps étranger); l'autre espèce est constituée par des tumeurs, des nodosités sous-cutanées, adhérentes à l'urèthre, développées dans le tissu cellulaire péri-uréthral à la suite d'une petite infiltration limitée d'urine et par conséquent après perforation de la muqueuse.

Les tumeurs urineuses dues à une *dilatation de l'urèthre* sont liées à un obstacle au cours des urines en amont duquel le canal se laisse distendre. L'obstacle peut être formé par un calcul engagé dans le canal et la tumeur siège alors en général au périnée, à la racine des bourses.

Elle subit des variations rapides de volume suivant la liberté plus ou moins grande de l'issue des urines, et peut même complètement disparaître, si le calcul mobile s'engage dans la portion dilatée du canal. La muqueuse uréthrale est saine ou peu altérée.

Dans le cas de rétrécissement, la tumeur siège presque toujours à la portion périnéale de l'urèthre; elle se développe lentement, ne subit pas de changement dans son volume, ordinairement peu considérable; la muqueuse est altérée, ramollie, quelquefois détruite. La tumeur urineuse peut dans ces conditions n'être que le premier stade de l'infiltration d'urine.

Les signes de cette tumeur urineuse sont faciles à prévoir : une grosseur ovoïde ou allongée, sans changement de couleur à la peau, molle, indolente, quelquefois se vidant complètement, redevenant dure et tendue au moment de la miction, tels en sont les caractères. Le plus souvent, après la miction, un peu d'urine restée dans la poche s'écoule au dehors en mouillant le malade; de même, après le coït, une certaine quantité de sperme s'écoule en bavant.

Les poches urineuses *par perforation* de l'urèthre sont situées dans le tissu cellulaire péri-uréthral induré et épaissi. Elles paraissent dues ou à un petit épanchement sanguin développé dans le tissu spongieux, ou à une petite infiltration très limitée d'urine produite par une petite éraillure de la muqueuse rapidement cicatrisée.

L'accroissement de ces tumeurs est fort lent; souvent même stationnaires, elles peuvent rester des années sans causer d'accidents et finir par disparaître. D'autres fois elles s'enflamment et peuvent s'ouvrir à la peau et se cicatriser ou se vider dans le canal et donner lieu à la formation d'un abcès urineux.

Le professeur Duplay, dans un très intéressant mémoire, a décrit, chez la femme, des poches urineuses situées à la face inférieure de l'urèthre, pouvant acquérir le volume d'un demi-œuf de poule, déterminant de la douleur au moment de la miction et du coït, et ne pouvant guérir que par une intervention chirurgicale. Le cathétérisme montre que cette poche est en communication avec l'urèthre, tantôt se continuant avec lui sans démarcation et constituant une véritable dilatation du canal, tantôt, au contraire, formant une cavité plus isolée, ne communiquant avec le canal qu'au moyen d'un orifice plus ou moins étroit dans lequel on ne parvient pas toujours du premier coup à insinuer une sonde.

Duplay est porté à penser que l'affection a été le résultat d'une lésion accidentelle de la paroi inférieure de l'urèthre, dans la production de laquelle la grossesse et surtout l'accouchement ont une large part.

Traitement. — Contre les poches urineuses par la dilatation de l'urèthre, le traitement visera l'obstacle qui s'oppose à l'émission des urines. L'extraction d'un calcul sera suivie d'un retrait rapide de la poche; la dilatation d'un rétrécissement ne pourra que beaucoup plus lentement conduire au même résultat, en raison de l'épaisseur et de l'induration des parois.

Les petites tumeurs par perforation de l'urèthre, sans tendance à l'accroissement, seront abandonnées à elles-mêmes ou simplement traitées par une compression périnéale légère exercée sur une sonde à demeure placée dans l'urèthre. Plus volumineuses, elles seront incisées après introduction d'une sonde à demeure ou mieux en nécessitant l'évacuation régulière de la vessie par le cathétérisme pour prévenir l'établissement d'une fistule.

Contre la poche urineuse développée chez la femme, Foucher ouvrit la tumeur, réséqua de chaque côté un lambeau de la paroi uréthrale et réunit les bords de la solution de continuité par quelques points de suture. Duplay se borna à inciser largement la poche avec le thermo-cautère et à favoriser le bourgeonnement et la cicatrisation de la cavité par des cautérisations répétées de temps à autre.

V

ABCÈS URINEUX.

Les abcès urineux sont déterminés par le passage d'une faible quantité d'urine dans le tissu cellulaire péri-uréthral qu'elle enflamme.

On peut en distinguer deux variétés, suivant la rapidité d'évolution de la collection purulente.

Les abcès urineux *aigus* succèdent dans l'immense majorité des cas à une perforation consécutive à un rétrécissement de l'urèthre. Pour le siège de l'abcès nous n'aurions qu'à répéter ici ce que nous avons dit du siège de l'infiltration d'urine suivant le point de l'urèthre rompu. Si la rupture s'est faite à la région membraneuse, en arrière de l'aponévrose moyenne, le pus se forme dans la loge périnéale supérieure.

La collection bridée par l'aponévrose moyenne ne peut faire qu'une très faible saillie au périnée; elle se porte vers le rectum et la fosse ischio-rectale et se traduit au dehors par de l'empâtement et plus tard par la formation de plaques de sphacèle rapprochées de l'anus

Beaucoup plus souvent, la rupture uréthrale s'effectuant à la région bulbeuse en avant de l'aponévrose moyenne, l'abcès se forme dans la loge périnéale inférieure. Il se produit au périnée une tuméfaction arrondie, dure, indolente, se développant suivant la direction de l'urèthre, en se portant à la fois du côté de l'anus et du scrotum, faisant le plus souvent corps avec la verge, qui y paraît comme enchâssée, bientôt rénitente et douloureuse au toucher.

Le plus souvent, au bout de quelques jours, la peau rougit et s'amincit, puis se perfore par gangrène en donnant issue à une quantité considérable de pus fétide mêlé d'urine. L'évacuation de la cavité permet de reconnaître dans la profondeur des décollements et des dégâts en général plus étendus que ne le faisait soupçonner la tuméfaction périnéale.

L'ouverture spontanée se fait rarement dans l'urèthre, qui est alors le siège d'un écoulement purulent très abondant dans l'intervalle des mictions.

Le développement de ces abcès urineux aigus s'accompagne de phénomènes fébriles très accentués et d'un état général grave qui rappelle celui de l'infiltration d'urine.

Les abcès urineux *chroniques*, beaucoup moins fréquents que les précédents, se présentent sous l'aspect d'une tumeur périnéale peu volumineuse, arrondie ou légèrement allongée, dure, adhérente à l'urèthre, sans changement de couleur à la peau, augmentant très lentement de volume et ne laissant percevoir la fluctuation qu'au bout d'un temps quelquefois assez long. Les parties qui entourent l'abcès sont épaissies et indurées.

En général ces abcès, après être restés plus ou moins longtemps stationnaires, s'enflamment à la suite d'un traumatisme, d'une fatigue ou des tentatives de dilatation du rétrécissement, et se comportent alors comme les abcès urineux aigus.

On voit quelquefois se développer sur la portion libre de la verge des abcès multiples, formant de petites nodosités dures, indolentes, adhérentes à l'urèthre et recouvertes par une peau saine. Quelquefois susceptibles de se résorber, d'autres fois ils s'enflamment, s'ouvrent à la peau et donnent lieu à une fistule urinaire pénienne.

Le traitement des abcès *aigus* est très simple : dès que la présence du pus est soupçonnée, avant même que la fluctuation soit devenue évidente, la tumeur doit être largement et profondément incisée. L'épaississement et l'induration des tissus périphériques nécessiteront souvent une incision de 4 à 6 centimètres de profondeur, qui ne devra être arrêtée que lorsqu'elle aura donné issue au pus mélangé d'urine.

De grands lavages antiseptiques et un drainage méthodique préviendront les accidents ultérieurs

Il n'y a pas de traitement actif à diriger contre les abcès urineux chroniques ; des grands bains, des cataplasmes, pourront être prescrits avec avantage. Quand ces tumeurs augmentent, même sans présenter de phénomènes inflammatoires manifestes, il n'y a pas intérêt à temporiser et il faut se comporter comme dans le cas d'abcès aigus.

On s'occupera ensuite du traitement du rétrécissement, cause première de la formation des divers accidents que nous avons passés en revue.

VI

FISTULES URINAIRES.

On désigne sous le nom de *fistule urinaire* toute ouverture ou tout trajet anormal qui donne passage à l'urine.

Les fistules urinaires sont distinguées en *congénitales* et *accidentelles;* les premières sont très rares et sont surtout des fistules s'ouvrant à l'*ombilic* par persistance de la perméabilité de l'ouraque, ou dans l'*intestin* à la suite d'un vice de développement. Quelques auteurs font entrer dans cette classe l'hypospadias et l'épispadias.

Les secondes sont très nombreuses et peuvent avoir pour origine un point quelconque des voies urinaires et s'ouvrir en des sièges très variés. Aussi a-t-on classé les fistules urinaires d'après leur origine ou leur ouverture extérieure et quelquefois on les désigne par un mot composé rappelant ces deux points. C'est ainsi qu'on décrit des fistules du rein, de la vessie, de l'urèthre et que l'on distingue des fistules *vésico-cutanées*, *vésico-vaginales*, *vésico-utérines*, etc., des fistules *uréthro-péniennes*, *uréthro-périnéales*, *uréthro-rectales*, etc.

A. — FISTULES URINAIRES DES REINS.

Ces fistules succèdent soit à une plaie ou à une rupture du rein, surtout compliquée de corps étranger, soit à l'ouverture d'un abcès du rein ou du bassinet consécutif à une pyélo-néphrite calculeuse ou non. Après l'ouverture spontanée ou chirurgicale de la collection, un mélange de pus et d'urine, puis quelquefois plus tard l'urine seule, continuent à couler à l'extérieur, et la fistule est constituée. Son orifice siège ordinairement à la région lombaire; mais il peut occuper un point quelconque de la paroi abdominale; on l'a vu, dans des cas exceptionnels, s'ouvrir dans les bronches, dans le duodénum, dans le gros intestin.

Le signe caractéristique est l'écoulement de l'urine à l'extérieur reconnue à son odeur et à ses caractères chimiques; la diminution de la quantité d'urine rendue par l'urèthre, le passage de substances médicamenteuses dans le liquide de la fistule, l'exploration du trajet fistuleux, la recherche de corps étrangers, l'état des urines vésicales, le fonctionnement du rein du côté opposé, sont autant de points qui demandent à être minutieusement étudiés.

Il suffit quelquefois de retirer un corps étranger, calcul ou autre, pour obtenir l'oblitération de la fistule. Cette ablation peut nécessiter l'incision de la substance rénale ou *néphrotomie*. Mais, le plus souvent, le rein étant lui-même malade, il est préférable de tarir la fistule par l'extirpation de l'organe ou *néphrectomie*. L'opération a donné en pareil cas des résultats très encourageants.

B. — FISTULES URINAIRES DE L'URETÈRE.

On les voit succéder en général à une plaie de l'uretère, soit accidentelle, soit produite au cours d'une opération d'ovariotomie ou d'hystérectomie. Plus rarement, elles sont consécutives à l'ouverture d'une collection purulente apparue en un point de la paroi abdominale.

Elles peuvent succéder à un accouchement laborieux et, à ce titre, nous les retrouverons dans l'étude particulière des fistules urinaires de la femme.

Hors ce dernier cas, les fistules de l'uretère ne peuvent être guéries que par l'ablation du rein correspondant.

C. — FISTULES DE LA VESSIE.

Les fistules *congénitales* de la vessie peuvent s'ouvrir à l'ombilic ou dans l'intestin ; les fistules accidentelles s'ouvrent à la peau ou dans un organe voisin. Nous étudierons à part les fistules *vésico-vaginales* et *vésico-utérines*.

a. Les fistules ouvertes à la peau ou *vésico-cutanées*, peuvent avoir leur orifice à l'*ombilic*, à l'*hypogastre*, à l'*aine*, au *périnée*.

On ne connaît que deux cas de fistules *ombilicales* accidentelles produites par une ulcération consécutive à un abcès de la région (Chopart, Betti).

A l'hypogastre, les fistules succèdent, soit à la ponction ou à l'incision sus-pubienne de la vessie, soit à une plaie ou rupture de cet organe ou à l'ouverture d'une collection purulente ou d'une tumeur ayant ulcéré les téguments et la vessie (cas de Larrey).

A l'aine, la fistule urinaire a en général succédé à l'ouverture d'une cystocèle inguinale méconnue.

La fistule *périnéale* de la vessie, très rare, ne peut que succéder à une plaie de la vessie produite à travers les couches du périnée.

Le signe caractéristique de la fistule vésico-cutanée est l'écoulement de l'urine, tantôt continu, tantôt intermittent. Si l'urèthre est libre, une partie seulement de l'urine s'échappe par la fistule; si l'orifice fistuleux siège près du col vésical, la totalité du liquide peut s'échapper par le trajet anormal.

La première indication consiste à rétablir le canal de l'urèthre s'il est rétréci ou défectueux et à soutirer les urines de la vessie par une sonde maintenue à demeure et faisant siphon. L'orifice fistuleux pourra ensuite être oblitéré, soit par des cautérisations répétées, soit par la compression, soit par une autoplastie.

b. Faisant abstraction, pour le moment, des fistules de la vessie qui s'ouvrent dans le vagin ou dans l'utérus, nous n'étudierons ici que les fistules *vésico-intestinales*. Elles succèdent à des plaies intéressant la cloison qui sépare le rectum de la vessie, après la taille ou la ponction de la vessie par le rectum; à une ulcération produite par un corps étranger du rectum ou de la vessie, comme un calcul vésical; ou à une ulcération spontanée d'une poche ou cellule de la vessie; à l'ouverture d'abcès de voisinage (ligaments larges, prostate, péritoine du petit bassin) faisant communiquer l'intestin et la vessie; à une dégénérescence cancéreuse ou tuberculeuse de ces deux organes.

Les fistules *vésico-rectales* s'observent presque exclusivement chez l'homme; les fistules *vésico-intestinales* proprement dites peuvent s'observer dans les deux sexes et siègent sur l'S iliaque, le cæcum ou un point quelconque de l'iléon.

Il n'est pas rare de voir l'un des orifices, vésical ou intestinal, ne s'ouvrir dans la cavité voisine qu'après un trajet plus ou moins oblique à travers les parois de la vessie ou de l'intestin, de sorte que tantôt l'urine passe seule dans l'intestin, tantôt les gaz et les matières pénètrent seuls dans la vessie. La communication entre les deux réservoirs ne se fait quelquefois que par l'intermédiaire d'une poche d'abcès.

Le rectum et la vessie sont le siège d'une inflammation chronique.

Ces fistules se caractérisent par l'issue de l'urine à travers l'anus, et par l'émission de gaz et de matières fécales par l'urèthre. Le sphincter de l'anus peut quelquefois retenir les urines ; mais il s'établit une rectite chronique avec diarrhée incoercible qui rend l'écoulement continu.

Les urines rendues par la verge sont boueuses et mêlées de matières fécales et de débris alimentaires.

Le *diagnostic* de la fistule vésico-intestinale est en général facile et ne saurait présenter quelques doutes que si des *gaz seuls* sont émis par l'urèthre. Mais la *pneumaturie* essentielle est excessivement rare et ne paraît survenir que chez les diabétiques (Guiard).

La fistule vésico-rectale sera reconnue par le toucher rectal et l'examen au spéculum ; le siège de la fistule vésico-intestinale d'une autre portion du tube digestif peut être difficile à préciser.

Le *pronostic*, toujours sérieux, est plus grave dans les fistules pathologiques succédant à l'ouverture d'un abcès que dans les fistules traumatiques. Il paraît un peu plus favorable lorsque l'urine seule passe dans l'intestin, sans que les matières stercorales passent dans la vessie. Les fistules traumatiques sont les moins graves ; les fistules inflammatoires sont plus difficiles à guérir ; celles qui succèdent à une lésion cancéreuse sont incurables.

Le traitement ne peut être que palliatif s'il s'agit d'une fistule d'origine cancéreuse ou d'une fistule inflammatoire dont l'orifice intestinal siège en un point mal déterminé ou très élevé.

La formation d'un anus artificiel par la colotomie lombaire ou iliaque peut donner un grand soulagement au malade, en dérivant les matières fécales qui ne pénètrent plus dans la vessie (Holmes, Bryant, Duménil, etc.). Cette opération peut être combinée avec la cautérisation de l'orifice fistuleux, soit par le rectum, soit par l'urèthre dilaté.

Simon a proposé d'ouvrir la vessie par le vagin, de la renverser pour cautériser ou suturer la fistule, et d'opérer plus tard la fistule vésico-vaginale artificielle.

Enfin et avec plus de chances, une opération peut être tentée par le rectum, après section ou dilatation du sphincter si l'orifice fistuleux n'est pas trop élevé.

D. — FISTULES DE L'URÈTHRE.

Les fistules de l'urèthre peuvent être divisées, d'après l'ouverture de la fistule, en fistules *uréthro-cutanées* s'ouvrant à la peau, et en fistules *uréthro-rectales* s'ouvrant dans le rectum.

1° *Fistules uréthro-cutanées.* — Ces fistules, de beaucoup les plus fréquentes, doivent être distinguées en fistules *uréthro-périnéo-scrotales* (Duplay) et en fistules *uréthro-péniennes*.

a. *Fistules uréthro-périnéo-scrotales.* — **Étiologie.** — Elles reconnaissent en général pour cause un rétrécissement de l'urèthre, et succèdent le plus souvent à une infiltration d'urine ou à un abcès urineux.

Le passage incessant de l'urine par l'ouverture accidentelle, favorisé par un obstacle situé sur le trajet normal, comme un rétrécissement ou un corps étranger, empêche la réunion des parties et donne lieu à la fistulisation du trajet, surtout si le travail inflammatoire et gangréneux a produit de grandes pertes de substance et si le sujet présente une constitution douteuse et des tissus de mauvaise qualité.

Les fistules uréthro-périnéales ne sont que rarement consécutives à un traumatisme de l'urèthre, à moins que la rupture du canal n'ait été suivie de la formation d'un rétrécissement.

Anatomie pathologique. — Les fistules du périnée peuvent occuper tous les points de cette région, sur la ligne médiane ou sur les parties latérales, à la marge de l'anus ou à la partie inférieure du scrotum. Celles du scrotum se montrent dans toute l'étendue de cette région.

L'orifice uréthral de la fistule est le plus souvent unique, de dimensions variables; quelquefois plusieurs petites ouvertures se terminent en un seul trajet qui aboutit lui-même à une poche urineuse ou à un abcès urineux d'où partent un ou plusieurs trajets.

L'orifice externe, cutané, est quelquefois unique; dans la grande majorité des cas, il existe plusieurs orifices cutanés. Dans le cas d'infiltration d'urine, l'ulcération des téguments sur plusieurs points rend compte de la multiplicité des ouvertures; d'autres fois, un trajet d'abord unique, plus ou moins sinueux et anfractueux, retient un peu d'urine dont la présence donne lieu à un petit abcès. Celui-ci s'ouvre plus ou moins loin, formant un orifice nouveau; de nouvelles ouvertures se produisent par le même mécanisme à intervalles plus ou moins éloignés ; le pus et l'urine, se vidant mal, décollent les tissus de proche en proche, et le périnée et le scrotum peuvent à un certain moment se trouver criblés d'orifices fistuleux. Civiale en aurait compté 52 sur le même sujet.

Ces fistules périnéo-scrotales peuvent se compliquer de trajets secondaires s'ouvrant à l'aine, à la cuisse, au genou même ; on en a observé à la région lombaire, aux parties voisines des fesses ou même au-dessus de la symphyse pubienne.

Les orifices cutanés se présentent en général sous l'apparence d'une végétation rouge, fongueuse, en cul-de-poule ; quelquefois ils se dérobent sous un repli de la peau ou une bride cicatricielle ; leurs dimensions sont très variables et peuvent en général admettre un stylet de trousse ou une sonde cannelée, quelquefois une sonde de petit volume.

Thompson distingue des *fistules simples*, dans lesquelles les parties environnantes sont peu altérées et assez voisines de l'état normal, et des *fistules compliquées d'induration*, dans lesquelles le trajet traverse des tissus plus ou moins indurés et transformés par des exsudations inflammatoires réitérées. Dans ce cas, souvent la fistule est en rapport en un point avec une cavité qui est le sac d'un abcès ancien et qui contient du pus sanieux et mal lié.

Ces indurations, qui peuvent envahir le périnée, le scrotum, s'accusent par la présence de cordons que l'on peut suivre plus ou moins loin par la palpation dans la profondeur. Elles sont formées par une sclérose des tissus sans aucune tendance à la cicatrisation ; les trajets fistuleux circonscrits par ces tissus indurés, peu vasculaires, peuvent persister sans aucune tendance à l'oblitération, alors même que le calibre de l'urèthre est entièrement rétabli et que l'urine s'écoule librement par ses voies naturelles.

Les parois de la fistule et son pourtour peuvent s'infiltrer de sels calcaires ou même contenir de véritables calculs développés aux dépens des sels de l'urine ou descendus de la vessie ou de la prostate et successivement augmentés par l'adjonction de nouvelles couches.

Symptômes. — L'écoulement de l'urine par les orifices fistuleux au moment de la miction est le symptôme caractéristique. Mais cet écoulement peut présenter de nombreuses variétés ; tantôt l'urine s'écoule en totalité par la fistule sans qu'aucune partie soit expulsée par le méat; tantôt il ne s'écoule par l'orifice anormal que peu de gouttes qui s'échappent à la fin de la miction; tantôt on ne voit sortir que du muco-pus dans lequel on ne peut reconnaître la présence de l'urine que par son odeur caractéristique. Dieffenbach a conseillé dans ce cas de comprimer le gland pour forcer l'urine à refluer par la fistule.

Le doigt peut sentir le cordon induré qui se dirige de la superficie vers la profondeur; il reconnaît les indurations et les épaississements des parties voisines de la fistule.

Un stylet flexible introduit dans le trajet se dirige vers l'urèthre, et si l'on introduit en même temps une sonde métallique dans le canal, le contact des deux instruments indiquera d'une manière certaine l'origine de la fistule. On pourra, par diverses explorations du même ordre, reconnaître la direction, la longueur, les dimensions du trajet, l'existence de clapiers ou de corps étrangers.

Les fistules uréthro-périnéales et les fistules vésico-périnéales se distinguent les unes des autres par le mode d'écoulement de l'urine : dans les premières il est intermittent, dans les secondes il est continu.

Le *pronostic* des fistules uréthro-périnéo-scrotales est surtout rendu sérieux par la difficulté de la guérison et par les complications dont elles peuvent être le siège; il varie, d'ailleurs, avec l'étendue de la perte de substance de l'urèthre et avec l'état du canal : en effet, un rétrécissement qui résiste aux moyens de traitement est une complication des plus sérieuses. Les fistules à trajet direct, dans lesquelles l'urine s'écoule facilement, sont en général plus rebelles que celles qui se trouvent dans les conditions opposées.

Traitement. — L'indication capitale consiste à rendre au canal son calibre et ses qualités normales. Aussi, dans nombre de cas, le traitement de la fistule urinaire périnéale n'est autre que celui du rétrécissement lui-même; on devra toujours commencer par la dilatation soit temporaire, soit permanente; puis, le calibre de l'urèthre rétabli, on préviendra le contact de l'urine avec la fistule, soit par le cathétérisme répété aussi souvent qu'il sera nécessaire, soit par l'emploi plus ou moins prolongé d'une sonde à demeure. Le professeur Duplay insiste sur ce détail qu'il arrive souvent qu'après avoir employé pendant un temps assez long la sonde à demeure sans parvenir à obtenir l'occlusion de la fistule, si l'on vient à enlever la onde, la guérison survient en quelques jours. Ainsi l'usage de la sonde à demeure ne doit pas être continué indéfiniment et celle-ci sera utilement supprimée de temps à autre.

Le trajet fistuleux devra être soigneusement débarrassé des incrustations qui le tapissent et à plus forte raison des corps étrangers qu'il peut contenir. Il sera nécessaire aussi d'inciser les décollements de la peau et de débrider les clapiers. Souvent l'ouverture plus large de la fistule sera suivie de son oblitération.

Thompson repousse l'usage de la sonde à demeure et préfère de beaucoup apprendre au malade à se sonder lui-même avec une sonde molle, chaque fois qu'il a besoin d'uriner. Il conseille en même temps de modifier le trajet en y introduisant aussi loin que possible un stylet d'argent mou et flexible revêtu de nitrate d'argent fondu.

P. Diday, de Lyon, a obtenu la guérison d'une fistule rebelle par la *compression* exercée par le malade pendant la miction à l'aide d'un coussin de caoutchouc gonflé d'air.

Si l'emploi de ces divers moyens reste infructueux, c'est à l'uréthrotomie externe que l'on devra s'adresser. Cette uréthrotomie sera pratiquée sur un instrument conducteur introduit jusque dans l'urèthre par un des principaux orifices fistuleux. Dans ces dernières années, le professeur Verneuil a recommandé l'usage du thermo-cautère pour l'uréthrotomie externe.

L'uréthrotomie externe sera, bien entendu, suivie de l'application d'une sonde en caoutchouc rouge et de pansements méthodiques des incisions périnéales.

b. *Fistules uréthro-péniennes.* — Elles peuvent se rencontrer dans toute la longueur de la face inférieure de la verge, depuis le scrotum jusqu'au voisinage du gland.

Étiologie. — Elles peuvent reconnaître pour cause, comme les fistules périnéales, des rétrécissements de l'urèthre; mais le plus souvent elles sont dues à des plaies simples ou contuses, et surtout à des plaies avec perte de substance; elles succèdent assez souvent à la constriction de la verge par un lien circulaire, comme on l'observe quelquefois chez les enfants. Enfin, elles ont aussi comme origine des abcès péri-uréthraux, la suppuration des glandes de l'urèthre et surtout les chancres phagédéniques.

Anatomie pathologique. — Les fistules uréthro-péniennes diffèrent essentiellement comme constitution des fistules uréthro-périnéales. Il n'existe pas de trajet à proprement parler; celui-ci est toujours direct et très court; les deux orifices, cutané et muqueux, se confondent presque en un seul, et c'est précisément cette soudure de la muqueuse et de la peau qui entretient la fistule d'une manière permanente.

Les bords de l'orifice sont en général très minces et ne présentent une certaine épaisseur que dans les cas où ils sont entourés de callosités.

L'ouverture peut être très variable comme dimensions : tantôt elle est étroite et presque capillaire, tantôt elle offre une étendue très considérable. Nélaton a fermé une solution de continuité ayant trois centimètres et demi de longueur et 2 centimètres de largeur.

L'orifice interne, en général assez large du côté du canal, va en se rétrécissant pour se continuer avec le trajet.

L'orifice externe se confond avec les tissus voisins et ne présente pas de bourgeons charnus; quelquefois il est enfoncé, déprimé et caché par un repli de la peau sous lequel il est difficile de le découvrir.

En général, la portion de l'urèthre comprise entre le méat et la fistule reste perméable; mais on a trouvé des cas où il y avait une obstruction complète (Demarquay) ou incomplète (Toulmouche) du canal. C'est donc une disposition dont il faut s'assurer avant d'entreprendre l'oblitération de la fistule.

Symptômes et diagnostic. — Les symptômes des fistules uréthro-péniennes se réduisent à l'issue de l'urine et du sperme par l'ouverture anormale; si la fistule est large, il ne sort aucun liquide par le méat urinaire.

Le diagnostic ne présente quelque doute que dans le cas de pertuis très étroit : il faut alors s'assurer du passage de l'urine en faisant comprimer le gland au moment de la miction ou en recueillant un peu de liquide sur un linge fin et sec appliqué sur l'orifice fistuleux.

L'examen de l'urèthre en avant et en arrière de la fistule devra être toujours soigneusement pratiqué.

Moins grave que les fistules périnéales en raison de l'absence ordinaire des complications locales ou du retentissement à distance sur la vessie ou les reins, les fistules uréthro-péniennes acquièrent un pronostic assez sérieux par la difficulté de leur traitement; certaines fistules étroites peuvent donner lieu à des échecs nombreux et répétés aussi bien que des pertes de substance plus grandes.

Traitement. — Il est inutile de rappeler que, si l'examen de l'urèthre fait reconnaître un rétrécissement du canal en coïncidence avec une fistule, la dilatation du rétrécissement doit toujours être le premier temps de la cure; malheureusement cette dilatation, si fructueuse dans les fistules périnéales, est rarement suivie de succès dans les fistules uréthro-péniennes. Le cathétérisme répété ne peut être employé d'une manière utile que comme opération complémentaire pour vider la vessie après l'une des opérations qui s'adressent directement à la fistule.

On a employé contre les fistules uréthro-péniennes : la *cautérisation*, l'*uréthrorrhaphie*, l'*uréthroplastie*.

La cautérisation semble ne devoir réussir que dans les fistules très étroites : elle sera pratiquée soit avec le nitrate d'argent, soit avec l'acide nitrique, la teinture de cantharides, le fer rouge et de préférence avec le thermo-cautère, dont la pointe fine peut être facilement maniée.

L'occlusion de l'orifice de la fistule peut être cherchée et obtenue par la suture après un avivement sanglant et par réunion primitive, ou, après une cautérisation, par réunion immédiate secondaire.

La réunion par suture après avivement sanglant ou *uréthrorrhaphie* est fondée sur les mêmes principes que l'opération de la fistule vésico-vaginale par la méthode américaine. L'avivement doit porter sur la peau et les tissus sous-cutanés qui entourent l'orifice fistuleux dans une étendue de un demi-centimètre, de manière à affronter des surfaces et non des bords. Pour la suture, on emploiera soit la suture entortillée (Voillemier), soit la suture métallique à points séparés (Verneuil), soit la suture enchevillée à *un seul fil* recommandée par Duplay pour la cure de l'hypospadias. On devra faire attention à ce que les épingles ou les fils traversent obliquement toute l'épaisseur des lèvres de la plaie, mais sans intéresser la muqueuse.

Le professeur Verneuil a insisté avec raison sur la nécessité de rétablir le calibre normal de l'urèthre, avant de tenter l'oblitération de la fistule; si dans les bouts de l'urèthre qui confinent à la fistule pénienne il existe un rétrécissement fibreux, étroit, inextensible, avec induration circonvoisine, l'uréthrotomie est le moyen le plus propre à rétablir le calibre du canal et à assurer le succès de la suture ou de l'autoplastie. Dans des cas très simples, la dilatation peut suffire.

Pour répondre à la même indication, Verneuil a, chez un enfant atteint de fistule uréthro-pénienne, pratiqué la circoncision.

Notre savant maître a également démontré que, lorsqu'à la suite d'un étranglement circulaire de la verge plusieurs fistules se sont établies, il convient tout d'abord de n'opposer l'opération sanglante qu'à celle de ces fistules qui, répondant directement à la paroi inférieure de la verge, présentera les caractères des orifices anormaux définitifs. La simple destruction du rétrécissement concomitant peut suffire pour amener la guérison spontanée des autres trajets symptomatiques de l'obstacle uréthral.

L'uréthrorrhaphie pourra être suffisante toutes les fois que la fistule pénienne, circulaire, petite, n'excède pas un demi-centimètre, qu'elle est entourée de tissus épais assez mobiles pour être rapprochés et mis en contact sur la ligne médiane sans trop de difficultés. La même opération conviendra encore à des perforations beaucoup plus étendues, si elles sont dirigées suivant l'axe de l'urèthre et que les bords soient peu écartés et susceptibles d'être affrontés ; les perforations infundibuliformes s'y prêtent particulièrement (Verneuil).

L'*uréthroplastie* devient la méthode de choix dans les fistules qui présentent les conditions opposées.

Tous les procédés autoplastiques ont été employés tour à tour ; nous retrouvons ici les procédés de la méthode française et les procédés de la méthode indienne.

A la méthode française appartiennent les procédés par glissement.

Pour faciliter le rapprochement sans tiraillement des lèvres de la plaie, on a joint à la suture des incisions latérales et parallèles aux bords de la plaie (Dieffenbach) ou situées au-dessus et au-dessous d'elle (Nélaton).

On a aussi appliqué à l'uréthroplastie l'*autoplastie par doublure*, dans laquelle deux lambeaux suturés sur la fistule sont eux-mêmes recouverts par un lambeau de peau pris au voisinage (Sédillot), et l'*autoplastie par la face externe de la peau* (L. Le Fort). Cette dernière opération consiste à enlever les couches superficielles du derme autour de l'ouverture cutanée, à aviver les bords de la fistule et à réunir la face opposée de la peau par trois ou quatre points de suture.

Toutes ces opérations ne peuvent être tentées avec succès que si le canal est libre et si le malade peut régulièrement se sonder ou être sondé chaque fois que le besoin d'une miction se fait sentir.

La *boutonnière périnéale*, conseillée par Viguerie (1834) comme traitement des fistules urinaires ne peut être considérée que comme une opération préliminaire ou complémentaire. Au cas où il serait indispensable d'obtenir une dérivation complète des urines, il vaudrait mieux pratiquer la ponction sus-pubienne de la vessie et y établir une sonde à demeure jusqu'à la guérison (Malgaigne).

2° FISTULES URÉTHRO-RECTALES.

Étiologie. — Beaucoup plus rares que les fistules uréthro-périnéo-scrotales, elles reconnaissent pour cause une blessure accidentelle ou chirurgicale de la prostate par un instrument qui blesse à la fois le rectum et l'urèthre; l'ouverture malheureuse de ces deux conduits dans la taille latéralisée ou prérectale, l'introduction de corps étrangers dans le rectum ou dans l'urèthre avec perforation des tissus intermédiaires.

Les abcès simples ou tuberculeux de la prostate ouverts dans le rectum, plus rarement des abcès du rectum ayant envahi la prostate, enfin des dégénérescences cancéreuses de l'un ou l'autre de ces organes ayant détruit la cloison recto-uréthrale, peuvent donner lieu à une communication anormale et persistante entre l'urèthre et le rectum.

Anatomie pathologique. — Le plus souvent, l'orifice uréthral de la fistule est situé dans la portion prostatique, plus rarement dans la portion membraneuse. Il est unique, étroit, plus élevé que l'orifice rectal, de sorte que le trajet, oblique en bas et en arrière, laisse facilement passer l'urine dans l'intestin, tandis que les matières fécales ne peuvent que difficilement remonter dans l'urèthre.

Quelquefois un trajet parti de l'urèthre va s'ouvrir dans le rectum et un autre s'ouvre au périnée; il y a à la fois fistule uréthro-rectale et fistule uréthro-périnéale.

L'orifice rectal varie d'aspect suivant les cas : situé au-dessus du sphincter et caché dans les plis de la muqueuse, il peut n'être représenté que par une petite ouverture située au centre d'une fongosité rougeâtre, entourée de callosités et de nodosités; ou bien c'est une large perte de substance de la cloison recto-uréthrale détruite par de vastes suppurations ou une dégénérescence tuberculeuse ou cancéreuse.

Le passage répété de l'urine détermine du côté de la muqueuse rectale et de la peau des régions voisines des rougeurs et des excoriations douloureuses.

Symptômes, diagnostic. — Le passage de l'urine par le rectum au moment des mictions constitue le signe caractéristique des fistules uréthro-rectales. Les gaz et les matières de l'intestin ne passent pas dans tous les cas dans l'urèthre. L'écoulement de l'urine dans l'intestin, faible si l'ouverture est étroite et si le canal de l'urèthre est libre, peut s'y faire presque en totalité, si la perte de substance est grande et s'il y a un rétrécissement de l'urèthre. L'urine s'échappe de l'anus au moment de la miction ou peu de temps après; quelquefois elle s'accumule dans le rectum et y est retenue un temps plus ou moins long.

Des gaz, des matières fécales liquides, des débris alimentaires, peuvent être expulsés par le méat après avoir déterminé de vives douleurs ou de la rétention d'urine.

A. Bérard a signalé la sortie du sperme par le rectum au moment de l'éjaculation; au contraire, on a noté sa sortie totale par l'urèthre (Devin), grâce au siège de l'orifice uréthral en arrière des conduits éjaculateurs.

Le toucher rectal fera facilement reconnaître une grande perte de substance; il fera sentir les mamelons et les saillies dures au centre desquels se cache un orifice étroit. L'examen ne peut être fait complètement qu'à l'aide d'un *speculum ani* et de préférence à l'aide d'une valve de Sims appliquée contre la paroi postérieure du rectum. Un stylet introduit dans l'orifice indique le trajet et peut arriver au contact d'une sonde métallique introduite dans l'urèthre.

On a donné comme un signe différentiel entre les fistules vésico-rectales et les fistules uréthro-rectales l'écoulement continu de l'urine dans le premier cas, intermittent dans le second. Ce caractère incertain a besoin d'être corroboré par l'injection de liquides colorés, poussés soit dans le rectum, soit dans la vessie.

Traitement. — Ici, comme dans toute fistule urinaire, la première indication consiste à rétablir la perméabilité de l'urèthre par les moyens appropriés; l'oblitération de la fistule pourra ensuite être cherchée et obtenue soit indirectement sans toucher à la fistule, soit par une action directe sur celle-ci.

Le plus simple des moyens consiste à soustraire le trajet au passage de l'urine et des matières intestinales. Le malade sera sondé ou se sondera régulièrement toutes les fois que le besoin d'une miction se manifestera ; il se fera un régime de selles, de manière à obtenir chaque jour une garde-robe solide et facilement expulsée.

Thompson guérit un malade au bout de six semaines en lui conseillant de se coucher sur le ventre pour uriner et de ne jamais émettre une seule goutte d'urine dans une autre position ; il pense qu'on peut obtenir le même succès en recommandant simplement au malade de n'uriner qu'au moyen de la sonde.

En général, ces moyens simples restent inefficaces et il est nécessaire d'agir directement sur les orifices et le trajet fistuleux, soit par la cautérisation avec le galvano-cautère ou le thermo-cautère, soit par la suture après avivement, ou par la formation de lambeaux ou par la section de toutes les parties molles du périnée comprises entre les orifices fistuleux.

VII

FISTULES URINAIRES CHEZ LA FEMME.

Les fistules urinaires de la femme sont des fistules *génito-urinaires* par suite des rapports intimes qui existent entre les organes urinaires et les organes génitaux. Elles peuvent donc faire communiquer ensemble ces organes dans tous les points où ils sont en contact et l'on conçoit facilement la possibilité de combinaisons multiples dans ces communications. La vessie peut communiquer avec le vagin (*fistule vésico-vaginale*), avec l'utérus (*fistule vésico-utérine*), à la fois avec le vagin et l'utérus (*fistule vésico-utéro-vaginale*). La communication peut s'établir entre l'urèthre et le vagin (*fistule uréthro-vaginale*), entre l'uretère et l'utérus ou le vagin (*fistule urétéro-utérine* ou *urétéro-vaginale*).

Toutes ces fistules reconnaissent pour cause, dans l'immense majorité des cas, une *pression* forte et prolongée exercée par la tête fœtale dans le petit bassin pendant l'accouchement. La pression produit une eschare sur une partie des organes et une perte de substance qui fait place à la fistule. Elles peuvent être produites par des instruments, forceps, céphalotribes, ayant violemment pressé le vagin contre le bassin, ou par des blessures directes dans l'ablation d'une tumeur abdominale (hystérectomie vaginale).

Enfin des ulcérations cancéreuses, syphilitiques, phagédéniques, de la paroi vaginale et plus rarement des abcès siégeant en ce point, peuvent mettre en communication la vessie et le vagin.

Les fistules génito-urinaires de la femme et particulièrement les fistules vésico-vaginales ont été l'objet d'un nombre de travaux considérables, dont l'énumération ne saurait entrer dans le cadre de cet ouvrage. Mais, il est indispensable dans cette question de citer quelques noms qui y sont intimement attachés, et de mettre en première ligne Jobert de Lamballe (*Traité de chirurgie plastique*, Paris, 1849, et *Traité des fistules vésico-utérines, vésico-utéro-vaginales, entéro-vaginales et recto-vaginales*, 1852), puis Marion Sims (*American Journal*, 1852) et Bozeman (1856) en Amérique, et Gustave Simon en Allemagne (1854). Le traité de Deroubaix (1870) contient d'importants documents historiques et de précieux renseignements sur la question.

A. FISTULES VÉSICO-VAGINALES.

Les fistules vésico-vaginales font communiquer directement la vessie avec le vagin.

Anatomie pathologique.— Le siège de la communication anormale est très variable. La fistule peut siéger : 1° au bas-fond de la vessie et à l'extrémité la plus profonde du vagin ; la cloison vésico-vaginale est détruite à son insertion au col de l'utérus et celui-ci peut être entamé par la perte de substance dans ses couches superficielles ; 2° plus en avant, la perte de substance occupe le bas-fond de la vessie et la cloison vésico-vaginale proprement dite, laissant intacte l'insertion du vagin au col utérin ; 3° plus en avant encore, elle intéresse la vessie au niveau de son col.

L'orifice fistuleux varie entre quelques millimètres et 1, 2, 3 centimètres et même plus ; les bords ne sont quelquefois représentés que par l'épaisseur de la cloison vésico-vaginale ; ils sont constitués par l'adhésion de la muqueuse vaginale et de la muqueuse vésicale. D'autres fois le pourtour de la fistule est dur, épais, calleux.

La vessie n'étant plus distendue par l'urine, diminue souvent de capacité et la muqueuse de sa face antérieure vient quelquefois s'engager, sous forme d'un bouchon rougeâtre, à travers l'orifice fistuleux.

L'urèthre est quelquefois rétréci et dans quelques cas on l'a vu oblitéré sur une partie de son étendue. Plus souvent il peut se trouver dévié.

Le vagin est en général sillonné de brides nombreusess étendues d'un côté à l'autre de la fistule ou d'une paroi du vagin à la paroi opposée. Sa capacité se trouve réduite et quelquefois il est cloisonné; il peut être tellement rétréci que l'orifice fistuleux est inaccessible au doigt et à l'œil. L'écoulement des urines et du sang menstruel peut être rendu très difficile par cette disposition.

Dans ces anfractuosités cicatricielles on a vu l'urine déposer des concrétions calculeuses et donner même lieu à la formation de véritables calculs.

Symptômes. — Les symptômes se réduisent à l'écoulement incessant de l'urine par la vulve, à l'inflammation de tout le conduit vulvo-vaginal qui est rouge, excorié, de même que la partie interne des cuisses, à la présence de matières calcaires sur les bords de la fistule et dans le vagin, à une odeur urineuse exhalée par les malades. L'écoulement de l'urine peut ne pas se produire dans toutes les positions et d'une manière continue ; il varie avec le siège et l'étendue de de la fistule, peut cesser dans la position assise ou couchée ; il augmente avec la marche et toute espèce de mouvement.

Le toucher vaginal fait le plus souvent reconnaître la perte de substance si elle est un peu considérable. L'examen avec le spéculum de Sims permet d'en reconnaître tous les détails. Une sonde métallique introduite par l'urèthre se rencontre dans la vessie avec un instrument introduit par l'orifice fistuleux.

On voit l'urine sourdre par celui-ci d'une manière continue ou intermittente, suivant la position que l'on fait prendre à la femme.

Dans les cas douteux où la fistule est petite et son siège indéterminé, une injection colorée poussée dans la vessie par l'urèthre vient sourdre goutte à goutte par la fistule et déceler sa présence.

Pronostic. — La fistule vésico-vaginale n'entraîne un pronostic sérieux que si elle est très grande, difficilement accessible ou entourée de brides cicatricielles et de tissus indurés qui en rendent la cure spécialement difficile. L'oblitération ou le rétrécissement du vagin et de l'urèthre par des cicatrices sont des circonstances défavorables.

Dans les cas ordinaires, la guérison est à peu près certaine après une ou plusieurs interventions.

Abandonnée à elle-même, la fistule n'a aucune tendance à la cicatrisation; elle condamne les femmes à une infirmité pénible et répugnante, et elle finit à la longue par altérer leur santé par la douleur des excoriations, la décomposition des urines et le retentissement exercé sur les reins au bout d'un certain temps (Verneuil).

Certaines ulcérations ayant succédé à l'accouchement et laissant passer l'urine pendant plusieurs mois peuvent se cicatriser spontanément par bourgeonnement et adhésion de leurs parois; mais cet heureux résultat ne peut être espéré que dans les premiers mois qui suivent la formation de la perte de substance. Quand les muqueuses vaginale et vésicale se sont réunies au niveau du bourrelet épidermique cicatriciel, il n'y a plus aucune chance de voir l'orifice s'oblitérer; il ne peut que diminuer par la rétraction inodulaire des parties molles voisines.

Traitement. — La sonde à demeure, le tamponnement, la cautérisation ne peuvent donner de résultats que pour favoriser la cicatrisation d'une ulcération vésico-vaginale ou pour obtenir l'oblitération de fistules très étroites.

Le vrai traitement consiste dans la *suture* des bords de l'orifice après *avivement*. Aujourd'hui, l'opération se fait d'après les procédés dits *américains*. Les principes de cette opération sont: 1° l'*avivement oblique* des bords de la fistule du côté du vagin par une large surface s'étendant à un centimètre et même plus des bords de l'orifice, sans intéresser la muqueuse vésicale; 2° la suture à points passés nombreux, avec des fils métalliques, sans comprendre la muqueuse vésicale dans la suture. Cette opération nécessite un certain nombre d'instruments et comporte un manuel opératoire que nous ne pouvons décrire ici.

L'avivement peut se faire aussi au thermo-cautère ou par la cautérisation à l'acide nitrique; au bout de quelques jours, les bords de la fistule recouverts de bourgeons charnus sont rapprochés par la suture ou à l'aide d'instruments spéciaux et la réunion se fait par seconde intention (Amabile, Verneuil).

Dans certains cas exceptionnels où la fistule ne peut être oblitérée directement, on a recours à une méthode indirecte proposée par Vidal de Cassis et préconisée par G. Simon et autres, ayant pour objet de fermer la vulve (Vidal de Cassis), et mieux le vagin, par une suture à sa partie antérieure. Le vagin devient un diverticule de la vessie où s'accumule l'urine qui est forcée de s'écouler par l'urèthre.

B. FISTULES VÉSICO-UTÉRINES.

Dans la fistule vésico-utérine, il y a communication directe entre la vessie et l'utérus au-dessus du point d'insertion du vagin.

Dans ce cas, la paroi vaginale est intacte et l'urine s'échappe par l'orifice du col utérin.

Anatomie pathologique. — L'orifice vésical est le plus souvent situé sur le trigone vésical ou sur la partie moyenne du bas-fond de la vessie; l'orifice utérin est situé plus ou moins haut sur le col. Les deux orifices peuvent être séparés par un trajet d'une longueur variable qui peut représenter toute l'épaisseur de la lèvre antérieure du col. Celui-ci est le plus souvent déchiqueté et quelquefois presque complètement détruit. Au contact de l'urine, il s'enflamme, se ramollit et quelquefois est profondément ulcéré. L'utérus est souvent fixé aux organes voisins et quelquefois même à la ceinture osseuse pelvienne par des brides cicatricielles consécutives aux ulcérations.

Symptômes. — L'exploration directe peut seule faire reconnaître le siège de la fistule.

On peut faire refluer l'urine dans la vessie et la forcer à couler par l'urèthre en mettant un tampon dans le col utérin.

A l'aide du spéculum, on peut voir l'urine ou un liquide injecté dans la vessie ressortir par l'orifice du museau de tanche. Un instrument métallique introduit dans le col peut choquer une sonde ayant pénétré dans la vessie, et quelquefois le doigt poussé dans le col peut reconnaître l'orifice fistuleux et sentir une sonde vésicale.

Le pronostic de la fistule vésico-utérine est beaucoup plus grave que celui de la fistule vésico-vaginale : le traitement de cette infirmité est difficile et incertain et peut donner lieu à de graves dangers.

Il consiste à inciser la lèvre antérieure du col jusqu'à ce qu'on ait atteint la fistule, à aviver les bords de celle-ci et à placer des sutures sur le col, de manière à réunir les lèvres de l'incision et de la fistule.

Si la fistule est trop élevée pour être atteinte par le chirurgien, le seul traitement à lui opposer consiste à oblitérer le col par des sutures. Le sang menstruel s'écoule alors par l'orifice fistuleux et par la vessie.

C. FISTULES VÉSICO-UTÉRO-VAGINALES.

La communication existe entre la vessie, la cavité utérine et le vagin. La perte de substance intéresse donc à la fois le col utérin et la partie supérieure du vagin. Le col peut être détruit dans une grande étendue ; il peut n'être réduit qu'à un petit tubercule.

Ces fistules qui succèdent à de larges ulcérations sont souvent compliquées de brides et d'adhérences cicatricielles.

Quand le col est en partie intact, l'opération consiste à aviver la lèvre antérieure et à l'appliquer contre le bord opposé de la fistule. Si la lèvre antérieure est détruite, la guérison peut être obtenue en réunissant la paroi vaginale à la lèvre postérieure du col. L'écoulement menstruel se fait alors par la vessie dans laquelle se trouve inclus l'orifice utérin.

D. FISTULES URÉTHRO-VAGINALES.

Elles siègent sur l'urèthre et sont situées en général à moins de trois centimètres de l'entrée du vagin.

L'écoulement de l'urine n'est pas constant et ne se produit qu'au moment d'un effort volontaire de miction.

Dans quelques cas, cette fistule complique une fistule vésico-vaginale proprement dite, et si la destruction de la paroi a intéressé le sphincter vésical, il peut persister une certaine incontinence d'urine, en dépit d'une oblitération bien réussie.

L'opération ne diffère en rien de l'opération de la fistule vésico-vaginale ; elle est beaucoup plus facile et n'exige pas l'emploi de la sonde à demeure.

E. FISTULES URÉTÉRO-UTÉRINES ET URÉTÉRO-VAGINALES.

On distingue des fistules *urétéro-vaginales* simples, sans participation de la vessie, dans lesquelles l'uretère s'ouvre dans le vagin avant son abouchement dans le réservoir urinaire, et des fistules *urétéro-utérines.*

Les fistules urétéro-utérines sont rares; Hegar et Kaltenbach n'en ont pu réunir que neuf exemples, dont les plus nets sont dus à Bérard, à Puech, à Freund.

La fistule siège dans la partie latérale du col, à 1 ou 2 centimètres de l'orifice du museau de tanche, et le plus souvent à gauche (6 fois sur 8 cas).

Bozeman pense que cette variété de fistule est le plus souvent consécutive à l'opération de la fistule vésico-vaginale, et recommande les plus grandes précautions pour ne pas sectionner l'uretère pendant cette opération.

L'extrémité *vésicale* de l'uretère, dans laquelle l'urine ne s'engage plus, présente à la longue une tendance à s'oblitérer.

Signes. — La fistule urétéro-vaginale peut être soupçonnée quand il y a un écoulement permanent d'urine par le vagin, alors qu'il existe cependant une miction volontaire pour expulser de la vessie l'urine apportée par l'uretère sain.

Bérard a pu reconnaître une fistule urétéro-utérine à l'aide de signes qui sont restés classiques. Dans le cas qu'il a minutieusement analysé : 1° l'urine s'échappait continuellement par le col utérin alors même que la vessie était vidée; 2° cette urine était beaucoup plus limpide que celle contenue dans la vessie; 3° la quantité d'urine échappée du vagin pendant deux heures était égale à celle qui s'était accumulée dans le même temps dans la vessie; 4° en pratiquant des injections colorées dans la vessie, l'urine qui s'échappait de la fistule restait limpide; 5° une sonde introduite dans l'utérus et une autre dans la vessie ne pouvaient être mises en contact.

Ces divers signes peuvent servir à distinguer la fistule urétéro-utérine de la fistule vésico-utérine.

Traitement. — Le traitement de cette variété de fistule urétéro-vaginale présente des difficultés particulières tenant à la minceur des bords de la fistule et à la petitesse du calibre de l'uretère et à l'imperméabilité possible du bout vésical de celui-ci.

G. Simon tenta inutilement de faire la suture de la fistule après la dilatation du bout vésical de l'urétère. Des accidents graves de rétention d'urine dans le rein furent la conséquence de cette tentative.

Plus tard il proposa un nouveau procédé dans lequel on s'efforce d'abord de créer un nouvel orifice de l'uretère dans la vessie, et dans un second temps d'oblitérer par la suture la fistule vaginale.

La fistule urétéro-utérine ne peut être traitée que par des procédés indirects. Si le bout vésical de l'uretère est perméable, l'infirmité peut être guérie par la suture du col utérin.

Elle peut aussi être traitée par un des procédés de fermeture du vagin.

Dans des cas rebelles, Zweifel et Credé ont fait chacun une fois avec succès l'ablation, par la voie lombaire, du rein correspondant à l'uretère fistuleux.

VIII

EMPOISONNEMENT URINEUX.

On peut donner le nom d'*empoisonnement urineux* à une série d'accidents auxquels sont exposés les malades porteurs de lésions de l'un des points de l'appareil urinaire. La *fièvre urineuse* en constitue la manifestation la plus fréquente et la plus saisissante; mais le professeur Guyon a très justement fait remarquer que la fièvre n'est *qu'une* des formes de cet empoisonnement. Car celui-ci, dans son expression même la plus grave, dans la forme urémique, peut être complètement apyrétique.

Néanmoins, la fièvre se retrouvant, sous diverses formes, dans la presque totalité des faits, doit être décrite au premier rang ; la facilité de la constater, ses caractères particuliers, en font un phénomène de premier ordre dont l'étude clinique est des plus importantes.

Fièvre urineuse. — Elle se présente sous deux formes :

1° La forme *aiguë*; 2° la forme *lente* ou *chronique*.

La forme *aiguë* présente elle-même deux types distincts : tantôt, et c'est le cas le plus fréquent, la fièvre paraît brusquement et disparaît complètement dans un temps très-court, après un ou deux accès à allure plus ou moins vive, à forme plus ou moins grave, mais à marche franche (Guyon).

Tantôt, au contraire, la fièvre est continue ou à peu près. Les accès, incomplets dans leur évolution, sont fréquents et répétés.

La forme *chronique* ou *lente* est un état fébrile peu intense, mais permanent, sans arrêt, sans interruption, comme aussi sans grandes modifications d'un jour à l'autre.

En résumé, le professeur Guyon, dans ses excellentes leçons auxquelles nous faisons ici de larges emprunts, distingue dans la fièvre urineuse trois aspects cliniques distincts :

Accès franc et intense à évolution rapide, généralement unique (1er type de la forme aiguë).

Accès prolongés ou répétés, souvent intenses, avec ou sans rémissions (2e type de la forme aiguë).

Fièvre continue plus ou moins marquée, à durée indéterminée, avec ou sans accès intercurrents (forme chronique ou lente).

Accès franc. — Il ressemble absolument à l'accès complet de fièvre intermittente d'origine paludéenne, et se compose d'un frisson suivi d'un stade de chaleur et d'un stade de sueur.

Le *frisson* ouvre la scène et ne manque jamais dans l'accès franc, avec des caractères variables de durée et d'intensité. Presque toujours intense, il peut s'accompagner de claquements de dents, de tremblement généralisé, avec anxiété extrême, facies grippé, œil excavé, respiration pénible, extrémités froides. Plus le frisson est marqué, plus l'accès sera grave, et plus surtout sa durée sera longue.

Il est suivi d'un *stade de chaleur*, avec animation de la face, sécheresse et ardeur de la peau ; puis survient le *stade de sueur :* le calme renaît, un sentiment de bien-être et de détente générale se produit ; la peau se recouvre de moiteur, puis d'une sueur qui peut devenir profuse et assez abondante pour ruisseler de toutes parts.

Dans cet accès, le thermomètre monte brusquement de la normale à 40° et plus pour retomber avec la même vitesse à 37° ou au-dessous.

Pour que l'accès soit sans gravité, pour qu'il reste unique, il faut que les trois stades soient complets et proportionnels. Autrement, la crise n'est pas finie (Guyon).

Cet accès franc, simple, peut se compliquer de délire, surtout pendant le frisson, symptôme plus effrayant que grave ; de troubles digestifs pour ainsi dire constants, avec amertume de la bouche et acidité de la salive, quelquefois avec diarrhée abondante et fétide, et de troubles circulatoires surtout caractérisés par des irrégularités et des intermittences du pouls.

Le degré et le nombre des irrégularités paraissent être en rapport avec l'intensité même de l'empoisonnement urineux ; la plupart du temps, elles persistent quelques jours après la défervescence. Quelquefois l'irrégularité peut même être observée avant l'accès et en faire prévoir l'explosion,

Deuxième type de la forme aiguë. — Il est caractérisé soit par des accès isolés, mais répétés, soit par un état fébrile constant avec exacerbations plus ou moins fréquentes. Mais sa caractéristique peut être résumée en deux mots : accès incomplets, stades mal proportionnés (Guyon).

Le frisson est intense et de longue durée ; le stade de chaleur se fait attendre ; la sueur se montre à peine et reste quelquefois limitée à certaines parties du corps.

Les complications de ce deuxième type de la fièvre sont plus constantes et plus graves que dans la première forme. La langue devient rouge et sèche ou même fuligineuse ; la salive est acide et la muqueuse buccale se recouvre rapidement de muguet. Ce muguet, qui peut faire prévoir la persistance de l'état fébrile, est l'indice d'un état sérieux, mais nullement désespéré.

Les vomissements et la diarrhée s'observent aussi fréquemment et peuvent prendre une telle importance que l'on a donné à cette forme le nom de fièvre urineuse cholériforme. Les troubles nerveux se terminent quelquefois par un état comateux.

Du côté du poumon, on peut observer la congestion des bases avec râles abondants et pénétration très imparfaite de l'air dans les vésicules ou même de véritables pneumonies.

La région lombaire est rarement douloureuse d'une manière spontanée ; la douleur provoquée est loin d'être constante et n'existe que dans un tiers ou un quart des cas (Guyon). L'analyse des urines n'a rien appris de particulier.

D'autres complications, beaucoup moins fréquentes que les précédentes, peuvent se montrer dans ce deuxième type de la forme aiguë, à l'occasion de grands accès répétés. Elles ont pour siège la peau, le tissu cellulaire sous-cutané, le plein des membres, les articulations; elles ont pour caractères des éruptions, des indurations phlegmoneuses circonscrites et douloureuses, des douleurs vives sans gonflement ni œdème, des suppurations dans le tissu cellulaire des membres, dans l'épaisseur des muscles, dans les articulations et enfin dans la parotide.

Civiale a signalé une *éruption* qui devient rapidement pustuleuse; le professeur Guyon ne l'a jamais observée.

Les *indurations phlegmoneuses du tissu cellulaire sous-cutané*, assez fréquentes, se traduisent par une douleur en un point, avec induration irrégulièrement circonscrite, légère coloration de la peau; elles ont été vues surtout aux membres supérieurs, une fois à la branche horizontale de la mâchoire (Guyon). Elles se terminent, en général, par résolution.

Les douleurs qui se montrent dans le *plein* des membres sont vives, souvent très pénibles, réveillées par la pression, sans empâtement ni rougeur; elles siègent de préférence aux membres inférieurs. Elles appartiennent aussi bien aux formes les plus graves qu'aux cas moyens.

Les suppurations des masses musculaires ont été observées par ordre de fréquence (Malherbe) dans les muscles de la jambe, de la cuisse, de la région fessière, de l'hypogastre, de l'avant-bras, du bras, de la région précordiale. On a signalé un phlegmon de la fosse iliaque et un abcès rétro-pharyngien.

Pour les jointures on a noté : le genou, l'épaule, le cou-de-pied.

Dans tous ces cas, la terminaison fatale n'est pas constante; sur vingt-six faits de cette nature, Civiale a obtenu onze guérisons définitives.

Les *parotidites* apparaissent comme dans les maladies graves et sont un phénomène des plus alarmants.

La *durée* de la fièvre urineuse dans le premier type est en général fort courte; en vingt-quatre heures, quelquefois en dix-huit, en douze ou même en six heures, l'accès est terminé; il peut se prolonger deux jours, rarement il en atteint trois.

Pour le deuxième type, la durée est très variable; elle s'étend entre cinq, huit, quinze, vingt jours; exceptionnellement elle dépasse ce temps, la mort ayant généralement eu lieu avant même cette époque.

La mort est en effet assez fréquente dans le second type de la forme aiguë, tandis qu'elle est absolument exceptionnelle dans le premier type.

La défervescence est brusque et rapide dans la forme aiguë ; elle est lente et progressive dans le second type. L'examen de la température fournit les meilleurs éléments de pronostic.

Forme chronique ou lente. — Cette forme lente de la fièvre urineuse peut succéder au deuxième type de la forme aiguë ; mais elle est souvent spontanée, s'établit d'emblée et peut même passer à peu près inaperçue jusqu'au jour où se manifeste un grand accès (Guyon). C'est un état fébrile léger, mais permanent ; « on observe, dit Perrève en parlant de ces malades, de petites fièvres capables de miner les constitutions les plus robustes. »

Le plus souvent, cette fièvre n'est révélée que par l'examen thermométrique, les malades n'en ayant pas conscience, tant font défaut les phénomènes subjectifs.

Dans cette forme lente, en effet, où manquent les grands accès fébriles, la fièvre est reléguée au second rang et l'empoisonnement urineux se traduit surtout par les *troubles digestifs* et l'*état général.* Ceux-ci dominent absolument la scène morbide.

L'appétit disparaît, les digestions deviennent laborieuses ; la langue est saburrale, sale et épaisse surtout le matin ; la bouche est pâteuse et souvent sèche ; le malade s'amaigrit et jaunit sans qu'il y ait à proprement parler, d'ictère.

Dans cet état, la fièvre peut être peu manifeste et même elle n'existe pas toujours ; elle ne se traduit quelquefois que par de petites transpirations nocturnes, de la céphalalgie gravative, accusée surtout le matin au réveil, l'agitation nocturne, un sentiment de chaleur.

La durée et la terminaison de la fièvre urineuse à forme lente sont indéterminées ; souvent la mort en est la conséquence, quand la fièvre est liée à des lésions irrémédiables de l'appareil urinaire ; au contraire, la guérison peut être obtenue complète et définitive quand on a soustrait la cause des accidents fébriles, en faisant cesser la stagnation de l'urine dans la vessie ou en débarrassant le réservoir urinaire de calculs ou de fragments de calculs.

Étiologie. — La fièvre urineuse n'appartient guère qu'aux *lésions chroniques* de l'appareil urinaire, les rétrécissements, les hypertrophies de la prostate, les calculs de la vessie. Encore n'apparaît-elle dans ces circonstances que si vient s'adjoindre un élément nouveau, à savoir l'intervention chirurgicale ou les lésions consécutives de l'appareil urinaire. Ces lésions sont les conséquences des troubles de la miction développés sous l'influence de l'affection primitive.

Chez les *rétrécis*, la période d'immunité fébrile est en général fort longue ; elle cesse, comme chez les *prostatiques*, avec l'impossibilité de vider complètement la vessie ; à partir de ce moment se manifestent les symptômes plus ou moins accusés de l'empoisonnement urineux.

De même la *cystite chronique*, qui n'a le plus souvent pour cause que la stagnation même de l'urine, est presque fatalement accompagnée, un jour donné, de fièvre urineuse.

Les *calculs* de la vessie peuvent pendant fort longtemps ne donner lieu à aucun des phénomènes de l'empoisonnement urineux.

La fièvre n'éclate en général qu'à l'occasion d'une exploration ou d'une intervention ; elle est préparée par l'état des organes urinaires, et son explosion peut être soupçonnée par un examen attentif des urines, de l'état général du malade et de ses fonctions digestives.

Les lésions *néoplasiques*, comme le cancer et la tuberculose, ne déterminent par elles-mêmes que la fièvre hectique et la cachexie qui leur sont propres ; elles ne provoquent la fièvre urineuse que par les troubles qu'elles apportent à la miction.

En résumé, tout malade porteur d'une lésion ancienne des voies urinaires peut à un moment donné présenter les symptômes de l'empoisonnement urineux.

Dans la grande majorité des cas, ceux-ci éclatent à l'occasion d'une intervention chirurgicale. La dilatation pure et simple d'un rétrécissement, la recherche du passage dans un canal rétréci, la présence d'une petite bougie à demeure, peuvent faire éclater l'accès urineux ; après l'uréthrotomie interne, la fièvre se déclare dans un tiers des cas (Guyon) ; elle se présente en général entre le deuxième et le troisième jour, avec les caractères les plus nets de l'accès aigu franc. Elle se montre le plus souvent dans les douze à dix-huit heures qui suivent l'enlèvement de la sonde à demeure.

Le cathétérisme évacuateur qui peut seul, dans certains cas, faire tomber la fièvre, est capable, dans d'autres, de la provoquer, alors même qu'il a été régulièrement pratiqué et à plus forte raison s'il a été maladroit ou brutal.

De même il peut éveiller l'accès fébrile par l'évacuation brusque et complète de toute l'urine renfermée dans une vessie distendue depuis longtemps.

La lithotritie est, de toutes les opérations, celle qui éveille le plus sûrement la fièvre. Celle-ci est presque constante dans tous les cas et son intensité est dans un rapport presque absolu avec le degré du traumatisme. Elle est également provoquée par l'expulsion douloureuse des fragments de calculs engagés dans le canal.

Enfin dans tous ces cas, et dominant peut-être toute la pathogénie des accidents, l'altération des organes urinaires et surtout des reins doit être tenue en grande considération; bien souvent des lésions plus ou moins latentes de l'appareil rénal peuvent seules rendre compte des accidents et des revers succédant aux pratiques les mieux conçues et les mieux exécutées.

Pathogénie. — Deux grandes théories ont cours aujourd'hui dans la science pour expliquer l'empoisonnement urineux : l'une admet la pénétration directe de l'urine dans les vaisseaux; l'autre rejette cette absorption de l'urine toute formée et son retour dans la circulation, mais attribue tous les accidents à la rétention des matériaux de l'urine dans le sang, avant même que l'urine ait été sécrétée par le rein.

La théorie de l'*absorption urineuse*, exprimée pour la première fois par Velpeau et formulée par un de ses élèves, le docteur Perdrigeon (1855), défendue plus tard par Maisonneuve, de Saint-Germain (1861), Sédillot, Reliquet, peut rendre compte d'un certain nombre des accidents de la fièvre urineuse. Elle seule semble pouvoir s'appliquer aux cas où la fièvre urineuse se déclare après une intervention chirurgicale sanglante : ainsi, après l'uréthrotomie interne, la fièvre est presque fatale quand on n'a pas mis de sonde à demeure, et avec une très grande fréquence elle succède à la première miction qui suit l'ablation de cette sonde. Les manœuvres de la lithotritie déterminent une série de petites lésions vésicales sans cesse et directement baignées par l'urine, et la fièvre suit l'opération à assez courte échéance, ordinairement dans les douze premières heures. De même elle est presque fatale après l'engagement brutal des fragments intempestivement poussés dans le canal par la miction debout.

La théorie *rénale*, mise en avant par le professeur Verneuil (1856), tend à rapporter au trouble de la fonction du rein les accidents observés. Bron (*Gaz. méd. de Lyon*, 1858) admet exclusivement un défaut d'épuration du sang par un trouble d'origine réflexe dans la sécrétion urinaire; Philips, Mauvais (thèse, 1860), Marx (1861), Dolbeau, Malherbe (thèse, 1872), soutiennent avec énergie cette théorie rénale et cherchent à prouver que tous les accidents doivent être imputés au rein malade. Fondée sur la physiologie qui démontre l'augmentation de l'urée dans le sang après la néphrectomie et son élimination par les sécrétions gastriques et intestinales, cette explication semble seule pouvoir s'appliquer au cas d'accès fébrile produit évidemment *sans lésion de l'urèthre ou de la vessie.*

Dans la forme continue-rémittente de la fièvre urineuse, il est rationnel de penser que ce sont les lésions rénales qui entretiennent l'état fébrile, ou mieux l'état continu d'intoxication urémique.

Dans la forme chronique ou lente, où coexistent à la fois des lésions rénales et la stagnation de l'urine dans une vessie chroniquement enflammée capable de résorber les produits de l'urine altérée, peut-être doit-on admettre à la fois l'absorption urineuse directe, favorisée encore par le trouble de la fonction rénale, incapable d'éliminer ces produits résorbés.

Quoi qu'il en soit, une seule théorie ne saurait rendre compte de toutes les variétés d'accidents observés, et de toute nécessité il faut admettre tantôt l'absorption de l'urine toute formée à travers une muqueuse dépouillée de son épithélium, tantôt la rétention des matériaux de l'urine dans le sang, sous l'influence des lésions rénales. Souvent aussi les deux modes pathogéniques se combinent, et les accidents de l'absorption urineuse semblent avoir d'autant plus de chance de se produire que la fonction rénale est plus gravement compromise.

Traitement. — Le traitement de la fièvre urineuse comprend d'une part toutes les précautions destinées à prévenir l'explosion des accidents de cette fièvre, d'autre part la série des moyens à opposer à l'empoisonnement urineux déclaré.

Le traitement préventif est donc exclusivement basé sur la connaissance des conditions qui peuvent engender la fièvre urineuse. Il comprend la préparation du malade, plus ou moins longue suivant l'importance de l'acte opératoire; l'examen attentif du fonctionnement des reins; l'étude de la sensibilité de l'urèthre et de la vessie et de leur réaction au contact des instruments. Lenteur, patience, douceur, résument les préceptes fort sages donnés par Civiale pour la préparation et l'examen du malade, et dont jamais un chirurgien prudent ne devra se départir.

De même, pendant l'opération, on s'efforcera de diminuer autant que possible la durée des manœuvres opératoires et de ménager avec un soin jaloux le *degré* et la *durée des contacts* (Guyon, *Leçons cliniques*).

Le chloroforme aujourd'hui permet d'allonger notablement ces derniers, en supprimant la douleur et l'ébranlement du système nerveux.

Après l'opération, le chirurgien évitera à son malade toute cause de refroidissement, même le plus léger, et l'obligera pendant un ou plusieurs jours à garder le repos absolu au lit.

Ces précautions seront complétées par un traitement médical approprié aux diverses indications : surveiller l'état de la peau et du tube digestif, calmer l'excitation générale ou l'éréthisme local par le bromure de potassium, la morphine, la belladone, le chloral, sont autant de points qu'ils est important de ne pas négliger. Le sulfate de quinine peut être aussi prescrit comme traitement préventif la veille et le jour même de l'opération.

Contre l'accès aigu, le traitement consiste à provoquer et à favoriser la sudation en couvrant largement le malade et en lui faisant prendre des boissons aromatiques chaudes en quantité assez considérable, soit du thé au rhum à la dose de un litre à un litre et demi. Pour le professeur Guyon, le thé au rhum, dans la proportion de 100 à 120 grammes de rhum ou d'eau-de-vie pour un litre de thé, constitue en pareil cas un stimulant diffusible, énergique, à action rapide. En même temps et dès que le troisième stade commence, Guyon prescrit le sulfate de quinine, à prendre par dose de 20 centigrammes, toutes les heures jusqu'à concurrence de 1 gramme ou plus.

Le jour qui suit l'accès, il est important d'administrer au malade un purgatif salin.

Dans le second type de la forme aiguë, les mêmes indications sont à remplir, mais il s'en présente d'autres qu'il s'agit de ne pas négliger. L'état du tube digestif doit être surveillé de près : le lait à la dose de 1 ou 2 litres en vingt-quatre heures, additionné d'eau de Vichy, sera la base de l'alimentation. Il sera bon de donner en outre de l'extrait de quinquina pris dans du café noir, à la dose de 4 à 8 grammes en vingt-quatre heures.

La douleur rénale sera combattue par des applications de ventouses sèches à la région lombaire, qui sera constamment recouverte d'un grand cataplasme maintenu par une large ceinture de flanelle. Des ventouses scarifiées pourront être prescrites, si la douleur rénale est très intense et si l'état des forces le permet.

L'alimentation ordinaire sera reprise dès que la sécrétion salivaire se sera rétablie.

Dans la forme chronique de l'empoisonnement urineux, le traitement médical vise surtout les troubles digestifs et ne saurait être formulé ici d'une manière générale.

Dans quelques cas la fièvre urineuse doit être combattue par un traitement chirurgical : toutes les fois que l'intervention pourra supprimer la cause de la fièvre, elle devra être mise en œuvre. Un obstacle à l'émission de l'urine dans les rétrécissements ou dans les tumeurs de la prostate peut donner lieu à des accès de fièvre que feront disparaître l'uréthrotomie interne ou le cathétérisme répété, ou la pose d'une sonde à demeure.

En revanche, en dehors de ces conditions, la fièvre est le plus souvent une contre-indication à tout acte opératoire ; si les accès aigus francs ou même la fièvre continue rémittente ne sont que des contre-indications passagères, la forme lente de la fièvre faisant présumer de graves altérations rénales est en général une contre-indication opératoire absolue. Si néanmoins on croit devoir passer outre, le chirurgien devra s'adresser de préférence aux opérations capables de rétablir *rapidement* le cours de l'urine ou de débarrasser la vessie en une seule séance ; c'est alors que, par exemple, l'uréthrotomie sera préférée à la dilatation progressive et la taille à la lithotritie.

AFFECTIONS DES ORGANES GÉNITAUX

DE L'HOMME

AFFECTIONS DU PÉNIS

I

AFFECTIONS DU PRÉPUCE.

La plupart des auteurs classiques décrivent sous le nom de *vices de conformation* du prépuce ses *adhérences* au gland, le *phimosis* et le *paraphimosis*. Ces divers états, qui peuvent être en effet *congénitaux*, sont aussi très fréquemment *acquis ;* nous les décrirons donc successivement sans faire un chapitre à part pour les *vices de conformation* qui ne donnent pas lieu à des indications différentes.

a. ADHÉRENCE DU PRÉPUCE AU GLAND.

L'adhérence normale qui existe au moment de la naissance entre le prépuce et le gland, et qui est constituée par des couches de jeunes cellules épidermiques cornées, peut persister plus tard jusqu'à un an et même plus, et même subsister toute la vie. Le gland peut n'être recouvert que dans une partie de son étendue ou bien il est caché dans sa totalité et la malformation se confond alors avec le phimosis.

Les adhérences accidentelles succèdent à des balanites répétées ou à des ulcérations chancreuses après lesquelles les surfaces en contact se sont soudées.

Chez les enfants, les adhérences molles sont très facilement rompues et sans effusion de sang, en passant un stylet ou un instrument mousse entre le prépuce et le gland, pendant qu'on exerce une légère traction sur les téguments.

Elles peuvent compliquer l'opération du phimosis et leur présence doit toujours être recherchée par l'introduction d'un instrument entre le gland et le prépuce.

Chez l'adulte, les adhérences devenues dures et résistantes et les solides adhérences cicatricielles ne devront pas être traitées.

b. PHIMOSIS.

On donne le nom de *phimosis* à un état dans lequel l'ouverture préputiale est trop étroite pour pouvoir être ramenée en arrière de la couronne du gland. Le phimosis est *congénital* ou *accidentel.*

a. *Phimosis congénital.* — En général les enfants ont tous à la naissance un léger degré de phimosis qui se corrige plus tard par la traction exercée sur le prépuce. Il n'y a véritablement malformation que si l'orifice est tellement étroit et inextensible que le gland ne puisse jamais être découvert ou si une fois découvert il est étranglé à sa base par le limbe préputial. On conçoit donc facilement un grand nombre de variétés dans l'aspect du phimosis.

Le gland est recouvert en totalité par le prépuce intimement appliqué sur lui et ne présentant qu'un petit orifice qu'il faut chercher avec soin ; le plus souvent le prépuce est *exubérant* et se prolonge au delà du gland par une languette plus ou moins longue.

Symptômes. — Quand l'orifice préputial est étroit, il y a une certaine gêne à l'émission des urines ; le liquide peut n'être émis que difficilement et goutte à goutte ou bien il s'accumule d'abord entre le gland et le prépuce en formant une poche d'où l'urine s'écoule ensuite à l'extérieur. Cet état peut s'accompagner d'une dilatation de l'urèthre et de la vessie en arrière de l'obstacle comme dans les vrais rétrécissements (Vidal de Cassis), et même d'infiltration d'urine (Piussan, *Thèse de Paris*, 1884).

Dans bon nombre de cas, les accidents sont assez légers pour que les sujets ne réclament de soins qu'au moment où ils veulent accomplir le coït, rendu difficile par l'étroitesse ou l'exubérance du prépuce.

Mais, souvent aussi, le phimosis détermine un certain nombre de complications qui attirent l'attention des parents et des intéressés.

L'accumulation sous le prépuce des sécrétions des glandes de Tyson et l'impossibilité des soins de propreté déterminent des *balanites* à répétition. Il en résulte une irritation de la région avec démangeaisons qui peuvent conduire l'enfant à la masturbation.

Des *calculs* peuvent se développer entre le gland et le prépuce et acquérir des dimensions considérables.

Par un mécanisme peu connu, le phimosis donne quelquefois lieu à l'*incontinence d'urine* et souvent à des envies fréquentes d'uriner, avec ténesme vésical, douleurs à l'extrémité de l'urèthre pouvant faire soupçonner un calcul de la vessie.

Dans des cas plus rares, cette malformation peut donner lieu à des troubles généraux. D'après Fleury (*Académie de médecine*, 1851), en l'absence même de tous les accidents locaux qu'il peut amener, le phimosis peut produire des phénomènes de névropathie générale semblables à ceux qu'éprouvent les femmes à la suite de certaines affections utérines, les déplacements en particulier.

Les malades présentent des démangeaisons, des fourmillements, des névralgies de divers sièges, des accidents hypochondriaques et hystériformes.

Sayre, de New-York, ajoute à ces troubles nerveux liés à la présence d'un phimosis la possibilité de certaines paralysies et la production du pied bot.

Chez l'adulte, ce sont surtout les balanites et la gêne ou la difficulté du coït qui sont les symptômes caractéristiques de l'affection. Le coït est gêné soit par l'occlusion complète du gland, soit par son étranglement à sa base quand le prépuce a été ramené en arrière (*paraphimosis*.) En outre, cette malformation prédispose à l'inoculation des affections vénériennes et en rend le traitement local difficile.

Traitement. — Le phimosis ne doit pas être abandonné à lui-même. Il peut être traité par la *dilatation* de l'orifice préputial ou par l'*excision* du prépuce ou *circoncision*.

La *dilatation* peut se faire avec une pince ordinaire à forcipressure ou mieux avec des dilatateurs spéciaux (Nélaton, de Saint-Germain). Cette opération est quelquefois suivie de récidive; elle est toujours insuffisante chez l'adulte, elle ne remplit qu'une partie des indications quand le prépuce est exubérant.

La *circoncision* consiste à retrancher tout ou partie du prépuce par une incision circulaire ou elliptique pratiquée sur la peau et la muqueuse. Exécutée de toute antiquité chez les enfants juifs et chez certains peuples orientaux au moment de la naissance, elle n'est véritablement indiquée que dans le cas de phimosis.

Nous renvoyons aux traités de médecine opératoire pour la description des instruments et procédés spéciaux imaginés pour la circoncision. Ils ont tous pour but de produire rapidement et en un seul temps la section de la peau et de la muqueuse au *même niveau :* en effet, par suite de sa disposition, la peau sectionnée se rétracte en abandonnant la muqueuse, si ces deux membranes n'ont pas été préalablement fixées l'une à l'autre.

L'opération peut être avantageusement faite de la manière suivante sans instrument spécial : 1er *temps*. Le prépuce est incisé d'avant en arrière, sur le milieu du dos du gland, soit directement, soit sur une sonde cannelée, jusqu'à la base du gland avec une paire de ciseaux forts, coupant bien.

2e *temps*. Le prépuce fendu et étalé est confié à un aide qui le tend et fixe la muqueuse et la peau au même niveau soit en les pinçant, soit en les étreignant à droite et à gauche dans une pince à forcipressure.

3e *temps*. Le chirurgien coupe avec des ciseaux de droite à gauche le prépuce et la muqueuse à la base de la couronne du gland, en suivant la courbure de la rainure glandulo-préputiale et en respectant le frein s'il n'est pas trop court.

4e *temps*. La muqueuse et la peau, soigneusement affrontées par un aide, sont pincées ensemble par de nombreuses serre-fines qui sont laissées en place 24 ou 36 heures.

Un fil de soie phéniquée fine sera appliqué sur l'artère du frein si elle a été ouverte.

Le pansement par excellence consiste à projeter un peu de poudre d'iodoforme sur la ligne de réunion.

La circoncision peut s'accompagner de phlegmon sous-cutané et d'accidents gangréneux, surtout fréquents dans le phimosis diabétique.

Sa complication la plus ordinaire est une hémorrhagie quelquefois inquiétante fournie par l'artère du frein ou par une des veinules sous-cutanées. L'application soignée d'une ligature et des serre-fines prévient cet accident, le plus souvent imputable à une négligence opératoire.

On a vu cette hémorrhagie entraîner la mort chez des enfants hémophiles.

b. *Phimosis acquis.* — Le phimosis accidentel ou acquis se produit d'une manière aiguë chez les sujets ayant le prépuce naturellement long, atteints de balano-posthite chancreuse ou d'une violente blennorrhagie.

Il se produit lentement et d'une manière chronique à la suite d'une irritation continuelle du prépuce et surtout *chez les diabétiques*, où le passage de l'urine sucrée provoque une inflammation prolongée de la région. Le phimosis ainsi produit chez l'adulte peut être le premier signe de la glycosurie et doit toujours y faire songer. Après une série de poussées inflammatoires plus ou moins répétées ayant le caractère de la balano-posthite, le prépuce se rétrécit et se rétracte et le phimosis est constitué.

Traitement. — Dans le cas de balanite simple avec phimosis, des soins de propreté, des injections d'acide borique entre le prépuce et le gland, suffiront le plus souvent. S'il s'agit d'une balano-posthite chancreuse, la circoncision pourra donner lieu à l'inoculation de toute la plaie opératoire et au développement d'une vaste ulcération chancreuse. On devra se contenter en général d'une incision médiane pratiquée sur le dos de la verge et grâce à laquelle les parties sous-jacentes pourront être mises à nu et modifiées par des moyens convenables.

Le phimosis *diabétique* doit être traité avec les plus grands ménagements, et le plus souvent, s'il ne détermine pas de troubles marqués, il sera abandonné à lui-même. L'excision du prépuce pratiquée dans ces conditions a déterminé la gangrène des téguments et même celle de la verge. Elle ne devra être pratiquée que pour obéir à des indications formelles, et après l'administration prolongée d'un traitement général anti-diabétique.

C. PARAPHIMOSIS.

Le *paraphimosis* est une affection dans laquelle le prépuce, porté en arrière du gland et ne pouvant plus être ramené en avant, occasionne l'étranglement de l'extrémité antérieure de l'organe.

Chez les enfants, il se produit quand le prépuce étroit a été rétracté derrière le gland, surtout à la suite de masturbations prolongées ;

chez l'adulte atteint de phimosis, il suit en général le coït quand le gland devenu turgescent est trop volumineux pour franchir à nouveau l'orifice qu'il avait pu traverser à l'état de flaccidité ou de demi-érection.

L'affection se produit aussi quand le prépuce étroit est enflammé dans la balano-posthite simple ou chancreuse.

Symptômes. — Le gland serré à sa base se tuméfie, et sa tuméfaction augmente encore le degré de la constriction. En arrière de la couronne du gland se voit un bourrelet œdémateux, très considérable, formé par la portion extensible du prépuce située en avant de l'étranglement. Ce bourrelet œdémateux présente quelquefois des bosselures séparées par des sillons parallèles à l'axe du pénis. Il recouvre et masque une bride circulaire intimement appliquée sur la verge et qui n'est autre que le limbe préputial.

Cet état s'accompagne bientôt d'inflammation des parties; le bourrelet œdémateux augmente de volume, se couvre de phlyctènes et se sphacèle par petits points limités; la bride circulaire se ramollit, se gangrène sur un ou plusieurs points et les parties s'éliminent après une dizaine de jours de suppuration. Le gland, turgide et volumineux, ne se *gangrène jamais*, comme on l'a répété à tort, à moins qu'il n'y ait eu de violentes et intempestives tentatives de réduction ou qu'il ne s'agisse de sujets diabétiques.

L'affection abandonnée à elle-même se termine après gangrène et élimination de parties limitées du prépuce.

Traitement. — Si l'on est appelé peu de temps après la production du paraphimosis, il faut en tenter la *réduction* immédiate.

Le gonflement œdémateux peut être combattu avant la réduction par l'application d'une bande roulée ou mieux d'une bande de caoutchouc, et ensuite le gland est repoussé en arrière avec les doigts pendant que la verge est attirée en avant.

Desprès conseille d'envelopper toute la verge dans un linge mouillé et de la comprimer à pleine main. Le malade, en cherchant à s'échapper, augmente encore les effets de la compression. Lorsque l'œdème est réduit, on sent la peau de la verge glisser sur le gland, on comprime encore en attirant la verge, on sent alors un échappement; on cesse de comprimer, on enlève le linge et on voit le prépuce revenu sur le gland. On achève la réduction en tirant avec es doigts sur la peau du prépuce.

Si la réduction n'a pas été obtenue d'emblée et si les phénomènes inflammatoires sont peu prononcés, les choses peuvent être abandonnées à elles-mêmes, la partie légèrement comprimée ou recouverte de compresses résolutives.

Dans les cas où il y a de violentes douleurs et où l'intensité des phénomènes inflammatoires fait craindre la gangrène d'une partie étendue du prépuce, l'anneau constricteur sera débridé en plusieurs points avec des ciseaux ou un bistouri introduit sur une sonde cannelée.

II

LÉSIONS TRAUMATIQUES DU PÉNIS.

—

1° PLAIES.

Les plaies *superficielles* n'intéressant que le fourreau de la verge sont sans importance et doivent être réunies à l'aide de serre-fines.

Les plaies *profondes* qui atteignent les corps caverneux sont des plaies transversales qui peuvent sectionner l'urèthre en même temps que les corps caverneux. On peut tenter avec succès de réunir par la suture les parties divisées (Arlaud, *Société de chirurgie*, t. VI, p. 451), en ayant soin de maintenir une sonde dans le canal si celui-ci a été divisé.

L'érection peut plus tard être gênée par la cicatrice interposée sur un point du trajet de la verge.

Le pénis peut être intéressé par des projectiles de guerre, des balles et des éclats d'obus; l'hémorrhagie est en général peu abondante dans ce cas. Le symptôme le plus important est la rétention d'urine, même quand l'urèthre n'est pas intéressé. La conséquence la plus manifeste de la blessure d'un corps caverneux est la déviation subie par la verge pendant l'érection : le pénis décrit une courbure latérale en rapport avec l'étendue de la perte de substance et la dépression de la cicatrice. Dans un cas, Baudens chercha à remédier à cette déviation en faisant une incision profonde sur le corps caverneux sain pour obtenir une cicatrice s'opposant à la courbure.

2° CONTUSIONS ET FRACTURES DU PÉNIS.

Les contusions et les plaies contuses du pénis s'accompagnent d'une hémorrhagie qui s'étend au loin sous le fourreau de la verge ou peut se collecter sous forme d'une tumeur molle, fluctuante, se laissant distendre par le sang à chaque érection. S'il y a en même temps rupture de l'urèthre, il peut s'ensuivre une uréthrorrhagie abondante, que l'on réprimera par des applications froides et l'introduction d'une sonde de gros calibre dans le canal.

On a observé à la suite d'une morsure de cheval le corps spongieux de l'urèthre en inversion faisant saillie par le méat sous forme d'un corps cylindrique charnu d'une longueur d'un pouce et quart et du diamètre d'un tiers de pouce (Hilton).

Les *fractures* de la verge sont un accident rare; elles ne se produisent que pendant l'érection, quand l'organe distendu par le sang est transformé en un corps rigide et fragile. Elles succèdent à un faux mouvement dans le coït ou dans une tentative de coït, surtout si l'organe est induré par une chaudepisse encore aiguë ou par des nodosités siégeant dans les corps caverneux. La chute d'un corps, le ploiement brusque de l'organe pour lui imprimer un changement de position une torsion brutale, peuvent aussi produire le même accident.

La fracture est *complète* ou *incomplète*, suivant qu'elle occupe un seul corps caverneux ou les deux.

Le blessé éprouve le plus souvent la sensation de quelque chose qui se rompt, d'un craquement sec. La douleur peut être modérée; quelquefois elle est très-violente et s'exagère en un point par les mouvements imprimés au pénis.

Dès que la fracture est produite, une extrême flaccidité de la verge succède dans la plupart des cas à son état d'érection; le sang s'infiltre en abondance dans le tissu cellulaire et fait acquérir à l'organe un volume deux ou trois fois plus grand qu'à l'état normal. L'ecchymose peut envahir le scrotum et le pubis, communiquant aux parties une teinte violacée, quelquefois tout à fait noire.

La portion du pénis située en avant du point fracturé reste pendante et jouit d'une extrême mobilité sur la portion fixe. Dans l'érection, le bout postérieur se gonfle et se durcit, tandis que la partie antérieure reste flasque et comme indépendante du reste de la verge.

La coexistence de la rupture du canal de l'urèthre expose le malade à une uréthrorrhagie abondante et à tous les dangers de la rétention et de l'infiltration d'urine. Un phlegmon diffus de la région peut en être la conséquence, avec destruction étendue des téguments de la verge et du scrotum.

La consolidation de la fracture se fait par une virole fibreuse cicatricielle, inextensible, qui détermine pendant l'érection une courbure de la verge parfois tellement prononcée qu'elle rend le coït impossible.

Les troubles sont d'autant plus prononcés que les corps caverneux sont lésés plus près du pubis.

En général, la flexion du pénis est assez légère pour que la copulation soit encore possible après quelque difficulté pour l'intromission.

Le *traitement* consiste dans le repos absolu, la verge immobilisée et maintenue sur le ventre, et l'application de sachets de glace ou de lotions astringentes.

Les complications peuvent donner lieu à des indications spéciales, déjà traitées dans l'histoire des plaies et ruptures de l'urèthre.

3° LUXATION DU PÉNIS.

On décrit sous ce nom certains déplacements très rares de la verge, dans lesquels l'organe se trouve refoulé dans le tissu cellulaire voisin. Sous l'influence d'une pression violente, la verge, en état de *flaccidité*, peut se trouver repoussée sous la peau du scrotum ou dans le tissu cellulaire de la paroi abdominale antérieure.

L'organe est représenté par son fourreau plus ou moins contusionné mais vide; l'urine ne sort plus par le prépuce, mais par une plaie située près de la verge; le cathétérisme fait constater la vacuité du fourreau.

Nélaton put remettre le pénis en place à l'aide d'une aiguille de Cooper. Une incision et le détachement d'adhérences pourraient devenir nécessaires au cas où la luxation serait déjà ancienne.

4° ÉTRANGLEMENT DU PÉNIS PAR DES LIENS CIRCULAIRES.

La verge est assez souvent étranglée chez les enfants par une corde, un ruban qu'ils serrent pour remédier à l'incontinence d'urine Plus souvent, elle est introduite par dépravation dans des corps creux, comme une bobèche de chandelier en fer (Dupuytren), un anneau d'or, une douille de pelle à feu ou de baïonnette (Larrey), une douille de robinet de bain (Chassaignac).

La verge se gonfle au-dessus et au-dessous de l'anneau constricteur qui se trouve caché dans un sillon profond formé par les parties molles; la portion supérieure de l'organe se tuméfie, devient livide et menacée de gangrène. L'urine est retenue, et si l'obstacle n'est pas levé, il y a sphacèle du pénis et formation d'une fistule uréthro-pénienne. Les corps caverneux divisés se cicatrisent en mettant obstacle au coït.

La constriction par un fil détermine une section nette de l'urèthre et des parties molles.

Quand le volume des parties tuméfiées est peu considérable, il suffit d'obtenir la diminution de l'organe à l'aide d'applications glacées ou par la compression pour le retirer de l'agent de constriction.

Un anneau d'or a pu être dissous dans un bain de mercure (N. Guillot).

Le plus souvent l'anneau constricteur doit être sectionné avec des pinces, des tenailles, des limes, appropriées à sa nature, avec la précaution d'engager une petite plaque de bois ou de carton entre le pénis et le corps étranger pour protéger les parties molles.

III

LÉSIONS VITALES ET ORGANIQUES DU PÉNIS.

—

POSTHITE, BALANITE ; BALANO-POSTHITE.

La *posthite* ou inflammation du prépuce coïncide le plus souvent avec la *balanite* ou inflammation de la membrane muqueuse du gland, *balano-posthite*.

Étiologie. — La cause la plus ordinaire de la balanite est la présence de chancres syphilitiques sous-préputiaux et de plaques muqueuses de même siège, ou d'ulcérations de nature chancrelleuse.

La balano-posthite peut aussi, sans cause spécifique, se développer chez les sujets ayant le prépuce étroit et long, ou peu soigneux de leur personne; on la voit survenir dans le cours de la blennorrhagie, ou à propos d'une éruption de vésicule d'herpès préputial ou après le développement de végétations.

Les excès de coït, la masturbation, peuvent quelquefois la provoquer.

Symptômes. — Le prépuce, rouge à sa face interne, est tuméfié, œdémateux, et, s'il y a un certain degré de phimosis, ne peut plus être ramené en arrière du gland. Celui-ci est rouge, surtout au niveau de sa couronne; la muqueuse est dépolie, dépouillée. Un liquide muco-purulent, d'odeur fétide, s'écoule abondamment entre le gland et le prépuce. Toute la région est le siège d'une chaleur vive et d'un prurit incommode.

Dans les cas ordinaires, la balano-posthite se termine par résolution en huit à dix jours, mais elle peut être le point de départ d'une grave complication, la gangrène du prépuce et du gland. Celle-ci apparaît surtout avec son maximum de fréquence dans les balano-posthites chancrelleuse et syphilitique; mais elle peut compliquer toutes les formes de balano-posthites. Elle se développe de préférence chez les sujets alcooliques ou surmenés et chez ceux dont l'affection a été négligée dès le début ou dont le prépuce présente un phimosis congénital ou acquis.

Les accidents gangréneux éclatent en général dans les quinze premiers jours qui suivent l'apparition du chancre, et sont souvent précédés par un ensemble de phénomènes généraux fébriles pouvant revêtir le caractère ataxo-adynamique.

Le gonflement augmente sur le prépuce, qui devient tendu, dur, résistant, douloureux dans toute sa surface; sa coloration de rouge devient lie-de-vin, feuille-morte, violacée par places. L'écoulement devient séreux, verdâtre, sanieux, d'odeur gangréneuse; il contient des gouttelettes huileuses (Horteloup). Bientôt sur le prépuce apparaissent une ou plusieurs taches noires surmontées quelquefois de phlyctènes. Par l'eschare préputiale détachée le gland vient « mettre le nez à la fenêtre », ou se trouve largement à découvert si tout le prépuce est gangrené. Il est lui-même souvent atteint de sphacèle, soit en partie, surtout au niveau de la couronne du gland, soit sur toute sa surface.

La marche de cette gangrène peut être très rapide ; on l'a vue se produire en vingt-quatre heures (Horteloup) ; elle se fait en général en quatre ou cinq jours.

La balano-posthite gangréneuse se complique assez souvent d'*hémorrhagies*, qui peuvent être abondantes et ne cèdent qu'avec la gangrène confirmée.

Un point curieux de l'histoire de cette affection est la disparition de la virulence du chancre sous l'influence des accidents gangréneux.

Traitement. — La balano-posthite cède en général à des soins de propreté, à des grands bains, à des injections entre le prépuce et le gland avec une solution faible de nitrate d'argent ou d'acide borique à 4 pour 100. Quand elle est symptomatique de chancres sous-préputiaux et qu'elle complique un phimosis, le meilleur moyen de traiter l'affection et de prévenir ses complications est de débrider le prépuce à sa face dorsale d'un coup de ciseaux jusqu'à la couronne du gland. Cette conduite s'impose quand il y a menace de gangrène ou gangrène confirmée.

PÉNITIS.

L'inflammation *superficielle* des téguments de la verge consécutive à une petite plaie, à une ulcération, revêt le plus souvent la forme érysipélateuse ; elle se traduit par un œdème plus ou moins diffus avec des traînées de lymphangite. Elle peut se terminer par la formation de petits abcès sous-cutanés ou d'une collection purulente étendue en nappe. Dans ce dernier cas, il n'est pas rare de voir se produire quelques plaques localisées de sphacèle. Celui-ci se produit d'une manière presque inévitable à la suite de l'érysipèle du pénis.

L'inflammation *profonde* des corps caverneux ou *cavernite* est une affection beaucoup plus sérieuse. On l'observe à la suite d'une plaie profonde, d'une contusion violente, quelquefois d'une uréthrite aiguë. Elle se développe spontanément dans le cours des affections générales, comme la fièvre typhoïde, la leucémie.

L'organe augmente de volume, devient dur, tendu, et, suivant la nature ou l'intensité de la cause, l'affection se termine par induration ou par gangrène d'une partie plus ou moins étendue de la verge.

Sous le nom de *gangrène foudroyante spontanée* des organes génitaux externes de l'homme, Fournier décrit une gangrène ayant pour caractères de survenir sans aucune cause appréciable et d'évoluer avec une rapidité foudroyante. (Lallemant, *Thèse de Paris*, 1884.) La maladie frappe des sujets jeunes et éclate brusquement dans un bon état de santé. Les premiers symptômes s'annoncent par une douleur légère, de simples picotements suivis au bout de quelques heures de rougeur et de tuméfaction.

Quelques heures après ce début insidieux, la verge augmente considérablement de volume, le pénis prend la forme d'un battant de cloche; le scrotum et la verge se tuméfient, deviennent œdémateux; de la sérosité s'épanche dans la tunique vaginale.

Des phlyctènes éphémères se développent sur les téguments et sont remplacées par des plaques blanchâtres de gangrène qui envahissent progressivement les tissus environnants et gagnent le prépuce, le fourreau de la verge et le scrotum en entier, et peuvent même envahir les régions voisines. Tout ce processus gangréneux évolue entre vingt-quatre et trente-six heures. Il s'accompagne d'une vive douleur et d'une fièvre intense qui dès le début s'accuse par une température de 39 à 40 degrés.

Il peut y avoir en même temps apparition de pétéchies en divers points du corps.

Dans les cas favorables, la détente se fait au bout de trois à quatre jours; la fièvre tombe et la gangrène se limite. Après élimination des parties mortifiées, le travail cicatriciel marche assez rapidement vers la réparation.

La mort a été la conséquence de cette affection de nature évidemment septique, dont le microbe spécial est encore à trouver, malgré les recherches de Duclaux et Balzer.

Le traitement consiste dans de profondes incisions faites avec le thermo-cautère, l'application d'antiseptiques et l'administration de toniques et de stimulants.

TUMEURS DU PÉNIS.

Le *prépuce* peut être le siège de *tumeurs sébacées*, rarement de *lipomes* ou de *fibromes*. Il est plus souvent atteint d'*éléphantiasis* en coexistence avec l'éléphantiasis du scrotum. La maladie débute, en général, par le prépuce pour, de là, s'étendre à tout l'organe et rester stationnaire avant d'envahir les bourses.

Le pénis peut alors acquérir des dimensions énormes; on l'a vu atteindre le volume d'un pénis de mulet.

La miction est peu gênée; il est inutile de dire que les rapprochements sexuels deviennent impossibles et même, avec le développement de l'affection, ils ne sont plus désirés par les malades.

Quand le prépuce est seul envahi par l'éléphantiasis, il est facile de l'enlever par la circoncision. Si la verge tout entière est envahie, on peut, à l'exemple de Delpech, isoler par la dissection les parties saines des parties malades, enlever tous les tissus affectés et refaire une enveloppe cutanée avec des lambeaux de peau saine. Cette extirpation ne met pas toujours à l'abri des récidives.

Le *gland* est souvent le siège de productions papillaires connues sous le nom de *végétations*, *choux-fleurs*, *crêtes de coq;* leur siège de prédilection est la rainure balano-préputiale, mais elles peuvent se développer en tous les points de la surface du gland et même à l'orifice du méat urinaire et sur la muqueuse préputiale. Elles sont constituées par l'hypertrophie des papilles de la région; elles se développent chez des sujets ayant le prépuce long et étroit et négligeant les soins de propreté, à la suite des balanites dont elles sont elles-mêmes la cause et probablement par contagion dans les rapports sexuels.

A tous les moyens préconisés contre cette légère affection, nous préférons de beaucoup les attouchements légers, répétés chaque jour, avec un petit morceau de bois trempé dans l'acide acétique cristallisable et prolongés quelques jours après la chute de la végétation, pour détruire son point d'implantation.

Les *corps caverneux* présentent quelquefois, dans leur épaisseur ou à leur surface, de petites tumeurs dures, résistantes, sous forme de *nodosités*. Elles sont quelquefois solitaires, d'autres fois multiples et disposées en chapelet; elles se montrent sur tous les points de la longueur du pénis. On les observe dans l'âge adulte et la vieillesse. Elles se montreraient de préférence chez les goutteux et surtout chez les diabétiques (Verneuil).

Ces tumeurs, indolentes, dures à la pression, non mobiles sous la peau, semblent faire corps avec le pénis; elles restent souvent stationnaires ou augmentent très lentement de volume. Elles peuvent gêner le coït par les déformations qu'elles impriment aux corps caverneux.

Le plus souvent ces tumeurs doivent être abandonnées à elles-mêmes sans intervention et ne doivent être traitées que par la médication générale dirigée contre la goutte et le diabète.

CANCER DU PÉNIS.

Le cancer du pénis se présente sous deux formes; tantôt il débute par *les téguments* et peut y rester limité; tantôt il commence par *le gland.*

Quel que soit son point de départ, la tumeur est le plus souvent un épithélioma; le carcinome est très rare.

Ses causes sont inconnues; le phimosis congénital ou accidentel paraît constituer une cause prédisposante. Cette affection appartient à l'âge adulte et à la vieillesse.

L'épithélioma des *téguments* de la verge débute, en général, par le prépuce, sous forme soit d'une induration localisée, soit d'un épaississement et d'une hypertrophie de tout l'organe. Des bosselures se développent et s'ulcèrent, versant un liquide sanieux; l'ulcération envahit peu à peu tout le fourreau. Le gland et les corps caverneux, perdus dans la masse indurée, peuvent sembler eux-mêmes envahis alors qu'ils ne sont qu'entourés et comprimés par la production morbide périphérique, qui ne dépasse pas la gaîne fibreuse des corps caverneux.

Les ganglions inguinaux superficiels peuvent être rapidement envahis, surtout si des topiques irritants ont été déposés sur l'ulcération épithéliale.

L'induration qui entoure la partie ulcérée, la marche extensive de l'ulcération, sa résistance au traitement antisyphilitique, ne permettront guère de confondre l'épithélioma du pénis avec des ulcérations de nature vénérienne ou syphilitique.

L'ablation des parties malades doit être pratiquée dès que le diagnostic est établi. L'isolement des téguments infiltrés d'avec les parties profondes doit toujours être recherché; une incision faite à petits coups à travers le néoplasme permet d'arriver sur l'enveloppe fibreuse des corps caverneux restés sains (Lisfranc, *Clinique chirurg. de la Pitié*, 1841). La dissection sera faite soit au bistouri, soit au thermo-cautère.

L'épithélioma *du corps* du pénis débute par une petite végétation située sur un des points du gland. Celle-ci, d'abord indolente, ne donnant qu'un peu de gêne dans le coït, augmente de volume et s'ulcère en donnant lieu à des hémorrhagies et à un écoulement sanieux. L'ulcération envahit de proche en proche tout le gland et les corps caverneux.

Dans une autre forme, l'organe est envahi par une induration considérable qui en augmente le volume, et l'ulcération n'apparaît que consécutivement. Celle-ci a tous les caractères des ulcérations épithéliales.

L'urèthre peut être comprimé par la tumeur et souvent le méat urinaire est rétréci au point que la miction est très notablement gênée.

Après un certain temps, les ganglions inguinaux s'engorgent et le malade succombe, soit aux progrès de la cachexie cancéreuse, soit aux troubles de la miction, soit à la récidive du mal après une première intervention.

L'épithélioma du gland ne peut présenter quelques difficultés de diagnostic que tout à fait au début, quand il pourrait être confondu avec une simple végétation : la dureté de la production, sa facilité à saigner et surtout son ulcération ne permettent pas une longue hésitation.

Traitement. — La tumeur ne peut être avantageusement enlevée que par l'amputation du pénis. Celle-ci sera pratiquée, soit avec le galvano-cautère avec une sonde préalablement introduite dans l'urèthre, soit mieux au bistouri, en ayant soin de lier les vaisseaux et de suturer à l'extérieur la muqueuse uréthrale, pour prévenir le rétrécissement de l'urèthre.

AFFECTIONS DES ENVELOPPES DU TESTICULE

I

LÉSIONS TRAUMATIQUES DU SCROTUM.

PLAIES ET CONTUSIONS DU SCROTUM.

Les *plaies* du scrotum ne donnent pas lieu à des considérations importantes; elles peuvent être produites par toutes les variétés d'instruments, par arrachement, par morsure, par les armes à feu. Elles ne s'accompagnent ordinairement que d'une hémorrhagie très modérée et se cicatrisent facilement; le pronostic est un peu plus grave dans les plaies contuses, surtout produites par armes à feu et compliquées de la présence de corps étrangers.

Ces plaies seront avantageusement réunies par la suture si elles sont nettes et ne s'accompagnent pas de décollement ; dans le cas contraire, un pansement humide ou la vaseline boriquée seront employés de préférence.

Les *contusions* du scrotum sont produites par des chocs directs comme un coup de pied, ou par des froissements comme dans l'équitation.

La distension des veines par une hydrocèle prédispose à leur rupture à la suite d'un coup ou d'une marche forcée (Desprès).

Le résultat est la déchirure des petits vaisseaux et la formation d'un épanchement sanguin qui peut s'infiltrer au loin dans les enveloppes des bourses (*hématocèle pariétale par infiltration*) ou se collecter en un point (*hématocèle pariétale par épanchement*). L'hématocèle par infiltration accompagne toujours l'hématocèle par épanchement.

Les bourses sont augmentées de volume et les plis du scrotum sont effacés. Une ecchymose très foncée, quelquefois tout à fait noire apparaît très rapidement et envahit le scrotum et souvent le pénis, le périnée, l'hypogastre.

Dans l'hématocèle par épanchement, le sang est collecté entre les enveloppes écartées, dans un foyer circonscrit et renfermant du sang pur, en caillots ou en gelée.

Sur la masse représentée par le scrotum tuméfié, on peut remarquer une saillie plus accusée en un point, donnant lieu à une sensation de mollesse et même de fluctuation, quelquefois à une sensation de tremblement tout particulier (Nélaton). Quelques jours plus tard, elle donne la sensation de la crépitation sanguine.

Dans quelques cas, la collection est assez considérable pour prendre un aspect pyriforme à grosse extrémité dirigée en bas, comme dans l'hydrocèle vaginale.

L'hématocèle pariétale par épanchement se termine en général par résolution, tout à fait exceptionnellement par suppuration ou par gangrène.

Le repos au lit, l'élévation des bourses, les applications résolutives suffiront dans la majorité des cas. Si la collection sanguine est abondante et nettement fluctuante ou pleine de caillots dont la résorption serait difficile à obtenir, elle sera évacuée avec avantage par une incision suffisante pratiquée antiseptiquement.

II

LÉSIONS VITALES ET ORGANIQUES DU SCROTUM.

PHLEGMON DES BOURSES.

Etiologie. — Les contusions, les plaies, les inflammations diverses de la peau peuvent donner lieu à un phlegmon du scrotum, surtout s'il est distendu à l'avance par de la sérosité ou si elles se produisent chez des sujets entachés d'un vice constitutionnel, alcoolisme, diabète, albuminurie, etc.

Les fistules urinaires ou stercorales qui traversent la région peuvent aussi en être le point de départ, mais la cause la plus ordinaire est l'infiltration d'urine à la suite de la rupture de l'urèthre. On signale aussi l'injection maladroite dans le tissu cellulaire des bourses d'une injection irritante (vin, alcool ou teinture d'iode) destinée à la cure d'une hydrocèle.

Symptômes. — Le phlegmon *simple* revêt la forme érysipélateuse et se termine en général par la formation d'un abcès circonscrit.

Le phlegmon *diffus* et gangréneux s'accompagne d'un gonflement rouge sombre, considérable, qui envahit non seulement le scrotum mais les parties voisines et sur lequel apparaissent des plaques gris jaunâtre de gangrène. Des gaz se développent dans le tissu cellulaire en donnant lieu à la crépitation emphysémateuse; à la chute des eschares, un ou même les deux testicules sont mis à nu, et la réparation ne se fait qu'après une suppuration prolongée. La cicatrice est toujours beaucoup moins considérable que ne pourrait le faire croire la perte primitive de substance.

Le phlegmon diffus gangréneux se complique de phénomènes généraux graves capables d'entraîner la mort chez des sujets épuisés.

Le pronostic varie avec la cause du phlegmon et l'état constitutionnel du sujet.

Traitement. — La collection du phlegmon simple sera incisée dès qu'elle sera formée. Dans le phlegmon diffus, de larges incisions espacées de deux à trois centimètres seront pratiquées avec le thermocautère.

ÉLÉPHANTIASIS DU SCROTUM.

Cette affection, rare dans nos pays, a été étudiée par Larrey (Paris, 1803), Clot-Bey (*Gazette des hôpitaux*, 1834), Broquère (*Thèse de Paris*, 1875).

Étiologie. — L'éléphantiasis du scrotum est endémique en Asie, en Palestine, aux Indes, au Japon, aux Antilles, au Brésil, en Égypte, dans le nord de l'Afrique. Il a été exceptionnellement vu dans le midi de la France (Delpech, Rigal de Gaillac) et chez un malade de la Loire-Inférieure, n'ayant jamais quitté la France (Voillemier).

Les excès vénériens paraissent être une cause prédisposante.

Anatomie pathologique. — La peau d'abord amincie et distendue devient dure, épaisse, rugueuse, inextensible; elle est jaunâtre ou brunâtre. L'épiderme s'épaissit et adhère au corps papillaire hypertrophié, induré, fibreux. Le derme épaissi, homogène, prend une consistance lardacée, squirrheuse, et renferme des vacuoles remplies de sérosité gélatiniforme. Dans le tissu cellulaire hypertrophié se rencontrent des cavités kystiques, et par places des noyaux durs formant dans la masse des tumeurs distinctes.

Les lymphatiques et les veines sont dilatés, les ganglions hypertrophiés. La tunique vaginale renferme souvent une certaine quantité de liquide.

Les testicules sont parfaitement sains.

Le pénis est souvent atteint de la même affection.

Symptomatologie. — L'éléphantiasis du scrotum peut se développer par poussées aiguës dans lesquelles il y a une fièvre intense ayant parfois les caractères de la fièvre paludéenne, et des phénomènes inflammatoires locaux d'apparence angioleucitique ou érysipélateuse. Après chaque accès, qui dure généralement un ou deux septénaires, il persiste une sorte d'œdème avec épaississement de la peau. Les poussées se reproduisent à des intervalles irréguliers, laissant toujours le scrotum plus volumineux et plus épaissi; et quand elles cessent au bout d'un certain temps de se reproduire, le scrotum continue à grossir.

Dans une autre forme *chronique d'emblée*, les phénomènes généraux font défaut, et la maladie ne consiste que dans l'augmentation progressive des bourses. La peau est rugueuse, hérissée de bosselures et de mamelons séparés par des dépressions profondes; il semble que le scrotum soit *capitonné*. (Duplay.) Le pénis est quelquefois envahi le premier; en tout cas, il est toujours pris secondairement et il se forme autour du gland une saillie circulaire qui se prolonge en avant de lui, formant un canal profond placé généralement à la partie moyenne de la tumeur.

Celle-ci est arrondie ou ovoïde, quelquefois bilobée dans le sens vertical; elle est supportée par un pédicule plus ou moins large. Elle est molle au début, mais elle durcit irrégulièrement par places, donnant en d'autres points une fausse sensation de fluctuation. Elle peut acquérir des dimensions énormes, descendre jusqu'aux genoux, jusqu'aux mollets, jusqu'aux talons; elle peut peser 10, 20, 30 et 60 kilogrammes. Certains malades peuvent s'asseoir dessus; ils sont extrêmement gênés pour la marche et quelques-uns portent leur tumeur suspendue ou la charrient devant eux sur une brouette.

L'urine s'écoule en bavant par l'espèce de canal en forme d'ombilic ou de vulve qui se prolonge en avant de la verge. Les désirs vénériens sont généralement conservés.

L'éléphantiasis du scrotum est grave, car il ne peut guérir que par une intervention qui n'est pas sans importance.

Traitement. — Le seul traitement utile est l'extirpation de la tumeur. Cette opération, exécutée pour la première fois en 1779 par Raymondon, chirurgien à Castries dans l'Albigeois, est connue aujourd'hui sous le nom d'*oschéotomie*. (Nélaton.) Elle est pratiquée avec une très grande fréquence aux Indes par les chirurgiens anglais. Elle a été réglée pour la première fois en 1820 par Delpech de Montpellier ; elle consiste essentiellement à enlever la tumeur en conservant les testicules et en les recouvrant avec deux lambeaux latéraux, et à refaire un fourreau pour la verge avec un lambeau antérieur sus-pubien. Le tracé des incisions varie suivant le volume et la disposition de la tumeur.

L'hémorrhagie, qui peut être assez abondante, est prévenue par l'application de la bande et du tube d'Esmarch ; depuis l'emploi de ce moyen, Partridge, de Calcutta, annonce chez ses opérés une mortalité qui ne dépasse pas 3 pour 100. (Morin, *Thèse de Paris*, 1885.)

TUMEURS DU SCROTUM.

On a observé rarement dans les enveloppes des bourses des *lipomes*, des *fibromes*, des *fibro-myomes*, des *angiomes*, des *kystes*, des *sarcomes*.

Les angiomes sont formés par des tumeurs veineuses, peut-être d'origine congénitale ; elles peuvent s'accroître d'une manière intermittente avec des phénomènes inflammatoires (Verneuil).

Les kystes sont surtout des *kystes sébacés* et quelques kystes *uniloculaires* ou *multiloculaires* d'origine indéterminée pouvant peut-être succéder à une hématocèle pariétale par épanchement.

Curling a décrit un kyste multiloculaire à *contenu séreux*, formé par la réunion de 20 à 30 petits kystes.

Les autres tumeurs, le sarcome et le carcinome, sont tout à fait exceptionnelles.

CANCER DES RAMONEURS.

Sous ce nom P. Pott décrivit en 1775 une affection ulcérative du scrotum, dont il rattachait le développement à l'action nocive de la suie. A. Cooper et Curling ont démontré que cette action ne s'exerçait pas seulement sur le scrotum des ramoneurs, mais aussi sur les joues, les oreilles, les mains, en un mot sur toutes les parties exposées au contact de la suie et aux frottements contre les parois des cheminées.

D'après Curling, les chauffeurs de fourneaux dans les mines présenteraient la même affection. Les fondeurs exposés aux vapeurs ammoniacales, les paraffineurs, les muletiers mexicains seraient également exposés à son développement. (Julien, art. SCROTUM, *Dict. méd. et chir. prat.*). Quelquefois, aucune cause ne peut être invoquée.

Le cancer des ramoneurs s'observe surtout chez les adultes jeunes et ne se voit pas dans l'enfance.

L'examen microscopique a démontré qu'il s'agissait d'un épithélioma.

Symptômes. — La maladie débute à la partie inférieure du scrotum par un petit ulcère superficiel, douloureux, à bords durs et relevés (*poireau de la suie*). L'ulcération gagne rapidement dans tous les sens et envahit les testicules, les ganglions inguinaux et abdominaux.

Le *cancer des paraffineurs,* dont la nature histologique n'a pas encore été nettement déterminée, a une marche beaucoup plus lente, et une moins grande tendance à la récidive et à la généralisation que le cancer des ramoneurs.

Le seul traitement consiste dans une large ablation de la partie dégénérée, sans crainte de mettre les testicules à nu. Ceux-ci se recouvrent toujours facilement par le bourgeonnement et le rapprochement des parties sectionnées.

AFFECTIONS DE LA TUNIQUE VAGINALE

I

LÉSIONS TRAUMATIQUES DE LA TUNIQUE VAGINALE.

CONTUSIONS ET PLAIES.

La contusion des bourses étendue jusqu'à la tunique vaginale est suivie d'un épanchement de sang dans sa cavité.

Cet épanchement porte le nom d'*hématocèle traumatique* de la tunique vaginale.

HÉMATOCÈLE TRAUMATIQUE DE LA TUNIQUE VAGINALE.

Étiologie. — Il est rare qu'un épanchement sanguin abondant se produise dans la tunique vaginale à l'occasion d'une contusion ou d'une plaie sans que cette membrane soit le siège avant l'accident d'un processus chronique qui la prédispose aux ruptures vasculaires; aussi la présence d'une hydrocèle, d'une tumeur du testicule ou d'une vaginalite chronique subaiguë antérieure, constitue une cause prédisposante de premier ordre.

C'est dans ces conditions que la contusion du scrotum produit l'hématocèle.

Celle-ci se produit quelquefois dans la ponction de l'hydrocèle; le sang peut s'écouler dans la cavité vaginale par le mécanisme de l'hémorrhagie *ex vacuo* ou par la piqûre d'une veine ou la blessure maladroite du testicule.

La blessure accidentelle de l'artère spermatique a été vue par Scarpa.

Anatomie pathologique. — La quantité de sang épanchée est variable; elle peut distendre la tunique vaginale. Le sang est pur ou mêlé à de la sérosité (*hydro-hématocèle*). Il se présente sous la forme d'un liquide séro-sanguinolent tenant en suspension des grumeaux fibrineux; au bout de quelques jours, il devient épais, visqueux, ressemblant à du chocolat ou à du raisiné; plus tard la partie liquide se décolore ou se résorbe et la fibrine se dépose sous la forme de caillots et de feuillets stratifiés à la face interne de la vaginale. La présence de ces concrétions détermine un travail hyperplasique dans le tissu sous-séreux avec épaississement des parties et production de néo-membranes vasculaires dont les vaisseaux fragiles peuvent eux-mêmes se rompre et reproduire l'hémorrhagie. On se trouve alors en présence d'une *vaginalite chronique* qui, dans bon nombre de cas, existe avant le premier accident.

Dans des cas assez rares, surtout à la suite d'une ou de plusieurs ponctions, le foyer sanguin peut se transformer en foyer purulent.

Symptômes. — Dans les cas de contusion, le scrotum est fortement ecchymosé et ses diverses couches adhèrent entre elles. Après l'accident, il se produit une tumeur développée rapidement. Elle est généralement arrondie, lisse, quelquefois piriforme, à grosse extrémité dirigée en bas, rénitente et fluctuante dans les premiers jours. Plus tard, la palpation ne fait plus reconnaître qu'une fluctuation obscure se retrouvant par places à côté de parties indurées donnant l'idée de corps solides.

Le testicule est difficile à sentir au milieu de l'épanchement et n'est souvent reconnu que grâce à la douleur caractéristique provoquée par la pression. Quand l'hématocèle se fait dans une hydrocèle préexistante, il y a accroissement subit de la tumeur et production d'une violente douleur due à la distension rapide de la poche.

Si elle complique une opération d'hydrocèle, une quantité plus ou moins grande de sang ou de liquide sanguinolent s'échappe par la canule dans les derniers temps de l'opération et la tumeur se reproduit rapidement en devenant plus dense et opaque.

L'hématocèle se termine en général par résolution, avec résorption lente du liquide, quelquefois elle est suivie d'une vaginalite chronique dans laquelle la tumeur augmente au contraire progressivement en devenant plus dure et plus résistante. Rarement, elle se termine par suppuration.

Diagnostic. — L'hématocèle traumatique se reconnaît en général facilement aux circonstances dans lesquelles s'est produit l'accident, à l'ecchymose concomitante du scrotum, à la présence profonde du liquide dans lequel le testicule est perdu, à l'absence de transparence, à l'inégalité de consistance de la tumeur.

Traitement. — Le traitement doit consister, pour les cas simples, dans le repos au lit, les bourses relevées et recouvertes d'applications résolutives.

Quand la collection est considérable, elle sera vidée par ponction, et si l'on suppose la présence de caillots ou de fausses membranes ne pouvant sortir par la canule, la poche est d'emblée largement ouverte, débarrassée des produits qui l'encombrent, puis suturée sur un drain et pansée antiseptiquement.

La même conduite s'impose dès qu'il y a menace de suppuration ou suppuration confirmée.

La ponction avec injection iodée peut donner de bons résultats, quand il s'agit d'une hydro-hématocèle.

Les *plaies* du scrotum qui intéressent la tunique vaginale se compliquent d'un épanchement sanguin dans la cavité séreuse et de son inflammation. Elles peuvent donner lieu à un accident qui mérite d'être décrit à part, la *hernie du testicule.*

HERNIE DU TESTICULE.

Le testicule peut faire hernie à travers ses enveloppes, soit à la suite d'une plaie de ces membranes, soit spontanément à travers une ulcération succédant à la chute d'une eschare. Aussi on distingue une hernie *traumatique* et une hernie *spontanée* dont les signes sont assez semblables pour que les deux affections puissent être rapprochées dans la description.

Hernie traumatique. — La hernie *traumatique* est dite *primitive* quand le testicule s'échappe immédiatement à travers la plaie; elle est dite *secondaire* quand le testicule, dénudé mais non hernié au moment de l'accident, s'engage secondairement dans la plaie scrotale pendant sa réparation et fait une saillie progressivement croissante.

L'histoire des hernies traumatiques du testicule a été bien faite dans un mémoire de Foucart (*Gaz. des hôpitaux*, 1846) et dans le *Compendium* de Pitha et Billroth (art. TESTICULE, par Kocher).

Étiologie. — La hernie du testicule semble surtout se produire quand la force vulnérante qui détermine la plaie des bourses attire ou pousse en même temps le testicule à l'extérieur; la propulsion par une balle, l'attraction par un crochet, réalisent ce mécanisme. La direction de la plaie des bourses ne semble pas avoir une grande influence sur la production de l'accident.

Le mécanisme est des plus simples quand la solution de continuité des enveloppes est considérable.

Symptômes. — Le testicule à nu, recouvert de la tunique albuginée brillante, se montre en partie à travers la plaie (*H. incomplète*) ou fait issue tout entier à l'extérieur (*H. complète*). Il peut pendre et descendre quelquefois jusqu'à la partie moyenne de la cuisse.

Le scrotum rétracté au niveau de la plaie a pu déterminer un étranglement au niveau de la partie herniée, avec augmentation de volume de l'organe et difficulté de la réduction (Voillemier).

On signale la possibilité d'un épanchement séro-sanguin dans la tunique vaginale; il faut admettre dans ce cas que la plaie de cette membrane est déjà cicatrisée ou qu'elle est suffisamment oblitérée par les adhérences du testicule à son niveau.

Abandonné à l'extérieur, le testicule se recouvre d'une couche de bourgeons charnus dont l'épidermisation peut lui former une cicatrice ou dont la rétraction attire la peau voisine en avant de la glande. Quelquefois, il devient le siège d'une sorte de gangrène superficielle, sans aucune tendance à la cicatrisation. Maunoury a vu, chez un blessé abandonné sans soins, le testicule hernié solidement greffé à la région inguinale, d'où il ne put être détaché que par la dissection des adhérences.

Après la réduction, la guérison s'opère en général avec facilité et rapidement.

Traitement. — La réduction est absolument indiquée et doit être pratiquée le plus tôt possible après l'accident, avec débridement de la plaie si l'orifice est resserré. La réunion du scrotum sera faite et un drain introduit dans la cavité vaginale.

Quand l'accident date de plusieurs jours, si le testicule est recouvert de bourgeons charnus de bonne nature, il doit être abandonné à lui-même et rentrera probablement par réduction spontanée.

La réduction tardive ne sera pratiquée que si l'organe est étranglé par les lèvres de la plaie ou n'a pas de tendance au bourgeonnement et à la réparation. Il peut devenir alors nécessaire de faire l'ablation du testicule ectopié.

Hernie spontanée du testicule. — Cette complication se produit quelquefois à la chute des eschares produites par l'infiltration d'urine, le phlegmon diffus, la gangrène des bourses.

Le testicule hernié présente des adhérences solides avec les téguments au niveau de la perte de substance et ne peut être réduit; il se recouvre d'une couche cicatricielle ou grâce à la rétraction des bourgeons charnus voisins.

Le traitement consiste en pansements légèrement compressifs.

II

LÉSIONS VITALES ET ORGANIQUES DE LA TUNIQUE VAGINALE.

HYDROCÈLE DE LA TUNIQUE VAGINALE.

L'hydrocèle est l'accumulation de sérosité dans la tunique vaginale. On distingue une hydrocèle *congénitale* survenant au moment de la naissance ou peu de temps après, dans laquelle le conduit vagino-péritonéal n'est pas oblitéré et où il y a communication de la séreuse vaginale avec la séreuse péritonéale, et une hydrocèle *non congénitale commune* dans laquelle l'accumulation de liquide se fait dans la cavité vaginale fermée de toutes parts.

a. HYDROCÈLE COMMUNE, NON CONGÉNITALE.

Étiologie. — L'hydrocèle est une affection très fréquente surtout dans l'enfance et la vieillesse et particulièrement dans les pays chauds, à la Guadeloupe et à la Martinique.

Les causes en sont presque absolument inconnues. D'après Panas, la plupart des hydrocèles seraient symptomatiques d'épididymites chroniques, latentes, entretenues par quelque affection du col de la vessie ou de la prostate.

L'exploration de la tunique vaginale pratiquée aujourd'hui après la large incision pour la cure de l'hydrocèle y fait reconnaître très fréquemment des petits kystes de l'épididyme, des corps étrangers libres ou adhérents, des exsudats sanguins ou pseudo-membraneux, des plaques calcaires ou cartilagineuses (Volkman, Julliard). Toutes ces productions peuvent déterminer une irritation sécrétoire de la séreuse.

Il est donc vraisemblable que l'hydrocèle n'est pas plus *essentielle* ni idiopathique que les autres hydropisies, presque toujours symptomatiques d'une lésion irritative de la séreuse ou d'un organe voisin.

Toutes les affections de l'épididyme et du testicule peuvent s'accompagner d'un épanchement qu'on désigne quelquefois sous le nom d'*hydrocèle symptomatique*.

Anatomie pathologique. — Elle comprend l'étude du liquide, de la tunique vaginale, du testicule et de l'épididyme.

Le *liquide* peut varier de quantité, de quelques grammes à plusieurs litres; il est en général limpide, jaune pâle, citrin, offrant la teinte du sérum du sang, quelquefois coloré en rose ou rouge; et dans des cas rares, il tient en suspension des paillettes de cholestérine.

On désigne sous le nom d'hydrocèles *laiteuses* des épanchements dans lesquels le liquide a la couleur et la consistance du lait légèrement étendu d'eau.

La densité du liquide de l'hydrocèle est de 1025, sa réaction est alcaline et due au chlorure de sodium et de potassium. Sa composition le rapproche beaucoup de celle du sérum du sang; il contient 8 à 10 pour 100 de matières albuminoïdes sous forme d'albumine et de métalbumine. Aussi quelques gouttes d'acide nitrique jetées dans le liquide de l'hydrocèle le font coaguler en masse.

L'apparence laiteuse est due à la présence d'une grande quantité de matière grasse et quelquefois à la présence de *filaires* (Le Dentu).

La tunique vaginale peut ne présenter aucune altération; dans les hydrocèles anciennes, le tissu sous-séreux est quelquefois épaissi; il peut devenir le siège de plaques ossiformes, crétifiées, qui se pédiculisent peu à peu et peuvent former des corps étrangers de la tunique vaginale, après rupture de leur pédicule.

La vaginale se distend en général d'une manière uniforme sous la pression du liquide; mais, dans quelques cas, la résistance de la tunique fibreuse ne permet pas un développement régulier de la tumeur. Béraud a décrit un aspect *bilobé* de l'hydrocèle tenant à la présence d'une bande fibreuse circulaire.

La collection peut être si considérable qu'elle pénètre dans l'intérieur du trajet inguinal, en arrivant même jusqu'à son orifice interne qu'elle franchit dans des cas exceptionnels. Il y a alors une tumeur *scrotale* et une tumeur *inguinale* ou même *abdominale;* c'est à cette variété que Dupuytren a donné le nom d'*hydrocèle en bissac.* Cette disposition n'est guère explicable que par la persistance de la perméabilité du conduit vagino-péritonéal ; et cette hydrocèle appartient ainsi à la classe des hydrocèles congénitales.

Enfin Béraud a décrit un fait exceptionnel dans lequel il existait deux poches distinctes, l'une superficielle ou scrotale, l'autre profonde ou vaginale, communiquant entre elles par une ouverture assez large. Cette disposition serait possible, d'après Béraud, grâce à la présence de diverticules en doigt de gant, situés à la partie supérieure de la tunique vaginale.

Le testicule, dans l'hydrocèle, est situé *en dedans, en arrière* et *en bas.* Cette situation lui est imposée par la disposition anatomique de la tunique vaginale, qui se laisse distendre plus facilement en dehors et en haut, grâce à sa moindre résistance et à sa plus grande étendue en ces points. L'absence de séreuse en arrière du testicule fait que celui-ci est repoussé en arrière par l'accumulation du liquide situé à sa face antérieure.

Cette situation est modifiée dans le cas d'adhérence ou d'inversion du testicule. Dans la forme la plus ordinaire d'*inversion antérieure* où l'épididyme est situé en avant, le testicule est en avant et l'épanchement se produit en arrière.

Le testicule et l'épididyme sont en général sains dans l'hydrocèle dite idiopathique ; ils peuvent cependant, dans certaines hydrocèles anciennes et volumineuses, subir des altérations secondaires (Lannelongue, Marimon (*Thèse de Paris*, 1874). Ces auteurs, ainsi que Gosselin et avant eux Curling, ont noté une sorte d'allongement de l'épididyme et des vaisseaux afférents et même un écartement de la tête de l'épididyme qui se détache du testicule.

Gosselin a signalé l'*anémie* et l'*atrophie* testiculaire qui sont loin d'exister constamment. Le sperme ne contient plus que des spermatozoïdes en dégénérescence granulo-graisseuse ou même n'en renferme pas du tout, quand les altérations épididymaires sont très prononcées.

Symptômes. — L'hydrocèle se présente sous la forme d'une tumeur ovoïde, piriforme, à grosse extrémité dirigée en bas; elle est régulière, lisse, élastique, fluctuante; elle est irréductible par la pression ou l'élévation des bourses.

Elle est *transparente,* elle laisse passer la lumière; elle est indolente à la pression et ne détermine que par son volume une certaine sensation de tiraillements dans le cordon ou la région lombaire.

Dans l'hydrocèle volumineuse, la peau de la verge est attirée vers le scrotum et le pénis se trouve englobé dans la tumeur; son orifice se présente sous forme d'une dépression ombiliquée de laquelle l'urine ne s'écoule qu'avec peine.

La forme de la tumeur se trouve modifiée dans les variétés exceptionnelles d'hydrocèle *bilobée* et d'hydrocèle *en bissac* que nous avons décrites plus haut. La fluctuation se transmet facilement dans ce dernier cas de la poche scrotale à la poche inguinale ou abdominale, et indique leur continuité et leur facile communication. La poche inguinale augmente dans le décubitus dorsal et diminue dans la station verticale; l'inverse se produit pour la poche scrotale.

La transparence, signe pathognomonique de la présence d'un liquide séreux dans la tunique vaginale, se perçoit en plaçant le malade en pleine lumière et en regardant à travers un stéthoscope exactement appliqué sur le scrotum. Quelquefois la transparence est telle qu'il n'y a pas besoin de faire usage du stéthoscope, surtout si la tumeur est bien pincée et si les téguments sont bien tendus entre les doigts. Dans ce cas, une opacité très petite, située en arrière et en bas, indique nettement la place du testicule.

Cette opacité testiculaire fait quelquefois défaut. Elle est située en avant et en haut quand il y a inversion du testicule.

Le plus souvent la présence du testicule est décelée par la pression, qui réveille sa sensibilité spéciale, accusée par le malade.

Ordinairement la transparence est cherchée à l'aide d'une lumière placée d'un côté du scrotum pendant qu'on regarde de l'autre avec le stéthoscope, en ayant soin de couvrir avec la main la partie que l'on veut examiner pour empêcher la diffusion de la lumière.

La transparence fait défaut quand le liquide n'est pas limpide ou s'il est mélangé avec du sang et quand les parois de la poche sont épaisses.

Enfin un phénomène rare, surtout observé dans l'hydrocèle *bilobée,* consiste dans une sensation de *crépitation* donnée par la pression de la tumeur, crépitation analogue à celle des kystes à grains riziformes et peut-être due à la présence de corps mobiles de la tunique vaginale.

Marche. — La marche de l'hydrocèle est essentiellement lente et chronique; la tumeur s'accroît lentement pendant des années, d'une manière progressive.

Chez les enfants, elle peut disparaître spontanément ou après un traitement des plus simples; chez l'adulte, cette résolution est exceptionnelle; elle a cependant été observée par Pott, Curling, Brodie et Nélaton.

Quelquefois, le kyste se rompt soit à la suite d'un effort ou d'une contusion, soit sans cause appréciable, et disparaît pendant un certain temps après diffusion et absorption du liquide dans les lames celluleuses du scrotum. Cette rupture peut s'accompagner d'un épanchement sanguin dans la cavité vaginale et dans les bourses, et de la transformation d'une hydrocèle simple en hydro-hématocèle.

Diagnostic. — La forme en poire ou en haricot de la tumeur, sa résistance, sa fluctuation et surtout sa transparence sont des signes qui permettent de reconnaître facilement l'hydrocèle. La transparence qui manque quelquefois à un premier examen peut être décelée en tendant fortement les téguments et en faisant saillir la tumeur pincée entre les doigts.

Le siège du testicule sera déterminé par l'opacité et la douleur testiculaires caractéristiques.

Certaines hydrocèles tendues, petites, non transparentes, peuvent être prises pour des tumeurs solides et leur nature ne peut être reconnue que par la ponction.

L'hydrocèle se distingue de la hernie scrotale par le mode de développement de la tumeur, qui dans la hernie se fait de haut en bas, tandis que dans l'hydrocèle il se fait en sens inverse.

La hernie laisse le testicule indépendant et faisant saillie au-dessous d'elle, à moins qu'il ne s'agisse d'une hernie congénitale; elle reçoit l'impulsion de la toux, elle est sonore à la percussion par chiquenaude et souvent réductible avec gargouillement.

Le diagnostic différentiel est plus difficile avec l'hydrocèle en *bissac* et surtout quand il y a en même temps coïncidence d'une hernie.

Les caractères qui différencient l'hydrocèle de l'hématocèle et les tumeurs du testicule, de l'épididyme et du cordon, seront étudiés avec ces affections.

Pronostic. — Le pronostic de l'hydrocèle est bénin, la maladie pouvant guérir dans l'immense majorité des cas par une intervention sans gravité. Les hydrocèles volumineuses et anciennes peuvent réclamer un traitement plus important.

Traitement. — Les applications de compresses résolutives trempées dans une solution saturée de chlorhydrate d'ammoniaque peuvent, chez les tout jeunes enfants, amener la résolution de l'hydrocèle.

Chez l'adulte, ce traitement est toujours insuffisant. Le véritable traitement consiste à vider la poche et à modifier la paroi vaginale.

La *ponction* simple ne peut être considérée que comme un moyen palliatif toujours suivi de récidive.

Le traitement usuel consiste à vider la collection avec un trocart dit à *hydrocèle* et à injecter de suite dans la poche, par la canule du trocart laissée en place, une solution de teinture d'iode dans la proportion de deux tiers de teinture pour un tiers d'eau ou de la teinture d'iode pure. Le liquide est laissé trois à cinq minutes en contact avec les parois de la vaginale, pendant que les bourses sont légèrement malaxées.

L'injection détermine une douleur assez violente, variable suivant les sujets, surtout accusée dans la région du cordon et des lombes et allant en s'atténuant pour disparaître en général au bout de deux heures.

Dans les trois ou quatre premiers jours qui suivent, il se fait un gonflement dû à la reproduction du liquide, quelquefois même en plus grande quantité qu'avant l'opération ; en vingt à vingt-six jours, la résorption est en général complète. Dans les hydrocèles volumineuses et anciennes, surtout chez les vieillards, elle peut demander deux mois et même plus.

Dans le cas d'hydrocèle double, l'opération pratiquée d'un seul côté amène quelquefois la guérison simultanée des deux tumeurs.

L'injection iodée semble agir par *substitution* en modifiant les qualités sécrétoires de la tunique vaginale ; son principal avantage consiste à ne pas provoquer, dans la majorité des cas, d'adhérences entre les deux feuillets de cette tunique. Ces adhérences ne sont pas sans inconvénients, puisqu'elles semblent pouvoir déterminer l'anémie et l'atrophie testiculaires.

La piqûre du testicule, la suppuration de la tunique vaginale, l'injection du liquide entre les couches du scrotum et le phlegmon gangréneux consécutif, sont des accidents exceptionnels, le plus souvent imputables à une faute opératoire.

Chez l'enfant, un doigt sera solidement appliqué à l'orifice inguinal externe pendant l'injection iodée pour prévenir sa pénétration dans le péritoine en cas de persistance du conduit vagino-péritonéal.

Le traitement de l'hydrocèle par *incision* a été remis en honneur par Volkmann (1876), grâce à l'antisepsie.

L'opération consiste à inciser les bourses dans toute l'étendue de la tumeur, à vider la collection, à explorer la cavité vaginale et à la débarrasser par raclage ou par dissection de tous les produits (kystes, fausses membranes, corps étrangers, etc.) qui peuvent y entretenir une irritation. Puis les parties divisées sont suturées, soit sur un seul plan (Volkmann), soit sur deux plans (Julliard), suture vaginale et suture cutanée.

L'opération est faite avec toutes les précautions de la méthode antiseptique. Les suites en sont d'ordinaire très simples et la guérison s'effectuerait en une dizaine de jours en moyenne (Julliard), tandis qu'après l'injection iodée, trois semaines sont nécessaires dans la plupart des cas (Gosselin).

La statistique de tous les faits connus ne donne *qu'un insuccès* sur 100 opérations (Renard, thèse de Paris, 1884); aucune autre méthode n'a jusqu'alors fourni un pareil résultat.

On peut peut-être reprocher à l'incision d'oblitérer la tunique vaginale et de nuire ainsi à la sécrétion du sperme (Gosselin).

L'hydrocèle est aussi quelquefois traitée par la cautérisation de l'intérieur de la tunique vaginale avec du nitrate d'argent fondu portée à l'extrémité d'une sonde cannelée ordinaire (*méthode de Lefer*, 1858), par l'injection de quelques gouttes d'alcool pur (Gust. Monod) ou d'un gramme d'une solution de chlorure de zinc au $\frac{1}{10}$ (Polaillon), après soustraction d'une petite quantité du liquide vaginal, ou d'une solution de sublimé au $\frac{1}{1000}$ substituée à l'injection iodée.

b. HYDROCÈLE CONGÉNITALE.

L'hydrocèle congénitale est caractérisée par l'accumulation du liquide dans le conduit vagino-péritonéal et la possibilité du reflux de ce liquide de la tunique vaginale dans le péritoine.

Le canal de communication entre les deux cavités présente des dimensions variables; en général il admet tout au plus une plume d'oie, mais il peut être tellement petit que la pression ne refoule le liquide qu'avec la plus grande difficulté.

Le testicule peut occuper divers points suivant que sa migration a été complète ou incomplète; on le trouve soit au fond des bourses, comme dans l'hydrocèle ordinaire, soit dans l'abdomen, soit fixé à l'anneau inguinal externe.

L'hydrocèle congénitale peut se compliquer de la présence d'une hernie.

Symptômes. — La tumeur a les caractères de l'hydrocèle ordinaire; sa limite supérieure est moins nettement accusée. Une pression douce ou le décubitus dorsal prolongé fait passer le liquide dans l'abdomen; la collection est plus volumineuse le soir que le matin au moment du lever. La toux et les efforts communiquent à la main une impulsion comme dans les hernies.

Le testicule retenu à l'anneau ou dans l'abdomen fait assez souvent défaut dans la tumeur.

Cette affection guérit quelquefois spontanément ou après une ponction simple. Une compression modérée sera exercée au niveau du trajet inguinal avec un bandage herniaire pour obtenir l'oblitération du trajet.

Si l'on pratique l'injection iodée, celle-ci doit être poussée avec précaution et en petite quantité pendant qu'un doigt comprime le trajet inguinal.

VAGINALITE CHRONIQUE.

—

HÉMATOCÈLE SPONTANÉE DE LA TUNIQUE VAGINALE.

La vaginalite chronique, signalée pour la première fois par J. Hunter, distinguée par Velpeau de l'hydrocèle, décrite par E. Cloquet (thèse 1846), n'est mieux connue que depuis un important mémoire de Gosselin (*Archives générales de médecine*, 1851) et les travaux de Virchow sur les lésions des séreuses.

Anatomie pathologique. — La lésion caractéristique est un épaississement de la tunique vaginale. Cet épaississement serait dû (Gosselin) au dépôt de fausses membranes sur la face interne de la séreuse, mais il est également formé par l'hyperplasie du tissu cellulaire sous-séreux, qui peut se recouvrir de végétations conjonctives.

La *fausse membrane* qui tapisse la face interne de la vaginale s'organise et devient une *néo-membrane;* elle s'épaissit de plus en plus au point d'acquérir 1 ou 2 centimètres, elle devient dure, inflexible et forme une coque résistante, dans laquelle on trouve quelquefois des infiltrations cartilagineuses, ossiformes ou calcaires, siégeant surtout dans le voisinage du testicule. Cette néo-membrane s'accroît par l'addition de couches superposées sans régularité; elle possède dans son épaisseur de nombreux capillaires de nouvelle formation, à parois dilatées et fragiles dont la rupture donne lieu à de petits foyers hémorrhagiques.

La fausse membrane qui recouvre le testicule est toujours beaucoup plus mince que celle qui revêt la séreuse pariétale.

Sa surface interne, rugueuse, chagrinée, est en rapport avec le liquide contenu dans la tumeur; elle est tapissée par des caillots fibrineux diversement colorés qui augmentent l'épaisseur de la fausse membrane dont il est facile de la séparer.

Le *liquide* contenu dans la poche peut être séreux et citrin (vaginalite simple, proliférante); le plus souvent il est coloré par le sang et a la couleur du café, du chocolat, quelquefois de la bile ou du lait. Il est fluide ou il a une consistance sirupeuse; il peut contenir en suspension des paillettes de cholestérine.

Le *testicule* ayant la même situation que dans l'hydrocèle se trouve quelquefois perdu dans l'épaisseur des fausses membranes, où il est difficile de le retrouver; il est ordinairement aplati, atrophié et anémié. L'épididyme est allongé, aplati, comme dans les grosses hydrocèles.

Physiologie pathologique. — On admet aujourd'hui, d'après le travail de Gosselin, que la vaginalite chronique est la maladie primitive et que l'épanchement sanguin ou *hématocèle* n'en est que la conséquence. La vaginalite peut évoluer sans se compliquer d'hématocèle.

A la suite d'une irritation chronique dont le point de départ est le plus souvent une affection du testicule ou de l'épididyme, quelquefois une contusion chronique et répétée des bourses (équitation), la tunique vaginale se comporte comme toutes les séreuses chroniquement enflammées. Sa face interne se desquame, se recouvre de fausses membranes, pendant que le tissu cellulaire sous-séreux s'épaissit et s'indure. Les nombreux capillaires disséminés dans ces tissus nouveaux, à parois fragiles et mal soutenues, se rompent en donnant lieu soit à des hémorrhagies interstitielles, soit à une hémorrhagie dans la cavité vaginale, et l'*hématocèle* est constituée. Le même processus se retrouve pour certaines hémorrhagies méningées et certaines hématocèles péri-utérines (Baillarger, Virchow, Lancereaux).

Symptômes. — La vaginalite chronique semble quelquefois succéder à l'hydrocèle, mais dans ce cas l'hydrocèle n'est-elle pas la première expression de l'irritation de la séreuse?

D'autres fois elle se développe d'emblée, d'une manière lente et insidieuse, sous forme d'une augmentation de volume ovoïde ou piriforme d'un côté des bourses. La tumeur est lisse, régulière, recouverte par les téguments sains, glissant sur elle. La consistance est variable; en général la fluctuation est obscure et il existe plutôt de la rénitence; quelquefois, la tumeur est dure et résistante comme une tumeur solide. En général elle est indolente et ne gêne le malade que par son poids.

La place du testicule ne peut être déterminée.

La production d'un épanchement sanguin, à l'occasion d'une contusion ou d'un effort ou sans cause appréciable, se traduit par une augmentation rapide de la tumeur, qui devient plus rénitente et quelquefois fluctuante. Au bout de peu de jours, le volume diminue en restant plus considérable qu'avant l'accident et la tuméfaction redevient dure et résistante.

La marche de l'affection est essentiellement chronique et se compte par mois et par années.

De temps à autre, spontanément et surtout à la suite d'une ponction dans la tumeur, se déclarent des phénomènes inflammatoires qui peuvent aller jusqu'à la suppuration, en s'accompagnant de phénomènes généraux graves. La tumeur augmente rapidement de volume, devient rouge, chaude, tendue et douloureuse; des gaz se développent dans la poche et celle-ci s'ouvre ou est ouverte en un point en donnant lieu à un écoulement abondant de pus fétide, mélangé de caillots et de sang plus ou moins altéré.

Si l'ouverture est insuffisante, des phénomènes graves de septicémie ne tardent guère à éclater et peuvent rapidement emporter le malade.

Diagnostic. — L'hématocèle se distingue de l'hydrocèle par l'absence de transparence, la consistance de la tumeur qui est rarement fluctuante, les poussées aiguës d'accroissement qu'elle subit.

Dans nombre de cas de vaginalite chronique où les parois sont très épaisses, où la consistance est considérable, l'affection est prise pour une tumeur solide du scrotum et en particulier pour une tumeur maligne. La ponction elle-même n'est pas toujours capable de lever les doutes; car elle peut ne rien ramener ou ne ramener que du sang, qu'il s'agisse d'une tumeur ou d'une hématocèle. Le diagnostic doit souvent se faire le bistouri à la main, et la conduite est réglée d'après la nature de la tumeur.

D'une manière générale, toutes les fois qu'on hésite entre un cancer et une hématocèle, il faut diagnostiquer un cancer (Nélaton).

Pronostic. — L'hématocèle est une affection grave; elle compromet les fonctions du testicule et nécessite une intervention qui n'est pas toujours sans danger.

Traitement. — Au point de vue du traitement, il est nécessaire de distinguer les hématocèles dans lesquelles les parois sont peu épaisses de celles où elles ont acquis une épaisseur considérable. Dans le premier cas, la ponction et l'injection iodée pratiquée après des lavages abondants de la poche destinés à entraîner tous les caillots, ont donné souvent de bons résultats.

Si cette intervention est insuffisante et si elle est suivie de phénomènes inflammatoires, la poche doit être fendue largement, débarrassée des produits qu'elle renferme et pansée antiseptiquement.

Dans le cas d'hématocèle à parois très épaisses, cette ouverture large s'impose d'emblée et n'est que le premier temps d'une opération ayant pour but l'ablation ou la destruction des néo-membranes qui tapissent la face interne de la tunique vaginale. Sous le nom de *décortication*, Gosselin a pratiqué soit avec les doigts, soit avec une spatule, le décollement de la fausse membrane de proche en proche, depuis les lèvres de l'incision cutanée jusqu'au testicule.

Cette opération peut se faire plus simplement aujourd'hui à l'aide de la cuiller tranchante avec laquelle on racle et on enlève les nouveaux produits. La plaie est avantageusement laissée ouverte et bourrée de gaze iodoformée.

Il est souvent nécessaire de réséquer une bonne partie des bourses et de l'épaississement de la vaginale en forme de tranches de melon pour diminuer l'étendue de la cavité suppurante.

Enfin, la castration est le seul traitement applicable dans les cas où les parois très épaissies, devenues ossiformes ou cartilagineuses, sont incapables de bourgeonner et de se cicatriser, et où le testicule, perdu et atrophié dans les néo-membranes, ne peut être conservé sans aucune utilité.

AFFECTIONS DU TESTICULE ET DE L'ÉPIDIDYME.

I

ANOMALIES DU TESTICULE.

Les anomalies du testicule ont été étudiées dans un certain nombre de travaux restés classiques et qui sont dus à Follin (*Archives générales de médecine*, 1851), à Roubaud (*Traité de l'impuissance*, 1852), à Godard (*Mém. Soc. de biologie*, 1856, et Thèse de Paris, 1858) à Le Dentu (Thèse agrégation, 1869).

L'*hypertrophie* et l'*atrophie* testiculaire d'origine congénitale sont peu connues; l'hypertrophie ne se montre qu'à la puberté, tandis qu'au contraire l'atrophie peut disparaître au moment des passions sexuelles et avec l'exercice des fonctions génitales. Beaucoup de cas d'atrophie réputée congénitale ne sont probablement que des manifestations de la syphilis héréditaire (Hutinel).

On ne connaît qu'une observation probante (G. Blasius) dans laquelle l'examen anatomique ait démontré la présence d'un testicule *surnuméraire* à droite (*triorchidie*).

L'*absence* de testicule ou *anorchidie* est moins rare; Grüber en signale 31 cas, dont 23 d'anorchidie *simple* et 8 d'anorchidie *bilatérale.* Le testicule peut manquer seul; le plus souvent il manque en même temps que l'épididyme.

I. Geoffroy Saint-Hilaire a rapporté le seul exemple connu de fusion des testicules dans l'abdomen (*synorchidie*); cette fusion a été vue dans le scrotum, comme elle existe normalement chez les kanguroos, où le scrotum n'est pas cloisonné.

ANOMALIES DE POSITION, ECTOPIES.

Le testicule est en *ectopie* quand il s'est arrêté en un point de la migration qui l'amène de l'abdomen au fond des bourses.

Les mots *monorchidie, cryptorchidie simple* désignent l'absence de l'un des testicules de sa position normale; les mots *cryptorchidie, cryptorchie, cryptorchisme,* employés seuls, s'appliquent à cette anomalie lorsqu'elle est double (Le Dentu).

Sur 1000 individus on en trouve en moyenne *un* atteint d'*ectopie unilatérale,* avec une fréquence à peu près égale pour l'un ou pour l'autre côté; l'*ectopie bilatérale* n'existe *qu'une* fois sur plus de 10 000 individus (Marshall).

Suivant les points où le testicule est arrêté, on distingue une ectopie *inguinale,* de beaucoup la plus fréquente (30 fois sur 44 cas (Godard), *abdominale* (7 cas), *cruro-scrotale* (3 cas), *périnéale* (3 cas), *crurale* (1 cas).

Dans l'ectopie *inguinale,* le testicule peut occuper un point quelconque du trajet et même franchir l'orifice externe, et venir se placer sous les téguments; il est fixe ou mobile et peut rentrer dans l'abdomen par la pression ou le décubitus. Le testicule est enveloppé par un prolongement du péritoine qui peut rester en communication avec la grande cavité ou s'oblitérer à sa partie profonde de façon à former une véritable cavité vaginale qui fournit un diverticulum autour de l'épididyme et du canal déférent. Dans quelques cas, ces deux parties abandonnent le testicule et forment une anse qui descend au-dessous de lui plus ou moins bas dans le scrotum.

La présence du testicule dans le trajet inguinal en affaiblit les parois et favorise la formation d'une hernie qui peut arriver jusque dans le fond des bourses. Suivant la situation de l'intestin par rapport à la glande, on observe un certain nombre de variétés de hernie qui ont été décrites dans une autre partie de cet ouvrage.

L'ectopie *abdominale* est caractérisée par la présence du testicule au point même où il s'est développé, ou plus ou moins bas dans la fosse iliaque interne ou tout près de l'orifice profond du trajet inguinal.

Dans l'ectopie *cruro-scrotale*, le testicule sorti de l'anneau superficiel ne peut arriver jusqu'au scrotum et reste fixé au pli cruro-scrotal. Dans l'ectopie *périnéale*, il se place sous la peau du périnée, un peu en avant de l'anus ; enfin dans l'ectopie *crurale*, le testicule passerait à travers la paroi antérieure du trajet inguinal et descendrait à la partie supérieure de la cuisse.

Dans la cryptorchidie double, il n'y a pas trace de scrotum ; l'un des côtés est vide et atrophié dans l'ectopie unilatérale.

Le testicule arrêté à l'aine est le plus souvent atteint de transformation graisseuse et fibreuse, peut-être à cause des froissements et des contusions chroniques dont il est le siége, tandis que dans l'ectopie abdominale, la glande bien protégée conserve sa structure normale.

Elle peut sécréter du sperme comme à l'état normal ; cependant en général les sujets atteints de cryptorchidie bilatérale sont inféconds et quelquefois impuissants et peuvent même présenter tous les signes qui caractérisent le type de l'eunuque.

Le testicule en ectopie est quelquefois le siége d'élancements douloureux revenant par accès et provoqués par la marche, le coït, les efforts. S'il est pris d'inflammation à la suite de contusion ou même spontanément, sa compression dans les parois du conduit inguinal détermine des phénomènes qui rappellent ceux de l'étranglement herniaire.

On a tenté de remédier à l'ectopie cruro-scrotale et périnéale en remettant l'organe en place par une opération. Annandale a replacé avec succès un testicule douloureux situé en ectopie périnéale.

L'ectopie inguinale se compliquant fréquemment de hernie, peut donner lieu à des indications spéciales : on peut réduire tout à la fois hernie et testicule et les maintenir par un bandage (Curling), ou bien laisser libres la hernie et le testicule jusqu'à ce que ce dernier ait complété sa migration (Gosselin). On peut dans ce cas se servir avec avantage d'un bandage à pelote *bifurquée* qui maintient la hernie sans comprimer le testicule (Le Fort, *in* Thèse de Barreau, Paris, 1884.)

Enfin la castration sera pratiquée dans le cas où le testicule ectopié est le siège de vives douleurs (Monod et Terrillon, *Archives gén. de médecine*, 1880), et à plus forte raison d'une dégénérescence maligne.

INVERSION DU TESTICULE.

L'inversion du testicule a été décrite par Maisonneuve (*Thèse de Paris*, 1835), et ensuite étudiée par Royet (*Thèse de Paris*, 1859).

On distingue une *inversion antérieure*, la plus fréquente de toutes (une fois sur 15 à 20 sujets), dans laquelle le bord libre du testicule est en bas et en arrière et l'épididyme en haut et en avant; une inversion *latérale* — épididyme placé sur le côté de la glande; une inversion *supérieure* ou *horizontale* — grand axe du testicule horizontal, épididyme en haut, la tête en général en arrière; une inversion en *anse* ou en *fronde* — testicule vertical entouré d'une sangle formée par l'épididyme et le canal déférent. L'épididyme est le plus souvent en avant.

Ces anomalies ne sont importantes à reconnaître que dans le cas d'hydrocèle ou de tumeur du testicule.

II

LÉSIONS TRAUMATIQUES DU TESTICULE.

a. PLAIES.

Les *plaies* du testicule par instrument piquant ne se produisent guère que dans la ponction malheureuse d'une hydrocèle, ou quand on fait un débridement à la lancette de la tunique albuginée contre les douleurs excessives de l'orchite. Elles sont sans gravité et guérissent facilement.

Les plaies par instruments tranchants sont rares et bénignes si elles portent sur un testicule sain. Dans ce cas, la substance intra-testiculaire n'a aucune tendance à faire hernie au niveau de la solution de continuité (Monod, Artéaga, *Thèse de Paris*, 1883). La substance séminifère, au contraire, s'élimine complètement si la plaie intéresse un testicule enflammé. L'atrophie de cette substance par le tissu cicatriciel est la conséquence d'une plaie du testicule même guérie simplement.

Les plaies contuses appartiennent à l'histoire de la contusion ; les plaies par armes à feu s'accompagnent de dégâts du scrotum et du périnée; le testicule se détruit par suppuration ou par gangrène.

Les indications ne présentent rien de particulier; Kocher a suturé une plaie du testicule produite accidentellement dans l'incision pour le traitement de l'hydrocèle. Les chirurgiens militaires proposent la castration immédiate dans les cas de plaies contuses par arme à feu.

b. CONTUSIONS.

La contusion du testicule a été étudiée récemment par Coutan (*Thèse de Paris*, 1881), Monod et Terrillon (*Archives générales de médecine*, 1881).

Elle est produite par un coup de pied, le rapprochement brusque des cuisses, une chute à califourchon, une morsure de cheval.

D'après les expériences de Monod et Terrillon, la contusion peut présenter trois degrés dans lesquels les lésions varient de la simple hémorrhagie capillaire à la formation de foyers sanguins dans la substance du testicule et à la rupture de l'albuginée avec hernie des tubes séminifères sous forme de filaments grisâtres, noirâtres (3e degré). Les mêmes lésions, moins la rupture de la tunique fibreuse, se rencontrent dans l'épididyme. Le troisième degré ne peut être obtenu que par une violence considérable; la rupture de l'albuginée exige une pression de 50 kilogrammes (Monod et Terrillon).

Symptômes. — Le phénomène essentiel de la contusion testiculaire est une douleur immédiate, irradiée à l'aine et aux reins, s'accompagnant d'un état syncopal très prononcé; il y a une véritable *commotion testiculaire* (Kocher), qui a pu exceptionnellement être suivie de mort (Curling, Fischer).

Des phénomènes inflammatoires consécutifs peuvent se déclarer et entraînent en général l'atrophie de l'organe, rarement sa suppuration ou sa gangrène.

Les téguments des bourses sont souvent fortement contusionnés et déchirés, et on a vu le testicule luxé passer à travers un décollement jusque sous la peau de la face interne de la cuisse.

Le repos et les applications résolutives seront seuls employés s'il ne survient pas d'indication spéciale.

III

LÉSIONS VITALES ET ORGANIQUES DU TESTICULE.

—

ORCHITES. — ÉPIDIDYMITES.

L'*orchite* est l'inflammation du testicule ; dans les formes aiguës surtout, il est rare que la phlegmasie n'atteigne pas en même temps l'épididyme et la tunique vaginale, de sorte qu'on est bien obligé de confondre sous le nom d'*orchite* ou d'*orchi-épididymite* l'inflammation de ces trois parties.

L'orchite est *aiguë* ou *chronique*.

a. ORCHITES AIGUES.

Étiologie. — L'orchite aiguë reconnaît pour cause soit un *traumatisme*, soit une *affection aiguë* ou *chronique de l'urèthre*, soit une *maladie générale*.

Les plaies et les contusions déterminent avec une fréquence à peu près égale des phénomènes inflammatoires sur le testicule et sur l'épididyme.

Après certains efforts violents on voit quelquefois se développer une orchite aiguë (Velpeau) : Tillaux est disposé à l'attribuer à la contusion du testicule brusquement appliqué contre le pubis par une violente contraction du crémaster; Duplay pense que cette orchi-épididymite prétendue *par effort* est le plus souvent liée à une uréthrite profonde, à un état subinflammatoire du col vésical et de la prostate et que l'effort ne joue qu'un rôle accessoire.

Parmi les causes uréthrales de l'orchite, la blennorrhagie est celle qui retentit le plus souvent sur le testicule (une fois sur huit ou neuf blennorrhagies, d'après Fournier) ; le passage de sondes, de bougies, de lithotriteurs, les inflammations chroniques de l'urèthre, de la prostate, du col vésical, la présence d'un calcul vésical, sont également une cause fréquente d'orchite. *Dans tous ces cas il s'agit surtout d'une épididymite.*

On admet généralement aujourd'hui que l'inflammation se propage jusqu'à l'épididyme depuis la portion prostatique de l'urèthre par le canal déférent.

L'orchite par masturbation appartient peut-être à la fois aux inflammations d'origine traumatique et d'origine uréthrale.

Les orchites, de cause générale, consécutives aux infections générales, sont surtout fréquentes dans les oreillons (*orchite ourlienne*), plus rares après la fièvre typhoïde, la variole, l'ostéomyélite aiguë, la pyohémie, le rhumatisme.

Enfin, sans cause appréciable, une *orchite de la puberté* peut se développer chez certains adolescents, et chez certains individus ayant fait dans les colonies un séjour prolongé (*Orchite de la Guyane*, Prado, *Thèse de Paris*, 1880).

Anatomie pathologique. — Les altérations de l'orchite aiguë peuvent porter à la fois sur le testicule, l'épididyme et la tunique vaginale. L'épididymite s'accompagne presque toujours de l'inflammation de la tunique vaginale ; cette inflammation est exceptionnelle après l'orchite vraie (Schwartz et Terrillon).

Dans l'épididymite blennorrhagique ou non, le canal déférent est augmenté de volume ainsi que le tissu cellulaire qui l'entoure et forme une masse indurée.

L'épididyme, et spécialement sa partie inférieure, paraît avoir doublé ou triplé de volume; le tissu cellulaire sous-épididymaire s'infiltre et l'ensemble de la masse indurée semble coiffer le testicule comme un casque. La queue de l'épididyme est en général occupée par une induration du volume d'une noisette occupant la cavité et la paroi même du canal qu'elle contribue à oblitérer.

Le testicule est surtout congestionné ; à la coupe son parenchyme est d'un rouge plus foncé qu'à l'état normal. Dans quelques cas rares, on trouve de la suppuration disséminée par places ou collectée en un foyer.

L'affection se termine en général par résolution, en laissant souvent une induration persistante de la queue de l'épididyme et une oblitération des voies spermatiques à ce niveau (Gosselin). Le sperme s'accumule en arrière de l'obstacle dans l'épididyme dilaté et les spermatozoïdes ne se retrouvent plus dans le canal déférent.

Le testicule reste sain et peut reprendre ses fonctions (Brissaud). Cette oblitération peut n'être que temporaire et disparaître au bout de 6 à 8 mois; elle est souvent définitive.

L'orchite traumatique est surtout remarquable par la production entre les tubes séminifères d'un tissu conjonctif nouveau, capable de les enserrer dans une gangue scléreuse et rétractile, pouvant amener l'atrophie de l'organe (Monod et Terrillon).

Dans les maladies générales, les altérations, encore assez mal connues, semblent porter principalement sur le testicule, dont elles déterminent quelquefois l'atrophie (*orchite ourlienne*).

Symptômes. — A la suite d'une plaie du testicule, l'orchite peut ne se révéler que par des phénomènes de suppuration localisés au point blessé. Si les tubes séminifères sont expulsés, ils constituent une masse désignée sous le nom de *fongus traumatique*.

Après la contusion, les phénomènes sont plus accentués : le testicule et l'épididyme, masqués souvent par les lésions des bourses, sont perdus dans un gonflement en masse où l'on distingue des inégalités de surface et de consistance.

Dans ces divers cas, l'atrophie consécutive de l'organe est presque la règle; le testicule se présente sous la forme d'une petite masse dure ayant la consistance et l'aspect du tissu fibreux.

L'orchi-épididymite de cause uréthrale est quelquefois précédée d'une sensation de tiraillement et de douleur dans l'aine, puis elle débute par une douleur quelquefois très vive dans l'épididyme, irradiée aux lombes, à l'aine, à la cuisse, exaspérée par les mouvements et le moindre contact.

Les bourses augmentent de volume, sont rosées ou rouges et œdématiées; à la palpation, on reconnaît l'augmentation de volume de l'épididyme et quelquefois du canal déférent qui est transformé en une corde dure, rigide, douloureuse.

La vaginale renferme une certaine quantité d'épanchement que l'on peut apprécier en le refoulant par la pression exercée avec un doigt au devant du testicule et quelquefois par la fluctuation.

De la fièvre, du malaise, accompagnent souvent l'orchi-épididymite blennorrhagique.

Cette forme se termine, en général, par résolution en douze à quinze jours; l'épididymite qui succède à des lésions chroniques de l'urèthre ou du col de la vessie, s'établit lentement et procède souvent par poussées inflammatoires successives. Le testicule peut alors être pris à son tour et de la suppuration peut se développer dans le testicule et dans la tunique vaginale ou dans celle-ci seulement. L'orchite aiguë est, en général, *unilatérale;* quelquefois les deux testicules, ou mieux, les deux épididymes, sont envahis successivement (*orchite à bascule*).

L'orchite *ourlienne* (26 fois sur 100 cas d'oreillons) débute en général entre le troisième et le septième jour de la maladie, soit d'une manière insidieuse, soit après une fièvre intense de 40 à 41 degrés. Elle se termine souvent par atrophie; cette complication, redoutable quand l'orchite est bilatérale, s'observerait environ 64 fois sur 100 cas (Bich, *Thèse de Paris,* 1883).

L'orchite *variolique,* le plus souvent bilatérale, est tantôt une épididymite, tantôt une vaginalite, tantôt une orchite parenchymateuse.

L'orchite *typhoïde* survient à la période de déclin ou dans la convalescence de la maladie; elle se termine en général par résolution, quelquefois par suppuration ou atrophie.

Diagnostic. — Les circonstances dans lesquelles se développe l'affection ne permettent guère de méconnaître l'épididymite blennorrhagique ou consécutive au passage d'instruments dans le canal. Le gonflement de l'épididyme et quelquefois du canal déférent est tout à fait caractéristique; il est situé à la partie antérieure dans le cas d'inversion du testicule.

L'orchite aiguë parenchymateuse est caractérisée par la violence excessive des douleurs et le moindre volume de la tumeur, derrière laquelle on ne sent point la masse épididymaire indurée.

L'orchite d'un testicule *ectopié,* arrêté à l'anneau ou dans le trajet inguinal, peut se traduire par des phénomènes d'étranglement et même de péritonite dont la cause sera reconnue à la coïncidence d'une blennorrhagie et à l'absence du testicule dans un des côtés du scrotum. Enfin et exceptionnellement, l'épididyme descendu *seul* dans les bourses peut s'enflammer pendant que le testicule est resté retenu à l'anneau.

Pronostic. — L'épididymite blennorrhagique n'a pas d'autre gravité que la possibilité de l'oblitération momentanée ou définitive des voies spermatiques et la production, dans certains cas, de ***névralgies réflexes*** (Mauriac) rebelles, étendues au testicule, à l'aine, à la cuisse, suivant le trajet des branches abdomino-génitales et génito-crurales.

Les orchites traumatiques et celles des maladies générales peuvent entraîner l'atrophie de l'organe.

Traitement. — Bien des traitements ont été préconisés contre l'orchi-épididymite; aucun d'eux ne paraît sensiblement diminuer la durée de l'affection, qui est toujours de quinze à vingt jours en moyenne.

Le repos au lit, les bourses bien soutenues et immobilisées, est le moyen par excellence. Dans l'épididymite blennorrhagique, des cataplasmes recouverts de pommades belladonées, des grands bains tous les jours ou tous les deux jours, des purgatifs salins répétés seront prescrits avec avantage. La distension extrême de la tunique vaginale peut être combattue par la ponction (Velpeau), faite à la lancette ou mieux avec une des fines aiguilles aspiratrices.

Contre les douleurs excessives de l'orchite parenchymateuse, on a préconisé les applications de glace dans une vessie (Diday) et le débridement de la tunique albuginée dans l'étendue d'un centimètre à un centimètre et demi, avec une lancette ou un bistouri étroit (Vidal de Cassis). Ce moyen nous semble peu recommandable.

Contre l'atrophie consécutive aux diverses variétés d'orchite, on a proposé l'emploi de courants continus avec application d'un rhéophore sur le scrotum au niveau du testicule et l'autre sur le cordon (Bich, *Thèse de Paris*, 1883).

b. ORCHITE CHRONIQUE.

Il est nécessaire d'étudier séparément l'*épididymite chronique* et l'*orchite chronique*.

a. *Épididymite chronique.* — L'épididymite chronique succède le plus souvent à l'état aigu ; elle peut s'établir d'emblée et reconnaît les mêmes causes que l'orchi-épididymite aiguë et succède surtout aux inflammations chroniques de l'urèthre, de la prostate et du col de la vessie.

Elle est caractérisée par une augmentation de volume et une dureté particulière de l'épididyme en même temps que par une oblitération fréquente du canal. Celle-ci porte le plus souvent sur la queue de l'épididyme, où se trouve un noyau dur, fibreux.

Il y a épaississement des parois du canal et condensation du tissu conjonctif qui relie les circonvolutions de l'épididyme (*péri-épididymite*).

Ces lésions seraient fréquemment la cause d'une hydrocèle (Panas); après l'évacuation du liquide, on constate une induration tantôt douloureuse à la pression, tantôt indolente, siégeant presque toujours à la queue de l'épididyme (Panas).

Symptômes et diagnostic. — Après la période aiguë et la chute des phénomènes inflammatoires, l'épididyme reste volumineux, d'ordinaire indolent; à la palpation, on sent une induration siégeant à la queue de l'épididyme ou dans toute sa longueur, mais « on peut suivre nettement les contours de l'anse formée par la réflexion de la queue de l'épididyme; on sent avec la plus grande facilité la dépression que cette anse circonscrit ». (Reclus, *Thèse de Paris*, 1876.)

Cette tuméfaction ne présente pas de bosselures comme celles qui sont produites par le développement des tubercules.

Il n'y a, en général, qu'une faible sensibilité, réveillée par la marche ou la station debout.

L'épididymite chronique d'emblée s'établit insidieusement et n'est découverte qu'à l'occasion d'une poussée aiguë dont elle devient le siège ou d'une hydrocèle dont elle peut être la cause.

Le diagnostic se fait par l'examen local; il est quelquefois difficile de décider s'il ne s'agit pas d'un dépôt tuberculeux. La possibilité de sentir les détails de l'épididyme induré serait un bon signe en faveur de la nature non tuberculeuse de l'épididymite.

Le *traitement* consiste en l'application de pommades résolutives et de courants continus recommandés par Terrillon.

b. *Orchite chronique*. — Gosselin a démontré, contrairement à Curling, que cette affection est très rare et que l'auteur anglais a décrit sous ce nom des orchites tuberculeuses et syphilitiques.

Reclus propose d'appliquer surtout le nom d'orchite chronique aux transformations fibreuses, scléreuses de la glande, consécutives aux états aigus et aboutissant non à une augmentation de volume, mais à une atrophie de l'organe. Pour cet auteur, l'orchite chronique serait la *sclérose* du testicule. Elle est caractérisée par la diminution progressive de la glande. Elle succède à l'orchite traumatique et souvent à l'orchite des oreillons.

L'atrophie des orchites chroniques s'accompagne souvent d'un état particulier de la substance glandulaire du testicule décrit par Gosselin sous le nom d'*anémie testiculaire*. Cet état, qui peut également exister dans un testicule de volume normal, est caractérisé par la pâleur de la substance glandulaire et par l'absence de spermatozoïdes dans le testicule et les voies spermatiques du côté correspondant.

On l'observe à la suite des longues maladies et surtout dans les vaginalites chroniques avec production abondante de fausses membranes.

TESTICULE SYPHILITIQUE.

On décrit sous ce nom les lésions de la syphilis sur le testicule et l'épididyme; l'affection est aussi désignée sous le nom d'*orchite syphilitique*, de *sarcocèle syphilitique*.

Elle a été décrite d'une manière spéciale par A. Cooper au commencement du siècle, puis par Ricord et Velpeau, et tout dernièrement dans un remarquable travail de Reclus (1882) et la thèse de Minière (1883), inspirée par Reclus. Rohmer a résumé les connaissances actuelles dans sa thèse de concours (*Agrégation*, 1883).

Anatomie pathologique. — L'épididyme est rarement atteint; il peut être enfermé dans une coque de masses fibreuses de nouvelle formation occupant parfois sa tête, plus rarement sa queue. Il est anémié et blanchâtre.

Les lésions frappant le testicule sont beaucoup plus caractéristiques; elles portent sur l'*albuginée* et sur la *substance glandulaire*.

En général, l'affection envahit les deux testicules successivement à quelques semaines ou à quelques mois d'intervalle.

L'*albuginite syphilitique* a été surtout étudiée par Ricord, qui en faisait la lésion spécifique de la syphilis testiculaire. L'enveloppe fibreuse, épaissie, est chagrinée à sa surface, parsemée d'une série de nodules et de dépressions et quelquefois de petites tumeurs saillantes à l'extérieur et à l'intérieur.

Les lésions du testicule se présentent sous deux formes, l'*orchite syphilitique* et la *gomme* du testicule (Virchow, Malassez, Reclus). L'orchite syphilitique, ou *orchite interstitielle, scléreuse, syphilome diffus,* est caractérisée par une augmentation de volume du testicule, qui est lourd et dont le parenchyme plus consistant présente une coloration rosée et une apparence charnue.

Les altérations sont surtout marquées dans le corps d'Highmore et dans les travées fibreuses qui en partent. Elles sont dues à une prolifération cellulaire active du tissu interstitiel situé autour des tubes séminifères et du tissu conjonctif qui entoure les vaisseaux. Le calibre de ces derniers se trouve notablement rétréci.

Les canalicules séminifères s'altèrent et présentent un épaississement marqué de leurs deux tuniques; l'épithélium normal est remplacé par de grosses cellules, polymorphes, chargées de granulations graisseuses; plus tard il peut disparaître complètement et le conduit séminifère se transforme en un cordon fibreux. L'exsudat plastique, ainsi disséminé dans l'albuginée, dans les travées fibreuses, autour des vaisseaux sanguins et des conduits séminifères, augmente d'abord le volume de la glande; plus tard, il s'organise, se rétracte et étouffe tous les éléments autour desquels il s'est déposé. Il en résulte une véritable sclérose ou cirrhose, avec diminution de volume et atrophie de l'organe.

Dans un autre processus, ces productions nouvelles, comprimant les vaisseaux et ne recevant pas elles-mêmes de matériaux nutritifs suffisants, subissent une véritable *nécrose*. Il en résulte la formation de *masses caséeuses* qui peuvent se résorber, mais qui le plus souvent provoquent autour d'elles une inflammation plus ou moins vive suivie de ramollissement et de suppuration. Les masses caséeuses sont éliminées avec le pus sous forme d'un bourbillon, à travers une ulcération de l'albuginée et du scrotum adhérents ensemble. Cette ulcération profonde, *véritable caverne*, peut se cicatriser ou bien elle reste béante et devient le siège d'une végétation de bourgeons qui viennent faire issue à l'extérieur sous forme d'un champignon. C'est le *fongus profond* ou *parenchymateux* (Reclus).

Les *gommes* du testicule peuvent coïncider avec les lésions de l'orchite interstitielle ou scléreuse. Elles augmentent le volume de l'organe, qui peut devenir gros comme un œuf de poule. Tantôt elles en occupent la totalité; le plus souvent, elles sont isolées et se voient au nombre de dix à douze sous forme d'îlots, fermes, de couleur jaune tendre, séparés les uns des autres par des tissus scléroses (*testicule scléro-gommeux*, Reclus).

Le centre se ramollit et forme une masse caséeuse qui se laisse entraîner facilement par un filet d'eau; il résulte de cette élimination une caverne irrégulière, anfractueuse, tapissée par un tissu lardacé se continuant de proche en proche avec le tissu sclérosé voisin.

Les gommes se distinguent, à l'œil nu, des dépôts tuberculeux par leur plus grande résistance et par leur coloration plus jaune.

Étiologie. — La syphilis atteint en moyenne le testicule une fois sur 32 cas d'infection (Fournier, Reclus), soit à la période *secondaire*, environ 4 mois et demi après le chancre, soit à la période *tertiaire*, 4 ans et demi plus tard (Tédénat).

Le syphilome testiculaire peut être une manifestation de la syphilis héréditaire.

Symptômes. — L'affection se développe d'une manière lente et insidieuse, quelquefois à l'insu du malade, et la tumeur ne détermine de la gêne et un peu de douleur que lorsqu'elle a acquis un certain volume. Cependant, d'après Reclus, l'orchite serait quelquefois aiguë dans les premiers temps.

Les bourses ne présentent aucune altération; la tunique vaginale renferme d'une manière presque constante une certaine quantité de liquide; le testicule est facile à explorer. Il est gros, mais cette augmentation de volume ne dépasse guère les dimensions d'un petit œuf ou d'un citron (Fournier); la tumeur, en général ovoïde, est quelquefois aplatie sur les côtés « en forme de galet ». A la palpation, elle peut être dure et d'une résistance comme ligneuse dans toute son étendue, ou bien présenter à côté de points durs des points mous rappelant la souplesse normale du testicule. Quelquefois, l'induration est prononcée au centre tandis que les deux pôles ont leur consistance normale.

Le plus souvent, le doigt perçoit à la surface de l'albuginée la sensation de plaques dures, étalées, ou bien de bosselures et de nodosités plus ou moins saillantes. L'albuginée paraît par places « blindée d'une lame de cartilage ». Les bosselures donnent à sa surface un aspect chagriné, « elles sont à peu près ce que seraient des têtes d'épingle, des grains de plomb ou de petites noisettes incorporées à la substance testiculaire ». (Fournier.)

Cette albuginite, bien décrite par Ricord, est caractéristique de la syphilis du testicule.

La palpation et même la pression de l'organe malade sont indolentes; le testicule peut être comprimé entre les doigts sans qu'on y réveille sa sensibilité spéciale; ce phénomène a une grande valeur au point de vue du diagnostic.

A une certaine période de la maladie, l'épididyme peut présenter une induration bosselée surtout marquée au niveau de la tête, et il peut arriver à se confondre avec le testicule au point de ne plus pouvoir en être distingué.

Les deux testicules se prennent souvent l'un après l'autre à quelques mois d'intervalle.

Avec les progrès de la maladie, en l'absence de médication spécifique, le testicule diminue de volume, se rétracte grâce à la sclérose du tissu fibreux de nouvelle formation et s'atrophie au point de ne plus représenter dans les bourses qu'un petit corps dur, irrégulier, du volume et de la consistance d'un haricot ou d'un pois (*haricocèle* de Ricord).

L'orchite syphilitique double entraîne l'absence de spermatozoïdes dans le sperme, la stérilité absolue et quelquefois un état marqué de féminisme (Fournier).

Chez les enfants, l'affection est ordinairement bilatérale et se manifeste sous forme d'une tumeur indolente, extrêmement dure, roulant sous les doigts comme une bille. Elle peut être congénitale, mais apparaît le plus souvent de 2 à 15 mois (Hutinel) et se termine par l'atrophie testiculaire.

La *gomme* du testicule ne peut guère être reconnue avant le ramollissement et la suppuration du foyer caséeux. Au moment du ramollissement, le scrotum devient douloureux, s'œdématie, adhère au testicule, s'indure et rougit; la peau, soulevée par une collection fluctuante, rougit et devient luisante.

La résorption peut encore être obtenue à cette période par un traitement énergique, et à la tumeur succèdent une rétraction et une adhérence du tégument au niveau du point ramolli.

Si le traitement est insuffisant, il se fait une ulcération toujours placée en avant du testicule, à la partie antérieure du scrotum (Reclus) par laquelle s'échappe une matière puriforme, sorte de sérosité filante, mêlée à des grumeaux blanchâtres. Au fond de l'ulcération, circonscrite par des bords violacés, décollés et taillés à pic, se voit une matière d'un jaune blanchâtre semblable au bourbillon de l'anthrax. Des bourgeons charnus exubérants peuvent sortir de cette caverne syphilitique, faire issue sur le scrotum sous forme de champignon et constituer une variété de fongus (*fongus syphilitique*, Reclus).

Sous l'influence d'un traitement bien dirigé, l'ulcération gommeuse se déterge et se cicatrise rapidement.

L'*épididymite syphilitique isolée*, longtemps contestée, est maintenant admise depuis les travaux de Dron (*Archives gén. de médec.*, 1863), de Fournier, de Tédenat, de Balme (*Thèse de Paris*, 1876). Elle appartient à la période secondaire et quelquefois apparaît dans les quatre premiers mois de l'infection. On la voit cependant quelquefois dans la période tertiaire. La lésion, souvent méconnue grâce à son indolence, se manifeste ordinairement par la présence d'un nodule gros comme un pois ou une noisette siégeant à la tête de l'épididyme.

Tout l'organe peut être envahi par des bosselures; l'affection s'accompagne alors d'un épanchement abondant dans la tunique vaginale.

Diagnostic. — La marche lente et insidieuse de l'affection, sa tendance à envahir les deux testicules, le blindage de la surface de la glande et ses nodosités pisiformes caractéristiques, la perte de sa sensibilité normale à la pression, la coexistence fréquente d'autres accidents syphilitiques, l'influence rapide du traitement, sont des signes de première valeur.

L'épanchement dans la tunique vaginale n'a pas l'importance qu'on lui attribue; il se retrouve avec une égale fréquence dans le testicule tuberculeux (Trélat).

Dans cette affection, l'épididyme bourrelé de bosselures sphériques et volumineuses est bien plus souvent pris que la glande même ou est pris simultanément avec elle; l'envahissement des vésicules séminales et de la prostate, la suppuration fréquente des foyers tuberculeux épididymaires sont de bons éléments d'un diagnostic différentiel.

Le cancer est le plus souvent unilatéral; il est le siège de douleurs lancinantes réveillées par la pression; la tumeur augmente rapidement de volume, elle offre des bosselures considérables et des inégalités de consistance; elle n'est pas impressionnée par le traitement antisyphilitique. Le diagnostic peut présenter les plus grandes difficultés et fréquemment la castration a été pratiquée dans ces circonstances douteuses.

Pronostic. — Le sarcocèle syphilitique, abandonné à lui-même, entraîne l'atrophie de l'organe, mais il guérit toujours et presqu'à coup sûr par le traitement approprié. « La lésion guérit merveilleusement, miraculeusement, sous l'influence de la médication spécifique. » (Fournier.)

Traitement. — La médication par excellence consiste dans l'administration quotidienne de l'iodure de potassium à dose progressive, en commençant par 2 grammes pour atteindre 4, 5 et 6 grammes. L'adjonction des frictions mercurielles sur les cuisses ou le tronc avec 4 grammes par jour d'onguent napolitain devient indispensable dans tous les cas où l'amélioration se fait attendre.

TESTICULE TUBERCULEUX.

La thèse de Dufour (1854) est le premier travail d'ensemble sur la tuberculose du testicule signalée par Bayle en coïncidence avec la tuberculose pulmonaire.

La nature tuberculeuse des lésions caséeuses, contestée en Allemagne par Virchow et Rindfleisch, en France par Richet et son élève Mougin (*Thèse de Paris*, 1873), a été démontrée à nouveau par Thaon et Grancher dans leurs travaux sur l'unité de la tuberculose. La thèse de Reclus (1876) et les recherches histologiques de Malassez ont définitivement fixé la question au point de vue de la clinique et de l'anatomie pathologique.

Étiologie. — Les portes d'entrée de la tuberculose du testicule sont encore mal connues; le testicule peut être le premier point envahi par l'infection bacillaire ; souvent il l'est en coïncidence avec d'autres organes et en particulier avec le poumon.

Quand le testicule est pris d'emblée, on a pu supposer (Verneuil, Fernet, Valin) qu'il y avait une véritable inoculation par les rapports sexuels avec une femme atteinte de tuberculose des voies génitales. Certains écoulements d'apparence blennorrhagique seraient déterminés par l'inoculation du virus tuberculeux et se propageraient à l'épididyme et au testicule. Des orchi-épididymites antérieures, des contusions, constitueraient une cause prédisposante.

La tuberculose du testicule peut se déclarer chez [illegible] s individus ayant les apparences de la santé la plus florissante; plus souvent, elle apparaît chez des sujets ayant eu ou ayant encore d'autres manifestations tuberculeuses.

Comme Velpeau l'a déjà démontré, la tuberculose génitale reste souvent localisée, sans tendance à la généralisation. Reclus a constaté à l'autopsie qu'elle existait seule, sans lésions pulmonaires, dans un tiers des cas. Comparée à la fréquence de la tuberculose des poumons, elle se trouve dans la proportion de 2 pour 100 (Reclus).

La tuberculose testiculaire atteint son maximum de fréquence entre 15 et 35 ans; elle est rare dans l'enfance et dans la vieillesse.

Anatomie pathologique. — Le scrotum, parfois sain, est le plus souvent percé de fistules ou rétracté par des cicatrices. Comme dans toutes les fistules tuberculeuses, les orifices sont minces, entourés d'une peau rouge violacée, traversés par un liquide séro-purulent; ils sont, dans quelques cas, situés sur une saillie en cul-de-poule qui persiste tant que dure le suintement séreux.

La cicatrisation de ces fistules est suivie de la production d'une cicatrice déprimée à laquelle succède un cordon fibreux qui s'enfonce plus ou moins loin dans la profondeur; on trouve quelquefois à leur voisinage de petits abcès circonvoisins développés dans le tissu cellulaire du scrotum.

La tunique vaginale épaissie, vascularisée, présente des adhérences générales ou partielles entre lesquelles se collecte un liquide jaune verdâtre, plus dense que celui de l'hydrocèle. Elle peut contenir des granulations tuberculeuses (Simmonds).

Dans la majorité des cas, le testicule et l'épididyme sont envahis simultanément (27 fois sur 34 autopsies (Reclus); l'épididyme peut être pris seul; le testicule ne paraît jamais pris à l'exclusion de l'épididyme (Reclus).

L'affection est le plus souvent unilatérale (58 fois sur 79, Reclus).

L'épididyme ne présente quelquefois que quelques noyaux isolés siégeant dans la tête ou dans la queue, ayant d'abord l'aspect de masses caséeuses crues, puis plus tard ramollies et suppurantes, et aboutissant aux fistules des téguments.

D'autres fois, il est infiltré dans sa totalité et notablement augmenté de volume, perdu dans une masse fibreuse de nouvelle formation et transformé en une véritable masse caséeuse. Gosselin a décrit sous le nom de *tubercules concentriques* de petits nodules situés en dehors de l'épididyme, développés aux dépens du tissu conjonctif péri-épididymaire.

A la coupe, on a par places l'aspect du marron cru, et à côté, des points ramollis, des foyers en voie de formation, ou des masses crétacées, calcaires. La section ouvre quelquefois une multitude d'alvéoles réguliers, les uns vides, les autres remplis de matières purulentes, qui ne sont autres que des tubes épididymaires dilatés et épaissis, obstrués par des produits tuberculeux ou vidés (Reclus).

Le testicule présente à la fois des granulations tuberculeuses et des masses caséeuses. Les granulations peuvent affecter toutes les dispositions; elles sont discrètes, confluentes, ou rangées en séries régulières suivant les travées fibreuses; elles sont surtout nombreuses à la périphérie et disparaissent au niveau du corps d'Highmore où elles sont remplacées par des foyers caséeux plus ou moins volumineux.

D'après les recherches de Malassez, confirmatives de l'opinion de Curling et de A. Cooper (*Archives de Physiologie*, 1876), la granulation tuberculeuse aurait pour siège primitif le tube séminifère lui-même. Elle ne se produit pas dans l'épididyme, le corps d'Highmore ni le canal déférent, où les masses caséeuses se développent d'emblée.

Le testicule tout entier, lourd, augmenté de volume, peut être transformé en masses caséeuses; la coupe rappelle par places celle du marron d'Inde cru, tandis qu'à côté elle ouvre des foyers ramollis, suppurés, de véritables cavernes en communication avec une fistule extérieure.

Le canal déférent, souvent envahi, est induré, volumineux, bosselé par des nodosités dures qui lui donnent un aspect moniliforme. Ses lésions sont le plus souvent bornées à la portion testiculaire et ne remontent guère au delà de 5 à 6 centimètres au-dessus de la queue de l'épididyme; quelquefois elles existent en même temps au niveau de la jonction avec la vésicule séminale. Rarement, elles s'étendent à toute l'étendue du canal (Reclus).

Symptômes. — En général, le début de l'affection est insidieux. Cependant dans quelques cas l'épididymite débute avec toutes les allures de l'épididymite aiguë blennorhagique (Reclus); en quelques jours, au milieu de phénomènes inflammatoires, l'épididyme dur et très douloureux à la pression forme derrière le testicule une sorte de bourrelet, comme un demi-cylindre contourné en croissant. Duplay a décrit cette forme sous le nom de *tuberculisation galopante du tes-*

ticule (1860). L'induration persiste ; les bosselures se ramollissent et il se fait un abcès qui s'évacue à l'extérieur et devient fistuleux.

Dans la forme commune, le gonflement se fait d'une manière beaucoup plus lente et la suppuration ne se produit que plus tard et quelquefois même fait défaut.

La tuberculose testiculaire est quelquefois précédée par un écoulement uréthral chronique indiquant l'affection de la prostate ou par des hématuries symptomatiques de la tuberculose du rein ou de la vessie.

Quoi qu'il en soit, les bourses sont saines ou distendues par une hydrocèle que l'on rencontre dans le tiers des cas (Reclus) ; la palpation indique des noyaux durs, arrondis, réguliers siégeant dans le corps de l'épididyme ou plus souvent au niveau de la tête ou de la queue, et souvent une induration en masse du canal. Le testicule est coiffé à sa partie postéro-supérieure par une masse dure, irrégulière, bosselée, renflée à ses extrémités.

Quand les lésions du testicule sont peu prononcées, elles sont difficiles à reconnaître ; si le testicule et l'épididyme sont pris simultanément, les bourses renferment une tumeur plus ou moins volumineuse où la distinction entre les parties est difficile. Le testicule est plus lisse et arrondi ; l'épididyme est bosselé et plus allongé.

Le canal déférent présente souvent des bosselures faciles à apprécier ou une induration en masse qui augmente son volume ; le toucher rectal donne en même temps, dans nombre de cas, les signes de la prostatite ou de la vésiculite tuberculeuse.

Les masses caséeuses peuvent rester longtemps stationnaires et à la longue elles peuvent finir par se rétracter et diminuer de volume. A un moment donné, il se fait en un point du scrotum une tuméfaction plus molle ; la peau rougit, s'amincit et s'ulcère, donnant issue à du pus d'abord épais et bien lié, puis séreux et grumeleux. L'ouverture reste en général fistuleuse ; dans la grande majorité des cas la fistule siège à la partie postéro-inférieure au niveau de la queue de l'épididyme. Quand elle se cicatrise, elle est remplacée par un cordon fibreux qui se dirige plus ou moins obliquement vers la profondeur, et par une cicatrice déprimée.

Marche. Terminaisons. — L'affection peut avoir une marche aiguë ou subaiguë chez les jeunes sujets et suppure en deux mois ;

elle est chronique chez les adultes et chez les vieillards, en subissant de temps à autre des poussées aiguës, qui se terminent par la suppuration d'un point.

Le testicule peut être complètement détruit par la suppuration et se trouver réduit à une masse fibreuse dure et irrégulière ou bien renfermer une série de masses caséeuses ayant subi la transformation crétacée. L'épididyme est dur, bosselé, oblitéré. C'est la forme ordinaire de la guérison, qui peut rester durable pendant de longues années et jusqu'à une vieillesse avancée.

Souvent, la tuberculose testiculaire se complique de manifestations tuberculeuses dans le voisinage ou à distance, et le malade succombe aux accidents de la néphrite ou de la cystite tuberculeuse ou aux progrès de la tuberculose pulmonaire.

Diagnostic. — La forme aiguë ne peut être que soupçonnée au début; elle ne se reconnaît qu'à la persistance de l'induration et surtout à la formation d'un abcès.

Dans la forme commune, les caractères de l'épididyme sur lequel nous avons longuement insisté ne sauraient guère faire méconnaître la nature de l'affection; le diagnostic est seulement délicat avec les indurations persistantes consécutives à la blennorrhagie. L'hésitation n'est plus permise dès qu'il y a un abcès ou une fistule.

Dans la syphilis, le testicule est moyennement gros, induré par plaques ou chagriné à sa surface, insensible à la pression, et l'épididyme est le plus souvent sain; dans la tuberculose, l'épididyme est gros et bosselé, le testicule est sain ou bien il est malade et forme avec l'épididyme une masse irrégulière douloureuse à la pression.

Le canal déférent est souvent pris dans la tuberculose; il est indemne dans la syphilis.

Enfin, on peut trouver la coexistence de lésions tuberculeuses du côté de la prostate ou des vésicules séminales.

Pronostic. — Le pronostic est toujours sérieux; la fonction du testicule est perdue et le foyer tuberculeux primitif peut devenir le point de départ d'une infection locale ou généralisée.

Traitement. — Comme dans toute tuberculose, le traitement général devra tenir une large place; les reconstituants généraux et surtout le séjour au bord de la mer, les stations dans les eaux chlorurées sodiques fortes font quelquefois merveille, alors même que les abcès sont ouverts et que la suppuration est abondante. Les masses caséeuses s'indurent, se crétifient ou se résorbent; les cavernes et les fistules se cicatrisent dans bon nombre de cas.

Avant la période d'ulcération, le traitement local, le plus souvent fort simple, consiste à soutenir les bourses avec un suspensoir bien fait.

Quand un abcès est formé, il faut le traiter comme tous les abcès tuberculeux; évacuer son contenu et modifier profondément ses parois par le grattage et la cautérisation au chlorure de zinc ou au fer rouge.

Mais quand le testicule et l'épididyme sont pris en totalité, si le cordon n'est pas envahi dans une étendue trop considérable par une infiltration ne permettant pas sa section dans le tissu sain, quand des abcès multiples se font jour ou sont menaçants, quand le scrotum est criblé de fistules, il faut sans hésitation faire la castration et débarrasser l'économie de ce foyer d'infection locale et générale.

La castration sera également pratiquée de bonne heure quand le testicule et l'épididyme sont envahis rapidement en totalité d'une manière presque aiguë. Les dépôts sont trop abondants pour qu'on puisse espérer leur résorption.

FONGUS DU TESTICULE.

Le *fongus*, terme sous lequel on a longtemps confondu les végétations de toute nature nées du testicule, est constitué par une masse bourgeonnante venant de cet organe et faisant saillie à travers une perforation des enveloppes des bourses.

L'histoire du fongus a été faite par W. Lawrence (1808), Curling, reprise par Jarjavay (*Archives de médecine*, 1849), Deville (*Moniteur des hôpitaux*, 1853), Hennequin (*Thèse de Paris*, 1865) et dans les thèses de Reclus et Roohmer.

Jarjavay a proposé et fait accepter le nom de *fongus bénin*, donné à cette affection pour la distinguer des végétations cancéreuses dont le testicule peut être le siège. Il a également différencié deux formes de fongus, à savoir : 1° ceux qui végètent sur l'enveloppe fibro-séreuse, ou fongus *superficiels;* 2° ceux qui poussent du parenchyme et sortent à travers une perforation de la tunique albuginée, fongus *parenchymateux*.

Étiologie. — Le fongus superficiel succède à une hernie du testicule, soit après une plaie accidentelle des bourses, soit après leur ulcération ; c'est le *prolapsus testiculaire* de Kocher. Des bourgeons charnus exubérants se développent sur l'albuginée du testicule hernié et forment au-dessus du scrotum une masse rougeâtre plus ou moins volumineuse.

Le fongus profond ou parenchymateux succède à l'ouverture de l'albuginée et prend naissance dans le parenchyme glandulaire lui-même. Il se produit après une ulcération de l'albuginée dans l'orchite aiguë suppurée, peut-être dans la tuberculose et dans la syphilis du testicule.

Le fongus, d'après Jarjavay, serait dû à l'excès de tension à laquelle la substance glandulaire, augmentée de volume, se trouve soumise dans l'albuginée inextensible. Pour Reclus, au contraire, il serait constitué par des bourgeons charnus exubérants partis des parois d'une cavité formée par l'élimination du pus ou d'une portion sphacélée.

Ces deux opinions sont également vraies ; car on trouve dans le fongus tous les éléments ordinaires qui entrent dans la constitution des bourgeons charnus ; et, en outre, la présence des canalicules spermatiques altérés, épaissis, à peine reconnaissables, y a été démontrée par Rémy (*Journal d'anatomie*, 1880).

La tumeur est très vasculaire et devient turgide et comme érectile quand on pousse une injection par l'artère spermatique, qui est augmentée de volume ainsi que la déférentielle.

La cavité vaginale est le plus souvent oblitérée ou cloisonnée par des brides et des adhérences.

Symptômes. Marche. — Dans le fongus superficiel, la hernie du testicule se reconnaît facilement à la sensibilité spéciale de l'organe et à la vacuité du scrotum, qui ne renferme plus que l'épididyme et le cordon.

C'est dans le cours d'une orchite traumatique ou chronique que survient le fongus parenchymateux : une ou deux bosselures proéminent à la surface de la glande, en étant le siège de douleurs plus ou moins vives, s'en détachent de plus en plus et arrivent sous les téguments qui rougissent, s'amincissent et s'ulcèrent en un ou plusieurs points dont la réunion forme plus tard une large ulcération (Jarjavay). Le volume du fongus est variable depuis celui d'une noisette à celui d'un gros œuf; il est en raison inverse de celui de la glande qui semble disparaître peu à peu au profit du parasite qui vit et se développe à ses dépens (Jarjavay).

La tumeur est recouverte de granulations plus ou moins saillantes (*tumeur granuleuse de Cooper*), d'un rouge pâle ou d'un jaune rougeâtre.

La peau du scrotum, amincie, enserre le fongus à sa base; derrière la masse on sent l'épididyme intact ou tuméfié et induré.

La tumeur est spontanément peu douloureuse, mais la compression forte y réveille la sensibilité testiculaire spéciale (Jarjavay).

Abandonnée à elle-même, elle augmente toujours de volume; elle peut se sphacéler par places ou s'éliminer complètement après une longue suppuration. L'albuginée vidée de son contenu ne forme plus qu'une petite masse dure et résistante, adhérente au scrotum.

Diagnostic. — Les grosses excroissances du cancer ulcéré, irrégulières, mollasses, saignantes et recouvertes d'une sanie fétide, accompagnées d'engorgement ganglionnaire, ne seront pas confondues avec le fongus.

Les commémoratifs permettront le plus souvent de distinguer le fongus superficiel du fongus parenchymateux. Dans ce dernier cas, la sensibilité spéciale provoquée par la compression n'existerait plus, à cause de la destruction avancée de la substance glandulaire (Rollet), tandis qu'elle serait très marquée dans le fongus superficiel.

Pronostic. — L'affection est bénigne en elle-même; elle n'est grave que par les lésions auxquelles elle succède et par sa résistance aux divers traitements. Le pronostic est favorable quand le fongus est d'origine syphilitique.

Traitement. — Dans le doute et avant toute espèce d'intervention, le traitement spécifique devra être institué rigoureusement pendant trois semaines. Des guérisons rapides, avec retour de la mobilité et de la consistance du testicule, ont été obtenues par cette médication.

La castration doit être pratiquée s'il s'agit d'un fongus tuberculeux (Kocher).

L'excision de la masse herniée sera pratiquée au bistouri ou à la cuiller tranchante, s'il s'agit d'un fongus consécutif à une orchite traumatique ou à une orchite mal déterminée dans sa nature et rebelle au traitement antisyphilitique.

Quand la tumeur se reproduit après cette première intervention, le testicule sera enlevé par la castration.

TUMEURS MALIGNES DU TESTICULE.

Sous le nom de *cancer du testicule* ou *sarcocèle cancéreux*, on décrit un certain nombre de tumeurs qui peuvent être différenciées par l'examen microscopique, mais dont la nature histologique ne saurait être souvent reconnue par la clinique. Celle-ci se contente, dans la plupart des cas, de reconnaître la nature maligne de l'affection. En outre, après l'examen microscopique on est même parfois embarrassé pour classer quelques-unes de ces tumeurs dans lesquelles les éléments sont confondus et mélangés; la dénomination et la caractéristique de la tumeur ne peuvent être tirées que de la prédominance d'un des éléments sur les autres.

L'histoire de ces tumeurs a été faite en partie d'après les nombreuses pièces présentées à la Société anatomique depuis quarante ans environ; Nepveu leur a consacré un mémoire important (Paris, 1872) et Kocher un long article dans le *Compendium* de Pitha et Billroth.

Étiologie. — Les tumeurs malignes du testicule appartiennent surtout à l'âge adulte, mais se trouvent aussi assez souvent dans l'adolescence et surtout dans la première enfance.

L'ectopie testiculaire paraît une prédisposition au cancer.

Sauf dans le lymphadénome, un seul testicule est pris.

Anatomie pathologique. — Toutes les variétés de cancer ont été observées dans le testicule; on y trouve par degré de fréquence le *carcinome*, le *sarcome*, le *lymphadénome*.

Le *myxome* ne s'y trouve pas à l'état de pureté, mais en combinaison avec d'autres tumeurs.

Le *carcinome encéphaloïde* est la forme la plus fréquente; il forme une tumeur volumineuse, irrégulière, de consistance inégale avec des noyaux durs à côté de points ramollis.

L'albuginée peut rester intacte; si elle se laisse perforer, les masses encéphaloïdes ulcèrent les téguments du scrotum et viennent faire hernie à l'extérieur (fongus cancéreux).

Le cordon peut aussi être envahi.

Robin place le point de départ du carcinome dans l'épididyme; Curling, Kocher le font partir au contraire du *rete testis*, d'où il pénètre dans le tissu glandulaire qu'il envahit avec rapidité.

Le *squirrhe* est très rare; il se présente sous la forme d'une tumeur peu volumineuse, de consistance dure et comme ligneuse, bosselée et irrégulière; il semble partir du corps d'Highmore, d'où les travées fibreuses s'irradient en éventail vers la substance testiculaire qu'elles étouffent.

La *mélanose*, mélangée au sarcome ou à l'encéphaloïde, n'est pas une forme primitive dans le cancer du testicule. Les ganglions iliaques, lombaires, se prennent à une période peu avancée de l'affection, et l'infection gagne les viscères et particulièrement le foie.

Le *sarcome* se présente dans le testicule avec ses formes ordinaires; suivant la prédominance du stroma fibreux sur l'élément cellulaire ou réciproquement, on retrouve le sarcome *dur* ou *fibro-sarcome* et le *sarcome mou* ou *médullaire*. Souvent on trouve des formes mixtes dans lesquelles il y a des tissus muqueux, cartilagineux ou même ostéoïdes. Le sarcome médullaire est dans bon nombre de cas parsemé de kystes de différentes dimensions.

D'après Robin, le sarcome prendrait naissance dans la queue de l'épididyme. Le plus souvent, le testicule et l'épididyme sont altérés à peu près au même degré.

Le sarcome médullaire peut infecter toute l'économie comme le carcinome; le sarcome dur a une grande tendance à envahir les tissus de proche en proche et à récidiver sur place après son ablation.

Le *lymphadénome* du testicule a bien été décrit par Malassez dans un mémoire de Monod et Terrillon (*Archives de médecine*, 1879). La tumeur est essentiellement constituée par un tissu réticulé semblable à celui des ganglions lymphatiques. Elle est régulière, de consistance uniforme, d'un aspect homogène à la coupe; elle envahit fréquemment les deux testicules.

Le lymphadénome du testicule est primitif et bientôt suivi de généralisation (Trélat), ou secondaire à une lymphadénie généralisée.

Enfin, exceptionnellement on a observé dans le testicule une tumeur formée par des fibres lisses ou striées ou *myome* (Rindfleisch, Billroth, Rokitansky).

Symptômes. — Les symptômes doivent être décrits d'ensemble pour les diverses tumeurs malignes du testicule, en indiquant les caractères spéciaux qui peuvent appartenir à telle ou telle forme anatomique.

Le début est le plus souvent insidieux et ne se traduit que par une augmentation de volume du testicule avec ou sans hydrocèle concomitante, accompagnée d'un peu de gène et de lourdeur dans la glande et sur le trajet du cordon.

La tumeur grossit rapidement en quelques mois et devient le siège de douleurs lancinantes quelquefois très vives, pouvant s'irradier jusque dans les reins. A la palpation, on constate une tumeur régulière rappelant un testicule hypertrophié, quelquefois de consistance uniforme, d'autres fois, au contraire, molle, dépressible et fluctuante par places, et dure et résistante en un autre point.

Plus tard des bosselures se développent à la face antérieure de la tumeur; quand l'albuginée est envahie, les téguments se vascularisent et contractent des adhérences avec les parties profondes.

Le testicule et l'épididyme sont confondus et le plus souvent ne peuvent être distingués l'un de l'autre.

Le cordon est gros, dur, inégal, bosselé.

La palpation profonde de l'abdomen révèle l'envahissement des ganglions lombaires. A une période avancée, toute la fosse iliaque et la région lombaire correspondante peuvent être. remplies par des masses volumineuses qui sont le siège de violentes douleurs et déterminent de l'ascite ou de l'œdème et des névralgies sciatique, crurale ou lombo-abdominale.

En général, ces phénomènes locaux s'accompagnent d'un amaigrissement rapide du sujet.

Le malade succombe à la généralisation cancéreuse ou à une maladie intercurrente.

La description précédente s'applique particulièrement au carcinome encéphaloïde et au sarcome médullaire, qui présentent beaucoup de ressemblances cliniques.

Le squirrhe se présente sous forme d'une tumeur en général petite, irrégulière, bosselée et excessivement dure. Elle reste dure pendant toute son évolution qui est très lente; le mal reste longtemps stationnaire, et peut durer plusieurs années.

Le lymphadénome n'a guère que des caractères négatifs et se reconnaît par exclusion. On doit attacher la plus grande importance à la recherche d'une ou plusieurs petites nodosités sous-cutanées pouvant siéger en un point quelconque du corps et dont la nature est la même que celle de la tumeur testiculaire.

Cette tumeur s'accompagne d'un engorgement ganglionnaire rapide et d'une généralisation viscérale et cutanée précoce qui offre ce caractère particulier de n'entraîner, pendant une période relativement longue, aucune cachexie appréciable (Monod et Terrillon).

Diagnostic. — Le diagnostic des tumeurs malignes du testicule peut être fort difficile, et souvent ce n'est que la marche rapide de la tumeur qui peut la faire distinguer d'une tumeur bénigne des bourses et en particulier de la vaginalite chronique avec hématocèle spontanée. Souvent, en pareil cas, la ponction exploratrice peut rendre quelques services; mais souvent aussi elle ne fournit que peu de renseignements, et ce n'est que le bistouri à la main et au moment de l'opération que le diagnostic peut être fait. Aussi ne rechercherons-nous pas ici à formuler les données schématiques d'un diagnostic théorique qui ne seraient pas confirmées par la clinique.

Le diagnostic est également fort difficile avec l'infiltration tuberculeuse rapide du testicule et de l'épididyme. La conduite du reste est la même dans les deux cas et l'erreur n'est que de peu d'importance.

Le sarcocèle syphilitique ne peut guère être confondu qu'avec le squirrhe, forme rare de tumeur testiculaire; l'absence de douleurs spontanées et à la pression, les inégalités de la surface de l'albuginée, la tendance à l'envahissement successif des deux glandes, la résolution rapide par le traitement spécifique seront les meilleurs signes diagnostiques de la syphilis du testicule dont la fréquence est beaucoup plus grande que la dégénérescence squirrheuse.

Pronostic. — Le pronostic est mortel à échéance plus ou moins courte dans les formes encéphaloïde du carcinome et médullaire du sarcome. La récidive ganglionnaire ou la généralisation sont presque inévitables après l'ablation de la partie malade; il n'y a que dans le sarcome dur où l'on ait observé des guérisons durables.

Traitement. — Le traitement ne comprend qu'une indication qu'il faut remplir le plus tôt possible, dès que la tumeur est soupçonnée maligne. Celle-ci doit être enlevée par la castration. L'envahissement étendu du cordon ou l'engorgement des ganglions lombaires, la présence d'une nodosité sous-cutanée dans le lymphadénome (Trélat), sont des contre-indications absolues à toute intervention.

MALADIE KYSTIQUE DU TESTICULE.

Cette affection, décrite pour la première fois par A. Cooper sous le nom de *maladie enkystée* du testicule, consiste en une tumeur développée à l'intérieur de la tunique albuginée et constituée par des kystes variables par leur nombre, leur volume et leur contenu.

Curling a nettement établi la distinction nécessaire entre les tumeurs kystiques bénignes qui constituent toute cette maladie et les kystes qui ne sont qu'un accident particulier des tumeurs malignes du testicule. Cette confusion a jeté un certain trouble dans la description de l'affection kystique proprement dite et surtout dans l'appréciation de son pronostic.

Un mémoire de Conches (Lyon, 1865), les travaux de Malassez et la thèse de Perriquet (Paris, 1875), l'article de Kocher, résument les connaissances actuelles sur ce sujet.

Kocher désigne la maladie sous le nom de *cystome* ou d'*adénocystome ;* Gosselin lui donne le nom qui est en tête de cet article.

Anatomie pathologique. — La tumeur régulièrement ovoïde et rappelant la forme normale du testicule (A. Cooper) peut être considérable ; son poids varie de 100 à 500 grammes. La vaginale chroniquement enflammée présente des brides et des adhérences entre ses deux feuillets.

Le testicule est régulier ; l'épididyme est allongé et étiré.

A la coupe, la tumeur est partout enveloppée par l'albuginée ; la masse morbide est constituée par une agglomération de kystes enchatonnés dans un tissu cellulo-fibreux plus ou moins dense, tantôt peu nombreux, tantôt innombrables. Leur volume varie depuis celui d'un grain de millet jusqu'à celui d'un œuf de pigeon. Ils contiennent quelquefois un liquide transparent ou légèrement coloré, d'autres fois épais, visqueux, albumineux ou mélangé de sang. Le liquide contient des granulations graisseuses et des cellules détachées de la paroi ; il ne renferme jamais de spermatozoïdes. La paroi kystique présente souvent des végétations polypiformes qui emplissent plus ou moins la cavité.

A côté des kystes on trouve de petites masses d'un blanc nacré (*tumeurs perlées de Cruveilhier*), n'ayant rien de spécial à cette tumeur ; elles sont formées d'écailles épithéliales en couches concentriques, et constituent une variété d'épithélioma (*épithelioma perlé* de Cornil et Ranvier).

La substance testiculaire peut être trouvée refoulée en un coin de la tumeur ou étalée autour des kystes sous forme d'une coque rougeâtre.

La tumeur est constituée par une trame fibreuse dans laquelle sont enchatonnées les cavités kystiques. Celles-ci sont tapissées d'un épithélium à cellules plates, polyédriques, cylindro-coniques, cylindriques avec plateaux et cils vibratiles, quelquefois caliciformes. Malassez n'a pas trouvé dans la tumeur de tubes séminifères.

A. Cooper pensait que les kystes se développaient dans ces tubes étranglés et dilatés; Curling croit que leur siège primitif est le *rete testis* du corps d'Highmore. On pense aujourd'hui que ces kystes sont un produit nouveau, spécial, formé de toutes pièces et indépendant d'un autre état morbide (Trélat). D'après Malassez la tumeur se développerait dans le tissu conjonctif intertubaire du testicule sous forme d'un amas épithélial apparaissant dans les lacunes, plein d'abord, se creusant ensuite d'une cavité et se remplissant d'un liquide formé par l'exsudation vasculaire et la sécrétion cellulaire. Ce développement aurait de l'analogie avec celui de certains kystes de l'ovaire. Malassez propose d'appeler cette tumeur *épithéliome myxoïde ou mucoïde.*

Symptômes. Diagnostic. — L'affection se montre sans cause connue chez des sujets entre 18 et 36 ans.

Elle se développe d'une manière lente et insidieuse, ne devenant gênante que par son volume et son poids.

Les veines du scrotum sont distendues; la tumeur a la forme générale du testicule, qui peut pendant longtemps être distingué de l'épididyme. Elle est régulière, de consistance égale, donnant une sensation de résistance plutôt que de fluctuation.

Le cordon spermatique et les ganglions lymphatiques ne sont jamais envahis; la santé générale reste parfaite.

La tumeur est souvent confondue avec une hydrocèle et le diagnostic ne peut en général être établi que par la ponction exploratrice.

Elle se distingue de l'encéphaloïde par la lenteur de sa marche, la régularité de son développement et de ses contours, son indolence, l'intégrité de la santé générale. La seule indication thérapeutique est la castration.

ENCHONDROME DU TESTICULE.

Le cartilage se présente très rarement à l'état de pureté dans la constitution des tumeurs du testicule; le plus souvent il est mélangé à d'autres formations, comme le sarcome, le myxome, l'encéphaloïde.

L'*enchondrome pur* se montre surtout de 25 à 35 ans.

Anatomie pathologique. — Le cartilage peut se montrer sous deux formes : 1° en nodosités plus ou moins volumineuses, atteignant parfois la grosseur d'une noisette, ne présentant pas de limites nettes avec les tissus voisins, et d'ordinaire formées de cartilage hyalin pur ou atteint de dégénérescence graisseuse ; 2° en masses arrondies, ovoïdes, allongées, séparées par du tissu conjonctif, facilement isolables, développées soit dans les vaisseaux lymphatiques ou les tubes séminifères dilatés (Curling, Paget), soit dans le tissu cellulaire et envahissant secondairement les lymphatiques (Virchow).

La lésion naît dans le corps d'Highmore et refoule dans un coin ou étale à sa surface la substance testiculaire.

La tumeur peut se ramollir par places et se creuser de véritables kystes remplis d'un liquide verdâtre dans lequel on trouve des granulations, des gouttelettes graisseuses, et une grande quantité de noyaux analogues aux noyaux des cellules de cartilage voisines.

Symptômes. — Cette affection ne présente comme signe particulier qu'une dureté caractéristique, des bosselures et des nodosités très dures, tandis qu'on peut percevoir en un ou plusieurs points une certaine mollesse due au ramollissement de la tumeur ou au refoulement du testicule avec sa sensibilité spéciale à la pression. La tumeur se développe avec une lenteur excessive.

Dans un nombre de cas assez considérable (8 fois sur 23 cas, *Thèse de Marion*, 1881), elle peut se généraliser dans les ganglions, les poumons ou les autres viscères.

On doit faire la castration dès que la nature de la tumeur est soupçonnée.

INCLUSIONS FŒTALES.

On décrit sous ce nom des tumeurs contenant des débris de fœtus. Kocher les appelle *tératomes du testicule.* Velpeau (1841) a donné l'observation détaillée d'un cas de ce genre et Verneuil, dans deux travaux des plus remarquables (*Arch. de médecine*, 1855, et *Bullet. Soc. de Chirurgie*, 1878), a écrit d'une manière complète l'histoire de cette curieuse affection.

Anatomie pathologique. — La tumeur siège le plus souvent *à droite*, de même que l'inclusion fœtale est surtout fréquente dans l'ovaire droit. La production peut occuper une situation très variable par rapport au testicule lui-même; elle peut siéger, *en dehors* de sa substance, dans les couches sous-cutanées du scrotum; *en dedans* de l'albuginée, mais en ne contractant que des rapports de voisinage avec les tubes séminifères; enfin, la néoplasie peut être primitivement formée *dans l'abdomen* et descendre dans les bourses avec le testicule au moment de la naissance. C'est une inclusion *abdominale* qui deviendrait scrotale. Velpeau n'admettait que cette dernière origine.

Ces tumeurs peuvent renfermer les éléments les plus variés; on y a trouvé de la graisse, des poils, des dents, des squelettes de membres avec leurs articulations, des fragments de muscles plus ou moins altérés, des portions de peau avec les glandes sébacées et sudoripares, de la substance cérébrale, des tronçons complets d'intestin (Verneuil) et même de muqueuse pourvue de glandes.

La masse renferme souvent des kystes contenant des liquides d'aspect différent.

Enfin, quelquefois un trajet fistuleux partant de la tumeur amène à l'extérieur les diverses parties dont elle est composée.

Cette tumeur, rangée par Kocher dans la classe des *tératomes*, reconnaît probablement pour cause l'*inclusion fœtale*, c'est-à-dire la greffe d'un individu très petit, très imparfait et parasite, sur un individu plus grand, bien conformé dans la plupart de ses organes.

Symptômes. — La tumeur, d'origine toujours congénitale, peut rester latente pendant une longue période; elle ne se révèle que plus tard, par une augmentation de volume et un travail inflammatoire qui aboutit à la formation d'un abcès et d'une fistule. Ce n'est qu'après l'ouverture de cet abcès et avec la sortie des éléments caractéristiques (poils, dents, os, etc.), que l'on peut reconnaître la nature de l'affection.

La tumeur reste indolente et ne gêne que par son poids et son volume; elle n'a aucune tendance à la généralisation.

Le plus souvent, elle est enlevée par la castration; cependant dans quelques cas on a pu enlever la production morbide en ménageant le testicule. Cette conduite doit être suivie s'il s'agit de sujets jeunes chez lesquels on a pu soupçonner la nature de l'affection.

KYSTES DE L'ÉPIDIDYME ET DU TESTICULE.

Ces kystes, désignés aussi sous le nom d'*hydrocèle enkystée* du testicule et longtemps confondus avec l'hydrocèle de la tunique vaginale, ont été signalés pour la première fois par Brodie. Ils ne sont réellement bien connus que depuis les travaux de Gosselin (*Arch. génér. de méd.*, 1848).

Anatomie pathologique — Gosselin divise ces kystes en *petits* et *grands*.

Les *petits kystes* sont de petites saillies arrondies, du volume d'un grain de millet à celui d'un pois, formées par une poche remplie de liquide, et siégeant à la surface du testicule et surtout de l'épididyme. Ils varient de nombre de un à cinq ou six, siégeant tous dans la même région, où ils sont sessiles et quelquefois pédiculés. Le pédicule, parfois long et étroit, est toujours formé par la tunique vaginale.

Le siège ordinaire des petits kystes est la face convexe de la tête de l'épididyme; quand il s'en trouve près de la queue, ils sont situés presque toujours plus près du bord externe que du bord interne.

D'autres sont développés sur le testicule même, plus près de son bord supérieur que de son bord inférieur, entre la tunique vaginale et l'albuginée.

Ces petits kystes ne communiquent jamais avec les voies spermatiques. Ils contiennent un liquide séreux, transparent, jaunâtre, quelquefois trouble, épais, opalin; on n'y trouve jamais de spermatozoïdes.

Ils peuvent se rompre spontanément et leur paroi reste affaissée et ridée. Ces petites productions, fréquentes surtout dans la vieillesse, ne présentent aucun intérêt clinique.

Les *grands kystes* se développent presque toujours entre l'épididyme et le testicule. Ils se présentent comme une tumeur située sous la tête de l'épididyme, à paroi mince, à contenu clair, opalin ou grisâtre. Le testicule est situé à la partie inférieure et antérieure; l'épididyme est plus ou moins refoulé. Dans le cas de tumeur considérable, le testicule est entouré complètement, et ce n'est qu'à la dissection qu'on trouve, à côté de la grande poche kystique, la tunique vaginale refoulée et coiffée en même temps que le testicule.

Souvent les kystes sont multiples et réunis de manière à former une tumeur multiloculaire. Ils prennent toujours naissance sur la face inférieure de la tête de l'épididyme; la poche se trouve donc en arrière au voisinage immédiat des vaisseaux efférents.

La paroi des kystes, mince mais résistante, est fibro-celluleuse et tapissée d'épithélium à sa face interne. Ces kystes contiennent tantôt un liquide séreux, analogue à celui de l'hydrocèle, tantôt un liquide opalin, peu ou pas albumineux, dont la couleur est due à la présence d'une grande quantité de spermatozoïdes.

Les premiers sont désignés sous le nom de *kystes séreux*, les seconds sous celui de *kystes spermatiques* ou *hydrocèles enkystées spermatiques*.

Par le repos le liquide du kyste spermatique se sépare en deux couches, la supérieure claire, l'inférieure opaque contenant les spermatozoïdes ordinairement vivaces ou plus ou moins altérés.

Ce liquide, peu albumineux, ne se coagule pas par la chaleur et n'est que légèrement troublé par l'alcool, l'acide acétique ou nitrique.

Les spermatozoïdes ne se rencontrent que dans les grands kystes et s'y rencontrent d'autant plus sûrement que le kyste est plus volumineux.

Pathogénie. — L'origine des petits kystes est peu connue. Le développement des grands kystes est diversement interprété. D'après Ch. Monod, ces kystes sont en relation avec le travail de sclérose dont le testicule est le siège chez les individus âgés de cinquante à soixante ans et au delà. Cette sclérose, qui est surtout péricanaliculaire, aboutit par places à l'oblitération complète des conduits de l'épididyme; d'où la dilatation variqueuse de ceux-ci en arrière de l'obstacle. Marcé (*Thèse de Paris*, 1868) pense que leur point de départ est dans un petit conduit persistant du corps de Wolf, situé entre le testicule et l'épididyme. Cette origine aurait une grande analogie avec celle de certains kystes du ligament large qui se développent dans les vestiges du corps de Wolf ou l'organe de Rosenmuller. Giraldès a trouvé la même origine à certains kystes du cordon chez l'enfant et a par cette donnée consolidé la théorie.

D'après Gosselin, les kystes spermatiques peuvent succéder à la rupture de l'un des vaisseaux efférents, à la sortie d'une petite quantité de sperme et à l'enkystement de ce dernier par la formation autour de lui d'une poche de tissu conjonctif dont la surface interne fournit de la sérosité qui se mélange au sperme.

Cette théorie est difficile à accepter; elle n'explique pas la présence de l'épithélium pavimenteux à la face interne de la tumeur, ni le développement lent de la collection dans laquelle il faudrait admettre l'effusion constante du sperme.

Curling a supposé, d'après deux observations anatomiques de Queckett, que le sperme pouvait à un moment donné pénétrer dans le kyste par la rupture d'un vaisseau efférent.

On admet, en résumé, aujourd'hui, que les grands kystes sous-épididymaires se développent aux dépens d'un débris persistant du corps de Wolf et que certains d'entre eux deviennent kystes spermatiques par la rupture d'un conduit efférent dans leur cavité.

Symptômes. Diagnostic. — La tumeur n'est généralement reconnue que lorsqu'elle atteint le volume d'un grain de raisin ou d'une noix. C'est alors une tuméfaction placée à la partie moyenne et antérieure du testicule, régulièrement arrondie ou ovoïde, tendue, fluctuant et translucide. Elle est nettement distincte du testicule, qui est placé au-dessous et en avant; elle lui est adhérente et se meut avec lui. Les malades croient avoir deux testicules superposés. Quand la tumeur s'accroît de volume, elle peut devenir douloureuse. En outre, ses rapports avec le testicule deviennent moins facilement appréciables et la confusion est souvent faite avec une hydrocèle vaginale. L'erreur n'est reconnue que par l'aspect du liquide ramené par la ponction.

Le pronostic est bénin.

Traitement. — Le traitement ne diffère pas de celui de l'hydrocèle. La guérison survient quelquefois après une seule ponction évacuatrice.

SPERMATOCÈLE.

La spermatocèle est un engorgement douloureux du testicule dû à la rétention du sperme dans les canaux de l'épididyme et du testicule. Elle est probablement due à un obstacle siégeant en un point sur le trajet des voies spermatiques.

L'affection peut être intermittente et se montrer sous forme d'une tumeur très douloureuse se produisant au moment du coït ou par le simple attouchement des bourses (Curling), ou apparaître chez un sujet continent huit ou dix fois par an, pendant trois à quatre jours à chaque fois (Bottura, *Thèse de Montpellier*, 1857).

AFFECTIONS DU CORDON SPERMATIQUE.

I

LÉSIONS TRAUMATIQUES DU CORDON.

Les *plaies* accidentelles du cordon produites par instruments tranchants, le plus souvent dans des tentatives de mutilation volontaire chez des aliénés, ou par les armes à feu, ne sont remarquables que par l'hémorrhagie abondante dont elles s'accompagnent. Le sang s'infiltre plus ou moins loin (*hématocèle funiculaire*). Le testicule peut s'atrophier à la suite de la section des vaisseaux et des nerfs; il peut perdre ses connexions avec la vésicule séminale par la blessure du canal déférent.

Les *contusions* s'accompagnent également d'une infiltration sanguine favorisée par l'existence antérieure d'un varicocèle. Le sang s'infiltre ou se collecte dans le tissu cellulaire du cordon, au-dessous de la tunique fibreuse (*hématocèle par infiltration* et *hématocèle par épanchement*), jusqu'au-dessus du testicule, qui peut se trouver refoulé et englobé par la masse, et en haut dans le trajet inguinal.

Une ecchymose et une tumeur allongée en forme de boudin sont les signes caractéristiques de cet épanchement.

II

LÉSIONS VITALES ET ORGANIQUES DU CORDON.

L'inflammation isolée du cordon est une affection très rare.

On distingue une inflammation spontanée ou *funiculite séreuse* et une *funiculite phlegmoneuse* consécutive aux traumatismes et aux opérations pratiquées sur le cordon.

La funiculite *séreuse* ou *hydrocèle aiguë du cordon* se montrerait chez de jeunes sujets, quelquefois chez des adultes rhumatisants (D. Mollière).

L'affection éclate brusquement par une tuméfaction douloureuse limitée au cordon et *transparente* (Bryant, Curling), avec vomissements, constipation, ballonnement du ventre.

Pour Duplay, il s'agirait plutôt de l'inflammation d'anciennes hydrocèles du cordon ou peut-être de sacs herniaires déshabités.

La funiculite phlegmoneuse s'accompagne d'un gonflement énorme de la région, avec douleur et parfois phénomènes d'étranglement. Le cordon suppure et quelquefois se gangrène.

TUMEURS DU CORDON.

Malgaigne, dans sa thèse de concours (1848), a décrit et classé ces tumeurs dont les exemples étaient épars dans la science. On distingue des tumeurs *solides* et des tumeurs *liquides*, connues sous le nom d'*hydrocèles du cordon*.

HYDROCÈLES DU CORDON.

Dans une première variété, le liquide est *infiltré* dans les mailles du tissu cellulaire du cordon et l'hydrocèle est *diffuse;* dans une deuxième variété, il est *collecté* dans une cavité préexistante normale ou accidentelle et l'hydrocèle est *enkystée.*

a. *Hydrocèle diffuse.* — Cette affection n'est qu'une infiltration œdémateuse du tissu cellulaire du cordon survenant souvent sans cause appréciable, quelquefois chez des individus atteints d'anasarque ou d'ascite, et, dans d'autres cas, à la suite d'une tumeur pelvienne ou de l'application d'un bandage herniaire.

C'est une maladie de l'âge adulte.

Le liquide enfermé dans la gaine fibreuse du cordon est de la sérosité claire et limpide ou jaune verdâtre, contenue dans les mailles du tissu conjonctif dilatées.

Symptômes. — Sur le trajet du cordon, dans sa portion scrotale ou jusque dans le canal inguinal, on constate une tumeur allongée en forme de boudin, séparée du testicule par un sillon. Elle est indolente, de consistance molle et pâteuse, quelquefois fluctuante. Elle peut diminuer par une pression douce exercée de bas en haut, par le décubitus dorsal ; elle s'étale quelquefois à la partie inférieure dans la station debout.

On a vu des cas où cette tuméfaction avait acquis des proportions énormes.

Le diagnostic avec une épiplocèle irréductible est quelquefois fort difficile et ne saurait être formulé d'une manière précise. La fréquence de l'épiplocèle est beaucoup plus considérable.

Traitement. — L'incision antiseptique de la tumeur doit être l'opération de choix.

b. *Hydrocèle enkystée. Kystes du cordon.* — Cette affection serait surtout fréquente chez les sujets de six à quinze ans (Malgaigne), mais elle se rencontre aussi chez l'adulte (Carron-Massidot, *Thèse de Paris*, 1884); pour Giraldès, elle serait d'origine congénitale ; ce qu'il y a de congénital, ce n'est pas le kyste lui-même, mais l'anomalie du conduit vagino-péritonéal dans lequel se développe la collection.

Anatomie pathologique. — La tumeur siège dans la gaine fibreuse du cordon, au contact de ses éléments. Quelquefois la poche se continue à ses extrémités avec un cordon fibreux, vestige de la portion oblitérée du conduit vagino-péritonéal; elle peut être reliée par des adhérences aux tissus voisins.

Ordinairement mince et transparente, la membrane kystique est d'autres fois épaissie et parcourue par un réseau vasculaire. Sa surface interne est lisse et unie comme une cavité séreuse, quelquefois frangée et tomenteuse (Scarpa) ou tapissée de stratifications fibrineuses. En général, le liquide contenu est celui de l'hydrocèle commune, clair, citrin, albumineux, quelquefois il est filant ou coloré par du sang couleur lie de vin ou en caillots.

Dans quelques cas, il y a plusieurs tumeurs disposées en chapelet le long du cordon, ou la tumeur peut se composer de plusieurs loges isolées et communiquant entre elles.

On admet aujourd'hui que ces kystes doivent leur origine à une oblitération plus ou moins incomplète du conduit péritonéal que suit le testicule au moment de sa descente.

Giraldès les fait naître aux dépens des débris du corps de Wolf ; cette théorie ne peut guère s'appliquer qu'aux kystes développés très près de l'épididyme et s'applique mieux aux kystes de l'épididyme qu'à ceux du cordon.

Symptômes. — Dans des cas exceptionnels, la tumeur peut se développer rapidement (Carron-Massidou), avec l'appareil symptomatique de la hernie étranglée; en général, son évolution est lente et silencieuse.

Quand elle siège dans le trajet inguinal, c'est une tumeur ronde, mobile, pouvant être refoulée par la pression et semblant quelquefois se réduire par le décubitus.

Dans le scrotum, c'est une bosselure siégeant à distance de l'anneau inguinal externe et du testicule, lisse, rénitente, translucide, un peu mobile le long du cordon, indépendante des téguments, ne subissant pas d'impulsion par la toux ni par les efforts. Au-dessus et au-dessous, on sent le cordon nettement distinct.

La tumeur peut être bilobée quand une partie siège dans le trajet inguinal et l'autre dans le scrotum; elle est quelquefois moniliforme si elle se compose de plusieurs kystes superposés.

Son volume, qui est en général d'une noix, d'un petit œuf, peut être beaucoup plus considérable; le kyste coiffe le testicule et fait croire à une hydrocèle vaginale.

La transparence est surtout perçue en saisissant le cordon au-dessus et au-dessous du kyste et en le faisant saillir, pendant qu'on fait tenir une lumière du côté opposé. Ce signe peut manquer quand la paroi est épaisse ou le liquide fortement coloré par du sang.

La tumeur est indolente et ne détermine ordinairement qu'un peu de gêne dans la marche et la station debout.

Elle peut se compliquer d'une *hernie* dont le sac peut prendre diverses positions par rapport au kyste.

Enfin, il y a quelquefois coïncidence d'une hydrocèle vaginale et, dans quelques cas, l'hydrocèle du cordon peut se transformer en hématocèle ou mieux en hydro-hématocèle par la rupture brusque des vaisseaux de la paroi ou par transformation lente de cette paroi.

Le diagnostic est en général facile; le kyste ne peut guère être confondu qu'avec l'hydropisie d'un sac herniaire.

Traitement. — La tumeur se résout quelquefois spontanément, chez l'enfant, à la suite de simples applications de compresses alcoolisées.

Chez l'adulte, elle est traitée avec succès par la ponction suivie d'injection iodée.

TUMEURS SOLIDES DU CORDON.

Les tumeurs solides du cordon sont très rares. On y a observé des *lipomes* pouvant acquérir de grandes dimensions et qui se distinguent de l'épiplocèle irréductible par la liberté des anneaux herniaires; des tumeurs malignes qui sont surtout des *cysto-sarcomes*, pouvant se prolonger dans la fosse iliaque, et des dégénérescences secondaires consécutives aux tumeurs du testicule; enfin on y a vu des *gommes syphilitiques;* le volume du cordon augmente; il s'indure, devient rigide et présente des renflements variables de nombre et de volume. Le point de départ peut être dans les veines spermatiques (Tédenat) ou dans le canal déférent (Reclus).

VARICOCÈLE.

On appelle *varicocèle* une tumeur constituée par les varices des veines spermatiques. Cette affection, connue des anciens chirurgiens, a été bien étudiée par Landouzy (*Journal des connaissances médico-chirurgicales*, 1838), par Curling, par Périer (*Thèse de Paris*, 1864), par les chirurgiens militaires (Gaujot, Sistach), dans un grand nombre de thèses de Paris et de Strasbourg, et par beaucoup de chirurgiens qui se sont occupés de la cure du varicocèle. Tous ces travaux ont été résumés et analysés dans un remarquable article de Segond (*Dict. Médec. et Chirurg. pratiq.*, art. VARICOCÈLE).

Étiologie. — Avant 10 ans et passé 35 ans, le varicocèle est rare; son maximum de fréquence est de 15 à 25 ans. D'après les statistiques de Gaujot, la proportion des hommes exemptés pour varicocèle est de 1,6 sur 1000, de 3 sur 1000 d'après les recherches d'Horteloup au bureau militaire de la ville de Paris de 1879 à 1885. Cette affection paraît moins commune en France qu'à l'étranger; Curling a trouvé 23,4 hommes pour 1000 réformés pour le varicocèle, Bryant abaisse ce chiffre à 15 pour 1000.

La tumeur est unilatérale ou bilatérale; quand elle est unilatérale, elle siège *presque toujours à gauche* (858 pour 1000, Curling), et quand elle est double, le varicocèle *gauche* est toujours plus volumineux que le droit.

Beaucoup de causes ont été invoquées pour expliquer la fréquence et la production du varicocèle. Une condition qui domine tout, réside dans une *prédisposition individuelle* et souvent héréditaire, en vertu de laquelle les veines sont exposées à devenir variqueuses. Une taille élevée, une constitution molle, un tempérament faible dans lequel le scrotum et les parois veineuses sont relâchés, constituent aussi des causes prédisposantes. Chez les sujets peu musclés en particulier, la faiblesse du crémaster favorise la production du varicocèle; une faible contraction de ce muscle ne résiste pas suffisamment à la poussée sur les veines et à la gêne de la circulation veineuse pendant l'effort abdominal et le sang s'accumule dans les veines spermatiques qu'il distend.

La chaleur qui fait pendre les téguments du scrotum est sans doute aussi une cause prédisposante; d'où la fréquence du varicocèle dans les pays chauds.

Les professions dans lesquelles les sujets doivent rester longtemps debout, comme les sergents de ville, les cabaretiers, les imprimeurs, les menuisiers, celles qui exigent de grands efforts comme chez les boulangers, favorisent la dilatation des veines spermatiques. Gaujot a démontré la fréquence du varicocèle survenant rapidement chez les jeunes recrues dont la circulation se trouve gênée par l'habillement et l'équipement, qui sont exposées à des stations debout fréquentes et prolongées et font une série successive d'efforts répétés dans une attitude déterminée. La fixité donnée à tout le côté gauche du corps par la contraction musculaire pour permettre les exercices du côté droit expliquerait la fréquence du varicocèle à gauche. Les muscles du côté gauche et notamment ceux de l'abdomen sont en état de contraction permanente et cette série de contractions répétées détermine dans les veines et en particulier dans celles du cordon gauche une stase qui finit par amener leur dilatation (Gaujot).

On a invoqué aussi des causes anatomiques pour expliquer la production du varicocèle et sa fréquence à gauche : la longueur du trajet des veines spermatiques, leur compression possible sur la branche du pubis, l'influence des valvules (Périer), l'absence de repli valvulaire à la jonction de la veine spermatique gauche et de la veine rénale, le mode de terminaison différent des deux veines spermatiques, sont des raisons plus ou moins admises et discutées dans tous les traités classiques. Il en est de même de la compression de la veine iliaque gauche par les matières fécales accumulées dans l'S iliaque chez les sujets constipés ; la constipation, rare chez les jeunes sujets, ne paraît pouvoir agir que par l'effort qu'elle exige pour la défécation (Duplay).

Toutes ces causes attendent leur démonstration : les seules dispositions que l'on puisse raisonnablement incriminer sont, en définitive, le mode d'abouchement de la veine spermatique gauche dans la veine rénale et la déclivité du testicule gauche, qui descend habituellement plus bas que le droit (Segond).

Enfin, on doit admettre un varicocèle *symptomatique* consécutif à la présence de tumeurs inguinales ou abdominales de toute nature, de hernies inguinales volumineuses mal contenues, à l'application défectueuse de bandages herniaires.

Anatomie pathologique. — En général, le varicocèle est partiel et plus particulièrement localisé au groupe veineux antérieur, c'est-à-dire au faisceau principal des veines spermatiques. Mais le groupe veineux postérieur ou faisceau des veines funiculaires (Périer) participe souvent à la dilatation variqueuse et pourrait même se dilater seul (Horteloup).

En outre, la dilatation peut porter d'une manière exclusive sur les veines spermatiques qui sont à la queue de l'épididyme (Doumenge, *Thèse de Paris*, 1875).

Les veines devenues variqueuses sont dilatées, allongées et flexueuses, et la dilatation porte non seulement sur les troncs principaux, mais aussi sur les veinules. Les veines testiculaires et les veines scrotales peuvent être elles-mêmes dilatées. Le paquet variqueux descend à une distance variable au-dessous du testicule qui se trouve comme englobé dans la tumeur veineuse. En haut, la dilatation veineuse remonte sur le trajet du cordon jusque dans le canal inguinal et se prolonge dans la portion abdominale des veines, quelquefois dans toute la hauteur du plexus pampiniforme. Les flexuosités sont surtout accusées au voisinage du testicule, et la masse variqueuse se présente généralement sous la forme d'une pyramide dont le sommet s'engage dans le canal inguinal et dont la base élargie coiffe le testicule en le débordant plus ou moins (Curling).

Les lésions des veines spermatiques sont les mêmes que dans les varices des membres inférieurs : si le varicocèle est ancien, l'épaississement des parois veineuses est considérable et les vaisseaux restent béants à la coupe. Cet épaississement reste fort longtemps uniforme (Périer), et ce n'est qu'à la longue qu'on observe en certains points des dilatations ampullaires avec ou sans phlébolithes dans l'intérieur des ampoules. Le sang est tantôt fluide, tantôt coagulé par places, suivant l'ancienneté et la complexité des lésions.

Histologiquement, les lésions du varicocèle sont les mêmes que celles des varices en général.

Le tissu cellulaire péri-veineux, en général souple et lâche, peut s'épaissir et s'indurer au point d'acquérir une consistance lardacée et de simuler un néoplasme surajouté aux altérations variqueuses pures et simples.

Quand le varicocèle est volumineux, et surtout s'il s'est développé rapidement, il est assez fréquent d'observer une *atrophie* plus ou moins prononcée du testicule, *qui est petit et mou.* L'atrophie paraît due à une espèce de cirrhose du tissu cellulaire provoquée par la congestion passive (Reclus).

Le varicocèle de la *queue de l'épididyme* varie du volume d'un pois à celui d'une grosse noix ; la coupe de cette tumeur donne un aspect caverneux dû à la réunion des veines dilatées et d'une substance cellulaire amorphe dans laquelle se trouvent enroulés les vaisseaux (Doumenge).

Symptômes. — Dans des cas assez rares, surtout chez les jeunes soldats, le varicocèle peut se développer d'une manière rapide et pour ainsi dire aiguë (Gaujot), en six mois, un an ou deux ans.

En général, il est presque toujours insidieux dans ses débuts, lent dans son évolution et gênant par son volume plutôt que vraiment douloureux. Il est souvent reconnu par hasard, les malades ne se plaignant pas de sa présence ; dans quelques cas, sous l'influence d'un effort ou d'un exercice violent et prolongé, il prend rapidement des proportions plus considérables.

Le volume des bourses est augmenté; la tumeur est allongée dans le sens vertical, irrégulière de forme et plus ou moins bosselée à sa surface; elle se perd en haut, du côté de l'anneau inguinal; en bas, elle descend jusqu'au fond des bourses et peut même produire un abaissement considérable de la bourse gauche et un allongement quelquefois extraordinaire du scrotum qui descend à mi-cuisse; elle a en général les dimensions d'un petit œuf; elle peut acquérir le volume du poing, d'une tête de fœtus; on l'a vue descendre jusqu'au milieu de la cuisse (J.-L. Petit). La peau est plus ou moins distendue, suivant les dimensions de la tumeur, quelquefois sillonnée de veines dilatées; elle laisse distinguer par transparence la coloration des veines turgescentes qu'elle recouvre.

A la palpation, on sent au travers du scrotum un amas de cordons veineux, volumineux, gorgés de sang et plus ou moins enchevêtrés. On a comparé la sensation fournie par le palper de ces tumeurs à celle que donnerait soit un paquet de ficelle, soit un amas de vers de terre ou d'intestins de poulet inclus dans le scrotum.

Par la pression dans la position horizontale, la tumeur se vide de son sang et s'affaisse; mais bientôt, malgré l'application du doigt sur l'orifice du canal inguinal, elle se reproduit de bas en haut et reprend ses dimensions primitives.

Elle diminue aussi par le froid, le repos et la position horizontale; elle augmente dans les conditions inverses.

Les *symptômes fonctionnels* ne sont nullement en rapport avec les dimensions de la tumeur : d'énormes varicocèles peuvent n'entraîner aucune gène alors que de tous petits déterminent de violentes souffrances dont la cause est inconnue.

En général, il n'y a qu'un peu de gène et une certaine lourdeur le long du cordon et jusqu'aux reins, quand la tumeur est un peu volumineuse; à un degré de plus, il existe des douleurs véritables qui affectent souvent le caractère névralgique et s'irradient le long du cordon.

La gène, la pesanteur et la douleur s'apaisent en général sous l'influence du repos, et s'exaspèrent sous l'influence des actes ou des attitudes qui tendent à augmenter le volume du varicocèle. La gravité des troubles fonctionnels est parfois si grande que toute occupation active devient impossible.

Les fonctions génitales s'exécutent normalement dans l'immense majorité des cas.

Certains sujets, porteurs de varicocèles, sont soulagés par le coït et éprouvent ensuite une exacerbation de tous les symptômes : l'activité de la circulation et la déplétion veineuse pendant l'orgasme vénérien, favorisées par la contraction du dartos et du crémaster, puis ensuite le relâchement et la stase succédant à cette excitation, expliqueraient ces deux phénomènes différents du soulagement et de l'exacerbation des douleurs (Landouzy).

Enfin, Jaccoud a signalé la production d'accès gastralgiques de la plus haute intensité par réduction du sang contenu dans les veines spermatiques et sans doute par la compression consécutive du plexus solaire et du sympathique abdominal.

L'hypochondrie est quelquefois la conséquence du varicocèle.

Le varicocèle de la queue de l'épididyme est, en général, découvert par hasard chez des vieillards et ne se traduit à l'examen que par la dureté et l'augmentation de volume de la queue de l'épididyme (Doumenge). On n'y trouve jamais la sensation de paquet de ficelle du varicocèle classique.

Diagnostic. — Le diagnostic de l'affection est en général facile. Le varicocèle se distingue d'une hernie entéro-épiploïque et surtout épiploïque par sa fausse réductibilité, la tumeur veineuse se reproduisant de haut en bas malgré la pression exercée sur l'anneau.

L'hydrocèle enkystée du cordon est une tumeur plus ferme, plus tendue, quelquefois transparente, ne se modifiant pas par la pression ni par la chaleur. L'hydrocèle congénitale, qui se réduit comme le varicocèle, est fluctuante et transparente.

Guyon a attiré l'attention sur la coïncidence assez fréquente du varicocèle et des tumeurs du rein, dont il peut être symptomatique.

Le varicocèle de la queue de l'épididyme ne peut guère se diagnostiquer que par exclusion.

Pronostic. — En général et dans l'immense majorité des cas, le varicocèle est une affection bénigne dont les troubles fonctionnels sont combattus par des moyens simples et tendent à diminuer spontanément avec l'âge en même temps que les lésions variqueuses elles-mêmes tendent à disparaître sous cette influence. Segond range sous sept chefs les circonstances exceptionnelles qui peuvent aggraver ce pronostic; ce sont : 1° la rapidité d'accroissement du varicocèle et de son volume; 2° l'inaptitude à remplir un service public et la nécessité de renoncer à une carrière désirée; 3° l'hypochondrie et les perturbations mentales; 4° l'atrophie du testicule; 5° l'intensité des douleurs; 6° la coexistence d'une autre affection de la région ou d'une lésion plus éloignée tenant les varices sous leur dépendance; 7° les complications inflammatoires ou phlébite variqueuse.

Traitement. — Le plus souvent, un bon suspensoir sera le traitement palliatif par excellence du varicocèle; des ablutions froides, des vêtements larges et peu serrés, l'abstention des exercices violents, seront prescrits avec avantage.

Le traitement chirurgical n'est que très rarement indiqué et ses indications sont fournies par les cinq premières circonstances que nous avons énumérées comme capables d'aggraver le pronostic de l'affection.

Les opérations s'adressent aux veines pour les oblitérer ou les réséquer, ou au scrotum pour en diminuer l'étendue. Cette double intervention peut être combinée avec avantage.

L'opération de choix consiste à combiner la résection scrotale à l'action directe sur le varicocèle et à traiter les veines par la section ou la résection entre deux ligatures, en respectant l'artère spermatique. Cette conduite, avec quelques modifications personnelles de détail, a donné en France de beaux résultats entre les mains de Guyon, d'Horteloup, de Nicaise, de Terrier, etc.

Nous ne pouvons que renvoyer aux traités de médecine opératoire et surtout à l'article de Segond où les divers procédés anciens et actuels sont passés en revue avec les plus grands détails.

Un des résultats les plus remarquables de l'intervention est le retour du testicule à ses dimensions et à sa consistance normales et le réveil de l'appétence génitale.

AFFECTIONS DES ORGANES GÉNITAUX

DE LA FEMME.

AFFECTIONS DE LA VULVE.

I

LÉSIONS TRAUMATIQUES DE LA VULVE.

Les *plaies* de la vulve ne présentent d'intérêt que si elles atteignent les veines variqueuses de la région, surtout chez les femmes enceintes. Dans ce cas l'hémorrhagie peut être fort inquiétante et entraîner la mort. La rupture par un coup de pied de la racine du clitoris, une plaie des grandes lèvres ont été suivies d'une hémorrhagie qui a amené la mort des malades en moins d'une heure. (Romain, *Thèse de Paris*, 1872.)

Les *contusions* de la vulve appartiennent surtout à l'histoire du thrombus.

THROMBUS, HÉMATOME OU HÉMATOCÈLE DE LA VULVE.

Cette affection, bien étudiée par Velpeau (*Dict. de méd.* en 30 v.) et par Deneux (*Thèse de Paris*, 1830), est caractérisée par une tumeur sanguine développée dans l'épaisseur des grandes et des petites lèvres, ou dans le tissu cellulaire qui entoure immédiatement la paroi du vagin (G. Thomas).

Étiologie. — Cet épanchement sanguin est très rare en dehors de l'état puerpéral. Dans ce cas, il reconnaît pour cause une contusion, comme une chute sur le siège ou un coup de pied sur la grande lèvre, une piqûre par un instrument pointu et quelquefois un simple effort de défécation.

Pendant la grossesse et l'accouchement, la dilatation considérable des veines des parties génitales externes constitue une cause prédisposante de premier ordre ; aussi pendant la grossesse, le thrombus peut se produire spontanément ou à l'occasion de causes minimes comme les cahots d'une voiture, une quinte de toux, etc. Dans l'accouchement il est déterminé par le passage de la tête fœtale, la durée du travail, les opérations obstétricales.

Symptômes. — Dans tous les cas, l'hémorrhagie résulte de la rupture des bulbes du vestibule ; le sang s'accumule dans le tissu des grandes lèvres, dans le vagin ou même dans le tissu cellulaire du bassin, et forme un caillot. En effet, le thrombus, quelquefois limité à la grande lèvre, peut s'étendre au périnée, au mont de Vénus, le plus souvent au vagin.

Hors de l'état puerpéral, l'hémorrhagie est moins considérable et se limite généralement à la vulve.

La tumeur se développe d'une manière subite dans l'une des grandes lèvres avec de violentes douleurs dues à la distension des parties. La tumeur tendue, luisante, violacée, peut en douze ou vingt-quatre heures acquérir le volume d'une tête de fœtus ; elle fait saillie à la fois du côté des téguments et de la muqueuse, qui est violacée et livide et donne lieu, soit à une extrême sensation de dureté, soit à la fluctuation, suivant la tension des tissus. L'ecchymose peut s'étendre aux fesses, au périnée, à la partie supérieure des cuisses.

Les malades accusent une sensation de corps étranger dans le vagin, du ténesme anal, de la dysurie.

Hors de l'état puerpéral, la résorption de l'hématome est assez fréquente. La rupture de la poche peut se produire d'une manière immédiate au moment même de l'accident, ou plus tard à la chute d'une eschare. Au moment de l'accouchement, l'hémorrhagie peut être difficile à arrêter. A l'évacuation des caillots succède l'inflammation de la poche dans laquelle la rétention des matières peut donner lieu à des accidents septiques graves. La suppuration peut survenir d'emblée sans ouverture préalable de la collection sanguine.

Dans tous les cas, la septicémie est fortement à redouter, surtout dans l'état puerpéral.

Le pronostic du thrombus est bénin en dehors de cet état ; au moment du travail, il peut causer la mort par hémorrhagie.

Cette terminaison a été observée douze fois sur vingt-deux cas. (Populus, *Thèse de Paris*, 1857.)

Girard (*id.*, 1874) compte 24 morts sur 120 cas de thrombus, tandis que Winckel n'en signale que 6 sur 50 cas. Le pronostic varie donc beaucoup suivant les circonstances.

Traitement. — Des applications froides et même glacées seront faites sur la vulve pendant que se produit l'hémorrhagie, et seront remplacées les jours suivants par des compresses résolutives.

Pendant le travail, si la poche est rompue et verse le sang à l'extérieur, la meilleure conduite à tenir consiste à terminer l'accouchement d'une manière rapide pour faire cesser l'hémorrhagie ou à faire le tamponnement de la poche plus largement ouverte et vidée de ses caillots.

Dès que la suppuration s'établit ou si la poche s'est ouverte spontanément à la chute d'une eschare, la collection sera largement ouverte, vidée de son contenu et pansée antiseptiquement. Un tamponnement antiseptique aurait raison de l'hémorrhagie si elle tendait à se reproduire à cette époque.

II

LÉSIONS VITALES ET ORGANIQUES DE LA VULVE.

VULVITES.

La *vulvite* ou inflammation de la muqueuse qui tapisse la vulve a été divisée en un grand nombre de variétés qu'il nous paraît facile de réduire à deux variétés anatomiques : 1° la vulvite *catarrhale*, dans laquelle tous les éléments de la muqueuse sont envahis à peu près au même degré ; 2° la vulvite *glandulaire* ou *folliculaire*, dans laquelle les éléments glandulaires de la muqueuse sont particulièrement intéressés.

La *diphthérie* peut envahir la vulve comme toutes les muqueuses ; la *gangrène* est une terminaison de certaines formes d'inflammation vulvaire ; mais il nous semble mal à propos de décrire une vulvite *diphthéritique* et *gangréneuse*.

A. VULVITE CATARRHALE.

Étiologie. — La vulvite catarrhale peut être *simple* ou *blennorrhagique*. La vulvite *simple* se rencontre fréquemment chez les petites filles en coïncidence avec la vaginite. L'absence de soins de propreté, les fatigues, le travail de la dentition, la masturbation, le tempérament scrofuleux en sont chez les jeunes enfants les causes les plus ordinaires; les premiers rapprochements sexuels, les tentatives de viol peuvent aussi la déterminer; elle peut coïncider avec l'eczéma et le prurit vulvaires.

La vulvite blennorrhagique coïncide le plus souvent avec la vaginite et l'uréthrite de même nature. Elle peut cependant quelquefois être bornée à la glande vulvo-vaginale et à son conduit, et dans ce cas, elle est facilement méconnue.

Symptômes. — La vulve est rouge, chaude et douloureuse, elle est le siège d'un écoulement muco-purulent verdâtre quelquefois très abondant et souvent d'odeur fétide. Ce pus irritant amène l'excoriation de la surface interne des cuisses; et même, quand il n'est pas d'origine blennorrhagique, il peut provoquer des ophthalmies purulentes fort graves. La douleur est vive par suite du frottement et de la marche; parfois la miction est douloureuse et s'accompagne d'une sensation de chaleur brûlante; le prurit est intense. Une adénite inguinale subaiguë est fréquemment la conséquence de cette inflammation.

La vulvite simple se termine en général facilement dès qu'elle est traitée par des moyens convenables.

Parrot a décrit chez les enfants (*Revue de Médecine*, 1881) une forme de vulvite qu'il appelle *vulvite aphtheuse*, dans laquelle la gangrène est une terminaison fréquente. Cette affection succède dans l'immense majorité des cas à une maladie antérieure et le plus souvent à la rougeole. Elle débute par une éruption de vésicules demi-sphéroïdales d'un gris blanchâtre ou jaunâtre, ayant un diamètre de 1 à 4 millimètres et formées par un soulèvement de l'épiderme. Ces vésicules s'ulcèrent rapidement et donnent lieu à des ulcères arrondis, cupuliformes, qui peuvent se réunir pour former une ulcération de 1 à 3 centimètres de diamètre. Ces ulcères sont entourés de parties tuméfiées, rouges et œdématiées. A cette période d'ulcération peut succéder, faute de soins convenables, une période de gangrène. Les parties mortifiées deviennent noires, répandent une odeur fétide, et à la chute des eschares les dégâts peuvent être considérables. A cette période, les petites malades périssent souvent.

Cette affection aphtheuse peut ne pas se limiter à la vulve, mais elle peut aussi envahir le périnée et le pourtour de l'anus.

Diagnostic. — Le diagnostic de la vulvite est en général facile; la coïncidence fréquente d'une uréthrite blennorrhagique permettra de reconnaître si elle est de même nature. La présence des microbes du pus blennorrhagique peut aussi fournir des présomptions. Mais ce qu'il ne faut pas oublier, c'est que la plupart des vulvo-vaginites chez les petites filles sont spontanées et sont loin de reconnaître pour cause ordinaire des tentatives de viol ou des attouchements immoraux.

Dans la vulvite aphtheuse, la période d'éruption des vésicules échappe souvent à l'examen; mais la présence des ulcérations, leur dissémination sur le pourtour de l'anus et au périnée, les conditions dans lesquelles elles se sont développées en général à la suite d'une rougeole, ne permettent guère de méconnaître cette affection qu'il est utile de diagnostiquer en temps utile pour la traiter avec fruit.

Traitement. — La vulvite simple sera traitée par les grands bains, les lotions répétées avec une solution d'acide borique à 4 pour 100, l'interposition entre les parties d'un tampon imbibé de glycérine ou de vaseline phéniquée ou boriquée. Les surfaces malades pourront être touchées avec une solution de nitrate d'argent à 50 centigrammes de sel pour 30 grammes d'eau.

La médication générale tonique et antiscrofuleuse ne devra pas être négligée, surtout chez les enfants.

Le traitement par excellence de la vulvite aphtheuse, grâce auquel l'affection n'arrive pas à la période de gangrène, consiste dans l'application quotidienne de poudre d'iodoforme sur les surfaces ulcérées, isolées par un bourdonnet de charpie (Parrot).

B. VULVITE FOLLICULAIRE.

Cette forme particulièrement décrite par Huguier consiste dans l'inflammation des follicules isolés, mucipares, sébacés ou pileux, qui siègent au pourtour de la vulve. Elle se montre surtout pendant la grossesse, par défaut de propreté, à l'occasion de fatigues, de frottements répétés; elle accompagne souvent l'eczéma chronique de la vulve.

Symptômes. — Huguier a divisé en trois périodes l'évolution morbide qui se passe dans chaque follicule : dans la première période ou période d'*éruption*, des petites saillies rouges, du volume d'une tête d'épingle à celui d'un pois, se développent à la face externe des grandes lèvres et sur les petites lèvres, quelquefois au mont de Vénus, à la partie interne des cuisses et au pli génito-crural. A la deuxième période, période de *suppuration*, les petits boutons deviennent plus saillants, rougissent à leur bord et suppurent; la petite tumeur se rompt spontanément ou à la suite de grattages. L'ouverture de la petite collection laisse voir de petites ulcérations plus ou moins profondes, souvent recouvertes de croûtes.

Tous les follicules ne s'ulcèrent pas; le pus se résorbe et il reste un noyau induré qui persiste fort longtemps.

La période de *dessiccation* est marquée par la diminution de la suppuration et la cicatrisation des petits ulcères.

Cette évolution s'accompagne d'une sensation de brûlure, de démangeaison et de chaleur dans la vulve, avec augmentation de la sécrétion glandulaire; cette sécrétion peut être très irritante. La vulve peut devenir si sensible au toucher que le coït y détermine le vaginisme.

L'affection peut durer un temps indéfini, tous les follicules ne devenant pas malades en même temps; elle peut se montrer rebelle à la plupart des traitements. Gaillard-Thomas cite le cas d'une femme de soixante ans atteinte de cette affection depuis l'âge de seize ans et qui était devenue mangeuse d'opium pour remédier à l'intolérable démangeaison qu'elle éprouvait. Dans la grossesse, elle peut disparaître après l'accouchement.

Cette vulvite peut être quelquefois difficile à reconnaître et confondue avec une affection syphilitique. L'examen des pustules à leurs divers degrés de développement peut fournir d'utiles données pour ce diagnostic.

Le *traitement* ne diffère pas de celui de la vulvite catarrhale. Les ulcérations seront avantageusement touchées avec le crayon de nitrate d'argent ou la solution de chlorure de zinc à 5 pour 100 ou saupoudrées d'iodoforme.

PHLEGMON ET ABCÈS DE LA GLANDE-VULVO-VAGINALE (BARTHOLINITE.)

La glande de Bartholin ou glande vulvo-vaginale est située de chaque côté de l'orifice du vagin, près de son tiers inférieur, en rapport en dedans avec le bulbe du vagin, en dehors avec le muscle constricteur. Son canal excréteur, long de deux centimètres environ, débouche par un ou plusieurs pertuis dans le sillon qui sépare la face externe de l'hymen ou des caroncules myrtiformes de la face interne de la petite lèvre, à l'union du tiers postérieur avec les deux tiers antérieurs de l'entrée du vagin. De Sinety a démontré que la glande était *diffuse* et composée d'un grand nombre de grains glandulaires disséminés sans ordre régulier ; d'où la possibilité d'inflammations et de collections partielles.

Huguier a particulièrement étudié les affections de ces glandes ; Mareschal (*Thèse de Paris*, 1873), Gallard, Martineau (*France médicale*, 1880) ont complété cette étude.

Étiologie. — Les causes sont à peu près les mêmes que celles qui produisent la vulvite catarrhale, laquelle accompagne souvent la bartholinite.

Symptômes. — Huguier a distingué un abcès du *conduit* et un abcès de la *glande* elle-même.

L'abcès du *conduit excréteur*, plus fréquent que celui de la glande, succède en général à une vulvite simple ou blennorrhagique. Une tuméfaction du volume en général d'une petite noix se développe dans l'épaisseur de la petite lèvre à l'union de son tiers inférieur avec ses deux tiers supérieurs et fait saillie du côté du vagin. La muqueuse rougit, et la suppuration se fait jour à l'extérieur au bout de cinq à sept jours : cette ouverture spontanée a souvent ses bords taillés à pic et décollés et peut simuler à s'y méprendre un chancre simple qui souvent ne peut être distingué que par l'inoculation.

Le pus est blanc grisâtre, visqueux.

L'affection se termine en général rapidement par la guérison ; elle peut récidiver et se prolonger si l'ouverture de l'abcès s'oblitère ou est insuffisante.

Les abcès de la *glande vulvo-vaginale* peuvent succéder à la suppuration d'un kyste de la glande ou l'inflammation peut se propager par le conduit jusqu'au tissu glandulaire. Ils siègent dans le parenchyme de la glande ou dans le tissu cellulaire interposé aux follicules glandulaires (Huguier).

L'affection débute en général d'une manière aiguë par une vive douleur avec irradiation du côté du pubis et du périnée et tuméfaction de l'une des grandes lèvres, qui devient rouge, œdémateuse et tendue. Une saillie de grosseur variable se développe sur la face interne de la partie postérieure de la grande lèvre, qu'elle allonge par en bas dans le voisinage de la fourchette. Cette saillie grossit, rougit et fait relief du côté de la face muqueuse de la grande lèvre. A la palpation, celle-ci est œdémateuse à la surface, tendue et fluctuante dans la profondeur. L'abcès ne dépasse pas en général le volume d'une noix ou d'un œuf de pigeon ou de poule.

Le pus, d'odeur fétide, s'ouvre quelquefois par plusieurs pertuis rapprochés communiquant entre eux par des trajets fistuleux. Ceux-ci peuvent persister et de temps à autre des poussées aiguës succèdent à la rétention ou à la décomposition du pus dans les culs-de-sac glandulaires. Dans quelques cas de ce genre, l'affection peut revêtir une forme chronique.

En général, tout est terminé en une quinzaine de jours. La terminaison par *résolution* est exceptionnelle.

Quelquefois, après la guérison, la glande reste indurée et se présente sous forme d'un noyau dur et résistant situé entre la branche de l'ischion et la partie postérieure de l'entrée du vagin.

Ces abcès de la glande vulvo-vaginale sont l'origine ordinaire des suppurations de la grande lèvre, qui ne se produisent guère, en dehors de cette cause, qu'après certains furoncles ou l'érysipèle de la région. Il n'y a donc pas lieu de décrire la *vulvite phlegmoneuse* comme une affection distincte.

Le *diagnostic* de l'abcès de la glande vulvo-vaginale est facile. Il se distingue de l'abcès du conduit par le siège de la tuméfaction : l'abcès de la glande est dans la grande lèvre et fait surtout relief à la face externe; l'abcès du conduit est près de la petite lèvre et fait relief à la face interne.

Traitement. — Tant que la suppuration n'est pas formée, le traitement consiste dans des bains répétés et l'application de cataplasmes d'amidon arrosés d'une solution boriquée.

Dès que le pus est collecté, il faut lui donner issue par une large et profonde incision ; c'est le seul moyen de prévenir les décollements et les fistules consécutives. Celles-ci doivent être quelquefois incisées et cautérisées au thermo-cautère, pour en obtenir la cicatrisation du fond vers les bords, comme dans la fistule à l'anus.

NÉOPLASIES ET ULCÉRATIONS VULVAIRES.

Nous décrivons sous ce nom l'*éléphantiasis* de la vulve et cette affection mal déterminée connue sous le nom d'*esthiomène* de la vulve. Nous laisserons absolument de côté les ulcérations chancreuses, syphilitiques ou non, qui appartiennent plus particulièrement à l'histoire de la syphilis.

ÉLÉPHANTIASIS DE LA VULVE.

Cette affection, très analogue à l'éléphantiasis des organes génitaux de l'homme, se développe dans les mêmes conditions climatériques.

Les grandes lèvres sont le plus souvent atteintes ; mais le clitoris, les petites lèvres, peuvent être également envahis. Les grandes lèvres hypertrophiées forment des masses volumineuses qui peuvent dépasser le volume d'une tête d'adulte et descendre jusqu'au milieu des cuisses ; les tumeurs adhèrent le plus souvent par une large base aux tissus voisins et sont diffuses ; quelquefois elles sont pédiculées et prennent l'aspect de véritables polypes pendant à la vulve.

L'affection se développe, comme chez l'homme, avec deux formes cliniques, une forme aiguë et une forme chronique. La marche est lente, mais les malades finissent en général par succomber dans le marasme ou par phthisie pulmonaire.

L'éléphantiasis de la vulve ne sera pas confondu avec un *œdème dur*, un *état scléreux* qui est symptomatique du chancre infectant et qui persiste fort longtemps après la disparition du chancre. Cette hypertrophie scléreuse pourrait devenir le point de départ d'une tumeur éléphantiasique capable de prendre un grand développement. (Cellard, *Thèse de Paris*, 1877.)

Le seul traitement est l'extirpation des parties hypertrophiées. Il n'est pas rare de voir survenir une récidive après l'opération.

ESTHIOMÈNE DE LA VULVE.

Huguier (*Mém. Acad. de médec.*, 1849) a décrit sous le nom d'*esthiomène* de la vulve une affection chronique caractérisée par la teinte plombée ou violacée des parties, leur déformation, leur induration et épaississement, leur ulcération, destruction, hypertrophie et infiltration simultanées, de telle sorte que les orifices et les canaux qu'offre la région vulvo-anale peuvent être en même temps ulcérés, agrandis et rétrécis, ses sillons, ses replis cutanés et muqueux plus développés, épaissis, et le siège d'ulcérations et de cicatrices plus ou moins étendues et profondes, sans douleurs ni élancements, sans menacer directement la vie, ni même porter de longtemps atteinte à la constitution.

Huguier lui-même n'est pas bien fixé sur la nature de cette affection complexe; les auteurs qui le suivent, A. Guérin, Bernutz, Grancher, Fiquet (*Thèse de Paris*, 1875), ont une grande tendance à la regarder comme une manifestation scrofuleuse et à en faire un lupus analogue au lupus du visage.

L'apparence de l'esthiomène peut être fournie par des affections de nature très différente (de Sinéty), et cette dénomination ne devrait plus être conservée dans le langage médical; elle serait avantageusement remplacée par le nom propre de la lésion histologique, variable suivant les cas. E. Deschamps, dans un remarquable travail (*Archives de tocologie*, 1885), a démontré par des observations cliniques et des examens microscopiques que l'esthiomène pouvait être de nature *épithéliomateuse*, de nature *syphilitique*, de nature *tuberculeuse*; c'est donc tantôt un épithélioma, tantôt un syphilome, tantôt une tuberculose. Cette dernière semble aujourd'hui devoir être la lésion du plus grand nombre de cas d'esthiomène vulvaire, qui serait considéré comme un *lupus tuberculeux*.

Enfin, dans certains cas, l'examen histologique fait avec le plus grand soin a montré des altérations comparables à celles que l'on a rencontrées dans l'éléphantiasis.

Symptômes. — Il est difficile de donner une description clinique d'ensemble de cette affection dont les lésions peuvent être si différentes.

On peut en distinguer deux espèces : 1° la forme ulcéreuse; 2° la forme hypertrophique. La première appartient surtout à la tuberculose et à l'épithélioma; la seconde à la syphilis tertiaire et aux variétés éléphantiasiques et papillomateuses.

Sans préjuger de la nature des lésions, on peut admettre, avec Huguier, 1° un esthiomène *superficiel, ambulant* et *serpigineux* siégeant sur le mont de Vénus, sur la face externe et l'extrémité postérieure des grandes lèvres, dans les plis génito-cruraux, sur les parties latérales et antérieures du périnée. Il comprend l'esthiomène *érythémateux,* sans tubercules et sans indurations circonscrites, analogue au lupus érythémateux de la face, et l'esthiomène *superficiel* et *tuberculeux* analogue au lupus tuberculeux. Les tubercules se ramollissent et suppurent en donnant lieu à une ulcération plus ou moins étendue à bords déchiquetés;

2° L'esthiomène *perforant,* dont le siège de prédilection est la muqueuse du vestibule, au voisinage du méat urinaire, sur la fourchette, l'extrémité inférieure du vagin, l'anus. L'ulcération, toujours progressive, est anfractueuse, irrégulière, souvent très profonde; son évolution est très lente; la guérison peut se produire et la cicatrisation donne lieu à des cicatrices, irrégulières, rougeâtres, inégales, pouvant amener le rétrécissement des orifices;

3° Un *esthiomène végétant hypertrophique,* caractérisé par l'hypertrophie des parties avec épaississement et induration des tissus.

Pronostic. — Le pronostic de cette affection ne saurait être formulé d'une manière générale; il est toujours grave et varie avec la nature des lésions. Un certain nombre de malades succombent aux progrès de leur affection; d'autres meurent de tuberculose pulmonaire.

Traitement. — Il est inutile d'indiquer un traitement en bloc pour toutes les variétés d'esthiomène. Les ulcérations tuberculeuses, syphilitiques et cancéreuses ne peuvent se trouver bien de la même médication; ce n'est qu'après avoir établi un diagnostic précis de la lésion que l'on peut formuler et instituer avec avantage un traitement qui devra être à la fois médical et chirurgical.

TUMEURS DE LA VULVE.

Les tumeurs de la vulve comprennent des tumeurs *solides papillaires* et *diffuses* comme les *végétations,* des tumeurs *fibreuses* et circonscrites siégeant dans les grandes lèvres, des tumeurs *liquides* ou *kystes*, et une tumeur maligne, le *cancer* de la vulve.

En outre, on peut trouver à la vulve des tumeurs venant de l'urèthre et qui ont été décrites avec les polypes de l'urèthre.

VÉGÉTATIONS DE LA VULVE.

Les *végétations* sont des saillies papillaires, de véritables *papillomes*, n'ayant aucun rapport avec la syphilis; elles se développent assez fréquemment chez les petites filles et chez les femmes, à la suite de la leucorrhée et de la vulvite. Elles se manifestent de préférence chez les sujets ayant eu auparavant des verrues aux mains (Diday, Langlebert), et apparaissent assez fréquemment pendant la grossesse. Si elles existaient auparavant, elles augmentent rapidement de volume pendant la gestation, pour diminuer et quelquefois disparaître complètement après la délivrance.

Elles siègent sur les grandes et les petites lèvres, le clitoris, la fourchette, la partie interne des cuisses, des fesses, la rainure interfessière. On en a observé sur la muqueuse vaginale et sur le col de l'utérus.

Quelquefois, les végétations se présentent sous forme de petites saillies hémisphériques, ou papillaires, rougeâtres, peu abondantes, disséminées à la vulve et à son pourtour; mais elles peuvent, par leur développement, devenir confluentes et former des tumeurs mamelonnées et mûriformes ayant l'aspect des choux-fleurs, pouvant acquérir des dimensions énormes, obstruer toute la vulve et devenir grosses comme une tête de fœtus.

Elles donnent lieu à l'écoulement d'un liquide d'une odeur parfois repoussante. Elles gênent les malades dans la marche et la station assise et sont, dans quelques cas, le siège d'une sensibilité excessive et de douleurs insupportables provoquées par le frottement.

La douleur et l'infection provoquées par la fétidité des liquides peuvent amener une certaine détérioration de l'état général.

Traitement. — Ces tumeurs *repullulent* avec la plus grande facilité et doivent être détruites à leur base d'implantation. Quand elles sont petites et peu nombreuses, l'attouchement répété avec l'acide acétique, l'acide chromique ou le perchlorure de fer peut en avoir raison. Quand elles sont volumineuses et étendues, l'ablation doit être pratiquée à la cuiller tranchante et la surface de section sera touchée avec le perchlorure de fer ou avec le thermo-cautère, s'il ne s'agit pas de points où l'on doive redouter de cicatrice vicieuse, comme l'entrée de la vulve ou de l'urèthre.

Pendant la grossesse, les végétations ne seront traitées que si elles déterminent des phénomènes généraux ou douloureux ou si elles doivent apporter un obstacle à l'accouchement.

L'intervention peut amener l'avortement.

TUMEURS DES GRANDES LÈVRES.

Ces tumeurs ont été étudiées dans ces dernières années (Aumoine, *Thèse de Paris*, 1876; Duplay, *Annales de gynécologie*, 1882; Massau, *Annales de tocologie*, 1882; Amourel, *Thèse de Paris*, 1882).

Elles sont surtout constituées par des *fibromes* ou des *fibro-myomes*.

Elles siègent particulièrement dans les grandes lèvres et présentent quelques variétés anatomiques ; on a décrit un *fibrome dermoïde* ou *molluscum* dont le point de départ paraît être le derme ou le tissu cellulaire sous-cutané; un *fibrome aponévrotique* ou *capsulaire* (Amourel) avec prolongements du côté de la fesse ou du côté du rectum et du vagin, semblant avoir pris naissance dans une des lames fibreuses qui constituent le sac dartoïque de Broca ; un *fibrome périostique*, adhérant à l'ischion, ou au pubis et à l'ischion; un *fibrome du ligament rond*, siégeant à la partie supérieure de la grande lèvre, au niveau de l'orifice externe du canal inguinal; et un *fibro-myome* dans lequel les fibres musculaires peuvent être fournies soit par la couche musculaire siégeant au-dessous de la peau de la grande lèvre et signalée par Sappey, soit par la paroi du vagin, soit par les fibres du ligament rond. (Aumoine et Duplay.)

Les tumeurs fibreuses des grandes lèvres sont des productions indolentes, sans retentissement ni sur le système ganglionnaire du voisinage, ni sur la santé générale.

Leur volume, variable depuis la grosseur d'une noisette jusqu'aux dimensions d'une tête d'adulte et plus, s'accroît en général d'une manière lente et progressive. La menstruation et la grossesse peuvent parfois leur imprimer une impulsion plus rapide. Elles se présentent le plus souvent sous l'aspect de masses arrondies, polypiformes, à lobulations plus ou moins nombreuses, supportées par un pédicule commun. Le molluscum se présente sous forme d'une tumeur pédiculée, à surface le plus souvent ridée, molle, flasque, pendant entre les cuisses de la malade et présentant, au volume près, tous les caractères extérieurs d'un scrotum déshabité.

Leur consistance varie du degré de fermeté le plus accentué à une fluctuation marquée due à l'infiltration de la masse.

En général, elles se meuvent avec une assez grande facilité sur les parties voisines.

Dans quelques cas, les téguments peuvent s'ulcérer et la tumeur devenir le siège d'une hémorrhagie abondante.

Enfin, la vulve et en particulier les grandes lèvres peuvent être le point de départ de *lipomes* que l'on a vus acquérir des proportions considérables.

Traitement. — Le seul traitement applicable à ces tumeurs est l'extirpation; celle-ci est des plus simples quand la tumeur est pédiculée; au contraire elle peut nécessiter une dissection minutieuse quand la tumeur est profonde et présente des adhérences périostiques.

KYSTES DES GRANDES LÈVRES.

Les kystes des grandes lèvres sont développés dans la glande vulvo-vaginale ou sont constitués par des collections de sièges variés décrites sous le nom commun d'*hydrocèles* de la femme.

a. KYSTES DES GLANDES VULVO-VAGINALES.

Ces kystes ont été particulièrement étudiés par Huguier.

Étiologie. Anatomie pathologique. — Ces kystes peuvent se produire spontanément; ils peuvent être déterminés par les inflammations antérieures de la glande et par toutes les causes qui rétrécissent les conduits excréteurs. Ce sont des kystes *par rétention*. Le kyste peut en effet siéger dans le canal excréteur dilaté ou dans un ou plusieurs des lobules glandulaires.

On les rencontre, comme les abcès de cette région, plus fréquemment à gauche qu'à droite, sans que l'on puisse donner de bonne raison pour cette localisation.

Le kyste du *conduit excréteur* est plus fréquent et devient plus considérable que le kyste de la glande; il proémine sous forme d'une tumeur arrondie du volume d'une noix et quelquefois d'un œuf de poule du côté de la vulve, dont il occupe les deux tiers inférieurs. Le sillon profond et rectiligne qui sépare la face interne des grandes lèvres de la face externe des petites lèvres a disparu vers la partie inférieure et est remplacé par une saillie. Les téguments mobiles peuvent glisser sur la tumeur. La palpation fait reconnaître la résistance de celle-ci et peut faire retrouver la glande refoulée vers la branche montante de l'ischion.

Le kyste reste en général peu de temps limité au conduit excréteur; le mucus agrandit de proche en proche les diverses ramifications, puis les granulations qui y aboutissent, et il se produit un kyste ramifié, appendiculé et de la forme la plus bizarre. (Huguier.)

Les kystes développés dans la *glande* même ont un siége presque constant qui se trouve aux extrémités du diamètre transversal de l'entrée de la vulve, au point d'union du tiers postérieur avec les deux tiers antérieurs de la grande lèvre. Ils peuvent se développer à différentes profondeurs suivant qu'ils occupent des lobules superficiels de la glande ou ses lobules profonds ou accessoires.

La tumeur est généralement arrondie; sur sa face inférieure et interne passe le bord libre de la petite lèvre dont les feuillets se sont dédoublés, sauf dans le tiers inférieur. La grande lèvre est un peu déformée dans sa partie postérieure; elle suit le contour de la tumeur qui en même temps empiète sur l'ouverture vaginale.

Toutes les parties sont saines et glissent sur la tumeur, excepté en dedans où la muqueuse y est adhérente. (Huguier.)

Par le toucher, on trouve le kyste plus haut situé et obstruant moins le vagin que dans le cas de kyste du conduit. Sa surface peut présenter des saillies dues à des granulations voisines développées, mais moins que celles qui forment le kyste. Celui-ci est tantôt élastique et fluctuant, tantôt dur, résistant, sans fluctuation, suivant l'épaisseur et la distension de la poche.

Les parois du kyste se composent de trois couches; la plus interne est muqueuse, la moyenne fibreuse, et l'externe n'est autre que le tissu cellulaire parenchymateux et intra-glandulaire. Ces parois sont plus épaisses et difficilement isolables, si elles ont été le siége d'une inflammation antérieure. Des vaisseaux volumineux fournis par l'artère et la veine honteuse interne arrivent à la tumeur par sa partie externe et rampent dans ses parois; l'extirpation s'accompagne toujours d'un écoulement de sang en jet.

Le kyste adhère au vagin par un tissu cellulaire dense et serré, à l'ischion par les vaisseaux, et aux muscles constricteur du vagin et transverse du périnée; aussi son ablation totale est difficile.

Le liquide est ordinairement clair, transparent, incolore, semblable à du blanc d'œuf, quelquefois légèrement coloré par le sang; il est constitué par du mucus qui, dans les kystes anciens, devient aqueux et comme séreux.

Boys de Loury (*Revue médicale*, 1840) décrit sous le nom de *kystes en chapelets* des tumeurs formées par des granulations isolément dilatées. Il se forme ainsi des kystes gros comme des pois ou des grains de raisin surajoutés les uns aux autres.

Enfin, la tumeur peut se développer dans les granulations *accessoires* de la glande. (Huguier.)

Ces diverses tumeurs sont en général indolentes et ne déterminent que de la gêne dans la marche ou dans le coït. Elles augmentent quelquefois au moment des règles ou après les rapports et peuvent même s'enflammer et suppurer.

Leur évolution est fort lente et se compte par années.

Le principal élément de diagnostic est formé par la lenteur de ce développement et par le siège de la tumeur qui occupe le tiers inférieur de la vulve, tandis que les autres collections liquides en occupent surtout le segment supérieur.

Traitement.— Dans la plupart des cas, la tumeur doit être incisée dans toute sa hauteur, vidée de son contenu, et lavée soigneusement avec de l'acide borique en solution; puis toute la face interne de la poche sera touchée avec le crayon de nitrate d'argent et avec une solution de chlorure de zinc à 5 pour 100 et bourrée avec de la gaze iodoformée.

La guérison sera obtenue après cicatrisation du fond vers la superficie.

On a, dans ces derniers temps, injecté avec succès dans la poche *non vidée* 3, 4, 6 gouttes d'une solution de chlorure de zinc au $\frac{1}{10}$ à l'aide de la seringue de Pravaz. (Anger, Le Dentu.)

L'extirpation du kyste peut être faite en cas de récidive; elle est quelquefois laborieuse et peut s'accompagner d'une hémorrhagie assez abondante.

b. KYSTES SÉREUX OU HYDROCÈLES DE LA FEMME.

Cette affection, assez mal connue dans son siège primitif, a été l'objet de travaux de la part de Regnoli (*Archives générales de médecine*, 1864), de Brochon (*Thèse de Paris*, 1859), de Duplay (*Thèse de Paris*, 1865), de Gaillard-Thomas, de divers chirurgiens américains (*American Journal of obstetrics*, etc., 1881), et de Rubère (*Thèse de Paris*, 1883).

Anatomie pathologique. — Regnoli et un assez grand nombre d'auteurs parmi lesquels G. Thomas, admettent que la collection séreuse se développe dans le canal de Nück dont il persisterait des débris susceptibles de se distendre et de se remplir de liquide.

Brochon considère ces tumeurs comme des kystes et pense que l'accumulation séreuse se fait, soit entre la peau et le sac dartoïque de Broca, soit dans l'intérieur même du sac.

Duplay n'admet pas la persistance du canal de Nuck et rejette l'existence de collections séreuses méritant le nom soit d'hydrocèles congénitales, soit d'hydrocèles enkystées. Il pense que l'on a donné improprement ce nom, soit à des hydrocèles *herniaires avec viscères*, soit à des hydrocèles de sacs *herniaires déshabités* (*kystes pseudo-sacculaires*), soit à diverses tumeurs kystiques des grandes lèvres.

Ces kystes séreux siègent au début dans la partie supérieure de la grande lèvre qu'ils peuvent, en se développant, envahir en totalité; ils se présentent sous forme d'une tumeur oblongue pouvant acquérir un volume très considérable, oblique en bas et en dedans, fluctuante et transparente quand elle est assez considérable. La tumeur est irréductible par la pression. A sa partie supérieure, elle se prolonge quelquefois par un pédicule qui peut être suivi jusqu'à l'orifice cutané du trajet inguinal.

Elle contient un liquide clair et limpide se reproduisant après la ponction simple; son développement est lent et se fait en plusieurs années.

Le traitement a consisté dans la plupart des cas en une ponction suivie d'injection iodée ou dans l'ouverture avec pansement ou injection phéniqués au cinquantième.

CANCER DE LA VULVE.

Le cancer primitif de la vulve est une affection rare; la plupart des cas connus ont été analysés par Deschamps (*Archives de tocologie*, 1885).

D'après Lebert, l'affection s'observerait de préférence de vingt à vingt-cinq ans; elle serait surtout fréquente après la ménopause et chez les femmes âgées (Deschamps). Les irritations de la région et surtout les manifestations syphilitiques semblent pouvoir en être le point de départ; le prurit vulvaire et le psoriasis seraient aussi une cause prédisposante.

Toutes les variétés de cancer peuvent être rencontrées à la vulve; mais l'*épithélioma* paraît de beaucoup le plus fréquent, et en particulier l'épithélioma pavimenteux tubulé.

Le début de l'affection passe en général inaperçu; la région primitivement atteinte présente la forme tantôt d'une plaque hypertrophique, tantôt d'une tumeur verruqueuse, d'un poireau. Cette tumeur s'accuse peu à peu le long des organes génitaux externes, sans déterminer autre chose que de la cuisson et des démangeaisons intenses. Le grattage provoque le plus souvent l'ulcération du néoplasme. Celle-ci sécrète un liquide qui se concrète en croûtes, s'il n'est pas trop abondant, et qui s'écoule à l'extérieur sous forme de sanie s'il est produit en quantité. L'ulcération est rouge, terne, violacée ou grisâtre; elle repose sur une base élevée et dure et s'élève un peu au-dessus des parties voisines. Elle est souvent irrégulière, présentant des saillies bourgeonnantes et papillaires et des pertes de substance profondes et anfractueuses. Les bords sont durs, saillants, rugueux, inégaux, parsemés de bourgeons exubérants.

L'affection semble débuter le plus souvent par le clitoris, ou par les grandes lèvres, et particulièrement la grande lèvre gauche qui peut rester seule atteinte; elle siège de préférence sur la face muqueuse des grandes lèvres et l'ulcération fait surtout des progrès de ce côté. Elle peut s'étendre en dehors vers la peau du pubis, de l'aine et de l'anus; elle franchit aussi quelquefois l'orifice du vagin, bien que le cancroïde affecte surtout la partie supérieure de la vulve.

L'engorgement ganglionnaire inguinal survient tardivement. La marche de l'affection est très lente et peut se prolonger pendant six, dix et même vingt ans (Lebert) ; la mort survient en général en deux ou trois ans après l'ulcération.

Le *traitement* consiste dans la large ablation des parties malades pratiquée soit avec le bistouri, soit avec le thermo-cautère.

VAGINISME.

Le *vaginisme*, étudié par Huguier (*Thèse de Paris*, 1834) et Borelli (*Gazette médicale des États sardes*, 1851), est devenu une affection classique depuis les travaux de Marion Sims (1861), Michon (*Bulletin de thérapeutique*, 1861), Gallard (*Union médicale*, 1861) ; un grand nombre de thèses et un chapitre spécial dans les traités de gynécologie lui ont été consacrés.

Le vaginisme est la contracture douloureuse et spasmodique de l'appareil musculaire vulvo-vaginal ; l'affection est essentiellement caractérisée par une douleur et un spasme.

Étiologie. Pathogénie. — Dans l'immense majorité des cas, la douleur produisant le spasme a pour point de départ une lésion, quelquefois insignifiante, siégeant au niveau de l'hymen, du vagin, de l'utérus, de l'urèthre, du rectum, de la vessie, etc.

Pour Sims, c'est l'hymen qui est en cause ou, à son défaut, les caroncules myrtiformes ; souvent aussi, une ulcération herpétique, une simple crevasse de la vulve ou du vestibule, une vaginite granuleuse, des polypes ou des ulcérations folliculaires du col, peut-être des lésions de l'ovaire (G. Thomas), sont l'origine du spasme.

D'autres fois des polypes de l'urèthre, une cystite, une fissure anale doivent être incriminés.

Quelques auteurs (Daude, *Thèse de Paris*, 1880) ont cru trouver dans une lésion spinale localisée l'origine du vaginisme.

Tous les éléments musculaires qui entrent dans la constitution de la vulve et du vagin peuvent être le siège du spasme, mais celui-ci peut porter sur des régions distinctes et sur des muscles isolés. Le plus souvent, c'est le sphincter de la vulve qui est contracturé (*vaginisme antérieur* ou *vaginisme vulvaire*) ; d'autres fois, en même temps que ce muscle ou isolément, la contracture occupe surtout les muscles du périnée et en particulier le muscle transverse (Verneuil), *vaginisme profond* ou *périnéal*. Dans les cas accentués, toute la région musculaire est prise et le spasme siège dans le constricteur du vagin, le sphincter uréthral, et les muscles du périnée (transverse, releveur de l'anus, sphincter de l'anus).

Symptômes. — Le vaginisme se compose de deux éléments, une hypéresthésie vulvaire et une contracture douloureuse. L'hypéresthésie peut exister un certain temps sans se compliquer de spasme; elle peut même quelquefois persister à l'état d'affection isolée (de Ranse). Elle est simple ou accompagnée de névralgies ou encore de prurit vulvaire.

La douleur s'exagère et le spasme apparaît au moment des premiers rapports sexuels ou plus tard avec le développement d'une des lésions que nous avons énumérées. L'orifice du vagin se ferme, opposant une barrière infranchissable au pénis ou au doigt.

Le moindre contact exagérant la douleur, le spasme augmente et le sphincter de la vulve se contracte encore plus énergiquement.

Si le coït peut être pratiqué, il est douloureux et redouté; le plus souvent il devient impossible.

A l'examen, le contact du doigt sur l'hymen ou sur les caroncules myrtiformes, ou sur un point de la vulve où siègent soit une vésicule d'herpès, soit une fissure, soit une excoriation, provoque la plus vive douleur et peut arracher des cris à la malade.

Tantôt le doigt ne peut pénétrer l'orifice vulvaire; tantôt au contraire, après avoir pénétré, il est arrêté dans l'intérieur du vagin et éprouve la sensation d'une véritable barre transversale correspondant exactement au trajet du muscle transverse du périnée (Verneuil); il peut même être serré plus loin encore presque au niveau du col utérin; il est alors serré latéralement (Budin) par la contracture des fibres inférieures du releveur de l'anus.

Quand la contracture occupe tout le plancher périnéal, celui-ci donne au toucher une sensation de dureté comparable à la dureté du bois, en même temps que les tissus perdent toute leur élasticité.

La dysurie et la rétention d'urine, quelquefois des troubles de la défécation, peuvent accompagner le vaginisme.

Cette affection entraîne le plus souvent la stérilité.

Le vaginisme peut céder sans traitement ou s'améliorer facilement quand il est symptomatique d'une lésion locale bien traitée; dans d'autres cas, la durée est illimitée et l'affection n'a aucune tendance à guérir spontanément.

Le *diagnostic* ne présente en général aucune difficulté; on doit s'attacher à rechercher le diagnostic de la cause et la variété de vaginisme qui en est la conséquence.

L'hypéresthésie vulvaire simple se distingue par l'absence de contracture musculaire.

Le *pronostic* est assez sérieux; l'affection entrave les rapports conjugaux et partant met obstacle à la conception et le plus souvent elle ne peut guérir que par une intervention chirurgicale.

Traitement. — Le plus souvent, avant toute autre médication, les malades doivent être soumises à un traitement médical, hygiénique, reconstituant et calmant. Les bains, les douches froides, le bromure de potassium seront conseillés avec avantage.

Le traitement *local* des éruptions, de la vulvo-vaginite, des fissures, doit être le premier employé; les pansements au chloral et à la poudre d'iodoforme ou à la pommade iodoformée peuvent donner de bons résultats. Demarquay a préconisé de toucher le point lésé avec une solution de nitrate d'argent ou avec le crayon et de cautériser toute la muqueuse vaginale avec la solution, au cas où la lésion initiale n'a pu être découverte. Dans ces derniers temps, les succès les plus remarquables ont été obtenus par le badigeonnage des parties avec une solution de cocaïne (Cazin), et le coït a pu être pratiqué pendant l'anesthésie obtenue par cet agent.

Peut-être ce traitement si simple et si facile sera-t-il plus tard la seule médication du vaginisme.

Quoi qu'il en soit, jusqu'à présent, dans les cas accentués, on est obligé d'avoir recours à une véritable intervention chirurgicale tout à fait analogue à celle que l'on pratique pour la fissure anale, à savoir la dilatation de l'orifice vulvo-vaginal. Cette dilatation peut s'obtenir d'une manière lente et progressive à l'aide de mèches ou de bougies de volume gradué, enduites de pommades opiacées ou belladonées.

Ce procédé long et incertain doit être le plus souvent remplacé par la dilatation *forcée*. Celle-ci se fait sous le chloroforme, à l'aide d'un spéculum dont on écarte de plus en plus les valves de manière à opérer un véritable massage sur les parois vulvo-vaginales. Verneuil a soin d'appuyer fortement avec le spéculum de Sims sur la paroi postérieure du vagin, en le dirigeant profondément en arrière dans la direction du coccyx, de façon à briser la résistance du périnée.

Sims a conseillé une opération sanglante consistant : 1° à enlever aussi exactement que possible toute la membrane hymen et ses débris et même tout point de la vulve conservant après l'enlèvement de l'hymen une sensibilité anormale; 2° à inciser largement le sphincter et tout l'orifice par une incision profonde faite de chaque côté de la ligne médiane, dirigée de haut en bas, se terminant au raphé du périnée et formant le côté d'un Y. L'incision intéresse à la fois le tissu vaginal, l'anneau vulvaire et le périnée.

L'effet de ces deux opérations est assuré par la dilatation faite avec une grosse bougie en caoutchouc ou en verre et portée pendant un mois, une heure ou deux, matin et soir.

Cette intervention compliquée et grave ne peut trouver son indication que fort rarement, dans des cas tout à fait rebelles à la dilatation forcée.

DÉCHIRURES OU RUPTURES DU PÉRINÉE.

Cette question a reçu dans ces dernières années d'importants développements au point de vue de la médecine opératoire. L'histoire de la périnéorrhaphie, bien étudiée en France par Verneuil (*Gazette hebdomadaire*, 1862, et *Chirurgie réparatrice, Mémoires de chirurgie*, t. I), s'est enrichie, au point de vue pratique, des travaux de J. Hue (*Annales de tocologie* et *Bullet. Soc. de chirurgie*, 1875) et des discusions de la Société de chirurgie (1883, 84, 85. Verneuil, Trélat, Terrillon, Monod, etc.). A l'étranger, ces ruptures ont été étudiées par Hegar et Kaltenbach dans leur gynécologie opératoire, par Langenbeck et Simon; en Angleterre, par West, Lawson Tait, et en Amérique, par Sims, G. Thomas, Emmet, etc.

Nous n'avons pas à étudier ici les *causes* de ces ruptures qui appartiennent à l'obstétrique; elles se produisent au moment de l'expulsion de la tête ou dans une application malheureuse de forceps.

Pour bien comprendre le mécanisme de la déchirure et les indications des procédés opératoires, il faut se rappeler que le périnée ou *corps périnéal* de la femme représente un triangle épais et résistant dont le plan musculaire est la base et dont le sommet s'étend jusqu'au point où la paroi postérieure du vagin et antérieure du rectum se séparent.

Ce corps périnéal peut être déchiré dans ses parties superficielles et dans ses couches profondes, la rupture mettant en communication le rectum et le vagin.

Gaillard Thomas ramène tous les cas à deux variétés :

A. Rupture complète.

B. Rupture partielle.

Il divise ces deux variétés de la manière suivante, suivant le degré de destruction :

1° La rupture est superficielle, porte sur la fourchette et ne comprend pas les sphincters ;

2° La rupture s'étend jusqu'au sphincter anal, mais elle intéresse seulement les fibres périphériques de ce muscle ;

3° La rupture du sphincter anal est complète. La cloison recto-vaginale n'est pas atteinte : il y a communication de la vulve et de l'anus ;

4° La rupture comprend le sphincter anal et la cloison recto-vaginale ; c'est la *rupture totale* (Terrillon).

On a signalé des ruptures rares du périnée, qui sont les *déchirures postérieures* se rapportant à une rupture de la cloison recto-vaginale seule, et une rupture *périnéale centrale,* sans lésion de la vulve. Dans ce cas, la délivrance s'est effectuée par le rectum.

Les petites déchirures de la fourchette guérissent seules et n'ont pour résultat que d'agrandir l'entrée de la vulve et de diminuer l'étendue antéro-postérieure du périnée.

Le corps périnéal ayant pour effet de soutenir les organes du petit bassin, après sa destruction, les parois vaginales ne sont plus soutenues et il se produit une hernie du vagin compliquée de cystocèle et de chute de l'utérus.

Quand la déchirure est complète, il y a en général en même temps complication de rectocèle.

En outre, la rupture du sphincter anal est suivie de l'incontinence des gaz et des matières fécales ; si un certain nombre de fibres musculaires sont encore conservées, les gaz et les matières peuvent être quelquefois retenus quand la femme est dans un repos complet, mais ils s'échappent au moindre mouvement et au moindre effort et les matières ne peuvent être retenues dès qu'elles sont un peu liquides.

Dans la rupture complète, l'écoulement des matières fécales peut être incessant ; et la chute de l'utérus et le prolapsus du rectum peuvent donner lieu à des douleurs dans le bassin et à une traction sur les ligaments larges.

Traitement. — Toute déchirure qui ne sépare pas entièrement le sphincter anal peut guérir sans traitement chirurgical ; mais la guérison spontanée est impossible lorsque les deux orifices du vagin et du rectum n'en font plus qu'un.

On peut remédier d'une manière immédiate à l'accident, soit par l'application de serres-fines, soit à l'aide de quelques points de suture s'il s'agit d'une déchirure incomplète. Le rapprochement des cuisses et des soins minutieux de propreté antiseptique peuvent, avec ces moyens simples, donner de bons résultats.

Schwartz (*Bullet. Soc. Chirurgie*, 1885) a proposé récemment d'opérer les ruptures complètes dans les huit premiers jours qui suivent l'accouchement, en avivant les surfaces déchirées par un simple grattage et en les réunissant par la suture pratiquée comme dans les procédés ordinaires de *périnéorrhaphie*.

L'opération *immédiate* a été préconisée par Baker-Brown, Demarquay, Scanzoni, etc., toutes fois qu'il s'agit d'une rupture incomplète.

En général, le chirurgien n'est appelé à intervenir que lorsque la cicatrisation des parties s'est effectuée dans la position où les a placées la déchirure. Cette intervention doit être reculée quatre à six mois après l'accouchement pour laisser passer la période puerpérale, dans laquelle les tissus fragiles se déchirent facilement et n'ont que peu de plasticité, et pour permettre aux parties divisées de se rapprocher par cicatrisation.

L'opération a reçu le nom de *périnéorrhaphie* et consiste à aviver les lèvres de la plaie et à les réunir par la suture. Exécutée pour la première fois avec succès au seizième siècle par Guillemeau, étudiée dans un important mémoire de Roux (1824) à l'Académie des sciences, cette opération a reçu dans ces dernières années des perfectionnements considérables dus à la fois aux meilleurs modes d'avivement et de suture et à l'antisepsie chirurgicale. Elle est exécutée en général aujourd'hui d'après le procédé américain préconisé par Emmet, G. Thomas et J. Hue, procédé dans lequel on se propose de remettre en contact les bouts du sphincter anal divisé et de refaire la cloison recto-vaginale rompue ; en un mot de refaire le périnée avec ses éléments constituants, et de restaurer le pouvoir et les fonctions du sphincter anal. Nous ne pouvons que renvoyer, pour les détails, aux traités de médecine opératoire et aux travaux que nous avons cités au début de cet article.

AFFECTIONS DU VAGIN.

I

VICES DE CONFORMATION DU VAGIN.

Les vices de conformation de l'utérus et du vagin ont été étudiés dans un remarquable travail de Le Fort, qui a résumé et analysé tous les faits connus (*Thèse agrégation*, 1863).

Les vices de développement du vagin peuvent tous s'expliquer par la persistance d'un état transitoire embryonnaire : le vagin se développe aux dépens de la partie inférieure des canaux de Müller, d'abord largement séparés l'un de l'autre, puis accolés et séparés seulement par une cloison, puis enfin réunis en un conduit unique par la résorption de cette cloison. Si l'un des deux tubes de Müller se développe seul, on a le vagin *unilatéral;* si les deux sont arrêtés de bonne heure dans leur développement, on a l'*absence* du vagin ou le vagin *rudimentaire;* si la cloison persiste dans toute son étendue, il en résulte un vagin *complètement cloisonné;* si elle persiste dans certains points seulement, on a un cloisonnement *incomplet.*

Suivant l'étendue plus ou moins considérable des tissus unissants, il se produit un vagin incomplètement cloisonné *longitudinalement*, si la cloison persiste sur une longueur assez grande; *transversalement* cloisonné au contraire, si la couche de tissu unissant est mince (de Sinéty).

On peut classer ces anomalies de la manière suivante (*id.*) :

1° L'*absence* de vagin ou *vagin rudimentaire;* 2° les *ouvertures anormales* du vagin; 3° les vagins à *cloisons transversales;* 4° les vagins à *cloisons longitudinales;* 5° l'*étroitesse* du vagin.

1° L'*absence* du vagin peut coïncider avec une absence de l'utérus. On trouve, à la place du vagin, un cordon fibreux continu, ou fibreux à sa partie inférieure et creusé d'une cavité dans sa partie supérieure.

2° La plupart des *ouvertures anormales* du vagin doivent être probablement rapportées à une persistance du canal uro-génital. On a vu ce conduit s'ouvrir près du rectum, très exceptionnellement dans la vessie et au-dessus du pubis.

3° Le *cloisonnement transversal* est dû à une imperforation de l'hymen ou à une membrane en forme de diaphragme située plus ou moins haut dans le canal vaginal. La membrane dépendant de l'hymen est située à l'extrémité inférieure du vagin; celle qui résulte de la persistance sur un point de la division longitudinale embryonnaire est ordinairement située plus haut, à l'union des deux tiers inférieurs avec le tiers supérieur, à 4 ou 5 centimètres de l'orifice vulvaire. Ces cloisons, en général uniques, ont été observées au nombre de trois et quatre sur la même femme; elles sont formées de tissu fibreux et quelquefois de fibres musculaires lisses.

4° Les vagins *doubles*, séparés longitudinalement, s'accompagnent le plus souvent d'une division semblable de l'utérus. Le vagin gauche est situé sur un plan plus antérieur que le droit. La partie inférieure du vagin peut être double, son extrémité supérieure étant unique. La cloison peut être interrompue sur plusieurs points et les conduits communiquent ensemble à ce niveau.

5° L'*étroitesse* du vagin peut résulter de cette disposition unilatérale, ou elle reconnaît pour cause un arrêt de développement ayant atteint l'organe après la naissance.

Symptômes. — Il est facile de se représenter les divers signes et les troubles fonctionnels en rapport avec ces malformations. Ces derniers s'accusent au moment de la puberté, dans le cloisonnement transversal, par l'impossibilité de la menstruation et des rapprochements sexuels.

A chaque période menstruelle tous les troubles physiologiques de la menstruation se manifestent, sauf l'issue du sang par la vulve. Il peut y avoir de la rétention d'urine par compression de l'urèthre.

A l'examen local, s'il s'agit d'un vagin rudimentaire, on voit que l'orifice est oblitéré par un tissu dense et résistant ou qu'il est représenté par un court enfoncement terminé en cul-de-sac.

Quand il y a cloisonnement, on constate la présence d'une tumeur tendue, violacée, formant saillie à la vulve, remontant dans le bassin, quelquefois au-dessus de l'ombilic, au point que l'on est tenté de croire à une grossesse. Le sang des règles s'accumulant forme une tumeur qui augmente à chaque époque menstruelle, repousse en avant l'hymen et l'applique sur l'urèthre. Le palper abdominal fait sentir un *boudin mou et élastique* formé par la dilatation des trompes. Les douleurs vont en augmentant et prennent un caractère d'acuité excessive. Les crises douloureuses périodiques vont toujours en augmentant d'intensité.

Quelquefois tous les accidents cessent par la rupture spontanée de la membrane:

Si l'oblitération n'est pas absolue, on n'observe que des phénomènes de dysménorrhée et le sang peut s'échapper goutte à goutte.

Diagnostic. — Les absences du vagin, ses ouvertures anormales, sont faciles à reconnaître; il est plus délicat de se rendre compte de la disposition et de l'épaisseur des tissus qui cloisonnent transversalement le vagin et mettent obstacle à l'écoulement des règles. Au point de vue pratique, cette question domine toutes les autres.

L'introduction d'un doigt dans le cul-de-sac vaginal et dans le rectum peut quelquefois permettre d'apprécier l'épaisseur de la cloison. Le degré de profondeur du vagin permet de préciser le siège de celle-ci; si le vagin a conservé sa longueur normale, il s'agit probablement d'un atrésie utérine; s'il est considérablement raccourci, c'est une atrésie vaginale.

Dans le cas de cloison incomplète siégeant haut dans le vagin et ayant permis la conception, la disposition est importante à reconnaître au moment de l'accouchement et quelquefois difficile à distinguer de l'absence de la portion vaginale du corps.

Pronostic. — Le pronostic est surtout grave dans le cloisonnement transversal; outre l'obstacle à la fécondation et quelquefois aux rapports sexuels, cette anomalie peut entraîner la mort par distension exagérée de l'utérus et des trompes remplis du sang menstruel. Le sang passe dans le péritoine le plus souvent à travers une rupture des trompes ou par une hémorrhagie provenant de la déchirure des adhérences, à la suite de la suppression brusque de cette distension.

Traitement. — L'intervention n'est absolument indiquée que s'il y a rétention des menstrues; si l'obstacle ne consiste qu'en une simple membrane, une incision longitudinale ou cruciale suffit dans le plus grand nombre des cas. Si les tissus interposés sont épais, il est nécessaire de creuser un vagin artificiel. L'opération est très délicate; elle consiste à aller chercher le col utérin, entre la vessie et le rectum, soit par dissection à l'aide du bistouri ou du thermo-cautère, soit par décollement avec les doigts, soit par un véritable *taraudage* fait avec l'électrolyse (L. Le Fort). Dans les divers temps, la blessure du rectum ou de la vessie est possible.

L'évacuation de la tumeur sanguine menstruelle à travers une cloison représentée par l'hymen non perforé ou un cloisonnement transversal siégeant plus haut n'est pas une opération bénigne; la simple ponction ou l'incision de la membrane oblitérante ont été suivies d'accidents formidables soit de péritonite, soit d'hémorrhagie interne, soit de septicémie.

Aussi cette opération doit être réglée par les principes suivants : évacuation lente de la poche par ponction avec aspiration ou petite incision qui est agrandie quand l'évacuation est terminée; antisepsie rigoureuse pendant et après l'intervention.

II

LÉSIONS TRAUMATIQUES DU VAGIN.

Les *contusions* et *plaies* du vagin sont rares en dehors de l'accouchement. On a vu une plaie du vagin par un tube de verre d'irrigateur s'accompagner d'une hémorrhagie abondante (Gillette), une autre se compliquer de pénétration d'une tige de bois dans la vessie (Fleury, de Clermont).

CORPS ÉTRANGERS DU VAGIN.

Ces corps sont extrêmement nombreux; ils sont piquants et de petit volume, comme des épingles, des aiguilles; minces et volumineux, comme des bobines, des alênes, des bouts de seringue, des morceaux d'éponge, etc. Les plus fréquents de ces corps étrangers sont les pessaires; on en a vu rester dans le vagin 2, 5, 14, 20 et jusqu'à 25 ans. Les pessaires métalliques ou en bois s'incrustent de sels calcaires et donnent lieu à des accidents de leucorrhée, de métrite, à des ulcérations, à des fistules recto-vaginales ou vésico-vaginales, et à des troubles généraux septiques ou nerveux.

L'augmentation de ces corps par des incrustations calcaires peut rendre leur extraction laborieuse.

Dans quelques cas, en l'absence de commémoratifs, l'écoulement vaginal fétide, la présence de fongosités végétantes venant du col et du vagin, ont pu faire croire à une affection cancéreuse.

L'extraction des corps étrangers doit être pratiquée dès que leur présence est reconnue. Après d'abondantes injections antiseptiques, le corps sera retiré soit directement avec les doigts, soit avec des pinces appropriées, quelquefois même avec un petit forceps.

FISTULES VAGINALES.

Les fistules vaginales comprennent :

1° les fistules *urinaires* dans lesquelles il y a communication entre les voies génitales et l'un des points des voies urinaires; elles ont été étudiées avec les organes urinaires (page 186).

2° Les fistules *fécales*, dans lesquelles une perte de substance de la cloison ano-vulvaire ou recto-vaginale établit une communication entre les deux conduits;

3° Les fistules *entéro-vaginales* ou *entéro-utérines*, dans lesquelles l'intestin grêle ulcéré ou blessé vient s'ouvrir dans le vagin ou l'utérus, constituant une variété rare d'anus contre-nature.

1° FISTULES FÉCALES.

Les fistules fécales sont plus rares que les fistules urinaires, vésico-vaginales ou autres.

Etiologie. — A la suite des accouchements laborieux, la communication entre le rectum et le conduit vulvo-vaginal peut s'établir par deux mécanismes : tantôt la pression prolongée de la tête détermine une eschare de la cloison recto-vaginale; tantôt le périnée et la cloison sont rompus et les téguments seuls se sont réunis.

Le forceps ou un crochet peuvent aussi faire un trou dans la cloison.

Souvent des abcès de la cloison, des ulcérations consécutives à un rétrécissement du rectum, des ulcérations syphilitiques ou cancéreuses sont l'origine de l'affection.

Anatomie pathologique. — Le siège, la forme et la dimension de la fistule sont variables. Tantôt l'orifice siège au-dessous de l'insertion de l'hymen (*fistule recto-vulvaire*), tantôt plus ou moins haut dans le vagin (*fistule recto-vaginale*). La fistule recto-vulvaire est souvent consécutive à la rupture du périnée incomplètement cicatrisée. La fistule recto-vaginale peut siéger assez haut dans le vagin pour que le cul de sac péritonéal recto-vaginal ait pu être quelquefois blessé dans l'avivement des bords de la fistule.

Ces fistules sont en général étroites; on en a vu qui avaient 3 ou 4 centimètres d'étendue et même plus. Mais ce qui en fait surtout l'importance, c'est la constitution des bords de la fistule; celle-ci est le plus souvent *directe* et ses bords sont en général minces et cicatriciels, formés par la réunion de la muqueuse vaginale avec la muqueuse rectale. Cette dernière fait souvent hernie dans l'orifice aux bords duquel elle adhère. Les muqueuses ont perdu leurs caractères normaux et ne sont plus guère représentées, dans les cas anciens, surtout du côté du vagin, que par du tissu de cicatrice, quand la fistule est consécutive à une déchirure du périnée.

Symptômes. Diagnostic. — L'écoulement incessant ou intermittent des gaz et des matières fécales liquides par le vagin est le signe caractéristique de cette affection. L'examen direct ou à l'aide du spéculum de Sims appliqué du côté de la symphyse ou avec des écarteurs permet d'apprécier les caractères de la fistule. Dans le cas de trajet sinueux et oblique, il peut être nécessaire de faire une injection colorée dans le rectum pour voir le liquide sortir dans le vagin par l'orifice fistuleux.

Le pronostic de ces fistules est assez sérieux à cause de la difficulté du traitement à leur appliquer.

Traitement. — Un certain nombre de ces fistules pouvant s'oblitérer spontanément, il n'est indiqué d'intervenir après leur formation que lorsqu'on est sûr qu'il n'y a plus rien à attendre du travail naturel d'oblitération.

La cautérisation peut être tentée pour les petites pertes de substance. Le plus souvent il faut arriver à une opération d'*anaplastie*.

L'opération par le *procédé américain*, analogue au procédé employé pour la fistule vésico-vaginale, donne de fréquents insuccès, à cause du peu d'épaisseur de la cloison recto-vaginale, et du contact des matières intestinales liquides ou gazeuses avec les surfaces fraîchement avivées (Verneuil). Ce chirurgien lui préfère le procédé de *réunion secondaire*, qui imite le processus de guérison naturelle de ces fistules; dans un premier temps, il cautérise au thermo-cautère les deux lèvres de la fistule, détruit les deux muqueuses et le trajet, et au bout de douze jours, quand les surfaces sont bien granuleuses, dans un deuxième temps il les réunit par la suture (*réunion immédiate secondaire.*)

Trélat recommande la même opération que pour une déchirure incomplète du périnée, c'est-à-dire une véritable périnéorrhaphie.

Dans certains cas, on peut aussi avec avantage fendre tous les tissus depuis la fistule jusqu'au périnée inclusivement, comme dans la fistule anale, et diriger la cicatrisation du fond vers la superficie (Dolbeau, Desprès, Labbé), ou reconstituer de suite le périnée par la périnéorrhaphie, comme dans la rupture complète (Monod).

2° FISTULES INTESTINO-VAGINALES ET INTESTINO-UTÉRINES.

On peut décrire sous ce nom des communications anormales établies entre l'intestin grêle et le vagin ou l'utérus (*fistules intestino-vaginales et intestino-utérines*). Ces fistules ont été l'objet d'un important mémoire de L. H. Petit (*Ann. de Gynécologie*, 1882-1883).

Elles succèdent à l'étranglement d'une anse intestinale dans une rupture de l'utérus ou du vagin, à un phlegmon propagé du bassin et qui détermine l'adhérence de l'intestin aux organes génitaux, ou à l'ouverture d'une grossesse extra-utérine dans l'intestin et le vagin, ou à l'ulcération d'un cancer de l'utérus propagé au tube digestif.

Le plus souvent la communication s'établit entre l'iléon et le vagin ou l'utérus, dans le cul-de-sac vaginal postérieur ou la paroi postérieure de l'utérus. Le point où se fait l'abouchement est en général entouré par des adhérences péritonéales qui sont le résultat d'une ancienne péri-métrite. Assez fréquemment, on observe la rétraction et même l'oblitération du bout inférieur de l'intestin.

L'examen direct de la fistule avec des spéculums appropriés, la nature des matières qui s'écoulent par l'orifice fistuleux, le passage de liquides colorés injectés dans le rectum ou de substances introduites par la bouche, permettent en général de reconnaître la présence et le siège de la fistule.

Le principal danger de cette variété de fistule intestinale est l'insuffisance de l'alimentation quand l'orifice siège haut sur l'intestin.

Le traitement varie avec les cas; on a employé la cautérisation des bords de l'orifice, la suture après destruction de l'éperon ou après avivement, la laparotomie avec résection circulaire et suture de l'intestin.

Le traitement palliatif comprend, outre les soins de propreté et es moyens médicaux, l'oblitération du vagin par la méthode de Simon.

III

INFLAMMATIONS DU VAGIN. — VAGINITES.

Les vaginites sont *aiguës* ou *chroniques;* ces formes peuvent toutes deux apparaître d'emblée ou être la conséquence l'une de l'autre. Au point de vue des causes, elles sont divisées en *vaginite simple* et *vaginite blennorrhagique* pouvant donner lieu l'une et l'autre à des formes anatomiques variées, — *vaginite granuleuse, vaginite gangréneuse, vaginite disséquante* ou *phlegmoneuse.*

Au point de vue clinique, la vaginite simple et la vaginite blennorrhagique sont presque entièrement confondues et peuvent être décrites ensemble; les formes rares que nous avons signalées seront décrites comme des variétés et des complications de la vaginite simple.

Étiologie des vaginites. — La vaginite simple existe parfois à l'état primitif; le plus souvent, pour Gaillard Thomas, elle est produite par les caractères virulents du fluide qui s'échappe de l'utérus.

Dans le premier cas, elle reconnaît les mêmes causes que la vulvite, et se développe spécialement chez les sujets scrofuleux, arthritiques et chlorotiques; l'impression du froid, les premiers rapprochements sexuels, la grossesse, les corps étrangers du vagin, etc., en sont les causes locales ordinaires.

Dans le second cas, les métrites chroniques, les hypertrophies du col, les déplacements utérins, le cancer du col en sont le point de départ.

La vaginite blennorrhagique est essentiellement provoquée par le contact du pus blennorrhagique, soit directement dans le coït, soit à la suite d'une uréthrite blennorrhagique.

Caractères anatomiques. — La muqueuse vaginale est quelquefois seule enflammée; et même, surtout dans la blennorrhagie, l'inflammation peut se cantonner dans un des replis ou des culs-de-sac du vagin ; d'autres fois l'inflammation s'est propagée à la vulve, à l'urèthre, aux glandes vulvo-vaginales, à la muqueuse utérine. Cette propagation variée se fait surtout dans la vaginite blennorrhagique.

La muqueuse est rouge, vascularisée, rugueuse, tuméfiée ; elle présente quelquefois des saillies confluentes dues à une hypertrophie des papilles normales (*vaginite granuleuse*) ou à une infiltration d'amas de petites cellules dans le tissu sous-papillaire. Il peut même se développer de véritables *pustules* dont la rupture donne lieu à de petites ulcérations superficielles (*vaginite ulcéreuse*). Cette vaginite granuleuse, décrite d'abord par Ricord et Deville, est généralement la conséquence de la grossesse ; mais elle peut s'observer aussi dans la vaginite simple et spécifique.

Dans une variété plus rare, au moment de la période menstruelle ou à la suite d'injections astringentes, on constate l'expulsion de lambeaux assez étendus formés par la desquamation de l'épithélium pavimenteux du vagin, soit par plaques, soit sous forme d'un moule complet du canal (*vaginite exfoliante*, Cohnstein), comme dans la dysménorrhée membraneuse.

D'autres fois, l'inflammation peut s'étendre à tout le tissu sous-muqueux du vagin qui entre en suppuration — *péri-vaginite phlegmoneuse* ou *disséquante ;* enfin sous l'influence de certaines causes, surtout de la puerpéralité, on voit se développer des vaginites *gangréneuses*.

Dans la vaginite *chronique*, la muqueuse n'est plus rouge, mais elle prend une couleur violacée, livide ; elle présente par places des excoriations de profondeur et de dimensions variables, et des granulations siégeant le plus souvent sur la paroi antérieure.

La vaginite chronique est quelquefois suivie d'un ramollissement de la muqueuse ou du tissu conjonctif sous-muqueux, qui peut amener un prolapsus du vagin dans sa paroi antérieure ou dans toute sa circonférence.

Symptômes. — Si l'inflammation est très intense, qu'il s'agisse d'une vaginite simple ou blennorrhagique, les grandes lèvres sont gonflées et distendues ; la muqueuse vaginale est rouge, chaude, couverte de pus ; elle présente des ulcérations folliculaires ou des saillies papillaires et saigne facilement ; l'introduction du doigt et à plus forte raison du spéculum est douloureuse.

Le vagin est le siège d'un écoulement leucorrhéique abondant, quelquefois d'une odeur fétide, verdâtre, tachant fortement le linge et déterminant des excoriations sur les parties voisines de la vulve. On peut trouver dans ce liquide le microbe de la blennorrhagie et c'est le seul signe, à proprement parler, qui permette de différencier la vaginite aiguë simple de la vaginite blennorrhagique.

Les malades accusent une sensation de prurit, de chaleur et de brûlure dans le vagin et de douleur et de pesanteur au périnée; elles ont des envies fréquentes d'uriner, quelquefois du ténesme anal et du vaginisme. Des douleurs violentes expulsives peuvent se faire sentir dans le vagin.

L'uréthrite et l'inflammation des glandes vulvo-vaginales sont des complications fréquentes surtout dans la vaginite blennorrhagique; la première se traduit par la fréquence et la douleur des mictions.

Dans la blennorrhagie, il peut aussi se déclarer une métrite du col et exceptionnellement on a vu l'inflammation se propager au péritoine par les trompes de Fallope et déterminer une péritonite grave quelquefois mortelle.

Assez souvent, dans les formes aiguës, les ganglions de l'aine sont engorgés et douloureux et peuvent même suppurer.

La vaginite aiguë simple ou blennorrhagique, bien traitée, guérit ordinairement en trois ou quatre semaines; elle peut passer à l'état chronique, que nous étudierons dans un instant.

Diagnostic. — Le diagnostic est en général facile; il est plus délicat de savoir s'il s'agit d'une vaginite simple ou blennorrhagique; la coïncidence d'une uréthrite dans ce dernier cas n'a rien de caractéristique. Les écoulements leucorrhéiques venant du col sont *alcalins*, tandis que ceux qui sont fournis par le vagin et la vulve sont toujours *acides*.

Traitement. — La vaginite aiguë simple ou spécifique sera, dans la période franchement inflammatoire, traitée par de grands bains prolongés et des injections chaudes d'eau de pavot ou de graines de lin additionnées d'acide borique en solution à 4 pour 100 et répétées toutes les cinq ou six heures.

Les symptômes très douloureux seront calmés par l'opium à l'intérieur ou l'addition de quelques gouttes de laudanum dans le liquide des injections.

Plus tard, après la chute de la période aiguë, on a recours avec succès aux injections astringentes ou parasiticides; le permanganate de potasse, l'acide phénique, l'hydrate de chloral, l'acide borique, le sublimé, le tannin, le sulfate de zinc, seront prescrits en injections répétées trois fois par jour. Les attouchements de la muqueuse avec une solution de nitrate d'argent au 1/30, renouvelés tous les trois ou quatre jours, l'insufflation de poudre d'iodoforme, l'introduction de suppositoires vaginaux iodoformés ou de tampons imbibés de glycérine et de tannin ou contenant de l'alun en poudre, ou de cellulose au sublimé enfermée dans des sachets de mousseline, sont des moyens recommandables.

La *vaginite chronique* ou *leucorrhée vaginale* succède à la vaginite aiguë simple ou spécifique ou s'établit quelquefois d'emblée sans être précédée de la période inflammatoire. Fournier décrit une vaginite chronique, *herpétique*, précédée généralement d'éruptions dartreuses sur différentes parties du corps et principalement sur la région génitale externe.

Quand elle succède à une vaginite blennorrhagique, elle peut se cantonner dans les culs-de-sac vaginaux ou dans les conduits des glandes vulvo-vaginales; d'où la contagion possible par le coït alors que le reste de la muqueuse vaginale paraît sain.

La vaginite chronique se traduit spécialement par la nature et l'abondance de l'écoulement. Celui-ci peut présenter un aspect variable : il est tantôt à peine coloré ou faiblement teinté de jaune; tantôt plus ou moins purulent comme dans la forme aiguë.

D'après Næggerath cité par G. Thomas, les femmes qui sont atteintes de vaginite chronique blennorrhagique ou gonorrhée latente, sont exposées à des inflammations péri-utérines aiguës et chroniques, à l'ovarite et au catarrhe des organes génitaux. Elles deviendraient rarement enceintes, ou si la grossesse survient, elle se termine par un avortement.

Ce côté de la question, s'il est démontré exact, assombrirait singulièrement le pronostic de la vaginite chronique latente.

D'une manière générale, l'affection est très rebelle, à cause de ses localisations multiples et des difficultés que celles-ci opposent au traitement.

Celui-ci ne diffère pas du traitement de la période non inflammatoire de la vaginite aiguë; il devra souvent être combiné avec le traitement général reconstituant, les malades étant en général des anémiques ou étant devenues anémiques du fait de l'affection.

IV

TUMEURS DU VAGIN.

Les tumeurs du vagin comprennent des tumeurs liquides ou *kystes* et des tumeurs solides.

a. KYSTES DU VAGIN.

Les kystes du vagin d'abord étudiés par Huguier en 1846, ont été de nouveau l'objet de travaux importants dans ces dernières années de la part de A. Guérin, 1864, de Winckel (*Arch. f. Gyn.*, 1871), d'Eustache de Lille (*Archives de tocologie*, 1878), de Max Græfe, de Sweifel, de Lebedeff (cités in *Revue d'Hayem*, 1883) et de Thalinger (*Thèse de Paris*, 1885).

Étiologie. — Ces kystes sont assez rares ; ils ont été observés à tous les âges et dans toutes les conditions, sur des femmes vierges et sur des enfants nouveau-nés (de Sinéty). On a accusé de leur production la grossesse et l'accouchement, les blessures, les piqûres de la cavité vaginale, les frottements exercés dans le coït sur la paroi vaginale antérieure.

Anatomie pathologique. — Huguier, A. Guérin, Eustache divisent les kystes, suivant leur siège, en *superficiels* et *profonds*. D'après Huguier et récemment d'après Spreuchen (1882), ils auraient pour point de départ les follicules glandulaires du vagin dont la présence a été fortement contestée par Kölliker, Frey, Robin, Pouchet, de Sinéty, la muqueuse vaginale étant considérée comme dépourvue de glandes.

L'origine glandulaire ne pourrait guère être admise que pour les kystes développés près de la vulve ; elle est incontestable pour ceux qui se développent dans la glande de Bartholin.

Leur siège de prédilection est le voisinage de l'urèthre.

Kystes superficiels. — Ils varient de la grosseur d'une lentille à celle d'une noisette ; les uns adhèrent par une large base aux tissus sous-jacents, les autres sont plus ou moins pédiculés. Leur paroi est mince et transparente ; leur contenu est un liquide plus ou moins filant, généralement incolore, quelquefois renfermé dans des alvéoles.

Ils se formeraient par soulèvement des couches superficielles de l'épithélium ou seraient des petits myxomes (Eustache).

D'après Winckel, il existerait, chez les femmes enceintes, une production de nombreux kystes agglomérés et saillants sur la muqueuse épaissie, et siégeant le plus souvent dans la partie supérieure du vagin. Leur volume ne dépasse guère celui d'un grain de chènevis ou d'un pois. Quelques-uns ont un contenu gazeux et par une piqûre se vident en produisant le bruit caractéristique de l'air s'échappant par un petit pertuis. Cet état cesse le plus souvent avec la grossesse.

Kystes profonds. — Ces kystes sont situés au-dessous de la muqueuse, dont il sont tout à fait distincts; ils sont ordinairement situés à 4 ou 5 centimètres de l'orifice vulvaire, le plus souvent sur la paroi vaginale antérieure.

Ils sont d'abord sphériques et sessiles, plus tard ils deviennent ovalaires et peuvent se pédiculiser et pendre hors de la vulve. A un degré de développement avancé ils se présentent sous forme d'une tumeur très proéminente, de la dimension d'une noix, d'un œuf de poule, d'une poire, d'une orange.

Les parois, épaisses, sont recouvertes de l'épithélium pavimenteux du vagin et sont formées de tissu conjonctif et quelquefois de fibres musculaires lisses. Le contenu est tantôt clair, muqueux et filant, quelquefois brun, couleur chocolat. La face interne est tapissée d'épithélium cylindrique.

Leur point de départ, obscur, est rapporté tantôt à une formation analogue à celle des bourses séreuses accidentelles (Verneuil), tantôt placé dans les canaux de Gartner, restes du canal de Wolf (Veit), tantôt rapporté à des collections sanguines développées dans les parois vaginales et devenues kystiques (Winckel).

Enfin on a observé dans le vagin des kystes multiloculaires revêtus de formes épithéliales distinctes, et présentant des saillies, des bourgeonnements comparables à ce qu'on voit sur certains kystes de l'ovaire (Kaltenbach).

Symptômes. — Tous ces kystes ont une marche lente. Ils peuvent ne se révéler par aucun trouble; d'autres fois ils provoquent des douleurs périnéales et des tiraillements lombaires; dès qu'ils sont un peu volumineux, ils gênent ou empêchent le coït.

Ils se présentent avec les caractères que nous leur avons assignés, sous forme d'une tumeur indolente, élastique, molle ou fluctuante; le spéculum permet d'en saisir les détails.

Le kyste peut se rompre spontanément ou par une violence extérieure et leur liquide se reproduit; quelquefois il s'enflamme et suppure.

Le pronostic de ces tumeurs est bénin; leur guérison s'obtient facilement.

Traitement. — Si la tumeur est pédiculée, elle sera enlevée par la ligature ou la dissection en ménageant la muqueuse du vagin.

Si elle est sessile, elle sera fendue avec excision d'une partie des parois et les deux lambeaux restants seront suturés à la muqueuse vaginale (Schrœder), ou bien la poche fendue et vidée sera, après ou sans excision de la paroi, badigeonnée au nitrate d'argent, à la teinture d'iode ou au chlorure de zinc au 1/5e et bourrée de gaze iodoformée.

b. TUMEURS SOLIDES DU VAGIN.

Les tumeurs *bénignes* sont des *polypes*, des *lipomes*, des *fibromes* et des *fibro-myomes*.

Les polypes sont rares; il s'agit surtout dans la plupart des cas de fibromes pédiculés.

Les fibro-myomes, sans être fréquents, sont la tumeur ordinaire du vagin, où ils trouvent les éléments de leur constitution, du tissu conjonctif et des fibres musculaires lisses. Ce sont tantôt et le plus souvent des fibromes purs, ou des myomes purs, des fibro-myomes, les myomes purs étant les plus rares (Kleinwœtcher, *Arch. f. Heilk.*, 1882). Leur volume varie de celui d'une noisette à celui d'une tête d'enfant d'un an; ils siègent de préférence dans la paroi antérieure.

Leurs symptômes sont en rapport avec leur siège et leur volume. Les tumeurs *malignes, primitives* du vagin sont rares; cependant on connaît un certain nombre de *cancers* primitifs du vagin (Küstner, *Zeitschr. f. Geb. und Gynæc.*, 1882). La paroi postérieure est presque toujours atteinte dans le cancer primitif, contrairement à ce qu'on observe pour le cancer secondaire, qui envahit de préférence la paroi antérieure.

On a surtout observé le carcinome, soit sous forme d'infiltration diffuse, soit sous forme d'une tumeur limitée, circonscrite, arrondie.

Des *sarcômes* ont été observés chez des enfants (Demme, 1882).

V

CHUTE OU PROLAPSUS SIMPLE DU VAGIN.

Le prolapsus *simple* du vagin est un affaissement des parois vaginales et leur saillie plus ou moins prononcée à la vulve. Le plus souvent le prolapsus est compliqué ou mieux accompagné d'une hernie de la paroi vésicale (*cystocèle*) ou d'une hernie de la paroi rectale (*rectocèle*), qui ne peuvent ni l'une ni l'autre s'effectuer qu'à la condition d'être accompagnées par le vagin. Mais le prolapsus vaginale simple existe aussi.

D'après Gaillard Thomas, le prolapsus *isolé* porte seulement sur la paroi postérieure, moins bien fixée que l'antérieure; pour d'autres auteurs (de Sinéty), la chute de la paroi antérieure serait de beaucoup la plus commune. Mais dans ce cas, elle s'accompagnerait toujours de cystocèle (G. Thomas). Gillette (*in* Nélaton, *Traité de path. chirurgicale*, t. VI) admet un prolapsus total des parois antérieure et postérieure toujours lié à une chute de l'utérus.

Étiologie. — Toute influence qui tend à détruire la tonicité naturelle du canal vaginal, qui le rend hypertrophié ou relaxé, ou qui détruit son support inférieur, doit être placée parmi les causes de cette affection (G. Thomas).

Les grossesses et les accouchements répétés, la rupture du périnée, l'atrophie sénile des parois vaginales, la distension antérieure du canal par des tumeurs, les vaginites anciennes et prolongées, le défaut de rétraction du vagin après l'accouchement (*subinvolution* de G. Thomas), réalisent cette influence.

La subinvolution du vagin accompagnée d'une rupture du périnée serait la cause la plus fréquente (G. Thomas). De violents efforts de la part des muscles abdominaux peuvent être la cause déterminante.

Le prolapsus simple, extrêmement rare chez les nullipares, peut y être observé ainsi que chez de jeunes enfants à la suite de convulsions (G. Thomas).

Symptômes. — Dans des cas très rares le déplacement peut se produire d'une manière aiguë sous l'influence d'un effort, d'un accès de toux, d'une contraction utérine. Le fait s'observe en général après l'accouchement et s'accompagne d'ordinaire d'un prolapsus subit de l'utérus.

Le plus souvent, à la suite d'une des actions lentes que nous avons énumérées, la résistance du vagin est graduellement vaincue et l'organe arrive à faire saillie à la vulve.

La tumeur rouge, arrondie, plissée transversalement, est recouverte par la muqueuse vaginale, tantôt saine, tantôt plus ou moins excoriée, quelquefois tout à fait *cutisée*, dans les cas anciens. Elle est *unique* lorsque la chute est partielle, *double* quand la muqueuse fait saillie en avant et en arrière, *circulaire* lorsque le prolapsus est total. Elle peut être refoulée par la pression pour se reproduire presque aussitôt spontanément ou au moindre effort.

Les malades accusent une sensation de malaise dans la région, de chaleur à la vulve, de la gêne dans la marche et les mouvements, de la lassitude générale et des troubles de la miction et de la défécation s'il y a complication de cystocèle ou de rectocèle.

Cette complication est presque fatale à la suite du prolapsus simple, qui constitue une infirmité désagréable et quelquefois très pénible.

Le traitement sera étudié en même temps que celui du prolapsus compliqué.

VI

HERNIES DU VAGIN.

Les hernies du vagin comprennent : 1° les hernies *vésico-vaginales* ou *cystocèles;* 2° les hernies *recto-vaginales* ou *rectocèles;* 3° les hernies d'une autre portion de l'intestin ou *entérocèles*.

a. CYSTOCÈLE.

La *cystocèle* ou hernie vésico-vaginale consiste en une descente de la vessie vers la vulve, de façon à intercepter plus ou moins le canal vaginal. Elle peut être précédée du prolapsus simple du vagin; en tout cas, elle est préparée par cet état; car la hernie vésicale ne s'observe guère que chez les femmes qui ont eu des enfants et qui ont été ainsi soumises aux causes qui tendent à diminuer la résistance des parois vaginales.

Cependant, le prolapsus de la vessie pourrait quelquefois être primitif (Scanzoni) et résulter des contractions irrégulières des fibres du corps de la vessie, alors que l'orifice externe est fermé. L'urine serait refoulée vers le fond, cette partie se dilaterait et le prolapsus serait constitué.

La tumeur se présente à la vulve, du côté de la paroi supérieure du vagin, avec les mêmes caractères que dans le prolapsus simple.

L'accumulation et la décomposition de l'urine dans le diverticulum vésical détermine des phénomènes de cystite.

Le *diagnostic* est facile à faire : une sonde introduite par l'urèthre vide la tumeur de son contenu et peut être immédiatement sentie à travers la paroi vaginale antérieure.

b. RECTOCÈLE.

La *rectocèle* ou hernie rectale se produit de la même manière que le prolapsus de la vessie. La paroi antérieure du rectum, n'étant plus soutenue par la paroi postérieure du vagin, est entraînée par elle, se laisse attirer en avant, se dilate et forme une poche qui s'élargit de plus en plus et vient faire saillie à la vulve. La tumeur ainsi formée peut atteindre le volume du poing.

Les matières fécales s'accumulent dans ce diverticulum rectal, s'y durcissent, deviennent irritantes, et leur présence détermine de l'inflammation, de l'écoulement, du ténesme, de la constipation et des hémorrhoïdes. Le diagnostic se fait facilement à l'aide du toucher rectal et par l'évacuation de la poche par des grands lavements.

c. ENTÉROCÈLE.

L'*entérocèle* ou hernie entéro-vaginale consiste en une descente d'une portion de l'intestin dans le canal vaginal. La hernie se forme en général entre le rectum et le vagin, tout à fait exceptionnellement entre l'utérus et la vessie. La tumeur se présente à la vulve; elle est piriforme, sonore à la percussion, réductible avec gargouillement caractéristique, quelquefois animée de mouvements péristaltiques.

Dans quelques cas, une forte masse poussée dans le vagin peut mettre obstacle à l'accouchement, qui n'est possible qu'après la réduction.

Des troubles digestifs, des vomissements, de la constipation et du météorisme peuvent être la conséquence de l'entérocèle vaginale.

Traitement du prolapsus simple et des hernies du vagin. — Le prolapsus aigu sera réduit immédiatement par la pression des parties et leur refoulement vers l'axe du détroit inférieur, après avoir eu soin de vider le rectum et la vessie et de placer la femme dans la position genu-pectorale.

Dans le prolapsus chronique, quand le cas est simple et peu prononcé, il peut être amélioré par l'emploi des astringents locaux (injections au tannin, à l'alun, etc.). Du soulagement peut être donné par l'application d'une pelote périnéale soutenue par une ceinture hypogastrique.

Les pessaires, et en particulier le pessaire à air de Gariel, peuvent aussi donner quelques résultats, surtout s'il y a complication de cystocèle et de rectocèle.

Le plus souvent, on est obligé d'intervenir chirurgicalement quand le prolapsus entraîne une gêne et des douleurs considérables.

Si l'affection reconnaît pour cause une déchirure du périnée, la périnéorrhaphie pourra être pratiquée et mettre fin au prolapsus.

L'excision d'un bourrelet de muqueuse, l'application de serres-fines, la cautérisation, ne donnent pas de résultats.

Si l'indication est formelle, il faut oblitérer le vagin par la suture ou mieux rétrécir son calibre par le cloisonnement transversal (Le Fort), opération que nous retrouverons avec plus de détails à propos de la chute de l'utérus.

AFFECTIONS DE L'UTÉRUS.

I

VICES DE CONFORMATION DE L'UTÉRUS.

Nous ne nous occupons ici que des vices de conformation pouvant présenter un intérêt chirurgical. L'*absence* de l'utérus, sa *duplicité*, ses *cloisonnements*, ses *arrêts de développement*, etc., sont traités dans les ouvrages spéciaux et seront étudiés avec soin dans la thèse de Le Fort (*Agrégation*, 1863).

Nous signalerons seulement ici l'*imperforation congénitale* de l'utérus. Le col utérin se trouve oblitéré par une membrane plus ou moins épaisse, ou il fait défaut et est remplacé par le tissu utérin lui-même.

Les accidents de rétention des règles qui résultent de cet obstacle à leur écoulement ont été déjà traités à propos des vices de conformation du vagin.

La membrane oblitérante peut se dilater, se rompre et laisser échapper le sang par les voies naturelles, et tous les accidents cessent. Mais si l'épaisseur de la membrane rend cette rupture impossible, l'utérus peut se rompre et verser le sang soit dans la vessie (Béclard), soit dans la cavité abdominale, en donnant lieu à une péritonite généralement mortelle. Le sang versé dans le péritoine peut s'enkyster et plus tard être quelquefois éliminé par une fistule rectale après des phénomènes inflammatoires. Dans quelques cas, le sang restant dans l'utérus se résorbe peu à peu entre chaque époque menstruelle ou se décompose en donnant lieu à des accidents septiques de la plus grande gravité.

Le traitement consiste à pénétrer dans la matrice, soit avec un trocart soit avec le bistouri, en évitant de léser la vessie, le rectum ou le péritoine. L'utérus sera vidé lentement de son contenu en prenant les précautions antiseptiques les plus minutieuses; l'ouverture sera maintenue béante pendant les premiers temps à l'aide d'un tube à drainage : plus tard, après cicatrisation, elle pourra être dilatée avec une tige de laminaire ou de l'éponge préparée.

II

LÉSIONS TRAUMATIQUES DE L'UTÉRUS.

Les *ruptures* de l'utérus au moment de l'accouchement ne sauraient être traitées ici.

Nous signalerons seulement la perforation du tissu utérin par l'hystéromètre dans le cathétérisme de la cavité utérine. Cet accident, qui peut n'occasionner aucun phénomène sérieux (Dupuy, *Thèse de Paris*, 1874), est préparé par le ramollissement du tissu utérin dans la métrite chronique parenchymateuse et dans le cas de polypes. Le tissu peut être, dans cette dernière circonstance, aminci, usé et même détruit.

L'utérus peut être aussi perforé par des instruments piquants dans des tentatives d'avortement (aiguilles à tricoter, sonde à dard, etc.). Une métrite aiguë et une péritonite mortelle sont assez fréquemment la conséquence de ces manœuvres.

On a signalé quelques exemples de plaies de l'utérus par une balle, un coup de corne de taureau. Ces plaies, qui ont été quelquefois suivies de guérison, sont le plus souvent mortelles.

III

DÉPLACEMENTS DE L'UTÉRUS.

On donne le nom de *déplacements* de l'utérus aux divers changements de situation de cet organe.

On peut les ranger en quatre classes :

1° L'utérus est déplacé en totalité : *déplacements proprement dits*, comprenant l'*élévation* et l'*abaissement*.

2° L'utérus est dévié par rapport à son axe parallèle à celui du détroit supérieur du bassin, en avant, en arrière ou sur les côtés, *déviations utérines*. L'organe tourne autour d'un point fixe représenté par l'isthme, et ses deux parties, corps et col, se portent en sens inverse l'une de l'autre ; on dit alors qu'il y a *version* et suivant que le corps de l'utérus se porte en avant, en arrière ou de côté, on dit : *antéversion, rétroversion, latéroversion.*

3° Le corps et le col utérins ne conservent plus leurs rapports suivant leur axe; une partie seulement de l'organe se fléchit sur l'autre qui a conservé la direction normale; on dit qu'il y a *flexion,* et suivant que le corps de l'organe se fléchit en avant, en arrière ou de côté, on dit : *antéflexion, rétroflexion, latéroflexion.*

4° L'utérus s'invagine en lui-même de sorte que le fond vienne proéminer à l'extérieur hors des lèvres du col, *inversion, invagination.*

D'une manière générale, les déplacements et déviations de l'utérus sont produits par toutes les influences qui : 1° augmentent le poids de l'utérus; 2° affaiblissent ses moyens de fixité; 3° tendent à chasser l'utérus hors de sa place; 4° exercent des tractions sur cet organe. En outre, toutes les altérations du tissu utérin produites par la métrite chronique prédisposent l'organe aux déviations. Plusieurs de ces causes peuvent se combiner et ont d'autant plus de chance de produire le déplacement ou la déviation.

A. DÉPLACEMENTS PROPREMENT DITS.

—

1° ÉLÉVATION DE L'UTÉRUS.

Ce déplacement très rare n'est jamais primitif; il se produit lorsqu'une tumeur s'est développée, soit dans le vagin, le rectum ou le cul-de-sac recto-vaginal, soit dans les parois mêmes de l'utérus, soit enfin lorsqu'une tumeur quelconque de l'abdomen soulève l'utérus. L'élévation n'a d'importance que parce qu'elle indique une grossesse ou la présence d'une tumeur volumineuse dans le voisinage de l'utérus.

2° ABAISSEMENT OU PROLAPSUS DE L'UTÉRUS.

Toutes les fois que le col utérin est à moins de 6 centimètres environ de la vulve, il y a abaissement de l'utérus.

On distingue *trois degrés :* dans le premier (*abaissement, prolapsus*), l'axe normal est conservé, l'utérus s'est simplement affaissé dans le bassin; il y a diminution de l'espace compris entre la vulve et le col; dans le second (*descente* ou *procidence*), le corps s'est porté vers le sacrum, tandis que le col s'est rapproché de l'orifice vulvaire; le museau de tanche se présente entre les grandes lèvres; dans le troisième (*chute* ou *précipitation*), le col a franchi la vulve et pend plus ou moins bas entre les cuisses.

La muqueuse vaginale suit le col et se renverse comme un doigt de gant; quand l'utérus fait saillie au dehors, elle est complètement retournée et couvre la surface extérieure du col sur laquelle elle se moule. Exposée à l'air extérieur, aux frottements, elle devient sèche, dure, *cutisée*, ou s'enflamme et s'excorie en donnant lieu à un sécrétion muco-purulente.

Les ligaments larges s'enflamment d'une manière chronique, se racourcissent, se condensent et ne permettent plus la réduction de l'utérus.

L'utérus est parfois congestionné, lourd; les lèvres du museau de tanche peuvent être renversées en dehors, quelquefois ulcérées; la cavité utérine est dilatée et le siège d'une sécrétion muqueuse; le col présente une élongation hypertrophique. Il y a souvent coïncidence de cystocèle et de rectocèle.

Étiologie. Pathogénie. — Toutes les causes qui ont été énumérées à propos des déplacements et des déviations en général trouvent leur application dans le mécanisme de l'abaissement de l'utérus. Elles se combinent le plus souvent pour produire l'état morbide : la présence de tumeurs ou l'hypertrophie de l'utérus, la rupture du périnée, la perte de tonicité des parois vaginales et des ligaments utérins, l'affaiblissement des parois abdominales, toutes les espèces d'efforts, la constriction par les vêtements, le prolapsus du vagin, sa subinvolution à la suite de l'accouchement sont des causes qui se combinent entre elles et exagèrent réciproquement leurs effets.

L'utérus, d'abord légèrement abaissé, a tendance à s'abaisser de plus en plus par la perte de plus en plus grande de ses moyens de fixité, par son augmentation de volume et de poids déterminée par la congestion que produit le déplacement, par les efforts de toute nature, le jeu même de la respiration (Duncan), par les poussées du ténesme anal et rectal provoquées par la cystocèle et la rectocèle; et, du premier degré, le prolapsus arrive au second et au troisième par la combinaison des causes et des agents actifs et passifs du déplacement.

Symptômes. — On observe des *signes physiques* et des *troubles fonctionnels*.

Signes physiques. Au premier degré, le toucher vaginal montre le col abaissé et appuyé sur le plancher du bassin; il indique le plus souvent en même temps une antéversion ou une antéflexion.

Au deuxième degré, le col apparaît à la vulve, où il est encore retenu par la résistance du sphincter; le corps est plutôt à l'état de rétroversion.

Au troisième degré, le toucher et la vue permettent de reconnaître facilement l'état des parties.

Le cathétérisme utérin montre que la cavité a conservé sa longueur et que l'utérus est en rétroversion. Au contraire, dans l'allongement hypertrophique, on constate une grande profondeur de l'organe.

Enfin, dans la majorité des cas, par une pression lente et soutenue, l'organe peut être réduit; mais, le plus souvent, il fait de nouveau issue sous l'influence des mouvements ou des efforts.

Les *troubles fonctionnels* peuvent être bien peu marqués chez quelques femmes, même dans le prolapsus au troisième degré. Le plus souvent les malades accusent des tiraillements et une sensation de pesanteur dans le bassin, des douleurs dans les reins, une grande fatigue pendant la marche, de l'impossibilité de soulever des objets pesants, de la leucorrhée et des phénomènes pénibles de constipation et de ténesme vésical. Ces phénomènes sont d'autant plus accentués que l'utérus est en général atteint d'une métrite chronique qui est constante dans le prolapsus au troisième degré.

Des excoriations du vagin et du col peuvent encore rendre la situation plus pénible.

Souvent, même avec le prolapsus complet, la menstruation n'est pas troublée et la conception est possible.

Dans la forme chronique, on a observé la mort par urémie à la suite de la compression des uretères, et on a vu quelquefois l'utérus prolabé menacé de gangrène (G. Thomas).

Traitement. — Le traitement comprend la *réduction* du prolapsus et *sa contention*. — Pour la réduction, la femme sera mise dans la position genu-pectorale et laissée dix ou quinze minutes dans cette position afin de laisser les organes se décongestionner avant toute tentative de réduction. L'utérus est alors refoulé par une pression lente suivant l'axe du détroit inférieur.

La *contention* ne doit pas être cherchée avant que l'on connaisse la cause du prolapsus. Si l'accident suit l'accouchement, la malade sera gardée au lit, les cuisses fléchies.

Une ceinture hypogastrique bien faite, supportant les viscères comme le feraient les deux mains appliquées au-dessus du pubis, est indiquée quand l'utérus est augmenté de poids ou refoulé par la pression abdominale.

En même temps, on combattra la congestion et l'hypertrophie de l'utérus par les moyens appropriés.

L'amputation du col sera pratiquée s'il y a allongement hypertrophique (Huguier). Une pelote périnéale ou la périnéorrhaphie sont les meilleurs moyens quand il y a eu rupture du périnée ou qu'il existe un élargissement considérable du vagin.

Les moyens de renforcer les supports de l'utérus et de suppléer à leur faiblesse sont fournis par les astringents et les toniques locaux sous forme de tannin, d'alun, etc., administrés soit en insufflation de poudre, soit sur des tampons.

Combinés au repos au lit et à un traitement général, ils peuvent donner de bons résultats dans les degrés peu avancés.

Un des moyens qui répondent le mieux à cette indication est le *pessaire*. Le nombre de ces instruments est considérable, et nous renvoyons sur ce sujet aux traités spéciaux (Signoret, *Thèse de Paris*, 1881).

Les uns sont complètement introduits dans le vagin, où ils prennent point d'appui par leur périphérie (*pessaires* de Meigs, de Hodge, de Dumontpallier, de Hewith, de Smith, de Thomas); les autres sont à la fois *externes et internes*. Une cuvette plus ou moins large, supportée par une tige extérieure qui se fixe à une ceinture, reçoit le col de l'utérus (*pessaires* de Borgnet, de Cutter, de Grandcollo).

Le traitement curatif consiste essentiellement soit à rétrécir le calibre du vagin, soit à fermer la vulve ou le vagin.

L'*élythrorraphie* ou opération ayant pour but de rétrécir le calibre du vagin est aujourd'hui pratiquée à l'aide de l'instrument tranchant; l'opération consiste essentiellement à enlever sur les parois vaginales, le plus souvent sur l'antérieure, une bande de tissu plus ou moins large et à rapprocher par la suture les lèvres de la plaie qui vient d'être faite, pour rétrécir d'autant la paroi vaginale. Proposée par un Français, Romain Gérardin, en 1823, pratiquée vers 1830 par Dieffenbach, puis par Scanzoni, Fricke, Velpeau, Roux, Stoltz, etc., l'élythrorraphie fut remise en honneur et entièrement modifiée par Sims (1858). Panas et Emmet ont encore modifié le procédé de Sims.

Le Fort (1877) a imaginé un nouveau procédé, dit *cloisonnement du vagin*, dans lequel on établit par suture une adhérence entre les deux parois vaginales avivées et, par conséquent, une *cloison verticale médiane* repoussant l'utérus, tout en permettant le coït. (Brunet, *Thèse de Paris*, 1883.)

Enfin, dans certains cas on peut fermer la vulve d'une manière complète ou partielle par la suture (*vulvorrhaphie*, *épisiorrhaphie*).

b. DÉVIATIONS UTÉRINES.

Il y a déviation de l'utérus toutes les fois que l'axe de cet organe ne correspond plus en tout ou en partie à celui du détroit supérieur, et qu'il ne peut être redressé par le seul fait de l'inclinaison variable du bassin, ni par le simple déplacement des anses intestinales, ni par la réplétion ou la vacuité des organes voisins (Valleix).

Étiologie. Pathogénie. — Nous ne reviendrons pas sur les causes générales qui favorisent ou déterminent les déplacements et les déviations de l'utérus.

Les déviations s'observent principalement de vingt à quarante ans, dans la période d'activité sexuelle, à l'âge où l'utérus subit des modifications qui l'exposent à l'inflammation. En effet, pour certains auteurs (Martineau) la déviation n'est que consécutive à la métrite, dont elle aggrave les symptômes.

Le plus souvent, les déviations succèdent à une involution incomplète de l'utérus après l'accouchement, alors que les femmes se sont levées et ont repris trop tôt leurs occupations. Toutes les conditions se trouvent réunies dans ce cas pour favoriser la déviation ; à savoir le poids et le volume de l'utérus, la mollesse et l'engorgement de son tissu, le relâchement des ligaments, la flaccidité des parois abdominales, la subinvolution du vagin, etc.

La mobilité et le poids de l'utérus, l'insuffisance de ses ligaments, la pression exercée par la vessie ou le rectum distendus, la fréquence des accouchements ou des avortements, constituent des causes prédisposantes. Comme nous l'avons déjà dit, plusieurs des éléments se combinent en général pour produire une déviation utérine.

Symptômes. — Pour certains auteurs, Kiwish, Simpson, Velpeau, Valleix, les déviations constitueraient une maladie essentielle et donneraient lieu à un ensemble de symptômes caractéristiques. Pour d'autres, au contraire (*Discussion Académie de médecine*, 1849 et 1854), les déviations n'éveilleraient par elles-mêmes aucun trouble fonctionnel ; ceux-ci devraient être attribués à des affections concomitantes, à la métrite et à la pelvi-péritonite.

La vérité est entre ces deux opinions extrêmes : les déviations peuvent déterminer des troubles mécaniques du côté de la miction et de la défécation, des névralgies sciatiques par compression du plexus sacré, dans la rétroversion surtout (Dumontpallier, Forfer, *Thèse de Paris*, 1882). Elles pourraient même (*id.*) déterminer des névralgies réflexes : névralgie intercostale, névralgie faciale, hémicrânie, névralgie dentaire, dont la relation de cause à effet avec la déviation est démontrée par la guérison, procurée grâce à la correction de la déviation par un pessaire. Des phénomènes dyspeptiques, des troubles nerveux, des vertiges, des douleurs et des difficultés dans la marche, des douleurs lombaires seraient également la conséquence des déviations utérines.

Pour Gaillard Thomas, l'influence de l'antéversion sur la gène de la locomotion ne saurait être mise en doute, la réduction de l'organe par un pessaire faisant cesser tous les accidents qui se reproduisent dès que l'instrument est enlevé.

Souvent aussi, il y a coïncidence d'une métrite soit primitive, soit consécutive à la déviation, et il devient bien difficile de faire la part de ce qui revient à l'une ou à l'autre de ces affections dans la symptomatologie.

Enfin, deux conséquences fréquentes des déviations, quelle qu'en soit l'origine, sont d'une part la dysménorrhée, surtout fréquente dans l'antéversion et l'antéflexion, et la stérilité due à la mauvaise position du col, difficilement atteint par le sperme.

Le *diagnostic* et le *traitement* des déviations utérines ne peuvent être formulés d'une manière générale ; ils se fondent sur les résultats fournis par l'examen, par le toucher vaginal et rectal, le spéculum et le cathétérisme utérin et sur les causes probables de l'affection.

D'une manière générale, suivant les indications on s'adressera au traitement médical ou au traitement mécanique. Si le déplacement est le résultat d'un état morbide antérieur, cet état morbide doit d'abord être traité. Cependant le traitement mécanique n'est pas seulement applicable aux déplacements simples et non compliqués (G. Thomas). « Celui-ci est, au contraire, fréquemment applicable lorsque le déplacement n'est que la complication d'un autre état morbide. Les pessaires jouent pour l'utérus le rôle des attelles dans le traitement des os fracturés; ils ne procurent pas à eux seuls la guérison, mais ce sont d'utiles adjuvants. » (Gaillard Thomas.)

1° ANTÉVERSION.

L'utérus est légèrement *antéversé* à l'état normal; l'axe du corps qui correspond avec celui du détroit supérieur est constitué par une ligne s'étendant de l'ombilic au coccyx.

Dans l'antéversion, le col est porté en arrière et en haut, il est plus éloigné de l'orifice vaginal qu'à l'état normal, et il est plus ou moins difficile à accrocher, ainsi que l'orifice externe, selon le degré de l'antéversion. Le col est senti plus facilement par le toucher rectal. En avant, en déprimant le cul-de-sac antérieur, on sent une plus grande partie de la face antérieure du corps de l'utérus; son fond peut être senti par la palpation au-dessus du pubis.

Le spéculum ne découvre que la lèvre antérieure du col; pour le découvrir en entier, il faut l'accrocher avec la sonde utérine et le tirer en avant pendant qu'on incline le spéculum en arrière.

Le cathétérisme utérin est difficile à pratiquer; le manche de la sonde doit être fortement abaissé et la fourchette déprimée.

Souvent l'antéversion est combinée avec un certain degré d'antéflexion.

Traitement. — L'utérus doit être remis en position, *réduit*, par une pression lente avec deux doigts introduits dans le vagin et repoussant en haut le corps de l'utérus, *lorsqu'on est bien sûr qu'il n'existe aucune inflammation péri-utérine* et que les symptômes sont dus au déplacement et non à un autre état morbide réclamant un traitement médical ou chirurgical.

Les moyens pour maintenir la réduction sont le décubitus dorsal prolongé, la rétention prolongée de l'urine (Piorry), l'application d'une ceinture abdominale hypogastrique et les pessaires. Les pessaires sont *difficiles à appliquer* dans l'antéversion et ne sont pas sans dangers, à cause de la pression qu'ils doivent exercer sur la paroi antérieure de l'utérus et la paroi vaginale antérieure.

Les pessaires de Smith, de Gaillard Thomas peuvent être essayés; mais de bons résultats peuvent aussi être obtenus par le simple soulèvement de l'utérus sans rectification de sa position, à l'aide de l'anneau-pessaire ou du pessaire à air, et quelquefois par l'application d'un simple tampon de coton glycériné dans le cul-de-sac antérieur.

2° RÉTROVERSION.

Le fond de l'utérus est porté en arrière, vers l'excavation du sacrum, et le col en avant contre la symphyse pubienne et la paroi postérieure de la vessie.

On sent dans le cul-de-sac postérieur une masse dure, arrondie et lisse, formée par la face postérieure de l'utérus; il faut ramener fortement le doigt en avant pour sentir le col accolé contre la paroi antérieure du vagin, derrière la symphyse pubienne, un peu plus rapproché que normalement de l'orifice vulvaire. Le toucher rectal fait sentir le fond de l'utérus comprimant plus ou moins le rectum. Le col ne peut être découvert complètement qu'en l'accrochant avec la sonde utérine ou en plaçant la femme dans la position genu-pectorale. Le cathétérisme utérin ne peut être pratiqué qu'en relevant fortement le manche de la sonde vers le pubis.

La rétroversion peut quelquefois se produire d'une manière aiguë à la suite d'une chute ou d'une violente secousse. Dans ce cas, la malade est incapable de se tenir debout; des douleurs très aiguës dans le ventre, la rétention d'urine et des matières fécales se déclarent d'une manière subite; la face exprime l'angoisse et le pouls est à peine perceptible.

La rétroversion de l'utérus gravide se produit aussi quelquefois vers le troisième ou le quatrième mois de la grossesse et se traduit par des phénomènes de compression et surtout par la rétention d'urine.

Traitement. — La *réduction* est obtenue en mettant la malade sur le côté gauche dans la position latérale de Sims ou dans la position genu-pectorale, pendant que l'opérateur placé derrière la malade soulève l'utérus avec deux doigts introduits dans le vagin jusqu'à ce qu'il ait atteint sa position normale. Les doigts peuvent aussi être introduits dans le rectum. La réduction doit être faite pendant que la malade fait une profonde inspiration suivie d'une expiration.

La *contention* est obtenue à l'aide du pessaire de Hodge modifié par Smith ou par le pessaire de Cutter.

Récemment (1883), Alexander, de Liverpool, a pratiqué pour combattre la rétroversion et la rétroflexion utérine, une opération sanglante dans laquelle les ligaments ronds sont cherchés au niveau de l'orifice inguinal externe, fortement attirés à l'extérieur pendant qu'on redresse l'utérus, et fixés avec des fils de cat-gut aux bords de l'anneau inguinal. Cette opération a été répétée avec succès par plusieurs chirurgiens anglais (Reid, Elder, Burton, etc.).

3° LATÉRO-VERSIONS.

Dans les latéro-versions l'utérus s'incline vers l'un des culs-de-sac latéraux ; on y sent le corps de l'utérus qui le déprime, tandis que l'autre est plus élevé et occupé par le col utérin plus ou moins difficile à percevoir ; les culs-de-sac antérieur et postérieur sont vides. Le col est difficile à apercevoir et ne peut être saisi qu'en variant la position de la femme sur l'un ou l'autre côté.

Il n'y a pas de traitement direct à opposer à la latéro-version qui complique l'antéversion ou la rétroversion ou qui est symptomatique d'une tumeur ou d'une inflammation repoussant ou immobilisant l'utérus vers l'un des côtés du bassin.

C. FLEXIONS DE L'UTÉRUS.

Dans la *flexion*, l'utérus est fléchi sur lui-même de manière à former un angle prononcé ; il est altéré dans sa forme. Dans la version, au contraire, l'axe longitudinal de l'organe a seul changé de direction dans le bassin. « La version peut être comparée à la luxation d'un os long, la flexion à une fracture avec réunion angulaire des deux extrémités fracturées. » (Gaillard Thomas.)

Les flexions sont souvent compliquées d'un certain degré de version et sont souvent le point de départ des versions.

Elles reconnaissent pour causes les influences générales qui produisent tous les déplacements et les déviations de l'utérus; mais ici l'inflammation qui affecte la muqueuse du col est de beaucoup la cause la plus fréquente. Elle agit en diminuant la résistance du col utérin dont une des fonctions est de supporter le corps. En outre, l'endométrite rend l'utérus plus lourd et favorise ainsi les flexions.

Les flexions et surtout l'antéflexion peuvent être d'origine congénitale (Soudry).

Les symptômes des flexions de l'utérus sont très vagues et peuvent être presque tous rapportés à la version qu'elles accompagnent et surtout à la métrite, dont les flexions ne sont le plus souvent que la conséquence.

1° ANTÉFLEXION.

L'*antéflexion*, un des déplacements les plus fréquents de l'utérus, consiste en une disposition dans laquelle le col ou le fond de l'utérus, quelquefois les deux, sont fléchis en avant.

D'après les recherches de Velpeau (1849, *Académie de médecine*), de Boullard (1852), de Piochaud (1855), l'antéflexion est la règle pendant la première enfance, et elle se rencontre fréquemment à un faible degré chez les multipares sans constituer une maladie.

Le toucher vaginal trouve facilement le col utérin dans sa position normale; il fait reconnaître dans le cul-de-sac antérieur une saillie lisse, dure et arrondie, qui n'est autre que le corps de l'utérus couché sur ce cul-de-sac et formant avec le col un angle plus ou moins aigu.

La sonde utérine ne peut pénétrer que si l'on porte le manche de l'instrument en bas ou si l'on exagère sa concavité en avant.

Le *traitement* de l'antéflexion ne doit être entrepris que si la déviation est cause d'accidents qu'on ne peut rapporter à aucune autre origine *et si tout soupçon d'inflammation péri-utérine peut être écarté*. Il consiste dans la réduction de l'organe faite avec les plus grandes précautions à l'aide de la sonde de Sims introduite dans l'utérus et dans l'application soit d'un pessaire à antéversion, soit de l'anneau-pessaire de Dumontpallier.

Toute intervention est inutile et dangereuse dans la *flexion irréductible*.

Dans quelques cas où cette antéflexion irréductible met un obstacle à l'écoulement des liquides venant de l'utérus, ou dans le but de remédier à la stérilité, on a sectionné la paroi postérieure du col avec un bistouri introduit dans sa cavité et articulé en forme de lame de rasoir (Sims). Cette opération absolument condamnable a été suivie dans un grand nombre de cas de la mort des malades, presque toutes atteintes avant l'opération d'une périmétrite ou d'une pelvi-péritonite latente.

2° RÉTROFLEXION.

Dans la *rétroflexion* le corps de l'utérus est fléchi vers le sacrum de façon à faire avec le col un angle à sinus postérieur.

Le col conserve en général sa situation et sa direction normales, mais il peut lui-même se déplacer.

L'espace péritonéal rétro-utérin étant beaucoup plus étendu que l'antérieur, la rétroflexion peut se produire à un degré plus avancé que l'antéflexion ; parfois, le corps descend jusqu'au niveau de l'extrémité supérieure du vagin et on l'a même vu, dans des cas extrêmes, descendre plus bas en oblitérant le rectum et le vagin.

Au toucher, le cul-de-sac antérieur est vide, mais dans le cul-de-sac postérieur on sent le corps globuleux de l'utérus séparé du col par une rainure plus ou moins profonde. On peut obtenir la sensation d'un mouvement de sonnette en entraînant avec le doigt, alternativement en arrière et en avant, le col de l'utérus (Aran). On a la sensation d'un corps placé à l'extrémité d'un levier coudé qui suit les mouvements imprimés au col utérin.

Le toucher rectal permet de sentir facilement le corps de l'organe.

La sonde utérine fournit des données importantes sur la direction du canal utérin. Son bec doit être porté en arrière et le manche vers le pubis.

Traitement. — La réduction peut être faite à l'aide de deux doigts introduits dans le vagin, pendant que la femme est dans le décubitus latéral ou dans la position genu-pectorale.

Elle peut d'abord être maintenue avec des tampons d'ouate glycérinés et plus tard, si la sensibilité des parties n'est pas trop vive, avec le pessaire de Hodge, de Smith ou de G. Thomas, ou le pessaire à tige de Cutter.

Dans la rétroflexion irréductible, le mieux est de s'abstenir de toute intervention.

Dans les cas où elle donne lieu à des troubles graves par la difficulté qu'elle apporte à la menstruation, G. Thomas conseille, après avoir anesthésié la malade, de dilater l'anus et de refouler l'utérus en avant avec l'index et le médius introduits dans le rectum.

L'opération d'Alexander a été plusieurs fois pratiquée contre la rétroflexion.

3° LATÉRO-FLEXIONS.

Les *latéro-flexions* sont rarement isolées ; elles sont le plus souvent combinées avec les autres déplacements de l'utérus.

Elles peuvent être confondues avec des tumeurs fibreuses ou des inflammations péri-utérines. Le toucher, la palpation abdominale et le cathétérisme utérin permettent le plus souvent de faire le diagnostic.

Il y a rarement lieu de combattre directement la latéro-flexion.

C. RENVERSEMENT OU INVERSION DE L'UTÉRUS.

Ce déplacement consiste en un renversement plus ou moins complet de l'utérus : le fond de l'organe s'enfonce dans la cavité utérine et vient faire saillie par sa face interne entre les lèvres du col. Contrairement à ce qui se passe dans le prolapsus, l'orifice externe du museau de tanche occupe la région supérieure de la tumeur, dont la partie inférieure est constituée par le fond de l'organe.

Ce déplacement, étudié dans tous les traités spéciaux de gynécologie et dans un grand nombre de mémoires, a été récemment l'objet d'un très important travail de Denucé (*Traité clinique de l'inversion utérine*, 1883).

Anatomie pathologique. — On divise l'inversion en *incomplète* et *complète*. Dans l'inversion incomplète, le col lui-même ne participe pas au renversement de l'organe. On y distingue plusieurs degrés, suivant que le fond de l'utérus plus ou moins déprimé en dedans comme un doigt de gant ou un cul-de-fiole (Mauriceau), descend plus ou moins bas et pend hors de la vulve en entraînant la partie supérieure du vagin. L'organe inversé peut rester contenu dans le vagin, sans faire saillie au dehors.

Dans l'inversion *complète* ou *totale*, variété la plus rare, le segment cervical participe au renversement : l'utérus retourné sur tous les points regarde par l'orifice du museau de tanche directement en haut vers la grande cavité abdominale. C'est une véritable *invagination* (Courty), et souvent tout bourrelet appartenant au col a disparu (Depaul).

Dans le petit bassin, à la place de l'utérus, on trouve un infundibulum dont la profondeur est en raison du degré du renversement, dans lequel sont contenues une certaine étendue des trompes et des ligaments larges et des anses intestinales.

Dans l'inversion ancienne, le tissu utérin est presque toujours le siège d'une inflammation chronique ; la muqueuse se congestionne ; des adhérences peuvent s'établir entre les divers points des surfaces séreuses ou entre les muqueuses utérine et vaginale.

Dans quelques cas rares, on a vu l'utérus inversé se détruire par gangrène.

Étiologie. Pathogénie. — L'invèrsion ne peut guère se produire qu'après une diminution de résistance du tissu du col dont une des fonctions est de soutenir le fond et le corps de l'utérus, et avec un état de ramollissement et d'hypertrophie de l'utérus. Si une traction se produit dans ces conditions, l'inversion peut se produire.

Ces conditions se trouvent réalisées au moment de l'accouchement; soit sous l'influence de contractions utérines, soit après une traction sur le cordon et le placenta encore adhérent, l'inversion se produit. Elle peut encore arriver, mais rarement, quelques jours après l'accouchement sous l'influence d'efforts de diverse nature.

Le déplacement peut encore se produire à la suite de tractions exercées par un polype ou toute autre tumeur.

Sur 400 cas d'inversion, on en trouve 350 consécutifs à l'accouchement et 50 dûs à des polypes.

Enfin, il peut se présenter d'une manière aiguë chez des femmes multipares et même chez des filles vierges à la suite d'un violent effort.

Symptômes. — Dans le cas d'inversion brusque, il se produit une douleur vive, souvent accompagnée de vomissements et de syncope, avec état général grave comme dans les grands traumatismes de l'abdomen ; on observe souvent une hémorrhagie abondante ; et la mort peut arriver soit par la perte de sang, soit par accidents syncopaux répétés.

Dans la forme progressive, les phénomènes sont peu marqués ; il existe surtout une métrorrhagie presque continuelle, exaspérée au moment des menstrues et pouvant devenir tout à coup menaçante par son abondance.

Une leucorrhée abondante est de règle ainsi que des troubles de la miction et de la défécation. La marche est pénible et on note souvent une dépression profonde du système nerveux.

Quand l'inversion n'est pas complète, on constate au toucher et au spéculum, que le col a conservé ses caractères normaux ; suivant le degré, on peut apercevoir une masse globuleuse rougeâtre, faisant saillie entre ses lèvres écartées, ou bien voir un bourrelet circulaire formé par le col qui étrangle le fond de l'utérus inversé, ou enfin voir du premier coup une tumeur globuleuse pendant au dehors de la vulve.

Diagnostic. — L'absence du globe utérin dans le petit bassin constatée par le palper et le toucher, l'hémorrhagie qui se fait à la surface de la tumeur au moment des règles, la possibilité de sentir un bourrelet circulaire à la partie supérieure de la tumeur, quelquefois la présence de l'orifice des trompes, sont des signes capables de faire reconnaître l'inversion utérine.

Le diagnostic est plus difficile lorsque le renversement est produit par un polype et quand il s'agit de reconnaître ce qui appartient à l'utérus ou à la tumeur.

L'utérus est en général plus souple, plus sensible et plus foncé. Une aiguille enfoncée dans l'utérus produit de la douleur et y pénètre facilement ; enfoncée dans une tumeur fibreuse, elle ne réveille pas de douleur et pénètre difficilement.

L'abaissement se distingue de l'inversion de l'utérus par la présence en bas de la tumeur de l'orifice du col, qui fait défaut dans le renversement.

Pronostic. — Le pronostic est toujours grave ; l'inversion aiguë peut faire périr rapidement la femme par hémorrhagie ou par syncope.

Dans la forme prolongée ou chronique, des hémorrhagies répétées, des menaces de gangrène, la gravité des opérations nécessaires pour la réduction, font le pronostic toujours sérieux.

Dans des cas excessivement rares, on a vu l'utérus se réduire spontanément.

Traitement. — Dans les cas aigus, la réduction doit être tentée et faite de suite, et elle est en général d'autant plus facile que l'on est plus près du moment de l'accident.

Dans les cas chroniques, elle doit toujours être la première méthode de traitement; elle a donné des succès fort longtemps après la production de l'inversion, dans une période dont les limites extrêmes s'étendent entre quatre mois et *trente ans*. (Audigé. *Thèse de Paris*, 1881.)

La réduction est *rapide* ou *lente* : dans la réduction rapide, on pratique pendant l'anesthésie, soit sur le fond de la tumeur, soit sur son corps, soit sur une de ses parties latérales, un *taxis manuel* qui peut être prolongé pendant une heure et même plus. Courty conseille en même temps de fixer le col avec deux doigts introduits dans le rectum et recourbés en crochet au-dessus de l'utérus pour appuyer fortement sur les ligaments utéro-sacrés.

Dans deux cas, G. Thomas ouvrit l'abdomen comme pour une laparotomie, et, par cette ouverture, il alla dilater l'orifice du col à l'aide d'un dilatateur analogue à celui dont on se sert pour les gants. L'orifice une fois dilaté, la réduction de l'inversion fut facile. Une des malades succomba à une péritonite suraiguë, l'autre guérit.

La réduction *lente* peut être obtenue à l'aide de l'application prolongée d'un pessaire à air de Gariel dans le vagin. Elle s'est produite dans un intervalle de temps variant entre le sixième et le vingt-quatrième jour après la mise en place du pessaire. Elle est généralement précédée et annoncée par une série de douleurs expulsives rappelant celles de l'accouchement.

Dans le cas où ces moyens ont échoué, il faut recourir à l'*ablation* de l'utérus inversé. L'ablation rapide au bistouri, au galvano-cautère, ou au thermo-cautère, ou à l'écraseur linéaire est généralement abandonnée. Seuls ou à peu près, Hegar et Kaltenbach conseillent d'amputer l'organe au bistouri, en appliquant pendant le cours même de l'opération des sutures régulières sur ce qui va être le moignon amputé.

Aujourd'hui, le procédé de choix est l'amputation lente de l'utérus par la *ligature élastique* pratiquée la première fois par Courty en 1876. Ce procédé a l'avantage de prévenir les hémorrhagies, de favoriser la production d'adhérences péritonéales avant le détachement du moignon, de permettre la surveillance et la désinfection des parties étreintes par le fil constricteur. Il n'a donné en France que des succès. La date moyenne de la section complète correspond au onzième jour (Audigé). Périer a perfectionné ce procédé par une ingénieuse instrumentation grâce à laquelle la constriction des tissus, exercée par un fil inextensible de soie phéniquée, peut être maintenue et augmentée sans que l'on ait besoin de se livrer sur l'utérus à des manœuvres et à des tiraillements pénibles et souvent dangereux. (*Bulletin de la Société de chirurgie*, 1880.)

IV

AFFECTIONS INFLAMMATOIRES DE L'UTÉRUS.

MÉTRITES.

L'inflammation de l'utérus ou *métrite* a donné lieu à des travaux si nombreux et à des discussions si importantes que nous ne saurions avoir la prétention d'en citer même une faible partie. Son étude tient une large place dans tous les traités spéciaux, et nous ne pouvons que rappeler ici les noms d'Aran, Becquerel, Nonat, Bennet, Courty, Gallard, A. Guérin, Martineau, etc., qui tous ont longuement traité cette question.

La multiplicité des travaux auxquels elle a donné lieu a peut-être même contribué à l'obscurcir, certains auteurs ayant tendance à exagérer le nombre des formes et des variétés de métrite, en se fondant sur l'étiologie, la symptomatologie ou l'anatomie pathologique.

Il en est résulte un nombre tel de variétés que la confusion s'en est suivie. Nous croyons nous rapprocher davantage de la vérité et simplifier l'étude clinique en décrivant l'inflammation de l'utérus comme celle de tout autre organe, avec deux formes, l'une *aiguë*, l'autre *chronique*, présentant une symptomatologie différente suivant les causes qui leur ont donné naissance, et modifiée par le terrain sur lequel les affections se sont développées.

La forme chronique peut occuper isolément ou à la fois le corps et le col de l'organe, sans que cette localisation anatomique se traduise par des signes bien nettement tranchés; elle peut amener à la longue des modifications dans la nutrition du tissu utérin et aboutir à une forme nouvelle, la *métrite parenchymateuse.*

Nous décrirons donc ici la *métrite aiguë,* la *métrite chronique* et la *métrite parenchymateuse* qui n'en est qu'une variété plus anatomique que clinique.

1° MÉTRITE AIGUË.

Cette affection est aussi quelquefois décrite sous le nom de *métrite interne aiguë,* d'*endométrite aiguë,* de *catarrhe utérin aigu.*

Étiologie. — La métrite aiguë est une affection fréquente; sa fréquence se trouve expliquée par les congestions répétées dont la muqueuse utérine est le siège, congestions qui n'ont qu'un faible degré à franchir pour arriver à l'inflammation. Aussi la métrite peut-elle être produite par tous les actes, par toutes les circonstances qui produisent la congestion de la muqueuse utérine; les imprudences trop tôt après les couches, les premiers rapports sexuels après le mariage, la suppression brusque des règles par le froid, les excès vénériens, la masturbation, sont des causes de métrite fréquemment invoquées. Un certain nombre d'entre elles expliquent comment l'affection peut se développer aussi bien chez des jeunes filles que chez des femmes mariées.

La métrite aiguë peut aussi être provoquée par les traumatismes directs portés sur l'utérus, incision ou dilatation du col, introduction de redresseurs, de pessaires, etc.; elle succède quelquefois à l'inoculation du pus blennorrhagique cheminant du vagin vers la cavité utérine.

Anatomie pathologique. — L'inflammation se localise en général dans la muqueuse seule, elle peut occuper isolément la muqueuse du col ou celle du corps ; elle occupe souvent les deux à la fois. L'utérus est gros, son tissu est ramolli et d'une couleur plus foncée qu'à l'état normal ; la muqueuse, très congestionnée, est le siège d'une rougeur plus ou moins vive, uniforme ou constituée par des arborisations vasculaires fines ou par de véritables ecchymoses.

Un liquide jaunâtre, purulent, quelquefois teinté de sang, occupe la cavité utérine, dilatée suivant les uns (Aran), rétrécie suivant d'autres (A. Guérin). La surface externe du col est rouge ; elle peut présenter des ulcérations ou un développement remarquable de papilles.

Symptômes. — Le début de l'affection peut ne consister qu'en malaise général avec sensation de gêne et de pesanteur dans le bassin, de douleurs dans les reins, les aines et les cuisses, des brûlures dans le vagin, avec ténesme anal et vésical. Souvent aussi la métrite débute par un frisson et l'appareil fébrile symptomatique des affections aiguës. Le ventre devient sensible dans la région hypogastrique avec sensation de chaleur se propageant jusqu'au vagin et la vulve (Courty), et quelquefois, dans les cas graves, il se développe de la tympanite, de la sensibilité générale de l'abdomen et une tendance aux vomissements.

Au bout de peu de jours, on observe un écoulement visqueux qui, vers le huitième ou dixième jour, devient crémeux, purulent et quelquefois sanguinolent. Dans certains cas, l'hémorrhagie débute dès le deuxième ou le troisième jour et se prolonge les jours suivants, accompagnée de l'écoulement muqueux et muco-purulent.

En général l'hémorrhagie est suivie d'un soulagement des douleurs.

Le toucher, toujours très douloureux, montre le vagin quelquefois sec, toujours chaud et brûlant surtout dans ses parties supérieures ; le col est gros, saillant, œdémateux, l'orifice externe est entr'ouvert.

Dans une forme moins aiguë, l'examen au spéculum est possible et montre le col rouge violacé, quelquefois recouvert d'ulcérations superficielles ; son orifice dilaté contient un mucus plus ou moins transparent ou du muco-pus. L'application du spéculum détermine quelquefois une légère hémorrhagie.

Marche. Terminaisons. — En général, en dehors de l'état puerpéral, la métrite aiguë se termine par la guérison en un mois à six semaines ; elle est souvent le point de départ d'un catarrhe utérin chronique.

Dans des cas rares, l'affection se propage au péritoine par les trompes de Fallope et il en peut résulter une péritonite mortelle.

D'autres fois, elle est le point de départ de poussées inflammatoires péri-utérines que nous étudierons plus tard.

Diagnostic. — Le diagnostic est en général facile ; le phlegmon péri-utérin et la péritonite du petit bassin déterminent des phénomènes généraux beaucoup plus graves que la métrite et une sensibilité excessive de l'abdomen sur des points autres que l'utérus; ils se reconnaissent à l'induration générale des tissus péri-utérins, et à l'absence de l'écoulement muqueux et sanguinolent qui ne manque pas dans l'inflammation de l'utérus.

Il peut être difficile de distinguer une métrite interne aiguë d'une violente blennorrhagie, d'autant plus que les affections peuvent se compliquer.

Traitement. — Le repos complet dans le décubitus dorsal, des doses répétées d'opium à l'intérieur, un grand cataplasme sur le bas-ventre, des injections chaudes, dans le vagin, d'eau de guimauve ou de pavot additionnée d'acide borique à 4 pour 100 ou de solution phéniquée faible, des lavements pour éviter et combattre la constipation, seront les moyens simples et généralement suffisants dans le traitement de la métrite aiguë.

Dans certains cas très aigus et chez des malades non anémiées, des sangsues seront appliquées à l'hypogastre.

Nous rejetons absolument l'application des sangsues sur le col ou les scarifications pratiquées sur cet organe avec un instrument quelconque.

Les malades doivent être surveillées avec soin au retour de la période des règles et prévenues des dangers de toute excitation sexuelle.

MÉTRITE CHRONIQUE.

La métrite chronique est quelquefois désignée sous le nom d'*endométrite chronique* et abusivement sous le nom de *catarrhe utérin*, qui n'en est qu'un symptôme.

L'affection peut ici être nettement localisée au col de l'utérus qu'elle occupe le plus souvent, ou au corps; au point de vue clinique, la métrite *cervicale* seule peut être nettement décrite et reconnue, la métrite du corps n'ayant que des symptômes et des signes très vaguement caractérisés.

Anatomie pathologique. — L'inflammation dans la forme chronique peut se localiser au col et au corps de l'utérus, mais elle peut envahir ces deux parties simultanément; de même, elle peut siéger dans la muqueuse seule, mais le plus souvent le parenchyme sous-jacent prend part au processus inflammatoire.

L'organe ramolli est augmenté de volume surtout dans son corps et par dilatation excentrique des parois plutôt que par leur épaississement; les cavités sont remplies d'un liquide sanguinolent, puriforme et quelquefois franchement purulent.

La muqueuse du corps, épaissie, est rouge violacé, ecchymotique; elle est ordinairement hérissée de villosités, ou parsemée de granulations, de fongosités variant de la grosseur d'un pois à celle d'une framboise et siégeant en général sur la paroi postérieure. Ces végétations forment des masses fongueuses qui en se pédiculisant constituent de véritables polypes (*métrite villeuse, granuleuse, polypeuse*).

Ces végétations sont constituées, tantôt par une hypertrophie des glandes dilatées et devenues flexueuses, tantôt par du tissu embryonnaire peu vasculaire, tantôt et exclusivement par des vaisseaux quelquefois très dilatés dont la rupture explique la fréquence des hémorrhagies de la métrite interne. (De Sinéty.)

Dans le col, les plis de l'arbre de vie sont exagérés; les glandes muqueuses transformées en kystes (*œufs de Naboth*) encombrent la cavité cervicale et font quelquefois saillie à l'orifice externe.

La muqueuse s'hypertrophie et fait hernie ou *ectropion* entre les lèvres du museau de tanche sous forme d'un bourrelet muqueux; exposée à tous les frottements du coït et de la locomotion, elle sécrète une grande quantité de mucus épais et filant quelquefois teinté de sang.

Souvent on observe sur les lèvres du col des ulcérations plus ou moins étendues, tantôt *simples* produites par desquamation de l'épithélium, tantôt *folliculaires* dues à l'inflammation et à l'évacuation des follicules glandulaires, tantôt *papillaires* et fongueuses produites par l'hypertrophie des couches sous-épithéliales. Dans tous les cas, elles sont d'origine inflammatoire et succèdent toujours à une infiltration d'éléments embryonnaires au-dessous de la muqueuse du col. (De Sinéty.)

Dans quelques cas, surtout chez des vieilles femmes, on constate dans la métrite chronique une oblitération de l'orifice interne du col par adhérence inflammatoire ou consécutive à une cautérisation.

Enfin de Sinéty a constaté au microscope, au-dessous de la muqueuse et dans l'interstice des fibres musculaires, une production de tissu embryonnaire indiquant le passage de la métrite *muqueuse* chronique à la métrite *parenchymateuse*.

Étiologie. — La métrite chronique succède à la métrite aiguë ou est chronique d'emblée. Dans ce dernier cas surtout, il est difficile de ne pas reconnaître l'importance de causes générales prédisposantes, assez considérable aux yeux de certains auteurs pour motiver la constitution d'un groupe de *métrites constitutionnelles* (Martineau). La faiblesse naturelle de la constitution, la chlorose et la chloro-anémie, la scrofule, la tuberculose, l'affaiblissement produit par des grossesses répétées, par des lactations prolongées, par les mauvaises conditions hygiéniques, sont des causes prédisposantes qui peuvent agir sur l'utérus comme sur tout autre organe.

L'influence de l'herpétis, de l'arthritis, de la syphilis (Martineau) paraît plus douteuse, si on ne se contente pas de regarder ces états constitutionnels comme pouvant affaiblir l'économie et prédisposer aux affections utérines comme toute autre cause de dénutrition.

Les causes prédisposantes locales sont plus importantes et sont surtout fournies par la fréquence d'accouchements à intervalles rapprochés, par l'involution utérine incomplète après la délivrance, par les déplacements de l'utérus, etc.

Les tentatives d'avortement, les excès de coït, les fatigues, sont les causes occasionnelles. Mais, souvent, celles-ci font défaut et des causes minimes produisent l'affection préparée par un état constitutionnel mauvais. J'insiste à dessein sur cette double étiologie à la fois générale et locale de la métrite chronique; car elle domine les indications du traitement de cette affection qui appartient autant au ressort médical que chirurgical.

Symptômes — Il est difficile de faire la part des symptômes qui appartiennent à la métrite du col et du corps, celle-ci n'ayant pas de caractères nettement tranchés et distinctifs. La plupart des symptômes que nous passerons en revue auront donc surtout trait à la métrite cervicale; ceux que l'on assigne à la métrite du corps seront étudiés ensuite.

Ces symptômes comprennent des troubles fonctionnels et généraux et des signes locaux.

L'affection peut exister quelquefois pendant longtemps sans se révéler autrement que par une abondante leucorrhée.

Le plus souvent le début est marqué par une douleur sourde,

une sensation de pesanteur et de tiraillement dans le bassin et les lombes. Souvent il se fait des irradiations douloureuses vers l'articulation sacro-iliaque, l'articulation sacro-coccygienne, la partie interne de la cuisse jusqu'au genou et quelquefois jusqu'au niveau du coccyx (*coccyodynie*).

Les douleurs ne sont pas toujours soulagées par le lit et elles se compliquent parfois d'un prurit vulvaire des plus pénibles. La santé générale s'altère dans la plupart des cas : des troubles digestifs, des troubles nerveux, des troubles nutritifs acquièrent quelquefois une telle prédominance qu'ils masquent les phénomènes locaux de l'affection utérine. La dyspepsie et la gastralgie, les névralgies diverses et surtout la névralgie lombo-abdominale, les palpitations, quelquefois des troubles hystériques, parfois l'amaigrissement, l'altération des traits (*type utérin*), sont autant de phénomènes qui accompagnent l'affection et en rendent le traitement et le pronostic variables.

Parmi les signes locaux, la *leucorrhée* est un des plus constants; elle est souvent le premier signe de la métrite chronique; parfois peu abondante, elle ne s'exagère qu'à l'époque des règles; d'autres fois elle est assez considérable pour forcer les femmes à se garnir.

C'est un liquide plus ou moins transparent ou opaque, plus ou moins muco-purulent, parfois même tout à fait purulent; il est quelquefois tenace et visqueux et ressemble tout à fait à du blanc d'œuf.

Dans quelques cas, l'écoulement muco-purulent alterne avec des hémorrhagies; les règles se prolongent et se rapprochent, de sorte qu'au bout de quelque temps les femmes se plaignent d'être *toujours dans le sang*.

Les règles se trouvent ainsi dérangées; quelquefois elles sont retardées et irrégulières; presque toujours, elles s'accompagnent de coliques utérines et d'une exacerbation dans tous les phénomènes douloureux locaux et à distance.

Dans leur intervalle peuvent se déclarer des métrorrhagies rebelles et abondantes, surtout quand l'utérus est le siège de fongosités; souvent, le coït est douloureux et exagère les symptômes; la conception est exceptionnelle.

La vessie peut aussi être impressionnée de même que le rectum, et les malades sont tourmentées par des envies fréquentes d'uriner, de la constipation ou du ténesme rectal avec expulsion de matières muqueuses et glaireuses.

Le toucher vaginal fait reconnaître que le col est gros, entr'ouvert et irrégulier, quelquefois légèrement douloureux; il peut indiquer une induration des culs-de-sac dont la profondeur est quelquefois diminuée.

Le spéculum montre le col béant, laissant échapper en abondance un mucus filant et tenace, difficile à détacher; le col est gros, ses lèvres sont quelquefois rouges, gonflées, présentant les variétés d'ulcérations que nous avons étudiées plus haut, ou laissant échapper par leur orifice la muqueuse en ectropion, rouge et facilement saignante.

A une période plus avancée, au contraire, le col est pâle, anémié, résistant et dur sous le doigt.

L'hystéromètre révèle un agrandissement de la cavité utérine; il passe facilement dans le canal cervico-utérin et mesure 6, 7 et 8c, et quelquefois plus, si l'inflammation porte sur tout l'organe. Quelquefois, au contraire, il pénètre difficilement si l'orifice est rétréci ou il doit être courbé pour suivre le chemin d'une déviation utérine.

Il indique aussi souvent la sensibilité de l'organe, la tendance de la muqueuse aux hémorrhagies, les inégalités de la surface, la présence de brides fibreuses ou de tumeurs polypeuses ou interstitielles.

Les symptômes de la métrite du *corps* de l'utérus sont très vagues : dans l'endométrite totale, les cavités seraient agrandies et la douleur se révélerait dans tout l'utérus à la palpation bimanuelle ou au cathétérisme. L'écoulement leucorrhéique, moins dense et plus filant que celui du col, serait souvent mélangé de sang et présenterait une teinte rouillée.

D'autres fois il est laiteux et quelquefois purulent. A l'époque de la menstruation, la muqueuse utérine pourrait présenter une exfoliation totale comme dans la dysménorrhée membraneuse.

L'absence de l'inflammation du col coïncidant avec une leucorrhée profuse et la dilatation de l'orifice interne peuvent faire supposer une métrite du corps.

Pronostic. — La métrite chronique est une affection longue et rebelle ne guérissant spontanément que dans des cas exceptionnels, amenant souvent une détérioration complète de l'état général et des principales fonctions, menaçant quelquefois l'existence par l'abondance et la répétition des métrorrhagies, et conduisant en général à la stérilité.

La guerison paraît d'autant plus difficile à obtenir que le mucus sécrété est plus abondant, épais, résistant et s'écoulant lentement de l'orifice utérin (G. Thomas).

Dans la métrite chronique du corps, la guérison est presque impossible à obtenir si l'affection est ancienne, si l'écoulement est purulent, s'il y a des membranes de dysménorrhée, s'il y a un déplacement, ou s'il y a agrandissement des cavités et si la malade est loin de la ménopause.

Enfin une condition générale domine le pronostic de l'endométrite du corps et du col, c'est l'état constitutionnel de la malade, quelquefois aggravé par l'affection utérine.

Traitement. — Le traitement doit être *général* et *local*.

Le traitement général a la plus grande importance. Gaillard Thomas avoue que s'il était obligé de choisir entre le traitement local et le traitement général, il préférerait souvent ce dernier.

Les deux traitements doivent être le plus souvent combinés.

Nous ne pouvons ici entrer dans les détails de ce traitement général qui comprend toutes les conditions et précautions hygiéniques, le régime, la médication reconstituante, le traitement palliatif des phénomènes douloureux ou dyspeptiques, la cure aux eaux thermales sulfureuses, chlorurées sodiques, arsenicales, ou indifférentes, suivant les indications.

Dans les cas légers, le traitement local peut se composer exclusivement d'irrigations d'eau tiède matin et soir sur le col, additionnées de sel marin ou de glycérine et prolongées pendant dix à quinze minutes. L'application de tampons glycérinés laissés en place vingt-quatre heures peut donner les meilleurs résultats et amener une rapide décongestion du col.

Quand l'organe est mou, rouge, congestionné, dans la période encore peu avancée de l'affection, la scarification du col ou l'application de pointes de feu avec le thermo-cautère amènent un grand soulagement et peuvent être suivies d'un bon résultat définitif.

Le plus souvent il est nécessaire de modifier la muqueuse utérine à l'aide d'applications topiques, après ou sans dilatation préalable du col utérin et après un nettoyage complet de sa cavité et de ses lèvres soigneusement débarrassées de toutes les mucosités qui les encombrent et les soustraient au contact immédiat des agents modificateurs.

On peut modifier la muqueuse :

1° En badigeonnant les parois avec un pinceau imbibé d'un liquide, teinture d'iode, solution de nitrate d'argent au $\frac{1}{30}$, glycérine iodée ou tannique, solution de chlorure de zinc, de sulfate de cuivre; acide chromique; acide phénique au 1/5 ;

2° En touchant les parties malades avec un caustique solide, nitrate d'argent préalablement fondu à la lampe et porté sur une sonde utérine, etc.;

3° En laissant pendant plus ou moins longtemps un caustique solide ou un tampon saturé en contact avec les parois du canal, crayon de nitrate d'argent qu'on laisse fondre sur place, crayon iodoformé, crayons au tannin et à l'acide phénique, etc.

Si l'affection résiste à ces divers moyens de traitement, on peut chercher à modifier encore plus profondément la muqueuse malade et même à la détruire soit à l'aide de l'acide nitrique fumant, soit avec l'acide chromique.

A une période avancée de l'affection, quand la congestion des premiers temps est remplacée par un état hyperplasique du tissu utérin, quand le col est devenu dur, pâle et résistant, on peut revenir avec avantage à l'application de pointes de feu avec le thermocautère.

Enfin dans des cas tout à fait rebelles et surtout dans la forme hémorrhagique liée aux fongosités utérines, le raclage de la cavité déjà indiqué par Récamier et fait aujourd'hui avec la curette de Sims ou de Simon, après dilatation préalable du col, peut être suivi des meilleurs résultats au double point de vue de la cessation des hémorrhagies et de la guérison des lésions locales.

L'ectropion de la muqueuse utérine à travers les lèvres du col, soit à la suite de déchirures au moment de l'accouchement, soit par le fait de la métrite chronique, peut entretenir au niveau du col des ulcérations, des fongosités, qu'aucun moyen n'est capable de faire diminuer. C'est pour ces cas qu'Emmet de New-York (1862) imagina l'opération qui porte son nom ou celui de *trachélorrhaphie*, dans laquelle on avive les bords d'une déchirure plus ou moins ancienne du col et on les rapproche à l'aide de sutures. (Voir Fage, *thèse de*

Paris, 1881.) L'ulcération se trouve ainsi supprimée avec le tissu cicatriciel ou induré qui la supportait.

Je n'ai pas besoin d'ajouter que tous ces traitements locaux, aussi bien les plus minimes que les plus importants, doivent être conduits avec les plus grandes précautions, que toute intervention immédiate, quelle qu'elle soit, est contre-indiquée si l'on constate les moindres signes de périmétrite ou de pelvi-péritonite et que, faute de ces précautions et d'une foule de minuties de détails sur lesquels je ne puis m'appesantir ici, non seulement la guérison n'est pas obtenue, mais les plus graves accidents, allant jusqu'à la mort, peuvent éclater comme un coup de foudre, au milieu d'une tranquillité trompeuse pour la malade et le médecin.

MÉTRITE PARENCHYMATEUSE CHRONIQUE.

La métrite parenchymateuse chronique ne représente pas une entité morbide primitive et isolée; elle succède à la métrite interne chronique, dont elle n'est qu'une phase ou une modalité, et est essentiellement caractérisée par la prolifération ou l'hyperplasie des éléments cellulaires dans les tissus sous-jacents à la muqueuse utérine, et entre les fibres musculaires du tissu utérin. Aussi sera-t-elle mieux dénommée sous le nom de métrite *interstitielle* (de Sinéty), beaucoup d'auteurs ayant confondu en partie la métrite parenchymateuse avec la métrite chronique muqueuse. Gaillard Thomas la décrit sous le nom d'*Hyperplasie aréolaire.*

Anatomie pathologique. — Un caractère important de cette affection est l'augmentation du volume de l'utérus, qui cependant dépasse rarement le volume du poing d'un adulte. Cette hypertrophie porte en général sur tout l'organe, mais elle peut se localiser sur tout le col ou sur une des lèvres seulement : le museau de tanche ressemble alors vaguement à une trompe de tapir, d'où le nom de col *tapiroïde* donné à cette forme.

L'augmentation de volume de l'utérus est dû à un épaississement de ses parois qui peut atteindre au fond jusqu'à 2 et 3 centimètres; cette hypertrophie est excentrique et, malgré l'épaisseur des parois, la cavité utérine est généralement dilatée.

Dans les premières périodes de la maladie, le tissu utérin est mou, rougeâtre et très congestionné; la muqueuse est épaissie (*métrite interne concomitante*) ; le col est gros et gonflé ; à une période plus avancée, dite *d'induration*, le tissu utérin devient plus dur, plus résistant, d'aspect cicatriciel. A la longue il peut s'atrophier, acquérir une consistance presque cartilagineuse et crier sous le scalpel. C'est une véritable sclérose de l'utérus.

Au microscope, on constate dans les premières périodes, outre l'hypérémie, la présence d'un grand nombre d'éléments embryonnaires dans toute l'épaisseur de la paroi et surtout autour des vaisseaux. Plus tard, ce tissu se rétracte, devient fibreux et diminue et oblitère le calibre des vaisseaux.

De Sinéty a observé dans un utérus à cette période de l'affection une dilatation considérable des espaces lymphatiques et une hyperplasie localisée au tissu conjonctif circumvasculaire. Il propose donc d'appeler la lésion *sclérose circumvasculaire*.

Étiologie. — La métrite parenchymateuse chronique reconnaît dans son étiologie les mêmes causes que la métrite chronique muqueuse. La nature de ses lésions, c'est-à-dire la production d'éléments conjonctifs nouveaux et quelquefois l'hypertrophie des fibres musculaires utérines, permet de considérer comme une de ses causes les plus ordinaires une involution incomplète de l'utérus après l'accouchement ou l'avortement. Dans cet état d'involution incomplète, la régression des éléments produits dans le tissu utérin pendant la gestation ne se fait pas en totalité et les lésions de la métrite parenchymateuse se trouvent, pour ainsi dire, toutes préparées.

Un déplacement, une métrite chronique ou toute autre cause déterminant une hypérémie persistante, se produisant sur un utérus qui a déjà subi la gestation, peut déterminer la forme parenchymateuse de l'affection.

Toutes ces causes ont été déjà énumérées à propos de la métrite interne chronique.

La *symptomatologie* et le *traitement* se confondent trop avec ce que nous avons dit à propos de cette dernière affection pour que nous ayons quelque chose à ajouter aux données précédentes.

V

HYPERTROPHIE DE L'UTÉRUS.

L'hypertrophie de l'utérus peut être *générale* ou *partielle* et n'intéresser que le col.

L'hypertrophie *générale* est rare et mal connue; elle paraît être le plus souvent la conséquence d'une métrite ou de la présence d'un corps fibreux ou d'un polype dans l'utérus.

L'hypertrophie *essentielle* qui consisterait en une augmentation du tissu musculaire utérin est difficile à démontrer.

D'après Ch. Labbé (*Arch. gén. de médec.*, 1885), l'hypertrophie totale et idiopathique de l'utérus peut être le fait d'une infiltration myomateuse généralisée à toutes les parois de l'organe. L'hypergénèse régulière des éléments musculaires et conjonctifs aboutit à une augmentation plus ou moins marquée du volume de l'organe. Cette hypertrophie comprendrait deux variétés: 1° l'hypertrophie *fibro-myomateuse* pure; 2° l'hypertrophie *myo-télangiectasique* caractérisée par le nombre et le volume des vaisseaux qui parcourent le tissu utérin.

Cette hypertrophie peut se compliquer de la présence de kystes.

L'hypertrophie *partielle*, localisée au col, constitue une affection bien distincte reconnaissable à ses caractères anatomiques et cliniques.

HYPERTROPHIE DU COL DE L'UTÉRUS.

L'histoire de cette affection date d'un mémoire d'Huguier (Académie de médecine, 1859), qui la décrivit sous le nom d'*allongement hypertrophique du col* et la distingua du prolapsus utérin avec lequel elle avait été jusqu'alors confondue.

Huguier a décrit deux formes principales d'élongation, celle de la portion *sous-vaginale*, c'est-à-dire de la partie située au dessous de l'insertion du vagin, et celle de la partie *sus-vaginale*, située au-dessus de cette insertion.

Enfin, récemment, Crevet (*Thèse d'Erlangen*, 1878) a distingué une hypertrophie du segment *moyen*, c'est-à-dire de cette partie du col qui est *sous-vaginale* en arrière et *sus-vaginale* en avant, par suite de la différence de niveau de l'insertion vaginale sur le col en arrière et en avant.

1° *Hypertrophie sous-vaginale du col.* — Les causes en sont obscures; on a invoqué la métrite chronique, les ulcérations, les contusions pendant l'accouchement, la subinvolution après la délivrance, etc.

Anatomie pathologique. — Il existe une hypertrophie *congénitale* sous-vaginale du col dans laquelle cet organe est simplement hypertrophié sans aucune altération de sa structure; l'hypertrophie porte sur tout le col ou sur l'une de ses lèvres et lui donne la forme, soit d'un cône, soit d'un pénis, soit d'un battant de cloche.

Dans l'allongement *acquis*, les tissus profonds sont également normaux ainsi que la muqueuse. Le col augmenté de volume transversalement et par en bas est surtout effilé, conique ou cylindro-conique, tantôt renflé à sa partie inférieure en chou-fleur, en massue, en bec d'oiseau. La forme varie suivant que l'hypertrophie porte plus spécialement sur l'une ou les deux lèvres.

Huguier a fait remarquer que dans cette hypertrophie le col conservait ses rapports avec les culs-de-sac vaginaux, et que ceux-ci ne sont que très légèrement abaissés par le fait d'une descente légère de l'utérus.

Symptômes. — Comme dans le prolapsus, les femmes éprouvent souvent, mais non toujours, des tiraillements et des douleurs dans les reins et les aines, de la douleur au moment où elles s'assoient, de la difficulté pour le coït, du ténesme anal et vésical, de la leucorrhée, des hémorrhagies répétées, une tendance aux inflammations péri-utérines.

La menstruation peut s'accompagner de douleurs dues au rétrécissement de l'orifice externe et quelquefois de l'expulsion difficile de caillots, clivés, rubanés.

Le cathéter utérin pénètre à plus de 8 centimètres au lieu de 5 à 6.

Ce signe, joint à la liberté des culs-de-sac vaginaux qui ont conservé leur profondeur, ne permet pas de méconnaitre l'allongement hypertrophique du col et de le confondre avec le prolapsus utérin.

L'allongement sous-vaginal ne sera pas confondu avec une élongation œdémateuse du col survenant quelquefois chez des femmes enceintes ou atteintes de tumeur utérine ou pelvienne; la consistance de l'organe et l'examen du ventre permettront de rapporter cette apparence du col à sa véritable cause.

L'affection entraîne la dysménorrhée et la stérilité et n'a aucune tendance à guérir spontanément.

Traitement. — Le traitement ne peut consister que dans la résection du col. L'opération se fait avec un bistouri et l'on peut, après la section, réunir d'une manière circulaire par la suture les muqueuses vaginale et cervicale pour prévenir l'hémorrhagie immédiate et le rétrécissement secondaire (Hégar). Elle se fait aussi très avantageusement à l'aide de l'anse galvano-caustique.

2° HYPERTROPHIE SUS-VAGINALE.

Anatomie pathologique. — L'hypertrophie porte sur le segment du col situé au-dessus de l'insertion du vagin et souvent aussi sur une petite partie du corps située au voisinage de l'isthme. Le col fait saillie à la vulve; le vagin a en quelque sorte disparu et le toucher montre que ses culs-de-sac sont à *un* ou *deux* centimètres du museau de tanche, plus large et béant, faisant saillie au niveau de l'orifice vulvaire plus ou moins loin en dehors; souvent même il n'y a plus de culs-de-sac ni de museau de tanche. La vessie accompagne la chute du vagin et il y a cystocèle. Le fond de la matrice est ordinairement situé à son niveau normal ou légèrement abaissé.

Huguier a constaté à l'autopsie l'éraillure et la déchirure de l'aponévrose pelvienne à son milieu, la déchirure de la bandelette transversale qui double le cul-de-sac recto-vaginal et des fibres centrales et vaginales du releveur de l'anus, la destruction de l'aponévrose moyenne du périnée.

Symptômes. — La tumeur fait une saillie comme dans le prolapsus utérin. Elle est généralement ovoïde ou conoïde à sommet inférieur, présentant une légère concavité antérieure; à son extrémité on aperçoit une fente transversale qui est l'orifice du col, dans le voisinage duquel siège souvent une ulcération due au frottement.

L'hystéromètre s'enfonce dans la cavité utérine à une profondeur qui peut varier de 9 à 20 centimètres.

Par la pression, la tumeur rentre assez facilement dans le bassin et peut y rester quelques instants pour ressortir quand la malade se lève ou s'assoit. Cette possibilité de réduction apparente est sans doute due à une inflexion, à un coude que forme le col de l'utérus quand il est repoussé de bas en haut.

La hernie de la vessie forme en avant du col une tumeur qui est fluctuante quand elle est pleine d'urine ; quelquefois il se forme en ce point un diverticule dans lequel l'urine ne pénètre pas et où la sonde n'arrive que difficilement.

Les troubles fonctionnels peuvent être très peu accusés ; ils ne diffèrent pas de ceux qui existent dans l'allongement sous-vaginal.

Diagnostic. — L'affection ne saurait guère être confondue qu'avec le prolapsus de l'utérus. Elle s'en distingue par la profondeur de la cavité utérine, où la sonde s'enfonce de 10, 12 et même 20 centimètres, par l'absence d'une vraie réduction, par la possibilité de sentir le fond de l'utérus par la palpation abdominale, et par l'impossibilité de sentir à travers le rectum une sonde introduite dans la vessie et séparée du doigt par toute l'épaisseur du col hypertrophié.

Traitement. — Si les accidents sont peu marqués, on peut se contenter d'un traitement palliatif ayant pour but de soutenir l'utérus et de le soustraire aux frottements et aux causes d'ulcération.

Le véritable traitement est l'opération imaginée par Huguier sous le nom d'*amputation conoïde du col*. Elle consiste à enlever une portion considérable de la partie sus-vaginale du col, à sculpter dans la tumeur un cône *plein* à base inférieure, laissant ensuite un cône *creux* situé plus ou moins près de la cavité utérine.

Cette opération est difficile ; elle expose à l'hémorrhagie, à l'ouverture du cul-de-sac péritonéal, recto-vaginal et à celle de la vessie ; mais dans les cas où l'intervention est franchement indiquée, elle ne saurait être remplacée par aucune autre.

3° Hypertrophie du segment moyen.

L'hypertrophie peut porter isolément sur la partie moyenne du col, qui est intra-vaginale en arrière et sus-vaginale en avant. L'utérus peut atteindre jusqu'à 15 centimètres de long. Le rapport des parties est très-différent de ce qu'on observe dans les deux autres variétés : la vessie est entraînée très bas au-devant de la tumeur ; le cul-de-sac vaginal antérieur a presque disparu, tandis qu'en arrière le vagin et le cul-de-sac postérieur ont conservé leur situation et leur longueur normales.

Ce prolapsus complet de la partie antérieure du vagin coïncidant avec la conservation du cul-de-sac postérieur est le signe diagnostique par excellence de cette variété d'allongement hypertrophique.

Le traitement consiste dans une amputation conoïde du col, rendue moins grave et plus facile par la possibilité de mieux connaître la position de la vessie et par l'absence de cul-de-sac recto-vaginal.

VI

TUMEURS DE L'UTÉRUS.

—

FIBRO-MYOMES DE L'UTÉRUS.

Les tumeurs fibreuses de l'utérus décrites par les auteurs anciens sous les noms de *tubercules*, de *stéatomes*, de *sarcomes*, ne sont réellement bien connues que depuis les travaux de Levret (1749), de Hunter et Baillie, de Bichat, Bayle (1813), Dupuytren et Roux. Leur histoire est complètement faite dans tous les traités de gynécologie et d'anatomie pathologique, et parmi ces derniers nous nous contenterons de citer les travaux importants sur ce sujet de Cruveilhier, de Broca, de Virchow. La bibliographie sera avantageusement consultée dans la thèse de Lefour (*Agrégat.* 1880).

Ces tumeurs sont aussi connues sous le nom de *corps fibreux*, *tumeurs fibreuses* (Cruveilhier), de *fibroïdes* (Lebert), de *fibro-myomes*, de *myomes*, de *leio-myomes* (Virchow), d'*hystéromes* (Broca). Nous les décrivons sous le nom de *fibro-myomes*, qui répond le mieux à leur structure anatomique.

Anatomie pathologique. — La fréquence des fibro-myomes est si considérable qu'on en trouverait sur un cinquième des femmes ayant dépassé trente-cinq ans. Ils se présentent sous la forme de masses blanc jaunâtre présentant toutes les configurations possibles, sphériques quand les tumeurs se developpent librement à la surface de l'organe, polyédriques quand elles sont bridées par la résistance du tissu utérin, étranglées en bissac quand elles font saillie à travers l'orifice interne du col, etc. Leur surface extérieure est en général lisse, quelquefois, au contraire, mamelonnée, comme s'il y avait juxtaposition de plusieurs tumeurs.

Leur volume est extrêmement variable et peut varier dans des proportions énormes, entre les dimensions d'une lentille, d'un œuf, du poing, d'une tête de fœtus, d'adulte, et celles de masses pouvant peser 10, 20, 24, 30 et 40 kilos.

Leur nombre est aussi variable; l'utérus peut être occupé par une seule tumeur, tandis que dans d'autres cas il en présente 3, 6, 10 et même 40, et peut être criblé par des centaines de ces tumeurs ayant un petit volume.

Les fibro-myomes sont durs et élastiques; leur tissu, blanchâtre à l'intérieur, homogène, lardacé, crie à la coupe et semble constitué par des fibres irrégulièrement entre-croisées ou disposées en couches concentriques. Leur raclage donne une petite quantité de liquide filant comme du blanc d'œuf et analogue à la synovie.

Ces tumeurs semblent greffées sur le tissu de l'utérus; elles sont entourées le plus souvent d'une couche de tissu cellulaire lâche, d'une espèce de bourse séreuse (Verneuil) qui permet leur énucléation, et dans laquelle se ramifient les vaisseaux et les nerfs. Peu vasculaires par elles-mêmes, elles sont quelquefois parcourues à leur surface par de gros sinus veineux pouvant acquérir la dimension du petit doigt. Plus rarement, elles sont pénétrées par des sinus veineux, dont la présence leur donne un aspect caverneux.

D'après les recherches de Lebert, Broca, Robin, Virchow et autres, on s'accorde à reconnaître que ces productions sont composées à la fois de *fibres de tissu conjonctif* et de *fibres-cellules lisses*, analogues aux fibres musculaires de l'utérus. Les rapports qui existent entre la quantité de fibres musculaires et le tissu conjonctif varient à l'infini.

Ces tumeurs peuvent subir une série de transformations capables de modifier leurs caractères cliniques. Quelquefois elles se *ramollissent*, soit en devenant *œdémateuses* et pseudo-fluctuantes, soit en subissant la *dégénérescence graisseuse*, qui atteint surtout les fibres musculaires, plus rarement la dégénérescence *myxomateuse*.

On les voit quelquefois s'atrophier et disparaître, soit par régression graisseuse, soit par rétraction fibreuse.

Dans d'autres cas, elles *s'indurent* par rétraction du tissu fibreux avec disparition des fibres musculaires, ou elles se *calcifient*. Les tumeurs interstitielles ou sous-péritonéales surtout peuvent devenir le siège d'une transformation calcaire qui se fait ordinairement du centre à la périphérie et peut donner au néoplasme la dureté de la pierre : ces dépôts calcaires sont composés de phosphate, de carbonate et de sulfate de chaux; ils peuvent revêtir l'apparence osseuse sans que jamais le microscope y ait montré les éléments caractéristiques du tissu osseux.

Ces corps fibreux calcifiés peuvent se détacher peu à peu du tissu qui les entourent et être expulsés à l'extérieur par le vagin ou par la vessie, à travers une ulcération (*calculs utérins*).

Plus rarement, la *suppuration* ou la *gangrène* peut envahir les fibro-myomes, après inflammation de la capsule qui les enveloppe.

Enfin on peut y trouver des cavités *kystiques*, des *géodes* (Cruveilhier), uniques ou multiples, pouvant acquérir des dimensions qui modifient tout à fait la physionomie de la tumeur primitive. Ces tumeurs *fibro-kystiques* doivent être décrites à part, à cause de leur importance clinique.

Les tumeurs fibreuses peuvent siéger sur tous les points de l'utérus; mais leur siège le plus habituel est la paroi postérieure et le fond de l'utérus, souvent aussi la jonction du col et du corps et le col lui-même. L'utérus s'hypertrophie, se déforme, se vascularise, et le plus souvent *sa cavité se trouve agrandie* (Gallard).

Il est en général entraîné en haut par la tumeur. L'hypertrophie de l'utérus, au voisinage d'un fibrome, même petit, peut atteindre des dimensions considérables; la cavité utérine peut acquérir 10 à 14 centimètres de longueur, et l'organe augmente comme dans la grossesse (*Grossesse fibreuse*, Guyon).

La présence de la tumeur peut aussi provoquer une endométrite chronique.

Le siège primitif de la tumeur est toujours dans l'épaisseur des parois utérines; mais, sous des influences mal connues, son développement peut se faire dans des sens différents. Tantôt, le néoplasme se dirige vers la surface et devient *sous-péritonéal*, tantôt il fait saillie sous la muqueuse, fibrome *sous-muqueux;* d'autres fois il reste inclus dans les parois, *fibrome interstitiel.* Souvent la tumeur est à la fois sous-muqueuse et sous-péritonéale. Les fibromes sous-péritonéaux et sous-muqueux peuvent se pédiculiser et même se détacher du tissu utérin sous forme de *corps flottants* dans l'abdomen ou de *polypes* dans la cavité utérine.

Étiologie. — L'étiologie des fibro-myomes est complètement inconnue; nous savons seulement que l'affection est extrêmement fréquente, et qu'elle se développe surtout de trente à quarante-cinq ans chez les femmes, mariées ou non. On a avancé que la race africaine y était plus sujette.

Symptômes. — La symptomatologie comprend des troubles *fonctionnels* de l'utérus, des *phénomènes mécaniques* de compression déterminés par la tumeur, des *signes physiques* fournis par les divers modes d'exploration. Tous ces phénomènes varient suivant le siège occupé par le fibro-myome.

Les fibro-myomes sous-péritonéaux, peu volumineux, peuvent ne donner lieu à aucun symptôme. Dans cette forme prédominent surtout les troubles mécaniques de compression. La tumeur détermine des troubles de la miction et de la défécation; ceux-ci peuvent être portés à tel point qu'il y ait une véritable obstruction intestinale. De même la miction peut être entravée au point qu'il se développe des phénomènes urémiques mortels.

Ces accidents sont produits le plus souvent par des fibromes de *petit* volume; quand ceux-ci acquièrent de grandes proportions, ils s'élèvent dans l'abdomen et laissent libres les organes du petit bassin.

Les tumeurs volumineuses peuvent amener des névralgies et même la paralysie des membres inférieurs par compression des plexus nerveux, et de l'œdème et de l'ascite, par compression des veines.

Les fibromes sous-péritonéaux déterminent assez souvent de petites poussées de péritonite adhésive, caractérisées par des douleurs et un léger mouvement fébrile.

Les tumeurs *sous-muqueuses*, par leur voisinage de la muqueuse, déterminent de bonne heure des écoulements muqueux et surtout des hémorrhagies. L'écoulement muqueux peut prendre de grandes proportions et atteindre 200 à 500 grammes (*Myome hydrorrhéique* de Trélat). L'hémorrhagie se fait d'abord avec les règles, qui sont d'une abondance exagérée, puis elle se reproduit en dehors de l'époque menstruelle pour augmenter à ce moment, et elle ne tarde pas, par son abondance et sa continuité, à déterminer un état anémique des plus prononcés.

Un symptôme assez fréquent du myome sous-muqueux est une douleur expulsive par contraction utérine analogue à celle de l'accouchement.

Les myomes *interstitiels* sont accompagnés de leucorrhée et d'hémorrhagie comme les précédents quand leur développement les pousse vers la muqueuse, et de phénomènes de compression s'ils acquièrent un grand volume dans le bassin.

Le toucher vaginal montre la plupart du temps que le col est élevé et difficile à atteindre; si la tumeur est sous-péritonéale et peu volumineuse, il peut ne donner que ce renseignement.

Quelquefois il peut faire sentir des bosselures faisant relief dans le col, indiquer une augmentation de volume et une dureté régulière siégeant dans l'une des lèvres, l'état de plénitude des culs-de-sac. Combiné à la palpation hypogastrique, il fait voir que la tumeur est adhérente avec l'utérus et que le col se déplace en sens inverse des mouvements imprimés à la tumeur par la main appliquée sur l'hypogastre.

Si la tumeur fait saillie dans la cavité du col et, à plus forte raison, si elle a pénétré dans le vagin, le doigt peut rencontrer une masse dure, ferme, résistante, enchâssée entre les lèvres du col ou distendant plus ou moins le vagin, et retenue à l'utérus par un pédicule que l'on peut suivre plus ou moins haut. D'autres fois, le doigt tombe sur une masse molle, friable, qui n'est autre qu'un fibrome en voie de ramollissement ou de putréfaction.

Parfois, au moment d'une métrorrhagie, sous l'influence des contractions expulsives de la matrice, le corps fibreux vient se présenter au col, où il peut être atteint par le doigt; puis quelques jours plus tard il disparaît dans la cavité du corps et ne peut plus être touché. Ces apparitions intermittentes, signalées par Huguier et Larcher, sont fort importantes à connaître, et expliquent la différence des résultats donnés par des examens faits à quelques jours d'intervalle.

La palpation hypogastrique fait reconnaître, dès que le myome a acquis un certain volume, une tumeur dure, ferme, en général régulière, quelquefois mamelonnée et grossièrement lobulée, située sur la ligne médiane ou à peu de distance d'elle.

Quelques-unes de ces tumeurs sont tellement volumineuses qu'elles remplissent complètement tout l'abdomen et repoussent les fausses côtes et le diaphragme. Dans ce cas, il existe en général une grosse masse plus ou moins régulièrement sphérique, sur laquelle la palpation fait reconnaître des tumeurs moins grosses, lobulées, comme surajoutées.

Si la tumeur est volumineuse et creusée d'une grande cavité kystique remplie de liquide, elle est le siège d'une fluctuation comme dans les kystes de l'ovaire.

Dans des cas rares on peut, à l'auscultation de l'abdomen, percevoir un souffle ressemblant d'une manière frappante à celui de la grossesse (Winckel, West).

Le cathétérisme utérin démontre un agrandissement de la cavité, qui peut acquérir 10, 12 et même 20 centimètres de profondeur; la sonde peut également contourner un polype sous-muqueux, faire apprécier ses dimensions, son point d'implantation, etc. Dans tous les cas, cet examen sera toujours pratiqué avec les plus minutieuses précautions, pour éviter la perforation des parois utérines et le transport de substances septiques dans la cavité.

Marche. Terminaisons. — D'une manière générale, après une période d'accroissement dans les phénomènes de compression ou d'hémorrhagie, le fibro-myome ne se traduit plus par aucun trouble fonctionnel après la ménopause. La tumeur persiste, mais elle n'est plus gênante que par son volume ou la déformation qu'elle imprime à l'abdomen.

Quelquefois, à partir de ce moment, elle diminue de grosseur et devient plus dure en subissant la dégénérescence fibreuse ou calcaire.

Dans des cas rares, soit après l'accouchement, soit à la ménopause, le fibro-myome se résorbe et disparaît.

Plus souvent la tumeur est expulsée spontanément par la cavité utérine : tantôt elle se pédiculise et, après une série d'étapes marquées par des contractions utérines et des poussées métrorrhagiques, elle force le col et arrive dans le vagin; tantôt son atmosphère celluleuse périphérique entre en suppuration, et après formation d'un abcès le fibro-myome se détache et s'échappe de l'utérus. Enfin, dans d'autres cas, il se sphacèle par place et s'élimine par fragments, avec la suppuration que provoque le travail d'élimination.

Dans ces deux derniers cas, la fièvre s'allume et la septicémie et la péritonite sont toujours menaçantes.

Dans des cas tout à fait exceptionnels, on a vu la tumeur s'éliminer spontanément après inflammation et suppuration des parois abdominales, ou faire issue dans la vessie ou le vagin.

Complications. — Par leur abondance ou leur répétition, les métrorrhagies peuvent devenir une véritable complication; elles menacent l'existence d'une manière rapide ou provoquent une série de troubles généraux imputables à l'anémie.

Le plus souvent, les complications sont engendrées par le volume ou le siège de la tumeur ou l'irritation qu'elle exerce dans son voisinage.

Des névralgies sciatiques, une constipation opiniâtre, quelquefois des accidents aigus ou chroniques d'obstruction intestinale; de la dysurie avec rétention d'urine complète ou incomplète, de l'œdème des membres inférieurs, des thromboses veineuses, sont les phénomènes les plus ordinaires dus à la compression exercée par la tumeur. Tous ces accidents peuvent présenter des rémissions ou des exacerbations temporaires, liées aux poussées de congestion ou de décongestion du fibro-myome.

D'autres fois, surtout dans le cas de fibromes sous-péritonéaux, les malades accusent une douleur fixe, continue ou intermittente en un point de l'abdomen, et présentent même des poussées fébriles de péritonite partielle.

On peut aussi observer une ascite plus ou moins considérable, semblant avoir pour caractère particulier de se reproduire d'une manière rapide après la ponction.

Enfin, en outre des graves complications septiques et inflammatoires déterminées par l'issue spontanée des myomes à travers le col et le vagin, cette élimination peut s'accompagner de la production d'une inversion utérine difficile à reconnaître et capable d'aggraver singulièrement les manœuvres opératoires.

Dans bon nombre de cas, les fibro-myomes utérins sont une cause de stérilité; pendant la grossesse, ils peuvent provoquer des avortements ou des accouchements prématurés; au moment de l'accouchement, leur saillie dans la cavité utérine, dans le col ou dans le vagin, constitue une cause de dystocie et peut réclamer une opération s'adressant à la tumeur ou au fœtus; après la délivrance, ils peuvent s'opposer au retrait de l'utérus et provoquer ainsi une hémorrhagie des plus sérieuses.

Diagnostic. — Le diagnostic des fibro-myomes de l'utérus doit être établi dans deux circonstances différentes : 1° quand il n'y a pas de tumeur appréciable; 2° quand il y a une tumeur perçue par le vagin, le rectum, ou par l'abdomen, ou simultanément par ces divers points.

Dans le premier cas, le diagnostic ne peut se fonder que sur des signes rationnels; les métrorrhagies, le caractère des douleurs lombaires, abdominales, et surtout des douleurs expulsives au moment des pertes, l'absence des causes et des signes ordinaires d'une endométrite chronique, la conservation de la santé générale, sont les éléments importants d'un diagnostic probable. Les signes physiques permettent seuls la certitude.

Quelquefois la tumeur est reconnue par hasard à l'occasion d'un examen vaginal ou par la palpation hypogastrique.

Quand il y a à la fois coïncidence d'une tumeur hypogastrique et d'une tumeur perçue au niveau du col, il ne saurait guère y avoir de doute. Le diagnostic est plus difficile quand la tumeur siège exclusivement dans le col ou dans le corps utérin.

Une tumeur petite, dure, occupant une des lèvres du col et se prolongeant plus ou moins haut dans le tissu utérin, peut être prise pour une *infiltration épithéliale* ou cancéreuse au début. Pour rejeter le cancer on se fondera sur l'intégrité de la muqueuse; sur la limitation en général précise du fibrome, qui n'est pas diffus comme l'épithélioma; sur l'abondance des hémorrhagies, rares dans le cancer à une période où il n'y a pas d'ulcération; sur l'augmentation souvent considérable de la cavité utérine, et sur les résultats des examens pratiqués à des intervalles plus ou moins éloignés, c'est-à-dire sur la marche de l'affection.

Les divers modes d'exploration par le toucher vaginal et rectal, par le cathétérisme utérin, ne laisseront pas confondre un fibromyome avec un *déplacement* de l'utérus, rétro ou anté-flexion, anté ou rétro-version.

La *périmétrite* et l'*hématocèle rétro-utérine* s'accompagnent ou se sont accompagnées de phénomènes aigus, douloureux et fébriles qui ne se retrouvent pas dans la tumeur fibreuse.

Quand la tumeur fait saillie dans le col et dans le vagin, quand elle s'accompagne d'un écoulement sanguin et ichoreux fétide, chez une femme pâle, anémiée par les hémorrhagies antérieures, ayant souffert ou souffrant encore des douleurs de la compression ou de l'expulsion, le myome en voie d'élimination, ramolli, sphacélé, déchiqueté par place, pourrait être confondu avec les végétations d'un *cancer du col*. Un examen attentif permettra au doigt de contourner la tumeur, de constater l'intégrité des parois vaginales et d'arriver jusqu'aux lèvres ou jusqu'à l'une des lèvres du col à travers lesquelles la masse fait hernie ; ce doigt reconnaîtra que ces lèvres sont saines ou effacées, qu'elles ne présentent ni l'induration, ni les ulcérations du cancer et qu'à travers le col la tumeur se continue plus ou moins haut dans l'utérus.

Le toucher également fera distinguer du fibro-myome procident l'*hypertrophie* du col, dans laquelle la tumeur, percée d'un orifice qui n'est autre que celui du museau de tanche, se continue d'une manière parfaite depuis son extrémité jusqu'aux culs-de-sac vaginaux.

L'*inversion utérine* sera reconnue par le cathétérisme utérin, indiquant une diminution considérable du diamètre longitudinal de la cavité de l'utérus.

Le *prolapsus uterin* sera diagnostiqué par les signes que nous avons donnés à propos de cette affection.

Quand il existe une tumeur abdominale, le diagnostic ne présente de difficultés qu'avec certaines *tumeurs solides* ou quelques *kystes* de l'ovaire. Les fibromes de l'ovaire sont rares, comparés à la fréquence des fibromes utérins; leur siège est en général plutôt latéral que médian, leur mobilité est aussi souvent plus grande que celle des fibro-myomes; enfin le cathétérisme ne montre pas de modifications dans les dimensions de la cavité utérine.

Le plus souvent aussi, la métrorrhagie et les autres signes rationnels des corps fibreux font défaut.

Ces dernières considérations s'appliquent aussi au diagnostic des *kystes* de l'ovaire; ceux-ci ne pourraient guère être confondus avec les myomes utérins que s'ils présentent une épaisseur ou une tension de leurs parois empêchant de percevoir la fluctuation ou s'ils renferment des masses solides et des cloisons épaisses en quantité considérable.

La confusion sera presque impossible à éviter quand il s'agit d'un *fibro-myome* kystique de l'utérus, ou d'un myome mou et quasi-fluctuant. L'examen de la cavité utérine, l'existence d'un souffle vasculaire (Péan et Urdy) et souvent même les résultats de la ponction exploratrice ne peuvent donner que des probabilités.

La *grossesse normale* et la *grossesse extra-utérine* peuvent quelquefois donner lieu à de grandes difficultés de diagnostic avec le corps fibreux de l'utérus; en général, à moins d'indications pressantes, le diagnostic pourra toujours être éclairci avec le temps, et dans le cas de doute on devra s'abstenir de toute exploration pouvant déterminer l'avortement.

Les difficultés du diagnostic peuvent être portées à leur maximum quand il y a coïncidence d'une grossesse avec un fibro-myome utérin.

Pronostic. — Le pronostic de ces tumeurs ne saurait être formulé d'une manière générale et varie avec beaucoup de circonstances. Les myomes, bénins histologiquement, c'est-à-dire incapables de se généraliser, d'infecter l'économie ou de récidiver après une ablation complète, peuvent, par leur volume, leur évolution, donner lieu à des accidents mortels; les hémorrhagies, la compression des voies urinaires ou de l'intestin, la suppuration et la gangrène de la tumeur entraînent assez souvent la mort.

En dehors de ces graves complications, la vie sexuelle de la femme peut se trouver plus ou moins compromise au point de vue du coït, de la grossesse et de l'accouchement.

D'une manière générale, les fibro-myomes sous-péritonéaux sont moins graves que les autres, pourvu qu'ils n'acquièrent pas un volume trop considérable.

La migration des myomes sous-muqueux à travers le col et leur pédiculisation constituent une circonstance favorable grâce à laquelle la tumeur peut être enlevée.

Traitement. — Le traitement est *palliatif* et ne s'adresse qu'aux symptômes déterminés par la tumeur ; il est *curatif* et vise la tumeur elle-même.

Le traitement médical n'a jamais fait disparaître un myome utérin ; il en est de même de l'électricité, qui n'agit quelquefois d'une manière utile qu'en combattant les hémorrhagies.

Les injections sous-cutanées d'ergotine par la méthode d'Hildebrand (1872) ne semblent avoir aucune action sur l'évolution du fibrome; elles ne sont utiles que contre les hémorrhagies et elles ne doivent donc pas être répétées et prolongées d'une manière continue, quand ce symptôme a cédé. L'ergotine et l'ergot de seigle peuvent avoir pour effet de provoquer des contractions utérines grâce auxquelles le corps fibreux est expulsé de l'utérus et amené dans le vagin.

Ces médicaments, administrés par les diverses voies, constituent la ressource la plus précieuse et la plus efficace contre les hémorrhagies des myomes utérins et peut-être contre le développement de la tumeur (Verneuil).

Le traitement palliatif *chirurgical* est fondé sur les relations intimes existant entre le développement des fibromes utérins et les congestions ovariennes menstruelles et aussi sur la diminution de la tumeur après la ménopause; il consiste à provoquer une ménopause anticipée par l'ablation des ovaires.

Cette ovariotomie *normale,* cette *castration ovarienne* ou *oophorectomie,* pratiquée presque en même temps par Hegar (de Fribourg) et Rob. Battey en Amérique (1872), peut se faire, soit par l'abdomen, soit par le vagin.

Elle n'est indiquée que si tous les autres modes de traitement sont inefficaces, si la malade est loin de l'époque de la ménopause ou l'a dépassée, si elle est menacée par l'abondance et la répétition des hémorrhagies, enfin si l'ablation de la tumeur est jugée impraticable.

Cette opération a presque toujours atteint l'objectif poursuivi par les chirurgiens, la suppression des hémorrhagies, sinon immédiate du moins en peu de temps; par surcroît presque toujours, dans la porportion de 80 pour 100, la tumeur décroît toute seule et l'on a toutes les garanties d'une guérison radicale (Tissier, *Thèse de Paris,* 1885).

La gravité de l'oophorectomie est peu considérable, surtout comparée à celle de l'hystérectomie ou de l'énucléation des corps fibreux; sur 171 opérations, Tissier ne relève que 25 morts, soit 14, 6 pour 100 de mortalité, et, dans une dernière série de 31 opérations, Lawson Tait n'a pas eu un seul décès.

Le traitement *curatif* des fibro-myomes utérins comprend leur ablation par les voies naturelles ou l'extirpation de la tumeur par la laparotomie.

Quand la tumeur s'est pédiculisée et qu'elle fait saillie dans le vagin, elle est enlevée soit par torsion de son pédicule, soit par section à l'aide des ciseaux, de l'écraseur linéaire, du serre-nœud ou de l'anse galvanique.

L'opération se réduit à l'ablation d'un polype.

La même opération peut être pratiquée dans l'intérieur de la cavité utérine après débridement des lèvres du col, quand la tumeur a été reconnue pédiculée.

Quand la tumeur fait en même temps saillie dans le vagin et est encore contenue en partie dans l'utérus, la portion vaginale peut être réséquée de la même manière ; mais l'opération reste alors forcément incomplète et expose souvent à de graves accidents septiques déterminés par la suppuration ou la gangrène suraiguë de la masse restante.

Contre ces corps fibreux engagés en partie dans le vagin ou contre les corps fibreux interstitiels, on peut aussi pratiquer l'*énucléation* déjà proposée par Amussat, Velpeau, Lisfranc, Maisonneuve. L'opération consiste, après incision ou dilatation du col utérin, à inciser la capsule dans laquelle est enkysté le corps fibreux et à décortiquer celui-ci soit avec les doigts, soit avec divers instruments appropriés, dits *énucléateurs*, de Sims, de Simpson, de Gaillard Thomas.

Ces manœuvres sont toujours délicates et dangereuses, et sont suivies de mort dans un nombre de cas assez considérable (33 pour 100 Gusserow, 16 pour 100 Lomen). Elles sont cependant seules indiquées dans les cas où le corps fibreux faisant saillie dans le vagin est encore en partie enfermé dans l'utérus.

L'ablation de la tumeur par la laparotomie ou *hystérectomie* est la seule opération radicale en cas de volumineuses tumeurs interstitielles ou sous-séreuses, menaçant l'existence par leur évolution rapide ou par les graves accidents qu'elles déterminent (hémorrhagies, compression des organes voisins).

Cette opération difficile, grave, souvent incomplète, a une mortalité considérable : sur 573 hystérectomies pratiquées pour fibro-myomes utérins, il y eut 241 morts, soit une proportion de 46 pour 100 (Bigelow).

KYSTES DE L'UTÉRUS. — TUMEURS FIBRO-KYSTIQUES DE L'UTÉRUS.

Le développement de kystes dans l'épaisseur du tissu utérin n'est souvent qu'un cas particulier de l'évolution des fibromes de l'utérus. On s'accorde en effet à peu près aujourd'hui à reconnaître que certains grands kystes ont pour origine le ramollissement et les formations de cavités dans le tissu de certains fibro-myomes.

Cependant Kiwish, Paget, West, Péan et Urdy ont tendance à admettre qu'il s'agit d'une affection à part, et Boinet prétend que ces tumeurs ne sont que des kystes multiloculaires de l'ovaire offrant des caractères particuliers au point de vue de leur transformation particulière.

Cette affection, décrite par Cruveilhier, a été spécialement étudiée par Lebec (*Thèse de Paris*, 1880).

Anatomie pathologique. — On ne connaît pas bien le processus par lequel un fibrome devient kystique; on a invoqué le ramollissement des tissus préalablement affectés par une infiltration cellulaire (Billroth), une hydropisie ou une métamorphose colloïde du tissu connectif commençant au centre de la tumeur, ou la formation de foyers apoplectiques à la suite d'hémorrhagies (Klob).

Ces tumeurs, le plus souvent multiloculaires, composées de poches multiples en communication les unes avec les autres, ont des parois minces, friables, desquelles se détachent des cloisons incomplètes qui donnent à la face interne du kyste l'aspect aréolaire de la face interne du cœur.

Le stroma est constitué par du tissu conjonctif et des fibres musculaires lisses; de Sinéty y a trouvé un revêtement épithélial pavimenteux.

Le contenu est rarement séreux; il se compose le plus souvent d'un liquide brun rougeâtre, sanguinolent, parfois épais et filant. Des poches voisines peuvent contenir des liquides d'aspect différent.

La tumeur est en général sous-séreuse; elle peut atteindre un volume considérable et peser 15, 20 et 40 kilogrammes.

En dehors des fibro-myomes kystiques, on a observé dans le tissu de l'utérus des kystes *vrais*, considérés comme des curiosités anatomo-pathologiques, des kystes *dermoïdes* contenant des cheveux et des dents, et quelquefois des kystes *hydatiques*.

On a décrit à tort sous le nom de kystes *circum-utérins* des collections de sérosité contenues dans des amas de fausses membranes péritonéales.

Symptômes. — Les tumeurs fibro-kystiques donnent lieu aux mêmes symptômes que les fibromes sous-péritonéaux de même volume. Elles élèvent l'utérus et déterminent des phénomènes de compression plus ou moins marqués. Elles provoquent en général moins de métrorrhagies que les fibromes proprement dits.

La palpation fait reconnaître une tumeur élastique qui est le siège d'une fluctuation obscure; elle fait sentir des points plus mous, à côté de masses plus résistantes, et des bosselures séparées par des sillons;

dans bon nombre de cas il est impossible de se prononcer sur la présence certaine du liquide.

La ponction simple et même la ponction aspiratrice peuvent ne rien ramener; assez souvent elles donnent issue à un liquide jaunâtre et visqueux, quelquefois teinté de sang. La tumeur ne se vide jamais complètement, et après l'évacuation il reste des masses solides, irrégulières, plus facilement appréciables.

Dans un certain nombre de cas, ces tumeurs kystiques ont une marche rapide, galopante (Pozzi), fatale et vouant les malades à une mort certaine. D'autres fois, au contraire, elles ont une marche très lente (G. Thomas).

Diagnostic. — Les tumeurs fibro-kystiques se distinguent des fibromes par leur volume ordinairement plus considérable, leur développement plus rapide et surtout par les résultats de la ponction.

Le plus souvent cette affection est confondue avec un kyste de l'ovaire et l'erreur n'est reconnue qu'au moment de l'opération ou même seulement quand celle-ci est achevée.

Le développement plus rapide de la tumeur, ses inégalités de consistance, sa fluctuation obscure, l'analyse chimique du liquide retiré par la ponction, la présence dans ce liquide de fibres-cellules reconnues au microscope, sont les éléments de probabilité d'un diagnostic toujours délicat; les mêmes caractères, sauf la présence des fibres-cellules, pouvant tous appartenir à certains kystes de l'ovaire.

Traitement. — Si le développement rapide de la tumeur, les compressions exercées sur les divers organes, ne permettent pas d'abandonner la tumeur à elle-même, le seul traitement applicable est l'hystérectomie abdominale. Cette opération semble dans ce cas donner de meilleurs résultats que celles que l'on pratique pour enlever des tumeurs entièrement solides (Duplay, Péan).

L'évacuation du liquide par la ponction est inutile et souvent dangereuse.

POLYPES DE L'UTÉRUS.

On désigne sous le nom de polypes de l'utérus toute une catégorie de tumeurs ayant pour caractéristique la présence d'un pédicule qui les relie à la surface interne de l'organe.

Parmi ces productions, les unes sont constituées par le tissu utérin lui-même, polypes *fibreux*, polypes *durs ;* les autres se développent aux dépens des éléments de la muqueuse, polypes *muqueux*, polypes *mous*, comprenant un certain nombre de variétés suivant la prédominance de l'élément anatomique, polypes *glandulaires*, polypes *vasculaires*, polypes *papillaires ;* enfin une troisième classe comprend des polypes dits *fibrineux*, développés, soit à la suite d'hémorrhagies, soit par bourgeonnement de lambeaux placentaires.

Anatomie pathologique. — 1° *Polypes fibreux*. Ces tumeurs représentent une étape de l'évolution des fibro-myomes de l'utérus. Elles sont composées principalement de fibres musculaires lisses et de tissu conjonctif, et ne sont autre chose qu'un degré plus avancé des fibro-myomes sous-muqueux. Le pédicule, presque toujours unique, quelquefois tellement court que la tumeur paraît sessile, est d'autres fois long et excessivement mince ; quand il est de volume moyen, comme le doigt, une plume, il est parcouru par des vaisseaux veineux de calibre médiocre.

De la variété de longueur du pédicule et de la période d'évolution de la tumeur, il résulte que le polype est tantôt *intra-utérin*, tantôt *extra-utérin*.

La tumeur est en général piriforme, quelquefois sphérique, régulière ou lobulée ; d'autres fois séparée en deux lobes comme une gourde par un étranglement siégeant au niveau du col. Elle a ordinairement le volume d'un œuf, du poing, rarement celui d'une tête de fœtus.

Ces polypes sont fréquemment *multiples*.

2° *Polypes muqueux*. Les polypes muqueux se développent aux dépens de la muqueuse utérine, soit du corps, soit du col. Ce sont des tumeurs variant de la grosseur d'un pois à celle d'une amande, munies d'un pédicule qui peut s'allonger au point que le polype apparaisse à la vulve.

Dans les polypes *du corps*, on trouve au milieu d'un tissu conjonctif plus ou moins riche en éléments cellulaires, un amas de glandes hypertrophiées et de néo-formations glandulaires revêtues d'un épithélium cylindrique, souvent à cils vibratiles.

Ceux du *col* présentent des glandes en grappe, tapissées d'un épithélium caliciforme (de Sinéty). Souvent l'orifice des glandes s'oblitère, et les produits de sécrétion accumulés dans leur cavité, la distendent et forment de véritables kystes par rétention. Ce sont ces tumeurs ainsi transformées que Huguier (1849) a décrites sous le nom de kystes *utéro-folliculaires.*

Les polypes *muqueux* proprement dits constitués par un développement à peu près égal de tous les éléments de la muqueuse, se rencontrent ordinairement sur les branches de l'arbre de vie, sous forme d'une petite tumeur gris-rose ou rose clair, du volume d'un grain de blé ou d'un pois. Ils sont souvent multiples et peuvent être appendus comme une série de grains à la face interne de la cavité utérine.

Quelquefois, un développement vasculaire abondant donne à ces productions une coloration foncée et une consistance mollasse et dépressible. Ces polypes dits *vasculaires*, peut-être constitués par une dilatation ou une varice des vaisseaux sous-muqueux (Barnes), sont souvent multiples et siègent de préférence dans la cavité utérine au voisinage des trompes et du bord supérieur de l'organe.

Les formations polypeuses dans lesquelles prédominent les néo-formations glandulaires (*kystes glandulaires*), ou dans lesquelles les glandes deviennent kystiques par rétention de leur produit de sécrétion (*polypes kystiques*), acquièrent un plus grand volume que les deux variétés précédentes.

Ces polypes, dits quelquefois *utéro-folliculaires*, peuvent acquérir la dimension d'un œuf de poule. Leur surface, rouge ou violacée, hérissée de saillies arrondies, demi-transparentes, donne à la masse l'aspect d'une grappe de raisin. A la coupe, ces saillies répondent à des cavités kystiques identiques avec celles des œufs de Naboth et dérivant comme eux des glandules du col.

Quelquefois, le polype *kystique* se compose d'une seule tumeur renflée en massue extérieurement, implantée dans le col à une hauteur variable par un pédicule grêle, d'une couleur rose pâle et d'une transparence caractéristique. Sa coupe montre une cavité sphérique régulière, contenant un liquide transparent, incolore ou jaunâtre, visqueux; son volume varie de la grosseur d'un pois à celui d'une noisette ou d'une noix.

Les polypes dits *canaliculés* se présentent comme une tumeur inégale, parsemée d'orifices qui leur donnent un aspect comparable à celui d'une amygdale hypertrophiée. Ils sont composés d'une trame cellulo-fibreuse parcourue par de nombreux canaux contenant un liquide visqueux.

Sous le nom de polypes *papillaires*, on décrit des *papillomes* développés sur le col de l'utérus et tout à fait analogues aux végétations papillaires de la vulve. Les papillomes, constitués par des papilles hypertrophiées, varient de la grosseur d'une tête d'épingle à celle d'une amande; ils sont riches en capillaires sanguins.

Les polypes *fibrineux* constituent une classe à part; décrits par Velpeau et Kiwish, ils forment parfois dans l'utérus des masses pouvant avoir le volume d'un œuf. Sur une coupe longitudinale, on remarque une partie externe, dense, blanchâtre, membraniforme, et une partie interne composée de masses brun foncé, sanguinolentes, souvent nettement stratifiées. Avec Virchow, on considère aujourd'hui ces tumeurs comme des produits d'avortements; le plus souvent on y constate au microscope la présence de villosités placentaires, quelquefois de la fibrine recouverte d'éléments figurés ou coagulée sur des restes de villosités.

Étiologie. — On ne sait rien sur les causes du développement des polypes fibreux. Les polypes muqueux sont peut-être la conséquence d'une métrite interne, comme les végétations dont ils ont la structure. En l'absence de phénomènes inflammatoires du côté de la muqueuse, on peut admettre un travail d'hyperplasie, et Virchow compare sous ce rapport les polypes folliculaires à l'acné et au molluscum de la peau.

Les polypes papillaires se développent surtout chez les femmes atteintes de métrite chronique, de blennorrhagie utéro-vaginale ou dans le cours de la grossesse, le plus souvent quand ces diverses causes sont réunies (de Sinéty).

Symptômes. — Les polypes fibreux donnent lieu aux mêmes phénomènes que les fibro-myomes; ils provoquent des douleurs à irradiations diverses, de la gêne, de la pesanteur, du ténesme anal et vésical, des coliques utérines d'expulsion, des troubles de la menstruation et surtout des hémorrhagies répétées et prolongées.

Nous avons déjà signalé le mécanisme par lequel un corps fibreux interstitiel ou sous-muqueux s'énuclée, pour ainsi dire, spontanément du tissu utérin, pour faire saillie de plus en plus dans la cavité utérine qu'il dilate et agrandit, et se pédiculise en prenant l'aspect d'un polype. Puis, sous l'influence des contractions utérines, le polype est amené jusqu'aux orifices du col qu'il tend à forcer et qu'il arrive à franchir à un moment pour faire issue dans le vagin. De sorte que le corps fibreux devenu polypeux, parcourt une série d'étapes dans lesquelles son pédicule s'allonge de plus en plus. Dans cette évolution, il peut, à un moment, boucher complètement le col et donner lieu à des accidents de rétention pour les sécrétions de l'utérus; à un autre moment, pendant ces périodes expulsives, il peut être amené jusqu'au museau de tanche, et même il le franchit; on peut alors le voir et le sentir; puis il rentre dans la cavité utérine, échappant à une nouvelle investigation (*polype intermittent*).

Dans toutes ces circonstances, le symptôme le plus important est la métrorrhagie; celle-ci peut être extrêmement abondante, se répéter d'une manière presque continue, ne pas cesser par le repos au lit et résister aux moyens ordinaires de traitement et en particulier au seigle ergoté et à ses diverses préparations quand le col est mécaniquement dilaté par le polype. Ces hémorrhagies alternent ou coïncident avec une leucorrhée abondante, quelquefois fétide; la fétidité est surtout marquée quand le polype est dans le vagin et s'il enferme des caillots derrière lui dans la cavité utérine. Si le polype est encore dans le col, celui-ci est assez souvent effacé et assez dilaté pour permettre l'introduction du doigt; s'il a dépassé l'orifice externe, on perçoit autour du pédicule un bourrelet circulaire.

La tumeur sentie dans le vagin est lisse, ovoïde, en général piriforme, à grosse extrémité dirigée en bas, plus ou moins serrée par le col au niveau de son pédicule ou de son sommet rétréci et effilé. Quelquefois, le fond de l'utérus est inversé par le poids de la tumeur qui s'y trouve implantée.

Dans certains cas, le polype est *éliminé spontanément*, soit après rupture du pédicule par la contraction de l'utérus, soit par gangrène et morcellement du fibro-myome, quelquefois par inflammation et par usure des organes voisins (vessie, rectum) qui peuvent se trouver perforés.

Les polypes *muqueux* ont surtout pour signes des hémorrhagies et une leucorrhée abondantes, le plus souvent liées à la métrite chronique concomitante. La leucorrhée se compose de muco-pus; les hémorrhagies cessent le plus souvent quand le polype a franchi le col, tandis que les flueurs blanches persistent.

En général, le toucher permet de faire le diagnostic; mais le plus souvent, le diagnostic devra être complété à l'aide du spéculum, certains polypes très mous pouvant ne pas être reconnus au toucher.

Les polypes muqueux sont en général indolents, et ne déterminent quelquefois de douleur que lorsqu'ils arrivent dans le canal cervical.

Les polypes *papillaires* provoquent également de la leucorrhée et des hémorrhagies.

Celles-ci sont surtout abondantes dans le cas de polypes *fibrineux*; elles se produisent alors avec persistance chez des femmes ayant présenté une suspension de règles et d'autres signes de grossesse. L'utérus est gros, son col ramolli et entr'ouvert. Au bout d'un certain temps, une tumeur, sous forme de caillot noir, vient faire saillie entre les lèvres du col et est expulsée avec les douleurs du travail et dans une abondante hémorrhagie. Le produit expulsé, gros quelquefois comme un petit œuf, présente à l'examen des villosités choriales.

Diagnostic. — En dehors des signes rationnels que nous avons énumérés, hémorrhagies, leucorrhée, douleurs de divers sièges et en particulier douleurs expulsives, le diagnostic ne peut se fonder d'une manière certaine que sur les résultats de l'examen direct.

Celui-ci est des plus simples quand le col est dilaté, et si la tumeur est engagée entre les lèvres du museau de tanche, à plus forte raison si elle fait saillie dans le vagin.

La grosseur du pédicule, sa longueur, son point d'implantation doivent être recherchés par la palpation directe et à l'aide de la sonde utérine.

Les fibromes pédiculés sont, en général, plus fermes, plus volumineux que les polypes muqueux; ceux-ci peuvent être assez mous pour ne pas être perçus au toucher et n'être reconnus qu'au spéculum.

Les polypes papillaires peuvent être confondus avec des végétations cancéreuses du col; l'erreur est souvent difficile à éviter quand il n'y a pas coïncidence de végétations vulvaires. Les végétations du cancer paraissent plus friables, plus saignantes, et sont implantées sur une base plus large et surtout plus dure que les papillomes simples.

Souvent le diagnostic ne peut être établi d'une manière certaine que par l'évolution de la maladie.

On ne peut reconnaître le polype fibrineux que lorsqu'il est engagé entre les lèvres du col; tout au plus peut-on soupçonner sa présence avant ce moment, quand on voit se produire des hémorrhagies rebelles, accompagnées de douleurs expulsives, chez une femme ayant fait un avortement peu de temps auparavant.

Pronostic. — Le pronostic des polypes en général n'est pas grave, à ne considérer que l'absence d'infection générale et de récidive après l'ablation de la tumeur. Il peut être cependant sérieux par l'abondance des hémorrhagies et des écoulements muco-purulents déterminés par la tumeur. Le pronostic est plus sérieux dans le cas de polypes fibreux que dans celui de polypes muqueux ou papillaires.

Traitement. — Quelle que soit la variété de polype, quand la tumeur est reconnue et accessible, elle doit être enlevée.

L'intervention est beaucoup plus délicate et difficile contre les polypes fibreux que contre les polypes muqueux.

Tant que le fibrome pédiculé est encore contenu dans l'utérus et n'a pas franchi le col, à moins d'indications pressantes, on se contentera du traitement palliatif dirigé contre les métrorrhagies et les flueurs blanches. Si l'hémorrhagie prend des proportions inquiétantes, il devient nécessaire de dilater le col à l'aide de la laminaire ou de l'éponge préparée, d'aller à la recherche de la tumeur, de l'attirer le plus possible à l'extérieur avec une pince de Museux, et de jeter sur son pédicule ou au voisinage de la partie la plus effilée de la production soit une chaîne d'écraseur, soit le fil d'un serre-nœud ou d'une anse galvano-caustique.

Ces manœuvres intra-utérines sont toujours graves et dangereuses, et ne doivent être mises en pratique qu'avec les plus grandes précautions antiseptiques et sans aucune violence ni brusquerie.

Quand le polype est dans le vagin, il sera enlevé, suivant le volume du pédicule, soit par simple torsion, soit par section avec des ciseaux, l'écraseur, le serre-nœud ou l'anse galvanique. Le serre-nœud ou l'écraseur remplissent en général très bien l'indication d'une section lente et exsangue.

La tumeur doit quelquefois être extraite du vagin à l'aide de pinces appropriées ou d'un petit forceps.

Les polypes muqueux sont enlevés de la même manière ; une application de thermo-cautère au point d'implantation prévient la récidive.

Quelquefois les polypes muqueux petits et multiples ne peuvent être enlevés en totalité que par le grattage de la muqueuse du col à la cuiller tranchante.

CANCER DE L'UTÉRUS.

Le cancer de l'utérus est le plus commun des cancers observés chez la femme; il constitue un tiers du nombre total des cas (Schrœder).

Étiologie. — Les causes en sont absolument inconnues; l'affection se développe surtout entre quarante et cinquante ans, et de quarante-cinq à soixante quand elle se localise dans le corps de l'organe (Pichot, *Thèse de Paris*, 1876).

L'influence des grossesses répétées, des accouchements laborieux, des inflammations utérines, est loin d'être démontrée. On manque de données exactes sur l'influence de l'hérédité.

Anatomie pathologique. — Le plus ordinairement, l'affection débute par le *col* et n'envahit le corps que consécutivement. Le cancer primitif du *corps* est exceptionnel; la proportion des cas où il s'observe ne dépasse pas 6 pour 100 (Pichot) ou même 2 pour 100 (Schrœder).

1° *Cancer du col.* — Les variétés anatomiques que l'on observe le plus fréquemment dans le col sont : 1° l'épithélioma pavimenteux; 2° l'épithélioma cylindrique; 3° le carcinome. Le squirrhe est excessivement rare.

La fréquence relative du carcinome et de l'épithélioma n'est pas admise de la même façon par tous les anatomo-pathologistes : les uns mettant le cancer encéphaloïde avant l'épithélioma (West, Cornil et Ranvier), les autres comptant un bien plus grand nombre de tumeurs épithéliales (Gusserow). Ces différences tiennent sans doute aux périodes différentes où les examens ont été pratiqués et aux difficultés d'interprétation des faits, le cancer épithélial se rapprochant beaucoup du carcinome par ses caractères.

La différence clinique la plus appréciable entre les deux variétés de tumeurs est fournie par le point de départ de l'affection : l'épithélioma débute par la muqueuse du museau de tanche ou de la cavité du col, tandis que le carcinome semble naître au-dessous de la muqueuse, par des nodules infiltrés qui grossissent et ulcèrent consécutivement la surface de l'utérus.

L'épithélioma, né près de l'orifice du col, s'irradie excentriquement dans tous les sens, et plus rapidement vers le fond de l'organe que vers sa superficie, circonstance importante qui explique la fréquence et la rapidité des récidives post-opératoires.

L'épithélioma *pavimenteux*, la plus fréquente des variétés épithéliales, revêt tantôt la forme *lobulée avec globes épidermiques*, tantôt la forme *tubulée*. L'épithélioma *cylindrique* est rare et semble se généraliser plus fréquemment que la variété pavimenteuse.

Le carcinome proprement dit se présente comme partout, avec un stroma et des alvéoles; on rencontre souvent dans le stroma des fibres musculaires lisses parfaitement reconnaissables.

Quelle que soit la variété anatomique, on observe trois formes principales (de Sinéty) : 1° *la forme ulcéreuse ; 2° la forme végétante ; 3° l'infiltration cancéreuse.*

Dans la première, il existe des ulcérations profondes, cratériformes, à bords indurés. Non-seulement tout le col peut être ulcéré et détruit au point qu'il n'y ait plus de relief dans les culs-de-sac vaginaux, mais une portion plus ou moins considérable de l'organe peut être détruite. On trouve à la place de l'utérus une cavité anfractueuse limitée par une mince couche de tissu musculaire interposée entre le péritoine et les masses cancéreuses. Toute la muqueuse utérine peut être ulcérée.

Les ulcérations se produisent par mortification du tissu néoplasique, la paroi des vaisseaux étant atteinte de dégénérescence graisseuse et leur calibre oblitéré par des thromboses.

La forme *végétante* commence par des productions papillaires à la surface du museau de tanche. Les ulcérations qui se font plus tard ont aussi tendance à se recouvrir de végétations. Celles-ci peuvent faire une saillie volumineuse au niveau du col, qui est augmenté de volume et remplit le vagin comme un champignon. Elles se développent quelquefois dans la cavité utérine, où elles peuvent se pédiculiser et faire hernie à travers l'orifice du col, comme un polype.

L'infiltration cancéreuse débute par des nodosités plus ou moins dures siégeant dans les couches profondes de la muqueuse et d'abord recouvertes par l'épithélium sain. Leur point de départ est peut-être le tissu conjonctif, peut-être le tissu glandulaire.

Cette infiltration, au lieu de se présenter sous forme de nodosités, peut présenter dans quelques cas une disposition régulière qui rappelle, au premier abord, les caractères de certaines hypertrophies simples.

Au bout d'un certain temps, la muqueuse est envahie et à l'infiltration cancéreuse succède l'ulcération, térébrante ou végétante.

Il est exceptionnel que l'affection reste limitée au col de l'utérus; le plus souvent, elle envahit le vagin et le tissu cellulaire.

Le vagin, doublé par une cuirasse de tissu cancéreux, se raccourcit par adhérences avec le col ou par sclérose de ses parois. Par places, sa muqueuse est ulcérée ou infiltrée de nodules cancéreux.

Les uretères peuvent être englobés dans la masse et comprimés à leur entrée dans la vessie; ils se dilatent et la distension peut gagner les bassinets et le rein avec formation d'une hydronéphrose.

La vessie peut être envahie par une plaque cancéreuse occupant son bas-fond ou par des nodules disséminés en divers points de sa surface; elle peut être perforée; d'où formation d'une fistule vésico-vaginale. Ces fistules s'observeraient dans un sixième des cas (de Sinéty).

Le rectum est plus rarement atteint; mais il peut être également ulcéré, et dans quelques cas on observe un vaste cloaque dans lequel viennent s'ouvrir à la fois les ulcérations du col et les larges pertes de substance de la vessie et du rectum.

Souvent aussi, l'infiltration cancéreuse gagne les organes du petit bassin, se répand dans le tissu cellulaire péri-utérin où l'utérus est fixé et immobilisé, pénètre dans les annexes et forme une masse énorme dans laquelle toutes les parties sont englobées et perdues. Le péritoine s'épaissit, fait adhérer les anses intestinales et défend assez fréquemment sa cavité contre l'invasion cancéreuse grâce à ses adhérences précoces.

On trouve cependant assez souvent une péritonite séro-purulente ancienne ou récente.

Les veines du bassin et des membres inférieurs renferment aussi fréquemment des coagulations simples ou cancéreuses.

Les ganglions lombaires et sacrés sont surtout envahis dans le cas de cancer largement étendu au corps.

L'affection ne se généralise pas fréquemment (7,5 pour 100, Kiwish); les cancers métastatiques secondaires s'observent surtout dans le foie et les poumons, plus rarement dans les os et les divers autres organes.

2° *Cancer du corps.* — Le cancer *primitif* du corps de l'utérus est excessivement rare; il a été étudié dans un mémoire encore récent de Ruge et Veit (1882), rédigé d'après 43 cas. Il peut cependant se développer exclusivement dans cette partie de l'organe en laissant le col intact jusqu'à la fin.

Il se présente sous forme d'infiltration avec tumeurs et nodosités disséminées, ou plus souvent (Veit) il se développe aux dépens de la muqueuse et surtout des glandes et constitue une tumeur plus ou moins circonscrite, offrant une vague ressemblance avec certains polypes muqueux du corps. Dans la plupart des cas il s'agissait de *carcinomes*.

Quelle que soit sa variété, le néoplasme ne tarde pas à s'ulcérer, à dégénérer et à tomber en putrilage.

Symptômes. — Le début du cancer utérin est en général insidieux ; l'affection se développe sourdement sans grands phénomènes appréciables et des ulcérations profondes peuvent exister sur le col utérin sans qu'aucun signe ait appelé l'attention de ce côté. Aussi est-il toujours difficile de savoir d'une manière exacte le moment du début de l'affection.

Le plus souvent, le premier trouble fonctionnel est une métrorrhagie abondante, en général non douloureuse.

Chez les femmes ayant cessé depuis longtemps d'être réglées, le retour apparent de la menstruation est de même habituellement le premier indice du cancer.

D'autres fois, la douleur est un des premiers phénomènes du début; moins souvent celui-ci est marqué par de la leucorrhée ou d'autres écoulements muco-purulents.

Avec les progrès de l'affection, on voit apparaître un ensemble de symptômes physiques et fonctionnels caractéristiques.

L'hémorrhagie, la douleur, un écoulement non hémorrhagique, sont trois phénomènes qui font rarement défaut.

L'hémorrhagie se présente tantôt avec les caractères d'une ménorrhagie, c'est-à-dire comme un écoulement menstruel trop abondant et trop prolongé, tantôt dans la période intermenstruelle à propos d'une fatigue, d'une marche, d'une émotion, d'un coït. Elle s'accompagne quelquefois de douleurs expulsives, quand des caillots arrêtés dans le col mettent obstacle à l'écoulement facile du sang; d'autres fois elle est précédée de douleurs abdominales ou lombaires qui diminuent avec l'écoulement sanguin.

Cette hémorrhagie n'est pas forcément liée aux ulcérations cancéreuses; elle n'est souvent que le résultat d'une congestion utérine intense provoquée par le développement du néoplasme et elle a été heureusement comparée aux hémoptysies du début de la tuberculose. La métrorrhagie, abondante et répétée, en effet, dans les phases initiales du cancer, peut diminuer de fréquence et d'abondance quand la tumeur se détruit. A cette période avancée, elle est remplacée par l'écoulement d'un liquide roussâtre, séro-sanguinolent, qu'on a comparé à du jus de viande.

D'autres fois, la métrorrhagie reparaît abondante, imprévue, comme dans les premières phases, et peut faire périr la malade en quelques heures ou d'une manière presque subite.

La *douleur* est un phénomène variable dans le cancer utérin; elle peut appartenir à toutes les périodes de l'affection ou faire complètement défaut d'un bout à l'autre de l'évolution. En général, elle n'apparaît qu'après les pertes de sang.

Quelquefois, elle a les caractères ordinaires des douleurs liées à toutes les affections utérines; pesanteur dans l'abdomen, irradiations douloureuses dans les reins, les aines, les cuisses, au périnée; d'autres fois, elle est extrêmement vive, insupportable, étendue à tout le petit bassin, aux membres inférieurs, à l'anus; elle a tantôt les caractères de la brûlure, de la déchirure, tantôt ceux de la contraction utérine.

Dans certains cas, ces douleurs intenses persistent d'un bout à l'autre de l'affection; elles se compliquent quelquefois de poussées douloureuses du côté du péritoine avec nausées et vomissements et un léger mouvement fébrile.

A l'hémorrhagie et à la douleur s'ajoute d'une façon presque constante un *écoulement vaginal;* il se compose le plus souvent d'un liquide d'apparence séreuse, quelquefois tout à fait aqueux, n'ayant pas l'opacité des écoulements vaginaux simples, ni la viscosité glaireuse des écoulements ordinaires du col. Un caractère important est fourni par son abondance, poussée à un tel point que les femmes sont obligées de se garnir comme au moment d'une époque menstruelle. Souvent, il prend une teinte roussâtre par son mélange avec une certaine quantité de sang. A une période plus avancée, il devient plus épais, opaque, muco-purulent, tachant et empesant le linge; le plus souvent alors, il a une *fétidité* particulière, très-prononcée, presque caractéristique. Ce liquide cuisant excorie la vulve et la partie supéro-interne des cuisses, qui sont érythémateuses ou ulcérées.

Avec les progrès de la lésion, des troubles se déclarent du côté de la miction : une cystite douloureuse, une induration du canal de l'urèthre, de la rétention ou de l'incontinence d'urine s'établissent d'une manière passagère ou définitive. Puis, quelquefois tout d'un coup, après un redoublement momentané dans les troubles et les douleurs de la miction, toute l'urine ou à peu près s'écoule d'une manière continue par le vagin : une perforation vésico-vaginale s'est produite.

Enfin, dans d'autres cas, l'urine se supprime, la vessie reste vide : des douleurs lombaires d'une violence extrême se déclarent, des nausées, des vomissements se produisent ; il y a anurie et urémie. La compression des uretères ne permet plus le passage de l'urine dans la vessie.

De son côté, le rectum peut être douloureusement impressionné ou troublé dans ses fonctions : de la rectite, du ténesme ano-rectal se produisent avec des alternatives de diarrhée et de constipation. Enfin, à un moment donné, le passage des gaz dans le vagin, celui des matières ou du liquide des lavements, indiquent qu'une perforation recto-vaginale s'est produite.

Pendant un temps quelquefois long, surtout s'il n'y a pas eu d'hémorrhagies, à une période même avancée de l'affection, avec un cancer ulcéré, l'état général reste bon ; les femmes conservent de la mine, de la fraîcheur et de l'embonpoint.

Plus souvent, après les premières hémorrhagies, elles se décolorent et prennent un facies où dominent, selon le cas, la pâleur de l'anémie hémorrhagique ou la teinte jaunâtre de la cachexie cancéreuse. L'amaigrissement se prononce, l'appétit se perd, les digestions deviennent mauvaises. La fièvre hectique s'établit par poussées irrégulières et, dans quelques cas, il se produit un œdème thrombosique d'un membre inférieur remontant de proche en proche et envahissant bientôt le côté opposé.

La mort survient par épuisement progressif, ou souvent par une complication telle qu'une péritonite suraiguë ou une hémorrhagie, et fréquemment encore à la suite du trouble des fonctions rénales. La gêne à l'excrétion de l'urine se traduit par une distension de l'appareil rénal avec atrophie de la substance secrétante et néphrite interstitielle diffuse. L'urine devient ou non albumineuse, elle diminue de quantité et peut même se supprimer complètement. Alors éclatent une série d'accidents comateux ou convulsifs d'origine urémique qui peuvent quelquefois s'amender d'une manière temporaire, mais qui le plus souvent entraînent la mort.

Signes physiques. — L'examen par le toucher ou au spéculum n'est en général pratiqué que lorsqu'il y a déjà des lésions confirmées et quelquefois avancées. Aussi, les premières phases du développement sont-elles peu connues; on les aurait vues marquées par une plaque saillante, d'un rouge vif, saignant facilement, ayant l'aspect papillaire d'un velours rouge fin, ou par une abrasion douce et veloutée au toucher, entourée de petites granulations sessiles (West), ou par une hypertrophie papillaire rappelant l'aspect du cancer labial (Courty).

Le plus souvent, le doigt reconnaît soit une ulcération plus ou moins profonde, siégeant sur l'une des lèvres ou sur les deux, pénétrant ou non dans le col, reposant sur une base dure, soit un col déformé et rendu méconnaissable par la présence de grosses masses bourgeonnantes faisant saillie dans le vagin, qu'elles remplissent à sa partie supérieure, et saignant avec abondance au moindre contact; soit un col augmenté de volume, bourré de bosselures, dur ou ramolli par places, ayant son orifice largement béant, ou au contraire comblé par des nodosités.

Quand il y a une ulcération ou des végétations, le doigt revient couvert de sang et d'un liquide ichoreux horriblement fétide, dont l'odeur ne disparaît qu'après des lavages répétés.

L'examen au spéculum confirme ces données; utile surtout dans les cas d'ulcérations, il ne peut être que difficilement pratiqué quand le vagin est rempli de masses bourgeonnantes dont le contact provoque une hémorrhagie; il ne fournit aussi que peu de renseignements quand le col est seulement augmenté de volume et induré et donne des signes beaucoup moins importants que le toucher.

Quand le vagin est envahi par des ulcérations ou quand il est infiltré de cancer à sa périphérie, l'introduction de l'instrument peut être très pénible, quelquefois même impossible. Le col ne peut être saisi ou n'est vu que par une de ses lèvres.

En effet, à cette période l'utérus est immobilisé dans le petit bassin et le doigt ne peut plus lui imprimer de déplacements : cette fixité précoce de l'utérus au centre du petit bassin, en dehors de tout antécédent de pelvi-péritonite, peut avoir une certaine importance pour le diagnostic.

La palpation abdominale peut révéler à la région hypogastrique ou dans les fosses iliaques la présence de masses dures, irrégulières, douloureuses, formées soit par l'augmentation de volume du corps utérin, soit par le développement d'une péritonite subaiguë, soit par l'extension de la néoplasie aux annexes de l'utérus ou aux ganglions du petit bassin.

Le cancer *du corps* de l'utérus ne se distingue guère du cancer du col que par l'absence de signes physiques du côté de cette partie de l'organe. On a prétendu que son développement était quelquefois annoncé par une *hydrorrhée* abondante, parfaitement limpide, riche en albumine, précédant tous les autres symptômes du cancer du corps (Mlle Coutzarida, *thèse de Paris* 1885). Extérieurement, le col est normal ou simplement augmenté de volume; l'hystéromètre indique une augmentation du corps de l'organe et ramène généralement du sang et des débris exhalant une odeur infecte. A une période avancée, un bourgeon cancéreux peut venir faire saillie entre les lèvres du col. La palpation hypogastrique permet quelquefois de reconnaître l'augmentation de volume de l'organe.

Marche, durée. — La durée de l'affection est très variable suivant les cas; elle serait de 16 à 17 mois en moyenne d'après Courty et de 12 mois environ d'après Gusserow. Elle peut se prolonger pendant 5, 6 ans et même plus chez des femmes âgées; au contraire, elle marche en général plus rapidement avant la ménopause.

Après un accouchement ou une fausse couche, le cancer peut, dans quelques cas exceptionnels, évoluer d'une manière aiguë en s'accompagnant d'accidents inflammatoires, de fièvre, de douleurs abdominales. Dans tous les cas, sa marche est accélérée par la grossesse et l'accouchement.

Diagnostic. — Tant qu'il n'y a pas de signes physiques appréciables, le diagnostic du cancer utérin peut être fort difficile; l'affection n'a pas d'autres symptômes que les diverses affections utérines avec lesquelles elle peut être confondue au début. Ce n'est donc qu'en tenant compte des résultats fournis par le toucher vaginal et rectal, au besoin par la dilatation du col et l'introduction de l'hystéromètre, qu'on reconnaîtra un fibrome ou un polype de l'utérus, ou une métrite chronique, donnant lieu à des hémorrhagies et à de la leucorrhée.

Souvent alors, ce n'est que l'évolution de la maladie et l'apparition de nouveaux symptômes qui permettent de reconnaître telle ou telle affection. Le diagnostic du cancer doit être fait avec les indurations et les ulcérations du col de diverse nature.

Le col peut présenter dans une de ses lèvres une nodosité dure formée par un fibrome interstitiel, ou il peut être induré en masse dans certaines formes de métrite chronique.

En général, dans le cas de fibrome, comme nous l'avons déjà dit à propos de cette affection, la muqueuse est saine et peut glisser sur le néoplasme sous-jacent; une ou plusieurs autres bosselures peuvent être senties soit par le toucher rectal, soit par la palpation hypogastrique; enfin, à une période plus avancée de l'affection, la muqueuse n'a pas de tendance à être envahie et à s'ulcérer comme dans l'épithélioma du col.

Dans l'induration chronique du col, la consistance de l'organe est uniformément ferme et ne présente pas les bosselures et les inégalités qui existent dans le cancer parenchymateux. La confusion peut être facile chez des femmes multipares dont le col est interrompu de place en place par des bandes cicatricielles séparées par des bosselures. La consistance uniforme de celles-ci, la profondeur et la disposition radiée des sillons peuvent être des éléments de diagnostic. La fixité et l'immobilité de l'utérus, l'induration du vagin au voisinage de ses insertions sur le col, sont des signes de probabilité pour le cancer.

L'ulcération cancéreuse se distingue des ulcérations simples de la métrite par sa profondeur, par ses irrégularités, l'élévation et l'induration de ses bords et sa résistance aux divers topiques. L'écoulement est muqueux ou muco-purulent dans les ulcérations simples; il est séro-ichoreux et fétide, s'il s'agit d'ulcérations épithéliales.

On ne confondra pas les grosses végétations bourgeonnantes du cancer utérin avec un fibro-myome, mou, putréfié, faisant saillie dans le vagin ou avec un placenta altéré faisant hernie entre les lèvres du col. Dans ces deux cas, le toucher bien fait montre que la tumeur est entourée par l'orifice du col absolument sain et qu'elle ne présente pas la mollesse, la friabilité et la grande tendance aux hémorrhagies qui appartiennent aux végétations cancéreuses.

Traitement. — Dès que la nature cancéreuse de l'affection est reconnue ou même soupçonnée, la partie affectée doit être retranchée soit en partie, soit en totalité. L'indication des opérations partielles est remplie par les divers procédés d'*amputation* du col ; l'ablation totale de l'utérus ou *hystérectomie* a jusqu'à présent été moins fréquemment employée.

L'amputation du col de l'utérus peut être *sous-vaginale* ou *supra-vaginale*, suivant que les limites du mal remonteront plus ou moins haut. L'amputation sous-vaginale peut se faire avec le bistouri, la chaîne de l'écraseur, l'anse galvano-caustique, le thermo-cautère ou la cuiller tranchante.

Quand le col est encore ferme, l'instrument de choix nous paraît être l'anse galvano-caustique ; quand il est mou, friable, il est très avantageusement curé à l'aide de la cuiller tranchante.

L'amputation *supra-vaginale* du col se fait avec les mêmes instruments, après détachement des insertions vaginales au col en avant et en arrière et abaissement de l'utérus.

Lorsque le cancer, au lieu de débuter par le col, envahit d'abord le corps de l'utérus, on a proposé de faire l'amputation du corps seul au-dessus du col par la laparotomie.

L'*extirpation totale* de l'utérus ou *hystérectomie* se fait par la voie abdominale ou par le vagin.

L'extirpation par la voie abdominale, préconisée surtout par Freund de Strasbourg, paraît aujourd'hui complètement délaissée; son effroyable mortalité et les récidives rapides qui ont suivi les rares guérisons opératoires, l'ont fait vite abandonner de son auteur même et de ses plus chauds partisans (Rydigier, Schrœder).

L'hystérectomie *vaginale*, pratiquée par Sauter (1822), Récamier (1829) et autres, a été reprise dans ces derniers temps par Czerny, Billroth et Schede, et pratiquée par un grand nombre de chirurgiens étrangers. En France, elle a été pratiquée par Demons (1882) et d'autres chirurgiens de Bordeaux, par J. Bœckel, Tillaux, Terrier, Trélat, etc. D'après la statistique récente de Schwartz (*Nouv. Dict. de médec. et chirur. prat.*, art. Utérus), cette opération donnerait environ 71 pour 100 de guérisons et 28 pour 100 de mortalité. Malheureusement ces guérisons opératoires sont loin de représenter des guérisons définitives; dans beaucoup de cas, la récidive s'est produite rapidement et tout le bénéfice de cette grave intervention s'est trouvé perdu. Cependant Schrœder a pu observer des femmes chez lesquelles la guérison se maintenait depuis deux ans.

Cette opération n'est autorisée que si le cancer est exclusivement localisé au col ou au corps de l'utérus, *sans aucune participation des annexes ou du vagin*, et si l'utérus est suffisamment mobile pour être abaissé par des tractions modérées.

On ne saurait encore aujourd'hui porter un jugement définitif sur sa valeur.

Le traitement *palliatif* du cancer utérin a pour but : 1° d'arrêter ou de diminuer les hémorrhagies ; 2° de tarir ou de modifier les écoulements ichoreux et septiques ; 3° de calmer les douleurs.

Les hémorrhagies pourront être quelquefois arrêtées par les moyens ordinaires employés contre les métrorrhagies, par les injections froides, les astringents et le tamponnement.

Le seigle ergoté et ses diverses préparations n'ont en général aucune action.

La fétidité de l'écoulement sera combattue par des lavages répétés avec divers liquides antiseptiques, sublimé, acide phénique, salicylique, thymique, etc. Un des meilleurs pansements consiste, après lavage abondant du vagin, à appliquer sur les ulcérations ou les végétations cancéreuses des tampons recouverts de pommade iodoformée ou à faire jusque sur les parties malades une insufflation de poudre d'iodoforme.

Enfin, quand des masses bourgeonnantes et saignantes emplissent l'extrémité supérieure du vagin, ou quand une ulcération térébrante creuse le tissu utérin, donnant lieu à des hémorrhagies répétées et à un écoulement fétide et septique, dans les cas où les parties ne peuvent être enlevées par l'amputation du col, nous ne saurions trop recommander comme un traitement palliatif des plus précieux l'ablation des parties malades faite à la cuiller tranchante.

Cette ablation, pratiquée hardiment et rapidement jusqu'à ce que l'instrument tombe sur du tissu utérin dur et résistant, d'apparence saine, donne lieu à une hémorrhagie modérée et arrête pour un certain temps les métrorrhagies et les écoulements d'une manière instantanée.

L'opération est complétée par un tamponnement à la gaze iodoformée, qui peut être laissée en place 8 à 10 jours.

Ce procédé nous paraît préférable aux diverses cautérisations, soit à l'acide chromique, soit au chlorure de zinc ou au fer rouge, où il peut les précéder en les rendant plus utiles.

Dans tous les cas, ces moyens palliatifs ne font que s'opposer aux symptômes les plus pénibles et n'ont nullement la prétention de s'opposer à la marche progressive de l'affection.

Contre les douleurs, on prescrira les préparations opiacées et en particulier les injections hypodermiques de morphine, dont les doses devront parfois être excessivement élevées.

SARCOME DE L'UTÉRUS.

Anatomie pathologique. — Le sarcome a été observé dans l'utérus soit isolément, soit en combinaison avec d'autres tumeurs. On l'a quelquefois décrit sous le nom de *fibro-myome récidivant*, ou observé en coïncidence avec le myxome et même le carcinome.

Il peut se présenter sous deux variétés : le *fibro-sarcome*, caractérisé par des masses nodulaires interstitielles, sous-muqueuses ou sous-péritonéales, capables de former dans la cavité utérine des polypes à large pédicule ; et le *fibrome diffus*, infiltré en nappe dans le tissu utérin. Ces deux variétés peuvent se trouver réunies sur le même organe.

Le microscope y retrouve le plus souvent les éléments du sarcome encéphaloïde, plus rarement ceux du sarcome fasciculé. Elles ont une origine mal déterminée ; certains auteurs les font dériver d'une tumeur préexistante et en particulier d'nn myome dégénéré (Künest et Schrœder), d'autres les considèrent comme une production primitive.

Ces tumeurs sont généralement limitées à la cavité du corps et, caractère important, dans ses deux formes le sarcome respecte presque toujours le col.

L'utérus s'hypertrophie le plus souvent d'une manière considérable ; la cavité du col se dilate et permet au doigt de sentir la tumeur.

On trouve souvent à l'autopsie des nodules secondaires de généralisation dans les ganglions lombaires, la poitrine, le foie, les plèvres, les poumons.

Symptômes. — Le sarcome de l'utérus n'a pas de symptômes qui lui appartiennent en propre ; sa physionomie clinique se confond tantôt avec celle des fibro-myomes utérins, tantôt avec celle des cancers de l'utérus proprement dits. On y retrouve les douleurs, les métrorrhagies, les écoulements fétides, l'expulsion par le col de fragments de tumeurs simulant les polypes, puis, à une certaine période, les phénomènes graves de dénutrition générale causés par les souffrances, les pertes de diverse nature, l'empoisonnement septique et la généralisation secondaire.

Un des caractères cliniques les plus importants de l'affection est fourni par la récidive rapide et constante de la lésion après une intervention chirurgicale, soit extraction partielle, soit ablation d'une tumeur pédiculée.

On a observé dans quelques cas l'inversion de l'utérus sarcomateux ; elle se produit par un mécanisme analogue à celui qui la détermine dans les fibromes sous-muqueux implantés au fond de l'organe.

Cependant, d'une manière générale, l'évolution est moins rapide que dans le cancer proprement dit; elle peut, dans quelques cas, se précipiter d'une manière pour ainsi dire aiguë après une longue période de bénignité relative.

Diagnostic. — Le sarcome de l'utérus ne peut souvent, pendant longtemps, être distingué d'un fibro-myome ou de certaines métrites chroniques avec production de granulations. Le diagnostic ne pourra guère se faire que par l'état général des malades et la marche de l'affection.

L'écoulement d'eau roussâtre fétide, la présence d'une tumeur sentie par le toucher à travers le col dilaté, ne peuvent donner que des présomptions, ces mêmes signes pouvant appartenir aux fibro-myomes putréfiés en voie d'élimination.

L'examen microscopique révèlera les éléments caractéristiques du sarcome dans les fragments de tumeurs enlevés par une intervention ou spontanément éliminés.

La récidive de l'affection constitue aussi un signe de première valeur.

Dans la plupart des cas, le sarcome de l'utérus ne saurait être distingué d'un carcinome du corps.

Le *pronostic* est fatal comme dans le cancer, avec cette seule différence que l'évolution de l'affection est plus longue. La marche paraît plus lente dans le fibro-sarcome que dans les formes molles (G. Thomas).

Traitement. — Si le diagnostic est fait de bonne heure, le seul traitement rationnel est l'hystérectomie totale. Le plus souvent l'affection est méconnue jusqu'à une période où le traitement radical n'est plus applicable; le traitement palliatif ne diffère pas alors de celui qu'on applique aux divers symptômes des variétés du cancer utérin.

AFFECTIONS DE L'OVAIRE.

Les affections de l'ovaire ont été l'objet d'un si grand nombre de travaux qu'il nous serait impossible de les énumérer ici ; nous nous contenterons, au cours de cet article, de citer les noms qui s'attachent aux mémoires et aux faits les plus importants. On trouvera à ce sujet une bibliographie étendue et des détails très complets dans les articles des deux dictionnaires (Kœberlé, Ferrand, Boinet).

I

DÉPLACEMENTS ET HERNIES DE L'OVAIRE.

L'ovaire peut abandonner sa situation normale dans un assez grand nombre de circonstances : sous l'influence d'une affection des ligaments larges ou de l'utérus, par le fait de son inflammation propre ou du développement d'une tumeur dans sa substance, à la suite d'une péritonite de voisinage, l'ovaire peut contracter dans le petit bassin des rapports nouveaux. On le trouve fixé à la trompe, à une des faces de l'utérus ou sur un point quelconque des culs-de-sac. Ces changements de position peuvent s'accompagner d'un certain nombre de phénomènes locaux ou sympathiques que nous étudierons à propos des affections de l'ovaire en particulier. Ces phénomènes secondaires, dont la cause est plutôt soupçonnée que reconnue par des signes physiques, peuvent devenir le point de départ d'indications thérapeutiques et opératoires.

On réserve le nom *hernie* de l'ovaire aux cas où l'organe est poussé hors de la cavité abdominale.

Cette affection a été bien étudiée par Deneux (*Thèse de Paris*. 1813), par Loumaigne (*Id.*, 1869), et plus récemment par Puech (*Annales de gynécologie*, 1879).

Étiologie.—Les hernies de l'ovaire sont *congénitales* ou *acquises*. La hernie congénitale est le plus souvent inguinale et se fait peut-être dans le canal de Nüch encore perméable ; elle coïncide assez souvent avec d'autres vices de développement, tels qu'un utérus embryonnaire, unicorne ou bicorne, ou une apparence d'hermaphrodisme.

La hernie accidentelle se produit, de préférence, au moment des couches, chez des malades présentant déjà des hernies inguinales.

Anatomie pathologique. — L'ovaire peut faire hernie dans diverses régions ; le plus souvent, il se montre à la région inguinale. Quand la hernie est congénitale, elle comprend en même temps l'ovaire et la trompe, tandis que la trompe se trouve rarement herniée dans la hernie accidentelle.

Beaucoup plus rarement, on a observé cette hernie dans les régions crurale, ischiatique, ombilicale, vaginale et ovalaire. Dans tous ces cas, il s'agit de hernie accidentelle, et souvent il y a en même temps coïncidence d'une hernie intestinale ou épiploïque.

L'ovaire hernié est fréquemment atteint d'inflammation aiguë ou chronique pouvant se terminer par la formation d'un abcès ; il peut s'atrophier ou être atteint de dégénérescence kystique ou cancéreuse.

Symptômes. — La hernie de l'ovaire ne se révèle quelquefois qu'à l'occasion des phénomènes douloureux dont elle devient le siège, soit à l'époque de la puberté, soit après des violences extérieures.

La palpation fait reconnaître dans l'aine une tumeur piriforme de la grosseur d'une noix ou d'un œuf, presque toujours irréductible et donnant l'idée d'un ganglion lymphatique engorgé. La pression y réveille une douleur particulière que l'on a comparée à celle que fait naître la pression du testicule ; dans bon nombre de cas, cette douleur se déclare spontanément au moment des règles en même temps que la tumeur augmente de volume. Elle peut aussi être provoquée par le coït, par le décubitus sur le côté opposé à la hernie, par la marche, les efforts.

Chez certains sujets, cette douleur peut prendre une intensité extrême.

On a aussi signalé une sorte d'érection ou d'éréthisme génital qui se produirait sous les doigts qui palpent l'ovaire hernié (Loumaigne).

Enfin, dans quelques cas, à la suite de phénomènes congestifs ou inflammatoires éclate une crise douloureuse due peut-être à l'ovarite ou à l'étranglement de l'ovaire hernié et rappelant tout à fait la physionomie de l'étranglement herniaire.

Par le toucher vaginal, si l'on pousse l'utérus du côté opposé à la hernie, on détermine dans celle-ci un tiraillement avec réduction ou tendance à la réduction, et en tout cas une douleur spéciale, caractéristique. Le cathétérisme de l'utérus pourra être employé de même et donnera des résultats encore plus précis.

Diagnostic. — Le diagnostic de la hernie de l'ovaire est souvent difficile ; sur cent dix cas, il n'en est guère que vingt-deux qui aient pu être reconnus (Puech). Les difficultés sont surtout prononcées quand la hernie est irréductible, quand l'ovaire est altéré, quand il a pris un volume et une forme morbides, quand il a contracté des adhérences ou quand il est accompagné par d'autres viscères, comme l'épiploon, l'intestin, etc.

La hernie de l'ovaire peut être confondue avec un ganglion lymphatique hypertrophié : dans ce dernier cas la tumeur n'est pas possible à isoler, à pédiculiser, comme la tumeur herniaire ; elle n'est pas le siège de la douleur spéciale provoquée par la pression ou par la propulsion de l'utérus en sens opposé.

La hernie intestinale se reconnaît à sa consistance plus molle ; l'épiplocèle est rarement aussi limitée et aussi régulière qu'un ovaire hernié ; elle ne présente pas les douleurs spontanées au moment des règles ou provoquées, particulières à celui-ci.

Dans ces diverses affections, le toucher et le cathétérisme utérin ne déterminent aucun symptôme du côté de la tumeur.

Les difficultés peuvent être très grandes quand éclatent des phénomènes d'étranglement simulant l'étranglement herniaire, et dans ce cas bien souvent le diagnostic devra être fait le bistouri à la main.

La hernie de l'ovaire n'entraîne la stérilité que si elle est double ; simple, elle semble prédisposer aux avortements et aux présentations vicieuses.

Traitement. — La hernie irréductible sera protégée par un bandage à pelote concave ; si elle est réductible, la réduction sera maintenue par un bandage herniaire approprié.

L'ovarite sera traitée par les antiphlogistiques et les calmants, et la collection sera rapidement ouverte, s'il se fait de la suppuration.

Les phénomènes d'étranglement peuvent être atténués et guéris par l'emploi des injections de morphine; s'ils ne cèdent pas aux divers traitements ou si l'étranglement est confondu avec celui d'une hernie, on fera une véritable opération de laparotomie avec débridement de l'agent constricteur. Si l'ovaire est sain, il sera réduit dans l'abdomen ; s'il est irréductible par adhérence ou atteint de dégénérescence kystique ou autre, il sera enlevé séance tenante après ligature de son pédicule.

II

LÉSIONS INFLAMMATOIRES DE L'OVAIRE.

OVARITE.

L'inflammation primitive et isolée de l'ovaire n'est pas acceptée par tous les auteurs; un grand nombre des phénomènes douloureux ou fonctionnels attribués à l'inflammation de cet organe peuvent aussi bien être rapportés à la périovarite, à la pelvi-péritonite, à la lymphangite, à l'adéno-phlegmon.

Néanmoins, cette inflammation semble dans certains cas revêtir des caractères spéciaux qui permettent de décrire l'*ovarite* comme une affection distincte.

Celle-ci a été étudiée particulièrement dans un travail de Chereau (1844) et dans les thèses de Hirtz (1841), Scaglia (1870), Merlon (1877).

Étiologie. — Toutes les causes capables de congestionner l'ovaire ont été invoquées comme pouvant déterminer l'ovarite : aussi observe-t-on surtout celle-ci depuis la puberté jusqu'à la ménopause et particulièrement dans les premières périodes de la vie sexuelle de la femme ; la menstruation, les rapprochements sexuels, toutes les excitations génitales, satisfaites et surtout non physiologiquement apaisées, l'accouchement, l'avortement, ont été incriminés.

Les affections de l'utérus, des trompes, des ligaments larges, peuvent aussi retentir sur l'ovaire par un mécanisme peu connu ; les opérations sur le col, les injections intra-utérines, la blennorrhagie, ont été invoquées comme cause d'ovarite.

Celle-ci pourrait être également produite par un traumatisme, comme la compression énergique de l'ovaire exercée pour arrêter une attaque d'hystérie (Comby) ou une chute sur le siège ou les membres inférieurs (H. Bennett).

L'existence d'une ovarite liée aux oreillons, à la variole, aux fièvres graves, au rhumatisme, a besoin d'être prouvée par de nouvelles observations.

Anatomie pathologique. — On a cherché à localiser les lésions dans la couche corticale ou *folliculaire*, ou dans le stroma ou couche *parenchymateuse*. Dans la première forme, il s'agirait surtout d'une *vésiculite* (Négrier) et l'inflammation siégerait tout d'abord dans les ovules. Les follicules se rempliraient d'un liquide d'abord séreux qui ne tarde pas à devenir purulent par place en donnant lieu à de petits abcès.

Dans la forme *interstitielle* ou *parenchymateuse*, le stroma de l'ovaire est le siège principal de la lésion. Le tissu est rouge, vascularisé, ramolli, infiltré de suppuration ou transformé en un abcès plus ou moins étendu.

En général, ces deux variétés se confondent et il est impossible de dire par quel élément anatomique a débuté l'inflammation. L'ovaire enflammé est augmenté de volume ; d'abord ferme et résistant, il devient mou et pâteux quand la suppuration l'envahit : il s'abaisse en général et vient se placer dans le cul-de-sac recto-utérin, où il devient possible de l'explorer.

L'affection se montre beaucoup plus souvent à gauche qu'à droite (25 fois sur 40 cas, Chereau) ; elle peut siéger en même temps des deux côtés.

Elle coïncide souvent avec l'inflammation de la trompe, la métrite catarrhale ou parenchymateuse et surtout la pelvi-péritonite à ses divers degrés.

Dans l'ovarite *chronique*, le processus porte le plus souvent sur les deux ovaires à la fois et affecte surtout le stroma de la glande. Celle-ci est augmentée de volume, irrégulière, mamelonnée, recouverte par l'enveloppe albuginée épaissie. Le tissu est coloré en jaune ou en gris noirâtre par des anciennes hémorrhagies; il peut être criblé d'abcès multiples, enkystés, contenant un pus sanieux et sanguinolent.

Dans une autre forme, la glande se sclérose, se rétracte et s'atrophie, et l'ovaire est transformé en un petit noyau fibreux, comme cicatriciel.

Symptômes. — Les symptômes de l'ovarite ne sont pas nettement tranchés et appartiennent tout aussi bien à la névralgie ovarienne ou aux phénomènes inflammatoires de la métrite, de la pelvi-péritonite ou du phlegmon du petit bassin.

La douleur ne peut être réellement rapportée à l'ovaire que si son siège exact répond au milieu d'une ligne qui joindrait l'épine iliaque antéro-supérieure à la symphyse du pubis. Elle s'irradie de là dans dans toutes les régions voisines et pourrait s'exagérer au moment de la défécation, par suite de la pression qui s'exerce alors sur l'ovaire malade.

Elle est très variable suivant les sujets, de même que les phénomènes nerveux et hystériques qui accompagnent fréquemment toutes les affections des organes génitaux de la femme et qui n'ont rien de spécial dans l'ovarite.

Il en est de même des ménorrhagies et des métrorrhagies ainsi que de la leucorrhée.

Les signes physiques ont plus d'importance : on peut quelquefois reconnaître par le palper dans la fosse iliaque une tumeur qui paraît occuper le ligament large. Cette tumeur, dont le volume peut varier de celui d'une noix jusqu'à celui d'une tête d'enfant, est extrêmement douloureuse dans la période aiguë et masquée par la contraction des muscles abdominaux.

Le toucher vaginal indique parfois l'effacement, la résistance et la sensibilité du cul-de-sac correspondant ainsi que la déviation de l'utérus dont le col regarde en avant et du côté opposé à l'ovarite (Ferrand).

Dans le cas où l'ovaire est venu se placer dans le cul-de-sac recto-utérin, le toucher rectal fait sentir le long de la paroi antérieure du rectum une tumeur douloureuse du volume d'une noix environ, pouvant être quelquefois saisie entre deux doigts, en combinant le toucher rectal avec le toucher vaginal ou par la palpation hypogastrique.

L'état aigu se complique en général des phénomènes généraux de l'inflammation.

Le plus souvent, la physionomie de l'affection est masquée par l'apparition de la péritonite dont les symptômes tiennent le premier rang. Enfin, on observe aussi en même temps, dans bon nombre de cas, de la cystite ou de la rectite surtout marquée quand l'ovaire gauche est enflammé.

Marche, terminaisons. — Ordinairement, l'ovarite a une marche insidieuse dans son début et lente dans son évolution; la plupart de ses phénomènes s'exagèrent au moment des poussées menstruelles pour s'amender dans leur intervalle; il en résulte un caractère intermittent de l'affection qui récidive et se rallume avec la plus grande facilité. Aussi, après une période aiguë, l'ovarite devient ordinairement chronique et permanente (Gallard).

La terminaison par suppuration est rare en dehors de la puerpéralité et de l'infection purulente. Elle se traduit par l'augmentation de la douleur locale et l'apparition d'accès fébriles irréguliers.

L'abcès peut s'ouvrir dans le péritoine, où il détermine une péritonite suraiguë rapidement mortelle, dans le rectum ou dans la vessie, quelquefois dans un foyer de péritonite localisée et de là dans un organe voisin; plus rarement dans le vagin ou à la paroi abdominale antérieure, soit directement, soit par le canal inguinal ou par l'arcade crurale.

La complication la plus ordinaire est la péritonite.

Diagnostic. — Le diagnostic de l'ovarite est des plus difficiles. Cette affection ne peut guère se diagnostiquer que par exclusion; elle ne peut être reconnue que par le toucher simple ou bi-manuel, le toucher vaginal et rectal combinés, donnant la notion d'une tuméfaction siégeant dans la région de l'ovaire ou dans le cul-de-sac recto-utérin.

La névralgie de l'ovaire ne se distingue guère que par l'absence de fièvre.

La névralgie lombo-abdominale se reconnaît à ses points douloureux spéciaux.

Le déplacement simple de l'ovaire dans le cul-de-sac recto-vaginal se distingue par la mobilité, l'indolence, l'absence d'hypertrophie de l'organe qui est fixe, douloureux et augmenté de volume dans l'ovarite.

On pourrait, à la rigueur, chercher les caractères différentiels qui séparent cette affection de la métrite, de l'adénite péri-utérine, de la pelvi-péritonite; mais ces diverses affections se trouvent si souvent en coïncidence avec l'ovarite qu'il est toujours difficile de faire la part des symptômes à attribuer à l'une ou l'autre de ces diverses affections.

L'ovarite *chronique* ne peut de même être reconnue que par les résultats de l'examen local. Les symptômes nerveux et fonctionnels qui lui sont attribués ne sauraient être distraits de la symptomatologie générale des affections utérines et péri-utérines.

Traitement. — L'ovarite congestive simple sera traitée par les anti-phlogistiques et les calmants parmi lesquels les préparations opiacées et surtout les injections de morphine tiennent le premier rang.

L'ovarite chronique comporte dans son traitement les mêmes indications générales que la métrite chronique et sera soignée par les mêmes moyens.

Dans ces derniers temps, Lawson Tait mettant sur le compte de l'ovarite ou de la péri-ovarite chronique des troubles variés résistant à tout traitement, a proposé dans ces cas de recourir à la castration. L'opération paraît surtout indiquée si l'examen révèle de la sensibilité et du gonflement dans la région de l'ovaire ou dans un des points où celui-ci est devenu accessible à la palpation.

III

TUMEURS DE L'OVAIRE.

Les tumeurs de l'ovaire sont des tumeurs *liquides* ou *kystes*, généralement *bénignes* au point de vue histologique, des tumeurs *solides* également bénignes, et diverses variétés de cancer compliquées ou non de productions kystiques.

Spencer Wells classe les tumeurs de l'ovaire sous trois chefs :

1° Tumeurs *adénoïdes*, formées d'un tissu glandulaire, à différents degrés d'altération, comprenant les diverses variétés de kystes ;

2° Tumeurs de nature *fibreuse*, résultant de l'accroissement du tissu connectif de l'organe ;

3° Tumeurs qui revêtent une forme maligne et sont essentiellement constituées par des dégénérescences ou des néo-formations.

1° KYSTES DE L'OVAIRE.

Depuis vingt ans environ les kystes de l'ovaire ont été en France et à l'étranger l'objet d'un nombre considérable de travaux de toute nature, aussi bien au point de vue de l'anatomie pathologique que de la médecine opératoire. Il nous serait absolument impossible d'en donner ici même un court aperçu ; nous ne pouvons que citer les mémoires les plus importants qui résument les connaissances actuelles ou contiennent des documents nouveaux. On trouvera d'importants travaux sur ce sujet dans les traités de Gallez (1873), de Boinet (1877), de Courty (1879), dans celui de Spencer Wells (*traduction française*, 1883), dans les mémoires de Malassez et de Sinety (*Archives de physiologie*, de 1878 à 1881), dans les articles OVAIRE des deux dictionnaires (Kœberlé, Boinet), dans le traité d'Hégar et Kaltenbach (*traduction française*, 1884).

Anatomie pathologique. — Les kystes de l'ovaire sont aussi quelquefois décrits sous le nom de *kystes ovariens* ou *ovariques* ou *hydropisie enkystée de l'ovaire*. On doit étudier leur contenant ou poche et leur contenu qui peut être très variable.

Avec Cruveilhier, de Sinety et autres, nous divisons les kystes de l'ovaire en : a, *Kystes uniloculaires*, constitués par une seule grande poche, libre ou cloisonnée ; b, *pauciloculaires*, possédant deux ou trois cavités principales ; c, *multiloculaires* et *aréolaires*, présentant de nombreuses poches de forme et de dimensions variables ; d, *Kystes dermoïdes*.

a. *Kystes uniloculaires*. Cette variété réelle et utile au point de vue chirurgical n'existe pas au point de vue anatomique (de Sinety). Même dans les cas où il n'existe qu'une seule poche apparente, on rencontre dans l'épaisseur des parois de petites cavités secondaires. Mais l'une des poches peut prendre un développement tel que cliniquement le kyste doit être dit *uniloculaire*.

L'ovaire est transformé en une poche fibreuse pouvant aller jusqu'au volume de l'utérus gravide et beaucoup plus. La poche contient un liquide généralement séreux, peu albumineux, peu dense. Elle présente parfois des *cloisons* incomplètes, résistantes, laissant communiquer toutes les poches, ou des *végétations* ou mamelons de volume et de forme variables, plus ou moins nombreux, constitués par un tissu fibreux aréolaire, à mailles plus ou moins serrées.

b. Les kystes *pauciloculaires* forment la transition entre les kystes uniloculaires et les kystes multiloculaires. Il existe en général une poche principale, *poche mère*, sur la paroi de laquelle viennent se produire d'autres kystes de deuxième et de troisième ordre. Ces kystes peuvent être indépendants les uns des autres et adossés, ou au contraire ils peuvent être séparés par une cloison commune et ne pas posséder de parois propres.

c. Les kystes *multiloculaires* et *aréolaires*, dits aussi quelquefois kystes *colloïdes*, sont constitués par des vésicules ou des alvéoles de grandeur variable, indépendantes ou communiquant entre elles. On a comparé la disposition générale de ces tumeurs à celle d'un gâteau de miel. Dans son ensemble, le kyste multiloculaire se compose en général d'une *grande poche*, contenant de nombreux *kystes* dont le volume varie depuis celui d'un pois à celui d'une tête de fœtus, et *une masse* aréolaire. Des kystes secondaires, des végétations, font saillie, tantôt à la surface externe des loges principales, tantôt à leur face interne. Les masses kystiques sont quelquefois pédiculées et rappellent la disposition d'une grappe de raisin. Le liquide contenu dans ces tumeurs polykystiques est filant et visqueux, comme de la gelée, du miel, du blanc d'œuf.

Dans le kyste simple ou uniloculaire, la paroi propre du kyste comprend trois couches, surtout distinctes au voisinage du pédicule de la tumeur : une couche externe fibreuse ou péritonéale, tapissée d'épithélium cylindrique bas, qu'on ne peut pas confondre avec l'endothélium péritonéal, une couche moyenne ou cellulo-vasculaire, une couche interne revêtue de formes épithéliales diverses, caliciformes, cylindriques simples ou à cils vibratiles, quelquefois d'éléments d'aspect indéterminé et bizarre (*Épithélium métatypique* de Malassez). Plusieurs épithéliums peuvent coexister dans une même cavité. Par places, la couche moyenne disparaît et les deux couches fibreuses, péritonéale et cavitaire, peuvent se confondre en une seule. Cette paroi kystique fibreuse renferme quelques fibres élastiques et une grande quantité de fibres musculaires. Son épaisseur peut varier depuis celle d'une mince membrane jusqu'à un pouce et plus ; on y trouve quelquefois des petits kystes microscopiques.

Cette paroi contient des artères et des veines siégeant les unes dans la couche moyenne, les autres dans les couches moyenne et externe. Ces veines quelquefois très volumineuses, de la grosseur du petit doigt, ont des parois épaisses et très musculaires et par places elles se confondent avec les tissus voisins, rappelant la disposition des sinus de la dure-mère.

Les lymphatiques sont très nombreux dans les parois du kyste et se continuent avec ceux des ligaments larges (de Sinety).

Dans les kystes *pauciloculaires* on retrouve les trois couches de la paroi distinctes surtout au voisinage du point d'implantation du kyste et réduites à une seule couche dans les cloisons.

Les kystes *multiloculaires* représentent le type le plus achevé, le plus vivace et aussi le plus proliférant parmi ces tumeurs. Composés de cavités petites et multiples, de masses bourgeonnantes, ils présentent des parois moins achevées que dans les deux formes précédentes et ne contiennent qu'en des points fort restreints les trois couches ci-dessus décrites. Leur surface externe est semée des végétations les plus variées et les plus abondantes, ayant l'apparence de kystes microscopiques ou de fongosités exubérantes, ou encore celle de papillomes, d'angiomes et d'adénomes mêlés ensemble. Quelques-unes consistent en des végétations conjonctives en dégénérescence myxomateuse.

Ces mêmes végétations se retrouvent à la face interne des kystes, recouvertes d'un épithélium polymorphe ou métatypique.

L'ovaire a toujours disparu au milieu de ces produits.

Ces kystes à cavités multiples représentent des tumeurs actives et proliférantes, tandis que les kystes uniloculaires peuvent être considérés comme une lésion qui a cessé de multiplier. C'est ainsi que Paget divise ces kystes en kystes *simples et stériles* et en kystes *composés* et *prolifèrants*.

Le *liquide* contenu dans ces kystes est très variable suivant les cas et paraît être en rapport avec la nature du revêtement épithélial. Il peut acquérir des proportions considérables variant depuis un ou deux litres jusqu'à 10, 15, 20 et même 30; après la ponction, il se reproduit avec une grande rapidité et l'on arrive par des ponctions répétées à soustraire des quantités de liquide vraiment prodigieuses. Pagenstecker a retiré 1132 litres par 35 ponctions; Griffin 751 gallons en 186 ponctions pratiquées en 10 ans; Mead 1820 pintes par 66 ponctions faites en 60 mois, Bézard 10275 pintes en 13 ans, par 665 ponctions.

Tantôt comparable à de la sérosité pure ou à de l'albumine, le liquide ressemble parfois à de la gelée, à du miel, à de l'huile, à de la glu. Il est tantôt très fluide, clair comme de l'eau de roche, ou séreux, jaune-citrin, jaune verdâtre, moussant par l'agitation, tantôt lactescent, séro-sanguinolent, plus ou moins épais, plus ou moins coloré, filant, huileux, albumineux, hématique, colloïde, ou purulent.

Dans les kystes uniloculaires simples, le liquide est ordinairement comme le sérum du sang, jaune pâle, très analogue au liquide ascitique; quelquefois, il est visqueux et il a la couleur du café, du chocolat, par son mélange avec une plus ou moins grande quantité de sang.

Le liquide des kystes multiloculaires ou composés est toujours filant, épais, albumineux comme du blanc d'œuf; le même kyste contient souvent des liquides de diverse nature et renferme dans une poche un liquide clair, citrin, aqueux, à côté d'un liquide purulent, sanguinolent, noir, poisseux, ou d'une substance graisseuse, albumineuse, mélicérique.

Dans les kystes dermoïdes, le contenu est calcaire, crétacé, purulent ou colloïde, mélangé avec des membranes, de la peau, des poils, des cheveux, des parties osseuses, des dents, etc.

D'après de Sinety, le liquide des kystes est en rapport avec la variété d'épithélium qui tapisse la surface interne de la poche : il est limpide et filant avec les cellules cylindriques, épais et gélatineux quand l'épithélium caliciforme domine.

Méhu a démontré par des analyses récentes que le liquide des kystes de l'ovaire se comporte vis-à-vis des réactifs comme un mélange d'albumine et d'une matière albumineuse un peu différente de la *paralbumine*. Celle-ci donne à ces liquides leur consistance spéciale et leur viscosité particulière.

L'examen des différents liquides ovariques a conduit ce chimiste à les ranger en diverses classes suivant leur aspect, leur consistance et la quantité de résidu sec fourni par kilogramme de liquide. Il est arrivé à cette conclusion pratique que tout liquide séreux, filtré, extrait de la cavité abdominale d'une femme et dont le résidu sec pèse plus de 70 grammes par kilogramme, doit être considéré comme de provenance ovarique et n'est pas un liquide ascitique.

On y trouve les sels du sang, le chlorure de sodium, le phosphate et le carbonate de soude; aussi ce liquide est toujours alcalin. Il contient quelquefois de la cholestérine et des matières grasses qui lui donnent un aspect lactescent.

Au microscope, on y trouve des cellules épithéliales plus ou moins altérées, en dégénérescence myxomateuse, des cristaux de cholestérine et d'acide urique, des cellules graisseuses, quelquefois des globules sanguins déformés et altérés.

Quelle que soit sa variété, le kyste de l'ovaire adhère à l'utérus par un *pédicule* dans lequel on retrouve plus ou moins intacts les divers éléments qui entrent dans la constitution du ligament large; le ligament de l'ovaire et la trompe sont souvent hypertrophiés; l'artère ovarienne, très augmentée de volume, en est le principal vaisseau nourricier (de Sinety).

Le pédicule est tantôt long et grêle formé surtout des vaisseaux et ne comprenant que peu de tissu conjonctif, tantôt large et court contenant beaucoup des éléments du ligament large.

Dans quelques cas, il peut s'atrophier, parfois se tordre ou même se rompre ou s'arracher en donnant lieu à des accidents sur lesquels nous aurons à revenir.

Mode de développement et évolution. — Pendant longtemps avec Cruveilhier, Velpeau, Symour, Dugès, Négrier, Cazeaux (*thèse agrég.*, 1844) on a admis que les kystes de l'ovaire n'étaient autre chose que le résultat du développement des follicules de Graaf, que ces follicules étaient des kystes en miniature (Cazeaux). Un peu plus près de nous, à partir de 1858, depuis les travaux de Bauchet et Huguier, Cruveilhier reconnaît que cette pathogénie n'est pas applicable aux formes complexes des kystes, et avec Rokitansky, Virchow, Führer, Forster, Scanzoni, Hewitt, Paget, on revient à une opinion mixte qui accorde aux vésicules de Graaf ou aux corps jaunes l'origine des kystes simples (uniques ou multiloculaires), mais qui admet pour les formes plus complexes l'idée d'une néoformation que la plupart de ces auteurs placent dans le stroma ovarien

En 1864, la question entre dans une nouvelle phase: Wilson Fox compare la formation des kystes au travail de formation embryonnaire de l'ovaire; il rappelle que les vésicules de Graaf se forment par une série d'étranglements des tubes de Pflüger et il se demande si les tumeurs kystiques ne sont pas une répétition anormale d'un mode d'évolution de la vie fœtale et si les kystes multiples ne sont pas dus à la transformation de tubes glandulaires dont les orifices s'oblitèrent.

En 1870, Waldeyer complète ces données et démontre que tous les kystes de l'ovaire se développent aux dépens de formations *épithéliales* glandulaires, absolument semblables à celles de l'ovaire embryonnaire, que les kystes en un mot sont de véritables *tumeurs épithéliales*, tirant leur origine du revêtement épithélial de l'ovaire, soit de tubes analogues à ceux de Pflüger datant de la période embryonnaire, soit d'une invagination postérieure de l'épithélium superficiel.

Ces recherches ont été reprises depuis 1875 par de Sinety et Malassez dans une série de travaux : pour ces auteurs les kystes par hydropisie folliculaire, ou ceux provenant des corps jaunes ou d'hémorrhagie dans la substance de l'ovaire ou de ramollissement du stroma ovarien, ne forment que de petites tumeurs kystiques ne dépassant pas le volume d'une noix ou d'une noisette, n'ayant aucun intérêt clinique ni aucune analogie anatomique avec les vrais kystes de l'ovaire. Ceux-ci ont comme origine, de même que les follicules de Graaf, *l'épithélium germinatif de la surface de l'ovaire*. Au début, il se produit des invaginations épithéliales comparables à des glandes en tube. La nature de cet épithélium varie et passe des cellules caliciformes aux cellules cylindriques simples ou à cils vibratiles. En pénétrant plus profondément dans le stroma ovarien, ces néoplasies se dilatent sur certains points. La sécrétion épithéliale, distendant de plus en plus les espaces dilatés, donne lieu à ces cavités kystiques qui continuent à s'accroître jusqu'à produire ces énormes tumeurs que nous connaissons sous le nom de kystes de l'ovaire. Ceux-ci ne sont donc que des *épithéliomas kystiques* ou *cysto-épitheliomas*. Par suite de la ressemblance qui existe entre l'épithélium de ces tumeurs et le revêtement des muqueuses normales, Malassez a proposé pour elles le nom d'*épithélioma mucoïde*.

L'accroissement de la tumeur se fait soit par la formation de nouveaux tubes d'épithélium provenant des parois et pouvant donner lieu à de nouvelles cavités, soit par développement dans les cavités kystiques ou à leur surface de végétations épithéliales ou conjonctives souvent très vasculaires. Ces deux variétés de kystes et de végétations combinées peuvent arriver à former des masses énormes.

Suivant qu'il y a tendance plus ou moins grande à la formation de nouveaux kystes ou à la résorption des cloisons qui les séparent on se trouve en présence de kystes multiloculaires et aréolaires ou de kystes pauciloculaires ou simples. On peut suivant la prédominance de l'un ou de l'autre de ces processus observer dans ces tumeurs toutes les variétés anatomiques.

En général, les kystes de l'ovaire augmentent toujours par multiplication des kystes et végétations des parois.

Quelquefois, les épithéliums et la paroi subissent par place la dégénérescence graisseuse ou la transformation crétacée; d'autres fois la tumeur s'enflamme et suppure, le plus souvent après une ponction ou un traumatisme, ou elle se rompt et vide son contenu en général dans la cavité péritonéale ou beaucoup moins souvent dans l'intestin ou à travers la paroi abdominale (Mme Waite, *Thèse de Paris*, 1883).

Enfin dans certains cas, les kystes de l'ovaire se comportent comme des tumeurs malignes, se généralisent du côté de l'utérus, du rectum, du péritoine, quelquefois même dans des organes plus éloignés et récidivent après l'ablation (Panas, *Bull. Soc. de chir.*, 1874).

d. *Kystes dermoïdes*. Les kystes dermoïdes n'atteignent pas en général dans l'ovaire les grandes dimensions des kystes simples; ils présentent le plus souvent le volume d'une orange et ne dépassent presque jamais la grosseur d'une tête d'adulte.

Ils sont le plus souvent uniloculaires; leurs parois sont tantôt épaisses et tantôt minces; elles sont formées d'un chorion analogue à celui de la peau et recouvert de couches stratifiées d'épithélium pavimenteux; on y trouve quelquefois des papilles et des glandes sébacées et sudoripares. Ces kystes renferment, outre ces éléments cutanés, des poils, des dents, des fragments d'os, des muscles, une matière grasse, jaunâtre, quelquefois brune et fétide.

On a noté que les kystes dermoïdes sont plus fréquents à *droite* tandis que les kystes séreux se trouveraient plus souvent à *gauche*.

Quelles que soient la nature et la variété du kyste de l'ovaire, la tumeur affecte avec les différents organes de l'abdomen des rapports qu'il est important de connaître. Au début elle occupe le petit bassin, mais avec les progrès de son développement elle remonte plus ou moins dans l'abdomen et peut comprimer les différents organes.

En général, la tumeur est en rapport immédiat avec la paroi abdominale; elle en est quelquefois séparée par le grand épiploon, plus rarement par des anses intestinales ayant contracté des adhérences. Ordinairement, les intestins sont refoulés en haut et en arrière et occupent les flancs.

Quand le kyste est encore renfermé dans le petit bassin, il comprime l'utérus et peut même l'abaisser; ordinairement il dévie plus ou moins le corps sur le côté sain, de sorte que le col regarde le côté malade. Plus tard, en sortant du petit bassin, il entraîne l'utérus avec lui et l'élève plus ou moins haut; le vagin devient alors plus profond.

La tumeur s'insinue quelquefois derrière l'utérus et peut être sentie par le toucher.

Quand il n'y a pas d'adhérences, la vessie reste indépendante du kyste de l'ovaire. Celui-ci peut, dans d'autres cas, la comprimer ou même comprimer les uretères et déterminer de l'anurie.

Les plexus sacrés et lombaires peuvent être également comprimés par le développement du kyste.

Dans les kystes volumineux et surtout dans les kystes multiloculaires, à la suite de poussées de péritonite partielle, il se fait entre le kyste et les organes voisins des adhérences plus ou moins solides, qui peuvent n'être que des filaments faciles à rompre, ou devenir des bandes larges, solides, fixant la tumeur d'une manière intime. Ces adhérences sont surtout fréquentes avec la paroi abdominale, l'épiploon, l'intestin grêle, plus rarement avec le gros intestin, la vessie, le pourtour de l'enceinte du petit bassin, les uretères, l'utérus, etc.

Quelquefois, ces adhérences sont générales et le kyste est absolument immobilisé dans l'abdomen.

Enfin l'ascite complique assez fréquemment les kystes multiloculaires et multiples. Elle se développe surtout quand la paroi kystique est dépouillée à sa face externe d'épithélium, quand elle est crétacée, cartilaginiforme et surmontée de saillies bourgeonnantes.

Étiologie. — Les kystes de l'ovaire sont surtout fréquents entre 30 et 45 ans, mais ils peuvent être observés chez des enfants en bas âge et chez des filles avant la puberté. Les kystes dermoïdes sont surtout fréquents dans l'enfance et la jeunesse.

On ne sait que peu de chose sur les causes capables de produire ces tumeurs; elles s'observent chez les filles comme chez les femmes mariées, aussi bien chez celles qui ont eu des enfants que chez les femmes qui n'ont jamais accouché, et les relations des affections utérines ou ovariennes avec la production des kystes sont tout à fait hypothétiques.

Symptômes. — Dans les premiers temps de son développement, le kyste de l'ovaire ne se manifeste par aucun phénomène appréciable; les troubles de la menstruation, le développement des mamelles, des douleurs vagues dans le bas-ventre ou dans les membres inférieurs, des troubles de la miction ou de la défécation, n'ont qu'une faible valeur symptomatique. La tumeur est reconnue par hasard par la malade elle-même, ou n'est reconnue que lorsqu'elle a déjà atteint un certain volume.

La palpation fait alors reconnaître dans l'abdomen, occupant surtout l'un des côtés et débordant plus ou moins la ligne médiane, une tumeur lisse ou bosselée, assez facile à circonscrire. Cette tumeur est *mate* dans tous ses points, tandis que la sonorité existe au-dessus de la tumeur. sur le côté opposé et en arrière d'elle dans le flanc correspondant. L'étendue et le siège de la matité ne se modifient guère par les diverses positions données à la malade.

Si le kyste est volumineux et uniloculaire, on peut très facilement percevoir la *fluctuation* soit par ondulation à l'aide d'un petit choc, d'une pichenette, soit en appliquant une main et en exerçant une pression avec l'autre en deux points de la tumeur plus ou moins éloignés.

S'il s'agit de kystes multiloculaires, la palpation fait reconnaître quelquefois une tumeur irrégulière, bosselée, séparée par des sillons; elle indique une consistance variable suivant les points; elle révèle une fluctuation évidente en un point, douteuse en un autre, nulle en un troisième. Même dans les kystes simples la fluctuation peut être difficile à percevoir si la poche est petite ou très tendue ou si le liquide est très visqueux.

Tant que la tumeur est contenue dans le petit bassin ou si elle y a contracté des adhérences, le toucher vaginal fait sentir une masse élastique et résistante ou dure et immobile, indépendante de l'utérus et à laquelle ne se transmettent pas les mouvements imprimés au col. Plus tard, quand le kyste est devenu plus volumineux et quand il a fait son ascension, le doigt ne peut plus le sentir et constate que le col utérin est remonté et devenu difficilement accessible. Celui-ci peut se trouver incliné et porté du côté opposé au côté où s'est développée la tumeur.

L'exploration par le toucher rectal peut également fournir des résultats sur la présence, la consistance, la mobilité du kyste.

La palpation abdominale combinée au toucher vaginal peut montrer que les mouvements imprimés à la tumeur ne se communiquent pas à l'utérus et que ces deux parties sont distinctes. Parfois elle fait sentir un bruit de frottement tenant à la péritonite antérieure qui s'est produite par poussées subaiguës.

A une période plus avancée, le ventre se développe de plus en plus : la saillie d'abord latérale devient médiane et gagne dans tous les sens; le ventre fait une forte saillie en avant et devient conique, il présente une forme en pointe. La tumeur s'étale en haut sous les fausses côtes et refoule le diaphragme. La peau est distendue et vergetée, sillonnée par des veines dilatées; les lymphatiques se distendent aussi quelquefois et le derme a l'aspect de la peau d'orange et quelquefois est le siège de dilatations et de tumeurs lymphatiques. L'ombilic n'a pas de tendance à faire hernie; il s'étale et se distend à la surface de la tumeur.

Nous avons indiqué plus haut les quantités de liquide considérables que peut fournir un kyste de l'ovaire; ajoutons que l'abdomen peut acquérir 1 mètre, $1^{m},20$ et $1^{m},60$ de circonférence.

La malade peut être très gênée par ce développement excessif du kyste; la dyspnée se prononce, l'appétit se perd, l'amaigrissement fait des progrès, parfois de l'œdème des membres inférieurs se déclare. C'est alors que le faciès prend ce caractère particulier décrit sous le nom de *faciès ovarien* (Spencer Wells) et caractérisé par l'amaigrissement de la face. l'exagération des lignes et des traits, un air de crainte et d'appréhension.

Les phénomènes de compression, marqués au début du kyste quand il est contenu dans le petit bassin, atténués quand il en est sorti, se produisent de nouveau: la constipation allant quelquefois jusqu'à l'obstruction, les hémorroïdes, la gêne de la miction, la rétention d'urine, les vomissements opiniâtres, les névralgies, les douleurs dans le ventre, deviennent des phénomènes communs.

On peut voir alors se déclarer une fièvre hectique, irrégulière et plus ou moins intense et la malade succombe soit par asphyxie, soit par syncope, soit par une autre complication et surtout par péritonite.

Marche. Terminaisons. — La marche des kystes de l'ovaire est en général lente et progressive; certains kystes uniloculaires peuvent durer pendant plusieurs années; en revanche, des kystes multiloculaires peuvent acquérir en quelques mois, surtout chez des jeunes femmes, un développement très considérable.

La durée de l'affection est donc très variable; des malades peuvent succomber au bout de deux ans et demi, tandis que d'autres portent leur kyste pendant 10, 20 et même 30 ans. Le kyste semble avoir une marche d'autant plus rapide qu'il frappe des sujets plus jeunes.

Dans son évolution, la tumeur peut être le siège d'accidents qui donnent lieu à des terminaisons variées. Quelquefois, elle est le siège d'une hémorrhagie et augmente rapidement de volume en donnant lieu aux signes d'une hémorrhagie interne et à une anémie aiguë qui peut aller jusqu'à la mort par syncope.

D'autres fois, elle devient le siège d'une poussée inflammatoire qui transforme le liquide en pus, se transmet au péritoine et entraîne la mort par péritonite aiguë ou plus lentement par la septicémie et les accidents qui l'accompagnent.

La rupture du kyste dans le péritoine s'accompagne d'une douleur extrêmement vive, de syncope, de nausées et de vomissements: elle est suivie d'une péritonite suraiguë, fatale si le liquide est irritant, de phénomènes inflammatoires plus ou moins modérés s'il est simplement séreux et se rapproche des sérosités normales. A la suite de cet accident, le kyste peut marcher assez rapidement à la guérison par résorption totale du liquide. D'autres fois, celui-ci est évacué par le vagin, la vessie ou le rectum, en donnant lieu à des troubles fonctionnels en rapport avec le siège de l'ouverture spontanée. Quand celle-ci se fait à la peau, elle siège le plus souvent à l'ombilic et devient le point de départ d'une fistule purulente.

A la suite de ces évacuations, le kyste enflammé se rétracte, s'atrophie et peut guérir par oblitération de sa cavité.

Un des accidents les plus curieux de l'évolution de ces tumeurs est la *torsion* du pédicule qui a lieu spontanément; cette torsion s'accompagne de douleur très vive, de syncope, de phénomènes d'hémorrhagie interne, et de rupture du kyste; si l'on n'intervient pas à temps par l'ovariotomie, la malade succombe promptement. La mort subite peut être la conséquence de l'hémorrhagie abondante qui se fait alors dans le kyste, les artères restant perméables, tandis que les veines ne peuvent pas emmener le sang, et qu'il se fait une énorme exagération de la tension sanguine avec rupture vasculaire. Si la rotation est complète et persistante, les artères du pédicule sont étranglées et la gangrène est inévitable.

D'autres fois, au contraire, à cette rotation accomplie plus lentement succèdent le ratatinement des parois de la tumeur et la résorption de son contenu.

Enfin dans certains cas, ce sont des accidents d'étranglement interne qui sont la conséquence de la torsion d'un long pédicule.

Dans un certain nombre de cas, une grossesse survient au cours d'un kyste de l'ovaire; elle suit en général son cours si le kyste n'est pas trop volumineux; mais souvent le produit est petit et mal développé.

Diagnostic. — Il est quelquefois difficile de reconnaître la présence d'un kyste de l'ovaire; l'épaisseur anormale des parois de l'abdomen, le spasme tonique des muscles abdominaux, la distension intestinale, la distension de la vessie par l'urine, la grossesse peuvent donner lieu à des difficultés ou à des erreurs. Ce n'est que par un examen méthodique que l'on arrive à constater la présence de la tumeur.

Nous ne reviendrons pas sur les signes qui lui appartiennent en propre.

Le diagnostic doit être fait surtout avec l'ascite et les autres tumeurs de l'abdomen.

Dans l'ascite, la forme du ventre n'est pas tout à fait la même que dans le kyste; les flancs font une saillie latérale parfaitement symétrique; dans le kyste, l'abdomen proémine en avant, et l'un des côtés a été dans le principe plus développé que l'autre.

Dans l'ascite, la malade étant couchée sur le dos, la percussion donne du tympanisme dans la région ombilicale et sus-ombilicale et de la matité dans les parties déclives; dans le kyste, la région antérieure est complètement mate, la sonorité n'existe que dans les flancs. Le changement de position ne modifie pas sensiblement l'obscurité du son à la percussion, tandis que dans l'ascite le changement de position amène des changements dans le siège de la matité, et le niveau du liquide varie avec les changements de position.

L'examen du liquide donne de précieux renseignements; sa densité, de 1018 à 1024, est beaucoup plus élevée dans le kyste que dans l'ascite où elle ne dépasse guère 1010 à 1015; la présence de la paralbumine indique nécessairement une provenance kystique.

Quelquefois, il y a coïncidence d'une ascite avec un kyste, et on perçoit alors les signes différents des deux affections : la fluctuation superficielle de l'ascite, les caractères spéciaux donnés par la percussion et les changements de position de la malade, et surtout la possibilité de déprimer la couche du liquide péritonéal qui est en avant du kyste et de sentir profondément la tumeur plus dure et plus résistante.

Dans quelques cas, le diagnostic est impossible; dans certains épanchements péritonéaux enkystés, les difficultés sont portées à leur maximum et ne peuvent être résolues que par la ponction de la tumeur et l'examen chimique du liquide.

Il en est de même dans les cas où des adhérences intestinales donnent de la sonorité à la partie antérieure de la tumeur et peuvent faire croire à une péritonite enkystée.

Parmi les tumeurs de l'abdomen dont il faut distinguer le kyste de l'ovaire, il faut mettre en première ligne la *grossesse*. A partir du quatrième mois et demi, les mouvements du fœtus, la perception des parties fœtales et des bruits du cœur, ne sauraient laisser de doutes. Mais dans tous les cas suspects, à moins d'indications tout à fait urgentes, la règle pratique est absolue : il faut attendre le terme normal de la grossesse présumée; ce terme passé, on peut prendre un parti en toute sécurité.

La coexistence de la grossesse et d'un kyste est souvent difficile à reconnaître; le diagnostic repose sur la palpation, sur le toucher et l'examen du col, sur l'auscultation. Il est relativement facile si la présence du kyste a été constatée avant la conception, ou si la tumeur formée par l'utérus gravide et celle du kyste ovarique occupent deux régions distinctes de l'abdomen; dans les cas douteux, on doit aussi s'en tenir à l'expectation jusqu'au terme de la grossesse présumée.

Le kyste de l'ovaire peut être confondu avec un *fibro-myome* de l'utérus, surtout si celui-ci est ramolli par places et infiltré de liquide; l'erreur est presque inévitable, si le myome se complique de la formation d'une grande cavité kystique.

Les mouvements imprimés à l'utérus par le déplacement de la tumeur, l'agrandissement de la cavité utérine constaté par l'hystéromètre, l'obscurité de la fluctuation et surtout les résultats de la ponction qui ramène un liquide ne renfermant jamais de paralbulmine, sont les éléments d'un diagnostic toujours difficile et souvent erroné.

Les *tumeurs fibreuses* sont souvent confondues avec les kystes multiloculaires qui peuvent présenter comme elles des bosselures et des inégalités.

Les *kystes des ligaments larges* ressemblent tellement aux kystes uniloculaires de l'ovaire, qu'il est impossible d'établir le diagnostic autrement que par l'incision exploratrice ou par l'aspiration (G. Thomas). L'examen chimique et histologique du liquide est le seul moyen d'arriver à un diagnostic précis; le fluide est clair et transparent comme de l'eau distillée; il contient en général peu d'albumine et beaucoup de chlorure et ne renferme pas le plus souvent de paralbumine.

L'*hydronéphrose* unilatérale, quand elle a pris un grand développement, peut être confondue avec un kyste de l'ovaire; les seuls éléments certains d'appréciation doivent être cherchés dans les antécédents de la malade, dans le mode de début et d'accroissement de la tumeur, dans ses rapports exacts avec la région lombaire, dans les altérations de la sécrétion urinaire et surtout dans l'analyse chimique du liquide. Dans l'hydronéphrose, le liquide sera d'une faible densité, ne contiendra pas de paralbumine et pourra renfermer de l'urée dans des proportions beaucoup plus considérables que tout autre liquide pathologique de l'économie.

De même la confusion a pu être faite avec des kystes hydatiques volumineux du foie ou de la rate.

Nous pourrions augmenter l'énumération des tumeurs et collections de l'abdomen avec lesquelles on peut être amené à faire le diagnostic différentiel de kyste de l'ovaire.

Les signes que nous pourrions donner seraient plus théoriques que pratiques, et ne sauraient s'appliquer à la généralité des faits; disons que dans ces cas difficiles, quand on a épuisé les ressources fournies par l'étude des antécédents et les résultats des divers modes d'explorations, le chirurgien possède encore à sa disposition la ponction exploratrice faite avec les appareils aspirateurs et comme dernière ressource, l'incision exploratrice qui peut être le premier temps d'une intervention radicale.

Pronostic. — Le kyste de l'ovaire est toujours une affection sérieuse; abandonnée à elle-même, elle entraîne la mort de la malade, et elle ne peut guérir que par une intervention toujours grave.

Le pronostic varie du reste avec la nature du kyste; il est moins grave dans les tumeurs uniloculaires de moyen volume, où l'opération est moins importante que dans les kystes multiloculaires le plus souvent compliqués d'adhérences.

Les diverses complications sur lesquelles nous avons insisté (péritonite, rupture du kyste, hémorrhagie, torsion du pédicule) peuvent singulièrement modifier le pronostic pendant l'évolution de la tumeur.

Traitement. — Actuellement les méthodes de traitement des kystes de l'ovaire peuvent se réduire à trois : la *ponction* qui est souvent palliative, quelquefois curative; l'*ovariotomie* ou ablation de l'ovaire malade, opération radicalement curative; l'*incision* qui s'adresse aux tumeurs non justiciables de l'ovariotomie.

La *ponction* évacuatrice par la paroi abdominale antérieure, faite de préférence au niveau de la ligne blanche, et dans tous les cas en un point où la percussion a démontré l'absence d'une anse intestinale adhérente et la palpation l'absence de masse solide, doit être le premier temps du traitement de tout kyste de l'ovaire. Dans un certain nombre de cas, elle a été suivie d'une guérison définitive; pratiquée avec les précautions antiseptiques et avec les trocarts qui s'opposent à l'entrée de l'air dans la poche, la ponction n'est pas une opération grave et elle a l'immense avantage de confirmer le diagnostic par la vue et l'examen du liquide retiré, de permettre l'exploration de la poche vidée, de renseigner sur la multiplicité des kystes, sur l'épaisseur de leur paroi, sur leurs rapports dans le petit bassin, etc.

Dans les cas où il y a une contre-indication à l'ovariotomie, elle devient un traitement palliatif précieux et permet de remédier plus ou moins souvent aux accidents de dyspnée et de compression produits par le liquide.

L'*injection iodée*, préconisée par Boinet (1847), applicable aux seuls kystes uniloculaires, dans lesquels le liquide est nettement séreux, est tombée en désuétude. Elle semble ne guérir que les kystes pour lesquels la ponction seule est aussi efficace que si on y ajoute des injections iodées (Spencer Wells).

L'*ovariotomie abdominale* ou l'ablation du kyste par la laparotomie est la méthode de choix dans le traitement des kystes de l'ovaire. Elle seule peut débarrasser les malades des tumeurs multiloculaires et ses indications se sont notablement accrues dans ces derniers temps, grâce aux progrès de l'antisepsie chirurgicale.

Cette opération, dont l'idée avait été émise au siècle dernier par Ledran, Delaporte, Houston, John Bell, fut exécutée pour la première fois en Amérique, en décembre 1809, par Mac Dowel du Kentucky. Pratiquée en Angleterre, en Amérique et en Allemagne depuis cette époque avec un succès médiocre, condamnée en 1850 en Angleterre par Robert Lee, qui la regardait *comme un meurtre*, en France, en 1856, par l'Académie de médecine, elle fut faite la première fois dans notre pays, et avec succès, le 29 août 1844, par Woyerkousky, médecin à Quingey (Doubs). Sa période de vulgarisation et de réussite ne commence qu'en 1862, date de la première opération heureuse faite par Kœberlé.

Depuis cette époque cette opération a été pratiquée des milliers de fois et on peut presque dire qu'aucune opération n'est aussi fréquemment pratiquée. Avec la méthode antiseptique, les succès sont devenus la règle et la moyenne de mortalité s'est abaissée à 8 à 10 pour 100. Nous ne saurions passer en revue ici le manuel opératoire et les précautions nécessitées par l'ovariotomie ; nous ne pouvons que renvoyer aux excellents articles de nos deux Dictionnaires et au *Traité des tumeurs de l'ovaire et de l'utérus* de Spencer Wells, où la question est traitée avec les données les plus récentes. Nous rappelons que l'opération comprend plusieurs temps, qui sont :

1° L'ouverture de l'abdomen par une incision faite sur la ligne blanche au-dessous de l'ombilic dans une étendue variable suivant les cas, et pouvant aller du pubis jusqu'auprès de l'appendice xiphoïde ;

2° La ponction et l'évacuation du kyste avec un gros trocart aspirateur ;

3° L'énucléation et l'extraction de toute la masse kystique après détachement et section des adhérences ;

4° Le traitement du pédicule. Jusqu'en 1878, celui-ci était fixé dans l'angle inférieur de la plaie, soit avec un serre-nœud ou un *clamp* placé au-dessus de deux grosses tiges métalliques rigides, droites et disposées en croix. Là, ce moignon suppurait, était éliminé par sphacèle et contractait avec la cicatrice de la paroi une adhérence solide (*Méthode extra-péritonéale*). Depuis la découverte des ligatures en substance résorbable et antiseptique (cat-gut, soie phéniquée, etc.), le pédicule est solidement étreint dans une ou plusieurs ligatures suivant son volume et rentré dans l'abdomen (*Méthode intra-péritonéale*) ;

5° La toilette du péritoine. Cette toilette, qui se fait à l'aide d'éponges fines phéniquées montées sur des bâtons ou sur des pinces à pression continue, n'est nécessaire que si des liquides kystiques ou du sang se sont épanchés dans la cavité péritonéale ;

6° La suture de la plaie abdominale. En général, aujourd'hui, on pratique une ligne de sutures *profondes* comprenant le péritoine et une ligne de sutures *superficielles* n'intéressant que la peau et le tissu cellulaire sous-cutané.

Un pansement antiseptique et compressif est ensuite appliqué sur l'abdomen.

L'*incision* des kystes de l'ovaire n'est plus guère pratiquée aujourd'hui de parti pris ; cette méthode, dans laquelle le kyste plus ou moins largement fendu doit se rétracter après bourgeonnement et suppuration de sa paroi interne, n'a donné que des succès relativement très rares et a été suivie de nombreux revers. Elle n'est applicable qu'aux kystes de l'ovaire suppurés dont l'ablation est impossible par l'ovariotomie.

Plus souvent aujourd'hui, l'ouverture large du kyste est combinée avec une excision plus ou moins grande de ses parois quand la totalité du kyste ne peut être énucléée à cause de ses adhérences aux viscères de l'abdomen ou aux parois du petit bassin. L'opération s'appelle une *ovariotomie incomplète*. Les parois du kyste sont suturées aux lèvres de l'incision abdominale pour prévenir toute effusion de liquide dans la cavité du péritoine et le fond de la poche abandonnée dans l'abdomen est drainé et largement baigné les jours suivants avec des liquides antiseptiques.

Ce procédé de nécessité est loin de donner des résultats aussi satisfaisants que l'ovariotomie complète ; un grand nombre de malades succombent soit à la péritonite, soit à la septicémie aiguë ou lente.

KYSTES PARAOVARIENS OU KYSTES DES LIGAMENTS LARGES.

On décrit sous ce nom des kystes inclus entre les feuillets du ligament large et paraissant s'être développés aux dépens de l'*organe de Rosenmüller* ou *du parovaire*. On sait que l'organe ou corps de

Rosenmüller représente chez l'adulte la portion supérieure ou sexuelle du corps de Wolf atrophié et qu'il est situé dans la partie externe de l'aileron de la trompe, entre les feuillets du ligament large. En tendant cet aileron entre la lumière et l'œil, on peut voir ce corps composé de 15 à 18 canalicules d'un petit calibre dirigés du hile de l'ovaire vers la trompe.

La portion inférieure ou urinaire du corps de Wolf laisse en s'atrophiant un corps analogue au corps de Rosenmüller, situé dans la partie moyenne du ligament large, au niveau du pédicule de l'ovaire, et auquel His a donné le nom de *parovaire*.

Ce parovaire et le corps de Rosenmüller peuvent être le point de départ d'altérations kystiques.

Ces kystes, signalés pour la première fois par Velpeau (1825), sous le nom de *kystes rudimentaires extra-ovariques*, rapportés par Follin (*Th. doctorat*, 1850) à l'accumulation de liquide dans les canalicules du corps de Rosenmüller, ont été dans ces dernières années l'objet d'importants travaux en France et à l'étranger. On en trouve une bonne mention dans la thèse de Castaneda y Triana (Paris, 1882) et dans tous les traités de gynécologie.

Anatomie pathologique. — On peut trouver dans le ligament large diverses productions kystiques; les unes sont de petits kystes, surtout fréquents chez le nouveau-né, pouvant siéger en différents points du ligament large et ayant tendance à disparaître spontanément; les autres sont des tumeurs pouvant atteindre la dimension d'une tête d'adulte et même plus et se traduisant par des signes physiques facilement appréciables. Ces deux variétés ont été considérées comme développées aux dépens de l'organe de Rosenmüller. Förster et Bantock auraient suivi le développement de ces kystes depuis la dilatation d'un canalicule de Rosenmüller jusqu'à la formation d'une vésicule close. De Sinéty n'admet pas cette origine exclusive pour les grands kystes et tend à admettre le même processus de formation que pour les *épithéliomas mucoïdes* de l'ovaire.

Quelle que soit l'origine de ces kystes, ils ont pour caractéristique d'être inclus entre les feuillets du ligament large, séparés du péritoine par du tissu cellulaire lâche et dans certains endroits par les fibres musculaires des ligaments larges décrites par Rouget. La tumeur peut être énucléée de ce tissu cellulaire lâche.

En général, elle est arrondie dans les kystes volumineux, le plus souvent uniloculaire, quelquefois composée d'une masse plus volumineuse avec un ou plusieurs petits kystes secondaires.

Son volume varie depuis celui d'un grain de millet jusqu'à dépasser la grandeur d'un utérus au neuvième mois et à contenir 14 et même 25 litres; en général cependant, le kyste ne contient pas plus de 7 à 9 litres.

Souvent la tumeur n'a pas de pédicule, à moins qu'on ne donne ce nom à l'adhérence large par laquelle le kyste adhère plus intimement en une région.

Les gros kystes, en se développant, déplacent l'aileron de l'ovaire et portent cet organe sur un de leurs côtés; la trompe s'allonge, s'hypertrophie et se montre comme une bride en avant et en haut et plus souvent en arrière de la tumeur.

L'utérus est refoulé et immobilisé.

La paroi kystique est constituée par les éléments du ligament large, par une couche fibreuse propre, et par un revêtement épithélial composé d'épithélium cylindrique simple ou à cils vibratiles ou d'épithélium caliciforme; ces parois sont le plus souvent assez minces.

Les petits kystes contiennent un liquide séreux ou visqueux tenant en suspension des cellules cylindriques, quelquefois coloré en jaunâtre ou rosé.

Le contenu des grands kystes, les seuls importants au point de vue clinique, est un liquide généralement clair, comparable à l'eau de roche (Nélaton), fluide, non visqueux, ne donnant aucun fil lorsque l'on écarte le pouce et l'index trempés dans ce liquide. Son poids spécifique varie de 1003 à 1007; sa réaction est alcaline.

Il contient une forte proportion de chlorure de sodium, jusqu'à 8 et 16 grammes par litre, ne renferme que des traces d'albumine et, dans l'immense majorité des cas, ne contient pas de paralbumine.

Quelquefois, des hémorrhagies colorent le liquide en jaune, rosé, rouge ou brun et, dans ce cas, l'analyse y démontre des quantités considérables d'albumine.

Étiologie — Les kystes du ligament large sont beaucoup moins fréquents que ceux de l'ovaire dans la proportion de 4 à 7 pour 100 (Lesævre, *Thèse de Paris*, 1879); Castaneda y Triana n'a pu recueillir dans sa thèse (1882) que 82 cas traités par l'extirpation. Ils se développent de préférence chez des femmes jeunes, sans que l'on connaisse la cause de leur développement.

Symptômes. — Diagnostic. — Les symptômes ont la plus grande analogie avec ceux fournis par les kystes de l'ovaire.

La tumeur n'acquérant jamais des proportions très considérables, les phénomènes de compression sont d'ordinaire peu marqués; la santé générale reste bonne.

Le ventre est surtout développé dans un des flancs et n'a pas l'aspect conique donné par les kystes ovariques; la tumeur est arrondie, régulière, sans bosselures, mate et en général nettement fluctuante.

Le toucher vaginal démontre, dans la plupart des cas, l'immobilité de l'utérus; ce signe aurait une grande importance, et, d'après Spencer Wells, un kyste uniloculaire qu'on sent très bas dans le bassin, immobilisant l'utérus, est plutôt paraovarien qu'ovarique. Un des culs-de-sac peut être occupé par la tumeur.

Le signe le plus caractéristique du kyste du ligament large est fourni par la ponction qui ramène un liquide clair comme de l'eau de roche, très fluide et présentant à l'analyse les caractères chimiques que nous lui avons assignés plus haut.

Cependant les caractères du liquide peuvent quelquefois induire en erreur : certains kystes du ligament large présentent un contenu identique à celui des kystes ovariques. Il est permis de supposer dans ces cas rares qu'il s'agit de kystes produits dans les ovaires surnuméraires décrits par Beigel et Winckel et situés dans les ligaments larges près de l'ovaire normal.

Marche. Terminaisons. — Ces kystes ont une marche analogue aux kystes de l'ovaire; ils peuvent rester longtemps stationnaires et, à un moment donné, l'accroissement se fait d'une manière rapide et nécessite une intervention.

Abandonnés à eux-mêmes, ils n'ont pas la gravité des kystes ovariques; ils n'ont jamais produit la mort ni par suppuration, ni par compression des organes thoraciques, ni par marasme.

La minceur des parois prédispose la tumeur à une rupture : celle-ci peut être suivie d'une mort subite; le plus souvent, elle n'est accompagnée d'aucun inconvénient et peut être suivie de la guérison, par résorption du liquide épanché dans l'abdomen.

Dans un certain nombre de cas, moins nombreux qu'on ne le persait (Terrillon), la guérison est restée définitive après la soustraction du liquide par une simple ponction évacuatrice.

Traitement. — L'expérience ayant démontré qu'un certain nombre de kystes du ligament large étaient restés définitivement guéris après une seule ponction ou plusieurs ponctions, c'est à ce mode de traitement simple que l'on devra d'abord avoir recours.

Terrillon a démontré récemment (*Soc. de Chirurgie*, 1885) qu'il y avait souvent récidive après un temps plus ou moins long et qu'il ne fallait pas compter d'une manière absolue sur le succès de la ponction : les malades doivent donc être suivies longtemps pour que l'on puisse assurer l'efficacité de ce mode de traitement. En tout cas, il est le premier à mettre en œuvre, et même la ponction pourra être répétée plusieurs fois avec avantage à plusieurs mois ou à plusieurs années d'intervalle.

La ponction suivie d'injection iodée a donné aussi un certain nombre de succès ; elle sera employée quand le liquide se sera reproduit après plusieurs ponctions simples.

Enfin, après une injection iodée suivie d'insuccès, le kyste sera enlevé par l'ovariotomie comme le kyste ovarique ordinaire. Actuellement même, la tendance des chirurgiens est d'opérer ces tumeurs quand une ou deux ponctions simples sont restées inefficaces.

Cette ablation peut offrir de grandes difficultés ; le kyste inclus entre les deux feuillets du ligament large et non pédiculé, peut présenter des adhérences multiples qu'il est fort difficile de détacher, et, dans un certain nombre de cas, l'opération a dû rester incomplète et se terminer par l'excision d'une partie de la poche kystique avec suture à la paroi abdominale et drainage de la partie restante.

Quand la tumeur a été énucléée du ligament large dédoublé, il reste entre les feuillets de celui-ci une grande cavité qu'il est important de réduire par des sutures en capiton, pour prévenir l'accumulation et la décomposition des liquides exhalés dans ces espaces morts.

En résumé, l'ovariotomie peut, dans ce cas particulier, présenter des difficultés et nécessiter des manœuvres opératoires sur lesquelles récemment Terrillon, Terrier, Lucas-Championnière et autres ont attiré l'attention (*Soc. de Chirurgie*, 1884).

TUMEURS SOLIDES DES OVAIRES.

Nous ne décrirons sous ce titre que les tumeurs *bénignes* de l'ovaire, les tumeurs *malignes* faisant partie du groupe des *cancers* de l'ovaire.

Ces tumeurs solides ont été l'objet d'un intéressant travail de Ziembicki (*Thèse de Paris*, 1875) et de Patenkow (*Archiv. f. Gyn.*, 1880). Elles sont relativement rares, puisqu'en réunissant les tumeurs solides, bénignes et malignes, on ne les observe guère que dans la proportion de 1 à 2 pour 100.

Anatomie pathologique. — Les véritables tumeurs solides de l'ovaire, pouvant donner lieu à des phénomènes cliniques appréciables, sont des *fibromes*. Les concrétions calcaires ou ossiformes rencontrées quelquefois dans ces organes ne sont que des curiosités d'anatomie pathologique.

Les fibromes n'occupent le plus souvent qu'un seul ovaire; ils varient du volume d'une noix ou d'un œuf à celui d'une tête de fœtus et même plus; leur consistance est dure et élastique, leur surface unie ou mamelonnée.

Ces tumeurs se développent dans le stroma ovarien par hyperplasie de ses éléments, et ne tardent pas à atrophier les éléments spéciaux de l'ovaire et à les faire disparaître devant eux. D'après Patenkow, elles seraient dues à une sclérose de l'endothélium folliculaire.

Elles peuvent présenter des variétés d'aspect et de structure, être creusées de kystes comme les fibromes utérins, offrir un développement vasculaire considérable, qui les font ressembler en certains points à un tissu caverneux, ou s'incruster de sels calcaires.

Le plus souvent, ces tumeurs ont une structure surtout fibreuse; elles ne contiennent que rarement et en petite quantité des fibres musculaires lisses. On a signalé un cas de myome pur de l'ovaire (Sangalli).

Il est difficile dans quelques cas de classer histologiquement certaines de ces tumeurs solides dans lesquelles on constate entre les éléments fibreux un développement cellulaire qui rapproche ces productions des fibro-sarcomes ou des sarcomes fasciculés.

Symptômes et diagnostic. — Pendant un certain temps ces

tumeurs peuvent rester latentes ou ne se manifester que par des symptômes qu'il est impossible de rattacher à leur véritable cause.

Assez souvent, elles se révèlent par la présence d'une ascite qui fait ordinairement défaut dans les kystes simples de l'ovaire.

Les troubles fonctionnels n'ont rien de caractéristique; on peut observer des phénomènes de compression portant sur les divers organes du petit bassin et sur les nerfs de la région.

Les signes fournis par les divers modes d'exploration sont les mêmes que dans les cas de kyste uniloculaire de l'ovaire, avec cette différence que la fluctuation est remplacée par une sensation de dureté, de résistance qui donne l'idée d'un corps solide.

Quelquefois la tumeur est franchement mobile dans l'abdomen et peut être déplacée par la pression ou par un simple changement de position de la malade.

Le diagnostic présente toujours une grande incertitude, la tumeur pouvant être confondue avec un kyste à parois épaisses, avec un kyste dermoïde ou une tumeur du ligament large.

Le petit volume et la lenteur du développement de la tumeur, sa résistance, sa régularité sont des signes de probabilité en faveur d'un fibrome.

Le siège, primitivement latéral du néoplasme, son indépendance par rapport à l'utérus, l'absence de métrorrhagies, feront exclure le fibrome utérin.

Le pronostic de ces tumeurs est généralement bénin; la lenteur de leur développement et leur tranformation calcaires sont des circonstances favorables.

Traitement. — Le traitement est purement chirurgical; si la tumeur s'accroît ou si elle détermine des accidents de compression, elle sera enlevée comme dans l'ovariotomie pour les kystes de l'ovaire. En général, dans ce cas, l'opération est rendue simple par le volume relativement peu considérable de ces productions.

CANCER DE L'OVAIRE.

L'histoire anatomique du cancer de l'ovaire est encore bien obscure; on a décrit sous ce nom beaucoup de tumeurs qui n'étaient que des kystes végétants et auxquels on appliquait la désignation de *carcinomes papillaires* ou de *cancers colloïdes*, suivant l'aspect de la dégénérescence.

D'après de Sinéty, il semble impossible aujourd'hui de tracer une ligne de démarcation précise entre les kystes et le cancer de l'ovaire. Toutes les productions néoplasiques de cet organe ont tendance à provoquer le développement de kystes.

Néanmoins, la coïncidence de tumeurs de même nature que la néoplasie ovarienne dans des organes plus ou moins éloignés et dans les ganglions correspondants ne permet pas de méconnaître la nature franchement cancéreuse de certaines tumeurs de l'ovaire.

On a observé plusieurs espèces de cancers qui peuvent toutes se rapporter au *carcinome* et au *sarcome* avec leurs diverses variétés d'aspect.

Gaillard Thomas distingue des *kysto-carcinomes* et des *kysto-sarcomes*, et il admet, ou que ce sont des kystes développés dans une tumeur cancéreuse, squirrheuse ou médullaire, ou qu'il s'agit de kystes simples dans lesquels la dégénérescence cancéreuse pousse et se développe. D'autres fois, la tumeur paraît encore plus complexe et elle semble avoir débuté par un adénome, puis s'être transformée sur place en une nouvelle variété, l'*adéno-kysto-sarcome* (G. Thomas, Lücke).

Quoi qu'il en soit, la production néoplasique infiltre ordinairement tout le tissu ovarien et donne lieu à de grosses tumeurs atteignant le volume d'une tête d'adulte. Celles-ci sont, comme les kystes composés, bosselées, inégales, irrégulières, souvent adhérentes aux parties voisines, et en particulier à l'intestin. Elles se composent de masses solides plus ou moins fermes, renfermant quelquefois de la substance mélanique, et de kystes dont le contenu est un liquide sanguinolent, ou une sérosité trouble, de la matière cancéreuse ramollie, du pus, ou de la matière gélatineuse.

Souvent les organes voisins sont envahis; les ganglions lombaires et iliaques sont en dégénérescence cancéreuse; le péritoine peut être affecté de carcinose généralisée; l'utérus peut être envahi et on a observé la généralisation cancéreuse du côté de l'estomac, du foie, de l'intestin, des poumons, de la plèvre.

Parfois les deux ovaires sont atteints en même temps, sans qu'il paraisse y avoir eu transmission directe de l'une à l'autre glande.

Symptômes. Diagnostic. — Le cancer de l'ovaire n'a guère d'autre signe que la rapidité de son développement et l'apparition précoce de l'ascite. Le cancer kystique atteint souvent en quelques mois le volume que le sarcome ou une simple tumeur kystique n'atteindraient que dans l'espace de plusieurs années. (G. Thomas.)

La production de douleurs spontanées assez intenses dans la tumeur, l'œdème précoce des membres inférieurs en dehors de phénomènes de compression du côté des vaisseaux iliaques, la cachexie rapide malgré une tumeur encore peu volumineuse de la région ovarique, appartiennent bien souvent à la tumeur maligne.

Le développement rapide d'une ascite plus ou moins considérable coïncidant avec une tumeur de l'ovaire, a été considéré comme caractéristique de la malignité de celle-ci. Mais, l'épanchement intra-péritonéal peut se trouver avec les mêmes caractères quand le kyste de l'ovaire présente à sa face externe des productions papillaires bourgeonnantes ou quand ses parois épaissies, ossiformes ou cartilagineuses sont dépouillées par places de leur revêtement péritonéal. L'ascite ne peut donc que faire soupçonner la malignité de la tumeur, sans la caractériser d'une manière certaine.

On a signalé aussi dans le cancer de l'ovaire l'immobilité précoce de la tumeur, par infiltration et induration rapides des tissus ambiants.

Le pronostic est fatal; la mort survient dans le marasme, ou par péritonite ou embolie pulmonaire, ou consécutivement à des généralisations dans des organes importants.

Le traitement ne peut être que palliatif; il consistera surtout en ponctions plus ou moins répétées pour vider les liquides du kyste ou de l'ascite.

AFFECTIONS DES TROMPES.

I

INFLAMMATION; SALPINGITE.

Les affections des trompes de Fallope ne se rencontrent guère à l'état isolé; elles coïncident presque toujours avec une ovarite, une péritonite pelvienne ou une métrite; aussi, leur histoire est assez peu connue; elle est cependant traitée dans les travaux récents de gynécologie et a fait l'objet de deux thèses intéressantes (Sœuvre, *thèse de Paris*, 1874, Bardet, *id.* 1883).

L'inflammation de la muqueuse de la trompe porte le nom de *salpingite*.

Étiologie. — La salpingite est *aiguë* ou *chronique*. La forme aiguë reconnaît pour causes des affections de voisinage dont elle semble être une propagation, comme la vaginite et surtout la vaginite blennorrhagique, la métrite, la pelvi-péritonite et surtout la métro-péritonite puerpérale; d'autres fois, elle se développe dans le cours de maladies infectieuses, la fièvre typhoïde, la rougeole, la variole et l'infection purulente.

Assez souvent, la salpingite reconnaît pour cause un traumatisme portant sur le col utérin, cautérisation, débridement, injection intra-utérine, et faisant passer à l'état aigu une inflammation chronique et latente de la trompe.

La salpingite *chronique* est généralement consécutive à une métrite chronique : elle est assez fréquente chez les tuberculeuses même avant la puberté.

Anatomie pathologique. — Les deux trompes sont généralement prises ensemble; elles sont plus flexueuses et plus vasculaires qu'à l'état normal et souvent elles sont dilatées. Le pavillon est fixé en divers points par des adhérences.

La muqueuse est dépouillée de son épithélium, infiltrée jusque dans les couches fibro-musculaires de nombreux éléments embryonnaires. Si l'inflammation est allée jusqu'à la suppuration, le siège presque constant de l'abcès est l'ampoule de la trompe (Bardet), c'est-à-dire cette portion dilatée du canal qui siège à l'union de la portion moyenne et de la portion terminale.

On voit quelquefois de gros abcès des trompes tomber en arrière de l'utérus dans la cavité de Douglas : les trompes ressemblent alors à deux gros appendices piriformes tombant de chaque côté de la matrice. Ces abcès ont été bien étudiés par Bardet.

On trouve en général dans le petit bassin les lésions de la péritonite et toujours un peu de péritonite partielle de voisinage, surtout marquée dans la salpingite chronique.

Celle-ci s'accompagne tantôt d'un rétrécissement et tantôt d'une dilatation du calibre des trompes, et dans certains cas, cette dilatation est assez prononcée pour que l'hystéromètre ou une injection intra-utérine puisse pénétrer dans la trompe et de là dans la cavité péritonéale.

Symptômes. — Les symptômes de la salpingite se confondent avec ceux de la métrite ou de la pelvi-péritonite qui l'accompagnent. Ce n'est que tout à fait exceptionnellement, dans les cas où les parois abdominales sont très dépressibles, que l'on peut constater l'existence d'un cordon bosselé, ondulé, inégal et douloureux, situé plus haut que dans les inflammations circum-utérines simples. (Courty.)

Le toucher vaginal et le toucher rectal peuvent quelquefois faire reconnaître un abcès siégeant sur les côtés de l'utérus ou en arrière de cet organe. La collection purulente peut s'ouvrir dans la cavité péritonéale, dans le rectum, plus souvent dans le vagin ou la vessie.

La complication la plus fréquente est la péritonite; celle-ci peut éclater spontanément ou à l'occasion du plus léger traumatisme, comme le toucher vaginal ou une injection intra-utérine.

Le diagnostic est toujours fort délicat et le plus souvent il ne peut être que soupçonné ou fait par exclusion.

Traitement. — Le traitement de la salpingite sera celui de la métrite ou de la pelvi-péritonite concomitantes. Si l'on pouvait reconnaître la présence d'une collection purulente, il serait indiqué de lui donner issue par la voie qui paraîtrait la plus favorable. Dans un cas, la laparatomie a été faite avec succès et suivie de l'extirpation des trompes abcédées. (Schwartz, de Gœttinger, 1879.)

II

RÉTRÉCISSEMENT OU OBLITÉRATION DES TROMPES.

A la suite d'une salpingite ou d'une pelvi-péritonite, par le fait de dépôts calcaires ou de la présence de tumeurs fibreuses utérines ou de tubercules de la trompe, celle-ci peut s'oblitérer sur un point quelconque de son trajet, le plus souvent à une des deux extrémités, abdominale ou utérine.

Le canal se dilate entre les points rétrécis ou oblitérés, et la dilatation se produit surtout dans le cas où la communication avec le péritoine est interrompue. L'accumulation de liquide dans la partie dilatée donne lieu à l'affection connue sous le nom d'*hydropisie tubaire*. Il en résulte une tumeur ampullaire, bosselée et dilatée alternativement, rappelant l'aspect d'une anse intestinale; cette tumeur, du volume en général d'un œuf de poule ou du poing, n'atteint que dans des cas tout à fait exceptionnels les dimensions d'une tête de fœtus.

Le liquide de la poche est tantôt plus ou moins jaunâtre, mélangé de cristaux de cholestérine, tantôt teinté de sang et plus ou moins foncé en couleur, quelquefois tout à fait purulent.

La dilatation porte en général sur les deux trompes.

L'hydropisie tubaire est le plus souvent méconnue; si la tumeur acquiert un certain volume, elle présente des caractères qui la rapprochent des petites tumeurs ovariques. Quelquefois, le liquide peut s'écouler par la vulve avec une certaine périodicité, dans le cas où l'orifice tubo-utérin est libre.

Le *traitement* a presque toujours consisté dans la ponction de la tumeur par la voie vaginale.

INFLAMMATIONS DÉVELOPPÉES AU VOISINAGE DE L'UTÉRUS.

On doit décrire sous le nom d'inflammations *péri-utérines* ou *circum-utérines* une série de lésions ayant pour siège le tissu cellulaire qui entoure l'utérus et se prolonge à la base du ligament large, ou le péritoine qui tapisse les parois de l'organe.

Cette variété de siège fait distinguer le *phlegmon péri-utérin*, le *phlegmon du ligament large* et la *pelvi-péritonite*.

Ces affections peuvent exister isolément; mais, dans bon nombre de cas, elles succèdent l'une à l'autre et se compliquent; aussi, les auteurs n'ont pas toujours été d'accord sur le siège primitif de l'affection.

Ces inflammations ont été d'abord décrites par Grisolle dans un mémoire sur les abcès de la fosse iliaque (*Archives générales de médecine*, 1839) et par Bourdon dans un travail sur les tumeurs fluctuantes du petit bassin (1841).

Nonat chercha à démontrer (1850) que les tumeurs péri-utérines consistaient toujours en une inflammation du tissu cellulaire sous-péritonéal qui entoure cet organe; tandis que Bernutz (1856) et Goupil ont considéré toutes les inflammations péri-utérines comme des pelvi-péritonites.

Depuis la thèse de J. Lucas-Championnière (1870) et un autre travail publié par le même auteur dans les *Archives de tocologie* (1875), on a tendance à admettre d'une manière générale que toutes ces inflammations péri-utérines ne sont autre chose que des *lymphangites* ou des *adéno-lymphites*. Celles-ci se développeraient dans les lymphatiques ou les ganglions situés dans le tissu cellulaire péri-utérin, ou dans le tissu cellulaire des ligaments larges, ou entre l'utérus et le péritoine. Avec cette nouvelle conception, le phlegmon péri-utérin devient l'*adéno-lymphite péri-utérine*, ou l'*adéno-phlegmon juxta-pubien*, le phlegmon des ligaments larges l'*adéno-phlegmon du ligament large* et la pelvi-péritonite l'*adéno-pelvi-péritonite*.

La présence des lymphatiques utérins, constatée par L. Championnière, Fiouppe, Fridolin, Léopold, fournit un appui solide à cette théorie[1]. Les lymphatiques du corps suivent les artères utéro-ovariennes et se jettent dans les ganglions lombaires; ceux du col se rendent à des ganglions multiples et en particulier au ganglion de l'isthme (Lucas-Championnière) situé sur les côtés du col, un peu en arrière, au-dessus du cul-de-sac vaginal, et à d'autres ganglions plus petits allant se perdre en dehors sur les parties latérales de l'excavation pelvienne. Ils aboutissent aussi aux ganglions obturateurs, sacrés, et à un ganglion appelé pubien, post-pubien ou rétro-pubien (Cruveilhier). L'inflammation des lymphatiques ou des ganglions en ces divers points donnerait lieu aux diverses variétés d'inflammation péri-utérine.

Quelle que soit la nature de l'affection, il est assez facile de distinguer cliniquement trois variétés de cette inflammation, à savoir : le *phlegmon péri-utérin*, le *phlegmon du ligament large* et la *pelvi-péritonite.*

Les *causes* de ces trois affections sont à peu près les mêmes et peuvent être étudiées d'ensemble.

En première ligne, on trouve l'accouchement et surtout l'avortement, quand les malades ont été mal soignées ou se sont levées trop tôt; ces affections peuvent constituer une des expressions anatomiques de l'*infection puerpérale.*

Les affections de l'utérus et de ses annexes, les diverses formes de métrite, la blennorrhagie, les néoplasmes du petit bassin, les excès sexuels surtout pendant les règles, les opérations pratiquées sur les organes génitaux, quelquefois simplement l'introduction d'un hystéromètre, une douche utérine ou un toucher vaginal, peuvent être le point de départ des accidents. Dans ces derniers cas, il est permis de supposer qu'il existait des phénomènes inflammatoires latents réveillés par le traumatisme ou qu'il s'est produit une véritable infection septique par le doigt ou les instruments.

1. Le professeur Sappey a bien voulu me communiquer le résultat de ses recherches encore inédites sur les lymphatiques utérins : d'après cet auteur, le réseau lymphatique naît d'une part de la tunique musculaire et d'autre part de la muqueuse du corps et du col de l'utérus. Les lymphatiques de la région se rendent en partie à un petit ganglion situé environ à un centimètre en dehors du col utérin, au niveau de son extrémité inférieure. Ce ganglion, quelquefois double, reçoit aussi des lymphatiques de la partie supérieure du vagin.

M. Sappey nie la présence du ganglion de l'isthme décrit par L. Championnière et des ganglions que l'on a signalés sur les parties latérales de l'utérus.

1° PHLEGMON PÉRI-UTÉRIN.

Cette affection, dont l'existence a été niée en dehors du phlegmon du ligament large et même totalement rejetée (Bernutz), a été décrite particulièrement par Nonat et Gallard (*Thèse de Paris*, 1855).

Anatomie pathologique. — Les lésions siègent dans le tissu cellulaire assez abondant, situé entre la vessie et le col utérin en avant, et entre le col, le vagin et le rectum en arrière. Sur les côtés ce tissu cellulaire se continue avec celui des ligaments larges, et, pour certains auteurs, le phlegmon péri-utérin ne pourrait être distinct du phlegmon du ligament large. La clinique semble prouver le contraire. Chaque région peut être envahie isolément, de sorte qu'on peut constater un phlegmon *anté-utérin*, *rétro-utérin*, *latéro-utérin* ou *péri-utérin* si tout le tissu cellulaire est envahi.

Le plus souvent, cette affection n'entraînant pas la mort, les lésions ne peuvent être soupçonnées que par l'examen clinique.

Dans les cas graves, tout le tissu de la région est suppuré et confondu en une masse unique, et il est difficile alors de savoir quel a été l'élément anatomique primitivement affecté. Le péritoine est envahi secondairement et il y a en général complication de pelvi-péritonite.

On a tendance à croire aujourd'hui qu'il s'agit d'un *adéno-phlegmon* et que l'affection se transmet des lymphatiques utérins aux ganglions situés sur les côtés de cet organe (Lucas-Championnière, Martineau, etc.).

Dans les cas de moyenne intensité, les lésions se bornent à un engorgement et à une infiltration plastique de la région et peut-être à une sorte d'œdème inflammatoire du tissu conjonctif (de Sinéty).

Quelquefois, l'affection se termine par suppuration, comme le phlegmon du ligament large et l'abcès s'ouvrent dans le vagin, le rectum ou la vessie.

Symptômes. — L'affection peut être *aiguë* ou *chronique*. Dans la forme *chronique*, les malades n'accusent souvent que les douleurs et les troubles fonctionnels liés à la métrite ; ce n'est qu'à l'occasion d'un excès sexuel, d'un traumatisme utérin que se manifestent des phénomènes aigus, à la suite desquels l'affection est reconnue par l'examen local. Cette forme de périmétrite chronique se traduit par un empâtement siégeant dans un cul-de-sac vaginal, soit en avant, soit en arrière de l'utérus ; celui-ci, au-dessus de son insertion vaginale, est immobilisé dans cet empâtement et quelquefois dévié.

Parfois le toucher fait reconnaître, pendant un de ces redoublements inflammatoires, une tuméfaction plus ou moins considérable qui peut atteindre le volume d'une orange et subit de grandes modifications d'un jour à l'autre (de Sinéty).

Les culs-de-sac vaginaux sont envahis et déprimés par une tumeur de forme hémisphérique, annulaire ou en croissant, de consistance quelquefois dure au centre, œdémateuse à la périphérie ; les parois vaginales sont œdématiées et douloureuses.

Cette tumeur serait indépendante de l'utérus, irrégulièrement arrondie, immobile, douloureuse à la pression, tandis que l'organe utérin lui-même a conservé sa mobilité (*id.*). On suppose actuellement que cette tuméfaction est due à un engorgement ganglionnaire ou à une adéno-lymphite.

Quand la tuméfaction est ancienne, c'est-à-dire date de plusieurs mois, on sent quelquefois au toucher des pulsations artérielles indiquant la présence d'un vaisseau volumineux situé à la base de la tumeur (Nonat).

Le toucher rectal fait reconnaître une masse informe ou des brides, ou une sorte d'anneau plus ou moins complet enclavant l'utérus.

La forme *aiguë* débute par un appareil fébrile, de violentes douleurs dans le petit bassin, des troubles de la défécation et de la miction, quelquefois des nausées et des vomissements comme au début d'une péritonite. Le vagin est chaud, le toucher douloureux indique les mêmes signes que dans la périmétrite chronique, à savoir l'immobilité et l'empâtement de l'utérus et une tumeur péri-utérine imparfaitement circonscrite.

L'affection peut se terminer soit par résolution, à la suite d'une diminution progressive des symptômes, après deux ou trois septénaires ou le retour normal de la deuxième époque menstruelle, par le passage à l'état chronique, auquel cas la tumeur reste stationnaire et s'indure, ou par la suppuration, ce qui est le cas le plus rare.

Le plus souvent, le phlegmon péri-utérin s'accompagne, surtout dans la forme chronique, de tous les troubles locaux et généraux qui appartiennent à la métrite, point de départ ordinaire de la phlegmasie péri-utérine.

Le *diagnostic* est essentiellement basé sur la constatation de la tuméfaction située autour de l'utérus, et, par conséquent, sur les résultats fournis par le toucher vaginal et le toucher rectal. Nous verrons tout à l'heure quels sont les signes du phlegmon du ligament large et de la pelvi-péritonite. Dans les cas graves, les affections se confondent et se compliquent et le diagnostic doit comprendre plusieurs de ces points à la fois.

2° PHLEGMON DU LIGAMENT LARGE.

Le phlegmon du ligament large n'est le plus souvent que l'extension du phlegmon péri-utérin ; il a son siège dans le tissu cellulaire situé dans l'épaisseur du ligament large et dans lequel se trouvent de nombreux vaisseaux et ganglions lymphatiques. Aussi, quelques auteurs le considèrent-ils comme un adéno-phlegmon (Martineau).

Mais cette conception du phlegmon du ligament large a été battue en brèche dans ces dernières années et les signes cliniques qu'on lui attribuait auparavant doivent peut-être recevoir une autre localisation anatomique.

Pour A. Guérin, Terrillon, Lebec, Lallement (*Thèse de Paris*, 1881), le ligament large ne comprendrait, entre les deux feuillets péritonéaux qui le constituent, qu'une très faible quantité de tissu cellulaire dans lequel il ne peut se développer que des collections purulentes de très faible volume ; il serait fermé à sa partie inférieure par une lame aponévrotique résistante, ne permettant pas au pus de fuser dans le tissu cellulaire du bassin et de venir se collecter derrière la paroi abdominale ; enfin, les lymphatiques, au lieu d'appartenir au ligament large proprement dit, suivent son bord supérieur ou rampent à sa base sans communiquer avec lui, et ceux d'entre eux, en petit nombre, qui parcourent sa partie médiane, ont pour la plupart un trajet sous-péritonéal (Lallement).

Pour A. Guérin, si le phlegmon limité au ligament large est possible, il est rare ; si l'on a trouvé du pus dans ces replis, ce n'est qu'en petite quantité, et la collection n'a jamais été assez considérable pour s'étendre jusqu'au pubis.

Cet auteur attribue les signes du phlegmon du ligament large à un *adéno-phlegmon juxta-pubien*, c'est-à-dire à l'inflammation du ou des ganglions *pubiens* (Cruveilhier) occupant l'orifice interne de la gouttière sous-pubienne, dits aussi ganglions *obturateurs*, et que Guérin place près de la branche horizontale du pubis, au voisinage du trou sous-pubien et de l'anneau crural. La propagation de l'inflammation au tissu cellulaire sous-péritonéal donnerait lieu à la *plaque indurée* de la paroi abdominale, que l'on a décrite jusqu'ici comme caractérisant le phlegmon du ligament large.

En réalité, on doit distinguer des inflammations phlegmoneuses de la région, siégeant en des points variés et n'ayant d'autre caractère commun que leur début primitif dans les ganglions.

On peut reconnaître : 1° un phlegmon de la base du ligament large, siégeant dans le tissu cellulaire situé sur les côtés du col et constituant le phlegmon péri-utérin que nous avons étudié plus haut; 2° un phlegmon de la paroi abdominale ayant son point de départ dans le ganglion obturateur, *adéno-phlegmon juxta-pubien de A. Guérin;* 3° un phlegmon de la fosse iliaque interne, parti des ganglions de la fosse iliaque; enfin, 4° des inflammations phlegmoneuses, probablement d'origine angioleucitique, ayant leur point de départ dans les vaisseaux lymphatiques qui parcourent le ligament large. Le tissu cellulaire ne se trouvant en cet endroit qu'en faible quantité, les signes objectifs que peuvent présenter ces abcès disparaissent devant les autres lésions.

Toutefois ces phlegmons peuvent se combiner entre eux et se combinent le plus souvent, ce qui rend leur étude beaucoup plus difficile (Lallement).

Quoi qu'il en soit, nous décrirons ici les signes attribués au phlegmon du ligament large, en rappelant qu'ils sont sans doute souvent fournis par un *adéno-phlegmon juxta-pubien* (A. Guérin).

Symptômes. — Quand l'affection succède à l'accouchement, elle s'annonce par de la douleur dans la région iliaque malade; elle débuterait de 2 à 20 jours après la délivrance (Frarier).

En dehors de la puerpéralité, le plus souvent chez une femme atteinte de métrite, elle s'annonce par du malaise, de la fièvre, de l'inappétence, quelquefois des frissons, de la douleur spontanée et exagérée par la pression au-dessus du ligament de Fallope. Au bout de peu de jours, cette douleur augmente et se localise d'une manière plus précise, en s'irradiant vers l'hypogastre, vers la région lombaire et vers la partie supérieure de la cuisse.

Le toucher vaginal indique au début une tuméfaction au niveau du cul-de-sac latéral correspondant au côté malade et bientôt après un effacement de ce cul-de-sac par une tumeur résistante qui se prolonge dans la direction du ligament large en dehors et un peu en avant du col en dedans. Le col peut être repoussé du côté opposé (Bernutz), quelquefois attiré vers le côté malade (Guéneau de Mussy). Dans les suites de couches, l'affection siégerait le plus souvent à gauche, par suite de la fréquence de la déchirure du col de ce côté (*id.*).

La paroi correspondante du vagin est comme œdématiée dans une étendue qui est souvent de deux à trois centimètres.

Le toucher rectal fait reconnaître que la tumeur n'occupe pas la totalité de l'excavation pelvienne et qu'en arrière elle se trouve dans le même plan que la face postérieure de l'utérus.

La palpation révèle parfois, dès le début, au-dessus de l'arcade crurale un empâtement notable et une résistance de la paroi.

Au bout de peu de jours, il se produit une saillie à ce niveau et on reconnaît immédiatement au-dessus de l'arcade une plaque dure, résistante, siégeant à la partie profonde de la paroi abdominale. Cette plaque, sans adhérence avec les téguments, peut en haut atteindre l'ombilic, en bas elle se prolonge dans le petit bassin; elle est comme collée contre la branche horizontale du pubis. Chomel lui a donné le nom de *plastron abdominal;* Guérin compare la sensation donnée par cette plaque à celle que fournit une masse de suif figé ayant rompu les vaisseaux, dans une injection vasculaire mal réussie.

Pour la plupart des auteurs, le phlegmon du ligament large se propagerait souvent à la fosse iliaque interne par continuité de tissu; A. Guérin, au contraire, rejette cette propagation que la fermeture du ligament à sa partie inférieure semble rendre impossible, à moins qu'il n'y ait rupture de l'aponévrose.

Marche. Terminaisons. — La marche de l'affection est lente les malades ont souvent de la fièvre le soir, des frissons irréguliers parfois des sueurs abondantes.

Assez souvent le phlegmon peut se terminer par résolution, s'il a été soigné de bonne heure; la tumeur diminue peu à peu de volume et l'utérus redevient mobile. De temps à autre surviennent des poussées de récidives qui remettent tout en question; c'est le phlegmon chronique avec redoublement inflammatoire (Gosselin).

En général, dans l'état puerpéral surtout, le phlegmon du ligament large se termine par suppuration ; celle-ci s'annonce par ses signes généraux ordinaires, par des douleurs lancinantes dans la tumeur, qui s'étend et se ramollit au point de devenir nettement fluctuante. Le pus vient se faire jour le plus souvent à la paroi abdominale, de préférence au-dessous du triangle de Scarpa, à 2 ou 3 centimètres de l'arcade crurale ; quelquefois il s'engage dans le canal inguinal en suivant le ligament rond et vient aboutir au voisinage de l'orifice externe de ce canal.

Quand la suppuration a envahi une partie de la fosse iliaque, elle peut faire issue en avant de l'épine iliaque antéro-supérieure, plus rarement au voisinage de l'ombilic et, dans des cas exceptionnels, elle fuse vers la cuisse, la fesse, le grand trochanter, ou en haut, vers le foie, les reins, le diaphragme.

Dans d'autres cas, l'ouverture de l'abcès se fait dans le vagin, la vessie, le rectum ou le cæcum. Enfin, le pus peut se faire jour à travers la paroi du ligament large pour fuser soit entre le péritoine et le fascia iliaca, soit à travers les fibres de cette aponévrose ; auquel cas il se produit ou un abcès iliaque ou une psoïtis.

D'une manière générale, les abcès sous-péritonéaux ont plus de tendance à se faire jour par la paroi abdominale ; les abcès intra-péritonéaux, au contraire, ou ceux qui sont situés au voisinage même de l'utérus, tendent à s'ouvrir dans les organes internes.

La quantité du pus est en général très considérable : c'est le plus souvent un pus verdâtre, bien lié, de bonne nature.

Ces diverses ouvertures spontanées peuvent être suivies de fistules longues à tarir et pouvant entraîner la mort des malades par hecticité ou par trouble des fonctions de l'organe intéressé.

Diagnostic. — L'empâtement profond de la région inguino-crurale, l'induration, la saillie constatée par le toucher dans le cul-de-sac vaginal correspondant, la tuméfaction qui embrasse une partie de l'utérus, l'immobilité de cet organe, sa déviation, le tout joint à des phénomènes inflammatoires aigus ou subaigus, ne permettent pas de méconnaître un phlegmon siégeant au voisinage de l'utérus et de ses annexes. La difficulté commence quand il s'agit de localiser plus exactement les phénomènes : L'*adéno-phlegmon juxta-pubien*, dégagé de complication inflammatoire voisine, sera surtout caractérisé par un large plastron adhérant intimement à la paroi abdominale, situé derrière le pubis, pouvant déborder l'utérus et dépasser les limites du ligament large, par la liberté des mouvements de la matrice et la conservation de la profondeur des culs-de-sac vaginaux.

Dans le *phlegmon de la fosse iliaque interne*, le plastron n'existe pas ; les parois abdominales sont souples ; la tumeur s'étale dans le grand bassin et peut être sentie au niveau de l'une des fosses iliaques, en dedans de l'épine iliaque antéro-supérieure. Le toucher vaginal ne donne rien.

L'*adéno-phlegmon de la base du ligament large*, ayant pour point de départ le ganglion cervico-utérin, ne s'accompagne ni du plastron de la paroi abdominale, ni du vaste empâtement de la fosse iliaque. La tumeur ne peut pas être perçue par la palpation au-dessus du détroit supérieur. La paroi vaginale est indurée, œdématiée, douloureuse ; le cul-de-sac est effacé et déprimé par une tumeur hémisphérique annulaire ou en croissant. L'utérus est presque tout à fait immobilisé ; le col est repoussé du côté sain.

Ce sont les signes que nous avons assignés au phlegmon péri-utérin.

La *pelvi-péritonite* complique souvent les inflammations péri-utérines, et les symptômes des deux affections sont alors confondus ; quand elle est isolée, elle se distingue du phlegmon du ligament large par l'intensité des phénomènes du début, le grand frisson, le faciès grippé, les nausées et les vomissements, le ballonnement et la douleur superficielle du ventre ; au toucher l'utérus est complètement immobilisé ; la tumeur qui l'englobe occupe une grande partie du bassin et proémine surtout dans le cul-de-sac postérieur en occupant en même temps un des culs-de-sac latéraux.

La tumeur due à une hématocèle rétro-utérine n'a ni le même siège ni les mêmes caractères que les phlegmons du ligament large.

Pronostic. — L'affection guérit le plus souvent, quelquefois après de graves accidents et une durée fort longue. Les fistules qui succèdent aux ouvertures spontanées peuvent demander des années pour se tarir, et dans quelques cas la rétention du pus peut entraîner des accidents d'hecticité et la mort ; les ouvertures dans la vessie, dans le rectum en un point élevé ou dans le cæcum, les fusées dans la fesse, à l'ombilic, les orifices multiples, représentent des conditions défavorables pour la guérison. Les complications du côté du péritoine, des veines du petit bassin peuvent aussi créer les plus graves dangers. Celles-ci sont surtout à craindre quand le phlegmon se déclare à la suite d'un accouchement ou d'un avortement.

Traitement. — Dans la première période de l'affection, le traitement doit être antiphlogistique et tendre à provoquer la résolution du phlegmon : le repos absolu au lit, les émissions sanguines locales à l'aide de sangsues, si les forces de la malade le permettent, les grands cataplasmes, l'opium à l'intérieur seront des moyens utilement prescrits. Les vésicatoires sont aussi recommandables, surtout dans les formes où les phénomènes ne sont pas très aigus et ne font pas nécessairement craindre la suppuration.

Quand celle-ci est manifestement formée et quand elle est devenue appréciable, elle doit être évacuée par une incision convenable soit au-dessus de l'arcade crurale, soit dans le vagin où la tumeur fait saillie. Une incision hâtive et suffisante est le seul moyen de prévenir les fusées purulentes consécutives et les fistules qui succèdent à des ouvertures spontanées produites en des points défavorables à l'écoulement du pus et à la guérison.

Quelquefois il peut être nécessaire, après une ouverture à la paroi abdominale, de faire une contre-ouverture dans le vagin.

En tout cas, un drainage soigné et des lavages antiseptiques répétés, si la suppuration est fétide, devront être pratiqués.

3° PELVI-PÉRITONITE.

On décrit sous le nom de *pelvi-péritonite* l'inflammation du péritoine du petit bassin. Cette affection bien étudiée, comme nous l'avons déjà dit, par Bernutz et Goupil, répondrait d'après ces auteurs à la majorité des inflammations circum-utérines.

Cette opinion trop exclusive ne saurait tenir devant l'observation anatomique des faits de phlegmon péri-utérin ou de phlegmon du ligament large que nous avons étudiés précédemment.

L'inflammation de la séreuse péritonéale peut compliquer ces inflammations du tissu cellulaire péri-utérin ou exister isolément.

Comme nous l'avons déjà dit, elle semble succéder le plus souvent à une lymphangite utérine ayant pour origine une métrite ou une vaginite ; Martineau lui donne le nom d'*adéno-pelvi-péritonite*.

Anatomie pathologique. — Les lésions de la pelvi-péritonite ne diffèrent pas de celles de la péritonite en général : congestion, dépoli, exsudats de la séreuse, formation de fausses membranes et d'adhérences qui réunissent l'utérus et ses annexes aux anses intestinales voisines, développement entre les adhérences de lacunes et de cavités d'apparence kystique dans lesquelles s'accumule du liquide séro-albumineux, du sang ou du pus, suivant la tendance de l'inflammation. Avec le temps, ces adhérences, d'abord molles, deviennent fermes et résistantes et immobilisent l'utérus et les organes voisins, qui peuvent se trouver déviés, déplacés et fixés à jamais dans des rapports anormaux. L'ovaire entouré d'une coque pseudo-membraneuse peut s'atrophier ou se transformer en une poche purulente ; la trompe est souvent dilatée, son orifice oblitéré. L'utérus est dévié en version ou en flexion, hypertrophié ou atrophié, quelquefois ; il a subi la dégénérescence graisseuse dans ses couches musculaires externes.

Les collections liquides retenues entre les adhérences peuvent, dans certains cas, acquérir des dimensions considérables et simuler une hématocèle.

Dans certaines pelvi-péritonites puerpérales, J. Lucas-Championnière et autres ont trouvé les lymphatiques utérins sous-séreux enflammés et gorgés de pus.

Symptômes. — On doit distinguer une forme *aiguë* et une forme *chronique*.

Dans la forme aiguë, le début peut être brusque, marqué par un frisson violent, de la fièvre, des nausées, des vomissements et une vive douleur à l'épigastre.

La face est anxieuse, grippée, le pouls petit ; quelquefois il existe des phénomènes véritablement typhoïdes.

Le ventre est tendu, météorisé, très douloureux ; la douleur s'exaspère par la pression de l'abdomen, le toucher vaginal ; elle a son maximum vers les parties inférieures du ventre ; le rectum peut être le siège d'épreintes douloureuses avec expulsion de mucus ; la vessie se laisse distendre et il peut y avoir rétention d'urine.

Quelquefois, on observe une métrorrhagie ou bien les règles se suppriment ; dans tous les cas, on voit se produire une abondante sécrétion de liquide muco-purulent.

Au toucher, le soulèvement de l'utérus provoque de la douleur ; le doigt sent l'organe dévié latéralement ou projeté en avant et immobilisé au milieu d'une masse plus saillante en arrière et s'avançant en général dans un des culs-de-sac latéraux. La tumeur rétro-utérine est séparée de l'utérus par un sillon quelquefois difficile à parcourir ; elle est lisse ou irrégulière, sans limites précises, et fait dans le cul-de-sac postérieur une saillie chaude, douloureuse à la pression ; quelquefois elle est le siège de battements.

Le toucher rectal confirme ces caractères et montre un volume parfois très considérable de la tuméfaction.

Les signes peuvent manquer dans le cul-de-sac postérieur et ne consister que dans une tension notable au niveau du cul-de-sac antérieur.

L'affection peut se terminer en trois semaines par résolution; le plus souvent elle subit, soit à l'occasion du retour des règles, soit avec la reprise du coït, des poussées nouvelles et des exacerbations qui la font repasser à l'état aigu et peuvent en prolonger la durée pendant plusieurs mois.

D'autres fois, la pelvi-péritonite se termine par suppuration; après les symptômes généraux ordinaires de la formation du pus, la tumeur rétro-utérine devient rénitente, puis fluctuante; à cette période, la péritonite peut se généraliser et devenir mortelle. Dans des cas plus favorables, la collection s'enkyste ou s'ouvre spontanément dans le rectum, le cæcum, l'intestin grêle et, le plus souvent, dans le vagin. L'évacuation du pus peut être suivie d'une guérison complète et rapide; d'autres fois, elle donne lieu aux phénomènes ordinaires de la septicémie et de l'hecticité, si la poche se vide mal. Dans tous les cas, il peut persister dans le petit bassin des phénomènes inflammatoires subaigus, toujours menaçants et s'accompagnant d'un état de souffrance continuelle.

La forme *chronique* succède à la forme aiguë ou s'établit d'emblée insidieusement; elle se traduit surtout par des troubles fonctionnels; elle peut mettre obstacle à la conception par les déviations de l'utérus ou des trompes, gêner le cours des matières par les adhérences des anses intestinales entre elles ou avec les organes voisins, produire des accidents d'obstruction intestinale et même d'étranglement interne; enfin elle est souvent le point de départ de phénomènes aigus à l'occasion d'une fatigue, d'un excès ou d'un traumatisme chirurgical ou autre portant sur l'utérus. A la longue, elle peut guérir en laissant après elle une tumeur d'une dureté presque ligneuse.

Cette forme chronique de la pelvi-péritonite est quelquefois tuberculeuse ; les ovaires sont transformés en foyers caséeux, les fausses membranes péritonéales sont parsemées de granulations grises ou jaunâtres, la muqueuse utérine est quelquefois le siège de tubercules (Brouardel, *Thèse de Paris*, 1865). En tous cas, l'utérus est constamment atteint de métrite chronique.

Cliniquement, la pelvi-péritonite tuberculeuse est insidieuse et peut ne se révéler que par les signes physiques ordinaires. Les phénomènes généraux constituent le plus grave danger; l'affection se termine soit par tuberculose généralisée, soit par hecticité à la suite d'une suppuration intarissable.

Diagnostic. — Le diagnostic de la pelvi-péritonite est souvent fort délicat.

La limitation de la tumeur à un seul cul-de-sac latéral, la propagation des phénomènes inflammatoires du côté de la paroi abdominale, la présence du plastron, feront penser de préférence à un phlegmon du ligament large ou un adéno-phlegmon juxta-pubien.

La tumeur de l'hématocèle rétro-utérine qui occupe le même siège que celle de la pelvi-péritonite est molle à son début et cède à la pression; plus tard elle durcit et devient résistante. Dans la pelvi-péritonite, la marche est inverse; la tuméfaction, d'abord dure, se ramollit si elle est envahie par la suppuration. Néanmoins, le diagnostic reste quelquefois très incertain si l'on n'a pas assisté au début des accidents.

L'adénite péri-utérine se distinguerait facilement de la pelvi-péritonite par la forme arrondie de la tumeur, l'apyrexie, l'isolementde l'utérus et souvent les traînées lymphatiques qui s'y rendent (Martineau).

Les indurations de la pelvi-péritonite chronique doivent être distinguées des déviations utérines et des fibro-myomes de la face postérieure de l'utérus. La liberté des culs-de-sac latéraux, la mobilité de l'organe, les résultats du cathétérisme, les rapports exacts de la tuméfaction avec l'utérus sont les éléments importants de ce diagnostic différentiel.

Pronostic. — Le pronostic est toujours grave; alors même que l'affection guérit, elle laisse le plus souvent à sa suite un certain nombre de troubles fonctionnels contre lesquels l'art est impuissant, et crée souvent de véritables dangers dus à la susceptibilité et à l'intolérance du péritoine pelvien chroniquement enflammé.

Traitement. — Le traitement de la période aiguë ne diffère pas du traitement de toutes les inflammations péritonéales ; l'opium sous toutes ses formes en est la base. Les applications résolutives, les sangsues à l'hypogastre, la glace sur l'abdomen, les irrigations vaginales chaudes, sont des moyens recommandables.

La collection manifestement sentie dans le vagin sera ouverte par ponction ou incision après désinfection soignée des parties ; si elle est appréciable au-dessus de l'arcade crurale, elle sera ouverte et drainée comme dans l'adéno-phlegmon. Une contre-ouverture sera faite dans le vagin, si le pus stagne dans l'un des culs-de-sac.

Dans des cas de pelvi-péritonite purulente enkystée avec ouverture insuffisante dans un des viscères du petit bassin, stagnation du pus et accidents d'hecticité, on est autorisé à ouvrir le ventre par la laparotomie pour chercher et ouvrir largement la collection purulente.

Contre les indurations de la pelvi-péritonite terminée sans suppuration ou contre les épaississements et les adhérences consécutives à la suppuration, les vésicatoires répétés, les pointes de feu sur l'hypogastre, les injections vaginales chaudes prolongées peuvent être de quelque utilité. De même, le séjour aux eaux minérales, alcalines, sulfureuses ou chlorurées sodiques, suivant les indications générales, sera prescrit avec avantage.

Mais la principale indication du traitement local se trouve remplie par le repos prolongé et surtout le repos prolongé de la région malade, avec abstinence ou reprise modérée des rapports sexuels, redoublement de précautions au moment de l'époque menstruelle, et grande sobriété et extrême prudence dans le traitement local.

Dans ces derniers temps, contre les noyaux d'induration et les brides amenant la fixation de l'utérus, on a vanté les bons effets du *massage* local. Le massage utérin et le massage abdominal ou abdomino-génital ont pour prétention de rendre à l'utérus ses mouvements et de faciliter la disparition des néo-membranes. Ce moyen, sur lequel nous ne saurions porter de jugement, ne doit être mis en pratique que par des mains tout à fait exercées et alors que tout phénomène inflammatoire est depuis longtemps éteint.

4° HÉMATOCÈLE PÉRI-UTÉRINE.

On donne le nom d'*hématocèle péri-utérine* à une tumeur sanguine enkystée dans l'excavation pelvienne, autour de l'utérus, le plus souvent en arrière, et développée soit dans la cavité péritonéale, soit en dehors de cette cavité.

Cette affection a reçu des noms divers suivant le siège occupé par l'épanchement et suivant l'origine attribuée au sang épanché.

Signalée pour la première fois par Ruysch (1737), bien observée et décrite par Bernutz (1843), puis par Nélaton (1849-1850), l'hématocèle a été étudiée dans de nombreux travaux parmi lesquels il faut citer en première ligne les thèses de Vigués (1850), de Voisin (1858) ; les mémoires de Gallard (1858-1860), de A. Ferber (1862); l'article de Virchow dans son *Traité des tumeurs*, et un travail de J. Besnier (1877). Plus récemment, l'importante thèse d'agrégation de Poncet (1878), celle de Jousset (1883) ont résumé d'une manière complète l'histoire de cette affection et ont apporté un certain nombre de faits nouveaux. Nous retrouverons la plupart de ces noms en étudiant la pathogénie de l'hématocèle.

Anatomie pathologique. — Il existe deux variétés d'hématocèle, l'une *intra-péritonéale*, la plus commune, l'autre *extra-péritonéale*, beaucoup plus rare.

Le siège habituel de l'épanchement est le cul-de-sac recto-vaginal; aussi Nélaton lui avait-il donné le nom d'hématocèle *rétro-utérine*.

Plus rarement, lé sang s'épanche en avant de l'utérus, hématocèle *anté-utérine*.

On peut à l'autopsie observer cet épanchement sanguin dans deux conditions différentes : 1° quand la mort est survenue rapidement avant que le liquide ait eu le temps de s'enkyster ; 2° quand celui-ci est enfermé dans une poche kystique de nouvelle formation. Dans le premier cas, où l'hémorrhagie est foudroyante, hémorrhagie *cataclysmique* de Barnes, on trouve des caillots remplissant la cavité pelvienne et une partie de l'abdomen, sans lésion du péritoine.

Dans le second cas, on trouve un véritable kyste sanguin qui semble se constituer le troisième jour après l'hémorrhagie (Jousset). Le sang est enfermé dans une poche fermée de tous côtés par le péritoine qui tapisse les organes ou les parois du petit bassin, et à la partie supérieure par un véritable *diaphragme pathologique* (Bernutz) résultant de l'adhérence de l'épiploon, des anses de l'intestin grêle et de l'S iliaque du côlon. Ces parois sont constituées par le péritoine seul ou par le péritoine tapissé de fausses membranes. Celles-ci sont molles et friables, si la mort est survenue quelque temps après l'enkystement; avec le temps, elles s'épaississent et deviennent résistantes au point de rappeler l'aspect du cartilage et de modifier complètement les sécrétions de la séreuse. La cavité kystique ainsi formée est souvent cloisonnée par des néo-membranes. Les recherches de Ferber, les expériences de Poncet et autres tendent à démontrer que l'enkystement du sang ne peut se produire dans le péritoine que si cette séreuse présente des altérations préalables, un certain degré d'inflammation antérieure. Dans un péritoine sain, le sang épanché se résorbe rapidement, comme cela arrive à la suite des ovariotomies.

Le sang de l'hématocèle est différent suivant le temps écoulé entre la production de l'hémorrhagie et la mort de la malade; près du début, on le trouve en caillot avec une certaine quantité de sérosité; plus tard il a l'aspect d'une gelée de groseille noirâtre ou de la mélasse; à une période avancée, ce n'est plus qu'une masse brunnoirâtre enfermée dans des fausses membranes épaisses.

L'hématocèle *extra-péritonéale*, *pseudo-hématocèle* (Huguier), paraît avoir son siège le plus fréquent dans le ligament large, d'où le liquide pourrait envahir le cul-de-sac vésico-utérin, puis le cul-de-sac postérieur et les culs-de-sac latéraux (Tripier, Poncet).

Pathogénie. — Le mécanisme de production de l'hémorrhagie a donné lieu à de nombreuses théories; il ne doit pas être le même dans tous les cas. D'une manière générale, c'est à un trouble de l'ovulation que doivent être attribuées un grand nombre d'hématocèles intra-péritonéales (Nélaton).

Deux grandes théories restent aujourd'hui en présence; dans l'une, le sang est fourni par un des organes du petit bassin; dans l'autre, l'épanchement est consécutif à une péritonite chronique hémorrhagique. Dans le premier cas, l'épanchement est primitif; il est consécutif dans le second.

Pour Nélaton, Laugier, l'hématocèle serait due à une hémorrhagie de l'ovaire au moment de l'époque menstruelle; le sang exhalé en quantité plus considérable qu'à l'habitude tomberait dans le cul-de-sac du péritoine, et s'y accumulerait en provoquant une péritonite adhésive.

Voisin suppose que le sang venant de l'ovaire pénètre dans la trompe, la dilate et s'échappe dans le péritoine à travers des éraillures de ce conduit et de son pavillon.

Puech, Trousseau admettent qu'au moment des règles il se fait dans la trompe une exsudation sanguine physiologique et que l'exagération de cette hémorrhagie amène la production de l'épanchement sanguin dans le péritoine (H. Tubaire).

Bernutz pense au contraire que, sous l'influence d'une contraction spasmodique du col, le sang menstruel retourne par reflux dans la trompe et de là dans le péritoine.

Pour Gallard, la congestion exagérée de l'ovaire soit au moment des règles, soit dans leur intervalle à l'occasion d'une excitation génésique, peut aller jusqu'à l'hémorrhagie ; dans ces conditions, l'ovule détaché de l'ovaire tombe dans le péritoine, de même que le sang qui résulte de la rupture de la vésicule de Graaf. Les hématocèles péri-utérines devraient donc être considérées comme de véritables grossesses extra-utérines, qu'il y ait ou non fécondation de l'œuf dont l'évolution a été la cause première, nécessaire pour la production de l'hémorrhagie.

L'hématocèle spontanée ne serait pas autre chose qu'une ponte extra-utérine (Gallard). L'hémorrhagie peut ne pas se produire au moment de la chute de l'ovule ; mais elle peut provenir plus tard, soit de la rupture du kyste fœtal, soit des fausses membranes qui sont organisées autour de ce kyste (*id.*).

Huguier a vu deux cas où le sang avait pour origine une grossesse extra-utérine, et il donne à cette variété d'hémorrhagie le nom de *pseudo-hématocèle*.

Enfin, Richet, Devalz (*Thèse de Paris*, 1858) placent le point de départ de l'hémorrhagie dans la rupture d'une des veines variqueuses du plexus utéro-ovarien. Certaines femmes présenteraient un *varicocèle ovarien*, plus fréquent à gauche qu'à droite, et la rupture de ces varices sous l'influence d'un effort serait l'origine de l'hématocèle.

D'après Puech, la rupture d'une de ces veines pourrait survenir sans état variqueux antérieur.

La seconde théorie a pour représentants Virchow, Ferber, Friedreich, J. Besnier, c'est la théorie de la *pachy-péritonite hémorrhagique*. D'après ces auteurs, les hématocèles les plus fréquentes seraient consécutives à des pelvi-péritonites anciennes et se formeraient lentement par rupture des vaisseaux sanguins occupant l'épaisseur des fausses membranes. Ces vaisseaux de nouvelle formation situés dans les fausses membranes d'une pelvi-péritonite préexistante, sont peu résistants et se rompent soit dans l'épaisseur des néo-membranes, soit dans leur intervalle. L'affection est donc une pelvi-péritonite subaiguë ou chronique devenue accidentellement ou secondairement hémorrhagique, autrement dit une *pachy-péritonite hémorrhagique* (J. Besnier).

C'est le même mécanisme invoqué par Gosselin dans la production de l'hématocèle de la tunique vaginale, par Baillarger, Lancereaux et autres, dans certaines hémorrhagies méningées.

Bernutz fait remarquer (1880) que cette hématocèle *fruste*, analogue à l'hémorrhagie de l'hématocèle vaginale du testicule, n'est pas péritonéale, mais *intra-néomembraneuse*, et il explique ainsi sa bénignité ordinaire.

Quelles que soient l'origine et la variété de l'hématocèle, on peut trouver dans l'abdomen un certain nombre de lésions pouvant la compliquer : soit une péritonite généralisée, soit une suppuration des caillots et de la poche après ouverture spontanée ou provoquée de la collection, soit une communication anormale avec l'intestin et pénétration des matières intestinales.

Étiologie. — L'hématocèle est une affection de la période active de la vie génitale ; elle a son maximum de fréquence de 25 à 35 ans et se produit le plus souvent au moment de la période menstruelle.

En général, elle est préparée par des troubles de l'appareil génital consécutifs à des fausses couches ou à des accouchements pénibles.

Elle est déterminée quelquefois par une violence extérieure portant sur l'abdomen, plus souvent par le coït pendant les règles ou dans leur voisinage, par une injection froide, ou même par un simple refroidissement. On a vu l'hématocèle survenir quelquefois pendant une variole grave ou dans le cours de la fièvre typhoïde.

Symptômes. — L'hématocèle est souvent précédée de troubles fonctionnels dus à la pelvi-péritonite préexistante, et en particulier de troubles de la menstruation qui est supprimée ou exagérée. D'autres fois, elle éclate brusquement. Quelle qu'en soit la cause, dans la forme commune, en général ce début est caractéristique ; il est dramatique (Bernutz). Tout à coup, soit pendant un coït, soit peu de temps après, une douleur vive, subite éclate dans l'abdomen et s'irradie vers le rectum, la vessie et les reins. En même temps, en général, les règles se suppriment. Les signes d'une hémorrhagie interne sont d'emblée portés à leur maximum, décoloration des téguments, petitesse du pouls, abaissement de la température, syncope, et les malades s'affaissent et meurent dans cet état.

Cette terminaison rapidement mortelle est rare et ne se produit que si l'hémorrhagie est très abondante et sans tendance à l'enkystement.

Lorsque celle-ci est de moyenne abondance, la douleur est encore vive, tantôt expulsive comme dans l'accouchement, tantôt gravative avec sensation d'un corps étranger qui a tendance à sortir par le vagin (Nonat). La faiblesse est très grande.

D'autres fois, au contraire, le début est insidieux; l'affection ne se manifeste dans le cours d'une pelvi-péritonite que par une recrudescence des douleurs et ne peut être reconnue que par les signes physiques.

Peu de temps après le début, éclatent des phénomènes de péritonite partielle caractérisée par des nausées, des vomissements, le ballonnement du ventre, une ascension de la température; la face est pâle et grippée.

Dans la forme commune, caractéristique, le toucher vaginal montre le col de l'utérus difficilement accessible, remonté, fortement repoussé en avant et accolé à la face postérieure du pubis. Le doigt tombe en arrière sur une tumeur volumineuse située dans le cul-de-sac postérieur, proéminant souvent d'un côté ou de l'autre. Cette tumeur se continue en haut, sans limites précises, sur la face postérieure de l'utérus; en bas, elle se prolonge sur la paroi vaginale jusqu'à 4 ou 6 centimètres de la vulve. Elle est arrondie, globuleuse, souvent inégale à sa surface.

La palpation hypogastrique fait sentir une tuméfaction du volume d'un œuf de poule, d'une orange; quelquefois même la paroi est soulevée et bombée jusqu'à l'ombilic. La tumeur peut être de forme variable, tantôt plus développée sur les parties latérales, tantôt médiane, tantôt unilatérale.

La consistance varie avec l'époque où l'examen est pratiqué; au début, la tuméfaction est molle et fluctuante; la fluctuation peut être sentie en exerçant une pression brusque sur la portion de la tumeur saillante à l'hypogastre, tandis que deux doigts de l'autre main appuient sur la saillie vaginale. Elle peut aussi se sentir de l'hypogastre au rectum. Plus tard, la tumeur devient compacte, pâteuse et s'indure de plus en plus au point d'acquérir une consistance ligneuse.

Le toucher rectal montre l'intestin comprimé contre le sacrum et fait reconnaître la tuméfaction développée autour de l'utérus et étalée de manière à se mouler sur toute l'excavation pelvienne.

Quelquefois, on peut au spéculum distinguer la coloration violacée de la muqueuse vaginale au niveau de la tumeur, ou voir une ecchymose, ou reconnaître par transparence, à travers la paroi postérieure amincie, la couleur du liquide épanché.

Dans l'hématocèle anté-utérine, la tumeur remplit tout le cul-de-sac antérieur du vagin et sépare le col de l'utérus du pubis; le cul-de-sac postérieur est difficile à explorer, mais est libre et profond.

Les accidents généraux varient avec la forme de l'affection : tantôt les accidents syncopaux dominent; la prostration et la faiblesse restent très prononcées; tantôt, au contraire, l'affection prend l'aspect d'une péritonite plus ou moins aiguë. Le plus souvent, les malades éprouvent une constipation opiniâtre et des troubles vésicaux pouvant aller jusqu'à la rétention ou l'incontinence d'urine. Plus rarement, la tumeur comprime les uretères et peut donner lieu à une urémie mortelle.

Dans des cas rares, les symptômes qui caractérisent l'état aigu font défaut ou sont peu appréciables et la maladie est chronique d'emblée (Poncet, Jousset).

Marche. Terminaisons. — L'hématocèle peut entraîner la mort en peu de temps, en quelques heures ou en quelques jours, par l'abondance de l'hémorrhagie (*hématocèle cataclysmique* de Barnes). La mort peut également survenir dans les premiers jours de l'affection par péritonite aiguë ou quelque temps après par rupture du kyste sanguin dans lequel se fait une nouvelle hémorrhagie, par perforation dans le péritoine et péritonite suraiguë.

Dans les formes bénignes consécutives à la pachy-péritonite, la *résolution* est la règle : la tumeur se durcit, se rétracte, diminue lentement et finit par disparaître sans laisser aucune trace. Cette résorption demande trois à quatre mois en moyenne et n'est pas toujours complète au bout de cinq ou six mois et même plus. Le plus souvent, à chaque époque menstruelle, il y a une recrudescence dans les signes locaux et dans les troubles fonctionnels; les uns et les autres vont en s'atténuant, en même temps que la santé générale se rétablit. On peut, longtemps après la guérison, retrouver au toucher un noyau d'induration dans l'un des culs-de-sac.

Dans d'autres cas, la tumeur se termine par *ouverture spontanée :* à une période assez éloignée du début, alors que le sang épanché a déjà subi un commencement de résorption, la tumeur devient le siège de douleurs vives et lancinantes : elle se ramollit par places et redevient fluctuante, elle augmente de volume ; les malades sont prises de fièvre, de frissons, de nausées, de vomissements, d'un retour dans les troubles fonctionnels du rectum et de la vessie, et la collection s'ouvre en un point variable donnant issue à un sang noir, épais, visqueux, semblable à de la mélasse, ayant quelquefois subi la transformation purulente. L'ouverture spontanée se fait soit dans le vagin, soit dans le rectum. L'évacuation complète par le vagin peut être suivie de l'affaissement rapide de la tumeur, d'un amendement dans les symptômes locaux et généraux et de la guérison définitive.

Cette heureuse terminaison peut suivre également l'ouverture dans le rectum, si celle-ci s'est produite à la partie déclive du kyste ; dans les conditions opposées, la poche se vide mal, les liquides s'y décomposent, s'y mélangent avec les gaz intestinaux et les malades succombent dans l'hecticité.

L'ouverture dans le rectum est souvent précédée d'une diarrhée spéciale, d'une véritable inflammation, *entérite glaireuse* (Nonat), à laquelle succède la sortie par l'anus des matières noirâtres et visqueuses de l'hématocèle.

L'ouverture peut avoir lieu en même temps par le vagin et le rectum.

Enfin, à la suite de l'intervention chirurgicale qui est le plus souvent la ponction ou l'ouverture par le vagin, la guérison rapide survient par évacuation de la poche ou des phénomènes de septicémie se déclarent par rétention et décomposition des liquides de la tumeur.

Diagnostic. — Le diagnostic comprend deux points : 1° *reconnaître l'hématocèle;* 2° *reconnaître la variété d'hématocèle* et son *origine.* Quand l'hématocèle éclate avec des signes initiaux, pour ainsi dire typiques, à une époque menstruelle, le diagnostic s'impose et est vite confirmé par l'examen local.

La pelvi-péritonite se distingue de l'hématocèle par son début moins brusque, par la fièvre et les frissons du commencement, par la dureté de la tumeur, par son développement dans le cul-de-sac postérieur et dans l'un des culs-de-sac latéraux, par son moindre volume qui la rend inaccessible à la région hypogastrique. Le diagnostic est d'autant plus difficile qu'on examine la malade plus loin du début des accidents.

Les phénomènes inflammatoires du début feront également reconnaître le phlegmon péri-utérin ou du ligament large.

Enfin, dans ces deux cas, le thermomètre placé dans le vagin n'indiquerait jamais moins de 38°,2, tandis que dans l'hématocèle il ne monte pas au-dessus de 37°,2 à 37°,5.

On a pu confondre la tumeur de l'hématocèle avec une grossesse compliquée de rétro-version de l'utérus : les symptômes habituels aux grossesses, l'état du col, l'absence des signes d'hémorrhagie interne au début, la présence dans la région hypogastrique d'une tumeur remontant moins haut que dans l'hématocèle seront les éléments du diagnostic.

La grossesse extra-utérine sera différenciée de l'hématocèle par les signes de la grossesse et la marche lente des symptômes. Le diagnostic peut devenir fort délicat quand il se fait dans le kyste fœtal des hémorrhagies qui en augmentent rapidement le volume.

On peut être fort embarrassé pour reconnaître la *variété d'origine* de l'hématocèle. A ce point de vue on peut distinguer deux classes très distinctes : l'hématocèle à début brusque, *dramatique* (Bernutz), et l'hématocèle se produisant lentement. La première peut se produire en pleine santé, ou après des signes de grossesse extra-utérine, ou dans le cours d'une métrorrhagie.

On ne peut dans ces cas que faire des hypothèses sur l'origine de l'hémorrhagie, rupture du plexus utéro-ovarien, rupture de l'ovaire, exhalation sanguine aiguë péritonéale, hémorrhagie dans une grossesse extra-utérine, hémorrhagie tubaire ou reflux du sang de l'utérus dans la trompe et le péritoine.

La deuxième classe, ou des hématocèles *à début lent*, ne peut se reconnaître que par l'examen des circonstances qui ont précédé la formation de la tumeur et les phénomènes d'hémorrhagie interne.

Tantôt le début lent est constitué par des symptômes de rétention menstruelle, tantôt par des symptômes de pelvi-péritonite. Dans le premier cas, l'aménorrhée avec dysménorrhée, la présence d'une tumeur formée par l'utérus et les trompes distendues, feront penser au reflux sanguin dans le péritoine consécutivement à la rétention.

Dans le second cas, des symptômes de pelvi-péritonites répétées ou d'une pelvi-péritonite subaiguë durant depuis quinze jours à deux mois permettent de rapporter l'apparition subite de la tumeur sanguine à une hémorrhagie provenant des vaisseaux sanguins de nouvelle formation des fausses membranes.

Pronostic. — Le pronostic est trop variable pour être formulé d'une manière générale. Nous nous contenterons de rapporter ici les résultats de la statistique de Courty : sur 52 cas où il n'y a pas eu d'intervention chirurgicale, il y eut 26 fois résorption (guérison), 6 fois rupture (mort), 13 fois ouverture dans le rectum (mort), 7 fois ouverture dans le vagin (favorable).

Traitement. — 1° Au début des accidents, lorsqu'il y a des signes d'hémorrhagie interne, l'opium, l'ergotine, l'alcool, le champagne, etc., les applications locales de glace sur l'abdomen ou dans le vagin pourront favoriser l'arrêt de l'hémorrhagie et combattre la défaillance des forces; 2° lorsque l'hématocèle est constituée, dans les premiers jours, le traitement symptomatique visera les troubles de la vessie et du rectum, les phénomènes inflammatoires du côté du péritoine. La plupart des malades guérissent sous la seule influence du repos et du traitement médical. Plus tard, si la tumeur augmente au moment des règles et si l'on peut craindre sa rupture, on est autorisé à la ponctionner par le vagin avec un appareil aspirateur et en usant de toutes les précautions antiseptiques. S'il s'est fait une ouverture spontanée dans le vagin, il sera bon de l'agrandir, de drainer et de désinfecter la poche au moindre phénomène de septicémie.

Enfin, si la collection est suppurée ou menace suppuration, il faut l'inciser franchement par le vagin et la traiter par le drainage et les injections antiseptiques comme une collection purulente quelconque.

Dans les cas où la tumeur suppurée se vide mal ou ne saurait être ouverte par la voie vaginale, Lawson Tait conseille d'ouvrir l'abdomen, de vider et de nettoyer le foyer purulent et de le drainer ensuite. Il a ainsi obtenu la guérison dans cinq cas.

MEMBRES

AFFECTIONS DES MEMBRES SUPÉRIEURS.

CHAPITRE PREMIER

FRACTURES.

I

FRACTURES DE LA CLAVICULE.

Par sa situation, par sa forme, par ses courbures, la clavicule est très exposée aux fractures; celles-ci sont les plus fréquentes après celles des côtes, de la jambe et de l'avant-bras ; elles s'observent à tous les âges, même pendant la vie intra-utérine, après des traumatismes affectant la mère; elles sont très communes chez les enfants; dans la vieillesse, après 65 ans, elles paraissent plus fréquentes chez la femme que chez l'homme (Malgaigne).

On distingue des fractures du *corps* et des fractures des *extrémités sternale* et *acromiale ;* les fractures du *corps* ou du tiers-moyen sont de beaucoup les plus fréquentes; elles répondent aux fractures *en dedans des ligaments coraco-claviculaires* de Boyer.

1° FRACTURE DU CORPS OU FRACTURE EN DEDANS DES LIGAMENTS CORACO-CLAVICULAIRES.

Toutes les variétés de choc peuvent produire une fracture *directe* de la clavicule; dans ce cas, la fracture peut être exposée, compliquée d'esquilles, etc.

La fracture *indirecte* se produit dans une chute sur la main, sur le coude et surtout le moignon de l'épaule; la clavicule prise entre la violence extérieure et la résistance opposée par l'articulation sterno-claviculaire tend à exagérer ses courbures normales et se rompt, en général, vers le milieu de sa longueur, à la réunion des deux courbures.

L'os peut encore être fracturé par *contraction musculaire*, en général dans des mouvements destinés à porter en dehors et en haut le bras préalablement abaissé et mis dans l'adduction forcée : action de donner un coup de fouet, de lancer une pierre.

Variétés anatomiques. — Le trait de fracture quelquefois transversal, c'est-à-dire directement antéro-postérieur, mais avec des dentelures qui peuvent engrener et maintenir les fragments en place, est le plus souvent oblique, surtout dans les fractures indirectes.

Chez les jeunes sujets, et même chez des adultes et des vieillards (Hamilton), il peut se produire des fractures *incomplètes* avec intégrité du périoste; elles ne sont généralement reconnues qu'après la formation du cal.

Le plus souvent, la fracture indirecte est oblique en *bas*, en *dedans* et en *arrière*. Cette obliquité, jointe à l'action musculaire et au poids du membre supérieur, entraîne le *déplacement*.

Le fragment externe se porte *en bas*, attiré par le poids du bras, *en dedans* où il est repoussé par la violence extérieure et attiré par les muscles qui tendent à rapprocher le moignon de l'épaule du tronc; quelquefois il subirait une sorte de rotation sur lui-même en avant (Groult).

Le fragment interne est attiré en *haut* et en *avant* par la contraction du sterno-cléido-mastoïdien et par le poids du membre opposé agissant par l'intermédiaire du ligament sterno-claviculaire (A. Guérin).

Le déplacement peut être nul ou se faire en sens inverse du déplacement précédent si le trait de fracture est oblique en *bas*, en *dehors* et en *avant*. Le fragment externe ne peut alors s'abaisser, soutenu par le fragment interne; il peut se produire alors au niveau de la fracture un angle saillant dû au soulèvement des fragments l'un par l'autre.

Dans les fractures dentelées, avec engrènement des fragments et conservation du périoste, le déplacement peut être nul; il peut se traduire par une saillie angulaire soit en haut, soit en avant, si le périoste est déchiré, dans ce cas la réduction peut être difficile.

Dans certains traumatismes d'une grande violence, le déplacement se fait contre toutes les prévisions et ne saurait être l'objet d'une description générale.

Symptômes. — La *douleur* est constante, surtout par une pression exercée au niveau du trait de fracture.

Les blessés se présentent avec une attitude que Desault a considérée comme caractéristique de la fracture de la clavicule, bien qu'elle appartienne à peu près à tous les traumatismes de l'épaule; ils ont l'épaule malade abaissée, la tête inclinée de ce côté et entraînant avec elle tout le reste du tronc, et ils soutiennent avec la main saine l'avant-bras du côté malade. Les mouvements du bras sont possibles, mais douloureux, surtout l'élévation; quoi qu'en ait dit Boyer, les malades peuvent toujours porter la main sur le sommet de la tête, mais avec une certaine douleur.

L'épaule déformée est située sur un plan plus antérieur; elle est abaissée et sensiblement rapprochée de la ligne médiane.

Au niveau de la fracture, il existe une déformation sensible à la la vue et surtout au toucher, quelquefois masquée par un faible gonflement de la région.

La mobilité et la crépitation sont faciles à obtenir en général, soit par pression directe au niveau de la fracture, soit par le mouvement communiqué à l'un des fragments, l'interne de préférence.

Diagnostic. — Il est en général des plus faciles, si ce n'est dans le cas où les fragments non déplacés ne peuvent être mobilisés et où la crépitation fait défaut; une douleur très localisée au siège présumé de la fracture ou réveillée en un point du corps de l'os par la pression exercée à distance sur l'extrémité acromiale de la clavicule est un bon signe de probabilité de fracture. Dans les cas douteux, il est inutile d'insister sur des manœuvres qui peuvent compléter une fracture partielle ou produire un déplacement par la rupture du périoste ou la perte des rapports des fragments entre eux.

L'existence d'une tumeur osseuse, d'un cal, fera faire souvent un diagnostic rétrospectif de fracture méconnue et l'étude des commémoratifs évitera la confusion avec une exostose.

Dans un certain nombre de cas, la clavicule et en particulier la clavicule gauche a été le siège de fractures dites *spontanées*. Che des syphilitiques, on trouve en général en même temps les signes de l'ostéo-périostite et de l'ostéo-myélite gommeuse.

Le *pronostic* est rarement sérieux; la consolidation est obtenue chez les enfants en quinze à dix-huit jours; chez les adultes en 25 jours au plus; l'absence de consolidation n'a été que rarement observée (Gerdy, Velpeau) et ne s'accompagne pas de troubles fonctionnels marqués.

Le seul point à craindre est une légère difformité plus ou moins marquée suivant le degré de déplacement des fragments et souvent persistante par l'impossibilité de sa réduction complète. Cette difformité, quelquefois très accentuée dans les premiers temps qui suivent l'accident, s'atténue à la longue avec la diminution du cal. En tous cas, elle n'entrave nullement les fonctions du membre. Il est bon d'en prévenir le blessé dès les premiers jours du traitement.

Complications. — La lésion des artères semble exceptionnelle; la lésion des veines est un peu plus fréquente; on a observé des déchirures par un des fragments de la veine jugulaire interne (Holmes) ou de la veine sous-clavière (Maunoury, *Progrès médical*, 1882).

Dans les fractures directes causées par un violent trauma, les nerfs du plexus brachial peuvent être dilacérés par les fragments ou comprimés par le cal, au point de compromettre la vitalité et la motilité du membre supérieur.

Les faits de blessure de la plèvre et du poumon sont exceptionnels.

Traitement. — Tous les chirurgiens s'accordent à reconnaître que dans une fracture du corps de la clavicule avec déplacement, il faut : 1° maintenir le fragment acromial en sens inverse du déplacement, c'est-à-dire en haut, en arrière et en dehors; 2° abaisser et souvent refouler en arrière le fragment sternal; 3° enfin les immobiliser dans cette position.

Quand le déplacement est nul ou peu prononcé, une simple écharpe constitue un appareil suffisant; quelquefois même la consolidation s'effectue sans le secours d'aucun bandage.

La réduction s'obtient en général en soulevant l'épaule par une pression lente exercée sur le coude et en refoulant l'omoplate en arrière vers la ligne médiane; une main peut en même temps coapter les fragments. Quelquefois, le décubitus dorsal sur un matelas uni et résistant suffit à corriger la déformation ; auquel cas, on pourrait faire de cette situation un mode de traitement.

La réduction ne peut guère porter que sur le fragment externe, en général le plus déplacé ; le fragment sternal ne peut guère être maintenu abaissé et, du reste, son ascension est ordinairement peu considérable.

La contention des fragments réduits est un des points les plus difficiles à réaliser dans le traitement de cette fracture et a donné lieu à l'invention d'une multitude d'appareils et de bandages.

Nous nous garderons bien même de les énumérer, leur utilité étant fort contestable ; dans les cas simples, un appareil fort simple est suffisant ; dans les cas d'une contention difficile, les appareils compliqués sont gênants et douloureux par la striction ou la pression qu'ils doivent exercer pour être efficaces.

Une légère déformation étant presque fatale avec toute espèce de moyens de contention, il faut s'en tenir aux moyens qui tout en ne gênant pas le blessé lui assurent à peu près le même résultat que des appareils gênants et compliqués.

La réduction faite le mieux possible, le bras et l'avant-bras seront solidement immobilisés dans une écharpe de Mayor renforcée soit par une large bande de diachylon, faisant le tour du corps, soit par des tours de bande silicatés. Le coude sera porté plus ou moins en avant, suivant le cas. Il pourra être bon, dans quelques cas, d'ajouter un coussin axillaire dont le volume et la forme seront appropriés aux nécessités de la réduction et de la contention des fragments.

Dans des cas spéciaux, on pourra ajouter à ce simple appareil un coussin sus-claviculaire maintenu par une bande de diachylon, ou se servir du bandage-pelote de Mélier qui n'est qu'une espèce de bandage herniaire.

Je ne signale que pour mémoire le bandage de Desault, difficile à appliquer et à maintenir, et l'appareil de Velpeau, dans lequel la position de la main malade sur l'épaule du côté sain devient rapidement intolérable.

Langenbuch, avec une hardiesse inutile et condamnable en pareil cas, a mis à nu les fragments par une incision des parties molles et les a suturés avec un fil d'argent, avec suture du périoste au catgut. Cette conduite ne peut être justifiée que dans le cas d'une fracture compliquée de plaie.

Des indications particulières sont fournies par la blessure des gros vaisseaux de la région ou la compression des troncs nerveux.

2° FRACTURE DE L'EXTRÉMITÉ EXTERNE DE LA CLAVICULE, EN DEHORS DES LIGAMENTS CORACO-CLAVICULAIRES.

Rarement directe, le plus souvent causée par une chute sur le moignon de l'épaule ou sur le coude, elle est en général transversale ; quelquefois le trait de fracture est plus ou moins oblique.

Le déplacement est d'ordinaire peu prononcé; il est presque nul quand la clavicule est fracturée entre les deux faisceaux du ligament coraco-claviculaire ; au contraire, si la fracture siège en dehors du ligament trapézoïde, le fragment externe est déplacé en bas par le poids du bras et attiré en avant par la contraction musculaire, au point de chevaucher quelquefois en avant du fragment interne et de faire un raccourcissement variant d'un centimètre à deux centimètres et demi.

Dans les faibles déplacements, le doigt promené sur la face supérieure de l'os sent une rainure ou un léger écartement, quelquefois une inégalité due à la saillie du fragment interne.

Les *signes* de cette fracture sont une douleur vive limitée en un point, s'exagérant dans les mouvements, réveillée par la pression du moignon de l'épaule, quelquefois un gonflement avec une ecchymose linéaire.

La crépitation, rare et fugitive, est surtout déterminée par l'élévation du coude pendant qu'une main est appliquée sur le lieu de la fracture.

Il est difficile de se rendre un compte exact de la mobilité anormale.

Diagnostic. — Cette fracture peut être facilement confondue avec une fracture de l'acromion ou de l'apophyse coracoïde, et ce n'est que par une localisation précise de la douleur, de l'ecchymose et un examen comparatif minutieux des saillies du moignon de l'épaule saine que l'on peut arriver au diagnostic.

Dans la luxation sus-acromiale de la clavicule qui peut simuler la fracture de l'extrémité externe, la mensuration indique une longueur égale des deux clavicules, tandis que dans la fracture il y a une longueur moindre entre l'extrémité sternale et l'extrémité saillante du fragment interne.

Le traitement ne diffère pas de celui que nous recommandons pour les fractures simples du corps de la clavicule.

3° FRACTURE DE L'EXTRÉMITÉ INTERNE DE LA CLAVICULE.

Sous ce nom, il faut comprendre toutes les fractures qui siègent sur le tiers interne de l'os, autrement dit dans les limites de l'insertion du faisceau claviculaire du sterno-mastoïdien (Delens, *Arch. gén. de médecine*, 1873).

Plus communes qu'on ne le croirait d'après le petit nombre de travaux dont elles ont été l'objet, elles reconnaissent pour cause la contraction musculaire, dans plus d'un tiers des cas (Delens). Elles constituent alors de véritables fractures par arrachement produites par la contraction du faisceau claviculaire du sterno-mastoïdien. Dans le reste des cas, le mécanisme de la fracture est le même que pour le corps de l'os.

Ces fractures offrent en général un déplacement peu marqué des fragments. La mobilité et la crépitation y sont rares. Les fractures dues à la contraction musculaire, en particulier, présentent les apparences de fractures incomplètes et s'accompagnent d'un *gonflement considérable* au niveau de l'insertion du sterno-mastoïdien. Les signes fonctionnels n'ont rien de spécial.

Le plus souvent ces fractures sont méconnues, en raison des circonstances dans lesquelles elles se produisent et surtout de l'absence des signes habituels de fracture. On les confond ordinairement avec les luxations incomplètes de la tête de la clavicule en avant et en haut.

Il est toujours possible de reconnaître si la tête de la clavicule a conservé des rapports avec la facette sternale en recherchant avec le doigt l'interligne articulaire.

Ces conclusions, tirées de l'important mémoire de Delens, s'appliquent surtout aux fractures par contraction musculaire. Dans des cas assez nombreux de fractures indirectes de l'extrémité interne de la clavicule, on reconnaît un déplacement et on perçoit la mobilité et la crépitation comme dans la fracture du corps de l'os.

Au point de vue du pronostic et de la marche, il n'y a rien de particulier à noter. La fracture par contraction musculaire est suivie souvent d'un cal volumineux et saillant en haut qui pourrait faire croire à une exostose de l'extrémité interne de la clavicule.

4° FRACTURE SIMULTANÉE DES DEUX CLAVICULES.

On connaît aujourd'hui 19 cas de fracture simultanée des deux clavicules. D'après Hamilton, ces fractures seraient plus fréquentes qu'on ne le croit et affecteraient surtout les enfants, chez qui elles auraient le caractère des fractures incomplètes.

Outre les signes ordinaires à chaque fracture, Malgaigne a noté que les épaules étaient abaissées et fortement portées en avant; que le diamètre bi-acromial était sensiblement diminué. La poitrine semblait rétrécie par le haut; vu par derrière, le dos était arrondi et semblait dépourvu d'omoplates. Les deux scapulums étaient détachés du tronc, écartés et portés en avant, et on éprouvait une certaine difficulté à les ramener en arrière.

Le pronostic de cette double fracture est un peu assombri par l'absence de consolidation qui a été observée dans un certain nombre de cas.

Le meilleur traitement consiste à maintenir le blessé couché à plat sur le dos, sur un lit résistant, avec une écharpe condamnant les membres supérieurs au repos le plus absolu. On pourra, dans quelques cas, ajouter un appareil basé sur le principe du bandage herniaire double, afin de repousser doucement les épaules en arrière.

II

FRACTURES DE L'OMOPLATE.

Les fractures de l'omoplate sont rares, grâce à l'élasticité des côtes, à la mobilité de l'omoplate et à la mollesse et à la résistance du coussin musculaire dans lequel cet os se trouve caché.

Le plus grand nombre a été observé chez des sujets adultes du sexe masculin; cette fracture est exceptionnelle chez les femmes et chez les enfants.

Elles reconnaissent pour cause des chocs directs, comme la chute d'un corps pesant, un coup de pied de cheval, une chute sur le dos; les fractures *indirectes* et par *contraction musculaire* ne sont pas prouvées.

Les fractures de l'omoplate peuvent être divisées en fractures *du corps*, *fractures du col*, *fractures de l'acromion* et *fractures de l'apophyse coracoïde*.

a. *Fractures du corps de l'omoplate.* Elles comprennent non seulement les fractures du corps proprement dit, mais les fractures des angles et de l'épine.

La fracture peut siéger sur différents points de l'os; une variété peut intéresser l'épine et le corps de l'omoplate, détachant l'angle postérieur par un trait presque vertical; l'*angle inférieur* est quelquefois détaché du reste de l'os.

Les fractures *complètes* siègent le plus souvent au-dessous de l'épine; elles sont en général obliques ou transversales, quelquefois presque longitudinales; rarement elles intéressent l'épine.

Dans le cas de grande violence, l'omoplate peut être brisée en plusieurs fragments.

La fracture s'accompagne en général de déplacement; dans la fracture transversale siégeant au-dessous de l'épine, le fragment inférieur tend à remonter soit en avant, soit en arrière du supérieur, suivant l'action de la force vulnérante.

Dans la fracture de l'angle supérieur, le fragment libre est renversé par l'action de l'angulaire de l'omoplate et il peut y avoir sur le bord postérieur de l'os un écartement entre les fragments.

Quelquefois, au contraire, dans la fracture du corps et de l'épine, la contraction musculaire maintient les fragments et ne permet pas de déplacement.

Signes et diagnostic. — La violence de la contusion des parties molles masque souvent les signes de la fracture.

Quand le trait de la fracture a divisé l'épine en travers et qu'il s'est produit un déplacement considérable, la fracture sera facilement reconnue en suivant simplement la crête de l'os avec le doigt.

La fracture du corps au-dessous ou au-dessus de l'épine de l'omoplate ne sera reconnue que par un examen minutieux des contours et de la forme de l'os.

La crépitation n'existe pas dans tous les cas; elle peut être perçue en appliquant la main au siège présumé de la fracture pendant que l'on imprime des mouvements au bras en divers sens.

L'impotence du membre et la douleur peuvent être aussi bien rapportées à la contusion qu'à la fracture elle-même.

Malgré la difficulté et presque l'impossibilité de maintenir les fragments en contact, en général, les troubles fonctionnels consécutifs sont nuls ou peu marqués.

Traitement. — Les tentatives faites pour maintenir les fragments en place sont presque toutes illusoires; il est sage de s'en tenir, dans le traitement de cette fracture, à l'application d'une écharpe qui fixe solidement le membre supérieur et d'un large bandage de diachylon, comme dans les fractures de côtes.

Dans la fracture de l'angle inférieur, on peut, sous le bandage de diachylon, interposer un petit rouleau d'ouate en avant de l'angle pour empêcher la tendance au déplacement en ce sens.

b. *Fractures du col de l'omoplate.* On doit, avec A. Cooper, donner ce nom à des fractures divisant l'échancrure semi-lunaire et passant derrière la base de l'apophyse coracoïde. Duverney a observé anatomiquement un cas de ce genre (1751).

Quand la fracture s'accompagne de la rupture du ligament coraco-claviculaire et acromio-coracoïdien, la cavité glénoïde et la tête de l'humérus s'abaissent profondément dans l'aisselle, et il se produit au-dessous de l'acromion une dépression analogue à celle que l'on observe dans la luxation sous-glénoïdienne, mais moins marquée. La crépitation obtenue par les mouvements du bras et le retour immédiat du déplacement après la réduction sont les éléments du diagnostic différentiel avec cette luxation.

L'apophyse coracoïde se meut avec l'humérus et non avec l'omoplate.

On a vu cette fracture se compliquer de la compression des nerfs de l'aisselle et de rupture de l'artère axillaire.

Les indications et le traitement sont les mêmes que pour la fracture de la clavicule.

c. *Fractures de l'acromion.* Ces fractures sont rares et toujours produites par des causes directes.

D'après Malgaigne, la fracture siège d'ordinaire un peu en haut, en arrière de l'articulation avec la clavicule, près du point de jonction de l'épiphyse avec la diaphyse; et elle est, dans la plupart des cas, transversale et verticale. Nélaton a vu une fracture oblique. Elle a été vue à la base de l'apophyse; on l'a vue intéresser l'articulation acromio-claviculaire et s'accompagner d'une luxation de l'extrémité externe de la clavicule en haut (Hamilton).

D'après cet auteur, dans nombre de cas, il ne s'agissait pas d'une véritable fracture, mais d'une simple disjonction de l'épiphyse, la soudure n'ayant jamais eu lieu d'une façon complète.

Quand il y a du déplacement, le fragment externe se porte en bas. Dans ce cas, le doigt reconnaîtra la fracture à la saillie de l'apophyse ou à une dépression.

Si la fracture intéresse l'articulation, il en résulte une luxation de la clavicule et, comme dans la fracture de cet os, le bras se porte en bas, en dedans et en avant.

Traitement. — Une consolidation avec un léger déplacement n'entraînant pas dans l'avenir de gêne marquée des mouvements du bras, il n'y a pas lieu d'instituer un appareil trop rigoureux.

Dans la fracture située en avant de l'articulation acromio-claviculaire, Delpech a recommandé de placer le malade au lit, couché sur le dos, avec le bras éloigné du tronc presque à angle droit, position dans laquelle le fragment est porté en haut et le muscle deltoïde relâché.

Un coussin dans l'aisselle et un bandage fixant le bras au tronc suffisent dans la majorité des cas.

d. *Fracture de l'apophyse coracoïde.* Elle est rarement isolée et s'accompagne en général de fracture de la cavité glénoïde ou du col de l'omoplate ou de luxation de l'épaule en bas, ou de fracture de la tête humérale.

L'apophyse fracturée suit les mouvements imprimés à l'humérus et non ceux de l'omoplate.

Le sens du déplacement n'est pas nettement déterminé et varie avec la cause fracturante ou les dégâts de voisinage.

La réunion semble se faire par un cal fibreux (Hamilton).

Une simple écharpe relevant et soutenant le coude paraît être le meilleur mode de traitement.

III

FRACTURES DE L'HUMÉRUS

Les fractures de l'humérus, considérées dans leur ensemble, sont fréquentes, sans qu'on puisse établir d'une manière précise leur degré de fréquence par rapport aux fractures des autres os; Gurlt l'évalue à 7,3 pour 100, tandis que Malgaigne élève le chiffre à 13 pour 100.

La fréquence varie également pour l'os lui-même suivant les divers points considérés et avec l'âge des sujets.

Sur ce dernier point le désaccord règne aussi; Gurlt place le maximum des fractures entre 1 et 10 ans, tandis que Malgaigne le trouve entre 40 et 60 ans. Il semble résulter des statistiques générales qu'il y a une grande prédominance des factures de l'extrémité inférieure de l'humérus dans les vingt premières années de la vie, et augmentation de fréquence de celles de l'extrémité supérieure entre 51 et 60 ans. Les fractures de la diaphyse s'observent à tous les âges avec une prédominance marquée entre 50 et 70 ans.

A tous les points de vue, il est nécessaire d'étudier pour l'humérus :

1° *Les fractures de l'extrémité supérieure;*

2° *Les fractures de la diaphyse;*

3° *Les fractures de l'extrémité inférieure.*

Les irrégularités de figure des extrémités, les diverses saillies qu'elles présentent, imposent encore la nécessité de nouvelles subdivisions que nous trouverons chemin faisant.

Enfin, chez les jeunes sujets, les violences extérieures peuvent déterminer, aussi bien à l'extrémité supérieure qu'à l'extrémité inférieure, cette variété de solution de continuité des os connue sous le nom de *décollement* ou de *divulsion épiphysaire.*

1° FRACTURES DE L'EXTRÉMITÉ SUPÉRIEURE DE L'HUMÉRUS.

Dans son ensemble l'extrémité supérieure de l'humérus présente : 1° une *tête* arrondie, à peu près hémisphérique, séparée par un léger rétrécissement, le *col anatomique*, des *grosses* et *petites tubérosités;* 2° une portion étendue entre le col anatomique et le point d'insertion supérieure des muscles grand rond et grand pectoral et dénommée *col chirurgical.* Au-dessous commence la *diaphyse.*

Les fractures de l'extrémité supérieure de l'humérus comprennent celles de *la tête*, du *col anatomique*, de la *grosse tubérosité* et du *col chirurgical.*

La fracture isolée de la *tête* est fort rare; elle s'accompagne presque toujours d'autres lésions; elle semble due à une violence directe, à un véritable écrasement qui broie la tête contre la cavité glénoïde. Dans ces cas, les phénomènes de contusion articulaire et d'arthrite prennent le premier rang et le pronostic de la fracture est surtout lié à leur intensité.

La fracture du *col anatomique* est beaucoup plus fréquente; elle appartient surtout à la vieillesse et reconnaît pour cause une violence directe. On la désigne quelquefois sous le nom de fracture *intra-capsulaire* (R. Smith), bien que le trait de fracture dépasse souvent les limites de l'insertion de la synoviale.

Le point le plus curieux de l'histoire de cette fracture consiste dans l'étude des déplacements que peut subir la tête fracturée; quelquefois la tête de l'humérus est simplement enfoncée dans la diaphyse et il y a une véritable pénétration. Smith, Nélaton, Malgaigne ont vu cette tête décrire un mouvement de rotation qui portait en dehors la surface articulaire contre la diaphyse; la tête peut encore avoir subi un plus grand déplacement et venir répondre au bord externe de la diaphyse ou à la face postérieure de l'os. Enfin, la fracture peut se compliquer d'une véritable luxation de la tête détachée directement en bas, ou en bas et en avant, dans le sens des luxations scapulo-humérales ordinaires. Le docteur Oger a réuni dans sa thèse un grand nombre de faits de ce genre (*Thèse de Paris*, 1884).

On trouve noté dans tous les auteurs que, si la fracture est tout à fait intra-capsulaire, la consolidation ne saurait avoir lieu, que la tête privée de ses moyens de nutrition doit se nécroser et être éliminée ou extraite plus tard comme un corps étranger. Les exemples de cette terminaison doivent être fort rares; on n'en connaît pas d'observations précises, à moins qu'il ne s'agisse en même temps d'un véritable éclatement de la tête avec plaie extérieure.

Le plus souvent, la consolidation se fait dans une situation plus ou moins vicieuse; ou la tête reste en place en se résorbant graduellement et en subissant un changement de forme, ou il se fait une pseudarthrose. Quand il y a pénétration, la consolidation s'accompagne de la production d'ostéophytes périphériques et de la formation d'un cal volumineux.

La fracture de la *grosse tubérosité* de l'humérus n'est guère qu'une complication des fractures du col anatomique ou des luxations scapulo-humérales ; cependant elle aurait été vue *isolée* (Guthrie, R. Smith, Hamilton). Le diamètre antéro-postérieur de l'extrémité supérieure de l'os est notablement augmenté; une dépression existe entre les fragments; la crépitation est provoquée par la palpation directe ou les mouvements communiqués au bras. Le raccourcissement du membre est variable.

Cette fracture peut s'accompagner d'un déplacement du tendon de la longue portion du biceps.

Fractures du col chirurgical. — Elles sont dans la plupart des cas le résultat d'une violence directe, choc violent ou chute sur l'épaule en avant ou en arrière ; quelquefois cependant elles sont indirectes et succèdent à une chute sur le coude ou sur la main.

Dans un cas, un effort violent pour lancer une balle aurait produit cette lésion (*f. par contraction musculaire*).

Elles siègent en un point variable, étendu depuis le bord supérieur des tubérosités jusqu'au point mal défini où s'insère le grand rond.

Le déplacement ne se fait pas dans un sens constant : pour Malgaigne, le fragment inférieur se porte le plus ordinairement en dedans du côté de l'aisselle ; Hamilton a trouvé en général l'extrémité supérieure du fragment inférieur portée en avant et en haut vers l'apophyse coracoïde.

Si la fracture siège près de l'éphiphyse, elle peut s'accompagner de pénétration comme dans la fracture du col anatomique.

On a vu aussi la tête se luxer dans l'aisselle.

Signes. — Si le déplacement est marqué, on constate à la région deltoïdienne, à deux centimètres et demi ou trois au-dessous de l'acromion, une déformation en coup de hache, un véritable angle rentrant. L'axe de l'humérus ne se dirige plus vers la voûte acromio-coracoïdienne, mais vers la cavité de l'aisselle.

Cette déformation manque souvent ou est masquée par le gonflement des parties.

La mobilité anormale et la crépitation peuvent être obtenues par les mouvements imprimés au bras, s'il n'y pas pénétration.

Dans les cas douteux, la douleur, fixe en un point, provoquée à distance par une pression exercée sur le coude et refoulant les fragments l'un contre l'autre, constitue un bon signe de probabilité.

Le diagnostic de la luxation de la tête fracturée soit au col anatomique, soit au col chirurgical, est toujours fort délicat et sa possibilité a même été contestée (Lenoir.) On pourra cependant soupçonner et même reconnaître cette lésion aux signes suivants, surtout si l'on a soin de s'aider de l'anesthésie : l'épaule est aplatie et l'acromion fait saillie comme dans toute luxation de l'épaule. Le doigt sent le vide de la cavité glénoïde parfois remplie par la diaphyse attirée en haut; il reconnaît en outre un petit fragment mobile et situé soit dans le creux de l'aisselle, soit au-dessous de l'apophyse coracoïde, soit en dedans de cette apophyse. Le coude pend parallèlement au corps et n'en est pas éloigné comme dans la luxation. Le bras présente une mobilité anormale; il est raccourci et le raccourcissement peut être exagéré en remontant le fragment inférieur jusqu'à la cavité glénoïde où l'on peut déterminer une sorte de crépitation cartilagineuse; souvent aussi on a la vraie crépitation osseuse.

Pendant l'anesthésie, le bras peut être allongé par les tractions.

La tête humérale ne participe pas aux mouvements de rotation imprimés au fragment inférieur. Il y a quelquefois une saillie anguleuse formée par les fragments.

Le diagnostic avec la luxation de l'épaule sera fait plus loin.

Disjonction épiphysaire de l'extrémité supérieure de l'humérus. Cette lésion présente la plus grande analogie avec la fracture du col chirurgical dont elle doit être rapprochée.

Sur un os jeune, on peut voir par une section verticale que la ligne indiquant l'épiphyse commence au bord axillaire de la tête et traverse l'os en se relevant un peu vers son milieu, suivant une direction à peu près horizontale, pour se terminer en dehors immédiatement au-dessous de la tubérosité. L'épiphyse, semblable à un couvercle, repose par sa concavité sur l'extrémité convexe de la diaphyse.

C'est en ce point et suivant cette ligne que se fait le décollement.

Il se produit le plus souvent dans une chute sur le moignon de l'épaule.

Quand la disjonction est complète, le déplacement est le même que dans la fracture du col chirurgical.

L'extrémité supérieure du fragment inférieur se présente comme une saillie, non aiguë ni pointue, mais transversale, et pourrait être prise pour la tête de l'os luxé.

La mobilité anormale existe comme dans la fracture ordinaire; la crépitation est faible, moins rude que la crépitation des surfaces osseuses fracturées. La disjonction épiphysaire n'appartient qu'au jeune âge et ne se rencontre que rarement après la vingtième année.

Traitement des fractures de l'extrémité supérieure de l'humérus. — Quand il s'agit d'une fracture du col anatomique avec plaie, écrasement ou éclatement de la tête en plusieurs morceaux, comme la chose arrive fréquemment dans les blessures par projectiles, il faut, par la plaie extérieure agrandie s'il est nécessaire, aller chercher les esquilles, et débarrasser le foyer de la fracture de tous les corps étrangers, osseux ou autres, qui peuvent l'encombrer. Si la fracture est comminutive, le meilleur traitement est la résection immédiate de la tête humérale.

Dans la fracture simple, le mieux est de s'abstenir de tout traitement violent : si la déformation n'est pas prononcée, et s'il n'y a pas trace de luxation de la tête humérale, on s'abstiendra de toute manœuvre de traction et de réduction. Dans ce cas, on s'expose à produire un désengrènement des fragments très défavorable à la consolidation ultérieure. Une écharpe fixera solidement le bras au tronc, et de bonne heure, c'est-à-dire après le vingt-cinquième jour, on commence à imprimer à l'articulation quelques légers mouvements, le plus grand danger résidant ici dans la production de raideurs articulaires.

Dans quelques cas où l'on peut soupçonner que la tête humérale a subi une rotation qui porte sa surface fracturée fortement en dehors et en haut, la coaptation des fragments ne peut être obtenue qu'en mettant le bras dans l'abduction et l'élévation. Cette position serait maintenue soit à l'aide d'un fort coussin axillaire, soit avec une sorte de plan incliné, en forme de pupitre, bien matelassé, dont le sommet serait dirigé vers l'aisselle, et reposant par une de ses faces sur le tronc et par l'autre sur la face interne du bras.

Les fractures du col chirurgical, sans notable déplacement, donnent lieu aux mêmes indications et seront traitées de la même façon que celles du col anatomique. Une écharpe fixant solidement le bras au tronc et soulevant le coude suffira comme appareil.

Mais, dans les cas où il y a un déplacement du fragment soit en dedans, soit en haut, il est nécessaire de faire et de maintenir la réduction. La réduction sera obtenue par une traction exercée sur le coude. L'appareil pour la maintenir peut consister en deux attelles soit de carton, soit de cuir, soit même de plâtre, appliquées à la partie interne et externe du membre et maintenues par des tours de bande ou de larges anneaux de diachylon. Pour notre part, nous préférons de beaucoup la réduction faite avec des poids, comme la pratique chez nous le docteur Hennequin, et l'application immédiate de son bandage plâtré, pendant que la réduction est maintenue. Nous décrirons ce procédé quand il s'agira du traitement des fractures de la diaphyse de l'humérus.

Si la tête humérale est luxée dans l'aisselle, il faut chercher à réduire de suite la luxation. Le malade est chloroformé et l'acromion étant fixé, le chirurgien cherchera, avec les doigts pénétrant jusqu'au-dessous de la tête luxée, à la ramener par de petits efforts de dedans en dehors vers la cavité glénoïde (Richet, *procédé du refoulement*). Pendant ces manœuvres, le bras sera relevé dans la direction de l'axe de la cavité glénoïde.

Avant d'appliquer un appareil de contention, un coussin sera placé dans le creux de l'aisselle pour empêcher la récidive qui a beaucoup de tendance à se produire. Le bras sera ramené sur le côté du corps, l'avant-bras fléchi à angle aigu et la main placée sur l'épaule saine.

Si la réduction immédiate a échoué, ce qui arrive dans un certain nombre de cas, on peut traiter d'abord la fracture et ne s'occuper ensuite de la luxation qu'après la consolidation.

Cette manière de faire donnera toujours peu de succès. Il nous semble préférable, dans ce cas, de laisser écouler dix à quinze jours dans l'immobilisation pour permettre l'apaisement des phénomènes inflammatoires liés au traumatisme et aux tentatives de réduction, et à partir de cette époque d'imprimer chaque jour au membre des mouvements modérés destinés à combattre la raideur articulaire et l'atrophie des muscles voisins. Les résultats seront toujours assez médiocres pour que le pronostic doive être très réservé sur les fonctions ultérieures du membre.

Dans des cas exceptionnels où la tête luxée n'aurait pu être réduite et où sa présence pourrait être la cause de compression douloureuse ou de phénomènes inflammatoires, on serait autorisé à l'extraire comme un corps étranger, par une incision faite aux parties molles (Delpech, Morton).

2° FRACTURE DU CORPS DE L'HUMÉRUS.

Le corps de l'humérus est toute cette portion de l'os étendue entre la limite inférieure du col chirurgical et l'élargissement brusque existant immédiatement au-dessus des condyles.

Les fractures du corps de l'humérus sont très fréquentes et s'observent également à tous les âges et dans les deux sexes. On connaît quelques exemples de ces fractures survenues chez le nouveau-né, au moment de l'accouchement, par le fait de la contraction utérine seule. Elles sont particulièrement fréquentes chez les adultes masculins.

Causes. — La fracture est le plus souvent le résultat d'un choc direct; quelquefois elle succède à une chute sur le coude. Plus que tous les autres os du squelette, l'humérus se fracture par l'action musculaire, surtout dans le fait de lancer une pierre, ou une boule de neige ou une balle de paume. On l'a vu quelquefois se briser dans cette variété d'effort dans lequel deux personnes se saisissant les mains paume contre paume, avec le coude reposant sur une table, essayent chacune de renverser le bras de son adversaire. La fracture se produit alors par le mécanisme de la torsion.

Siège. — Tous les points du corps de l'os peuvent se fracturer, mais le plus souvent la fracture siège à la partie moyenne ou au-dessous de cette partie. Sa direction est en général oblique, mais elle est plus souvent transversale que dans les autres os longs.

La fracture par contraction musculaire siège ordinairement plus haut, un peu au-dessus ou au-dessous de l'insertion deltoïdienne.

Le *déplacement* est surtout déterminé par la direction de la force traumatique et celle de la fracture; il est exagéré et maintenu par la contraction musculaire. Il fait défaut dans la fracture transversale, comme celle qui succède d'ordinaire à la contraction musculaire.

Dans la fracture oblique, siégeant au-dessous du deltoïde, le fragment inférieur a tendance à être attiré en dedans, tandis que le supérieur est attiré en haut et en dehors. Quand la fracture occupe le tiers inférieur, si l'avant-bras est fléchi, les muscles qui s'insèrent dans le tiers inférieur de l'humérus et, en particulier, le long supinateur ont tendance à exagérer le déplacement angulaire en avant.

Signes. — Les signes de la fracture de la diaphyse de l'humérus sont les mêmes que pour les fractures des os longs en général : mobilité anormale, souvent déformation et en général crépitation.

Le diagnostic se fait d'ordinaire avec la plus grande facilité.

Un des points curieux de l'histoire des fractures de la diaphyse humérale consiste dans la fréquence relative de la pseudarthrose. Dans une statistique comprenant 685 faits de non-consolidation (Agnew), on en note 219 pour l'humérus, dans sa totalité, c'est-à-dire un peu plus de 31 pour 100, et 149 cas pour la diaphyse seulement, soit près de 22 pour 100 de l'ensemble.

Rien ne peut faire prévoir cette absence de consolidation qui peut succéder aux fractures les plus simples. Il faut peut-être en attribuer la cause dans un certain nombre de cas à la mauvaise immobilisation du coude ou de l'épaule et aux mouvements communiqués aux fragments. Il suffit quelquefois, pour avoir raison d'un retard de consolidation, d'appliquer un meilleur appareil immobilisant tous les segments du membre.

Une des *complications* possibles de la fracture du corps de l'humérus est la blessure du nerf radial par un des fragments ou son enclavement dans la masse du cal. Il en résulte des phénomènes de paralysie, immédiate ou consécutive, de la sensibilité et surtout de la motilité, faciles à reconnaître et à analyser.

On a pratiqué (Nélaton, Ollier, Trélat et autres) des opérations ayant pour but de libérer le nerf de ses connexions avec le cal et de permettre le retour de ses fonctions. Mais il est important de savoir que la névrite consécutive à la contusion ou à la compression abolit les fonctions nerveuses pour longtemps ; ce n'est que plusieurs mois après l'opération et grâce à l'emploi prolongé des courants continus et interrompus que l'on voit reparaître la sensibilité et surtout la motilité.

Traitement. — Dans les fractures les plus simples de l'humérus, c'est-à-dire transversales, sans déplacement, il nous paraît nécessaire d'immobiliser non seulement les fragments eux-mêmes, mais les deux articulations sus ou sous-jacentes, c'est-à-dire l'épaule et le coude. Aussi rejetons-nous d'une manière générale, si ce n'est chez les jeunes sujets, les appareils simplement composés d'attelles, soit de bois, soit de laiton, soit de gutta-percha, ne dépassant pas les limites du membre fracturé. Avec des appareils aussi peu efficaces, les mouvements des articulations voisines se communiquent aux fragments et peuvent en retarder ou en empêcher la consolidation.

L'appareil plâtré embrassant l'épaule, le bras, le coude et l'avant-bras jusqu'à son tiers inférieur, donne de beaucoup les meilleurs résultats.

Il doit se composer soit d'une demi-gouttière postéro-externe plus large en dehors qu'en dedans pour ne pas comprimer les vaisseaux et nerfs principaux, soit de deux attelles appliquées suivant les circonstances. Si le déplacement est peu prononcé, il sera corrigé par une légère traction exercée sur le coude et par une coaptation directe des fragments. La réduction devra toujours être maintenue pendant la dessiccation de l'appareil.

Mais si le déplacement est marqué et difficile à corriger, comme dans certaines fractures du col chirurgical ou du tiers supérieur de la diaphyse humérale, il doit être corrigé par l'extension *continue* avec des poids appliquée d'une manière *temporaire*. Pour expliquer ces deux mots qui jurent ensemble, nous dirons que nous rejetons l'extension *continue* telle qu'elle a été appliquée par Bonnet et certains chirurgiens américains, pendant toute la durée de la fracture, au moyen d'appareils compliqués et entraînant une gène le plus souvent douloureuse, mais que nous avons en vue l'extension *continue* appliquée jusqu'à correction du déplacement, obtenue par la fatigue et le relâchement musculaires, et maintenue pendant l'application et la dessiccation de l'appareil plâtré. C'est la manière de faire recommandée et employée avec succès par le Dr Hennequin (*Encyclopédie de chirurgie*, t. II, p. 203).

3° FRACTURES DE L'EXTRÉMITÉ INFÉRIEURE DE L'HUMÉRUS.

L'extrémité inférieure de l'humérus est limitée en haut par une ligne fictive passant au point où la diaphyse humérale s'élargit et s'étale ; elle comprend deux parties articulaires, la *trochlée* et le *condyle*, désignés quelquefois sous le nom commun de *condyles*, et deux saillies situées en dedans et en dehors, au-dessus des surfaces articulaires, l'*épitrochlée* et l'*épicondyle*.

Les fractures de cette extrémité appartiennent pour la plus grande partie à des sujets âgés de moins de vingt ans, et reconnaissent pour cause dans la plupart des cas des chutes ou des violences directes sur le coude.

Classification. — Les auteurs classiques décrivent d'une manière assez complexe les diverses variétés de traits de fracture pouvant intéresser l'extrémité inférieure de l'humérus ; nous croyons que d'une manière plus simple il suffit de distinguer les variétés suivantes :

1° Le trait de fracture passe plus ou moins transversalement à la base des condyles ou au-dessus de cette base, et sépare toute l'extrémité inférieure proprement dite de la diaphyse, *fracture sus-condylienne* de Malgaigne.

2° Au trait de fracture transversal se joint un trait de fracture vertical pénétrant dans l'articulation et divisant en deux la surface articulaire, *fracture en T*, *fracture sus-condylienne et intercondylienne*, *fracture à trois fragments ;*

3° Un trait de fracture oblique de haut en bas et de *dedans en dehors* détache la trochlée du reste de l'os, *fracture de la trochlée*, *fracture intra-articulaire ;*

4° Un trait de fracture oblique de haut en bas et de *dehors en dedans* détache le condyle du reste de l'os, *fracture du condyle*, *fracture intra-articulaire ;*

5° Enfin l'épitrochlée et exceptionnellement l'épicondyle peuvent être détachés du reste de l'os, *fracture de l'épitrochlée*, *fracture de l'épicondyle.*

Dans un certain nombre de cas, on a pu admettre et reconnaître que l'épiphyse inférieure tout entière, non encore soudée, pouvait se détacher au niveau de la ligne épiphysaire ; *divulsion* ou *décollement épiphysaire* de l'extrémité inférieure de l'humérus.

1° *Fracture sus-condylienne*, siégeant à la base des condyles. Elle est en général presque transversale d'un côté à l'autre avec un peu d'obliquité dans le trait de fracture qui se dirige en haut et en arrière. Cette direction entraîne l'ascension du fragment inférieur derrière le supérieur ; le déplacement est exagéré et maintenu par la contraction du triceps dont l'insertion à l'olécrane attire en haut le fragment inférieur avec les os de l'avant-bras qui ont conservé leurs rapports entre eux et avec l'extrémité articulaire de l'humérus.

Souvent, le fragment inférieur bascule de manière à présenter sa surface fracturée en avant.

Exceptionnellement, il se porte en avant du fragment supérieur.

Signes. — Les signes présentent une grande analogie avec ceux de la luxation des os de l'avant-bras en arrière; il y a élargissement du diamètre antéro-postérieur, mobilité anormale et possibilité d'imprimer au coude des mouvements de latéralité. La palpation fait reconnaître une saillie à la partie postérieure du coude où l'on peut reconnaître les éminences de l'épitrochlée, de l'épicondyle et de l'olécrane; dans le pli du coude une autre saillie dure et inégale faite par le fragment supérieur. La crépitation peut être perçue en pratiquant sur l'avant-bras une légère extension.

Les mouvements spontanés sont très limités; la flexion est bornée par la rencontre du fragment supérieur; l'extension peut être portée en arrière au delà de ses limites normales.

Une mensuration soigneuse faite de l'acromion à l'épitrochlée indique un raccourcissement de l'humérus.

Par une traction un peu soutenue, le déplacement est corrigé et la région reprend sa forme; mais la réduction ne se maintient pas et le déplacement se reproduit.

Le signe vrai et utile qui permet de distinguer la fracture sus-condylienne de l'humérus de la luxation du coude en arrière est la conservation des rapports de l'olécrane avec l'épicondyle et l'épitrochlée. A l'état normal, dans une demi-flexion de l'avant-bras, le sommet de l'olécrane est situé légèrement au-dessous de la ligne qui réunit l'épitrochlée à l'épicondyle. *Les rapports persistent dans la fracture.* Quand il y a luxation, l'olécrane dans cette même position est toujours remonté au-dessus de la ligne qui réunit l'épitrochlée à l'épicondyle. Des points faits à l'encre sur les diverses saillies (olécrane, épitrochlée, épicondyle) et réunis par des lignes indiquent à l'état normal et dans la fracture un triangle à sommet inférieur très rapproché de la base; dans la luxation, la figure donne un triangle à sommet supérieur plus ou moins éloigné de la base, suivant le degré d'ascension de l'olécrane.

La crépitation, le raccourcissement de l'humérus, l'irrégularité de forme de la tumeur osseuse faisant saillie au-dessus du pli du coude, sont des signes de moindre valeur que ceux fournis par la recherche des éminences osseuses et de leurs rapports réciproques.

Complications. — La peau peut être embrochée et perforée par le fragment supérieur au-dessus du pli du coude; le plus souvent la difficulté de la réduction est considérable et l'on est parfois obligé de pratiquer la résection de la pointe osseuse. Velpeau a observé un cas où l'artère humérale et le nerf médian étaient tendus au-devant du fragment supérieur au point qu'il était impossible de les récliner; il les coupa, et le sujet de l'observation, un enfant, guérit en conservant seulement un peu de gêne dans la flexion.

Hamilton a observé dans un cas une compression du nerf cubital par ce même fragment ; la résection de la saillie osseuse ne fut pas suivie de résultat du côté de la main. Enfin, il n'est pas très rare de voir survenir dans cette fracture une gangrène plus ou moins étendue des doigts, de la main et même de l'avant-bras. La compression des vaisseaux par le fragment supérieur, par le gonflement et peut-être quelquefois par un appareil trop serré ou appliqué trop près de l'accident, paraissent être la cause de cette grave complication.

2° *Fracture sus-condylienne avec fracture intercondylienne, fracture en* T *ou en* Y. — Cette fracture n'est qu'une variété, qu'une complication de la précédente. Elle en diffère par l'âge des sujets, qui ne sont plus des enfants, mais bien des adultes. Le trait de fracture présente dans son ensemble la forme d'un T ou d'un Y dont la branche inférieure sépare en deux l'épiphyse articulaire dans le sens de sa hauteur, tandis que les branches transversales ou divergentes viennent se terminer au-dessus de l'épicondyle et de l'épitrochlée. C'est donc une fracture *à trois fragments*. Le trait de fracture vertical peut diviser assez exactement en deux moitiés l'épiphyse articulaire ; quelquefois il est plus ou moins oblique et empiète soit sur la trochlée, soit sur le condyle, suivant le sens de son obliquité.

Le fragment diaphysaire a tendance à s'insinuer comme un coin entre les deux condyles fracturés ou à se porter derrière eux vers l'olécrane, en les repoussant en avant.

Signes. — Les signes de cette variété de fracture sont l'augmentation de l'extrémité inférieure de l'humérus, résultant de la séparation des condyles, le déplacement du radius et du cubitus en haut et en arrière, le raccourcissement de l'humérus, l'existence de la mobilité et de la crépitation entre les condyles produite par toute pression tendant à les rapprocher. Si le gonflement n'est pas trop considérable, on peut constater la mobilité propre de chacun des fragments condyliens et sentir la crépitation en les frottant l'un contre l'autre.

Cette fracture entraîne une violente inflammation articulaire suivie le plus souvent de raideur ou d'ankylose, et ne se consolide guère sans laisser une difformité persistante dans la région du coude.

3° *Fracture de la trochlée.* — Considérée comme très rare par Malgaigne, elle a été observée assez fréquemment par A. Cooper, B. Cooper, South, Gurtl, Hamilton. Elle appartient presque exclusivement, mais non exclusivement, à l'enfance et à l'adolescence ; elle a été vue chez des hommes adultes. Elle est le résultat d'une chute sur le coude. M. Pingaud (*Dictionnaire des sc. médicales, article* Coude) pense que la fracture est déterminée par la pression contre la poulie articulaire de l'humérus de la crête en dos d'âne de la grande échancrure sigmoïde du cubitus.

Le trait de la fracture commence en général à six à douze millimètres au-dessus de l'épitrochlée, s'étend obliquement en dehors à travers les fossettes olécranienne et coronoïdienne et pénètre dans l'articulation au niveau du centre de la trochlée.

Le coin osseux ainsi détaché se porte ordinairement en haut et en arrière et peut-être un peu en dedans.

Cette fracture de la troclée s'accompagne du déplacement des os de l'avant-bras, au moins de celui du cubitus ; il en résulte une déformation du membre qui fait songer à une luxation du coude en arrière.

Le *diagnostic* se fait par la facilité avec laquelle se corrige et se reproduit le déplacement et par la crépitation. Mais c'est surtout l'étude des rapports réciproques des saillies osseuses entre elles, de la localisation de la douleur et de la crépitation par des pressions exercées vers la partie interne du coude, qui fournit les éléments les plus certains de diagnostic. Si le gonflement n'est pas trop prononcé, on peut apprécier le déplacement en haut du petit fragment interne.

Souvent le diagnostic ne peut être établi qu'après quelques jours, après la disparition du gonflement.

La seule complication connue de cette fracture est la compression du nerf cubital par le fragment déplacé ; elle est exceptionnelle, et dans le seul cas authentique, la paralysie du cubital disparut d'elle-même progressivement.

La conséquence la plus grave à redouter est une raideur articulaire marquée et quelquefois même l'ankylose osseuse. Des stalactites osseuses de nouvelle formation déforment souvent les surfaces articulaires.

4° *Fractures du condyle.* — D'après Malgaigne, elles seraient les plus communes de toutes celles qui affectent l'extrémité articulaire de l'humérus, et peut-être la plus commune de toutes celles du coude. Elles appartiennent presque toutes à des enfants au-dessous de quinze ans et sont produites par des violences directes, presque toujours une chute sur le coude.

La direction générale du trait de fracture est oblique en haut et en dehors. D'habitude, la fracture part de la gorge de la poulie articulaire pour aboutir plus ou moins haut au-dessus de l'épicondyle, parfois à 5 ou 6 centimètres. Le coin osseux détaché comprend donc l'épicondyle, tout ou partie du condyle et, dans la plupart des cas, le bord externe de la trochlée.

Le déplacement est d'ordinaire assez peu considérable et quelquefois nul. Le fragment détaché peut se porter en arrière et en dehors et entraîner avec lui soit le radius seulement, plus souvent les deux os de l'avant-bras, qui se portent en arrière et en dehors.

Les signes les plus évidents sont donc ceux de la luxation en arrière et en dehors, et les meilleurs pour reconnaître la fracture sont les mêmes que ceux donnés pour la fracture de la trochlée. L'existence d'une luxation en arrière et en dehors avec facilité de la réduction et de la reproduction du déplacement doit faire songer à la fracture du condyle; la crépitation accompagne d'ordinaire les manœuvres d'exploration. Elle s'obtient le plus aisément en imprimant au radius des mouvements de rotation ou en saisissant le condyle entre le pouce et l'index et en le faisant mouvoir d'avant en arrière.

Hamilton a vu la consolidation de cette fracture manquer cinq fois ou ne se faire que par un cal fibreux de sorte que le fragment continuait à suivre les mouvements du radius. Il faut peut-être attribuer cette tendance à la pseudarthrose à la difficulté de bien immobiliser le radius et par suite à la mauvaise immobilisation du fragment détaché. Il n'en résulte pas de conséquence fâcheuse pour l'avenir des mouvements de la jointure. Le plus souvent, celle-ci présente une raideur longtemps prolongée qui ne se dissipe qu'au bout de plusieurs mois.

Avant de passer à la description des fractures de l'épitrochlée et de l'épicondyle, je signale qu'on a observé sur des pièces cadavériques une fracture intéressant la trochlée ou le condyle seuls, sans que le trait de fracture détachât en même temps l'épicondyle ou l'épitrochlée. Le fragment osseux ne comprend donc que les surfaces articulaires seules, soit isolément la trochlée et le condyle, soit simultanément les deux parties.

Cette variété de fracture nous semble ne pouvoir être que soupçonnée cliniquement et ne présente pas de signes certains qui permettent de la reconnaître.

5° *Fractures de l'épitrochlée.* — Elles sont presque exclusives à l'enfance et à l'adolescence; aussi Hamilton a grande tendance à croire que nombre de ces fractures ne sont que des disjonctions épiphysaires. Elles se produisent le plus souvent dans une chute sur le côté interne du coude; mais elles peuvent aussi succéder à une chute sur la paume de la main. Dans ce cas, il se produit une fracture non par arrachement musculaire, comme on le disait autrefois (Benj. Granger, 1818), mais par arrachement ligamenteux. Dans une chute sur la paume de la main, le membre étant dans l'extension, ou bien le ligament latéral interne cédera et alors il se produira une luxation du coude, ou bien il résistera et arrachera l'épitrochlée.

Dans un cas (Hirtz), la contraction musculaire a semblé bien évidemment déterminer la fracture, chez un enfant de neuf ans qui, au moment de l'effort pour monter à un trapèze, ressentit tout à coup au bras une douleur violente. L'examen révéla une fracture de l'épitrochlée.

Ces fractures offrent plusieurs variétés : l'épitrochlée peut être séparée à sa base ou seulement à son sommet, ou brisée en plusieurs fragments. Souvent le trait de fracture pénètre dans l'articulation empiétant sur la trochlée.

Le fragment est en général attiré en bas et en avant par le faisceau des muscles épitrochléens ; ce déplacement en bas peut être très prononcé et atteindre 3 à 4 centimètres. On a vu le fragment descendre au-dessous de la trochlée et même venir se souder contre le bord interne de la grande cavité sigmoïde.

On doit rechercher la mobilité et la crépitation du fragment détaché ; l'épitrochlée doit être cherchée en bas et en avant au niveau de l'interligne articulaire, à un pouce et même davantage (Hennequin) au-dessous de sa position normale.

Pour obtenir la crépitation il faut ramener le fragment à sa place, en le repoussant avec les doigts, en haut et en arrière, pendant que l'avant-bras est maintenu dans la demi-flexion et la pronation.

Le gonflement et l'ecchymose sont surtout prononcés au côté interne du coude.

Comme dans la plupart des autres fractures du coude, une raideur articulaire prolongée peut succéder à cette fracture.

On a noté aussi après la fracture de l'épitrochlée ou en coïncidence avec elle une paralysie ou une névralgie du nerf cubital : celui-ci peut être contus au moment de l'accident par la même violence qui produit la fracture ; il peut être comprimé ou irrité par le fragment déplacé ou plus tard par une épine osseuse liée à une consolidation vicieuse de l'épitrochlée dans une mauvaise situation.

La *fracture isolée de l'épicondyle* n'est pas démontrée ; le faible relief de cette saillie osseuse ne lui permet pas d'être détachée par une violence extérieure ; peut-être est-elle le siège d'un arrachement avant sa réunion à la diaphyse humérale.

Traitement des fractures de l'extrémité inférieure de l'humérus. — Le voisinage de l'articulation du coude imprime à toutes ces fractures un certain degré de gravité ; les fractures sus-condyliennes même qui ne s'accompagnent pas de pénétration articulaire sont souvent compliquées d'une raideur articulaire prolongée, difficile à vaincre. A plus forte raison quand il s'agit de fractures intercondyliennes ou de fractures condyliennes qui sont franchement articulaires.

Aussi la première indication consiste-t-elle à combattre l'arthrite et à prévenir ainsi ses conséquences tardives, à savoir la raideur et même l'ankylose. Celles-ci ne pourront guère être évitées quand il s'agit de dégâts osseux compliqués, de fractures à plusieurs fragments dont la consolidation compromet toujours d'une façon presque irrémédiable la fonction de la jointure.

L'immobilisation remplit toutes les indications ; elle combat l'arthrite et maintient les fragments en bonne position. Mais elle ne peut être toujours appliquée dès le début des accidents.

Si le chirurgien est appelé très peu de temps, quelques heures après l'accident, nous n'hésitons pas à conseiller l'emploi immédiat des attelles plâtrées latérales ou d'une demi-gouttière postérieure appliquée après la réduction de la fracture. L'immobilisation ainsi obtenue est le meilleur des antiphogistiques et prévient les phénomènes d'arthrite. Elle s'oppose à l'abondance de l'épanchement sanguin et au développement du gonflement. Dans ces conditions, l'appareil ne doit être que très peu serré ; il doit être surveillé de près et les bandes qui maintiennent les attelles ou qui ont servi à mouler sur le membre la demi-gouttière postérieure doivent être enlevées dès que la dessiccation du plâtre est obtenue. Il suffit alors de maintenir le tout en place avec une bande de toile mollement enroulée par-dessus du coton.

Dans la fracture sus-condylienne, si la réduction est difficile à obtenir, on emploiera l'extension et la contre-extension par le procédé d'Hennequin et l'on appliquera le plâtre pendant que l'extension est maintenue.

Si, au contraire, le gonflement est très considérable, si le chirurgien n'est appelé que le lendemain ou le surlendemain de l'accident, il se contentera de placer le membre demi-fléchi dans une gouttière métallique et de recouvrir la région de compresses résolutives. Le plâtre ne sera appliqué qu'au bout d'une huitaine de jours quand les phénomènes du début seront apaisés.

Le même traitement nous paraît applicable à toutes les variétés de fractures de l'extrémité inférieure de l'humérus.

Dans les fractures de la trochlée et du condyle, le chirurgien a peu d'action sur les fragments ; dans la fracture de l'épitrochlée, on a conseillé de mettre un petit tampon au-dessous du fragment pour prévenir et corriger son déplacement en bas. Mais dans toutes ces fractures, nous répétons qu'il s'agit plus de l'arthrite que de la fracture elle-même et que l'immobilisation rigoureuse qui doit être instituée de suite, si c'est possible, s'adresse plus à la jointure qu'au fragment osseux.

La position à donner à l'avant-bras n'est pas indifférente : l'avant-bras sera mis dans la flexion dépassant un peu l'angle droit et dans une situation qui dirige le pouce en avant et en haut.

Après dix-huit à vingt jours d'immobilisation chez les enfants, vingt-cinq à trente chez les adultes, l'appareil sera enlevé quelques instants et de légers mouvements seront imprimés à la jointure. Si la consolidation paraît suffisante, l'appareil sera définitivement enlevé et remplacé par une simple écharpe, et à partir de ce moment de légers mouvements, des massages, seront chaque jour ou tous les deux jours administrés à la jointure, d'après les règles qui président à la mobilisation des articulations enraidies.

IV

FRACTURES DES OS DE L'AVANT-BRAS.

Les fractures des os de l'avant-bras comprennent les fractures simultanées de deux os ou *fractures de l'avant-bras proprement dites* et les fractures *isolées* du *cubitus* et du *radius*.

On décrit généralement à part la fracture de *l'olécrâne;* la fracture de *l'apophyse coronoïde* n'est guère qu'une complication de la luxation du coude en arrière.

1° FRACTURES DES DEUX OS DE L'AVANT-BRAS.

Les fractures de deux os de l'avant-bras sont très fréquentes, surtout chez les enfants. Sur un total de 8667 cas de fractures, Agnew a noté 599 fractures du radius et du cubitus, soit plus de 33 pour 100. En moyenne 10 pour 100 de ces cas appartiennent à des sujets âgés de moins de 15 ans.

Causes. — Dans un nombre considérable de cas, la fracture est produite par une violence directe; elle est aussi fréquemment le résultat d'une chute sur la paume de la main.

On l'a vu rarement produite par la contraction musculaire. Malgaigne en a observé un cas chez un aliéné qui chargeait une pelletée de terre, Gurtl en a observé deux autres exemples.

Variétés. — On a observé quelquefois sur les os de l'avant-bras cette variété de fracture *incomplète*, particulière aux jeunes sujets, et qui serait mieux nommée *flexion des os*. La déformation de la région avec l'absence de mobilité anormale et de crépitation suffisent à faire reconnaître cette variété rare de lésion osseuse.

La fracture complète siège avec une fréquence presque égale au tiers moyen et au tiers inférieur ; elle est beaucoup plus rare dans le tiers supérieur. Quelquefois les deux os cèdent au même niveau, mais ils peuvent se fracturer sur des points différents et alors la fracture du radius siège en général plus haut, c'est-à-dire plus près du coude que la fracture du cubitus.

Dans les fractures par cause directe, il y a parfois une fracture comminutive avec plaie.

Le déplacement est en général assez peu marqué, mais il est constant et facile à corriger. Les fragments peuvent se porter dans tous les sens, en avant, en arrière, en dehors ou en dedans, suivant la direction de la cause fracturante, en donnant lieu à une déformation angulaire avec angle rentrant du côté opposé.

Mais le déplacement le plus caractéristique est le rapprochement des deux os fracturés l'un vers l'autre et la diminution ou l'effacement de l'espace interosseux. Ce rapprochement se produit surtout entre les fragments inférieurs, l'extrémité supérieure du cubitus se trouvant solidement fixée dans l'articulation huméro-cubitale et ne pouvant se déplacer latéralement.

Signes. — Ils ne présentent rien de bien particulier; l'avant-bras d'aplati devient cylindrique par suite du gonflement et de la tendance à l'effacement de l'espace interosseux. On trouve le plus souvent vers la face dorsale la saillie angulaire formée par le relief des fragments déplacés. La mobilité anormale et la crépitation sont des plus faciles à constater. Aussi le diagnostic ne saurait en général présenter aucune difficulté.

Le pronostic ne présente pas de gravité; cependant il faut savoir que, dans un certain nombre de cas, on a observé pour cette fracture des retards ou même une absence de consolidation portant soit sur les deux os, soit sur l'un d'eux seulement; que l'on a vu les mouvement du membre singulièrement compromis par une consolidation vicieuse, avec perte des mouvements de rotation de l'avant-bras.

D'après M. Ramonet (*Archives générales de médecine*, 1881), la perte des mouvements de supination serait due surtout au retrait de la membrane interosseuse qui, comme tous les tissus fibreux mis dans le relâchement, se rétracte pendant la durée de l'immobilisation faite en demi-pronation ou en pronation complète, position dans laquelle la membrane interosseuse est relâchée.

Le perte des mouvements de pronation serait plus particulièrement causée par un cal volumineux ou par la consolidation des fragments en position irrégulière.

Enfin, il n'est pas de région où l'on ait observé aussi fréquemment la gangrène d'une étendue plus ou moins grande du membre à la suite de l'application des appareils.

Traitement. — La réduction de la fracture est en général facile; une traction exercée sur la main pendant qu'un aide fait la contre-extension sur le coude fléchi, remet les fragments en place; il est quelquefois nécessaire d'exercer une pression directe sur les fragments pour les repousser et rétablir l'espace interosseux. De légers mouvements de rotation sont parfois utiles pour dégager les fragments et les remettre en bonne place. Le tout doit être fait avec la plus grande douceur.

La contention de cette fracture est au contraire plus délicate et a donné lieu à de nombreuses discussions. La position à donner à l'avant-bras n'est pas indifférente; la supination dans laquelle les fragments sont en meilleure situation et la membrane interosseuse à son summum de tension ne peut être conservée à cause des douleurs déterminées par cette position; la pronation complète diminue tout à fait l'espace interosseux et rapproche les fragments les uns des autres. C'est donc à la demi-pronation que l'on doit s'arrêter.

J. L. Petit et Duverney et après eux Malgaigne et Nélaton ont insisté sur la nécessité de maintenir l'écartement de l'espace interosseux en interposant en avant et en arrière du membre des compresses graduées par-dessus lesquelles on appliquait des attelles et un bandage roulé ou des anneaux de diachylon. Les compresses graduées peuvent être remplacées par des attelles ordinaires bien matelassées avec du coton et maintenues en place par des tours de bande silicatée. Toute la précaution consistera à éviter une pression de l'attelle à la face dorsale vers l'extrémité inférieure de l'avant-bras et à ne pas serrer l'appareil surtout dans ses parties inférieures.

Nous préférons à ces appareils qui se déplacent facilement et exigent une surveillance fréquente l'application d'une demi-gouttière plâtrée, appliquée pendant que le membre est maintenu dans la demi-pronation et après que la réduction a été bien obtenue. L'extension et la contre-extension seront gardées jusqu'à la dessiccation complète du bras. Une fois la réduction ainsi fixée et la contention assurée, le déplacement n'a aucune tendance à se reproduire.

Pour que la gouttière plâtrée immobilise les fragments d'une manière certaine, il est nécessaire qu'elle enferme le coude et remonte jusqu'au tiers moyen du bras et qu'en bas elle prenne la main jusqu'au pli métacarpo-phalangien, en laissant les doigts libres.

Le membre est ensuite suspendu dans une écharpe et le blessé n'est condamné qu'à un repos relatif.

Il est bien entendu que l'appareil doit être revu les jours suivants et qu'il doit être enlevé dès que le malade accuse une pression trop énergique ou une douleur persistante.

Un des accidents les plus graves du traitement de cette fracture est, en effet, la gangrène assez fréquente, soit des doigts, soit de la peau de l'avant-bras par la pression de l'appareil. Cette grave complication a été surtout observée quand les compresses graduées exercent une compression énergique à la face antérieure, contre les artères radiale et cubitale, superficielles à la partie inférieure de l'avant-bras, ou quand la compresse ou le coussin postérieur compriment la peau de la face dorsale, surtout au niveau du poignet.

Cet accident a été particulièrement observé chez des enfants.

Il m'est difficile d'accepter la conduite recommandée par M. Ramonet qui conseille, au bout de quinze jours d'application de l'appareil, d'enlever celui-ci et d'imprimer fréquemment des mouvements de supination à l'avant-bras, pour combattre et éviter le retrait de la membrane interosseuse.

Cette pratique pourrait bien, dans un certain nombre de cas, conduire à la pseudarthrose qui n'est pas rare dans cette région ou reproduire le déplacement des fragments toujours assez difficile à maintenir corrigé.

2° FRACTURES DU RADIUS.

Les fractures isolées du radius sont extrêmement fréquentes : d'après le tableau général d'Agnew, portant sur 8667 cas, la fracture isolée du radius entre pour 985 cas, c'est-à-dire dans la proportion de 54 pour 100. La fréquence de la fracture est inégale suivant les divers points de l'os ; sur 648 observations empruntées à la même statistique et rapportées en détail, 24, soit près de 4 pour 100, avaient trait à des fractures du tiers supérieur de l'os, 53, un peu plus de 8 pour 100, à des fractures du tiers moyen, et 571, environ 88 pour 100, à des fractures du tiers inférieur.

Ces fractures sont fréquentes à tous les âges de la vie ; les fractures de l'extrémité inférieure sont particulièrement fréquentes chez les enfants et chez les sujets âgés. Dans la vieillesse, les femmes présenteraient cette fracture avec une fréquence égale aux hommes (Malgaigne), peut-être même avec une légère prédominance.

On doit étudier les fractures du *quart supérieur*, les fractures de la *diaphyse*, les fractures du *quart inférieur*.

a. *Fractures du quart supérieur.* — Ce sont des fractures par cause directe. J. H. Packard (*Encyclopédie internationale de chirurgie*, t. IV), cite un cas de fracture produite par la contraction musculaire.

La fracture du *col* du radius est absolument exceptionnelle et n'a été reconnue qu'à l'autopsie.

La fracture de la *tête* est moins rare; une fêlure longitudinale et plus ou moins oblique détache du reste de la tête une portion de la cupule articulaire. Cette fracture quelquefois directe, le plus souvent produite par une chute sur la paume de la main, s'est accompagnée presque toujours de graves dégâts du côté des autres os et de la fracture, ayant parfois nécessité la résection.

La jointure isolée de la tête pourrait peut-être se reconnaître à la présence d'un fragment mobile au niveau de la cupule et par la crépitation obtenue dans les mouvements de pronation et de supination. Elle peut être confondue avec une luxation de la tête du radius en avant.

On a noté que la douleur existait surtout au poignet (Hofmokl).

Le seul *traitement* de ces variétés de fractures consistera à immobiliser l'avant-bras dans la demi-flexion et dans la demi-pronation, au moyen d'une attelle postérieure convenablement matelassée ou mieux d'une attelle plâtrée.

b. *Fractures du tiers-moyen.* — Elles sont généralement produites par des causes directes, des coups, des chocs portant sur un point de la diaphyse radiale. On l'aurait vue produite par une chute sur la paume de la main et par la contraction musculaire, dans l'action de tordre du linge (Malgaigne) et de soulever un baril pesant (O'Brien).

Si la rupture de l'os a lieu au-dessous de l'insertion du rond pronateur, le fragment supérieur peut être attiré en avant par le biceps; le fragment inférieur peut être poussé en dedans vers le cubitus par l'action combinée du long supinateur et du carré pronateur. Le long supinateur peut même lui imprimer un léger mouvement d'ascension qui place l'apophyse styloïde du radius au même niveau que celle du cubitus.

Le plus souvent, le déplacement est déterminé par la direction de la cause fracturante.

Les *signes* de cette fracture ne diffèrent pas de ceux des os longs en général. L'avant-bras est ordinairement déformé et présente une torsion bizarre. Le doigt promené sur le bord radial de l'os sent en un point un défaut, une solution de continuité ou, au contraire, un angle saillant dû en général au fragment supérieur; il reconnaît en même temps la mobilité anormale.

La crépitation s'obtient facilement en exerçant une légère extension sur la main et en faisant exécuter au membre des mouvements de rotation; la douleur et la crépitation se produisent au siège de la fracture. On peut aussi, en mettant le doigt sur la tête du radius, s'assurer qu'elle ne suit pas les mouvements de rotation imprimés au fragment inférieur.

Le *pronostic* est toujours assez réservé quant aux mouvements ultérieurs de l'avant-bras.

Traitement. — La meilleure position à donner à l'avant-bras dans le traitement de la fracture siégeant *au-dessus* de la partie moyenne du radius serait la supination qui met le fragment inférieur en contact avec le supérieur entraîné par le biceps supinateur.

Dans les fractures situées *au-dessous* de cette partie moyenne, la demi-pronation est la meilleure attitude, la supination du fragment supérieur n'existant pas.

Mais, comme nous l'avons dit, la supination est une position rapidement intolérable; force est donc de maintenir le membre dans une demi-pronation. La réduction faite par une traction exercée sur la main sera maintenue par deux attelles bien matelassées, antérieure et postérieure. En tous cas, il nous paraît nécessaire d'immobiliser le coude et la partie inférieure du bras pour éviter le déplacement du fragment supérieur par la contraction du biceps. Nous conseillons une gouttière plâtrée postérieure immobilisant le membre depuis le tiers inférieur du bras jusqu'à la face dorsale de la main, et à la face antérieure du membre une courte attelle bien matelassée d'ouate exerçant une pression au niveau de la fracture et de l'espace interosseux. Cette attelle est maintenue par un bracelet de diachylon qu'il est facile d'enlever ou de serrer suivant les besoins.

c. *Fractures de la portion inférieure du radius.* — Ce sont de beaucoup les plus fréquentes. Jusqu'à la fin du siècle dernier, leur histoire n'existait pas et ces fractures étaient confondues avec des entorses ou des luxations du poignet. Pouteau le premier (1783) émit l'idée que ces traumatismes du poignet pouvaient bien être des fractures; Desault et Boyer confirmèrent cette opinion sans en donner la preuve, et c'est Colles, de Dublin (1814) et Dupuytren dans ses cliniques (1820-1834) qui donnèrent de cette fracture une première description complète et mirent en lumière ses caractères distinctifs. Goyrand (d'Aix), Diday, Voillemier, Smith, Malgaigne, Nélaton étudièrent cette lésion de plus près, soit par l'expérimentation, soit par la clinique, et arrivèrent à en reconnaître le mécanisme et les diverses particularités.

En Angleterre et en Amérique, cette fracture est désignée sous le nom de *fracture de Colles.*

Causes. — Dans l'immense majorité des cas, la fracture est déterminée par une chute sur la paume de la main; elle est quelquefois produite par une chute sur le dos de la main et dans ce cas le mécanisme et la variété de fracture doivent être distingués des fractures dues aux chutes sur la paume.

Dans ce dernier cas, l'os pris entre le poids du corps entraîné par la chute et la résistance du sol, se fracture au niveau ou près du point où l'os est moins solide que partout ailleurs, à savoir, là où le tissu compact finit et où commence le tissu spongieux. Nélaton a démontré le fait expérimentalement en frappant avec un corps pesant sur l'extrémité supérieure des os de l'avant-bras, après section de l'olécrane, la paume de la main reposant solidement sur une table.

Bouchet (1834) et Voillemier ont montré que la fracture pouvait aussi se produire dans une chute sur le dos de la main ou dans la simple extension de la main sur l'avant-bras.

Malgaigne fut dès lors conduit à penser que dans un certain nombre de faits la fracture pouvait se produire par arrachement et que les ligaments antérieurs de l'articulation étaient les agents de la fracture.

O. Lecomte (1860-61) a soutenu la thèse unique de l'arrachement, repoussant l'influence de l'action musculaire et du choc, et MM. Anger et Tillaux admettent que la fracture classique de l'extrémité inférieure de l'humérus est toujours produite par arrachement.

Hamilton conclut d'un grand nombre d'expériences cadavériques et d'observations cliniques que : 1° les fractures produites expérimentalement résultent uniquement de l'action des ligaments carpiens sur l'extrémité inférieure des os; ce sont des fractures par *arrachement* ou par *flexion forcée* de l'os ; 2° que dans les faits observés sur le vivant, la fracture est d'ordinaire produite par un mécanisme complexe dans lequel interviennent à la fois le choc, l'arrachement et l'action musculaire.

Siège. — En général le trait de fracture n'est jamais situé à plus de deux centimètres et demi au-dessus de l'extrémité inférieure de l'os et dans quelques cas le trait a été trouvé à moins de 6 millimètres de cette extrémité. Dupuytren dit que cette fracture est située au-dessus de l'articulation à une distance variant de 6 à 24 millimètres.

La direction du trait de fracture est variable ; d'après Voillemier, la fracture est presque complètement transversale, de la face palmaire à la face dorsale de l'os et quelquefois seulement un peu oblique dans son autre diamètre, c'est-à-dire du bord cubital au bord radial. Il a été vu (Hamilton) oblique d'avant en arrière et de bas en haut.

Une variété fréquente de la lésion est une *pénétration* du fragment inférieur par le supérieur ; cette pénétration que Voillemier considérait comme presque constante a tendance à se faire sur le bord postérieur plutôt que sur le bord radial ou cubital.

Dans des chutes d'un lieu élevé, cette pénétration peut s'accompagner d'un écrasement et d'un éclatement du fragment inférieur.

Le *déplacement* est en général peu prononcé ; il est rare que les deux fragments puissent s'abandonner, à moins d'une violence extérieure considérable produisant la rupture des ligaments qui attachent le fragment inférieur au cubitus.

En général, le bord inférieur et externe du fragment inférieur du radius, avec l'apophyse styloïde, bascule et se renverse en dehors, et sa face inférieure ou articulaire et le bord radial sont portés en arrière, en haut et en dehors.

Le déplacement de ce fragment inférieur vers le cubitus est impossible par suite de l'absence de l'espace interrosseux à ce niveau.

Le fragment supérieur ne subit pas de déplacement ; il reste en rapport avec le fragment inférieur dans lequel il pénètre quelquefois.

La fracture de l'extrémité inférieure du radius peut se compliquer de la fracture de l'apophyse styloïde du cubitus et de la rupture du cartilage triangulaire.

Les effets du déplacement du fragment inférieur sur l'articulation radio-carpienne ont été bien étudiés par Diday : par suite de l'ascension ou de l'inclinaison de ce fragment, la surface articulaire perd sa forme et sa direction normale. Au lieu d'être oblique en dehors et en bas, elle devient transversale ; la saillie du cubitus qui était sur un plan plus élevé que l'apophyse styloïde du radius, se trouve au même niveau. En un mot, la ligne articulaire qui avait une direction oblique en *bas* du bord cubital vers le bord radial, est devenue transversale, ou même si le déplacement est très considérable, elle est devenue oblique dans une direction opposée à celle de l'obliquité normale ; le carpe et le métacarpe suivent ce mouvement ; le poignet s'incline, suit le même nouvement.

Signes. — La région du poignet présente le plus souvent une déformation tout à fait caractéristique intimement liée au déplacement du fragment inférieur en arrière et en dehors.

Cette déformation constitue quelquefois le seul signe de la fracture et ce signe ne trompe point. Nélaton la décrit de la manière suivante : « La face dorsale de la main et du poignet, au lieu de se trouver sur le même plan que la face postérieure de l'avant-bras, se trouve élevée au-dessus de son niveau ; il existe dans ce sens une saillie qui remonte à un ou deux travers de doigt au delà de l'articulation radio-carpienne ; au-dessus de cette saillie, il existe une dépression dans laquelle on peut enfoncer facilement l'extrémité des doigts. Vers la face palmaire, disposition inverse : au lieu d'une concavité, la partie inférieure de l'avant-bras offre une convexité très prononcée, et en portant les doigts à un travers de doigt au-dessus du pli cutané qui sépare l'avant-bras de la main, on trouve une saillie transversale, inégale, sur laquelle se réfléchissent les tendons fléchisseurs. » C'est la déformation désignée par Velpeau sous le nom de déformation *en dos de fourchette*.

Vers le bord cubital du poignet, on aperçoit la saillie exagérée formée par l'extrémité inférieure du cubitus, paraissant plus proéminente par le retrait de la main qui s'est portée vers le bord radial de l'avant-bras par un mouvement de totalité.

A la partie antérieure du poignet, le pli cutané radio-carpien est très accusé et souvent remonté.

La déformation caractéristique peut manquer.

D'après le professeur Trélat et les expériences de C. Schmit (*Thèse de Paris*, 1878), la déformation présente une différence de fréquence suivant les âges où l'on observe la fracture. Chez les sujets âgés, la fracture siège d'ordinaire tout à fait à l'extrémité inférieure du radius et les fragments se pénètrent si bien qu'il ne peut se produire de déformation.

Chez les jeunes sujets, au contraire, la fracture est le plus souvent située entre la diaphyse et l'épiphyse, ce qui rend beaucoup plus facile le déplacement du fragment et permet, par suite, à la déformation classique de se produire. La déformation a son maximum de fréquence entre 20 et 40 ans, où elle fait à peine défaut 5 fois sur 100 (Schmit). Elle manquerait fréquemment chez la femme.

Son absence chez la femme, les vieillards et les enfants, serait due au peu de tendance au déplacement du fragment inférieur chez ces sujets où une faible violence suffit à produire la fracture.

Si cette déformation fait défaut, la fracture sera reconnue au gonflement de la région, à la douleur localisée à la base de l'apophyse styloïde et à une ligne presque transversale située de 6 à 12 millimètres au-dessus de l'interligne articulaire.

La crépitation et la mobilité anormale *font défaut* dans la grande majorité des cas et ne doivent pas être recherchées avec insistance.

La palpation révèle une ascension de l'apophyse styloïde du radius dont la pointe est venue se mettre au même niveau que celle du cubitus.

Les mouvements de l'articulation radio-carpienne sont ordinairement conservés et peu douloureux.

Diagnostic. — En présence de la déformation classique, le diagnostic ne saurait présenter aucune difficulté. Une seule chose pourrait induire en erreur, c'est l'existence d'une fracture ancienne, consolidée vicieusement, que l'on pourrait prendre pour une fracture récente.

Si la déformation fait défaut, l'importance du gonflement, l'intégrité des mouvements de l'articulation radio-carpienne, la localisation exacte de la douleur au-dessus de l'interligne et quelquefois un certain degré d'ascension de l'apophyse styloïde du radius permettront de reconnaître la fracture et de la distinguer d'une entorse grave. La confusion serait, du reste, sans importance, le traitement devant être le même.

Pronostic. — Le pronostic est en général bénin, surtout si la fracture se produit chez un jeune sujet et si la déformation est corrigée. La consolidation est obtenue en 18 à 20 jours, chez les jeunes sujets; en 25 à 30 chez les adultes.

Dans le cas contraire, il n'est pas rare de voir persister une difformité qui n'est que la persistance de la déformation primitive. La main reste déviée vers le bord radial; la tête du cubitus fait une saillie exagérée et le dos de fourchette n'est pas corrigé. Souvent il persiste à la face palmaire de l'avant-bras un gonflement étendu, résistant, uniforme, remontant depuis le bord supérieur du ligament annulaire jusqu'à une hauteur d'au moins cinq centimètres. Ce gonflement surtout marqué chez les sujets faibles et âgés, dû sans doute à des épanchements diffusés le long des gaines des tendons et dans le tissu cellulaire voisin, se dissipe à la longue. Il pourrait faire croire à une persistance du déplacement des fragments.

Un épanchement analogue peut aussi s'observer quelquefois sur le dos de la main au-dessous du ligament annulaire; cette tuméfaction indurée, répondant exactement à la situation des os du carpe, donne au membre le même aspect que si ces os étaient légèrement déplacés en arrière.

Une des conséquences les plus fâcheuses sont les raideurs articulaires et les rétractions fibreuses et tendineuses qui envahissent souvent, surtout chez les sujets âgés ou rhumatisants, non seulement le poignet, mais les petites articulations et les tendons des doigts. Il en résulte une impotence fonctionnelle prolongée et quelquefois une véritable infirmité.

Enfin, dans certains cas où l'ascension du fragment inférieur en arrière est prononcée, le fragment supérieur offre à la face palmaire une crête saillante capable d'irriter chroniquement le nerf médian; il en résulte une névrite consécutive avec tous les signes habituels, douleurs, paralysie et troubles trophiques dans la zone innervée par le médian au-dessous du point comprimé (Bouilly, Leclerc, *Thèse de Paris*, 1884).

Dans de pareilles conditions, le membre devient presque inutile.

Traitement. — Dans les cas simples où il n'y a pas de déplacement des fragments et partant pas de déformation, le traitement est d'une simplicité extrême. Il ne sera fait aucune manœuvre de réduction qui ne pourrait qu'amener des phénomènes inflammatoires du côté des gaines et de l'articulation du poignet.

Le membre sera maintenu pendant 25 jours, en moyenne, sur

une attelle palmaire, soit en bois, soit en toile métallique, bien matelassée, fixée par quelques tours de bande silicatée ou un bracelet de diachylon.

Si, au contraire, il y a déformation, les indications sont plus complexes. Il faut ici, comme dans toute fracture, obtenir la réduction des fragments, maintenir cette réduction.

On peut dire que tout le succès du traitement de la fracture de l'extrémité inférieure du radius, c'est-à-dire la guérison sans déformation, dépend presque entièrement de la réduction immédiate des fragments déplacés.

Cette réduction consiste à repousser en avant et en bas le fragment inférieur déplacé en arrière. A moins de déplacement très prononcé et très rebelle, il est rarement utile d'avoir besoin d'aides pour faire la contre-extension sur le bras et l'extension sur la main. Dans ce cas il vaut mieux anesthésier le malade.

En général, le chirurgien seul peut faire la réduction. Il embrasse avec les deux mains le poignet du blessé, sur le côté opposé un déplacement, et avec les deux pouces croisés au-dessus du fragment inférieur, il presse sur lui de façon à le replacer dans l'axe du radius. Il est bon, en même temps, d'exercer une traction en sens inverse sur l'avant-bras et la main. On repousse en même temps le carpe vers le bord cubital.

Si la réduction est obtenue, le dos de fourchette s'aplatit et la main se replace dans l'axe de l'avant-bras.

Bien des moyens ont été employés pour maintenir cette réduction : Dupuytren, Blandin, Nélaton ont recommandé une attelle inclinée vers le bord cubital sur laquelle la main est solidement fixée en sens inverse du déplacement vers le bord radial. Cette attelle, bien matelassée, bien fixée pendant que la réduction est maintenue, répond aux indications et peut rendre de grands services.

Nombre de chirurgiens s'en servent encore et en retirent de bons résultats; Verneuil, en France, Hamilton, en Amérique, en restent partisans. Cette attelle est en général appliquée à la face palmaire, avec ou sans adjonction d'une attelle dorsale moins longue.

Le seul reproche, grave du reste, qu'on puisse faire à cet appareil si simple est de ne pas exercer d'action directe sur les fragments et de permettre à nouveau leur déplacement. Cette reproduction du déplacement ne pourrait être évitée qu'en fixant les attelles par une constriction douloureuse ou même dangereuse. C'est le reproche à adresser à l'appareil de Nélaton dans lequel une compression directe est exercée sur les fragments.

Pour réaliser cet appareil, on applique sur la face dorsale du carpe et sur le fragment inférieur du radius deux ou trois compresses graduées, placées transversalement; d'autres compresses graduées sont appliquées à la face palmaire de l'avant-bras parallèlement à l'axe du membre. Ces compresses sont repliées à leur extrémité inférieure de manière à représenter un bord assez épais qui doit être placé à 1 centimètre environ au-dessus de la saillie transversale que forme le fragment supérieur.

Les compresses ainsi disposées, on place deux attelles que l'on fixe à l'aide d'une bande roulée ou de bandelettes de diachylon. De cette façon, l'attelle dorsale appuie en bas sur les compresses graduées qui recouvrent le fragment inférieur; l'attelle palmaire repose sur les compresses qui recouvrent l'espace interosseux.

Cet appareil peut être installé avec l'attelle cubitale de Dupuytren de manière à corriger le renversement de la main vers le bord radial.

Nous lui préférons les appareils inamovibles, surtout les appareils à durcissement rapide. Ils saisissent et immobilisent les fragments dans la position que leur a donnée une réduction bien faite et ne permettent pas la reproduction du déplacement.

On peut, une fois la réduction obtenue et pendant qu'elle est maintenue, appliquer un appareil ouaté-silicaté circulaire dans lequel on ajoute à la partie dorsale un tampon d'ouate pressant sur le fragment inférieur et à la partie palmaire et sur un niveau plus élevé un autre tampon comprimant le fragment supérieur.

Le meilleur appareil de ce genre consiste dans la demi-gouttière plâtrée antérieure, appliquée dès que la réduction est faite et placée sur le membre en pronation depuis le coude jusqu'au pli métacarpo-phalangien. La réduction doit être maintenue tant que la dessiccation de l'appareil n'est pas complète.

Cet appareil a l'avantage de ne pas exercer une compression circulaire sur le membre et de laisser à nu la face dorsale où l'on peut s'assurer de la réalité et de la persistance de la réduction.

Une question importante à résoudre est celle de la position à donner à la main. On peut laisser celle-ci dans l'axe de l'avant-bras en la déviant vers le bord cubital, pendant la dessiccation du plâtre.

Mais si la déviation externe de la main n'est pas très prononcée et se trouve corrigée par la réduction de la fracture, il est bon de placer la main dans la demi-extension sur l'avant-bras et de maintenir cette attitude en relevant la gouttière plâtrée dans sa portion palmaire proprement dite. Cette attitude de la main est une attitude de repos; elle met les tendons extenseurs et fléchisseurs dans un état de tension à peu près égale et elle a peu de tendance à favoriser les raideurs articulaires ou tendineuses. En outre, si la raideur immobilise la main dans cette position, celle-ci est encore convenable et suffisante pour beaucoup d'actes manuels.

D'autres chirurgiens mettent, au contraire, la main dans la flexion forcée, position dans laquelle la réduction du déplacement est assez facilement obtenue et gardée.

Quel que soit l'appareil adopté, le chirurgien surveillera attentivement l'état des parties, tiendra compte du gonflement, de la douleur, de la persistance ou de la reproduction du déplacement et fera enlever l'appareil si une des conditions ne paraît pas satisfaisante. Il engagera le malade à mobiliser chaque jour les articulations des doigts.

L'appareil sera enlevé en moyenne au bout de 25 jours et à partir de ce moment des mouvements modérés devront rendre la souplesse aux articulations du poignet et des doigts.

Si la déformation n'a pu être corrigée, si sa persistance entraîne une difformité choquante et une gêne notable des mouvements de la main et de l'avant-bras, l'ostéotomie linéaire, pratiquée au niveau de la fracture, pourra permettre de remettre les os en bonne position et donnera les meilleurs résultats (Bouilly, *Société de chirurgie*, 1884).

Dans le cas où la compression du nerf médian par la crète du fragment supérieur, glissé en bas et en avant, donnerait lieu à des douleurs, à de la paralysie et à des troubles trophiques, la résection de la partie osseuse peut amener la libération du nerf et être suivie à la longue du retour complet des fonctions nerveuses (*id.*).

3° FRACTURES DU CUBITUS.

Fractures de la diaphyse. — Ces fractures sont rares comparées à celles du radius. Elles se produisent presque toujours chez des adultes à la suite de chocs directs; elles ont été vues exceptionnellement après une chute sur la paume de la main ou un effort musculaire; elles sont quelquefois produites par torsion dans une supination exagérée (Brossard, *Thèse de Paris*, 1884). Tous les points de la diaphyse sont exposés à la fracture avec une fréquence à peu près égale, avec une légère prédominance pour le tiers moyen.

Déplacement. — Le déplacement n'a rien de constant et se trouve subordonné à la direction même de la violence extérieure. En général, le fragment inférieur a une tendance à se déplacer vers l'espace interosseux sous l'influence du muscle carré pronateur. Le fragment supérieur solidement uni à l'humérus ne peut guère se déplacer qu'en avant ou en arrière.

Cette fracture est souvent compliquée soit de lésions des parties molles, soit d'une luxation de la tête du radius en avant ou en dehors.

Signes. — Quand il n'y a pas de déplacement, il faut chercher la mobilité anormale et la crépitation pour assurer le diagnostic. On obtient l'une et l'autre en saisissant le cubitus au-dessus et au-dessous du point où a porté la contusion et en pressant sur l'os en sens opposé.

S'il y a du déplacement, la fracture peut être reconnue à distance ou par l'examen à l'aide d'un doigt promené le long de l'os.

Le pronostic est en général bénin; il peut persister une légère déformation et quelquefois une gêne des mouvements quand le fragment inférieur n'a pu être éloigné de l'espace interosseux.

La pseudarthrose a été observée un certain nombre de fois après cette fracture et a dû être traitée avec des résultats variables.

Traitement. — La réduction doit être faite avec soin, surtout si l'on constate un déplacement des fragments vers l'espace interosseux. La main étant en supination, pendant qu'un aide fait une extension modérée, le chirurgien doit enfoncer ses doigts solidement et quelquefois en dépit des plaintes du malade, entre le radius et le cubitus, pour écarter du radius autant qu'il le pourra, les deux fragments.

L'appareil à placer est le même que celui que nous avons décrit pour la fracture isolée du radius ou des deux os de l'avant-bras, et l'avant-bras sera mis dans la demi-pronation. Une écharpe qui prendrait point d'appui tout le long du bord interne de l'avant-bras aurait tendance à refouler le fragment vers l'espace interosseux; elle devra soutenir le membre en passant seulement au-dessous du poignet. Cet inconvénient, surtout marqué quand il s'agit d'appareils composés d'attelles, a moins d'importance avec la demi-gouttière plâtrée.

La luxation de la tête du radius en avant doit être immédiatement réduite, par refoulement, c'est-à-dire par une pression directe sur la tête de l'os dans la direction de l'interligne articulaire, pendant que l'avant-bras est légèrement fléchi pour relâcher le biceps et qu'un aide pratique l'extension sur l'avant-bras.

4° FRACTURES DE L'OLÉCRANE.

Ces fractures peu étudiées par les anciens chirurgiens ont été mieux décrites par Duverney vers le milieu du siècle dernier et dans un mémoire spécial de Camper en 1789.

Elles sont, du reste, assez rares; Malgaigne en 1847 n'en avait pu réunir que 29 cas et Gurlt en 1862 n'avait pu en compter que 74 cas; Hamilton n'en a observé personnellement que 17 faits.

Causes. — Ces fractures sont généralement produites par une chute surprenant le coude dans la flexion ou par un choc direct. La contraction musculaire seule n'a déterminé que très rarement la fracture; cette cause a été observée par Blandin chez un homme qui lançait une boule, par Monteggia chez une femme qui voulait donner un soufflet.

Siège. — L'olécrâne peut se fracturer à son sommet, à sa base ou sur un point intermédiaire à ces deux extrêmes.

Quand la contraction musculaire est la seule cause de la fracture, c'est le sommet de l'apophyse qui est arraché.

Les fractures de la partie moyenne sont en général transversales ou très légèrement obliques; elles siègent au point de jonction de l'épiphyse avec la diaphyse.

Celles de la base ordinairement très obliques présentent un trait dirigé en bas et en arrière de manière à détacher non seulement la totalité de l'apophyse mais encore une portion de la face postérieure de la diaphyse.

Déplacement. — Le déplacement est surtout en rapport avec les déchirures du périoste et des ligaments et avec le degré de flexion de l'avant-bras. Quand l'appareil fibreux qui entoure l'olécrane est respecté, le déplacement peut être nul. Quelquefois ce déplacement, nul dans les premiers jours, se prononce tout d'un coup quelques jours plus tard à l'occasion d'un mouvement qui rompt les attaches fibreuses.

Le fragment supérieur ne se déplace que d'une manière insignifiante ; il est fixé de tous côtés par des trousseaux fibreux qui ne permettent pas son ascension. Le triceps qui est l'agent de ce déplacement n'a qu'une action limitée grâce aux insertions qu'il prend sur les côtés de l'olécrane et non seulement à son sommet, de sorte que dans la fracture siégeant près du sommet, le triceps fait lui-même obstacle au déplacement par ses insertions inférieures et latérales.

Dans la fracture de la partie moyenne, les trousseaux fibreux qui vont des côtés de l'olécrane aux tubérosités de l'humérus s'opposent à un déplacement marqué de ce fragment supérieur.

Le véritable mécanisme du déplacement des fragments consiste dans la flexion de l'avant-bras qui éloigne le fragment inférieur.

L'écartement des fragments est proportionnel au degré de flexion de l'avant-bras ; quand toute connexion ligamenteuse a été détruite entre le fragment supérieur et le reste du cubitus, il peut aller jusqu'à un et deux travers de doigt ; quand la déchirure est minime et quand les deux fragments sont encore reliés sur les côtés par des parties fibreuses intactes, la flexion du membre produit entre les fragments un écartement proportionnel à la déchirure capsulaire, et cet écartement ne saurait être poussé plus loin sans une nouvelle déchirure des parties fibreuses.

Dans la fracture oblique qui détache un coin du cubitus, la pointe du fragment supérieur soulève et menace les téguments en arrière. Ce déplacement se corrige si on ramène le membre dans l'extension, et s'accentue au contraire par la flexion.

Signes. — Le membre est dans la flexion et le plus souvent soutenu par la main du côté opposé.

En général le blessé est incapable de mettre le membre dans l'extension complète et même quelquefois de le fléchir. Cependant on a vu des cas où les mouvements étaient possibles pendant quelques jours, grâce à la conservation de l'étui fibreux, et devenaient subitement impossibles à la suite d'un mouvement produisant la rupture de ces liens.

Si le déplacement existe, on peut à la palpation sentir entre les fragments une dépression dont l'étendue s'exagère à mesure de la flexion de l'avant-bras et diminue au contraire dans l'extension.

Dans le cas d'écartement, la crépitation ne peut être perçue qu'en mettant le membre dans l'extension et en ramenant les fragments au contact; il est aussi quelquefois nécessaire d'abaisser le fragment supérieur.

Celui-ci peut être saisi transversalement entre les doigts et on lui imprime avec la plus grande aisance des mouvements anormaux de latéralité. Cette manœuvre provoque aussi souvent la crépitation.

Quelquefois, un gonflement considérable envahit toute la région du coude et ne permet pas d'analyser dans les premiers jours les signes capables de faire reconnaître la fracture.

Ce n'est que dans cette circonstance que le diagnostic peut au début présenter quelque hésitation.

Si le déplacement est nul ou très peu marqué, l'existence d'une ecchymose linéaire et d'une douleur localisée pourront faire présumer l'existence d'une fracture.

Pronostic. — Dans l'immense majorité des cas, même alors que l'écartement des fragments est peu considérable, on n'obtient pas de consolidation osseuse. La réunion se fait par un cal fibreux dont la longueur peut varier de 2 à 25 millimètres ou même davantage; le plus souvent c'est un cordon fibreux unique et résistant; quelquefois on trouve deux bandelettes étendues entre les fragments; d'autres fois, il y a des ossifications partielles de ce tissu fibreux.

Dans une observation (B. Cooper), on a vu, sous l'influence des mouvements exécutés de bonne heure par le blessé, ce cal fibreux se résorber et disparaître peu à peu, le fragment olécranien remonter sous l'action du triceps et le coude perdre d'une manière presque complète son mouvement d'extension.

Si ce tissu fibreux intermédiaire est court, si le cal n'excède pas un centimètre au maximum, les fonctions du membre peuvent encore s'exercer d'une façon suffisante. Au delà de cette limite, il y a lieu de craindre une impuissance fonctionnelle plus ou moins marquée; si le mouvement d'extension complet peut, à la rigueur, encore se produire, le membre manque de force et d'assurance.

En outre, la contusion qui a produit la fracture détermine souvent un certain degré d'arthrite du coude, laquelle peut être suivie assez souvent de raideur articulaire, parfois même d'ankylose. Il en résulte alors une gêne prononcée des mouvements d'une manière temporaire ou permanente.

Enfin, chez quelques sujets prédisposés, la fracture de l'olécrane est le point de départ d'une arthrite déformante qui modifie la forme et gêne les fonctions des surfaces articulaires.

La consolidation par un cal osseux est cependant possible et est démontrée par des pièces authentiques.

En général, au bout d'une semaine, l'ecchymose et le gonflement disparaissent et le coude reprend son volume normal. La fracture elle-même se consolide en 25 à 30 jours.

Traitement. — Suivant que les chirurgiens ont cherché à éviter la consolidation vicieuse ou l'ankylose, ils ont adopté dans ce traitement l'attitude d'extension du membre ou sa demi-flexion. Les chirurgiens français adoptent généralement la demi-flexion.

La demi-flexion employée par les anciens chirurgiens, destinée surtout à éviter l'ankylose rectiligne et à obtenir un membre utile, si la raideur l'envahit dans cette position, est sans grand inconvénient pour la fracture sans déplacement ou à petit déplacement. Elle doit être rejetée ou complétée par d'autres moyens dans les cas où il y a un déplacement marqué ou difficile à corriger. Elle doit être adoptée, dans le cas où la violence du traumatisme et de l'inflammation articulaire, les antécédents rhumatismaux du sujet, font redouter une raideur articulaire contre laquelle on ne pourrait lutter par des mouvements administrés de bonne heure à la jointure.

Cette demi-flexion peut être réalisée et maintenue soit par une attelle coudée en gutta-percha ou en plâtre appliquée à la face antérieure du membre.

La méthode mixte de *flexion légère*, recommandée par Duverney, Desault, Boyer, est bien inférieure à la précédente : elle ne permet pas davantage le rapprochement des fragments et compromet tout autant la fonction du membre dans une attitude inutile s'il y a une raideur ou une ankylose.

Quand on adopte la demi-flexion, le fragment supérieur de l'olécrane préalablement refoulé en bas sera maintenu en position, soit par des tours de bande en 8 de chiffre sous lesquels on interpose un tampon d'ouate, soit par une large bandelette de diachylon. On réalise un excellent appareil : 1° en appliquant une attelle plâtrée à la face palmaire de l'avant-bras et du bras, fixée par des tours de bande ou des bracelets de diachylon; 2° en appliquant en sautoir au-dessus du fragment olécranien une bandelette de deux travers de doigt de large, composée de huit à dix épaisseurs de mousseline, imbibées de plâtre et venant s'enrouler en cothurne sur la partie antibrachiale de la gouttière plâtrée. En maintenant ces diverses pièces et la réduction du déplacement pendant la dessiccation du plâtre, on obtient un correction parfaite et un maintien absolu des fragments.

Cet appareil ne doit être appliqué que cinq jours après l'accident. Le gonflement sera combattu et rapidement dissipé en entourant le membre tout entier d'un appareil ouaté compressif, ou d'une bande élastique modérément serrée.

Au bout de 20 à 25 jours d'application, l'appareil sera retiré et des mouvements modérés et progressifs seront chaque jour imprimés à la jointure.

Dans des cas où l'écartement des fragments était considérable et ne pouvait être corrigé par les moyens ordinaires, la griffe de Malgaigne ou un appareil analogue prenant point d'application sur les surfaces osseuses même ont été employés avec succès.

A l'étranger, les fractures de l'olécrane sont en général soignées par *l'extension complète* du membre, position dans laquelle les fragments sont le mieux coaptés. Nous croyons que cette manière de faire doit être généralisée à tous les cas où l'on a lieu de craindre la persistance de l'écartement des fragments et la formation d'un cal fibreux dont la longueur serait un obstacle aux fonctions du membre.

La position en extension complète ne favorise pas plus l'ankylose que la position demi-fléchie, et si l'on imprime de bonne heure des mouvements à la jointure, on ne verra pas se produire plus de raideur articulaire que dans la demi-flexion. Les raideurs sont surtout la conséquence de l'arthrite plus que de la position.

Hamilton appareille la fracture dans l'extension complète de la manière suivante : une attelle est taillée dans un morceau de bois mince et léger de manière à s'étendre du poignet à huit à dix centimètres de l'épaule et à égaler en largeur la partie la plus volumineuse du membre. Cette largeur doit être la même sur tous les points, sauf qu'à huit centimètres au-dessous du sommet de l'olécrane, il y aura de chaque côté une encoche ou un rétrécissement léger. L'attelle, bien matelassée avec du coton ou du crin, est placée sur la face palmaire du membre et maintenue par un bandage roulé qui commence à la main et recouvre l'attelle par des circulaires successifs jusqu'au niveau des encoches. A partir de ce point, la bande doit être conduite en haut et en arrière au-dessus de l'olécrane et ramenée ensuite à un point correspondant à son dernier point de départ sur le côté opposé de l'attelle. Avec un certain nombre de tours de bande obliques toujours ramenés dans une des encoches, le rapprochement des fragments se trouve assuré. Il ne reste plus qu'à conduire de nouveau la bande vers le haut et à recouvrir par des circulaires la partie supérieure du membre jusqu'au-dessus de l'extrémité de l'attelle.

Avant que la bande ne soit arrivée au pli du coude, il faut refouler l'olécrane en bas en pressant sur lui avec les doigts et disposer une compresse placée en doubles et mouillée pour qu'elle ne glisse pas, partie au-dessus de l'apophyse, partie sur elle. Il faut veiller à ce que la peau ne forme pas de pli qui pénètre entre ces fragments.

Hamilton conseille d'appliquer cet appareil de suite et sans attendre le dégonflement des parties. Le bandage ne doit être que peu serré et défait dès qu'il y a douleur ou constriction.

Au cinquième ou au septième jour, il faut enlever complètement l'appareil, et, tout en maintenant l'olécrane avec les doigts, faire fléchir et étendre doucement et légèrement le bras deux ou trois fois.

Depuis ce moment et jusqu'à ce que la consolidation soit achevée, les manœuvres doivent être renouvelées journellement, en augmentant seulement la flexion chaque fois, autant que l'inflammation et la douleur peuvent le permettre.

La nécessité de défaire et d'appliquer l'appareil aussi souvent que le recommande Hamilton ; l'obligation, à partir du septième jour, de communiquer des mouvements quotidiens à la jointure; l'inconvénient, à notre avis, de mobiliser ainsi une articulation plus ou moins enflammée ou douloureuse, et de troubler à chaque instant par ces mouvements le travail de consolidation nous font dire que l'extension complète sera une méthode d'exception réservée aux cas où l'écartement est très prononcé et impossible à corriger par d'autres moyens. Or, si nous rappelons que ces fractures à grand écartement s'accompagnent de grands dégâts du côté des parties fibreuses de la jointure et de la jointure elle-même, et qu'il y a dans ces cas menace d'arthrite et de raideur ou d'ankylose consécutives et nécessité d'une immobilisation assez prolongée, à l'extension complète nous préférerons la demi-flexion, en appliquant la griffe de Malgaigne pour obtenir la coaptation des fragments.

La suture des fragments de l'olécrane faite avec succès par Lister, Rose, Mac Cormac, Lesser et autres n'est justifiée que si la consolidation ne s'est pas faite et si son absence entraîne une gêne considérable des fonctions du membre. C'est dans ces conditions que l'opération a été faite par ces habiles chirurgiens.

V

FRACTURES DES OS DE LA MAIN.

Les fractures des os *du carpe* appartiennent à l'histoire des écrasements et des plaies de la main et ne sauraient motiver une description isolée.

1° FRACTURES DES MÉTACARPIENS.

Les fractures simples du métacarpe sont rares ; peut-être dans les cas dénués de complications passent-elles inaperçues, les malades n'ayant pas recours au médecin. Polaillon (art. Dict.) sur 100 fractures n'en trouve que 1,16 du métacarpe.

Le troisième et le quatrième métacarpien sont les plus souvent fracturés, sans doute à cause de leur plus grande longueur et de leur convexité postérieure plus prononcée, surtout pour le troisième.

Le côté droit est atteint dans les trois quarts des cas.

Causes. — Les métacarpiens peuvent être fracturés par une cause *indirecte*, dans une chute sur le poing fermé ou sur le bout des doigts étendus ou par un effort qui redresse leur courbure, lorsqu'on lutte sur la force du poignet.

Le plus souvent la fracture est produite par une cause *directe*, que le métacarpien soit heurté ou pressé par un corps contondant, ou qu'il aille lui-même à la rencontre de l'obstacle, comme dans l'action de donner un coup de poing.

Les fractures directes atteignent souvent plusieurs os tandis que ce fait est exceptionnel dans les fractures indirectes.

Variétés. — Comme à la plupart des os longs, la fracture peut être *incomplète*. Dans ce cas on observe soit des *fissures* ou *fêlures*,

portant le plus fréquemment sur le premier métacarpien, soit une *courbure* (Jarjavay).

Les fractures *complètes* sont de beaucoup plus fréquentes, elles sont très rarement multiples.

Le trait de fracture est le plus souvent transversal dans les fractures directes, oblique au contraire dans les fractures indirectes.

L'obliquité ordinaire est en bas et en avant.

La fracture peut siéger sur tous les points de l'os avec une large prédominance pour le tiers inférieur.

Le déplacement se fait en général de la manière suivante : le fragment digital s'incline en avant vers la face palmaire, et sa partie postérieure fait une saillie angulaire vers la face dorsale de la main. Le fragment ne prend aucune part à la formation de cet angle. Il en résulte une dépression de la tête de l'os, qui ne se trouve plus en arrière, sur le même plan que la tête des voisins et aussi un raccourcissement notable de l'os dû à la fois au chevauchement réel et à l'inclinaison angulaire.

Ce fragment inférieur subit aussi quelquefois un déplacement *latéral* qui diminue ou même peut effacer l'espace interosseux dans lequel il se produit ; il est le plus souvent joint au déplacement angulaire.

Signes. — Le gonflement empêche souvent de rechercher les signes de la fracture pendant les premiers jours.

La douleur n'a de valeur que si elle est nettement localisée, et surtout dans les fractures indirectes. On peut la provoquer à distance en prenant à pleine main le doigt correspondant et en le refoulant de bas en haut vers le métacarpien fracturé ; la pression réveille la douleur au niveau des surfaces fracturées, sans qu'on puisse accuser la douleur des parties molles.

La déformation se produit à la face dorsale de la main par la saillie angulaire du fragment inférieur.

La mobilité anormale et la crépitation peuvent être perçues en prenant le doigt correspondant et en lui imprimant des mouvements de rotation sur son axe, qui se transmettent au fragment phalangien.

La crépitation peut encore être produite par les mouvements d'extension volontaire des doigts exécutés par le blessé.

Le raccourcissement peut être constaté par la mensuration de la longueur du doigt correspondant et par l'ascension du pli cutané digito-palmaire

Le pronostic de la fracture est bénin ; il est rare que la consolidation s'effectue sans un léger degré de déformation et de raccourcissement sans la moindre importance pour les fonctions de la main.

Traitement. — S'il n'y a pas de déplacement, un appareil composé d'une simple bande immobilisant la main sera suffisant.

S'il y a au contraire un déplacement appréciable, la réduction sera obtenue par une extension modérée faite sur le doigt correspondant pendant qu'une pression soutenue est exercée sur la saillie des fragments.

Deux attelles de gutta-percha ou de bois léger, bien rembourrées et renforcées d'un tampon d'ouate pour appuyer à la face palmaire sur la tête du métacarpien et à la face dorsale sur la saillie du fragment inférieur, seront maintenues avec de longs bracelets de diachylon ou avec quelques tours de bande silicatée.

L'appareil ne sera pas appliqué tant que le dos de la main présentera un gonflement considérable, et il ne sera pas laissé en place plus de 25 jours. Les doigts et le poignet seront fréquemment mobilisés pendant la durée de l'application, surtout si la fracture siège au voisinage d'une des extrémités articulaires.

2° FRACTURES DES PHALANGES.

Les fractures des phalanges sont assez fréquentes, surtout chez les mécaniciens, les maçons, etc. Elles affectent de préférence l'index et le médius et se voient surtout à la première, puis à la troisième phalange ; la seconde est moins fréquemment atteinte.

Elles sont dues dans tous les cas à des causes directes et se compliquent très fréquemment de plaies et de déchirures des parties molles.

Souvent il n'y a pas de déplacement ; quelquefois, le tendon fléchisseur plie les fragments et produit un angle saillant à la face dorsale. Le fragment inférieur peut subir un mouvement de rotation sur son axe et la pulpe du doigt se trouve dirigée dans un sens anormal.

Les signes ne présentent rien de spécial ; la déformation, la mobilité anormale et la crépitation, permettent d'établir facilement le diagnostic.

Quand la fracture est simple, ne se complique pas de plaie des parties molles, ou de luxation des articulations voisines, le résultat est en général satisfaisant au point de vue de la forme et des fonctions. Une légère déformation n'entraîne pas une gêne notable. La torsion du doigt fracturé constitue un ennui et un trouble dans les fonctions du doigt.

Traitement. — Une petite attelle de bois bien matelassée, ou mieux une petite gouttière en gutta-percha, maintenue par un bandage silicaté ou des anneaux de diachylon, constitue un traitement efficace.

Des mouvements passifs doivent être imprimés au doigt avec prudence au bout de dix à quinze jours.

La fracture compliquée nécessitera le plus souvent l'amputation de la phalange dans la contiguïté.

CHAPITRE II

LUXATIONS.

I

LUXATIONS DE LA CLAVICULE.

Sans atteindre la grande fréquence des luxations de l'humérus, les luxations de la clavicule sont très loin d'être rares ; Hamilton a pu en observer 57 cas.

Elles ont été particulièrement étudiées par Morel-Lavallée (*Annales de la chirurgie*, 1843).

Classification. — On distingue ces luxations en luxations de l'extrémité interne ou *sterno-claviculaires* et en luxations de l'extrémité externe ou *acromio-claviculaires*. Les premières comprennent elles-mêmes les variétés : en avant, en arrière, en haut ; les acromio-claviculaires peuvent être : *sus-acromiale, sous-acromiale, sous-coracoïdienne*.

Enfin les deux extrémités de la clavicule peuvent se luxer simultanément.

1° LUXATIONS ACROMIO-CLAVICULAIRES.

Ce sont de beaucoup les plus fréquentes (44 cas sur 57 observations, Hamilton), et parmi elles la variété sus-acromiale est observée dans l'immense majorité des cas ; les deux autres variétés constituent des exceptions.

a. *Luxation sus-acromiale.* — Elle se produit à la suite d'une chute sur le sommet ou la partie postérieure de l'épaule ; l'histoire raconte que Galien en fut atteint après une chute au gymnase. Il est établi aussi que l'action musculaire peut la produire ainsi que le démontre le fait de Dolbeau d'une femme qui se fit une luxation de ce genre en donnant un soufflet à un enfant.

Anatomie pathologique. — L'extrémité de la clavicule repose sur le bord supérieur de l'acromion, au-dessus et en arrière de sa position normale. L'étendue du déplacement a fait admettre une luxation *incomplète* et une luxation *complète ;* dans la première les ligaments acromio-claviculaires seuls sont rompus ; dans la seconde on note de plus la déchirure des ligaments coraco-claviculaires (Bouisson).

Signes et diagnostic. — Une douleur locale, une impotence variable, parfois une ecchymose, un léger abaissement de l'épaule, tels sont les phénomènes, sans grande valeur diagnostique, que l'on observe. La déformation consiste dans la saillie de l'extrémité externe de la clavicule au-dessus de l'acromion, saillie reconnaissable à sa forme, mobile avec les mouvements imprimés au membre inférieur correspondant. Lorsque le déplacement n'est pas très étendu, cette saillie se réduit très facilement sous la pression du doigt, mais se reproduit avec la même facilité quand la pression a cessé.

La clavicule présente quelquefois une mobilité anormale étendue qui permet de la porter à volonté en avant, en arrière, en bas.

Pronostic. — Il ne présente aucune gravité au point de vue de l'impotence consécutive qui est très rare, mais il faut savoir que la guérison sans traces est exceptionnelle ; Nélaton sur 20 cas n'en a pas vu un seul guérir sans déformation ; il y a donc là menace d'une certaine difformité analogue à celle que crée la fracture de la clavicule.

Traitement. — La réduction doit être obtenue et maintenue : 1° par une pression directe exercée sur l'extrémité luxée de la clavicule; 2° par la propulsion de l'épaule en haut, en dehors et en arrière; 3° par l'immobilisation de l'omoplate. Ces indications sont fort difficiles à réaliser dans la pratique.

Tous les appareils sont ou bien identiques ou du moins très analogues à ceux qu'on emploie pour immobiliser les fractures de la clavicule; tels sont les appareils classiques de Desault et de Boyer; tels encore l'écharpe de Mayor avec une courroie appuyant sur l'extrémité luxée de la clavicule et tous les bandages plus ou moins perfectionnés et compliqués dont on trouvera la description dans la thèse récente de Florency (1885). Ils présentent tous les mêmes causes d'échec; ils exercent une pression douloureuse et ne peuvent être supportés, ou bien ils se relâchent et ne remplissent plus leur rôle; enfin ils n'immobilisent pas l'omoplate.

On peut essayer d'un appareil qui répond à peu près aux indications, composé : 1° d'un bandage silicaté appliqué autour du tronc et contenant des agrafes entre ses tours de bande; 2° d'une bande de caoutchouc pressant sur la clavicule et venant s'attacher à ces agrafes; 3° d'une écharpe solide repoussant le coude en haut et en arrière.

Dans trois cas de luxations anciennes, S. Cooper, de San Francisco, a pratiqué avec succès la suture osseuse après mise à nu des surfaces articulaires.

b. *Luxation sous-acromiale.* — Cette luxation se produit par le fait de chocs ou pressions portant directement sur l'extrémité externe de la clavicule (Morel-Lavallée). Au moment où se produit le choc, l'apophyse coracoïde doit être un peu abaissée par la position de l'omoplate dont l'angle inférieur est porté en dehors, sans quoi il se produirait une fracture de l'apophyse coracoïde avant le déplacement en bas de l'extrémité claviculaire (Hamilton).

Cette extrémité se trouve placée entre l'acromion (face inférieure) et la capsule de l'articulation scapulo-humérale. Les ligaments acromio et coraco-claviculaires sont rompus.

Le diagnostic est tiré des signes suivants : l'épaule est abaissée et fortement inclinée; l'acromion fait une saillie considérable qui rend plus appréciable la dépression qui répond à l'extrémité externe déplacée de la clavicule; enfin l'extrémité interne par un mouvement de bascule tend à se luxer en haut et en avant et la saillie qu'elle fait dans ce sens est un bon signe de la luxation sous-acromiale.

La réduction se fait en portant les épaules en arrière et en dehors. La contention doit être réalisée en se guidant sur le mécanisme même de la production de la luxation, c'est-à-dire en fixant l'omoplate contre le tronc de manière à ce que l'angle inférieur ne s'écarte pas en dehors; dans cette nouvelle attitude l'apophyse coracoïde s'oppose à la reproduction du déplacement (Hamilton).

c. *Luxation sous-coracoïdienne.* — Décrite par Godemer et Pinjon, admise par Polaillon (art. CLAVICULE, *Dict. encyclop.*) d'après la foi de ces auteurs, cette variété est mise en doute par Nélaton, Follin et Duplay, Hamilton. On comprend d'ailleurs très peu la possibilité de sa production; d'après les auteurs en question, le relâchement des ligaments sous l'influence de l'âge jouerait un rôle important; la tête claviculaire viendrait faire saillie dans l'aisselle.

La clavicule doit être dégagée de dessous l'apophyse coracoïde pendant qu'un aide lève le bras en arrière et en dehors. La contention est difficile.

2° LUXATIONS STERNO-CLAVICULAIRES.

a. *Luxation en avant ou presternale.* — C'est de beaucoup la plus fréquente des trois variétés, puisque sur treize cas de luxations de l'extrémité interne, Hamilton en attribue onze à la variété antérieure.

Étiologie. — La cause ordinaire est une chute sur la partie antérieure ou antéro-externe du moignon de l'épaule. On l'a observé aussi à la suite de violentes contractions musculaires ayant pour but de ramener les épaules en arrière; la luxation a toujours lieu par cause indirecte. On a signalé, comme cause de cette luxation, l'anévrysme du tronc brachio-céphalique; c'est un simple rapprochement à faire. Enfin dans des traumatismes complexes on a pu voir les deux extrémités internes des deux clavicules luxées en avant; tel est le fait cité par Hamilton consécutif à un accident de chemin de fer.

Anatomie pathologique. — La production de la luxation *complète* nécessite la déchirure de tous les ligaments périphériques de l'articulation sterno-claviculaire; le fibro-cartilage interarticulaire est habituellement détaché de son insertion sternale et suit la clavicule. Le plus souvent l'extrémité déplacée ne se porte pas directement en avant, mais en avant et en bas; ce déplacement présente même parfois une très grande étendue: le faisceau claviculaire du sterno-mastoïdien est entraîné en avant par la clavicule.

Signes et diagnostic. — La douleur et la gêne des mouvements, l'inclinaison de la tête du côté malade sont des symptômes à peu près constants de cette luxation; mais il n'y a en réalité que deux signes sur lesquels il y ait lieu d'insister et qui sont fournis le premier par la mensuration, le second par la déformation. La mensuration fait voir qu'il existe entre l'extrémité externe de la clavicule et la ligne médiane du sternum une distance moindre que du côté opposé. La déformation est facile à apprécier sauf dans les cas tout à fait exceptionnels où il existe un gonflement énorme des parties molles. Cette déformation consiste dans la présence en avant du sternum de la saillie plus ou moins arrondie de la tête de la clavicule, saillie qui suit les mouvements du membre correspondant, qui descend quand l'épaule est portée en haut, qui remonte au contraire lorsque l'épaule est abaissée.

On a pu confondre cette luxation avec une exostose, erreur grossière qu'il suffit de signaler, et surtout avec une fracture de l'extrémité interne de la clavicule. On a vu à propos de la fracture les éléments de ce diagnostic; il repose sur la constatation du siège précis de la déformation qui reste à une distance notable de la ligne médiane du sternum, et accessoirement sur la mensuration comparative de la clavicule saine et de la clavicule luxée ou fracturée; cette exploration démontre l'existence d'un raccourcissement de 1 centimètre au moins dans la fracture.

Pronostic et traitement. — La réduction n'est pas toujours possible à obtenir ; parfois aussi le déplacement corrigé se reproduit sous l'appareil. En revanche, il semble que les luxations non réduites ne soient pas suivies de troubles fonctionnels sérieux; à cet égard il n'y a pas de règle absolue.

Deux moyens principaux existent pour opérer la réduction. On peut réussir en faisant ramener les épaules en arrière par un aide, dont le genou est placé au milieu du dos du blessé, tandis qu'on vérifie le retrait en dehors de la tête claviculaire et qu'on l'aide par des pressions exercées directement; on peut aussi exercer des tractions sur le membre supérieur.

Nélaton et Demarquay ont employé des appareils à pression fondés sur le principe du bandage herniaire.

On pourrait avec avantage se servir d'un appareil analogue à celui que nous avons décrit pour la luxation sus-acromiale de la clavicule.

b. *Luxation en haut.* — D'après Morel-Lavallée, cette luxation ne serait que le deuxième temps de la luxation en arrière. Bien que beaucoup moins fréquente que la précédente, cette variété n'est pas exceptionnelle, puisque Hamilton a pu en recueillir 15 ou 16 cas.

Elle se montre à la suite d'un choc, d'une pression violente qui agit sur le sommet de l'épaule et l'abaisse fortement en le portant en arrière.

Outre la déchirure des ligaments périphériques il faut ici noter celle du ligament costo-claviculaire; la tête de la clavicule répond à la fourchette sternale et dépasse habituellement la ligne médiane; dans le seul cas où l'autopsie a été faite on a vu que le cartilage inter-articulaire avait suivi la clavicule dans son déplacement.

Le diagnostic se base sur la déformation : abaissement de l'épaule, élévation de l'extrémité sternale, saillie de cette extrémité dans la fosse sus-sternale.

Le pronostic n'offre rien de spécial; la réduction est ordinairement facile, la contention au contraire difficile à réaliser. Quel que soit l'appareil employé, il doit remplir comme condition fondamentale d'élever légèrement l'épaule.

c. *Luxation en arrière.* — Cette variété est très rare; Hamilton n'a pu en découvrir d'observations depuis Malgaigne qui en a signalé 11 cas.

Dans la plupart des cas, elle semble se produire à la suite de chocs directs portés d'avant en arrière; mais parfois aussi la cause peut être indirecte comme dans le cas cité par Hamilton, d'un individu qui fut fortement serré contre un mur par une voiture.

Dans la luxation *complète*, la tête de la clavicule est placée en arrière du sternum un peu au-dessous du plan de la fourchette sternale, quelquefois sur le même niveau; dans cette position, elle confine à la trachée, d'où la gêne de la respiration souvent observée dans cette variété de luxation.

Outre cette gêne de la respiration et parfois de la déglutition, on a noté aussi l'arrêt plus ou moins complet de la circulation artérielle dans le membre supérieur correspondant par le fait de la compression du tronc brachio-céphalique ou de l'artère sous-clavière. Enfin la déformation facile à comprendre consiste dans la présence d'une dépression profonde à la place de la saillie que forme normalement la tête de la clavicule; d'autre part, l'extrémité acromiale fait une saillie plus notable en haut.

Cette variété de luxation est ordinairement assez facile à réduire en portant l'épaule en arrière et en dehors; elle est en même temps plus facile à maintenir que les autres luxations de la clavicule.

L'appareil de contention devra maintenir l'épaule en arrière; on pourra aussi se servir de la position comme auxiliaire en plaçant sous le malade un coussin élevé de manière à faire porter l'épaule à faux.

3° LUXATION SIMULTANÉE DES DEUX EXTRÉMITÉS DE LA CLAVICULE OU LUXATION TOTALE.

Les faits sont trop rares pour que l'on puisse fixer le mécanisme de cette luxation : elle semble cependant succéder à des chocs portant sur la partie postérieure et externe de l'épaule; l'extrémité interne se déplace en arrière, l'extrémité acromiale en haut.

Le diagnostic est établi par l'existence des déformations propres à chacune de ces variétés de luxation.

La réduction s'opère en exerçant des tractions sur le membre supérieur. Une écharpe ou un bandage qui maintient l'omoplate fixé contre le tronc suffit à assurer la contention.

II

LUXATIONS DE L'ÉPAULE OU LUXATIONS SCAPULO-HUMÉRALES.

Classification. — Velpeau, Malgaigne, Nélaton se sont surtout efforcés de simplifier la description de ces luxations en établissant les groupes fondamentaux autour desquels gravitent les variétés ramenées elles-mêmes à un nombre minimum.

Follin et Duplay ont adopté la classification suivante qui est devenue classique en France; ces auteurs reconnaissent quatre groupes de luxations :

1° *Luxations en avant et en dedans* (*antéro-internes*);

2° *Luxations en bas;*

3° *Luxations en arrière et en dehors* (*postéro-externes*);
4° *Luxations en haut.*

1° LUXATIONS ANTÉRO-INTERNES.

Anatomie pathologique. — Ce groupe, désigné par Panas (*Dict. méd. et chir. prat.*, art. ÉPAULE) sous le nom de luxations *médio-glénoïdiennes*, comporte lui-même les trois variétés : *sous-coracoïdienne*, *intra-coracoïdienne*, *sous-claviculaire*, suivant la position que prend la tête déplacée.

a. *Luxation sous-coracoïdienne.*— Quelques auteurs admettent que cette luxation peut être *incomplète*, la tête humérale restant encore en rapport étendu avec la cavité glénoïde, sans déchirure notable de la capsule. Hamilton met en doute l'existence de ces luxations incomplètes de l'épaule, et Panas donne à la luxation sous-coracoïdienne incomplète des auteurs le nom de luxation *extra-coracoïdienne;* elle s'accompagnerait constamment d'une déchirure de la capsule.

Dans la luxation sous-coracoïdienne proprement dite, la tête humérale est placée au-dessous de la coracoïde; les deux tubérosités restent seules en rapport avec la portion interne de la cavité glénoïde. La capsule est toujours rompue en bas et en dedans sur une étendue de plusieurs centimètres. Les vaisseaux et nerfs non comprimés restent en dedans et non en avant de la tête humérale (Panas).

b. *Luxation intra-coracoïdienne.* — La tête humérale ne répond plus à la coracoïde que dans une petite partie de sa surface; elle est située en dedans de cette apophyse. Très souvent la grosse tubérosité est arrachée; la capsule est déchirée dans une grande étendue; le paquet vasculo-nerveux reste en dedans de la tête, mais peut être comprimé entre cette dernière et les côtes (Panas).

c. *Luxation sous-claviculaire.* — La capsule est presque totalement détruite; la tête humérale a cheminé soit entre le sous-scapulaire et l'omoplate, soit dans l'interstice du deltoïde et du grand pectoral; elle est tout à fait superficiellement placée dans ce dernier cas.

Étiologie, mécanisme. — L'âge adulte et la vieillesse, une luxation antérieure, sont les causes prédisposantes de ces luxations. Le mécanisme est souvent difficile à établir, parce que les malades savent rarement expliquer la manière exacte dont l'accident s'est produit; mais les expériences cadavériques faites par plusieurs chirurgiens ont comblé cette lacune. Le mécanisme général des luxations de l'épaule reconnaît deux modes distincts : tantôt, à la suite d'un choc direct, d'une chute sur l'épaule, choc habituellement porté d'arrière en avant et de dehors en dedans, la tête humérale est projetée hors de la cavité de réception. Tantôt la cause est indirecte; la luxation se produit à la suite d'une chute sur la paume de la main ou sur le coude, le bras étant plus ou moins écarté du tronc; parfois encore la tête se luxe dans un mouvement d'élévation forcée, comme celui qui résulte de la suspension par une cause quelconque, le poids du corps étant l'agent du déplacement. Dans ces différentes circonstances, la tête humérale vient presser sur la partie antéro-interne de la capsule, et fait effraction à ce niveau si la violence a une action suffisante; la direction que présente l'humérus explique les variétés de luxation qui peuvent se produire.

Si tel est le mécanisme général de ces luxations, quelques causes entrent plus particulièrement en jeu dans certaines variétés; c'est ainsi que sous la sous-coracoïdienne dite incomplète, l'action musculaire peut être assez souvent invoquée : mouvements violents, convulsions, épilepsie; tandis que les traumatismes indirects produisent plus ordinairement la luxation sous-coracoïdienne type (Malgaigne). L'intra-coracoïdienne et la sous-claviculaire sont produites aussi bien par l'un que par l'autre mécanisme; enfin la torsion semble prendre une part importante dans les deux dernières variétés (Panas).

Signes et diagnostic. — Les luxations *antéro-internes* présentent un certain nombre de symptômes et de signes communs : la douleur, l'ecchymose, l'inclinaison de la tête et du tronc du côté blessé, la forme plus ou moins triangulaire de l'épaule résultant de l'aplatissement du moignon, la modification dans la direction de l'axe huméral, la dépression en sorte de coup de hache au niveau de l'insertion brachiale du deltoïde, le soulèvement plus ou moins marqué de la paroi antérieure de l'aisselle, la difficulté et la douleur des mouvements spontanés ou communiqués de l'épaule, et par-dessus tout la saillie de l'acromion et la dépression facilement appréciable que laisse au-dessous de cette apophyse la tète humérale déplacée, dépression que le doigt transforme en qualité profonde dans laquelle on refoule le deltoïde. Cette déformation est un signe fondamental de toute luxation antéro-interne.

Chacune des variétés présente des signes propres qui la font reconnaître et différencier des autres.

a. *Luxation sous-coracoïdienne.* — L'abduction du membre et un degré marqué de rotation en dehors existent d'une manière constante ; l'avant-bras est dans la demi-flexion. L'allongement est difficile à apprécier; le coude est écarté du tronc et il est impossible de l'en rapprocher.

Sur la paroi externe de l'aisselle, on sent à fleur de peau la saillie arrondie de la tête humérale, se déplaçant sous le doigt dans les mouvements de rotation imprimés au bras. Elle est placée directement sous l'apophyse coracoïde, qui ne peut être reconnue que par une exploration méthodique. La luxation incomplète des auteurs, extra-coracoïdienne de Panas, présente un certain nombre de caractères très voisins de ceux que nous venons d'indiquer; les signes physiques en rapport avec le degré du déplacement sont moins accusés; il existe une forte rotation en dehors (Panas) et le coude est plus ou moins rapproché du tronc.

b. *Luxation intra-coracoïdienne.* — Cette variété offre une grande ressemblance symptomatique avec la sous-coracoïdienne; néanmoins, en tenant compte des signes suivants on la différencie facilement de cette dernière : la dépression sous-deltoïdienne est plus accusée, le bras est dans une légère rotation en dedans. Dans l'aisselle on perçoit la face interne de l'humérus, la tète elle-même ne peut être sentie que par une forte abduction près de la paroi costale. Enfin le repère anatomique, c'est-à-dire l'apophyse coracoïde, plus facilement appréciée dans cette variété que dans la précédente, montre que la tête humérale est située à son côté interne.

c. *Luxation sous-claviculaire.* — Très différente est la physionomie de cette variété, le coude est rapproché du tronc, le bras sans rotation (Malgaigne) ou dans la rotation en dedans (Panas). La tête humérale n'est pas sentie dans l'aisselle, même avec l'aide d'une forte abduction, signe qui à lui seul suffit pour différencier cette variété de la luxation intra-coracoïdienne. La paroi antérieure de l'aisselle est soulevée par une saillie arrondie, plus ou moins rapprochée de la clavicule.

Diagnostic des luxations avec les autres traumatismes de l'épaule. — Dans les circonstances ordinaires, le diagnostic est facile : il n'existe véritablement de difficulté que s'il y a un gonflement considérable de la région ou une extrême sensibilité du malade. Dans ces cas, il peut être nécessaire de faire l'exploration sous le sommeil chloroformique.

La contusion de l'épaule, la paralysie du deltoïde, la luxation de l'extrémité externe de la clavicule sont des affections qui ne seront pas confondues avec les luxations quand on y regarde avec une certaine attention. Les fractures de l'extrémité supérieure de l'humérus ont donné lieu à des erreurs.

La fracture du col anatomique donne lieu à une rondeur du moignon de l'épaule, au lieu d'un aplatissement, et il n'y a pas de dépression sous l'acromion. C'est surtout avec la fracture du col chirurgical avec fragment faisant saillie dans l'aisselle que la confusion a été faite; mais encore ici il suffit de placer le doigt sous l'acromion pour voir qu'il ne s'y forme pas de profonde dépression; de plus, la saillie du fragment axillaire est irrégulière, n'est pas arrondie, enfin il existe une crépitation osseuse évidente.

2° LUXATION EN BAS, LUXATION SOUS-GLÉNOÏDIENNE.

Il existe à l'égard de cette luxation des différences nombreuses d'interprétation. Malgaigne la considère comme rare et n'a pu en citer que 12 cas; Hamilton la regarde comme extrêmement fréquente et en fait le type le plus ordinaire des luxations de l'épaule; il y a dans cette manière de voir une confusion évidente; à l'exemple de Malgaigne, de Follin et de Duplay, de Panas, nous tenons la luxation sous-glénoïdienne comme rare relativement aux luxations antéro-internes.

Anatomie pathologique. — La tête humérale est placée sous la cavité glénoïde, répondant à la petite surface d'insertion de la longue portion du triceps; elle reste séparée de l'apophyse coracoïde par un intervalle de 2 à 3 centimètres et sur un plan vertical qui passe un peu en dedans de cette apophyse. Très souvent la déchirure de la capsule s'accompagne d'un arrachement de la grosse tubérosité.

Panas admet deux variétés de cette luxation : 1° dans l'une, le col anatomique répond à la petite surface triangulaire d'insertion du triceps (*variété scapulaire*).

2° Dans l'autre, la grosse tubérosité seule repose sur cette surface; la tête est plus en dedans sur la paroi des côtes, au niveau généralement du troisième espace (*variété costale*).

Contrairement à l'opinion d'Hamilton, cette luxation est généralement produite par cause indirecte; les expériences et les faits cliniques montrent qu'elle est déterminée par un choc agissant sur le membre supérieur élevé et dans la rotation en dehors.

Signes. — L'épaule présente la même déformation que dans les luxations précédentes; toutefois ici le creux sous-claviculaire est conservé. L'attitude du bras est spéciale, *il est très écarté du tronc;* cet écartement peut aller jusqu'à l'angle droit. Il existe un allongement réel de 2 ou 3 centimètres.

Le signe capital consiste dans la présence de la saillie humérale dans l'aisselle, presque sous la peau, tantôt près de la paroi antérieure, tantôt plus rapprochée de la paroi postérieure, parfois contre les côtes. Dans tous les cas, la tête humérale reste à distance marquée de l'apophyse coracoïde.

3° LUXATIONS POSTÉRO-EXTERNES.

Ces luxations sont plus fréquentes qu'on ne le croit généralement (Panas) ; elles sont en effet parfois méconnues à cause de la disposition anatomique que présente l'acromion masquant assez facilement le déplacement de l'humérus dans ce sens.

On en distingue deux variétés : *sous-acromiale, sous-épineuse.*

a. La *luxation sous-acromiale* semble être quelquefois *incomplète,* du moins si l'on s'en rapporte aux expériences, et dans ce cas, la tête humérale répond encore au bord externe de la cavité glénoïde. Dans la luxation acromiale *complète,* habituelle, la tête de l'humérus est placée au-dessous de l'angle postérieur de l'acromion.

b. La luxation *sous-épineuse* est la seconde étape du déplacement postéro-externe de l'humérus; cette variété, beaucoup plus rare que la précédente, n'offre peut-être pas le même mécanisme.

Mécanisme. — Dans la seule autopsie de luxation sous-épineuse qui ait été faite (Malgaigne), on a observé en même temps des fractures de l'omoplate et des côtes; il semblerait donc que cette luxation soit le résultat de traumatismes d'une extrême violence.

En ce qui concerne la luxation sous-acromiale, on a noté qu'elle pouvait se montrer à la suite d'un choc, d'une violence transmise par le membre supérieur et agissant de bas en haut et d'avant en arrière. Les expériences de B. Anger et de Panas ont montré que la rotation *en dedans* jouait un rôle important dans la production de cette luxation. Enfin la contraction musculaire que l'on ne peut incriminer qu'exceptionnellement dans les autres variétés de luxations de l'épaule, prend ici une grande place comme cause déterminante. Malgaigne a noté que sur 29 cas de luxation sous-acromiale, 8 fois elle était due à la contraction musculaire; c'est le plus souvent pendant les mouvements violents et convulsifs de l'épilepsie qu'elle se produit dans ces conditions.

Signes et diagnostic. — La luxation *sous-acromiale* présente une physionomie très différente de celle des autres luxations de l'épaule que nous avons étudiées jusqu'ici. L'attitude du bras est particulière : le membre est dans la rotation en dedans, le coude porté en avant et assez rapproché du tronc. La déformation consiste dans un aplatissement de l'épaule seulement à la partie antérieure; le doigt placé sous l'angle antérieur de l'acromion détermine une dépression, un vide à ce niveau, fait très appréciable par comparaison avec le côté sain. En arrière de l'articulation existe une saillie arrondie et dure, dont on détermine facilement le siège précis sous l'angle postérieur de l'acromion en traçant sur la peau le relief des saillies osseuses de la région. On ne sent rien dans l'aisselle.

La luxation *sous-épineuse* est reconnue à la position de la tête humérale en arrière et en dehors de l'angle postérieur de l'acromion, dans la fosse sous-épineuse.

4° LUXATION EN HAUT OU SUS-CORACOÏDIENNE.

Cette variété est très rare; c'est à peine si l'on peut en citer une dizaine de cas. La tête humérale est placée *au-dessus* de l'apophyse coracoïde et un peu en dehors d'elle. Dans un cas de Holmes, cette apophyse était fracturée; mais cette fracture n'est pas nécessaire pour que la luxation se produise.

Les expériences cadavériques de B. Anger montrent que cette luxation s'accompagne de grandes déchirures musculaires ; Panas a constaté que pour la produire expérimentalement il fallait pousser fortement en haut le bras préalablement placé dans la rotation en dehors, le coude près du tronc.

Cette luxation n'est cependant pas toujours le résultat d'une cause indirecte agissant à la manière des expériences précitées ; car dans son cas, Malgaigne dit que la luxation était de cause directe.

Le signe capital de cette luxation dont il est difficile de tracer le tableau clinique complet consiste dans la présence au-dessous et en avant de l'extrémité externe de la clavicule d'une forte saillie arrondie dont les caractères physiques attestent facilement la nature ; cette saillie masque l'apophyse coracoïde et déforme considérablement la région. Le bras paraît raccourci.

La tête humérale se sent entre l'apophyse coracoïde et l'acromion et dépasse d'ordinaire d'un centimètre environ le niveau de ces saillies osseuses.

Pronostic des luxations de l'épaule. — Les luxations de l'épaule présentent un pronostic bénin, d'une manière générale ; cependant en dehors de l'irréductibilité qui entraîne d'inévitables inconvénients, certaines complications peuvent se montrer même à la suite des luxations réduites.

Au point de vue de la réduction, il importe d'établir deux catégories : les luxations *récentes* et les luxations *anciennes*. Les luxations récentes ne présentent pas d'habitude de grandes difficultés de réduction ; toutefois il est bon de savoir que dans certains cas, les luxations intra-coracoïdiennes et sous-claviculaires nécessitent des manœuvres diverses et réitérées.

A plus forte raison, les luxations qui datent déjà d'un mois et un mois et demi, les *luxations anciennes* en un mot offrent-elles des difficultés sérieuses, parfois insurmontables en raison des modifications variées (adhérences, rétractions fibreuses, musculaires) qui se produisent autour de la tête humérale et qui l'enserrent dans une nouvelle capsule de plus en plus dense. Il existe toutefois à l'égard de la période de réductibilité de très notables différences suivant les variétés de luxations de l'épaule. La luxation sous-claviculaire devient irréductible au bout d'un mois à un mois et demi ; presque toutes les autres variétés ont pu être réduites au bout de cinq à six mois ; enfin

Sédillot a cité un cas de réduction d'une luxation sous-acromiale datant de un an et quinze jours.

A côté de cette bénignité du pronostic eu égard à la longue période de réductibilité qui permet de corriger des erreurs de diagnostic et de réitérer des manœuvres qui ont été insuffisantes, il faut placer les inconvénients des luxations anciennes et les dangers que présente leur réduction.

Accidents et complications. — Or, la majeure partie de ces inconvénients et de ces dangers peuvent se montrer aussi, quoique moins fréquemment, dans les luxations simples, récentes, non réduites, par le seul fait du déplacement violent de la tête humérale qui va offenser les organes de l'aisselle ; il nous semble donc qu'il y a lieu pour éviter des redites de décrire dans un paragraphe unique les complications des luxations réduites ou non, tout en faisant remarquer que tel accident se montrera surtout dans telle ou telle condition.

a. Accidents primitifs. — Les *fractures* des parties osseuses voisines (grand trochanter, etc.) sont rares ; elles ne présentent d'autre intérêt que de mettre parfois obstacle à la réduction.

b. L'*issue au dehors* de la tête humérale transformant la luxation ordinaire en luxation ouverte ou exposée, est un accident dont il est facile de comprendre la gravité ; mais il est très exceptionnel.

c. Le *déplacement de la tête* dans la poitrine n'a été signalé qu'une fois jusqu'ici.

d. Blessures de l'artère axillaire. Cette complication a été notée un certain nombre de fois à la suite des manœuvres de la réduction, particulièrement des procédés de force exigés pour la réduction des luxations anciennes. Il n'existerait qu'un seul cas de lésion de l'artère axillaire par le seul fait de la luxation, avec compression ayant amené la gangrène du membre (Panas). La lésion qui se produit en pareil cas est une rupture de l'artère, se traduisant par un ensemble symptomatique variable. Tantôt il en résulte un anévrysme circonscrit, se développant lentement, c'est la condition la plus favorable ; tantôt c'est un anévrysme diffus primitif ou secondaire, s'accompagnant d'accidents gangréneux rapides débutant par les doigts, et d'un cortège symptomatique extrêmement grave, dans les cas surtout où le foyer de l'anévrysme est en communication avec le champ articulaire. La ligature de la sous-clavière a été plusieurs fois pratiquée pour des cas de ce genre avec des résultats variés ; la désarticulation de l'épaule seule peut être opposée à l'anévrysme diffus accompagné de gangrène.

e. La *rupture de la veine axillaire* est beaucoup plus rare, néanmoins elle a été signalée trois fois (Panas).

f. La *rupture simultanée de l'artère et de la veine* aurait été signalée une fois.

En somme, ces complications vasculaires n'ont été observées, sauf le cas cité plus haut, qu'à la suite de manœuvres violentes de réduction ; il en est de même de certaines complications, telles que les déchirures étendues de la peau, des muscles et des tendons.

g. Les *complications nerveuses*, au contraire, préexistent souvent aux tentatives de réduction, et il est bon que les malades en soient prévenus avec soin ; ce sont tantôt des tractions, des élongations nerveuses, plus souvent peut-être des compressions. Ces compressions sont réalisées fréquemment dans les luxations intra-coracoïdienne et sous-claviculaire et le plexus brachial peut se trouver compris entre les côtes et la tête humérale.

2° *Accidents secondaires.* — *a.* Ces lésions nerveuses donnent lieu à des parésies, *à des paralysies* qui intéressent surtout la motilité. Tantôt ce sont des paralysies partielles occupant seulement le deltoïde (compression du nerf circonflexe), tantôt elles occupent tout le territoire du plexus brachial, avec prédominance élective sur le nerf radial. La marche de ces paralysies est variable : parfois elles cèdent rapidement à un traitement approprié ; trop souvent elles sont persistantes, rebelles au traitement et sont suivies d'atrophie et d'impotence fonctionnelle.

b. Une complication assez fréquente est l'arthrite, persistant quelquefois des mois après la réduction, et pouvant amener à sa suite l'atrophie du deltoïde et des muscles périarticulaires, des raideurs persistantes, toutes conditions qu'il ne faut pas perdre de vue lorsqu'il s'agit de fixer le pronostic.

Enfin la tendance *aux récidives* doit être expressément signalée, surtout dans les luxations de l'épaule ; c'est un fait d'observation commun.

Traitement des luxations de l'épaule. — Les nombreux procédés qui ont été préconisés pour réduire les luxations de l'épaule peuvent être ramenés, en somme, à une réelle simplicité; ils peuvent être groupés sous deux chefs : *méthodes de douceur*, *méthodes de force*.

A. *Méthodes de douceur.* — La plupart des procédés faisant partie de cette méthode ont pour but de mettre les muscles dans le relâchement, par la position donnée au membre luxé, et de remettre la tête en place par des mouvements communiqués ou par des pressions directes. Il sera question ici de la réduction de la luxation sous-coracoïdienne prise comme type. La méthode de douceur comporte elle-même trois groupes secondaires :

1° *La pression directe.* Réalisée soit avec les doigts, soit avec le genou ou l'avant-bras, placés dans l'aisselle, cette pression simple donne rarement des résultats favorables, sauf lorsqu'il s'agit de sujets peu musclés ou de luxations récidivantes.

2° *Les procédés dits de dégagement* qui comprennent : *a*) la rotation *en dedans*, qui date d'Hippocrate, et n'est qu'un procédé fort infidèle; *b*) la rotation *en dehors* préconisée par Syme et par Lacour.

Dans ce procédé on porte d'abord le bras horizontalement en dehors et en avant, en faisant de l'extension, puis le membre est amené dans la rotation en dehors; enfin, dans un dernier temps, on imprime au bras un mouvement de rotation en dedans en abaissant le coude. Si, comme le veut Malgaigne, on modifie le procédé de Syme-Lacour en portant le bras en haut et en arrière au lieu de le placer en avant au premier temps, on a réalisé d'une manière assez frappante le procédé, très en vogue aujourd'hui, réglementé et précisé par Kocher et qui porte son nom.

Voici résumée la description du procédé dit de Kocher :

1er temps. Rapprocher le coude du tronc en le portant en arrière, fléchir l'avant-bras.

2e temps. Rotation en dehors, le coude toujours collé au tronc.

3e temps. Porter le coude en avant et en haut en le maintenant dans la rotation en dehors.

4e temps. Rotation en dedans.

Il est utile de laisser un intervalle de 1/2 à 1 minute entre chaque temps et surtout entre le second et le troisième.

c) *L'élévation*, procédé qui donne parfois de très bons résultats joint à la pression axillaire. Lorsque ces divers moyens ont échoué, et l'échec est assez fréquent d'habitude dans les luxations intra-coracoïdiennes et sous-claviculaires, on a recours à la méthode de force.

B. *Méthodes de force.* — Dans tous les procédés qui relèvent de ces méthodes, il existe trois manœuvres réalisées par des moyens variés : l'extension, la contre-extension, la coaptation.

1° L'*extension* est pratiquée par le chirurgien lui-même, par des aides ou par des machines à traction si la résistance à vaincre est très considérable.

Le point d'application du lacs extenseur n'est pas indifférent : on a l'habitude de placer le lacs à la partie inférieure du bras au-dessus de l'articulation du coude ; la traction ne s'exerce ainsi que sur l'humérus et, de plus, l'avant-bras étant libre et fléchi on peut imprimer à l'humérus des mouvements de rotation, auxiliaires précieux de la réduction.

On peut développer à l'aide des moufles et des machines une traction énorme, mais il semble que la continuité de cette traction soit plus importante que sa violence et l'on trouve une preuve frappante de cette vérité dans le succès de la traction élastique proposée et réalisée en 1866 par Th. Anger et Legros dans le service de Nélaton. Panas donne dans les termes suivants la description de ce procédé : « Un drap plié en cravate, dont le milieu passe sous l'aisselle et les deux chefs réunis derrière le cou du malade, se fixe à l'un des montants du lit en fer d'hôpital, sert à la contre-extension.

« Un tube en caoutchouc de la grosseur du petit doigt, environ de 60 centimètres de long, passé cette fois dans l'anse d'une alèze appliquée comme à l'ordinaire au bras, se trouve fixé sur l'autre montant du lit, pour exercer l'extension. Il est à noter que pour augmenter la force du tube en caoutchouc il suffit de replier celui-ci autant de fois qu'il le faut. » Il faut laisser la traction s'exercer pendant 20 ou 30 minutes.

Le *sens* de la traction n'est pas sans importance. La traction verticale en haut très anciennement pratiquée et préconisée en France par Malgaigne, présenterait l'inconvénient grave d'amener plus fréquemment des ruptures vasculaires (Hamilton) ; aussi ce chirurgien conseille-t-il après beaucoup d'autres la traction en bas et horizontale. La majorité des chirurgiens adoptent une direction de traction intermédiaire c'est-à-dire l'extension horizontale ou oblique en haut. D'ailleurs il faut bien dire que dans quelques cas c'est par tâtonnements que l'on arrive à trouver la bonne direction et après plusieurs essais.

2° La *contre-extension* a pour but d'immobiliser l'omoplate en maintenant le tronc. Elle peut être réalisée de diverses manières : on se sert assez souvent d'une alèze pliée en cravate, dont le plein fixe le tronc, et dont les deux bouts sont fixés à un point fixe ou maintenus par des aides.

Enfin l'extension et la contre-extension peuvent être simultanément exercées par des machines, telles que celles de Robert et de Collin ou celle de Jarvis.

3° La *coaptation* s'opère pour ainsi dire d'elle-même à la suite des manœuvres précédentes; il suffit d'exercer une pression dans l'aisselle avec les doigts pour la voir se produire. Cette pression peut être faite aussi avec l'avant-bras ou le genou; en même temps que cette coaptation est faite on ramène le bras en dedans en lui imprimant un degré de rotation.

Enfin l'anesthésie chloroformique reste une ressource dans les cas où il est impossible de vaincre la résistance musculaire, et surtout dans les cas où il s'agit des variétés intra-coracoïdienne et sous-claviculaire. L'anesthésie complète obtenue, il suffit d'une traction légère, le bras en abduction pour opérer la réduction.

La réduction des diverses variétés de luxations de l'épaule présente quelques particularités. Dans l'intra-coracoïdienne et la sous-claviculaire, il ne faut pas toujours compter sur l'efficacité des moyens de douceur. La luxation intra-coracoïdienne a été souvent réduite assez facilement par l'extension horizontale aidée d'un mouvement de bascule, sans aucune rotation; le procédé de Kocher aurait aussi donné quelques succès. Quant à la luxation sous-acromiale, on la réduit généralement sans difficulté en exerçant sur la tête humérale une pression directe d'arrière en avant, pendant qu'un aide pratique l'extension.

Luxations anciennes. — Il est difficile de préciser les limites de la réductibilité; si après 6 ou 8 semaines, les efforts de réduction échouent assez souvent, il semble d'autre part qu'on peut espérer réduire mainte luxation de l'épaule qui n'a pas plus de 5 ou 6 mois; mais il faut établir des distinctions; c'est ainsi que la luxation sous-claviculaire devient très rapidement irréductible (1 mois ou 1 mois et demi), tandis que la luxation sous-acromiale reste très longtemps réductible; Sédillot en a réduit une datant de un an et quelques jours.

Si les procédés qui réussissent dans les luxations récentes peuvent aussi donner de bons résultats dans les luxations anciennes, ce sont seulement les procédés de force. En particulier les appareils à traction graduée, soit la machine de Robert et Collin, soit l'ajusteur de Jarvis, peuvent être utilement employés.

L'irréductibilité des luxations anciennes a donné lieu à des interventions sanglantes. Mears (de Philadelphie) a pratiqué dans deux cas l'ostéotomie du col huméral dans le but d'amener une pseudartrose, et le résultat a été satisfaisant. On a même été jusqu'à faire la résection de la tête humérale. Enfin Polaillon a signalé à la Société de chirurgie en 1882 un fait de luxation irréductible dans lequel il avait dû sectionner des tendons et des adhérences fibreuses pour pouvoir obtenir la réduction.

III

LUXATIONS DU COUDE.

On décrit sous ce titre deux groupes très distincts de lésions traumatiques : 1° *les luxations simultanées des deux os de l'avant-bras*, qui constituent à proprement parler les luxations du coude ; 2° *les luxations isolées du radius et du cubitus*.

La plupart des faits qui ont trait à l'étude de ces deux luxations ont été indiqués par Denucé dans son important mémoire de 1854, et dans les articles plus récents des deux dictionnaires (Art. *Coude*, Denucé, Pingaud.)

1° LUXATIONS DE L'AVANT-BRAS.

Suivant la direction prise par les os déplacés on a divisé ces luxations en : A. *luxations en arrière;* B. *luxations en avant;* C. *luxations en dehors;* D. *luxations en dedans.*

A. LUXATIONS EN ARRIÈRE.

Étiologie et mécanisme. — La luxation en arrière est de beaucoup la plus fréquente ; c'est en quelque sorte la luxation typique du coude. Il faut citer comme cause prédisposante incontestable l'enfance et l'adolescence. Le plus souvent, la luxation succède à une chute sur la paume de la main, le bras dans l'extension; plus rarement elle est le résultat d'une chute sur le coude, l'avant-bras plus ou moins fléchi.

Dans la chute sur la paume de la main, l'apophyse coronoïde ne se dégage pas de la trochlée par le simple fait d'une extension même exagérée du bras; il faut, outre cette extension, qu'un écartement des surfaces articulaires se produise à la partie interne du coude (Poinsot). La rupture des ligaments internes qui permet cet écartement s'explique par la tendance du bras à se porter en dehors en même temps que le tronc, tandis que les os de l'avant-bras sont immobilisés et constituent une sorte de pivot.

Dans la chute sur le coude, le bras en flexion plus ou moins marquée, Malgaigne avait déjà signalé la nécessité d'une abduction amenant la rupture des ligaments internes; Pingaud a montré que le mécanisme est un peu plus complexe. Une chute vient-elle à se produire dans l'attitude indiquée, c'est la partie postérieure et interne du cubitus qui supporte le poids du corps; puis, comme dans le cas précédent, l'humérus tend à basculer en dehors, entraîné par le tronc; d'où rupture des ligaments internes et dégagement plus facile de la coronoïde.

Anatomie pathologique. — *Luxation complète.* — Les surfaces articulaires des os de l'avant-bras ont quitté complètement le contact des surfaces humérales; l'apophyse coronoïde se place un peu au-dessous de la cavité olécranienne, au niveau ou même au-dessus, l'olécrane ayant subi un mouvement d'extrême élévation par l'action du triceps; la cupule radiale se détache tout entière en arrière du condyle huméral. Les ligaments antérieurs et latéraux sont rompus; l'annulaire seul est conservé. Le muscle brachial antérieur est distendu ou déchiré; le tendon du biceps est en forte tension. Les nerfs de la région sont parfois intéressés, le médian comprimé par l'extrémité humérale, le cubital par la saillie anormale du cubitus.

Luxation incomplète. — Cette variété, plus rare que la précédente, comporte des degrés divers de déplacement; le fait capital est l'inégal déplacement du radius et du cubitus. Ainsi, le plus souvent la luxation sera complète pour le cubitus, incomplète pour le radius, dont la cupule ne dépasse la petite tête humérale que de quelques millimètres. Le radius et le cubitus perdent leurs rapports ; aussi n'est-il pas rare d'observer la rupture du ligament annulaire.

Les os de l'avant-bras, dans leur déplacement en arrière, peuvent en même temps se porter un peu en dedans ou un peu en dehors ; il suffit de signaler le fait, sans créer des divisions inutiles.

Signes. — L'avant-bras est fléchi, non à angle droit sur le bras, mais dans une demi-flexion, son axe faisant avec celui du bras un angle de 120° environ (Hamilton). Une flexion plus prononcée, de même que l'extension, est tout à fait exceptionnelle, du moins dans les luxations récentes. En même temps que l'avant-bras est demi-fléchi, il est placé le plus souvent dans une légère pronation. La déformation consiste, à la vue, en une augmentation du diamètre antéro-postérieur du coude. En arrière, on constate une forte saillie surmontée d'une dépression considérable ; en avant le pli du coude est plus élevé, occupé par une saillie. Le palper montre que cette saillie placée sous la peau, ou plus profonde, est large, dure, irrégulière ; il est impossible de ne pas y reconnaître l'extrémité humérale. En arrière on constate la présence de l'olécrane, fortement élevé ; au-dessus un creux profond répondant au triceps relâché. L'olécrane se trouve sur un plan *notablement plus élevé* que celui des tubérosités humérales. Toujours en arrière, la cupule radiale fait en dehors du condyle huméral une saillie arrondie qui roule sous le doigt pendant les mouvements de rotation imprimés à l'avant-bras. La mobilité du coude est troublée ; tandis que les mouvements normaux de flexion et d'extension provoqués s'exécutent dans une faible mesure et réveillent une vive douleur, il existe des mouvements de latéralité assez étendus. Les mouvements spontanés sont nuls.

La mensuration indique un raccourcissement manifeste en prenant comme limites extrêmes l'acromion et l'apophyse styloïde du radius, tandis qu'il n'y a pas de raccourcissement en mesurant de l'acromion à l'épicondyle.

Diagnostic. — A part les cas où il existe un extrême gonflement du coude et des difficultés spéciales d'examen résultant de la douleur, auquel cas on est parfois obligé d'attendre deux ou trois jours pour affirmer une opinion, il est difficile de méconnaître une luxation du coude en arrière. L'entorse ou la contusion du coude ne peuvent être des causes de confusion, car ces lésions traumatiques ne donnent pas lieu à des déformations. La fracture de l'olécrane présente une physionomie qui ne rappelle guère celle de la luxation en arrière; en fait, c'est la fracture de l'extrémité inférieure de l'humérus qui a donné lieu parfois à la confusion. L'erreur est cependant facile à éviter si l'on se rappelle quelques données fondamentales; 1° la fracture est révélée par une crépitation franchement osseuse; 2° les saillies sont irrégulières; 3° l'olécrane et les tubérosités humérales ont conservé leurs rapports.

Dans les luxations anciennes, le diagnostic peut présenter plus de délicatesse. C'est le cas de dessiner sur la peau les reliefs des surfaces osseuses, de manière à se rendre mieux compte de leur position exacte.

La luxation est-elle complète ou incomplète? Il n'existe à proprement parler qu'un seul signe capable d'établir cette distinction; ce signe, indiqué par Malgaigne, consiste dans la saillie de la cupule radiale en totalité ou en partie; complète dans le premier cas, la luxation est incomplète dans le second.

Enfin, il est facile de reconnaître si la luxation en arrière est directe ou mixte; lorsque l'olécrane se rapproche notablement de l'épitrochlée ou de l'épicondyle, la luxation, tout en restant une luxation en arrière génériquement, peut être dite en arrière et en dedans, ou en arrière et en dehors.

Complications. — Parmi les plus fréquentes, il faut citer les fractures des apophyses du coude, et en particulier celle de l'apophyse coronoïde. A moins d'un détachement complet permettant de constater la mobilité de cette apophyse, il n'existe aucun signe certain de sa fracture, mais on peut l'affirmer presque à coup sûr, lorsque le déplacement se reproduit immédiatement après la réduction, celle-ci s'opérant avec une singulière facilité. Beaucoup plus rarement on observe une fracture de l'olécrane, de la tête du radius, ou enfin du condyle huméral et de la trochlée. Ces diverses fractures donnent au pronostic de la luxation une certaine gravité, soit qu'elles s'opposent à la réduction, soit qu'elles forment obstacle au maintien de la réduction, soit surtout que leur existence, nécessitant une durée plus grande de l'immobilisation après réduction, devienne par là même une cause d'arthrite plus ou moins ankylosante; enfin le cal de ces fractures peut apporter par lui-même un obstacle à la liberté des mouvements.

Plus rares sont les lésions des parties molles. On cite cependant un certain nombre de cas dans lesquels l'humérus violemment projeté en avant a fait irruption à travers la peau ; dans un cas, c'est l'olécrane qui perforait les téguments (B. Bell).

Pronostic. — A part ces faits rares, le pronostic de la luxation du coude en arrière, du moins de la luxation récente, est bénin ; la réduction est ordinairement facile et ne nécessite pas l'usage d'une force considérable. On a vu cependant des raideurs persister pendant plusieurs mois, même dans les cas les plus simples (Hamilton). Les limites de la réductibilité n'ont rien de fixe ; néanmoins les observations prouvent qu'après trois mois, la réduction devient très aléatoire.

Dans certains cas récents, le radius seul résiste aux efforts de la réduction. Malgaigne a cité un cas dans lequel il était devenu irréductible au bout de trois semaines.

Les luxations anciennes du coude amènent ordinairement une grande gêne des mouvements et déterminent bientôt une atrophie marquée du membre.

Traitement. — *Luxations récentes.* — Les procédés de douceur réussissent presque toujours dans les luxations récentes du coude. Ces procédés visent le même but fondamental, qui est de ramener les surfaces articulaires de l'avant-bras en regard de celles de l'humérus ; ce but est atteint par la traction toujours nécessaire, même dans les procédés dits de pression et d'impulsion.

On a multiplié sans utilité les procédés. Un des plus anciens est celui de Desault. Il n'y a pas de traction opérée par des aides ; le chirurgien presse sur l'olécrane avec les pouces, tandis que les index impriment à l'humérus un mouvement inverse d'avant en arrière. Le procédé de Desault est connu aussi sous le nom de procédé d'impulsion ou de glissement.

La traction indispensable, chez l'adulte du moins, peut se faire l'avant-bras dans la flexion ou dans l'extension. C'est la première pratique qui est le plus généralement suivie. Beaucoup sont restés fidèles au procédé d'A. Cooper, dans lequel le chirurgien, plaçant le genou droit au pli du coude du blessé, exerce sur l'avant-bras demi-fléchi une traction qui peut être très énergique. La traction, le membre dans l'extension est particulièrement conseillée par Pingaud, qui recommande d'exagérer au début de la traction le mouvement d'extension de manière à dégager l'apophyse coronoïde. Quel que soit le procédé employé, lorsque l'olécrane a subi un mouvement de descente qui paraît suffisant, et que la saillie humérale a rétrocédé, l'avant-bras est porté brusquement dans une flexion plus prononcée.

Éprouve-t-on des difficultés dans la réduction, on exerce soit une traction plus forte avec des lacs, soit une traction continue à l'aide de tubes de caoutchouc. La luxation réduite, on maintient le coude à l'aide d'un bandage bien appliqué. La mobilisation de l'articulation doit être commencée de bonne heure, au bout de huit jours environ (Hamilton).

Luxations anciennes. — Ainsi que nous venons de le voir, les luxations du coude datant de plus de trois mois sont ordinairement irréductibles. Il faut cependant savoir qu'à l'aide de manœuvres et particulièrement de flexions forcées destinées à rompre les adhérences et suivies d'une traction avec des machines, on peut arriver à réduire des luxations beaucoup plus anciennes, ainsi qu'en témoigne le cas de Ch. Nélaton récemment présenté à la Société de chirurgie. Les tractions avec les appareils nécessitent des ménagements, car elles ont été parfois suivies de déchirures de la peau, de ruptures des muscles, des vaisseaux, des nerfs.

Lorsque la luxation reste irréductible, malgré ces tentatives, on a conseillé l'action directe sur les agents de l'irréductibilité. Les sections tendineuses et musculaires, pratiquées quelquefois, donnent des résultats peu encourageants. Il n'en est pas de même de la section de l'olécrâne proposée par Pingaud en 1877, exécutée avec succès en 1879 par Treudelenburg. Enfin, en désespoir de cause, on a conseillé la résection du coude.

B. LUXATIONS EN AVANT.

Cette luxation, dont la production sans fracture était considérée comme impossible autrefois, comprend deux variétés : a. la luxation *directe;* b. la luxation par *rotation* ou par *renversement.*

a. *Luxation directe.* — Depuis l'observation de Colson on a réuni quelques faits (Hamilton en cite 9) qui rendent incontestable l'existence de la luxation en avant sans fracture de l'apophyse coronoïde; il semblerait même que la luxation sans fracture soit plus fréquente que la luxation avec fracture de la coronoïde.

Causes et mécanisme. — Cette luxation succède le plus souvent à une chute violente sur le coude en flexion prononcée; parfois, mais beaucoup plus rarement, elle est le résultat d'une chute, l'avant-bras dans l'extension (Date, Denucé). La chute sur l'olécrâne, le membre en flexion forcée, est une cause suffisante (Colson); il est probable cependant que la torsion de l'avant-bras joue un rôle.

Anatomie pathologique. — Les documents anatomiques reposent sur le seul fait d'Edward Canton. Dans ce cas, il s'agissait d'une luxation en avant et en dehors; les expériences de Pingaud montrent qu'il en est toujours ainsi dans la luxation en avant. Le cubitus placé en avant de l'extrémité humérale répond non à la trochlée, mais à la petite tête humérale; le radius est en dehors. Le ligament annulaire est intact. Les muscles périarticulaires déchirés attestent un violent traumatisme; le nerf cubital est rompu derrière l'épitrochlée.

Dans certains cas, l'olécrâne ou l'apophyse coronoïde sont fracturés.

Signes. — Dans la luxation *incomplète*, où les extrémités cubitale et radiale restent au-dessous de l'extrémité humérale, il existe un allongement du membre mesuré par la hauteur de l'olécrâne; on constate une forme spéciale du coude caractérisée par un rétrécissement du membre au-dessous de l'extrémité humérale.

Dans la luxation *complète*, l'avant-bras est demi-fléchi; le coude est augmenté dans son diamètre antéro-postérieur; à la partie antérieure existe une saillie, difficile à apprécier dans les détails, surtout lorsque la flexion est très marquée; en arrière, un vide à la place de l'olécrâne. Ce dernier signe est capital pour établir le diagnostic.

Pronostic. — Malgré les graves désordres qui accompagnent cette luxation, la guérison a lieu souvent dans de bonnes conditions, une fois la réduction obtenue. Certaines complications peuvent survenir, et en particulier des suppurations; enfin le déplacement des extrémités osseuses a pu produire des déchirures vasculaires et surtout tégumentaires.

Traitement. — L'extension pure et simple suffit le plus souvent pour amener la réduction dans la luxation complète.

b. *Luxation par rotation ou par renversement.* — L'existence de cette variété ne repose que sur un seul fait, celui de Maisonneuve. A la suite d'une chute sur le côté interne du coude, une femme de quarante-trois ans se luxa les os de l'avant-bras d'une manière telle que la cavité sigmoïde du cubitus regardait en arrière et emboîtait la partie antérieure de la trochlée; la face postérieure de l'olécrâne était dirigée en avant; la tête radiale était cachée; l'avant-bras en pronation extrême.

La traction directe, tout d'abord tentée, n'amena aucun résultat. La rotation en dehors permit de transformer cette luxation en une luxation en arrière qui fut réduite avec facilité.

C. LUXATIONS EN DEHORS.

a. *Luxation complète.* — Cette luxation n'est pas très rare, puisque Hamilton en a pu réunir 24 observations. Elle se montre à la suite d'une chute, soit sur le coude à la partie interne, le choc tendant à projeter l'avant-bras en dehors, soit sur la main. Le mécanisme semble être celui de la flexion latérale externe de l'avant-bras, très voisin par conséquent de celui qui produit la luxation en arrière. Quelques auteurs pensent que la luxation en dehors n'est qu'une transformation de la luxation en arrière. Un fait qui viendrait prouver en faveur de ce mécanisme de la flexion externe est l'arrachement de l'épitrochlée fréquemment observé dans la luxation en dehors.

En l'absence d'autopsie, l'expérimentation a permis d'établir deux variétés de luxation en dehors (Denucé): dans une première variété, la cavité sigmoïde est placée au-dessus et en dehors de l'épicondyle et embrasse le bord externe de l'humérus (*luxation sus-épicondylienne*); dans la seconde, la cavité sigmoïde emboîte l'épicondyle (*luxation sous-épicondylienne*). Dans les deux cas, la tête du radius est portée un peu en avant et plus ou moins en dedans, suivant le degré de la rotation de l'avant-bras.

Signes. — Dans la luxation sus-épicondylienne, l'avant-bras est fléchi presqu'à angle droit, raccourci, en pronation marquée; le diamètre transversal du membre est très augmenté. A la partie interne du coude, l'humérus fait sous la peau une saillie considérable dans laquelle on reconnaît facilement l'épitrochlée, la trochlée et ses fossettes. A la partie externe, les os de l'avant-bras sont plus ou moins remontés et chevauchent sur l'humérus; le radius est sur un plan antérieur. La mobilité est variable; quelquefois l'articulation complètement disloquée jouit de mouvements excessifs. Enfin le membre étant placé dans l'extension, on note, à la partie inférieure et externe du bras, une déformation en coup de hache sur laquelle Denucé a surtout appelé l'attention.

Les mêmes signes, moins prononcés se retrouvent dans la luxation sous-épicondylienne. L'avant-bras est moins fléchi; l'épicondyle est masqué par la saillie de l'olécrâne.

Le pronostic est favorable; la luxation complète en dehors est facilement réduite, et dans la plupart des cas le membre a récupéré tous ses mouvements.

Le traitement consiste à ramener le bras dans la supination et à faire une traction, l'avant-bras étant dans l'extension. On repousse en même temps en sens inverse les extrémités déplacées.

b. La *luxation incomplète* comporte elle-même deux sous-variétés : la luxation en dehors *directe;* la luxation *en arrière et en dehors.*

La luxation en dehors *directe* se produit par le même mécanisme que la luxation complète dans le même sens. Le bec de l'olécrâne répond soit à la rainure qui sépare la cavité olécrânienne du condyle, soit au condyle lui-même. La tête du radius n'est pas sur le même plan que le cubitus; elle est soit en avant, soit en arrière.

La luxation *en dehors et en arrière,* décrite par Denucé, Malgaigne, Cooper, etc., comme une variété de la luxation en arrière, ne semblerait succéder à cette dernière qu'à la suite de manœuvres de réduction. Le mécanisme de sa production indique qu'il est plus exact de la considérer comme une variété de la luxation en dehors (Hamilton, Poinsot).

Les signes de la première variété sont les suivants : l'avant-bras est en demi-flexion et en pronation. En dedans on voit et on sent la forte saillie de l'épitrochlée et la dépression sous-jacente; en dehors la tête radiale roule sous le doigt; en arrière l'olécrâne est sorti de sa cavité et devient appréciable.

Le pronostic des luxations incomplètes en dehors n'est pas toujours bénin. Si dans les cas récents la réduction est ordinairement facile, l'épitrochlée arrachée et déplacée est parfois un obstacle à la réduction. On a vu la gangrène du membre survenir à la suite d'efforts excessifs de réduction (Hamilton).

La réduction est obtenue par la combinaison de l'extension avec la dression latérale.

D. LUXATION EN DEDANS.

Cette luxation, toujours incomplète, est moins rare qu'on ne le pense en général; contrairement à l'opinion des auteurs, elle serait même plus fréquente que la luxation en dehors (Poinsot).

Elle se montre à la suite d'un coup ou d'une chute portant soit sur la partie supérieure et externe des os de l'avant-bras, soit sur la région inféro-interne de l'humérus.

Le *mécanisme* de sa production est la flexion latérale externe de l'avant-bras, avec impulsion en dedans (Denucé) ou rotation en dedans (Malgaigne), mécanisme tout à fait voisin de celui de la luxation en arrière : aussi pourrait-on considérer la luxation en dedans comme une transformation de la luxation en arrière (Malgaigne, Pingaud).

Anatomie pathologique. — La crête du cubitus embrasse l'épitrochlée; la cupule radiale prend la place du cubitus dans la trochlée; la tête radiale est parfois en avant ou en arrière du cubitus A côté de cette variété Hamilton place la variété *en dedans et en haut*, considérée par la majorité des auteurs comme une sous-variété de la luxation en arrière. Dans cette variété, l'apophyse coronoïde est portée en haut, au-dessus de l'épitrochlée; la tête du radius est en rapport avec la cavité olécrânienne. Quelquefois on observe une fracture des apophyses humérales.

Signes. — Outre une flexion plus ou moins prononcée avec pronation, l'avant-bras est dévié en dedans. L'épicondyle fait en dehors une saillie considérable. En dedans l'épitrochlée est en partie masquée par la saillie de l'olécrâne. La tête radiale, souvent dissimulée, fait parfois au pli du coude un vague relief.

Dans la variété en dedans et en haut, indépendamment des signes précédents qui existent presque tous, on observe un raccourcissement marqué; de plus, la tête radiale est sentie au niveau de la fossette olécrânienne ou en arrière de la trochlée.

Pronostic. — La réduction n'est pas toujours obtenue avec facilité; dans beaucoup de cas on a dû employer le chloroforme. Dans la luxation en dedans et en haut (en arrière et en dedans des auteurs), Malgaigne a noté que sur 4 cas la réduction avait été obtenue une seule fois. Enfin, dans certaines observations, la non-réduction n'aurait entraîné qu'une très minime impotence.

Traitement. — L'avant-bras est ramené tout d'abord dans l'extension, puis en supination; la traction est alors opérée dans cette attitude; quand cette traction semble suffisante, l'humérus est repoussé en dedans d'une main, les os de l'avant-bras sont attirés en dehors avec l'autre main.

2° LUXATIONS ISOLÉES DU CUBITUS ET DU RADIUS.

A. LUXATION DU CUBITUS EN ARRIÈRE.

Cette luxation, qui est rare, a été décrite par quelques auteurs avec la luxation en arrière; ainsi que le remarquent Follin et Duplay, la luxation du cubitus se différencie de la précédente par la perte des rapports de l'articulation radio-cubitale supérieure; la rupture du ligament annulaire est la condition essentielle de la production de cette luxation. Il faut avouer toutefois que la description que l'on en donne est dépourvue de précision; et si l'on met dans un groupe à part les cas où le déplacement coïncide avec des fractures de l'olécrâne ou des tubérosités humérales, ou bien encore ceux dans lesquels il existe une luxation incomplète des deux os, on arrive à admettre d'une manière presque hypothétique l'existence de cette luxation à l'état simple. En l'absence de tout fait anatomique capable d'éclairer cette question litigieuse, Hamilton cite deux observations pouvant se rapporter à la luxation en question; encore, dans la seconde, il existait en même temps que le déplacement du cubitus en arrière une fracture de l'apophyse coronoïde.

Le diagnostic serait établi par la saillie anormale de l'olécrâne identique à celle qui existe dans la luxation du coude en arrière, tandis que le radius a conservé ses rapports normaux avec l'humérus. L'avant-bras est dans une flexion incomplète avec pronation marquée. La réduction est obtenue sans manœuvres spéciales; néanmoins on a cité des cas où des difficultés de réduction sont survenues.

B. LUXATIONS DU RADIUS.

Elles sont *complètes* ou *incomplètes*.

1° *Luxations complètes.* — Connues et étudiées depuis longtemps, ces luxations ont été divisées en trois variétés : a. luxation *en avant;* b. luxation *en arrière;* c. luxation *en dehors.*

a. *Luxation en avant.* — Cette luxation, qui est la plus fréquente (Hamilton), succède soit à un choc direct sur la tête du radius, comme dans une chute sur le coude, soit à un mouvement faux et exagéré, tel que celui qui est produit par une traction sur la main en supination, quand on soulève, par exemple, un enfant par la main.

La tête radiale est en avant du condyle, tantôt directement, tantôt un peu en dedans ou en dehors. Le ligament annulaire n'est pas toujours détruit; il semble plutôt conservé en grande partie dans la plupart des cas.

Signes et diagnostic. — L'avant-bras est ordinairement en pronation ou dans une position moyenne, mais jamais en supination; il est aussi dans une flexion légère. Il existe une mobilité latérale exagérée.

Sous l'épicondyle, en arrière et en dehors, on note une dépression, et en avant, dans le pli du coude, superficiellement, une saillie arrondie roulant sous le doigt dans les mouvements de rotation imprimés à l'avant-bras.

Le diagnostic ne présente pas ordinairement de grandes difficultés; néanmoins on peut confondre la luxation du radius en avant avec le décollement de l'épiphyse supérieure de cet os; dans ce cas l'exploration attentive montre que la tête radiale reste en rapport avec le condyle, et qu'il n'existe pas de dépression au-dessous de lui.

Au point de vue du pronostic, il faut noter que la réduction n'est pas toujours obtenue; sur 19 cas Malgaigne note que 11 fois, c'est-à-dire dans plus de la moitié des faits, on n'a pu arriver à réduire; Hamilton signale aussi des observations de ce genre. Chez les enfants cette non-réduction ne paraît pas entraver gravement les fonctions du membre; des mouvements assez étendus se rétablissent au bout d'un certain temps.

La réduction s'opère en pratiquant l'extension sur la main, le membre restant dans l'attitude que lui imprime la luxation; puis la tête radiale est repoussée en arrière avec les deux pouces.

Parfois le déplacement se reproduit après réduction; aussi est-il nécessaire d'appliquer un bandage maintenant la flexion pendant un certain temps.

b. *Luxation en arrière.* — Les faits qui visent cette luxation ne sont pas exceptionnels, puisque Denucé en a réuni 14 cas et Hamilton 34 dont 5 personnels; toutefois on a confondu les observations dans lesquelles la luxation est simple et ceux où il existe en même temps une fracture du condyle.

La luxation du radius en arrière succède soit à un choc direct porté en avant sur l'extrémité supérieure de cet os, soit à une chute sur le coude avec torsion de l'avant-bras.

La tête radiale est placée en arrière du condyle et un peu en dehors. Le ligament annulaire est rompu, mais dans les luxations anciennes l'appareil ligamenteux est plus ou moins reconstitué. Chez l'enfant, la rupture du ligament annulaire n'est pas indispensable pour la production de la luxation; une laxité prononcée de ce ligament suffirait à la rendre possible.

Le diagnostic est établi par la position de la tête radiale en arrière du condyle externe; il en résulte une dépression anté et sous-épicondylienne. L'avant-bras est dans une flexion légère et en pronation.

On conseille pour réduire cette luxation la traction soit dans la flexion, soit dans l'extension; en même temps une pression d'arrière en avant est exercée sur la tête radiale. On s'est bien trouvé dans quelques cas de faire suivre la traction dans l'extension d'une brusque flexion.

c. *Luxation en dehors.* — Décrite par Malgaigne comme une variété à part, puis par Denucé avec une grande complexité de détails, la luxation du radius en dehors doit être considérée comme une transformation de la luxation en avant ou de la luxation en arrière (Hamilton); elle ne prête donc pas à une histoire spéciale.

2° *Luxations incomplètes de la tête du radius.* — Ces luxations dont l'étude présente encore des points obscurs s'observent surtout chez les enfants.

Dans l'âge adulte on n'en connaît guère que deux faits (Malgaigne, Nélaton), dans lesquels il s'agissait de luxations incomplètes en avant. Comme particularité essentielle de cette variété, il y a lieu de signaler son origine constante, qui est une traction sur l'avant-bras ou la main.

Ces luxations sont donc l'apanage presque exclusif de l'enfance; on leur donne aussi le nom de luxations *en bas* ou *par élongation;*

elles sont décrites par Denucé et Malgaigne avec les luxations en avant ou en arrière.

Elles se montrent surtout entre deux et trois ans ; elles sont rares au delà de six ; quelquefois elles existent des deux côtés. Elles succèdent à une traction faite pour soulever un enfant, pour l'empêcher de tomber ; la traction est accompagnée ou non de torsion.

Il faut, au point de vue du mécanisme, signaler pour mémoire l'opinion qui faisait jouer au relâchement des ligaments un rôle important comme cause prédisposante à la luxation. Des expériences de Streubel et de Pingaud résultent les notions suivantes ; la traction suivant l'axe du radius (fait initial) amène un abaissement de cet os, d'où la création d'un espace libre dans lequel s'introduisent sans rupture préalable le ligament annulaire et la capsule. Le déplacement secondaire qui se produit presque toujours en avant, est le résultat d'un mouvement de torsion de l'avant-bras et correspond à un glissement de la tête du radius en avant de la petite cavité sigmoïde.

Les expériences cadavériques ont montré que le ligament annulaire est remonté à la partie antérieure de la tête du radius, laissant à découvert une partie d'autant plus grande de la cupule que la pronation s'accentue davantage.

Au moment de l'accident, un craquement se produit ordinairement, assez fort pour être perçu par la personne qui tient l'enfant, puis une vive douleur se manifeste avec impuissance du membre. L'avant-bras est en flexion légère et dans une position intermédiaire à la pronation et à la supination.

La nature de l'accident vient aussi apporter un renseignement d'autant plus important que les signes physiques sont assez peu accentués. Parfois il existe une augmentation du diamètre antéro-postérieur du coude, et la tête radiale est vaguement sentie en avant ; enfin, symptôme important, l'avant-bras ne peut être ramené dans la supination.

La réduction est parfois spontanée ; dans tous les cas, les moindres tentatives de traction et d'extension, en y ajoutant au besoin une légère pression en avant, amènent la réduction.

3° LUXATIONS DIVERGENTES.

On donne ce nom à des luxations du coude dans lesquelles le cubitus est porté dans un sens et le radius dans un autre.

Elles ont été observées dans trois directions (Poinsot).

a. *Luxation antéro-postérieure* (cubitus en arrière, radius en en avant). Cette luxation, signalée pour la première fois par Michaut, en 1841, d'après Malgaigne, a été vue quelquefois depuis, mais rarement; car Hamilton n'en cite que neuf cas, parmi lesquels se trouvent une observation d'Arnozan et une de Tillaux.

Anatomie pathologique. — Dans les deux seuls cas où l'on a eu l'occasion de vérifier la position des os (Pitha, Gripat), il existait de graves désordres dus à une chute d'une grande hauteur. On constatait une déchirure complète des ligaments, une fracture de l'apophyse coronoïde. L'extrémité humérale s'enfonçait comme un coin entre le radius qui occupait la cavité coronoïdienne et le cubitus placé dans la cavité olécranienne.

Étiologie et Mécanisme. — La luxation antéro-postérieure se produit dans une chute soit sur la main, soit sur le coude écarté du tronc. La chute sur la main, l'avant-bras étant en pronation forcée, semble déterminer la rupture du ligament latéral externe et du ligament annulaire, rupture qui favorise le double déplacement (Denucé). Dans la chute sur le coude écarté du tronc, la rupture des ligaments internes est le premier fait permettant le déplacement du cubitus en arrière. Le glissement consécutif de l'humérus en dehors détermine la rupture du ligament annulaire et l'entraînement du radius en avant.

La déformation observée dans cette luxation consiste dans une augmentation du diamètre antéro-postérieur du coude et inversement en une diminution du diamètre transversal.

La saillie de l'olécrâne existe en arrière, remontée de 2 ou 3 centimètres; en avant la tête radiale est perçue dans le pli du coude; un vide considérable est noté sous l'épicondyle.

L'avant-bras est dans une légère flexion et dans une position intermédiaire à la pronation et à la supination, parfois en supination complète : il existe une mobilité latérale très prononcée.

La réduction est en général obtenue dans les cas récents ; elle est rare dans les luxations anciennes.

Le meilleur procédé de réduction paraît être un procédé déjà décrit à propos des luxations en arrière. Pendant que des aides font l'extension et la contre-extension, le chirurgien, prenant point d'appui sur son genou, appuie de ses deux pouces sur l'olécrâne, tandis que les doigts placés dans le pli du coude refoulent en arrière la tête radiale.

b. *Luxation transversale.* — L'existence de cette variété ne repose que sur une observation. Chez un garçon de 15 ans tombé d'une certaine hauteur sur la paume de la main, Warmont constata un déplacement des os de l'avant-bras tel, que le radius était en dehors de l'épicondyle, l'olécrâne en dedans et en arrière de l'épitrochlée; il existait une augmentation énorme du diamètre transversal du coude.

c. *Luxation oblique.* Si l'on s'en rapporte aux deux seuls faits connus, cette luxation présenterait deux variétés.

Dans la première, le cubitus est en arrière et le radius en dehors. Le cas de Samuel Wihte, qui est le seul exemple de cette variété, est relatif à un garçon de 15 ans. Le déplacement en question s'était produit à la suite d'un traumatisme violent; les condyles de l'humérus faisaient issue à travers la peau.

Dans la deuxième variété, le cubitus est en avant, le radius en dehors. Dans le cas unique de Malmer Mons, la luxation du radius en dehors était complète, sans fracture de l'olécrâne; la réduction fut facile.

IV

LUXATIONS DU POIGNET OU LUXATIONS RADIO-CARPIENNES.

Autrefois considérées comme très fréquentes, les luxations du carpe sur les os de l'avant-bras sont devenues de plus en plus rares, à mesure que s'établissait mieux l'histoire des fractures du radius. Dupuytren les regardait même comme impossibles, exagération relevée par Malgaigne; somme toute ces luxations sont rares.

Servier (*Gaz. hebd.* 1880), qui a fait une bonne étude sur les luxations du poignet, en a rapporté 16 observations, dont une personnellé, depuis celles de Malle et de Padieu (1838). De ce relevé il résulte que la luxation en arrière est plus fréquente que la luxation en avant, puisque cette dernière variété n'est représentée que par 6 cas sur 16.

Parfois ces luxations coïncident avec une fracture de l'extrémité inférieure du radius ou du cubitus.

On distingue : 1° des luxations *en arrière*, 2° des luxations *en avant*.

1° *Luxation en arrière*. — La cause la plus ordinaire de la luxation en arrière est une chute sur la paume de la main ; mais ce n'est pas l'unique mécanisme de sa production ; le déplacement pourrait aussi succéder à une chute sur le dos de la main produisant une flexion forcée du poignet (J. L. Petit, Hamilton).

Les expériences pratiquées dans le but d'éclaircir le mécanisme de cette luxation n'ont pas apporté grande lumière ; l'extension forcée du poignet amène presque toujours la fracture de l'extrémité inférieure du radius (17 fois sur 19, Honigschmïed).

Anatomie pathologique. — Les ligaments postérieurs et latéraux de l'articulation du poignet sont déchirés ; l'antérieur est parfois sain. Le ligament triangulaire, ordinairement intact, maintient le radius et le cubitus dans leurs rapports.

Les os de la première rangée du carpe, plus ou moins disjoints et rendus plus mobiles, chevauchent en arrière des os de l'avant-bras. Dans le cas de Servier, le scaphoïde était détaché de presque toutes ses attaches ; le semi-lunaire, séparé du reste du carpe, était fixé au radius.

Dans les luxations exposées, on peut observer, de plus, le tiraillement ou la rupture des tendons, la contusion et la déchirure des nerfs et des artères..

Signes. — La main conserve sensiblement la direction de l'axe du poignet ; s'il existe une inclinaison latérale, elle est due à un déplacement de la main en totalité. La déformation consiste en une augmentation du diamètre antéro-postérieur du poignet. En avant, une saillie abrupte, en arrière un relief arrondi se continuant manifestement avec la main. Les apophyses styloïdes du radius et du cubitus ont conservé leurs rapports réciproques. Enfin la réduction du déplacement s'opère d'une manière brusque. Tous ces signes sont suffisants pour empêcher de confondre la luxation du poignet avec la fracture du radius. Néanmoins il est certain que le diagnostic présente de réelles difficultés lorsque les deux lésions coexistent.

2° *Luxation en avant.* — Cette luxation est à peu près aussi fréquente que la précédente, plus fréquente même d'après Servier, qui est en contradiction sur ce point avec la plupart des auteurs.

Anatomie pathologique. — Les ligaments antérieurs et postérieurs sont déchirés, ainsi que le ligament latéral externe, en général.

Les os du carpe sont inégalement déplacés; le ligament antérieur s'interpose entre le scaphoïde et le semi-lunaire d'une part, la face antérieure du radius de l'autre. Le pyramidal conserve à peu près ses rapports avec le cubitus et le ligament triangulaire (Goodall).

Signes. — La main est déviée en avant et un peu en dehors.

Sur le dos du poignet existe une saillie brusque se continuant avec les os de l'avant-bras; les apophyses styloïdes forment un relief très marqué. A la face palmaire on trouve la saillie moins prononcée des os du carpe. Les mouvements du poignet sont beaucoup plus étendus que dans la fracture du radius.

Pronostic et traitement. — Dans la luxation simple, la réduction ordinairement facile s'opère à l'aide de simples tractions sur la main. Mais il faut maintenir pendant un certain temps cette réduction avec un bon appareil, car, en raison de la mobilité plus grande, surtout du côté du cubitus, le déplacement tend à se reproduire (Hamilton).

La luxation exposée peut être suivie de la gangrène de la main et présente de nouvelles indications.

Dans les cas les plus simples, la réduction est encore possible; mais il faut avoir recours à la résection des os de l'avant-bras dès que la réduction présente des difficultés. Enfin, lorsqu'il y a des accidents généraux et que la main est compromise par la gangrène, il y a lieu de procéder à l'amputation de l'avant-bras.

V

LUXATIONS DE L'EXTRÉMITÉ INFÉRIEURE DU CUBITUS.

Ces luxations coïncident souvent avec la fracture du radius; isolées, elles sont considérées comme rares; néanmoins Tillmanns, sur un relevé de 50 observations, a trouvé que dans 25 cas elles existaient sans fracture.

a. *Luxation en arrière.* — La cause la plus habituelle est une traction sur l'avant-bras en pronation forcée ou bien un mouvement de pronation excessif, comme celui qui se produit en tordant du linge ; une chute sur le poignet peut aussi donner naissance à cette luxation.

Le ligament latéral interne et le ligament triangulaire sont déchirés; la tête du cubitus, placée en arrière, quelquefois en arrière et en dehors, peut aussi, en raison de sa mobilité, être ramenée en dedans.

La main, dans la position intermédiaire, est parfois en pronation extrême. L'extrémité du cubitus forme en arrière du poignet une saillie mobile ; l'apophyse styloïde est portée en dehors de l'axe du cinquième métacarpien.

La réduction est ordinairement facile ; aussi le déplacement offre assez de tendance à se reproduire, il est donc nécessaire d'appliquer un appareil de contention.

b. *Luxation en avant.* — Regardée par Malgaigne comme beaucoup plus rare que la précédente, cette luxation serait au contraire plus fréquente, si l'on se réfère à la statistique de Tillmanns et à l'opinion d'Hamilton.

Elle est le résultat d'une violente torsion du poignet en dehors ; aussi la main et le poignet se trouvent-ils habituellemeut en supination forcée.

L'extrémité du cubitus fait saillie à la face antérieure du poignet; d'où un enfoncement correspondant au côté de la face dorsale.

La réduction nécessite quelquefois une traction sur la main.

VI

LUXATIONS DES OS DU CARPE.

La solidité et la multiplicité des articulations des os du carpe expliquent la grande rareté des luxations de ces os.

Les os du carpe peuvent se déplacer isolément, d'une part; d'autre part, les os de la deuxième rangée se luxent quelquefois sur ceux de la première (*Luxations médio-carpiennes*) ; de là deux groupes de luxations.

1° LUXATIONS ISOLÉES DES OS DU CARPE.

Elles n'ont été observées d'une manière certaine que pour trois os, le semi-lunaire, le pisiforme, le grand os.

a. *Semi-lunaire.* — Quelques observations de luxation de cet os soit en avant, soit en arrière, existent dans la science; la luxation succède presque toujours à une chute, d'un lieu élevé, sur la paume de la main. Le cas le plus curieux est celui de Holmes, dans lequel la luxation du semi-lunaire existait sur les deux poignets, à la face palmaire.

b. *Pisiforme.* — On sait qu'à l'état normal cet os jouit de mouvements assez prononcés sur le pyramidal, surtout chez les enfants : notion à retenir lorsqu'on se trouve en présence d'un déplacement réel du pisiforme. Deux cas de luxation de cet os sont signalés (Albin Gros, Erichsen) ; l'os luxé est entraîné en haut par l'action du cubital antérieur. D'après un fait de Fergusson, la luxation pourrait être due simplement à la contraction énergique de ce muscle.

c. *Grand os.* — La luxation a toujours lieu en arrière. Richard a signalé un cas de subluxation; quelques rares exemples ont été cités ensuite; le fait le plus complet est celui de Bransby Cooper; la réduction ne put être obtenue par la simple pression et l'extension du poignet : il fallut exercer une traction sur l'index et le médius.

Déplacements complexes. — Dans les grands traumatismes on peut observer d'autres luxations. Alquié a vu le trapèze luxé en avant et en dedans du scaphoïde; le premier métacarpien avait suivi le trapèze; l'aspect du poignet était celui de la fracture du radius.

2° LUXATIONS MÉDIO-CARPIENNES.

Maisonneuve a signalé un cas de luxation en arrière. La déformation du poignet simulait celle de la luxation du carpe; mais la saillie était située bien au-dessous du plan des apophyses styloïdes L'autopsie montra que les os de la deuxième rangée du carpe, complètement séparés des os de la première rangée, chevauchaient en arrière d'eux d'environ 1 centimètre.

Deux cas de luxation médio-carpienne en avant ont été cités : l'un par Desprès (il s'agissait d'une luxation incomplète), l'autre par Richmond.

3° LUXATIONS CARPO-MÉTACARPIENNES.

D'une manière générale ces luxations sont fort rares. Il faut étudier à part la luxation du premier métacarpien, qui présente des caractères particuliers.

A. *Luxation du premier métacarpien* (*trapézo-métacarpienne*).

a. La luxation *en avant* est d'une telle rareté que Malgaigne n'en a pas fait mention; elle a été décrite sans détails par A. Cooper ; Vidal (de Cassis) en a signalé un cas; il s'agissait d'une luxation incomplète.

Dans les faits visés par A. Cooper, le pouce était renversé en arrière et dans l'impossibilité d'effectuer le mouvement d'opposition; la tête du métacarpien faisait saillie dans la paume de la main.

b. *Luxation en arrière.* — La science en possède une dizaine d'observations : on l'a vue survenir soit par le fait d'un mouvement forcé d'adduction, soit à la suite d'une violence portée sur l'extrémité antérieure du pouce (coup de poing, coup de feu, etc.).

L'extrémité du premier métacarpien repose par son bord antérieur sur la face dorsale du trapèze ; dans le cas de Foucher, où la luxation était très ancienne, les deux os étaient soudés.

La capsule distendue et non déchirée s'interposait entre les surfaces et empêchait la réduction complète, dans le cas de Gérin-Roze.

Le pouce est dans une attitude variable. La tête du métacarpien fait à la partie dorsale du carpe une forte saillie, et remonte plus ou moins haut : dans un fait dû à Bourguet, cette saillie atteignait le plan transversal des apophyses styloïdes. Le trapèze proémine d'une manière anormale au niveau de la région thénar.

La luxation en arrière pourrait être incomplète, auquel cas il serait facile de la méconnaître ; la description de cette variété incomplète fait défaut. La réduction est obtenue soit par la pression simple, soit en y joignant l'extension. Un appareil de contention sera laissé à demeure pendant 20 à 25 jours.

B. *Luxations des quatre derniers métacarpiens.* — Bien que rares, ces luxations ne sont pas exceptionnelles, puisque Hamilton a pu en relever 12 cas, dont 3 personnels.

Elles peuvent siéger sur un métacarpien ou sur les quatre derniers.

Luxations isolées. — Dans sept cas la luxation a eu lieu *en arrière*. Quatre fois, elle siège sur le deuxième métacarpien (Foucher, Humbert, Hamilton). Dans les deux cas de Hamilton, le troisième métacarpien était luxé en même temps que le second; dans le cas de Foucher, cité antérieurement, le premier métacarpien était luxé en même temps que le second.

Le troisième métacarpien était luxé dans les deux cas de Blandin et de Roux; le quatrième dans celui de Maurice.

La luxation *en avant* de métacarpiens isolés a été observée deux fois. (Bourguet, J. Marsh, cités par Hamilton.)

c. *Luxations simultanées des quatre derniers métacarpiens.* — Vigouroux en a signalé un cas; il s'agissait d'une vieille luxation en arrière produite par l'explosion d'un pistolet; Hamilton cite un cas du même genre.

Tillaux a présenté à la Société de Chirurgie une observation de luxation en avant des quatre derniers métacarpiens; la lésion avait été produite par une chute d'une assez grande hauteur sur la face dorsale de la main.

L'étiologie des luxations des métacarpiens est presque toujours la même : chocs directs, coups de poing, explosion d'armes à feu, rarement des chutes.

Dans un certain nombre de cas, et particulièrement dans les luxations isolées, le déplacement est incomplet; ce qui explique comment la lésion véritable a été parfois méconnue et par suite non traitée.

Dans les cas où le diagnostic a été établi, la réduction a été assez facilement obtenue par une simple extension sur les doigts avec pression au niveau de la tête saillante du métacarpien déplacé.

VII

LUXATIONS MÉTACARPO-PHALANGIENNES.

1° LUXATION MÉTACARPO-PHALANGIENNE DU POUCE.

Cette luxation présente un très réel intérêt à cause de sa fréquence relative et des difficultés qu'elle oppose à la réduction; la phalange se luxe le plus souvent en arrière, rarement en avant.

A. *Luxation en arrière.* — Sa cause ordinaire est une chute ou un choc, portant sur la face palmaire du pouce, amenant le renversement du pouce en arrière; c'est le mécanisme de l'extension forcée. Certaines personnes peuvent produire à volonté sur elles-mêmes cette luxation par action musculaire; on explique cette particularité soit par une habitude prise dès l'enfance, soit par une laxité spéciale des ligaments.

Anatomie pathologique. — On connaît depuis longtemps les lésions qui caractérisent cette luxation par les autopsies de Lisfranc, Deville et par celle plus complète de Lawrie; mais il s'agissait de luxations anciennes. Les auteurs, frappés de la fréquente et rapide irréductibilité, se sont évertués à en trouver la cause; mais il faut avouer que ce n'est guère que depuis les belles recherches de Farabeuf que la lumière s'est faite sur les divers points de l'histoire de cette luxation. (*Bullet. Société de chirurgie* 1876.)

Pour Farabeuf, ce sont les os sésamoïdes qui jouent le principal rôle dans l'irréductibilité, et leur position devenant un point de repère, il admet trois variétés de luxation en arrière :

a. Dans la *luxation incomplète*, les sésamoïdes s'arrêtent sur le bout du métacarpien : le ligament antérieur est incomplètement déchiré, les ligaments latéraux sont intacts, mais tendus; les surfaces articulaires sont encore en contact dans une certaine étendue.

b. Dans la luxation *complète*, l'extrémité phalangienne est placée sur le dos du métacarpien; l'axe de la phalange fait avec l'axe de ce dernier un angle voisin de l'angle droit. Le ligament externe est rompu, l'interne partiellement déchiré. Le ligament glénoïdien est arraché au niveau de ses attaches métacarpiennes; il est replié sur lui-même dans le sens de la flexion; les sésamoïdes suivent de même la phalange. Le col du métacarpien est enserré dans une boutonnière musculaire, formée en dedans par le tendon du long fléchisseur et l'adducteur, en dehors par le court abducteur et le court fléchisseur : « Cet ensemble, dit Farabeuf, constitue moins une boutonnière qu'une fronde élastique et contractile, large de plusieurs millimètres, plate et appliquée à plat, en sautoir, sur les flancs et le dos du métacarpien. »

c. La luxation *complexe* est ordinairement le résultat de manœuvre faites en vue d'obtenir la réduction de la luxation complète; un traumatisme peut toutefois lui donner naissance. Toutes les tentations de réduction exercées *dans l'axe du métacarpien* ont pour résultat de retourner le ligament glénoïdien et les sésamoïdes qui s'interposent entre les surfaces articulaires (Farabeuf).

Trois théories principales ont été indiquées pour donner la raison de l'obstacle à la réduction des luxations en arrière. Autrefois, on incriminait volontiers les ligaments latéraux (Hey, Dupuytren); les plus simples notions d'anatomie pathologique ont fait justice de cette manière de voir. La doctrine de la résistance des muscles, basée sur la disposition indiquée, soutenue par Ballingale, Malgaigne, etc., compte encore un certain nombre de partisans; toutefois à l'heure actuelle, depuis les expériences de Farabeuf qui ont confirmé sur ce point particulier la manière de voir de Pailloux, on est disposé à faire jouer le rôle capital au ligament glénoïdien, et, selon Farabeuf, plus particulièrement aux os sésamoïdes. Le rôle le plus important est joué par le sésamoïde externe qui, dans la luxation complexe, s'est retourné sous l'influence des tractions exercées dans l'axe du doigt et s'est interposé entre la phalange et le métacarpien.

Signes. — Dans la luxation *incomplète*, les extrémités articulaires font une saillie variable; la phalange reste en position fixe dans l'extension. Le pouce conserve sa longueur normale (Malgaigne).

La luxation *complète* présente les signes suivants : la première phalange est renversée en arrière, en extension complète; la deuxième phalange fléchie sur la première; dans cette attitude, le pouce présente la forme d'un *Z*. La tête du métacarpien forme à la région thénar une saillie très superficielle; à la face dorsale, la phalange est mobile, surtout dans le sens latéral. Le raccourcissement du pouce varie de quelques millimètres à 1 centimètre 1/2.

Dans la luxation *complexe*, les signes sont moins accentués; la phalange reste parallèle au métacarpien; la phalangette est à peine fléchie; le raccourcissement seul permet de reconnaître que le déplacement est complet (Farabeuf).

Pronostic. — La luxation du pouce en arrière devient très rapidement irréductible; Malgaigne ne citait qu'un cas où la réduction ait été obtenue après trois jours. Quelques accidents ont été signalés à la suite des manœuvres de réduction, tels que l'arrachement de la phalangette, des phlegmons diffus, la gangrène.

Les luxations anciennes, bien que gênant notablement les fonctions du pouce, ne mettent généralement pas obstacle à tous les mouvements et permettent dans une certaine mesure le mouvement d'opposition.

Traitement. — Nombre de procédés ont été conseillés pour la réduction des luxations du pouce; il faut citer seulement pour mémoire : l'impulsion simple, l'impulsion avec flexion en avant; nous avons vu que cette dernière manœuvre avait pour résultat de transformer la luxation complète en luxation complexe. La rotation ou circumduction a réussi à Guyon dans un cas.

Il faut revenir à la flexion en arrière, procédé déjà préconisé par Ch. Bell et Pailloux, et décrit d'une manière plus précise et plus minutieuse par Farabeuf sous le nom de « traction sur la phalange redressée ». Le métacarpien étant fixé dans l'opposition par un aide, la phalangette est saisie avec la main ou mieux avec la pince de Farabeuf, fléchie en arrière et ramenée de haut en bas vers la surface articulaire du métacarpien en grattant ce dernier; cette manœuvre a pour résultat de refouler l'os sésamoïde externe et le ligament glénoïdien progressivement jusqu'au cartilage, et alors la phalange les suit instantanément (Farabeuf).

Lorsqu'une luxation *non réduite* ne détermine pas trop de gêne, il est prudent de s'abstenir de toute intervention. Dans des conditions opposées, on a été amené à pratiquer la section soit des ligaments latéraux et de la capsule (Ch. Bell), soit des muscles (Malgaigne), avec des résultats variés. Enfin l'ouverture de l'articulation, faite autrefois par Dupuytren, reprise par Lücke en 1871, réservée jusque-là aux luxations exposées, a été appliquée en 1876 par Esmarch aux luxations simples. L'ouverture de l'articulation est suivie, s'il est besoin, de la résection des extrémités articulaires (Volkmann); mais si l'on considère que la luxation a la plus grande tendance à se reproduire après cette opération, ou bien que l'ankylose en est un résultat fréquent, on voit que cette conduite ne peut être qu'exceptionnelle.

B. *Luxation en avant.* — Cette luxation est très rare; il n'en existe que 7 ou 8 observations dans la science.

Une chute, un choc, sur la face dorsale du pouce (coup de poing), lui donnent le plus souvent naissance; elle pourrait aussi être produite par le mécanisme de l'extension forcée du pouce, mais alors le renversement en arrière coïnciderait avec une abduction forcée, qui amènerait la rupture du ligament latéral interne, condition fondamentale du déplacement en avant (Foucaut, *thèse de Paris* 1876).

Anatomie pathologique. — La capsule est déchirée en arrière et sur les côtés; en avant les fibres métacarpo-sésamoïdiennes internes résistent; dans un cas de luxation récente, le tubercule articulaire externe du métacarpien était arraché (Foucaut). Les tendons des court et long extenseurs du pouce sont rejetés en dehors de la tête du métacarpien, recouvrant le tubercule externe de cet os.

Farabeuf a pu produire expérimentalement trois variétés de luxations en avant; ces variétés sont basées sur la position occupée par les tendons extenseurs.

1° Luxation directe *en avant*, lorsque les tendons restent en position normale; 2° luxation *en avant et en dehors*, quand ils sont déplacés dans ce sens; 3° luxation *en avant et en dedans*, lorsqu'ils sont déjetés à la partie interne.

Signes. — L'attitude du pouce est variable : la deuxième phalange est étendue ou bien fléchie en avant; parfois le pouce est en rotation soit en dedans, soit en dehors; ce fait serait en rapport avec la position des extenseurs : la rotation en dedans étant liée au déjettement des tendons en dehors de la tête du métacarpien, la rotation en dedans à leur position en dedans (Foucaut). Le raccourcissement est en rapport avec le chevauchement des extrémités articulaires l'une sur l'autre.

Pronostic. — La réduction est beaucoup plus facile que dans la luxation en arrière. Lenoir a pu réduire une luxation datant de 38 jours, à l'aide de manœuvres de circumduction et de tractions directes.

Le plus souvent la flexion forcée du pouce suffit pour amener la réduction.

2° LUXATIONS DE LA PREMIÈRE PHALANGE DES QUATRE DERNIERS DOIGTS.

Ces luxations sont assez rares. Malgaigne a pu en réunir 9 cas; Hamilton en a observé 3 cas; Poinsot en a relevé 3 autres observations (*in* Hamilton).

Le plus souvent ces luxations portent sur l'index; beaucoup plus rarement sur le petit doigt; exceptionnellement sur les autres doigts.

a. Luxation en arrière. — Lorsqu'il s'agit de l'index, la déformation est analogue à celle que présente la luxation du pouce en arrière, et se produit dans des conditions du même ordre. L'analogie se continue par les difficultés que cette luxation trouve à la réduction. L'obstacle à la réduction résiderait, d'après Malgaigne, dans la boutonnière musculaire que les interosseux forment à la tête du métacarpien; peut-être ici encore faut-il incriminer de préférence le ligament antérieur.

b. Luxation en avant. — Il n'en existe que de très rares observations : 2 pour l'index, dont une incomplète (Malgaigne), l'autre complète, due à Hamilton et dans laquelle la réduction fut facile; 1 relative à une luxation du petit doigt et de l'annulaire (Housson); 1 luxation du médius (Bourguet). Quelques-unes de ces luxations semblent être incomplètes, et les observations sont peu détaillées.

VIII

LUXATIONS DES PHALANGINES.

Malgaigne en a réuni quatorze observations. Le déplacement se produit : en arrière, en avant, latéralement.

a. La luxation *en arrière*, de beaucoup la plus fréquente, est toujours complète : la deuxième phalange, en arrière de la première, forme avec elle un angle voisin de l'angle droit; la phalangette reste fléchie. La réduction est facile.

b. La luxation *en avant*, considérée comme impossible par Boyer, existe bien réellement. Tous les segments du doigt sont dans l'extension. A la partie antérieure les tendons fléchisseurs gênent l'exploration de l'extrémité de la phalangine.

c. Les luxations *latérales* sont encore plus rares. Malgaigne en cite 3 cas; Follin un quatrième. Ces luxations portaient sur l'annulaire et sur le médius. La phalangine était presqu'à angle droit sur la phalange.

IX

LUXATIONS DES PHALANGETTES.

L'étude de ces luxations a été faite d'une manière spéciale par Malgaigne, en 1845, dans le *Journal de chirurgie*.

D'une manière générale, ces luxations présentent avec celles des phalangines de grandes analogies, si bien que Hamilton les décrit dans un même chapitre.

a. Luxations de la phalangette du pouce en arrière. — Le déplacement n'est pas toujours direct; la phalange se trouve parfois aussi dans la rotation en dehors. Les ligaments latéraux semblent être l'obstacle habituel à la réduction, mais non l'unique, car on a vu aussi le ligament antérieur et le tendon fléchisseur s'interposer entre les surfaces articulaires; enfin Malgaigne a noté comme agent auxiliaire de l'irréductibilité, l'accrochement des petits tubercules qui surmontent les surfaces articulaires de la phalange et de la phalangette.

Les signes de cette luxation offrent de grands traits de ressemblance avec ceux de la luxation du pouce en arrière; une particularité à signaler est relative à la grande fréquence de la déchirure des parties molles.

La luxation *en avant* est beaucoup plus rare. Comme la précédente, elle peut être *complète ou incomplète;* un raccourcissement du pouce de 4 à 5 millimètres indique qu'il s'agit d'une luxation complète. La réduction ne présente pas en général de réelles difficultés :

b. Luxations des phalangettes des quatre derniers doigts. — Ces luxations ont été observées en arrière, latéralement, jamais en avant.

De même que pour la phalangette du pouce, ces luxations peuvent s'accompagner de plaies des parties molles et constituer des luxations exposées. Bien que Miller ait soutenu que les luxations exposées, celles du pouce en particulier, nécessitent d'une manière constante soit la résection, soit l'amputation, la règle de conduite consiste à tenter la réduction, lorsqu'il n'existe pas d'accidents inflammatoires trop violents.

Les luxations de la phalangette du pouce restent réductibles beaucoup plus longtemps que celles du pouce; dans un cas Hamilton en a réduit une datant de 7 jours, en sectionnant les ligaments latéraux; Huguier en a réduit une datant de 6 semaines. Enfin dans un autre cas E. Klin et Knie de Moscou eurent recours à la résection de l'articulation, et leur opéré mourut de tétanos (Poinsot).

CHAPITRE TROISIÈME

AFFECTIONS SPÉCIALES AU MEMBRE SUPÉRIEUR

I

TUMEURS DE L'OMOPLATE.

Les tumeurs de l'omoplate ne diffèrent pas, au point de vue de leur nature, des tumeurs des os en général; elles ne présentent un intérêt spécial que par le siège qu'elles occupent et les indications opératoires qu'elles réclament.

Elles ont été étudiées avec soin par Demandre (*thèse de Paris* 1873), par Chauvel (*Dictionn. encyclop.*, art. Omoplate), par de Langenhagen (*thèse de Paris* 1883), et par Poinsot (*Revue de chirurgie*, 1885).

Étiologie. — Ces tumeurs ne sont pas très fréquentes; Chauvel en a pu réunir 72 cas; les plus nombreux ont été observés chez des hommes adultes, plus souvent à droite qu'à gauche.

Anatomie pathologique. — On trouve ici avec une inégale fréquence les tumeurs dites bénignes et les tumeurs malignes Sur 72 cas, on compte 8 *exostoses*, 14 *enchondromes*, 20 *sarcomes* avec leurs variétés diverses, 23 cancers ou *carcinomes* (De Langenhagen.)

Les *exostoses* sont ou des exostoses de développement ou ostéogéniques, ayant leur point de départ au niveau des cartilages épiphysaires, ou des exostoses syphilitiques siégeant de préférence au niveau des bords de l'omoplate et se développant surtout au niveau de l'angle inférieur de l'os.

Ces tumeurs ont surtout pour caractère d'être nettement circonscrites.

Les *enchondromes* se développent généralement sur l'épine de l'omoplate, l'apophyse coracoïde ou l'acromion, c'est-à-dire dans les points où l'os est recouvert d'un tissu analogue au fibro-cartilage. Ils peuvent acquérir un énorme volume; dans quelques cas, ils ont la malignité du cancer et peuvent se généraliser et infecter toute l'économie.

Les *ostéo-sarcomes* avec leurs diverses variétés, *sarcome fuso-cellulaire, sarcome embryonnaire, sarcome myéloplaxique*, etc., se développent soit aux dépens du périoste, soit entre les deux lames de l'os. C'est à ces diverses variétés que l'on doit rattacher la plupart des tumeurs décrites par les anciens chirurgiens sous le nom de *cancers*. Elles ont pour caractère commun d'envahir une grande partie de la région d'une manière plus ou moins rapide, suivant le degré de malignité de la tumeur, de récidiver fréquemment après l'ablation et d'infecter l'économie par leur généralisation. Ces tumeurs dont le point de départ le plus fréquent paraît être dans les parties spongieuses de l'omoplate, angle, épine, col, peuvent acquérir un volume énorme, comme la moitié du tronc (Chauvel).

Symptômes. — L'évolution et les signes des tumeurs de l'omoplate sont tout à fait semblables à ce qu'on observe pour les diverses variétés de tumeurs du tissu osseux.

Ces tumeurs peuvent exister pendant longtemps sans produire de douleur ni de gêne notable dans les mouvements. Ces symptômes ne se produisent de bonne heure que dans le cas de tumeurs malignes et n'arrivent en général qu'avec un développement déjà considérable du néoplasme. Pendant fort longtemps l'articulation scapulo-humérale reste indemne, défendue par son cartilage articulaire, et les mouvements du bras sont conservés.

Au début, la tuméfaction est souvent diffuse, mal circonscrite; elle s'étend à la fois à la face profonde de l'omoplate, qu'elle peut soulever et éloigner de la paroi thoracique et à la face superficielle de cet os. Suivant son point de départ, elle est plus ou moins accessible à la palpation.

Tant que la tumeur n'a pas rompu la coque fibreuse que lui forme le périoste épaissi, elle présente un signe important qui permet de la rapporter à son véritable siège : on peut constater que les mouvements qu'on lui imprime se transmettent à l'omoplate. Plus tard ce signe disparaît ou devient plus difficile à constater quand le néoplasme, envahissant les parties molles, vient recouvrir la clavicule et englober entièrement le moignon de l'épaule.

Ici, comme partout, à une période avancée et plus ou moins précoce, suivant la malignité de la production, les parties molles sont envahies et ulcérées, les ganglions axillaires s'engorgent et la cachexie survient avec ses phénomènes ordinaires locaux et généraux.

Le *diagnostic* ne saurait être fait pour l'ensemble des tumeurs de l'omoplate; il comprend deux points essentiels : 1° reconnaître le siège de la tumeur; 2° reconnaître la nature de celle-ci.

Une collection purulente ou une tumeur née des côtes et soulevant l'omoplate pourront être reconnues par la main introduite sous le scapulum et par les mouvements imprimés à cet os soit directement, soit par l'intermédiaire du bras : la tumeur sous-jacente conservera sa fixité.

Les néoplasmes développés aux dépens de la tête de l'humérus pourront être localisés grâce à l'indépendance ou à la solidarité de la tumeur à l'humérus pendant certains mouvements. Mais quand la masse a acquis un volume considérable, il est presque impossible de lui communiquer le moindre mouvement et de reconnaître son point d'origine.

Les tumeurs qui naissent de la face inférieure ou du bord postérieur de l'extrémité externe de la clavicule sont encore plus difficiles à différencier des tumeurs de l'omoplate; elles s'insinuent dans la fosse sous-épineuse et y sont maintenues fixées par le muscle sous-épineux et son aponévrose. Les mouvements imprimés à la tumeur se transmettent à l'omoplate. On pourrait peut-être reconnaître le point d'origine du néoplasme en démontrant que celui-ci suit les mouvements que l'on imprime à la clavicule (Richet).

En résumé, pour être certain qu'on a affaire à une tumeur du scapulum, il faut reconnaître que la tumeur accompagne bien le mouvement de cet os et qu'elle ne suit pas ceux des os voisins.

La nature du néoplasme sera reconnue ici comme partout d'après ses signes physiques et son évolution.

Traitement. — Dans les tumeurs bénignes, les exostoses, apportant une gêne notable aux fonctions du membre, la production sera enlevée soit par une résection partielle, si l'ostéome est à base large et diffuse, soit par l'ablation simple, s'il est pédiculé.

Les tumeurs malignes, suivant leur siège, leur degré de malignité, leur volume, l'envahissement des parties molles, seront enlevées soit par une résection plus ou moins considérable de l'omoplate, soit par l'extirpation complète de cet os avec conservation du membre supérieur, soit par l'ablation simultanée de l'omoplate et du bras et d'une moitié de la clavicule.

Desprès a tracé un manuel opératoire applicable à cette grave mutilation. (*Académie des sciences,* 1882.)

D'après la statistique de Poinsot, portant sur 45 cas, l'extirpation totale de l'omoplate, avec conservation du membre supérieur, n'offre dans son ensemble qu'une mortalité opératoire de 10 pour 100; elle laisse un bras généralement utile, et appliquée au traitement des tumeurs de l'omoplate, elle a fourni plus de 25 pour 100 de guérisons durables.

II

SCAPULALGIE.

On doit réserver le nom de *scapulalgie* à la tumeur blanche, à l'arthrite tuberculeuse de l'épaule. Ce nom, consacré par l'habitude, comme celui de coxalgie pour la tumeur blanche de la hanche, ne doit pas être appliqué indifféremment, et sous peine de confusion à toutes les affections inflammatoires ou douloureuses de l'épaule.

Étiologie. — La tumeur blanche de l'épaule est rare; sur 140 cas de tumeurs blanches, on ne trouve que 3 cas de scapulalgie (Crocq). Elle s'observe aussi bien chez les tout jeunes enfants que chez les adolescents et les adultes. Elle se développe chez des sujets présentant déjà des manifestations de la tuberculose, ou elle peut être la première expression de cette infection.

Les violences extérieures peuvent, comme pour toutes les arthrites, en être le point de départ.

Anatomie pathologique. — Les lésions ne diffèrent pas de celles qui sont décrites à l'article *Tumeur blanche en général :* elles consistent essentiellement dans la production de fongosités tuberculeuses avec destruction des surfaces articulaires, de la synoviale, des ligaments, et envahissement des parties molles voisines.

Les fusées purulentes ont tendance à suivre les expansions tendineuses de la synoviale ; celle-ci, moins soutenue au niveau de ces diverticules, se rompt en ces points et le pus fuse à l'extérieur. C'est ordinairement l'expansion synoviale du biceps qui cède la première ; le pus s'accumule sous le deltoïde et perfore la peau à la partie antéro-interne du bras. Beaucoup plus rarement, la perforation se fait à la partie supérieure, au-dessous de l'acromion. Quelquefois, elle se produit au niveau du cul-de-sac du tendon du sous-scapulaire; le pus s'épanche entre ce muscle et l'omoplate et l'abcès s'ouvre à la partie inférieure et postérieure du creux de l'aisselle.

Plus tard, des trajets fistuleux multiples, des décollements étendus, des abcès migrateurs peuvent se produire sans aucun ordre déterminé.

Les lésions osseuses semblent toujours débuter par la tête de l'humérus, et elles y sont beaucoup plus prononcées que sur la cavité glénoïde de l'omoplate, qui peut être respectée longtemps. La tête humérale peut disparaître par résorption, ou se nécroser et se détacher de la diaphyse.

On a vu également l'angle de l'omoplate tout entier formant un seul séquestre (Péan, *Thèse de Paris*, 1860).

Symptômes. — Le premier symptôme est une douleur siégeant au moignon de l'épaule, ordinairement sourde et continue, pouvant s'irradier au bras, suivant le trajet des cordons nerveux. Quelquefois, les malades la rapportent au coude et se plaignent davantage de la souffrance en cette région que dans l'épaule.

Cette douleur de l'épaule et du coude est réveillée et exagérée par une pression exercée à la partie antérieure du moignon de l'épaule, au-dessous de l'acromion, à la face externe du creux de l'aisselle, et dans le creux même. On la provoque aussi par la percussion des surfaces articulaires, en appliquant la tête humérale contre la cavité glénoïde par le refoulement du coude en haut.

La douleur est également provoquée par tout mouvement spontané ou communiqué de l'articulation : aussi, en résulte-t-il rapidement une immobilisation instinctive de la jointure.

Les adducteurs du bras fixent l'humérus à l'omoplate et tous les mouvements se passent dans l'articulation sterno-claviculaire : quand on fait écarter le bras du tronc, l'angle inférieur de l'omoplate se déplace immédiatement et le moignon de l'épaule se meut en totalité. Si l'on fixe l'omoplate pour obtenir un mouvement indépendant de l'humérus, on provoque une douleur excessivement vive et on voit tous les muscles adducteurs se raidir et former corde sous la peau.

La contracture des muscles périarticulaires imprime à l'humérus une situation qui peut varier avec la période de l'affection : le bras est en général collé au tronc, dans la rotation en dedans, quelquefois au contraire dans une légère abduction ; son extrémité inférieure est portée un peu en arrière, tandis que la tête humérale fait une légère saillie anormale en avant de l'acromion.

Le creux de l'aisselle est rapidement déformé et comblé par les fongosités, tandis que le moignon de l'épaule conserve longtemps sa forme normale. Plus tard, les fongosités viennent faire saillie en avant et en dehors du moignon ; puis celui-ci se tuméfie de plus en plus et sa tuméfaction jointe à l'atrophie des muscles du bras donne au membre la forme d'un cône très allongé ou d'un gigot.

L'épaule s'abaisse et les malades inclinent la tête du côté malade. Il y a *allongement apparent* du membre et quelquefois même allongement *réel*, à la suite du relâchement musculaire et ligamenteux périarticulaire.

Quand la suppuration s'est établie, les trajets fistuleux siègent le plus souvent à la partie antéro-interne du bras ou bien à la partie postérieure de l'aisselle, au voisinage du bord axillaire de l'omoplate, plus rarement aux bords de l'acromion.

Assez fréquemment, on trouve des collections purulentes ou des fistules siégeant loin de la jointure, au niveau du coude, dans la fosse sous-scapulaire.

Quand la guérison peut être obtenue, l'ankylose scapulo-humérale est la terminaison habituelle de la scapulalgie.

Diagnostic. — Dans la première période de l'affection, son diagnostic peut être fort délicat ; la scapulalgie ne peut être certainement reconnue que si l'on constate la présence des fongosités. Certaines arthrites et péri-arthrites chroniques de l'épaule peuvent donner lieu à un ensemble de troubles fonctionnels et de phénomènes douloureux capables de donner le change. L'évolution de la maladie et la constitution du sujet devront mettre le chirurgien sur la voie.

La douleur du coude, la recherche de la douleur articulaire par les divers modes d'exploration, peuvent fournir des éléments de diagnostic.

Quand il y a des fistules, les antécédents, le mode de début, la direction du stylet explorateur à travers les trajets, l'aspect des orifices feront reconnaître s'il s'agit d'une ostéomyélite de l'extrémité supérieure de l'humérus.

Enfin, pour savoir par l'exploration au stylet quel est l'os dénudé, scapulum ou humérus, Nélaton conseille d'ausculter alternativement l'angle de l'omoplate et l'extrémité inférieure de l'humérus. L'oreille juge, d'après la direction des vibrations sonores, quel est l'os percuté par le stylet.

Pronostic. — Le pronostic de la scapulalgie est grave, comme celui de toutes les arthrites tuberculeuses.

Traitement. — Pendant la première période de l'affection, la jointure sera rigoureusement immobilisée dans une bonne attitude. Le meilleur appareil nous semble être l'attelle plâtrée que nous avons décrite à propos des fractures de l'humérus et dans laquelle se trouvent immobilisées les articulations de l'épaule et du coude. Cette attelle peut être appliquée par-dessus des feuilles d'ouate, si l'on veut en même temps exercer de la compression.

Quand la suppuration est établie et quand les trajets fistuleux conduisent sur les os dénudés, si l'affection résiste au traitement général bien conduit, aux bains chlorurés sodiques, sans attendre que le sujet soit épuisé et que les dégâts locaux soient devenus trop considérables, on pratiquera la résection de l'extrémité supérieure de l'humérus et l'ablation de toutes les parties malades du côté du scapulum. Cette opération sera pratiquée en tenant compte des principes qui président aujourd'hui à l'attaque des lésions tuberculeuses : ablation complète des parties malades ou suspectes, précautions minutieuses contre l'inoculation tuberculeuse et la septicémie.

La résection de l'épaule contre la scapulalgie, pratiquée de bonne heure et avec les précautions actuelles, accompagnée du traitement général dirigé contre la tuberculose, sera suivie des résultats les plus favorables.

III

PÉRIARTHRITE SCAPULO-HUMÉRALE.

Sous le nom de périarthrite scapulo-humérale, S. Duplay a décrit en 1872 (*Archives générales de médecine*) une affection particulière de l'épaule caractérisée par de la douleur et la perte totale ou partielle des mouvements de la jointure et siégeant dans la bourse séreuse sous-deltoïdienne.

La périarthrite a été étudiée un peu plus tard dans la thèse de Gauthier (1875).

Elle avait été pressentie par Jarjavay, qui avait localisé dans la bourse séreuse sous-acromiale des lésions consécutives aux mouvements de torsion en dedans imprimés à l'humérus (*Gaz. hebdom.*, 1867).

Étiologie. — La périarthrite succède dans la plupart des cas à un traumatisme, contusion, entorse ou luxation de l'épaule, plus rarement à une pression prolongée exercée par un fardeau, et dans quelques cas elle paraît spontanée ou consécutive aux inflammations rhumatismales du moignon de l'épaule ou aux inflammations chroniques du périoste du col de l'humérus (Chauvel).

Nature. Pathogénie. — L'affection est essentiellement caractérisée par une ankylose périphérique avec contracture et atrophie de tous les muscles péri-articulaires.

Duplay a constaté dans une autopsie que la bourse séreuse sous-deltoïdienne avait disparu et que le tissu cellulaire lâche et lamelleux, situé normalement au-dessous du deltoïde, était remplacé par un tissu fibreux extrêmement résistant, constituant des brides, des lames irrégulièrement disposées et qui, dans plusieurs points, unissaient le deltoïde à l'extrémité supérieure de l'humérus. La bourse séreuse sous-acromiale était chroniquement enflammée et épaissie.

Le tissu cellulaire situé autour de l'articulation était épaissi, transformé en tissu fibreux et traversé par les nerfs brachial cutané interne et cubital, rouges et injectés.

Les surfaces articulaires, entièrement libres d'adhérences, étaient tout à fait normales.

En résumé, il semble s'agir d'une inflammation plastique et oblitérante de ce vaste appareil de glissement qui engaine la jointure scapulo-humérale et lui constitue comme une seconde articulation.

Il faut y joindre l'atrophie plus ou moins prononcée des muscles péri-articulaires, surtout accusée sur le deltoïde, le grand pectoral, les sus et sous-épineux.

Pour Duplay, tous ces désordres sont consécutifs à l'inflammation traumatique de la bourse séreuse sous-deltoïdienne; Chauvel (article SCAPULALGIE, *Dict. encyclop.*) ajoute comme causes l'immobilité prolongée, les inflammations de voisinage et les inflammations spontanées des bourses séreuses, et peut-être un certain degré de névrite consécutive aux traumatismes du moignon de l'épaule.

Symptômes. — L'affection a rarement une période aiguë; elle est chronique d'emblée et s'établit en général à la suite d'un traumatisme. La jointure ne présente pas d'autre déformation qu'un aplatissement et un amaigrissement du moignon de l'épaule.

Les malades accusent d'une manière constante une *douleur*, quelquefois spontanée, le plus souvent provoquée : celle-ci est réveillée surtout par la pression exercée sur le côté externe du moignon, à deux travers de doigt au-dessous de l'acromion, au point où le nerf circonflexe se distribue à la peau; d'autres fois, elle existe au niveau des insertions du deltoïde ou du biceps, quelquefois dans la région du pli du coude ou dans le sillon qui sépare le grand pectoral du deltoïde.

Elle est surtout exagérée dans les mouvements que l'on imprime à l'humérus; aussi le bras est-il immobilisé le long du tronc par la contracture des muscles adducteurs et les mouvements se passent dans l'articulation sterno-claviculaire avec déplacement de l'épaule en totalité. Les fonctions de l'épaule sont presque totalement abolies. Dans ces tentatives, les muscles grand pectoral, biceps, se contractent, font corde sous la peau et s'opposent aux mouvements d'abduction du bras et de flexion de l'avant-bras.

Si l'on anesthésie le malade, de manière à mettre les muscles dans le relâchement et à permettre quelques mouvements de l'humérus, on perçoit des bruits de frottement, des craquements secs.

A une période plus avancée, à la contracture succèdent la rétraction et l'atrophie musculaires; le deltoïde, le premier et le plus fortement atteint, est dur et comme plaqué sur l'humérus; le grand pectoral, les sus et sous-épineux, amincis, sont collés sur le thorax et dans les fosses qu'ils comblent à l'état normal.

Diagnostic. — Le diagnostic de la périarthrite scapulo-humérale repose essentiellement sur la notion d'un traumatisme antérieur, sur les résultats de l'examen fait sous le chloroforme et démontrant que l'ankylose est périphérique et due aux raideurs et aux contractures péri-articulaires.

Souvent il est difficile de la distinguer de l'arthrite vraie, dans laquelle on peut retrouver la même impotence fonctionnelle, les mêmes points douloureux, la même atrophie musculaire. La conservation des formes de la région ni empâtée, ni épaissie comme dans l'arthrite, est un signe en faveur de la périarthrite.

L'atrophie musculaire rapide ne peut pas différencier ces deux affections : elle appartient à l'une et à l'autre et se manifeste de très bonne heure, surtout après les contusions articulaires, suivies d'arthrite ou de périarthrite.

Pronostic. — Le pronostic doit toujours être réservé au point de vue du retour des fonctions du membre. Il paraît surtout grave quand à l'atrophie musculaire rapide succède une rétraction des muscles qui ne cèdent plus aux divers moyens employés pour les allonger ou qui reviennent sur eux-mêmes comme du tissu de cicatrice. La persistance des douleurs à l'épaule ou le long du bras est un signe défavorable; elle semble indiquer un travail d'irritation et de souffrance du côté des nerfs de la région.

Traitement. — Le traitement préventif consiste à soigner rigoureusement par l'immobilisation, les révulsifs, les phénomènes inflammatoires qui accompagnent la contusion de l'épaule. Dès que ceux-ci sont passés, tous les efforts doivent tendre à prévenir l'atrophie musculaire et les raideurs périphériques : l'électricité de courants continus et interrompus, les douches, le massage et surtout les mouvements communiqués en ayant soin de fixer solidement l'omoplate, constituent les moyens par excellence.

Mais quand les lésions sont prononcées et que le mal est à une période avancée, il faut, sous le chloroforme, rompre les contractures musculaires et briser les adhérences par des mouvements forcés du bras pendant que l'omoplate est immobilisée (Duplay).

Les jours suivants, la liberté des mouvements sera conservée et entretenue par des mouvements gradués et progressifs et par tous les moyens dont nous disposons en pareil cas (massage, douches, électricité).

AFFECTIONS DE L'AISSELLE.

I

PLAIES DE L'AISSELLE.

Les plaies accidentelles de l'aisselle sont assez rares et ne sont guère produites que par des instruments piquants. Elles ne présentent d'intérêt que lorsque l'instrument vulnérant atteint un des gros vaisseaux ou des nerfs importants de la région. On a admis que les plaies simples de l'aisselle pouvaient s'accompagner d'emphysème par pénétration de l'air extérieur, quand la plaie était sinueuse et étroite, grâce à une véritable aspiration exercée par les mouvements du bras.

Ces plaies seront pansées antiseptiquement et soigneusement drainées et le membre supérieur sera maintenu dans une immobilisation rigoureuse.

II

PLAIES DE L'ARTÈRE AXILLAIRE.

Ce sont les plaies des gros vaisseaux qui font le principal intérêt des plaies de l'aisselle. Leur histoire a été complètement faite dans le savant article de Le Fort (*Dict. Encyclop.*, Art. Axillaires).

L'artère est le plus souvent blessée par la pointe d'un sabre ou d'une épée, dans un duel, ou par un instrument piquant et tranchant dans une tentative de meurtre ; accidentellement elle a été atteinte par un coup de corne, une branche d'arbre, des pointes de fer, des éclats de verre ; on l'a vue se rompre avec les parties molles par le passage d'une roue de voiture.

Dans l'extirpation des tumeurs de l'aisselle, l'artère adhérente au néoplasme peut être déchirée ou arrachée. Quelquefois, une de ses branches importantes, une des circonflexes ou des scapulaires peut être coupée ou déchirée près de son origine au tronc ; le bout lié est trop court pour devenir le siège d'un caillot solide et il se fait une hémorrhagie retardée ou secondaire qui peut avoir la même gravité qu'une hémorrhagie se faisant par l'axillaire elle-même et donner lieu aux mêmes indications thérapeutiques.

Signes. — L'hémorrhagie est le premier et le plus grave de tous les symptômes ; elle peut amener la mort immédiatement. Elle est en général suivie d'une syncope pendant laquelle l'écoulement s'arrête par formation d'un caillot obturateur. Au bout de quelque temps, de nouvelles hémorrhagies se reproduisent soit peu de temps après l'accident, soit plus tard à la chute des escharres dans lesquelles l'artère se trouvait comprise.

L'hémorrhagie s'accompagne le plus souvent d'une infiltration sanguine étendue sous les téguments.

Si elle est arrêtée spontanément ou par la compression, on peut voir se déclarer rapidement ou au bout de quelques jours tous les signes d'un anévrysme diffus.

La gangrène du membre supérieur en entier ou de la main seulement est une conséquence fréquente de la plaie de l'artère axillaire ; elle est presque inévitable si la veine et les nerfs sont atteints en même temps que l'artère.

Le *diagnostic* est le plus souvent facile : le siège de la plaie, la direction du corps vulnérant, l'abondance de l'hémorrhagie, l'expulsion d'un sang rouge par jet saccadé, la cessation du pouls dans la radiale et l'humérale, l'abaissement de température du membre blessé, ne permettent guère l'erreur.

Le *pronostic* est toujours grave ; l'hémorrhagie immédiate ou consécutive et la gangrène du membre constituent des accidents les plus sérieux.

Traitement. — Les indications ont été longuement discutées par Le Fort et peuvent varier avec la nature et l'évolution des accidents.

Si l'hémorrhagie s'est arrêtée spontanément ou par la compression, le chirurgien se contentera de surveiller attentivement le blessé, qui sera mis dans le repos le plus absolu. Un certain nombre de guérisons se sont ainsi produites spontanément.

Mais si l'hémorrhagie continue ou reparaît, *il faut agir de suite :*

les deux bouts de l'artère seront liés dans la plaie si celle-ci est large et si le vaisseau est accessible sans de grands débridements. Dans le cas contraire, on devra recourir à la ligature de l'axillaire sous la clavicule ou, ce qui est de beaucoup préférable, lier la sous-clavière.

Si les nerfs et l'artère sont blessés simultanément, il faut pratiquer d'emblée la désarticulation de l'épaule, la gangrène du membre étant inévitable.

Les plaies de la *veine axillaire* ont été beaucoup moins souvent notées que celles de l'artère. Elles peuvent se produire dans les mêmes circonstances. Assez fréquemment ce vaisseau a été blessé dans l'extirpation des tumeurs de l'aisselle ou a dû être réséqué entre deux ligatures. On a observé la rupture de la veine dans des tentatives de réduction de luxation de l'épaule et sa perforation par un fragment, dans un cas de fracture compliquée de l'humérus au tiers supérieur.

Les signes et les indications sont les mêmes que dans toute blessure d'un gros tronc veineux.

Un des accidents possibles est la pénétration de l'air dans la veine et de là dans le cœur, grâce à la béance du vaisseau et à l'influence de l'aspiration thoracique.

III

ANÉVRYSMES DE L'ARTÈRE AXILLAIRE.

1° ANÉVRYSMES DIFFUS.

Les anévrysmes diffus de l'artère axillaire sont *primitifs*, c'est-à-dire succèdent immédiatement à une rupture de l'artère avec conservation de la peau ou à une plaie de l'artère suivie d'épanchement sanguin dans les parties molles de l'aisselle, ou *consécutifs*, résultant de la rupture spontanée ou accidentelle d'un anévrysme circonscrit préexistant. Comme le fait justement remarquer Le Fort, cette distinction n'a pas d'intérêt au point de vue de la thérapeutique, qui est la même dans les deux cas.

Étiologie. — Les anévrysmes diffus reconnaissent donc pour cause soit une plaie de l'artère axillaire avec hémorrhagie interstitielle, soit la rupture d'un anévrysme circonscrit; mais le plus souvent, dans l'immense majorité des cas, la rupture de l'axillaire et la formation de l'anévrysme diffus sont dues à des manœuvres imprudentes et inconsidérées, pour réduire les luxations anciennes de l'épaule.

Dans des cas où les manœuvres ont été faites avec toute la prudence possible, il faut admettre que la rupture a été préparée par une lésion antérieure de l'artère, soit rétractée et diminuée de longueur, soit atteinte de dégénérescence athéromateuse.

L'accident a surtout été noté dans les cas où un corps dur, comme le talon du chirurgien ou un corps étranger quelconque destiné à favoriser la réduction de la luxation, est venu contondre l'aisselle.

Signes et diagnostic. — La rupture de l'artère et la production de l'anévrysme diffus se manifestent par l'apparition d'une tuméfaction en général diffuse siégeant dans la région de l'aisselle et sous le grand pectoral. La tumeur occupe le creux de l'aisselle si l'épanchement est peu considérable et si la blessure de l'axillaire est près de son extrémité ; elle occupe la région sous-pectorale et peut même refouler la clavicule, si le vaisseau est lésé près de son origine.

Elle présente des battements expansifs isochrones à ceux du pouls, quelquefois peu perceptibles, masqués par l'épaisseur des muscles et de la masse sanguine coagulée. Le pouls radial est en général supprimé, mais non d'une manière constante (Le Fort).

Le diagnostic ne présente de difficulté que si les mouvements d'expansion de la tumeur sont peu marqués ou font défaut et si le pouls radial est conservé; dans ces conditions l'anévrysme a été méconnu et plusieurs fois ouvert pour un abcès. Il sera donc nécessaire en pareil cas de s'entourer de tous les renseignements fournis par les antécédents, l'étude de la tumeur et les divers moyens d'exploration, et en particulier le sphygmographe appliqué sur l'anévrysme et sur le pouls radial.

Marche. — Dans des cas rares, exceptionnels, les blessés ont succombé rapidement à la suite de la rupture artérielle. Le plus souvent, le sang s'infiltre de proche en proche, et détermine des phénomènes inflammatoires; la peau s'enflamme, s'ulcère ou se mortifie et des hémorrhagies formidables succèdent à l'ouverture de l'anévrysme.

Le *pronostic* est des plus graves; sur 26 cas, 5 seulement ont guéri (Le Fort).

Traitement. — Le chirurgien doit absolument intervenir, les malades étant menacés de périr par l'hémorrhagie primitive, s'il y a une plaie, et par l'hémorrhagie secondaire à la chute de l'eschare qui succède à l'inflammation de la poche.

Si la tumeur s'enflamme, il faut l'ouvrir et lier l'axillaire dans la plaie si on peut l'atteindre par la paroi inférieure de l'aisselle. D'une manière générale, Le Fort conseille de recourir à la ligature de la sous-clavière en dehors des scalènes.

Enfin, on peut être amené à pratiquer la désarticulation de l'épaule si la ligature de l'artère sous-clavière est impossible ou si elle est suivie d'hémorrhagies secondaires ou de gangrène du membre.

2° ANÉVRYSMES CIRCONSCRITS.

Ils reconnaissent les mêmes causes que les anévrysmes diffus et succèdent à des coups, à des contusions de la région, à des tentatives de réduction de luxation, à des efforts musculaires; souvent on ne peut leur assigner aucune origine.

Anatomie pathologique. — Dans le plus grand nombre des cas, la poche anévrysmale naît plus ou moins près de la limite supérieure ou sous-claviculaire du vaisseau ; son volume varie depuis la grosseur d'une amande jusqu'à celle du poing ; la tumeur peut occuper tout le creux axillaire et même se prolonger jusqu'au-dessus de la clavicule repoussée en haut. Cet os peut être détruit. On a vu la deuxième et la troisième côtes usées et la tumeur rompue dans la poitrine, l'omoplate dénudée, l'articulation scapulo-humérale ouverte. Les nerfs du plexus brachial sont écartés, aplatis, tiraillés ou englobés dans la tumeur.

L'anévrysme n'a guéri spontanément que dans des cas tout à fait exceptionnels ; le plus souvent, il a tendance à augmenter, bien que beaucoup plus lentement que l'anévrysme diffus, et la rupture serait sa terminaison ordinaire si l'on n'intervenait pas à temps.

Signes et diagnostic. — En dehors des signes ordinaires communs à tous les anévrysmes, on a noté de violentes douleurs dans tout le membre supérieur, quelquefois limitées à un ou plusieurs doigts, d'autres fois irradiées à l'épaule, à la poitrine, au dos.

Dans un certain nombre de cas, l'anévrysme enflammé a été pris pour un abcès et ouvert comme tel ; d'autres fois, la ligature de l'axillaire a été pratiquée dans le cas de néoplasmes pulsatiles pris pour un anévrysme.

L'étude du pouls radial au sphygmographe peut donner dans ces cas douteux d'utiles renseignements.

Traitement. — L'opération de choix contre l'anévrysme axillaire est la ligature de la sous-clavière en dehors des scalènes. Sur 71 opérations, on compte 45 guérisons et 24 morts (Le Fort).

Il n'est pas douteux qu'aujourd'hui les résultats seraient infiniment meilleurs, les accidents consécutifs à la ligature de la sous-clavière, inflammation et suppuration du sac, hémorrhagies secondaires, pouvant tous être prévenus par l'emploi des méthodes antiseptiques actuelles.

IV

PHLEGMONS ET ABCÈS DE L'AISSELLE.

On observe dans la région de l'aisselle une série d'affections inflammatoires de siège et d'origine variés. Aussi doit-on distinguer : les phlegmons *superficiels* siégeant dans la peau ou ses dépendances, ou dans le tissu cellulaire sous-cutané, et des phlegmons *profonds* ou *sous-aponévrotiques*.

1° *Phlegmons superficiels.* — Ils ont leur siège dans la peau et surtout dans ses glandes ou dans le tissu cellulaire sous-cutané.

a. *Phlegmasies de la peau.* — Les inflammations de la peau de l'aisselle provoquées par les frottements, la malpropreté, ont pour siège anatomique spécial, soit les glandes sébacées de la région, soit les grosses glandes sudoripares décrites par Robin. Ce sont des *hydroadénites* (Verneuil). Elles ont été décrites par Velpeau sous le nom d'abcès *tubériformes*.

L'inflammation des follicules sébacés se présente avec les caractères ordinaires du furoncle, sous forme de petites tumeurs, le plus souvent multiples, rouges, acuminées, bien circonscrites, faisant saillie au-dessus de la peau et siégeant à la base des poils.

L'inflammation des glandes sudoripares, bien décrite par Verneuil (*Arch. gén. de médec.*, 5e série, t. IV), présente quelques caractères spéciaux ; elle se développe en général à l'époque des chaleurs, après des transpirations et des grattages de l'aisselle. Sous la peau saine on constate une ou plusieurs petites tumeurs circonscrites, dures, du volume d'un petit pois, peu douloureuses et mobiles. Les choses peuvent rester en cet état pendant six, huit et même quinze jours. A cette période, cette inflammation peut rétrocéder et l'hydro-adénite se terminer par résolution. Plus souvent, le tissu cellulaire péri-glandulaire s'enflamme ; la tumeur devient grosse comme une noisette, douloureuse, refoule la peau qui rougit et s'amincit. En deux ou trois jours, l'abcès s'ouvre spontanément.

L'hydro-adénite sudoripare se distingue du furoncle pilo-sébacé par son siège plus profond, la formation de petites nodosités sous-cutanées, adhérentes à la peau, sa marche plus lente.

Le pronostic de ces inflammations cutanées est bénin ; en général, il n'y a même pas de fièvre ou il n'y a qu'un léger état saburral.

L'affection peut durer quelquefois assez longtemps par la formation successive d'abcès multiples dans une aisselle ou dans les deux successivement.

Traitement. — Des grands bains, des cataplasmes d'amidon ou des compresses trempées dans de la glycérine boriquée, de légers purgatifs salins, constitueront tout le traitement. Quand la petite tumeur est manifestement suppurée, surtout dans le cas d'adénite sudoripare, elle doit être ouverte d'un coup de bistouri dans toute son étendue et dans toute sa profondeur.

b. *Phlegmasies sous-cutanées.* — Elles succèdent quelquefois à l'extension de la phegmasie de l'une des glandes de la région ou à une lymphangite ayant pour point de départ une écorchure des doigts ou du mamelon. Souvent la cause du phlegmon échappe.

Dans le tissu cellulaire lamelleux situé entre la peau et l'aponévrose, l'inflammation devient diffuse, s'étale et envahit la face antérieure de la poitrine. La peau est rouge, érysipélateuse. Le creux de de l'aisselle est effacé; toute la paroi antéro-latérale du thorax est tuméfiée.

En général, au bout de huit à dix jours le pus se collecte en un point de l'aisselle; mais quelquefois, surtout quand le phlegmon s'est déclaré sans cause, chez des diabétiques ou des alcooliques, l'affection prend les caractères du phlegmon diffus; la suppuration se fait par îlots jaunâtres, sans tendance à la collection, le tissu cellulaire se gangrène par places, et les sujets succombent très rapidement avec des phénomènes ataxo-adynamiques, sans qu'il y ait eu d'abcès à proprement parler.

Même dans les formes bénignes du phlegmon sous-cutané de l'aisselle, on constate de la fièvre, de la céphalalgie, quelquefois un ou plusieurs frissons.

Le pronostic n'est grave que dans les formes diffuses et gangréneuses, qui doivent faire penser de suite au diabète ou à l'alcoolisme.

Le traitement ne diffère pas du traitement ordinaire des collections purulentes sous-cutanées.

Dans les formes diffuses, graves, l'affection peut être traitée avec avantage par des incisions profondes, suffisamment espacées les unes des autres, pratiquées avec le fer rouge.

2° *Phlegmons profonds ou sous-aponévrotiques.* — Ils ont leur siège dans le tissu cellulaire profond qui entoure les vaisseaux et les nerfs de la région, et ils reconnaissent pour cause, dans la plupart des cas, une *adénite* axillaire; ce sont *des adéno-phlegmons.*

Les plaies et les écorchures des doigts, de la main ou du sein en sont la cause ordinaire.

Dans la forme commune, on voit, en même temps que des traînées rouges de lymphangite à la face interne du bras, se développer dans l'aisselle une tuméfaction plus ou moins grande. Au début, la palpation permet de reconnaître un ou plusieurs ganglions engorgés, douloureux et encore isolables. Plus tard, au bout de quelques jours, ceux-ci se confondent avec le tissu cellulaire voisin ; toute la région s'empâte et cet empâtement augmente pendant sept jours si le ganglion est superficiel, pendant dix jours s'il est profond (Desprès). Les mouvements du bras sont gênés et douloureux. Il y a de la fièvre, des frissons, de la céphalalgie.

La peau devient rouge, violacée, œdémateuse, et on sent la fluctuation sur un ou plusieurs points. En général, la suppuration se localise dans un ganglion et la collection est peu considérable. A cette période, toute la paroi antérieure de l'aisselle peut être refoulée en avant si le pus s'est propagé sous le bord inférieur du grand pectoral et a fait irruption à la face profonde de l'aisselle.

Dans des cas exceptionnels, on a vu la suppuration passer entre la clavicule et la première côte, et se prolonger jusque sur la partie inférieure et latérale du cou ou s'étendre en arrière vers l'omoplate; enfin on a noté quelquefois la coïncidence d'un abcès sous-pleural ou d'une suppuration du médiastin, sans qu'on ait pu démontrer la communication directe des deux collections.

Quand l'adénite axillaire succède à une infection septique, comme une piqûre anatomique, ce sont les phénomènes généraux qui ouvrent la scène : un grand frisson, une température qui peut dès le premier jour atteindre 40 ou 41 degrés, des vomissements, une prostration rapide des forces, sont les phénomènes du début.

La douleur axillaire est très vive; la tuméfaction se prononce rapidement, les ganglions et le tissu cellulaire se confondent en une masse unique, volumineuse, et en quelques jours, au milieu d'un cortège de phénomènes typhoïdes et adynamiques, une suppuration abondante se forme.

Quelquefois, après l'ouverture spontanée ou l'incision insuffisante d'une grande collection de l'aisselle, on voit persister une fistule entretenue par la fonte purulente du tissu cellulaire de l'aisselle ou plus souvent par l'évacuation incomplète du pus. Il suffit en général d'agrandir l'ouverture et d'inciser le décollement dans toute son étendue pour voir cesser cette suppuration.

Diagnostic. — Le diagnostic est toujours facile. Les adénites simples procèdent lentement, et, lorsqu'elles suppurent, donnent lieu à des abcès circonscrits. Le phlegmon profond, qui occupe le tissu cellulaire en même temps que les ganglions, s'accompagne de phénomènes généraux graves et d'un empâtement diffus et envahissant qui n'existe pas dans l'adénite simple.

Le pronostic n'est grave que dans les phlegmons profonds d'origine septique.

Traitement. — Les mêmes moyens seront mis en usage que dans les inflammations superficielles pour obtenir la résolution de l'adéno-phlegmon. Mais surtout on s'attachera à panser et à désinfecter avec soin la plaie ou l'écorchure qui a donné lieu à l'adénite. Les bains de main ou de bras antiseptiques, répétés et prolongés, peuvent donner à ce point de vue les meilleurs résultats.

Dans l'adénite simple, la collection sera ouverte, dès qu'il y a de l'œdème de la peau et en l'absence même d'une fluctuation nettement constatée, par une incision plutôt grande que petite, suivie de la pose d'un drain et d'un pansement antiseptique.

L'adéno-phlegmon profond suppuré sera vidé par une large incision faite parallèlement aux vaisseaux, à la paroi antérieure de l'aisselle, près du thorax, quelquefois sous le bord inférieur du grand pectoral.

Dans le cas d'adénite succédant à une piqûre anatomique, le sulfate de quinine, l'alcool, le vin, l'opium, devront être dès le début administrés largement pour combattre les phénomènes septiques, adynamiques et douloureux.

AFFECTIONS DE LA MAIN

I

VICES DE CONFORMATION DE LA MAIN.

1° MAIN-BOTE.

La *main-bote* est une difformité dans laquelle la main est repliée sur l'avant-bras, de manière que le membre supérieur se termine par une extrémité arrondie, comme tronquée, analogue à celle qui termine le membre inférieur dans le pied-bot.

Dans un degré moins avancé, la main est simplement inclinée sur l'avant-bras, avec lequel elle forme un angle obtus qui se ferme de plus en plus, à mesure que la difformité est plus prononcée.

La main-bote est, comme le pied-bot, une déviation articulaire, dont le siège presque unique est l'articulation du carpe avec l'avant-bras.

Suivant le sens dans lequel la main s'incline, la déviation est dite *palmaire*, *dorsale*, *radiale*, *cubitale*.

Cette difformité peut être *congénitale* ou *acquise*.

Elle a été très bien étudiée par Bouvier (*Dict. Encyclop. des Sc. médic.*).

Anatomie pathologique. — Bouvier, d'après l'étude anatomique des faits, les divise tous en trois variétés : la *première variété* comprend tous les cas dans lesquels le squelette est complet et bien conformé ; la *deuxième* renferme tous ceux dans lesquels le squelette est complet aussi, du moins du côté de l'articulation radio-carpienne, mais mal conformé. Cette variété, rare pour la main-bote congénitale, est fréquente pour la main-bote acquise.

Les os du carpe sont incomplètement ou irrégulièrement développés ; le cubitus est notablement plus court que le radius, et détermine ainsi l'inclinaison cubitale de la main.

La *troisième variété* comprend tous les faits caractérisés par l'absence d'un ou de plusieurs des os qui concourent à former l'articulation radio-carpienne. C'est la variété la plus commune. La déviation radio-palmaire est la plus fréquente.

On y constate l'absence totale ou presque totale du radius ou de plusieurs des os qui constituent l'articulation du poignet ; d'où résulte une véritable néarthrose. Le radius est réduit à son extrémité supérieure ou à sa tête seule ou est quelquefois représenté dans le reste de son étendue par un cordon fibreux.

Quand le carpe est incomplet, c'est le trapèze et le scaphoïde ou le pyramidal qui manquent.

Le cubitus est plus ou moins déformé, il est plus court, plus épais et reçoit à sa partie inférieure élargie le condyle du carpe qui s'y trouve fixé par du tissu fibreux très résistant.

Dans cette variété, on voit souvent manquer les muscles radiaux, les deux pronateurs, les deux supinateurs, le long fléchisseur du pouce, les palmaires, les long et court extenseurs du pouce, celui de l'index et du petit doigt.

Dans cette même variété, l'artère radiale fait défaut ou est réduite à un vaisseau filiforme.

Les nerfs médian et cubital ont été trouvés réunis à l'avant-bras ; le radial se perd ordinairement au niveau du coude dans les muscles de la région antéro-externe ; s'il existe à l'avant-bras, il est toujours très grêle.

Étiologie. — La main-bote *acquise* est ordinairement l'effet de la rupture de l'équilibre entre les forces musculaires qui meuvent la main dans des directions opposées ; elle succède aux paralysies partielles, à l'atrophie musculaire graisseuse progressive, à la paralysie infantile. La contraction musculaire non compensée par l'action des antagonistes et plus tard la rétraction fixent la main dans une attitude vicieuse qui devient permanente, et se fera dans un sens déterminé par la paralysie d'un groupe musculaire et la contraction des antagonistes.

La *contracture* des muscles peut produire les mêmes effets ; enfin les arthrites chroniques, en produisant des relâchements ligamenteux et des déformations articulaires, donnent quelquefois lieu aux déviations de la main-bote.

La main-bote congénitale paraît due, dans la majorité des cas, à une paralysie intra-utérine, très souvent incomplète et presque toujours inégale pour les divers ordres de muscles, portant sur une étendue plus ou moins grande du membre supérieur.

Elle coïncide le plus souvent avec d'autres malformations indiquant une affection antérieure des centres nerveux.

Dans d'autres cas, l'imperfection du squelette paraît être la première cause de la déviation de la main.

Signes. — Diagnostic. — La main-bote *palmaire* est la plus commune ; la main atrophiée pend à l'extrémité d'un avant-bras amaigri ou reste maintenue dans une position intermédiaire à la flexion et à l'extension. Rarement, elle offre la flexion pure ; celle-ci se combine le plus souvent avec la pronation et une inclinaison sur un de ses bords.

La déviation *dorsale* de la main est rare ; à l'état de repos la main forme avec l'avant-bras un angle variable ouvert en arrière et peut être ramenée en ligne droite avec l'avant-bras.

Des deux déviations *latérales*, l'externe ou *radiale* est la plus commune, surtout lorsqu'elle est combinée avec la flexion palmaire ; c'est à cette forme qu'appartiennent presque toutes les mains-botes congénitales (Bouvier). La main forme avec l'avant-bras un angle ouvert directement en dehors ou obliquement en avant et en dehors ; cet angle peut devenir nul par l'accolement du bord radial de la main contre le bord externe ou antéro-externe de l'avant-bras. Quelquefois la main et l'avant-bras figurent une hache : le radius manque et l'extrémité inférieure du cubitus dépasse le bord interne de la main de plusieurs centimètres.

Le pouce manque très souvent.

La déviation *latérale interne* ou *cubitale* est très rare ; elle est souvent liée à la flexion ou à l'extension.

Le *diagnostic* est en général facile : dans la main-bote acquise, tout l'intérêt consiste à reconnaître les causes de la déviation, sur lesquelles nous avons insisté à propos de l'*étiologie*.

Il est également important de reconnaître la déformation des surfaces articulaires, l'état des muscles et des ligaments, les troubles fonctionnels, afin d'en tirer des indications pour le traitement.

Traitement. — Les moyens de combattre cette difformité consistent essentiellement dans les manipulations, les appareils mécaniques et la ténotomie.

Ces trois moyens doivent être souvent combinés entre eux pour obtenir de bons résultats.

Les appareils mécaniques sont construits sur le même plan et remplissent les mêmes indications que ceux que l'on emploie dans le traitement du pied-bot.

La ténotomie porte le plus souvent sur les palmaires, les deux muscles cubitaux et les deux radiaux.

Dans certains cas, le redressement de la main ne peut être obtenu que par la ténotomie des muscles extenseurs ou fléchisseurs des doigts, opération qui risque fort de compromettre à jamais les fonctions de la main.

II

VICES DE CONFORMATION DES DOIGTS.

Les troubles dans le développement des doigts peuvent se produire dans deux sens différents et se manifester par *excès* ou par *défaut ;* d'où deux grandes divisions : les vices de conformation *par arrêt de développement* et les vices de conformation par *excès de développement.*

Aux *arrêts* de développement se rapportent trois espèces de difformités qui sont : l'*ectrodactylie* ou absence des doigts, la *brachydactylie* ou brièveté des doigts, la *syndactylie* ou adhérence des doigts entre eux.

Les *excès* de développement comprennent aussi trois espèces de difformités : l'augmentation du nombre des doigts ou *polydactylie,* l'augmentation du nombre des phalanges et l'hypertrophie des doigts ou *macrodactylie.*

La *syndactylie* et la *polydactylie* présentent seules un intérêt chirurgical.

Ces difformités ont été bien étudiées par Annandale (1865), Fort (*Th. agrég.*, 1869), par Mirabel (*Thèse de Paris,* 1873), et la plupart des travaux sur ce sujet ont été cités ou analysés dans l'excellent article de Polaillon (art. *Doigts*, DICT. ENCYCL. DES SC. MÉDIC.).

Tous les auteurs ont noté que ces malformations des doigts étaient le plus souvent *héréditaires*, et l'on a cité de nombreux exemples d'ectrodactylie ou de brachydactylie transmise pendant plusieurs générations. On a noté également des difformités variées des doigts sur les membres d'une même famille.

L'hérédité paraît encore plus constante pour la polydactylie.

1° SYNDACTYLIE.

La *syndactylie congénitale* ou adhérence des doigts entre eux est produite par l'arrêt dans la division de la palette palmaire.

On en distingue trois variétés : la *réunion par membrane* ou syndactylie *membraneuse*, dans laquelle l'union a lieu au moyen d'un prolongement cutané qui s'étend d'un doigt à l'autre, main *palmée*, et qui résulte de l'adossement de la peau de la face dorsale et de la peau de la face palmaire des doigts voisins ;

La réunion par *accolement* sous une même enveloppe cutanée, la peau passant de l'un à l'autre doigt sans presque se déprimer entre eux ;

La réunion par *coalescence osseuse*, dans laquelle les phalanges sont soudées par leurs bords, soit au niveau de toutes les phalanges, soit au niveau seulement de l'une d'entre elles.

Enfin, on a supposé que la syndactylie pouvait se produire en dehors d'un arrêt de développement, à la suite d'ulcérations produites et cicatrisées pendant la vie intra-utérine (Longuet).

La syndactylie est *complète* ou *incomplète*, suivant que les doigts sont réunis dans la totalité ou seulement dans une partie de leur longueur. Elle est *partielle* si elle affecte deux ou plusieurs doigts, *totale* si elle les affecte tous.

Elle est rare entre le pouce et l'index et se trouve en général entre les derniers doigts ; elle siège aux deux mains à peu près dans la moitié des cas (Fort).

Les filles sont plus sujettes à cette difformité que les garçons.

Traitement. — Le traitement consiste à sectionner la membrane unissante pour rendre aux doigts leur indépendance. Il ne peut s'adresser qu'aux deux premières variétés de syndactylie.

Le résultat est fort difficile à atteindre, à cause de la tendance à la reproduction de la difformité par la cicatrisation de la commissure interdigitale : sous l'influence de cette cicatrisation les deux doigts se rapprochent et la lésion se trouve reproduite ; aussi tous les procédés opératoires tendent-ils soit à obtenir la cicatrisation isolée de ce point, soit à empêcher sa soudure précoce, soit à recouvrir les parties saignantes de lambeaux cutanés pour obtenir une réunion immédiate. A cette dernière indication répond surtout le procédé de Didot (de Liège), dont on trouvera la description dans tous les traités de médecine opératoire.

Les mêmes règles de conduite sont applicables aux syndactylies *accidentelles*, consécutives aux plaies, aux ulcérations, aux brûlures de la main.

2° POLYDACTYLIE.

Dans la polydactylie le nombre des doigts est augmenté. D'après Polaillon, la polydactylie est la plus fréquente de toutes les malformations de la main. On peut avec cet auteur distinguer plusieurs variétés :

1° *Il existe des doigts surnuméraires prolongeant la série normale.* — On connaît un assez grand nombre d'exemples de mains à six doigts, quelquefois à sept. Le doigt surnuméraire s'articule tantôt avec un métacarpien particulier, tantôt avec le métacarpien d'un doigt voisin. Quand il existe plusieurs doigts surnuméraires, ils sont ordinairement petits, courts, irréguliers, souvent adhérant ensemble ; ils s'articulent avec la tête des métacarpiens volumineuse et dédoublée, ou avec des métacarpiens supplémentaires ; d'autres fois ils s'unissent simplement à la main par des parties molles.

2° *Il y a un pouce surnuméraire.* — La difformité consiste tantôt dans l'implantation d'un pouce surnuméraire sur le premier métacarpien, tantôt dans l'accolement d'un pouce surnuméraire aux phalanges du pouce normal, de manière à constituer un pouce *bifide*. Ce pouce bifide offre plusieurs degrés : la bifurcation ne portant que sur la phalangette ou s'étendant jusqu'au métacarpien. Cette difformité est très supportable, tandis que le pouce implanté perpendiculairement sur le métacarpien constitue une gêne permanente considérable.

3° *Il y a un doigt surnuméraire cubital.* — Le siège de prédilection de ces doigts surnuméraires placés hors rang est le bord interne de la première phalange. Ils se présentent souvent sous la forme d'un petit tubercule charnu, en général symétrique à chaque main, du volume d'un noyau de cerise ou d'une noisette, appendu au bord cubital de la main par un pédicule cutané plus ou moins long; à sa surface on observe fréquemment une dépression avec un rudiment d'ongle. La coupe le montre formé d'un amas de tissu cellulaire graisseux au centre duquel on trouve un petit noyau cartilagineux.

Quelquefois ce doigt cubital est beaucoup mieux conformé et contient une ou deux phalanges reconnaissables.

4° *Il y a bifurcation de la main.* — La main a une apparence bifurquée; deux mains semblent accolées l'une à l'autre. On ne connaît que deux exemples de cette difformité : chaque partie de la main bifurquée portait quatre doigts.

Traitement. — Il ne pourra être question d'opération que pour enlever les doigts surnuméraires placés hors rang comme le pouce surnuméraire ou le doigt cubital. Ils seront enlevés par une simple incision s'il n'y a qu'un pédicule cutané à couper, par une véritable désarticulation, s'il y a contiguïté avec l'extrémité articulaire d'un métacarpien correspondant.

III

PLAIES DE LA MAIN.

Les plaies *superficielles* de la main ne présentent aucun intérêt chirurgical; elles doivent néanmoins être surveillées et pansées avec soin : faute de précautions, elles deviennent souvent la porte d'entrée de substances septiques et le point de départ de lymphangites graves ou d'une infection générale de l'économie (*piqûre anatomique.*)

Les plaies *profondes* peuvent présenter toutes les variétés de siège, d'étendue et de direction; elles sont surtout fréquentes à la face palmaire. La main peut être traversée de part en part par un instrument piquant; elle peut être divisée longitudinalement suivant un espace intermétacarpien, surtout dans le premier espace interosseux.

Ces plaies peuvent être compliquées de la formation de *lambeaux* plus ou moins étendus qu'il faut réappliquer et maintenir en position par un pansement approprié.

Les plaies *contuses* de la main présentent un certain nombre de variétés : les parties molles peuvent être broyées, déchirées, réduites en pulpe; d'autres fois, sous la pression d'un corps pesant, les parties molles de la paume de la main éclatent et présentent des fissures irrégulières qui donnent issue à un liquide séro-sanguinolent et à quelques lobules de graisse.

Le plus souvent il y a complication de fractures des métacarpiens ou des os du carpe.

Les plaies de la main *par armes à feu* sont très différentes suivant qu'elles sont produites par le passage d'un projectile ou par l'éclatement d'une arme. Dans le premier cas, surtout s'il s'agit d'un petit projectile, les dégâts peuvent être extrêmement faibles, si la balle a passé dans un espace intermétacarpien; la plaie, convenablement pansée, se réunit souvent par première intention.

Si le trajet du projectile est oblique, les désordres sont plus considérables et il y a en général complication d'une fracture ou de blessure des tendons, des vaisseaux ou des nerfs.

Les blessures par explosion de la poudre sont caractérisées par un violent écartement des parties : non seulement les parties molles sont brûlées, déchirées, réduites en bouillie, mais les métacarpiens sont luxés ou emportés avec les doigts correspondants. La main est le plus souvent compromise dans sa totalité.

Le *traitement* de ces plaies contuses de la main a été singulièrement simplifié depuis l'introduction des antiseptiques en chirurgie. Il suffira le plus souvent, après un lavage soigné de la région à la solution phéniquée à 3 pour 100, de mettre les parties dans une bonne attitude et de les immobiliser au besoin sur une palette, et de recouvrir et d'envelopper les plaies avec la gaze iodoformée.

Ce pansement, antiseptique par excellence, a l'immense avantage dans le cas particulier de rester en place de cinq à huit jours; il laisse à la plaie le temps de se déterger et de s'organiser et il prévient les complications septiques et le tétanos engendré par les attouchements répétés et douloureux de la plaie.

Le pansement ouaté de Guérin peut remplir les mêmes indications, mais il est d'une application plus difficile que le pansement iodoformé.

IV

COMPLICATIONS DES PLAIES DE LA MAIN

Les complications, capables de donner lieu à des indications particulières, sont la section des tendons, des artères et des nerfs, les fractures et les luxations des os. L'ouverture des gaines tendineuses ne nous paraît pas mériter une mention spéciale. Si la plaie est pansée d'emblée d'une manière aseptique et immobilisée, la gaine ne s'enflammera pas plus que le reste ; sinon on verra se développer des accidents de suppuration avec des fusées purulentes ayant tendance à remonter jusque dans la partie inférieure et moyenne de l'avant-bras.

a. *Blessure des tendons.* — Les tendons extenseurs, plus superficiels, sont plus exposés à être blessés isolément.

Les blessures des tendons fléchisseurs, plus profonds, se compliquent le plus souvent de la blessure des gaines tendineuses, des artères et des nerfs.

Si le tendon n'est que dénudé ou incomplètement divisé, et surtout s'il peut être recouvert par les téguments, sa cicatrisation se fait rapidement. Si la plaie mal pansée s'enflamme et suppure, le tendon peut s'exfolier, se mortifier et être éliminé lentement comme un corps étranger ; ou bien il se recouvre de bourgeons charnus, et contracte des adhérences avec les téguments ; l'adhérence de la cicatrice se traduit par la formation d'un pli à son niveau pendant la contraction musculaire et impose une certaine gêne dans les mouvements du doigt correspondant.

La section complète du tendon s'accompagne de la perte immédiate des fonctions du doigt entraîné et dévié par le tendon antagoniste, de la rétraction du bout central, d'une dépression à la place de la saillie normale que fait la corde tendineuse. Le bout périphérique est facile à voir dans la plaie, le bout central ne peut quelquefois être aperçu que dans certaines positions données à la main ou à l'avant-bras ou par un débridement des téguments.

Si les extrémités tendineuses peuvent être rapprochées, elles se soudent l'une à l'autre et les mouvements se rétablissent; sinon, la cicatrisation de chaque bout se fait isolément et les mouvements restent abolis. Les contractions musculaires tiraillent et parfois déchirent la cicatrice du bout central adhérent à la peau et peuvent la transformer en une ulcère difficile à guérir.

Le *traitement* consiste à rétablir la continuité des tendons divisés *par la position et la suture.*

La main sera mise et maintenue dans la flexion forcée dans les blessures des tendons fléchisseurs; dans la position inverse pour celles des extenseurs.

La suture des tendons nécessite quelquefois des débridements plus ou moins étendus pour mettre à nu leur bout central rétracté.

La réunion est faite à l'aide d'une aiguille fine armée de soie phéniquée et mettant bout à bout les extrémités tendineuses préalablement avivées et régularisées.

Quelquefois les bouts tendineux étant détruits ou ne pouvant être tous retrouvés, on a suturé avec succès une extrémité périphérique aux tendons voisins (*suture par anastomose*).

Ces opérations doivent surtout être pratiquées quand il s'agit des tendons du pouce. Dans un cas de section des extenseurs de ce doigt, où le bout supérieur ne pouvait être retrouvé, Schwartz sutura le bout inférieur à une partie du tendon du premier radial divisé longitudinalement en deux parties (*Soc. chirurgie* 1884).

On a aussi tenté de remplacer les tendons extenseurs coupés et perdus sur une étendue de plusieurs centimètres par des tresses de catgut formant de véritables tendons artificiels (Glück de Berlin).

b. *Blessure des artères.* — Les arcades palmaires superficielle et profonde et les branches qui en émanent sont fréquemment blessées dans les plaies de la main. Les plaies de l'éminence thénar et du premier espace interosseux, puis celles du creux de la paume sont celles qui s'en compliquent le plus souvent.

La multiplicité des communications anastomotiques entre les vaisseaux artériels de la main explique facilement la fréquence et la gravité des hémorrhagies de cette région.

Ici, comme dans toutes les régions, on observe des hémorrhagies *primitives* qui se produisent au moment même de la blessure, des hémorrhagies *récurrentes* qui se renouvellent quelques heures plus tard et enfin des hémorrhagies *secondaires* ou consécutives qui surviennent alors que la plaie bourgeonne et suppure.

Le plus souvent, l'hémorrhagie primitive est arrêtée par une compression faite directement sur la plaie par le blessé lui-même ou par les assistants, ou par une ligature serrée appliquée sur le membre ou par la formation d'un caillot formé pendant une syncope.

Quelques heures plus tard, sous l'influence d'un mouvement, du retour plus violent des contractions cardiaques, l'hémorrhagie se reproduit et peut ainsi se reproduire à plusieurs reprises en amenant une véritable anémie aiguë du blessé.

Enfin, alors même qu'on a obtenu une hémostase qui semble définitive, quand la plaie est en voie de bourgeonnement et de cicatrisation, le sang peut tout à coup se remettre à couler avec abondance et l'hémorrhagie peut ainsi se reproduire pendant plusieurs jours tant que l'on n'a pas employé le vrai moyen pour obtenir l'hémostase définitive.

Ces hémorrhagies secondaires tardives, survenant huit à dix jours après la blessure, ne se montrent que si la plaie mal pansée est devenue septique, que si des clapiers purulents se vident mal et se décomposent dans la paume de la main, et si le blessé présente de la fièvre. Dans les plaies aseptiques et chez les malades apyrétiques, cette complication tardive n'existe pas : le caillot primitif provoque une artérite oblitérante, tandis qu'il se ramollit et se désorganise dans les conditions opposées. Aussi peut-on dire que le traitement préventif par excellence de ces hémorrhagies secondaires consiste dans l'antisepsie rigoureuse appliquée aux plaies de la paume de la main.

Le diagnostic de l'hémorrhagie est facile à établir et s'impose ; le diagnostic de sa source est plus délicat. Il est fondé surtout sur la connaissance anatomique du trajet des artères et sur les résultats fournis par la compression de la radiale et de la cubitale au poignet. Si la compression isolée de l'un ou de l'autre de ces vaisseaux suspend l'hémorrhagie, c'est que l'un d'eux est seul atteint ; si leur compression simultanée est nécessaire pour arrêter l'écoulement du sang, il est probable que la blessure porte sur une des arcades palmaires ; enfin si cette compression ne donne pas de résultats, il est probable que le sang est fourni soit par l'interosseuse antérieure anormalement développée, soit par des branches collatérales volumineuses.

Enfin, le meilleur renseignement est fourni par l'inspection directe qui fait voir quelquefois le point ou les points d'où part le jet artériel saccadé.

Traitement. — On doit poser, en thèse générale, que dans toute hémorrhagie de la paume de la main, *il faut lier les deux bouts de l'artère blessée*. C'est la seule conduite qui donne une sécurité absolue. Si la plaie est largement béante, la ligature sera en général assez facile; les bords seront écartés et les vaisseaux saisis dans une pince à forci-pressure et étreints dans une ligature de fil aseptique autant que possible, catgut ou soie phéniquée. Si la plaie est profonde, si la ligature est difficile à appliquer, la pince sera laissée en place et l'hémostase sera ainsi obtenue.

Quelquefois il est nécessaire de faire un léger débridement pour retrouver les bouts des vaisseaux rétractés.

On peut être amené ainsi à lier trois, quatre ou cinq orifices ou à laisser quatre ou cinq pinces en place, si la plaie intéresse à la fois les deux arcades et une ou plusieurs branches digitales. L'application de la bande d'Esmarch peut beaucoup faciliter les recherches et les manœuvres et permettre de voir et de reconnaître les bouts artériels sectionnés comme dans une préparation anatomique.

Dans quelques cas, la plaie est étroite, profonde, et une pince ne peut être portée sur le vaisseau blessé : la recherche de l'artère par des débridements nécessiterait la blessure d'autres vaisseaux ou des tendons, ou des nerfs de la paume de la main.

C'est alors qu'on devra s'adresser à la compression *directe* ou *indirecte*. La compression *directe* se fera avec une petite boulette de charpie imbibée de perchlorure de fer allongé de moitié d'eau et *soigneusement exprimée* de manière à ce qu'elle soit presque sèche, ou peut-être mieux encore avec un petit tampon de gaze iodoformée, par-dessus lequel on superposera des carrés d'amadou maintenus en place par une bande modérément serrée.

Cette compression directe peut être avantageusement combinée avec la compression *indirecte*. Celle-ci s'exerce au-dessus du poignet sur les points où les artères radiale et cubitale peuvent être comprimées sur les os. Un bouchon de liège, fendu en deux dans le sens de sa longueur, appliqué sur le trajet des vaisseaux et maintenu par une bande de diachylon, réalise un excellent appareil compresseur (Nélaton).

La même conduite doit être tenue dans les hémorrhagies secondaires de la paume de la main et les vaisseaux doivent être cherchés d'emblée dans la plaie, même à l'aide de débridements, pour jeter sur leurs orifices une ligature ou une pince à demeure. Nélaton a démontré que les artères baignées dans le pus ne se coupaient pas sous la constriction du fil, comme le croyait Dupuytren, et qu'elles devaient être liées à leurs deux bouts, comme dans les plaies récentes. Mais nous répétons que le meilleur moyen de prévenir ces hémorrhagies secondaires est de prévenir la septicémie et la fièvre qui en sont les conditions pathogènes ordinaires.

En résumé, *il faut lier* dans les plaies fraîches et dans les plaies qui suppurent.

Enfin, dans des cas exceptionnels où la ligature dans la plaie est impossible, où la compression directe et indirecte ne peuvent être supportées et ne donnent pas de résultats, l'hémorrhagie pourra être arrêtée par la ligature de l'humérale faite au pli du coude, et mieux au tiers inférieur du bras, pour éviter une division prématurée de l'artère en ses collatérales.

Ce moyen, infidèle, dangereux par lui-même, pouvant entraîner la gangrène du membre, a été surtout mis en pratique alors que des compressions inutiles, des topiques irritants, l'épanchement sanguin dans les parties profondes, avaient déterminé un état phlegmoneux grave de la main et de l'avant-bras. On a été amené plusieurs fois, en pareille circonstance, à pratiquer l'amputation de l'avant-bras et du bras.

Toutes les complications sont prévenues si, dans les plaies et les hémorrhagies de la paume de la main, on peut réaliser la *ligature immédiate* des vaisseaux blessés et l'*antisepsie* absolue de la région.

c. *Blessure des nerfs.* — Le médian et le cubital sont les nerfs le plus souvent atteints au niveau du ligament annulaire du carpe.

Ils peuvent être atteints en d'autres points de leur trajet ou de leur distribution ; mais les phénomènes sont beaucoup moins marqués que si les troncs sont intéressés.

Le nerf radial est rarement atteint à la main ; cependant sa branche dorsale peut être intéressée au niveau du poignet. Le plus souvent le tronc du radial est comprimé ou déchiré au tiers inférieur du bras, au point où le nerf sort de la gouttière de torsion ou quand il est encore contenu dans cette gouttière.

Quel que soit le siège de la blessure de l'un des troncs nerveux de la main, nous étudierons ici quels sont les résultats de cette blessure du côté de la main et des doigts.

Le résultat de la section nerveuse est une *paralysie* immédiate de la motilité et de la sensibilité dans toutes les parties animées par le nerf blessé. La perte de sensibilité de telle région ou de tel doigt, l'abolition des mouvements de tel groupe musculaire indiquent, d'après l'anatomie, quel est le tronc lésé.

Il ne faudrait pas croire, cependant, que l'examen de la *sensibilité* des doigts ou de la main puisse renseigner d'une manière certaine sur le siège exact du tronc nerveux blessé. On sait aujourd'hui, d'après les recherches d'Arloing et Tripier (1869), que dans l'épaisseur de la peau, les nerfs collatéraux des doigts s'anastomosent et envoient des fibres récurrentes qui remontent jusque vers le coude. C'est cette disposition qui permet d'expliquer les faits contradictoires en apparence dans lesquels, après une section du nerf médian, on a pu constater que son bout *périphérique* restait sensible (Richet, 1867).

Les phénomènes de paralysie de la motricité ont plus d'importance pour la localisation de la blessure nerveuse. Cependant, Verneuil a observé récemment un cas de section du nerf médian au bras non suivie de la paralysie motrice de ce nerf; cette absence de paralysie paraît due à une anastomose presque constante entre le cubital et le médian à l'avant-bras (Letiévant, Verchère).

Enfin, il peut exister, après une blessure nerveuse, une *motilité suppléée* (Letiévant); les mouvements produits normalement par un muscle peuvent être exécutés par les muscles voisins, voire même par les antagonistes.

Il existe donc un certain nombre de causes d'erreur qu'il est bon de connaître, et qui peuvent abuser sur le siège de la blessure et sur le rétablissement des fonctions du nerf après une intervention chirurgicale, telle que la suture.

Cependant, en général et d'une manière presque constante, la blessure des gros troncs nerveux qui se rendent à la main et aux doigts donne lieu, soit d'emblée, soit consécutivement à un certain nombre de troubles de sensibilité et de motricité qui peuvent être regardés comme caractéristiques.

La section complète du nerf *médian* au poignet est suivie de la perte de la sensibilité de la face palmaire du pouce, de l'index, du médius, de l'éminence thénar, de la face dorsale des deux dernières phalanges de l'index et du médius et de la moitié externe de l'annulaire.

Le mouvement d'opposition du pouce est aboli : mais ce doigt jouit encore de quelques mouvements de préhension, grâce à l'adducteur innervé par le cubital.

Plus tard, à la suite de l'atrophie musculaire consécutive, la main présente une déformation spéciale ; le creux palmaire est plus accentué, par suite de l'atrophie des deux lombricaux externes ; l'éminence thénar est aplatie, et la tête du premier métacarpien fait une forte saillie due à l'atrophie des muscles et à la tonicité de l'adducteur qui entraîne tout le pouce en dedans.

L'index et le pouce sont dans l'extension ; les mouvements de flexion des doigts sont très limités et sans force.

La section complète du *cubital* amène la perte de la sensibilité de l'éminence hypothénar, de tout l'auriculaire et de la face interne de l'annulaire.

Par suite de la paralysie des muscles interosseux, les mouvements d'abduction et d'adduction des doigts ne s'exécutent plus ; les désordres sont surtout marqués du côté de l'auriculaire et de l'annulaire ; la flexion des premières phalanges et l'extension des deuxième et troisième sont impossibles. Ces mouvements sont encore possibles aux autres doigts, mais ils sont très gênés.

Ces paralysies primitives amènent une *déformation* caractéristique, surtout manifeste quand on fait mettre la main dans l'extension ; c'est la ***main en griffe***. Les premières phalanges entraînées en arrière par l'extenseur commun renversent les métacarpiens dans le même sens et font saillir dans la paume de la main les quatre têtes métacarpiennes.

Le petit doigt et l'annulaire ont la première phalange en extension, les deux autres en flexion par l'action des fléchisseurs superficiels et profonds non compensée par les interosseux. En outre, plus tard l'atrophie musculaire produit une dépression et un aplatissement caractéristique au niveau des éminences thénar et hypothénar et au dos de la main dans les espaces intermétacarpiens.

Les blessés sont surtout gênés par la flexion et la rétraction des deux derniers doigts.

Après une section du nerf *radial* dans la région du poignet, on observe des troubles de la sensibilité de la main et des doigts dans la sphère de distribution de ce nerf, c'est-à-dire sur le dos de la main, à la face dorsale du pouce, et sur la même région de la première phalange de l'index et du médius.

Dans tous ces cas de blessure des nerfs de la main, surtout après la section du médian ou du cubital, on observe, au bout de quelque temps, des troubles trophiques de la peau de la main et des doigts; la peau devient sèche, écailleuse, lisse (*glossy skin*), les ongles se cassent ou se déforment, et des ulcérations ayant le caractère du *mal perforant* peuvent se produire aux doigts.

Traitement. — Actuellement, il n'y a aucun doute à avoir sur la conduite à tenir dans le cas de section de l'un des nerfs de la main. La continuité du tronc nerveux doit être immédiatement rétablie, si possible, à l'aide de la suture; celle-ci sera pratiquée avec une aiguille fine, ronde de préférence, munie d'un catgut fin. Cette suture peut être également faite tardivement alors que la plaie extérieure est cicatrisée depuis longtemps et que les deux bouts nerveux doivent être recherchés dans le tissu de cicatrice. Elle peut être suivie de réunion immédiate avec retour immédiat de presque toutes les fonctions, et elle a donné des succès dans la proportion au moins de 66 pour 100 (Chaput, *Archives génér. de médec.*, 1884).

d. *Fracas osseux.* — Ils s'observent surtout dans les plaies par écrasement et dans les plaies par armes à feu. Les os du carpe et du métacarpe sont fracturés, écrasés ou luxés, les articulations sont ouvertes, des esquilles sont libres dans les tissus.

De pareils dégâts peuvent avoir des suites beaucoup moins graves qu'on ne pourrait le supposer: si les plaies sont bien pansées, débarrassées d'une manière immédiate ou successivement des corps étrangers qui les encombrent, la guérison peut survenir sans accidents généraux; la main est plus ou moins mutilée et les doigts ont perdu la plus grande partie de leurs fonctions.

Le *traitement* doit être *essentiellement conservateur:* on devra *s'abstenir de toute opération* toutes les fois que l'étendue des désordres ne commandera pas d'emblée une amputation immédiate, et l'on peut émettre ce précepte que l'on devra *tenter la conservation*, toutes les fois qu'il y aura une certaine hésitation pour savoir si l'on doit *amputer*.

Le traitement consistera dans l'extraction des esquilles, la pose de drains sous les parties décollées, l'immobilisation de la main et des doigts dans une bonne attitude, l'application de pansements antiseptiques rares ou renouvelés, suivant l'abondance de la suppuration, et tardivement dans l'ablation des séquestres et la régularisation des parties inutiles ou gênantes.

V

ANÉVRYSMES DE LA MAIN.

Nous rapprochons à dessein des plaies de la main les anévrysmes de cette région ; en effet, ces anévrysmes sont presque toujours traumatiques. Ils succèdent ordinairement aux plaies étroites, avec lésion des vaisseaux palmaires. D'après G. Martin (Thèse de Paris, 1870) sur 72 blessures artérielles de la région palmaire, 17 ont été suivies d'anévrysmes.

L'anévrysme se produit grâce à l'épanchement du sang dans les tissus et à l'oblitération de la petite plaie cutanée par la compression, et se manifeste dès les premiers jours qui suivent la blessure, *anévrysme faux primitif;* ou plus fréquemment la plaie des parties molles et de l'artère se cicatrise, et au bout de quelques semaines on voit la cicatrice soulevée par une petite tumeur ayant les signes d'un anévrysme, *anévrysme faux consécutif.*

Ces anévrysmes siègent le plus souvent dans le premier espace interosseux ou sur les points que parcourt l'arcade palmaire superficielle. Leur volume, généralement petit, varie depuis celui d'un pois jusqu'à celui d'une noix.

Ils ont les caractères ordinaires de battements, d'expansion, de souffle intermittent, de réductibilité, etc., communs à toutes les tumeurs anévrysmales. Ils présentent à leur surface une croûte ou un caillot desséché, le plus souvent une cicatrice amincie par distension et saillante. La peau peut être ulcérée et l'anévrysme ressembler à un bourgeon charnu, pulsatile, gros comme un pois (Nélaton).

La marche de ces anévrysmes est progressive et par les usages de la main ils sont exposés à l'ulcération et à la rupture.

Dans ce dernier cas, le chirurgien devra se conduire comme dans une hémorrhagie de la main et lier les deux bouts de l'artère blessée.

En général, *le traitement* par excellence consiste dans la compression *indirecte* sur l'humérale et c'est à la compression digitale intermittente que l'on doit accorder la préférence.

Si la tumeur résiste à ce moyen, nous conseillons d'ouvrir la poche, de la vider de ses caillots et de lier l'artère au-dessus et au-dessous du sac (*méthode ancienne*).

Si l'anévrysme est très petit, on peut le détruire par la cautérisation soit avec le fer rouge, soit avec la pâte de Canquoin.

VI

PHLEGMONS DE LA MAIN.

Les inflammations de la paume de la main sont fréquentes; elles ont été décrites par Bérard (*Dict.* en 30 v.), par Bauchet dans une monographie spéciale (1859) et par Chassaignac, la même année, dans son *Traité de la suppuration et du drainage chirurgical.*

Garnier et Schwartz en ont fait le sujet de leur thèse inaugurale (*Paris*, 1878).

Etiologie. — Le plus souvent les phlegmons de la main succèdent aux piqûres et excoriations, aux plaies septiques, aux morsures, aux plaies contuses, à des pressions et à des frottements répétés, à la présence de corps étrangers.

Ils se développent quelquefois spontanément sans cause appréciable et sont peut-être sous la dépendance d'un mauvais état général.

Le siège anatomique de l'affection imprime à celle-ci des caractères spéciaux qui ont amené à en reconnaître trois variétés : le *phlegmon superficiel*, le *phlegmon sous-cutané* et le phlegmon *profond.*

1° Le phlegmon *superficiel* est *érythémateux*, *phlycténoïde* ou *anthracoïde*, suivant la forme qu'il affecte.

L'inflammation *érythémateuse* est une véritable dermite, peut-être d'origine angioleucitique; elle se caractérise par une rougeur vive, diffuse ou en plaques, un gonflement surtout marqué au dos de la main, un engorgement des ganglions épitrochléens et axillaires. Elle se résout en deux ou trois jours sous l'influence de quelques bains et d'applications émollientes et surtout de pansements propres appliqués aux excoriations qui sont le point de départ de cette inflammation.

La forme *ampullaire* ou *phlycténoïde* dans laquelle l'épiderme est soulevé par un amas de pus ou de sérosité reçoit souvent le nom de *durillon forcé*. Elle consiste dans l'inflammation du derme sous un épaississement épidermique, durillon ou callosité, froissé par des pressions violentes ou répétées. Elle siège presque toujours à la face palmaire. Il se forme une ampoule grosse comme la moitié d'un pois ou comprenant quelquefois un large soulèvement du feuillet épidermique de la paume. Le liquide, d'abord séreux, devient louche au bout de quelques heures et purulent au bout de deux ou trois jours. Il s'épanche quelquefois à l'extérieur ; plus souvent il reste enfermé sous l'épiderme épaissi.

Les phlyctènes doivent être ouvertes d'un coup de ciseaux et tout l'épiderme soulevé doit être excisé.

Le phlegmon *anthracoïde* siège en général sur le dos de la main où il a pour point de départ l'appareil pilo-sébacé de la peau : quand il occupe la face palmaire dépourvue de poils et de glandes, il siège peut-être dans les glandes sudoripares ou plutôt dans les aréoles du derme. Chassaignac décrit l'anthrax palmaire sous le nom de *durillon froissé sphacélique* et admet que le derme est d'emblée frappé de gangrène dans toute son épaisseur.

L'affection débute par une tuméfaction dure, circonscrite, très douloureuse à la pression, d'un rouge sombre ; une phlyctène noirâtre soulève l'épiderme, et le derme présente une ou plusieurs petites escharres, puis des trous en arrosoir par où s'éliminent ce petits bourbillons. La réunion des escharres peut donner lieu à une ulcération irrégulière assez étendue. Dès que l'élimination du bourbillon est complète, la guérison survient rapidement.

Cette petite affection s'accompagne de fièvre, de malaise et dure de huit à dix jours. Le traitement ne diffère pas de celui du furoncle en général.

2° *Phlegmon sous-cutané*. Le phlegmon sous-cutané succède assez souvent aux inflammations superficielles précédentes ; plus souvent il éclate d'emblée. Il commence ordinairement à la face palmaire.

Dans une première période, d'inflammation proprement dite, se déclare une douleur lancinante et pulsatile, localisée en un point, exaspérée par la pression. La rougeur et le gonflement ont tendance à se diriger par en bas vers les espaces interdigitaux ; de ce point ils gagnent la face dorsale qui devient rapidement œdématiée, volumineuse. Au bout de quelque temps, toute la main est gonflée, rénitente, œdémateuse avec rougeur plus prononcée au siège primitif du mal ; les doigts restent écartés les uns des autres. Mais, signe important, leurs mouvements quoique gênés, peuvent s'exécuter spontanément et peuvent être doucement provoqués, sans une trop vive douleur.

Une fièvre intense, de l'insomnie, quelquefois du délire, accompagnent ces phénomènes du début. Un peu plus tard, des frissons, un redoublement fébrile indiquent la deuxième période ou période de suppuration.

Celle-ci peut être prévue à coup sûr quand les phénomènes inflammatoires durent depuis trois ou quatre jours sans diminuer d'intensité.

Le pus s'accumule entre l'aponévrose et le derme et peut s'évacuer spontanément à travers le derme perforé ; mais là il rencontre une couche épidermique, épaisse et résistante, sous laquelle il s'étale en formant une phlyctène purulente. Ainsi se trouve constitué un *abcès en bissac* ou en *bouton de chemise* (Velpeau).

Si le derme ne se laisse pas perforer, le pus fuse jusque dans les espaces interdigitaux et se fait jour à travers la peau mince et délicate des commissures; quelquefois il traverse les orifices que présente l'aponévrose palmaire à sa partie inférieure et le phlegmon devient profond. Du pus peut également se collecter à la face dorsale de la main.

L'épaisseur et la tension de l'épiderme à la paume ne permettent pas de sentir facilement la fluctuation ; le siège du pus est mieux indiqué par une douleur exquise provoquée par la pression en un point localisé.

Le *pronostic* du phlegmon sous-cutané de la main est bénin ; quelquefois l'affection se termine par résolution ; quand elle suppure, elle demande vingt à trente jours pour sa guérison qui n'est suivie d'aucun trouble dans les fonctions de la main.

Le traitement comprend au début la série des moyens antiphlogistiques capables d'amener la résolution. Les grands bains, les compresses alcoolisées ou phéniquées, et à l'intérieur les purgatifs et l'opium seront prescrits avec avantage.

Dès que l'on soupçonne le pus, dès le troisième jour, l'indication unique est d'ouvrir l'abcès. L'incision sera faite au point où l'on constate le maximum de gonflement, de rougeur et de douleur à la pression.

Dans l'abcès en bouton de chemise, il ne faut pas négliger, après l'ouverture de la phlyctène, d'agrandir d'un coup de bistouri ou de ciseaux la perforation du derme ; c'est au-dessous de lui que siège le véritable abcès. Tout l'épiderme décollé devra être excisé.

3° *Phlegmons profonds*. Le phlegmon profond de la main présente deux variétés qui peuvent coexister ou se montrer isolément : *le phlegmon du tissu cellulaire* et l'*inflammation des gaines tendineuses*.

a. *Le phlegmon du tissu cellulaire sous-aponévrotique* succède le plus souvent à un traumatisme, ou à un phlegmon sous-cutané, à un panaris ou à une synovite aiguë.

La main tout entière est tuméfiée, rouge, chaude, dure et très douloureuse à la pression ; tous les phénomènes inflammatoires montent rapidement au-dessus du poignet en suivant les gaines des fléchisseurs ; l'avant-bras devient rouge et cylindrique à sa partie inférieure. La douleur est *excessive* dans la paume de la main ou les tissus sont étranglés entre les os et l'aponévrose palmaire. Les doigts sont fléchis et les phalanges sont étendues. L'œdème est énorme sur le dos de la main.

Le pus se forme rapidement et fuse dans divers sens, du côté de l'avant-bras et du côté des commissures interdigitales ; des lambeaux de tissu cellulaire sphacélé sortent par les ouvertures ; des décollements et des clapiers se produisent en divers points et la main peut être transformée en une véritable *éponge purulente* (Bauchet).

De la fièvre, des frissons, de l'insomnie accompagnent ces désordres jusqu'à l'évacuation et la désinfection complète du pus.

La durée de cette affection est longue ; et deux mois en moyenne sont nécessaires pour la détersion et la cicatrisation complète des foyers ; la guérison est toujours suivie d'une gêne et d'une raideur dans les mouvements des doigts, mais moins prononcées que dans la forme suivante.

b. *Le phlegmon des gaines tendineuses* reconnaît pour causes les plus fréquentes un panaris du pouce ou du petit doigt, des blessures des gaines mal soignées, la propagation d'un phlegmon du tissu cellulaire, quelquefois un exercice exagéré des tendons fléchisseurs.

D'après Dolbeau et Chevalet (Th. de Paris, 1878) ces synovites seraient exceptionnelles et ne seraient autre chose que des lymphangites profondes de la paume de la main. Cette opinion trop exclusive a été réfutée par Gosselin qui place le point de départ de l'inflammation dans la gaine elle-même.

Peut-être dans certains cas, y a-t-il d'abord une lymphangite qui de proche en proche transmet l'inflammation à la gaine tendineuse.

Les gaines synoviales du long fléchisseur du pouce ou des fléchisseurs du petit doigt peuvent être envahies isolément et l'inflammation se trouve bornée à la région thénar ou hypothénar. Mais le plus souvent, au bout de peu de temps les deux gaines sont envahies, au moins dans leur partie carpienne, et les phénomènes se propagent à tout le tissu cellulaire séreux qui entoure la masse des tendons fléchisseurs.

Le début peut être lent et insidieux et ne se traduire que par quelques douleurs et un peu de gonflement.

Quand il se fait brusquement, le premier signe est une douleur violente accompagnée de la flexion des doigts.

Tous les auteurs ont insisté sur l'attitude des doigts : la première phalange est dans l'extension, tandis que les deux autres phalanges sont recourbées en crochet. La douleur devient intolérable dès qu'on cherche à imprimer des mouvements aux doigts.

Le gonflement débute par la partie inférieure de l'avant-bras et s'étend de là aux éminences thénar et hypothénar en respectant le creux de la main. Quand il est bien constitué, il présente deux renflements, l'un situé à l'avant-bras, l'autre à la main, séparés par un étranglement au niveau du ligament annulaire. La fluctuation peut être perçue d'un renflement à l'autre.

En même temps la main tout entière augmente de volume, devient énorme ; les doigts tuméfiés, recourbés en griffes, restent immobiles ; l'avant-bras se gonfle et devient œdémateux jusque vers son tiers supérieur.

L'inflammation peut se limiter à la gaine ; le pus se vide ou est évacué et la guérison est obtenue après une suppuration plus ou moins longue.

Dans des cas plus aigus, les gaines se rompent ou le tissu cellulaire voisin s'enflamme et suppure d'emblée ; toute la main se trouve infiltrée de pus, des fusées purulentes se font dans l'avant-bras; les articulations du carpe et du poignet sont ouvertes et des os entiers ou des portions osseuses se nécrosent.

D'après Dolbeau et Chevalet, les fusées purulentes qui se font à l'avant-bras seraient consécutives à une angioleucite suppurée des lymphatiques profonds de l'avant-bras et auraient, comme ceux-ci, un siège absolument fixe correspondant exactement au trajet des artères principales du membre : d'où l'indication d'inciser méthodiquement les tissus comme pour la ligature de ces vaisseaux.

La derme s'épaissit, devient dur, rigide, et sous sa face profonde se décomposent, au contact de l'air, le pus, les tendons et le tissu cellulaire sphacélé, répandant une odeur infecte.

Dans cette forme grave, les phénomènes généraux sont très importants : au début, on peut observer tous les signes de l'ataxo-adynamie et le malade peut succomber à un véritable empoisonnement septique aigu; plus tard, la rétention du pus peut donner lieu à tous les accidents de la septicémie.

Il y a peu d'années encore, ces phlegmons profonds de la main s'accompagnaient souvent d'une infection purulente fatalement mortelle.

Aujourd'hui, le *pronostic* est moins grave au point de vue de la vie; il reste toujours sérieux au point de vue de l'intégrité fonctionnelle de la main.

Les mouvements des doigts sont inévitablement perdus quand les tendons ont été détruits; ils sont toujours compromis pendant des mois alors même qu'il n'y a que des raideurs tendineuses et articulaires. La peau des mains reste sèche, lisse, sans plis ; les deux dernières phalanges sont fléchies et ne peuvent être amenées au contact de la paume; le pouce est collé au deuxième métacarpien et rapproché de l'axe de la main.

Le diagnostic du phlegmon des gaines s'établit par l'intensité de la douleur, la flexion des doigts en crochet, la forme bilobée du gonflement, le gonflement du pouce ou du petit doigt, l'absence de rougeur et de tuméfaction sur la face dorsale de la main.

Le phlegmon du tissu cellulaire profond envahit d'emblée plus largement la paume de la main et permet davantage les mouvements des doigts.

Le phlegmon sous-cutané se distingue par le gonflement plus marqué à la face dorsale, alors que la douleur est surtout prononcée à la face palmaire et par la motilité des doigts.

L'arthrite du poignet se reconnaît au siège du gonflement et de la douleur surtout exaspérée par les mouvements de l'articulation radio-carpienne et par la pression exercée suivant l'interligne articulaire.

Traitement. — La médication antiphlogistique la plus active doit être mise en action dès le début pour obtenir la résolution des phlegmons profonds de la paume. La position élevée du membre, les grands bains, les sangsues, seront les moyens ordinairement prescrits.

Le pus doit être évacué de bonne heure et largement; une incision verticale, suivant l'axe de l'avant-bras, sera faite au-dessus du ligament annulaire du carpe; une sonde cannelée introduite dans la gaine ira faire saillie du côté de l'éminence thénar ou hypothénar ou dans le creux de la paume de la main, à la limite du décollement, et une contre-ouverture sera pratiquée en ce point. Un tube à drainage sera passé d'une ouverture à l'autre. Les bains antiseptiques prolongés et répétés rendent dans ces cas les plus grands services.

Il est quelquefois nécessaire de multiplier les ouvertures et les contre-ouvertures.

Les incisions dans la paume de la main seront faites avec précaution, au-dessous du sillon médian, pour ménager l'arcade palmaire superficielle.

Quand la suppuration a détruit les tendons, envahi les articulations voisines, quand les os sont nécrosés, quand la septicémie ne peut être combattue par les incisions, les drainages, les injections, les bains, il faut se résoudre à pratiquer l'amputation de l'avant-bras.

Dès que les phénomènes inflammatoires sont éteints, il faut s'occuper activement de rétablir les mouvements des doigts par des mouvements communiqués et progressifs, par le massage, par les bains et les douches. L'anesthésie peut même être nécessaire pour rompre brusquement les adhérences des tendons et les raideurs articulaires.

VII

RÉTRACTION DE L'APONÉVROSE PALMAIRE.

Cette affection dont la nature n'est pas encore tout à fait connue et que l'on désigne d'après l'un de ses signes le plus souvent constatés, est caractérisée par la production dans la paume de la main de brides saillantes fléchissant peu à peu les doigts. Elle a été bien décrite pour la première fois par Dupuytren; aussi lui donne-t-on quelquefois le nom de *maladie de Dupuytren.*

Elle a été décrite par un grand nombre d'auteurs que nous aurons occasion de citer au cours de cet article.

Étiologie. — La rétraction de l'aponévrose palmaire se produit le plus souvent chez des adultes et chez des sujets âgés de plus de quarante-cinq ans; elle a été exceptionnellement observée chez des jeunes sujets, et dans ce cas elle était congénitale. Dans un bon nombre de cas, elle succède à des froissements répétés de la paume de la main produits par des corps durs ou grossiers comme le maniement des pierres chez les maçons, à un exercice longtemps répété comme dans l'action de tenir un fouet ou un fleuret (cochers, maîtres d'armes), et se montre chez des individus dont la profession exige des pressions énergiques sur la paume de la main et une fermeture violente des poings (forgerons, graveurs, laboureurs, cordonniers, blanchisseuses, etc.) Mais souvent aussi l'affection est observée chez des gens qui ne se livrent à aucun travail manuel.

Dans ces cas, elle paraît souvent être héréditaire et elle semble liée d'une manière évidente aux diathèses rhumatismale et goutteuse. On a également invoqué l'influence de la syphilis (Ricord, Richet) et de l'alcoolisme (Eulenbourg).

Anatomie et physiologie pathologiques. — On s'est fait, d'après ces diverses causes, différentes idées sur la nature et le point de départ de l'affection.

Pour les uns (Boyer, Dupuytren, Madelung, etc.), l'affection serait essentiellement de cause traumatique et due aux froissements répétés dont la paume de la main est le siège. Pour le plus grand nombre, les traumatismes ne jouent qu'un rôle accessoire et ne peuvent être invoqués dans les cas où l'affection se développe en dehors de tout travail manuel et envahit successivement les deux mains. Goyrand d'Aix (1833) fait jouer un grand rôle à l'hérédité; Gerdy, J. Guérin, Nélaton, Adams, Paget admettent l'influence d'une cause générale et incriminent surtout la goutte et le rhumatisme; aujourd'hui, on a tendance à faire de cette affection une des manifestations de l'arthritisme (Amat, *Gaz. médic. Paris* 1886). Cette théorie de l'influence générale a été bien exposée dans la thèse de Menjaud (Paris, 1861).

Boyer considérait l'affection comme due à un dessèchement des tendons et de la peau (*crispatura tendinum*). Dupuytren l'attribuait au raccourcissement des languettes fibreuses qui se rendent de l'aponévrose palmaire sur les côtés des tendons. Pour Madelung, la rétraction n'est que secondaire; la première modification pathologique serait la disparition des pelotons graisseux compris entre les tractus fibreux de l'aponévrose palmaire et les nombreux prolongements qu'elle envoie à la peau. Cette disparition, due à l'âge, aux traumatismes et à l'inflammation, laisse les couches profondes exposées aux pressions surtout au niveau de la tête des métacarpiens et des tendons fléchisseurs. Le tissu insuffisamment garanti s'enflamme, et il se fait une hyperplasie, puis une rétraction des tissus fibreux.

Quelle que soit la nature de cette affection, les lésions, quand elles sont avancées, semblent occuper tous les tissus qui ont pour base la fibre albuginée, peau, tissu cellulaire, aponévrose. Elles occupent surtout l'aponévrose palmaire : celle-ci présente des brides saillantes dont les unes, profondes, vont s'insérer sur les côtés des première et deuxième phalanges, au périoste ou aux gaines, les autres, superficielles, se rendent au derme. Les tractus fibreux présentent quelquefois de petites indurations, de véritables petits fibromes (Richet).

Leur siège ordinaire est le bord cubital de la main; mais ils peuvent se rencontrer aussi vers le bord radial.

D'après les dissections de Dupuytren, de Richet, de Sévestre, Polaillon, Blum, Adams, l'aponévrose doit être considérée comme le siège exclusif de la rétraction; elle a été trouvée *triplée d'épaisseur* (Variot, *in* thèse de Chevrot, 1882).

Variot a également constaté l'épaississement de l'épiderme et du derme, la disparition des aréoles graisseuses, la confusion du derme et de l'aponévrose en une couche comme cicatricielle et l'épaississement des parois des glandes sudoripares, en un mot la sclérose de tous les tissus fibreux de la main et des doigts.

Dans une autre théorie, moins acceptée, déjà émise par Malgaigne et reprise par Baum de Dantzick (1878) et Amat (1886), l'affection serait due à un processus dégénératif de la peau et la rétraction de l'aponévrose ne serait que secondaire. Cette dégénérescence scléreuse pourrait envahir en même temps d'autres régions de la peau, comme les pieds et les mollets (Amat), et reconnaîtrait peut-être une influence nerveuse que permet de soupçonner la disparition de la sueur à la paume des mains (*id.*).

Les tendons et leurs gaines restent indemnes; les tendons sont simplement raccourcis et rétractés de même que les tissus fibreux qui entourent les articulations des doigts.

Signes et diagnostic. — L'affection débute par une gêne dans l'extension des doigts; puis des indurations sous-cutanées, quelquefois un peu douloureuses, se montrent à la face palmaire; elles forment ensuite une bride verticale et le doigt correspondant se fléchit progressivement.

La première et la deuxième phalange se fléchissent; la phalangette ne s'infléchit jamais sur la phalangine. Dans les tentatives d'extension, les doigts ne peuvent s'étendre ou être étendus. A un degré avancé, ils s'infléchissent de plus en plus vers la paume de la main et peuvent s'y appliquer tout à fait en s'y creusant un sillon.

On constate la présence à la paume de la main d'une bride sous-cutanée située dans la direction d'un tendon fléchisseur et allant gagner la partie médiane ou latérale d'un doigt; elle ne consiste quelquefois qu'en une série de petites nodosités isolées les unes des autres (Polaillon). Elle dessine sous la peau une arcade rigide plus ou moins longue et régulière ou bosselée, à concavité supérieure et antérieure. Cette saillie s'exagère par l'extension forcée du doigt. A ce niveau, la peau indurée, adhérente, sèche et privée de sueur, présente des plis transversaux.

Généralement, la flexion débute par l'annulaire ou l'auriculaire de l'une ou de l'autre main; le médius et l'index sont moins souvent atteints; la flexion du pouce est rare.

La marche de l'affection est lente, mais fatalement progressive.

Le *diagnostic* est en général des plus faciles. Polaillon donne comme excellent le signe suivant : les *trois* phalanges sont également fléchies quand la rétraction dépend des muscles comme à la suite d'un phlegmon des gaînes ou d'une contracture des fléchisseurs, tandis que la *première* et quelquefois la *seconde* sont seules fléchies, quand la rétraction dépend de l'aponévrose.

Traitement. — Au début de l'affection, le traitement médical par l'iodure de potassium à doses croissantes, par les onctions mercurielles, iodurées, par l'enveloppement des mains dans des gants de caoutchouc, semble avoir donné quelques succès et doit être essayé.

L'extension continue à l'aide d'appareils et le massage peuvent aussi s'opposer aux progrès des lésions, surtout chez de jeunes sujets.

Le plus souvent, quand la bride est ancienne, chez les sujets âgés, il est nécessaire d'avoir recours au traitement chirurgical.

L'incision transversale de Dupuytren sur la bride et sa section sous-cutanée proposée par A. Cooper ne doivent être rappelées que pour mémoire.

L'incision longitudinale sur la bride saillante et l'incision ou même l'excision de celle-ci, recommandées par Goyrand d'Aix, constituent un progrès et permettent la réunion des téguments.

Aujourd'hui, on s'adressera de préférence au procédé de Richet, dans lequel la dissection d'un lambeau cutané permet l'excision de la bride saillante et la suture des téguments, ou mieux encore au procédé de Busch (1875). Celui-ci consiste à tailler et à disséquer par sa face profonde un lambeau de peau triangulaire dont la base correspond au sillon qui sépare le doigt fléchi du creux de la main et dont le sommet se termine au niveau du point le plus élevé de la paume, qui se trouve distendu lorsque le doigt est dans une extension complète. Tous les tractus fibreux qui empêchent le redressement du doigt sont successivement sectionnés jusqu'à ce qu'on obtienne une extension complète.

Quel que soit le procédé employé, le doigt devra être pendant longtemps immobilisé dans cette attitude.

VIII

PLAIES DES DOIGTS.

Les plaies superficielles des doigts n'offrent d'intérêt que par les complications dont elles sont souvent le point de départ, quand elles sont négligées ou mal soignées, panaris, lymphangite, phlegmon des gaines, infection purulente, tétanos.

Quand les articulations ou les gaines tendineuses sont ouvertes, quand les tendons sont coupés, les indications ne diffèrent pas de ce qu'elles sont dans toute autre région : l'antisepsie et l'immobilisation de la région blessée, la suture immédiate du tendon, doivent être autant que possible immédiatement pratiquées.

Mais il est nécessaire de passer en revue certains accidents en rapport avec la forme et les usages des doigts, tels que les *sections complètes des doigts*, les *plaies par écrasement*, les *plaies par arrachement.*

a. *Sections complètes des doigts.* Les doigts peuvent être détachés en partie ou en totalité par un instrument tranchant; la partie peut être encore appendue par un lambeau de peau ou par un tendon, ou elle peut être complètement séparée. Ces blessures ont été observées par ordre de fréquence à l'index, au pouce, à l'auriculaire, au médius et à l'annulaire. (Bérenger-Féraud.)

Un des points les plus curieux de l'histoire de ces plaies est la possibilité d'obtenir, dans bon nombre de cas, la greffe de la portion sectionnée et de rétablir ainsi la continuité du doigt.

Le succès est fréquent quand la pulpe du doigt, sans le squelette sous-jacent, a seule été détachée.

Il est encore possible, mais moins fréquent, quand la *phalangette* a été coupée. Il arrive quelquefois que les parties molles reprennent et que plus tard l'os nécrosé soit éliminé.

La réunion est très rare après une section au niveau de la *deuxième* phalange; elle paraît tout à fait exceptionnelle après la section de la *première.*

La réunion est beaucoup moins incertaine et beaucoup plus facile à obtenir quand les deux tronçons sont encore réunis par un lambeau vasculaire.

Dans tous les cas l'épiderme et l'ongle se détachent et sont remplacés par des tissus de nouvelle formation.

Cette réunion devra donc toujours être tentée dans le cas de section complète ou incomplète du doigt ; les surfaces osseuses seront coaptées, les tendons suturés et la peau réunie circulairement par un fil fin.

Le succès sera d'autant plus assuré que la coaptation sera plus immédiate ; il est cependant possible après une demi-heure, une heure et même une heure et demie de séparation. L'antisepsie, l'immobilisation et la chaleur de la région sont des conditions favorables. Le pansement de Guérin ou l'enveloppement dans des bandes de gaze iodoformée remplissent ces diverses indications.

b. *Plaies par écrasement.* Elles sont beaucoup plus fréquentes et beaucoup plus importantes que toutes les autres plaies qui affectent les doigts ; elles sont surtout produites par les diverses machines qu'emploie l'industrie ou par la chute ou par le passage de corps pesants.

D'après Polaillon, le médius y est le plus prédisposé.

On peut observer dans ces plaies tous les degrés de la contusion : dans un premier degré, les parties molles seules sont intéressées.

Dans une variété spéciale décrite par Guermonprez sous le nom de *Plaies par éclatement,* fréquente surtout à la pulpe, la plaie est rectiligne et l'épiderme est brisé net comme un morceau de verre ; les lobules graisseux sous-cutanés font hernie entre les lèvres de la plaie.

A un degré plus avancé, les phalanges sont brisées, les articulations ouvertes et luxées, et à un degré de plus, les os sont broyés. Le doigt est en lambeaux.

L'hémorrhagie et la douleur primaires sont peu prononcées.

Dans les jours qui suivent, les parties mortifiées se détachent, des bourgeons charnus se développent et la cicatrisation peut être longtemps retardée par la présence d'un fragment d'os ou de tendon nécrosé.

Pendant cette période, de nombreuses complications de lymphangite, de panaris, d'érysipèle, de septicémie, de tétanos, sont à redouter si la plaie est abandonnée à elle-même ou mal pansée.

Les règles du *traitement* ne diffèrent pas de celles que nous avons indiquées pour les plaies de la main. *L'abstention doit être la règle de conduite* et l'on ne se décidera à retrancher d'emblée que les parties absolument contuses, détachées, réduites en bouillie, et vouées à une mort certaine. Mieux vaut faire une opération tardive de régularisation quand la cicatrisation est achevée que d'enlever des parties dont l'avenir est incertain et dont quelques fonctions peuvent encore être conservées.

Quel que soit le pansement employé, il doit remplir la condition capitale d'un *pansement antiseptique rare*, et à ce titre nous accordons la préférence au pansement ouaté de Guérin ou à l'application de gaze iodoformée au moins pour les premiers jours. Plus tard, quand les parties se détergent, s'éliminent et suppurent abondamment, des lavages antiseptiques et des pansements humides renouvelés seront substitués avec avantage aux pansements rares.

c. *Plaies par arrachement.* Sous l'influence d'une puissante traction, les doigts peuvent céder en un point de leur continuité.

Les morsures de cheval, un brusque mouvement de la tête de l'animal pendant que la bride est enroulée autour d'un doigt, la préhension dans une machine, un engrenage, ou l'accrochement d'un doigt pendant que le corps est suspendu, sont les causes les plus ordinaires de cet accident.

Le pouce est de tous les doigts celui qui est le plus fréquemment arraché; après lui viennent l'index et l'annulaire.

Cet arrachement nécessite une force considérable qui, d'après les expériences de Farabeuf, ne devrait pas être moindre de 150 kilos pour arracher un pouce *en tirant dans son axe;* la torsion et l'obliquité de la force favorisent sans doute beaucoup l'arrachement.

En général, la séparation se fait au niveau des articulations, plus rarement au niveau d'une fracture de la phalange. La peau et l'os peuvent se séparer au même niveau ou en des points différents ; les nerfs se déchirent au-dessus de la plaie et pendent à la surface du segment enlevé.

Le fait le plus curieux est l'arrachement des tendons beaucoup plus haut que les autres tissus ; le tendon fléchisseur profond est le plus souvent arraché et sa rupture se produit soit sur le corps même du tendon, soit beaucoup plus souvent *à sa jonction avec les fibres musculaires;* quelquefois le muscle lui-même se déchire.

Ces fragments de tendons peuvent présenter une longueur de 8, 10, 12 centimètres et même plus.

Gosselin a décrit un *arrachement incomplet* dans lequel l'extrémité digitale ne tient plus au reste de la main que par un tendon allongé, mais non rompu : le tendon et son muscle semblent subir une véritable élongation.

Toutes ces plaies par arrachement ne provoquent qu'une douleur si peu vive que beaucoup de blessés ne se sont aperçus de l'accident qu'en regardant leur blessure.

Les suites en sont extrêmement bénignes et les quelques accidents de suppuration et de fusées purulentes signalés dans quelques observations ne se verraient certainement plus avec nos pansements antiseptiques actuels.

La plaie sera régularisée, la phalange fracturée sera désarticulée et toute la région immobilisée dans un pansement remontant jusqu'à moitié de l'avant-bras et légèrement compressif.

On peut rapprocher de ces plaies des doigts par arrachement une lésion curieuse signalée et décrite par Segond en 1879 et par Busch en 1881, à savoir, l'*arrachement sous-cutané du tendon extenseur de la phalangette*. Cette lésion reconnaît pour cause une impulsion brusque de l'extrémité digitale en avant et se traduit par une flexion permanente de la phalangette ou du doigt tout entier, et l'existence d'un point douloureux très limité et situé sur la phalangette immédiatement au-dessous de l'interligne articulaire. Le doigt auriculaire paraît être le plus souvent atteint. Le traitement consiste dans l'immobilisation du doigt en position rectiligne.

Cette rupture du tendon de l'extenseur a été observée à la face dorsale des phalanges et du métacarpe (Duplay) ; dans ce cas les fonctions entières du doigt sont perdues et ne peuvent être rétablies que par la suture tendineuse.

IX

PANARIS.

Le *panaris* est l'inflammation aiguë des parties qui entrent dans la structure des doigts. Cette affection, étudiée par Boyer, Velpeau,

Nélaton, Chassaignac, Bauchet, Dolbeau, etc., a été décrite à divers points de vue dans un grand nombre de thèses ; ces divers travaux ont été réunis dans les articles *Panaris* de nos deux dictionnaires (Polaillon, B. Anger).

Étiologie. — Le panaris succède presque toujours à un léger traumatisme des doigts, froissement, contusion, petite écorchure ou coupure et surtout piqûre par un clou, par un os, ou un corps quelconque chargé de substance septique, quelquefois morsure de petits animaux, rats, chats, etc. Les hommes y sont deux fois et demie plus exposés que les femmes et la main droite est plus souvent atteinte que la gauche, dans la proportion environ du double (Polaillon). Les doigts sont atteints dans une proportion très inégale et la fréquence décroît d'une manière rapide du pouce et de l'index aux autres doigts.

On a décrit des *épidémies* de panaris qui ne paraissent dues qu'à une même influence professionnelle déterminant l'affection chez des individus soumis aux mêmes causes d'infection locale par la nature de leurs travaux.

Classification. — Dans les formes graves de l'affection, tous les éléments constitutifs du doigt peuvent être simultanément atteints; mais, dans bon nombre de cas, le siège primitif et quelquefois exclusif des lésions permet de distinguer le panaris en plusieurs variétés : 1° *le panaris superficiel, sous-épidermique;* 2° *le panaris sous-cutané*; 3° *le panaris profond.*

Signes et diagnostic. — 1° *Panaris superficiel;* on lui donne aussi le nom de *panaris sous épidermique*, *panaris érysipélateux*, *tourniole, mal blanc, mal d'aventure.* Il ne paraît être qu'une angioleucite réticulaire diffuse de la surface du doigt (Polaillon).

Ce panaris superficiel, la plus fréquente des variétés, comprend trois sous-variétés : *a.* le panaris *érythémateux* qui succède aux écorchures, se traduit par un peu de rougeur et de gonflement et se termine en quelques jours par résolution. C'est l'angioleucite du doigt. *b.* Le panaris *phlycténoïde* est caractérisé par la formation d'une phlyctène sous laquelle s'accumule la sérosité sécrétée par la surface du derme. Cette phlyctène peut envahir tout le tour du doigt (*tourniole*). La sérosité, d'abord limpide, se trouble et devient purulente ; tantôt elle est évacuée en dehors comme le pus d'un abcès, tantôt elle se résorbe sous l'épiderme qui se flétrit et s'écaille. Dans les deux cas un nouvel épiderme se forme à la surface du derme. Quelquefois, une ulcération succède à la rupture de la phlyctène et le panaris devient sous-cutané ou profond. D'autres fois, l'épiderme se décolle de proche en proche sur tout le doigt et l'affection peut se prolonger longtemps. *c*. Le panaris *sous-unguéal* ou *péri-unguéal* n'est autre que la tourniole développée sur un des côtés ou à la base de l'ongle; celui-ci est enchâssé dans un gonflement du derme, soit sur un côté, soit à sa base; dans ce dernier cas, sa nutrition est troublée ou compromise; l'ongle se déforme ou tombe, remplacé par un ongle nouveau formé au-dessous de lui.

Souvent à l'ouverture de la phlyctène succède une végétation fongueuse, saignante et douloureuse, qu'il est utile de réprimer par la cautérisation au nitrate d'argent.

2° Le panaris *sous-cutané* présente des symptômes beaucoup plus accusés que les formes précédentes. Il débute par une douleur très vive, insupportable, exaspérée par la pression et la position déclive du doigt; par un gonflement dur d'abord circonscrit à la face palmaire du doigt, le plus souvent au niveau de la dernière phalange (*panaris de la pulpe*). Bientôt celui-ci gagne la face dorsale, plus lâche, qui devient rouge et œdémateuse. Au contraire la pulpe se tend, durcit et ne donne plus la sensation de fluctuation normale qui existe sur les doigts sains.

Du malaise général, de la fièvre, de l'insomnie, accompagnent la formation du panaris sous-cutané.

En général, celui-ci se termine par suppuration : le pus, rapidement formé, en trois jours (Desprès), s'accumule sous l'épiderme, et peut former des abcès en *bouton de chemise;* il vient s'évacuer par une petite ouverture sur les parties latérales, quelquefois sur la face dorsale et au niveau des plis articulaires, dans les points où l'épiderme offre le moins de résistance.

Abandonnée à elle-même, l'inflammation peut devenir profonde et se propager à la gaîne du tendon. A la phalangette, elle se termine souvent par la nécrose de l'os, si le débridement n'a pas été pratiqué de bonne heure.

Au panaris sous-cutané appartient une variété désignée sous le nom de panaris *anthracoïde*, ayant son point de départ soit dans une glande pilo-sébacée, soit dans une glande sudoripare, et caractérisée par la mortification de la glande envahie et du tissu cellulaire voisin et par l'élimination d'un bourbillon. C'est le furoncle du doigt. Une élévation rouge, violacée, une ou plusieurs petites ulcérations par lesquelles s'échappe peu à peu le bourbillon, une perte de substance du derme, cratériforme, irrégulière, succédant à l'élimination de celui-ci; une cicatrisation rapide après le départ de tout le corps étranger, tels sont les signes et l'évolution de cette petite affection.

3° Le panaris *profond* comprend: *a*, le *panaris de la gaine*; *b*, *l'ostéomyélite de la phalange.*

a. Le panaris de la gaîne succède en général à une piqûre ou à une contusion ayant intéressé la séreuse, ou à un panaris sous-cutané, quelquefois à une ostéomyélite primitive de la phalange. (Lannelongue, Camps, *Thèse de Paris*, 1885.)

Au pouce et au petit doigt, l'inflammation peut se prolonger jusqu'à la main et à l'avant-bras en suivant les prolongements des gaînes; elle peut passer d'une gaîne à l'autre, si celles-ci communiquent. Aux autres doigts. elle ne dépasse pas en général le niveau de l'articulation métacarpo-phalangienne, point où s'arrête la gaîne tendineuse.

La douleur est excessive; le doigt se fléchit en crochet et ne peut être ramené dans l'extension. La tuméfaction occupe tout le doigt, si ce n'est à la région de la troisième phalange où la gaîne n'existe plus.

Des phénomènes généraux graves, de la fièvre, de l'insomnie, du délire parfois, des frissons, accompagnent le développement de l'affection.

Au bout de quelques jours, le pus rompt la synoviale et se fait jour à la face palmaire ou sur les côtés du doigt, quelquefois il fuse dans la paume de la main et s'étend aux éminences thénar ou hypothénar, ou même au-dessus du poignet, s'il s'agit d'un panaris du pouce ou du petit doigt. Dans le fond de l'ulcération ou de l'incision par laquelle s'écoule une suppuration fétide, on aperçoit le tendon à nu, grisâtre, dissocié; quelquefois le stylet gratte sur un os dénudé et les mouvements du doigt font percevoir la crépitation caractéristique de l'invasion et de la dénudation articulaires.

A cette période aiguë, inflammatoire, succède une période d'élimination du tendon et des os nécrosés: souvent des fusées purulentes se développent dans la gaine, de nouvelles ouvertures se produisent et le doigt gros, crevé de fistules multiples, raidi dans l'extension, ne se dégonfle et ne se cicatrise, déformé et inutile, qu'après la sortie du dernier lambeau de tendon sphacélé ou de la dernière esquille.

Pour Lannelongue, dans ces cas graves terminés par nécrose, l'affection primitive est une ostéomyélite des phalanges propagée à la gaîne.

Cette ostéomyélite primitive doit être admise pour la phalangette où la gaîne fait défaut, et que l'on trouve toujours dénudée et souvent nécrosée, malgré une incision aussi précoce que possible.

Complications. — Dans le panaris du pouce et du petit doigt, la suppuration peut distendre et rompre la gaîne des fléchisseurs, soit à la main, soit à la partie antérieure de l'avant-bras; des décollements, des fusées purulentes, une fluctuation étendue de l'avant-bras à l'éminence thénar ou hypothénar, le passage facile d'un instrument ou d'une injection sous le ligament annulaire du carpe, indiquent cette propagation et cette marche du pus.

La suppuration peut aussi envahir l'avant-bras en suivant les lymphatiques, comme nous l'avons indiqué à propos des phlegmons de la main (Dolbeau, Chevalet).

Cette théorie de l'angioleucite paraît seule admissible dans les cas où la suppuration antibrachiale succède à un panaris de l'index, du médius ou de l'auriculaire, dont la gaîne tendineuse ne présente pas de prolongement carpien.

Chez certains sujets, le plus souvent diabétiques, albuminuriques ou alcooliques, le panaris est *gangréneux* d'emblée; sans grande douleur ni réaction, la peau du doigt devient rouge livide; une eschare se forme et à sa chute les tendons et les os sont mis à nu. Quelquefois le doigt tout entier se sphacèle.

L'érysipèle et le phlegmon diffus, succédant au panaris, sont des complications rares que l'on ne voit plus se développer aujourd'hui que sur des sujets mal soignés ou entachés d'un vice constitutionnel.

Pronostic. — Sauf dans le panaris superficiel, les fonctions et la forme du doigt risquent toujours d'être altérées dans les autres variétés.

La perte d'une ou de plusieurs phalanges, l'exfoliation d'un tendon, l'ankylose des articulations, sont suivies nécessairement d'une déformation de l'organe et de la perte de ses fonctions; le doigt raccourci, atrophié, immobile, reste souvent une cause de gêne et de douleurs et en tout cas constitue une difformité désagréable.

La mort peut survenir dans les formes graves où les fusées purulentes se font dans la main et l'avant-bras et où l'érysipèle ou le phlegmon diffus ne peuvent être enrayés par un traitement opportun ou convenable.

Traitement. — Le traitement est simple dans les formes superficielles : les bains de bras, l'enveloppement dans des cataplasmes d'amidon ou dans des compresses phéniquées, l'excision de l'épiderme soulevé, suivie d'un pansement propre et de la cautérisation des bourgeons charnus exubérants, suffisent dans la tourniole.

Le panaris anthracoïde doit être ouvert par une incision comprenant toute l'étendue du gonflement : la durée de l'affection n'en est guère abrégée, mais la douleur est de beaucoup diminuée.

Pour le panaris sous-cutané, on peut écrire hardiment qu'il n'y a qu'un seul mode de traitement, l'*incision précoce :* avant la suppuration, elle en prévient le développement; dès que le pus est formé, elle sauvegarde la vitalité de la phalange.

Dans le panaris de la pulpe, elle doit être pratiquée d'emblée et profondément dès le deuxième ou le troisième jour. Elle sera suivie d'un bain antiseptique prolongé, répété deux ou trois fois par jour. L'anesthésie locale par la pulvérisation d'éther ou de bromure d'éthyle diminue et même supprime la très violente douleur de l'incision dans les tissus enflammés.

Dès que la suppuration de la gaine est soupçonnée, elle doit être évacuée : une incision en haut et en bas du doigt est généralement nécessaire pour assurer l'évacuation et le drainage de la collection, surtout s'il s'agit du pouce ou du petit doigt.

Les bains antiseptiques prolongés et répétés rendent les plus grands services dans les périodes ultérieures, où l'élimination des tendons et des séquestres s'accompagne d'une suppuration prolongée souvent difficile à désinfecter.

Dans le cas où le doigt tout entier est transformé en une éponge purulente, où les tendons et les os sont nécrosés, les articulations ouvertes, il faut se résoudre à l'amputation de l'organe.

X

DOIGT A RESSORT.

Nélaton (1855) a donné ce nom à une affection particulière des doigts déjà décrite en 1850, par Notta, sous le titre suivant, qui résume les principaux caractères de la maladie : « Recherches sur une affection particulière des gaînes tendineuses de la main, caractérisée par le développement d'une nodosité sur le trajet des tendons fléchisseurs des doigts et par l'empêchement de leur mouvement. » (*Arch. génér. de méd.* 1850.)

Plus récemment, Blum l'a étudié à nouveau (*id.* 1882).

L'affection se traduit par un arrêt dans le mouvement de flexion ou d'extension du doigt, arrêt auquel succède la brusque reprise du mouvement, qui se termine avec la rapidité automatique d'un ressort.

Elle débute quelquefois brusquement quelques jours après un effort ou une douleur ressentie dans le doigt, quelquefois sourdement par une gêne qui s'accroît jusqu'à l'établissement du phénomène de l'arrêt et du ressort.

Blum décrit ainsi ces phénomènes : « Le doigt malade, lorsqu'on le fait passer de l'extension à la flexion, se trouve arrêté lorsqu'il arrive à un certain degré, constant pour le même doigt, variable suivant les cas. Lorsque le malade fait un effort, l'arrêt est surmonté avec un craquement perceptible quelquefois à distance, et la flexion s'accomplit jusqu'à ses limites ordinaires avec une rapidité qui a été comparée avec raison à celle d'un couteau à ressort qu'on ferme. Le même phénomène se produit en sens inverse lorsque le doigt passe de la flexion à l'extension. » La réduction s'accompagne d'une douleur variable pouvant aller jusqu'à la production de sueurs froides et de syncope; cette douleur manque parfois totalement.

L'exploration du doigt malade fait souvent reconnaître sur le trajet des tendons fléchisseurs, dans le voisinage de l'articulation métacarpo-phalangienne, une nodosité dure, roulant sous le doigt qui explore. Dans les mouvements celle-ci s'arrête brusquement, puis, si l'effort continue, elle exécute un mouvement brusque et rapide, comme si elle venait de franchir un obstacle.

Cette affection, en général, disparaît ou s'améliore en quelques semaines ou en quelques mois; d'autres fois, elle persiste indéfiniment.

Étiologie. Pathogénie. — En dehors de l'influence du rhumatisme et du traumatisme, évidente dans quelques observations, on ne sait rien de certain sur les causes du doigt à ressort.

Les femmes sont atteintes plus fréquemment (14 fois sur 19 cas, Blum) et les doigts affectés sont, par ordre de fréquence, le pouce, l'annulaire, le médius, le petit doigt, l'index, avec une grande prédominance pour le pouce et l'annulaire (Blum). Plusieurs doigts sur chaque main peuvent être atteints simultanément.

Quant à la nature de l'obstacle, elle est diversement interprétée : on a invoqué la présence d'un corps étranger articulaire (Pitha), d'un rétrécissement de la synoviale avec épaississement du tendon (Menzel), d'inégalités du tendon fléchisseur profond au niveau de son passage à travers le superficiel (Roser), de la tuméfaction de la synoviale des tendons fléchisseurs au niveau du point où elle se replie en cul-de-sac autour des tendons et de l'accrochement de cette nodosité par l'arcade fibreuse que forme l'aponévrose palmaire au niveau du pli palmaire inférieur (Notta, Nélaton). Blum a conclu de ses dissections et de ses expériences que le doigt à ressort est produit par une nodosité tendineuse développée sur les tendons fléchisseurs, au-dessus du commencement de la gaine fibreuse qui sert de poulie de réflexion à ces tendons au niveau de l'articulation métacarpo-phalangienne. Au pouce, le ressaut s'observe quant le point épaissi franchit le détroit formé par les os sésamoïdes. Quand à la nodosité, il est impossible de dire par quel mécanisme elle se produit (Blum); on peut supposer qu'elle est due à une ténosite avec produits inflammatoires (Blum).

Le *traitement*, souvent suivi de succès, consiste en révulsifs cutanés, en massages, bains de vapeur.

Les lésions de la *syphilis* et de la *tuberculose* sur les doigts ont été étudiées dans le premier volume (p. 294 et 587) par Reclus.

La *tumeurs* qui peuvent affecter la main et les doigts ont été également étudiées dans la même partie de l'ouvrage (t. I, *passim*); elles ne diffèrent pas de celles que l'on peut observer dans tous les points de l'économie, et nous n'avons pas cru devoir revenir ici sur cette étude.

AFFECTIONS DES MEMBRES INFÉRIEURS.

CHAPITRE PREMIER

FRACTURES.

I

FRACTURES DU BASSIN.

Les fractures du bassin comprennent des fractures *isolées* portant sur les diverses parties dont la réunion constitue la ceinture pelvienne et des fractures *multiples* atteignant à la fois plusieurs points de la ceinture osseuse. Dans ce dernier cas, la lésion présente une physionomie spéciale assez importante pour être décrite à part.

On doit donc étudier successivement : A. Les fractures *isolées* 1° du pubis, 2° de l'ischion, 3° de l'ilion, 4° de la cavité cotyloïde, 5° du sacrum, 6° du coccyx ;

B. Les fractures *multiples* du bassin.

Toutes ces fractures sont rares ; elles nécessitent pour leur production des violences considérables, soit des pressions violentes, soit des chutes d'un lieu élevé ; elles appartiennent presque exclusivement à l'âge adulte et au sexe masculin.

Dans les fractures, *dites isolées*, d'une des pièces du bassin, il est très-fréquent de constater la fracture d'une partie osseuse voisine, soit en continuité du trait de fracture principal, soit à distance. Mais l'irrégularité et l'inconstance de ces traits de fracture ne permettent pas d'en donner une description d'ensemble, comme pour les fractures *multiples* du bassin proprement dites, dont la physionomie est toujours la même.

A. FRACTURES ISOLÉES DES OS DU BASSIN.

1° *Fractures du pubis.* — Elles sont en général produites par la pression d'un corps pesant ou par un choc violent sur la partie antérieure du bassin. On l'a observé pendant l'accouchement chez une femme rachitique dont les os présentaient une extrême fragilité.

La fracture peut occuper tous les points de la branche horizontale ou de la branche ascendante ; elle peut siéger sur les deux à la fois et s'accompagner d'une fracture de l'ischion ou de l'ilion.

Le déplacement est en général peu marqué ; quelquefois un fragment libre peut être enfoncé vers la cavité pelvienne.

Les signes consistent en un gonflement énorme de la région avec ecchymose étendue, en une douleur localisée, en troubles du côté de la miction. L'examen par le vagin et le rectum peut donner de précieux renseignements sur la douleur au niveau du trait de fracture, et sur le déplacement des fragments.

2° *Fractures de l'ischion.* — La fracture est en général produite par une chute sur les tubérosités ischiatiques. Chez une femme qui avait eu deux ans auparavant le détroit inférieur rétréci par une double fracture verticale, l'ischion fut rompu dans les manœuvres de l'accouchement.

Les signes de cette fracture sont très obscurs; l'examen rectal et vaginal ne doit pas être négligé. Il est parfois possible de saisir le fragment entre les doigts et de lui imprimer de la mobilité anormale et de faire naître la crépitation. Celle-ci peut quelquefois être provoquée en fléchissant et en étendant la cuisse.

La position assise est très difficile à supporter.

3° *Fractures de l'ilion.* — Ces fractures sont beaucoup plus communes que les précédentes. Nous n'étudierons ici que la fracture des épines iliaques et de la crête iliaque ; car la fracture du corps de l'os appartient à l'histoire de la fracture double verticale du bassin.

L'épine iliaque antéro-supérieure peut être seule fracturée; le fragment se déplace en bas; il est facile de constater la mobilité anormale et la crépitation. Plus souvent la partie antérieure et supérieure de la crête est détachée dans une étendue de deux à trois centimètres, d'avant en arrière; il en résulte un fragment oblique.

Celui-ci a une grande tendance à subir un déplacement en bas. Hamilton a observé une fracture de ce genre produite chez un homme de 70 ans, par contraction musculaire, au moment où il voulait se lever pour quitter sa place dans un tramway. Le fragment mesurait sept centimètres et demi et avait une tendance à se renverser en dehors.

La mobilité anormale et la crépitation peuvent être en général très facilement perçues en saisissant le fragment entre deux doigts. Mais dans quelques cas, la mobilité et la crépitation ne peuvent être obtenues que si le membre est mis dans la flexion ; dans l'extension complète, le fragment est fixé et les signes de fracture disparaissent.

Dans un cas à la suite d'une chute de cheval, un petit fragment détaché de l'épine iliaque postéro-supérieure a été trouvé déplacé en arrière vers la colonne vertébrale d'environ un centimètre et demi (Hamilton).

La consolidation de la fracture de la crête s'obtient en général sans déplacement en vingt-cinq à trente jours par le simple décubitus dorsal, avec flexion légère des membres inférieurs.

4° *Fractures de la cavité cotyloïde.* — Elles appartiennent toujours à un des os du bassin dont les lésions ont été déjà décrites; mais les rapports de la cavité avec le fémur donnent lieu à des considérations spéciales. Ces fractures se divisent en fractures du *fond* de la cavité et fractures du *bord* ou sourcil cotyloïdien.

Quand il n'y a pas de déplacement du fémur, la fracture du fond du cotyle ne pourra être que soupçonnée; car la crépitation peut tout aussi bien appartenir à une fracture de l'extrémité supérieure du fémur. D'après Travers, une douleur très aiguë, produite en pressant sur l'épine saillante du pubis et l'impossibilité pour le malade de demeurer dans la station debout, seraient des signes pathognomoniques de la fracture de la cavité cotyloïde. Ces signes nous paraissent très douteux et peuvent appartenir à bien d'autres traumatismes de la région.

Les fractures du fond de la cavité cotyloïde, avec déplacement du fémur dans la cavité pelvienne, sont beaucoup plus fréquentes et plus graves. Elles sont, en général, causées par des chutes violentes sur le grand trochanter.

La tête du fémur passe à travers le cotyle fracturé dans la cavité pelvienne ; on l'a vue soulever le nerf obturateur et déterminer de violentes douleurs prolongées (Morel-Lavallée).

Cette pénétration de la tête dans le bassin entraîne une ascension du membre dans sa totalité et un raccourcissement qui peut varier de un à cinq centimètres.

Les signes sont très obscurs et en général cette fracture du fond de la cavité cotyloïde est prise pour une fracture intracapsulaire du col du fémur.

La position du membre ne semble être soumise à aucune règle précise et elle est sans doute déterminée par la direction de la violence extérieure. Le trochanter paraît enfoncé vers le bassin et la pression sur cette saillie détermine une douleur profonde. Le membre, ramené par l'extension à la même longueur que celui du côté opposé, reprend immédiatement sa position dès que l'extension cesse. La crépitation est plus constante que dans la fracture du col du fémur ; on la perçoit surtout quand on pratique l'extension du membre ou qu'on le laisse reprendre sa position raccourcie.

L'exploration rectale seule, en faisant constater à l'intérieur du bassin la saillie formée par la tête du fémur et par les fragments, permettrait d'affirmer l'existence d'une fracture du cotyle (E. Bœckel).

S'il n'y a pas de graves complications du côté du bassin, la guérison de la fracture du cotyle est possible ; la marche reste difficile et souvent douloureuse.

On a trouvé à l'autopsie des fractures du *rebord* cotyloïdien, toujours prises pour des luxations de la tête fémorale ou des fractures du col.

Les signes sont ceux des luxations auxquelles il faut ajouter la crépitation et la difficulté, sinon l'impossibilité, de maintenir le fémur en place après la réduction.

Dans les manœuvres de réduction, on peut sentir successivement la crépitation osseuse du sourcil cotyloïdien et le claquement articulaire lié à la rentrée de la tête dans la cavité.

En général, le blessé conserve une luxation permanente de la hanche et par suite une infirmité sérieuse.

5° *Fractures du sacrum.* — Ces fractures, très rares, accompagnent souvent la fracture d'un des autres os du bassin et présentent un trait de fracture à direction spéciale que nous étudierons avec la *fracture double verticale du bassin*. Elles peuvent être *isolées* et succèdent à des chutes ou à des coups portant directement sur le sacrum.

Dans ce dernier cas, la fracture est généralement transversale et siège au-dessous de la symphyse sacro-iliaque.

Le déplacement est presque toujours le même : l'extrémité coccygienne se porte en avant, rarement au point d'apporter une gêne aux fonctions de l'anus et du rectum.

Les signes sont une violente douleur au niveau du point fracturé, douleur exagérée par les mouvements de flexion ou d'extension du tronc et surtout par les efforts de défécation; le déplacement du coccyx en avant, l'existence d'une saillie angulaire sur le point fracturé avec un angle rentrant correspondant au côté opposé ; la mobilité. Ces derniers signes peuvent être nettement perçus par le toucher rectal.

La fracture isolée du sacrum au-dessous de la symphyse sacro-iliaque guérit ordinairement avec simplicité, sans que l'on puisse en général corriger le déplacement du fragment inférieur.

6° *Fractures du coccyx.* — Ces fractures sont extrêmement rares. Elles présentent des signes analogues à la fracture transversale du sacrum.

On les a vues suivies, longtemps après l'accident, d'une douleur extrêmement vive, exagérée par la marche, la défécation, l'action de se lever. Cette coccydynie a nécessité la résection de la portion inférieure du coccyx. Elle peut guérir à la longue par de simples moyens médicaux.

2° FRACTURES MULTIPLES DU BASSIN.

Fracture double verticale du sacrum. — Ces fractures, qui ont été particulièrement décrites par Voillemier (1862), reconnaissent toujours pour cause un violent traumatisme, comme le passage d'une voiture, l'écrasement sous une lourde masse, sous un éboulement, ou une chute d'un lieu élevé.

Anatomie pathologique. — Ce sont à la fois des fractures du pubis et de l'ilion, ou du pubis et du sacrum. En outre, la fracture siège en général symétriquement ou à peu près des deux côtés et comme le trait de fracture est vertical, on a donné avec raison à cette lésion le nom de *fracture double verticale du bassin.*

En général, un trait de fracture passe en avant par la branche horizontale et la branche descendante du pubis ; l'autre trait postérieur siégeant sur l'ilion même passe en arrière de la cavité cotyloïde. Il en résulte un fragment libre comprenant l'articulation coxo-fémorale.

Dans d'autres cas, la fracture verticale postérieure, au lieu de porter sur l'ilion, porte sur le sacrum.

Mécanisme. — La violence extérieure vient s'épuiser sur les ligaments sacro-iliaques et ceux-ci, violemment distendus et très résistants, arrachent l'aile du sacrum sur laquelle ils s'insèrent. C'est une véritable fracture par *arrachement.*

Voillemier décrit une variété de fracture verticale plus rare, succédant à une violente pression latérale du bassin et dans laquelle le sacrum, constituant le centre où viendraient aboutir la résistance du sol et la puissance représentée par la violence traumatique, serait en quelque sorte écrasé, d'où le nom de fracture par *écrasement.*

D'après Voillemier, le maximum d'enfoncement aurait lieu en haut et en avant, point où l'aile du sacrum est très saillante.

Dans cette fracture double verticale, le déplacement est constant : le fragment libre, limité en avant par la fracture des branches du pubis, en arrière par le trait de fracture portant sur l'ilion ou le sacrum, se porte soit en haut, avec raccourcissement du membre inférieur, soit en avant et en dedans par un mouvement de bascule horizontal, soit en bas et en dedans, par un mouvement de bascule vertical.

Signes, diagnostic. — Le déplacement en haut donne les apparences d'une luxation sacro-iliaque ou d'une luxation de la hanche, et surtout d'une fracture du col du fémur.

La mensuration montre que le raccourcissement ne porte pas sur la cuisse, et que l'épine iliaque antéro-supérieure est plus élevée que de coutume.

Le toucher vaginal et rectal, la douleur provoquée sur le trait de fracture antérieur de la branche horizontale du pubis, le gonflement et l'ecchymose de cette région et souvent les complications pelviennes aideront à faire le diagnostic.

Quand le trait postérieur de la fracture verticale affecte le sacrum, la confusion avec la luxation sacro-iliaque est très facile.

Voillemier donne les signes diagnostiques suivants pour reconnaître la fracture : l'ecchymose plus considérable que dans la luxation, le défaut de résistance du plancher pelvien du côté de la fracture, constaté par le toucher rectal ; la difficulté d'isoler le bord coxal qui dans la luxation devrait présenter un relief considérable ; la présence au-dessous de l'épine iliaque postérieure et supérieure d'un corps dur, allongé qui est l'aile du sacrum ayant suivi l'os iliaque dans son déplacement ; enfin l'aplatissement de la fesse du côté malade et la présence sous la peau d'une arête verticale très rapprochée de la crête sacrée, et qui n'est autre que le bord du sacrum fracturé.

Complications des fractures du bassin. — Les fractures du bassin se compliquent souvent de graves désordres du côté des organes de la cavité pelvienne. Souvent aussi, la violence du trauma détermine chez le blessé un état de collapsus dans lequel il succombe rapidement.

Les lésions les plus ordinaires s'observent du côté des organes urinaires ; dans la fracture du pubis, un fragment vient souvent déchirer l'urèthre dans ses parties profondes ou la partie antérieure de la vessie. Il en résulte soit une rétention, soit une infiltration d'urine avec ses graves conséquences, et, si la vessie est blessée dans sa portion intra-péritonéale, une péritonite suraiguë rapidement mortelle.

Quelquefois, un fragment libre détaché du pubis peut pénétrer dans la vessie, y séjourner et devenir le point de départ d'un noyau calculeux. Dans un certain nombre de cas, la taille a dû être pratiquée pour extraire des calculs ayant cette origine.

On a vu aussi les veines iliaques, primitive ou externe, être blessées par une esquille pointue et donner lieu à une hémorrhagie mortelle.

Nélaton a observé un cas dans lequel un fragment libre était venu déchirer le vagin et put être extrait par ce conduit. Enfin si le blessé résiste à ces graves complications immédiates, il peut être en proie à des suppurations et à des fistulisations interminables consécutives aux lésions vésicales ou uréthrales ou à l'inflammation des foyers de fracture.

Pronostic. — Le pronostic des fractures du bassin est extrêmement grave. Beaucoup de blessés succombent rapidement par le fait des graves complications que nous venons de passer en revue ou n'y échappent qu'après avoir couru de grands dangers, et conservent un rétrécissement traumatique de l'urèthre ou des fistules urinaires.

Si la fracture ne s'est pas accompagnée de ces désordres, il n'en persiste pas moins des déformations du bassin entraînant la claudication et un rétrécissement pouvant mettre obstacle à l'accouchement naturel.

Traitement des fractures du bassin. — Les fractures simples du pubis, de l'ischion, de la crête iliaque, ne demandent qu'un traitement dans la position qui convient le mieux à la réduction des fragments avec adjonction des moyens propres à combattre la contusion et les accidents inflammatoires qu'elle peut entraîner.

Un large bandage de diachylon passant autour du bassin peut quelquefois assurer une immobilisation relative des surfaces fracturées et procurer un peu de soulagement.

On a essayé quelquefois, dans la fracture transversale du sacrum et dans celle du coccyx, de corriger le déplacement en avant du fragment inférieur à l'aide d'un doigt introduit dans le rectum. La réduction est assez facile à obtenir, mais difficile à maintenir. Les divers tampons et canules imaginés pour maintenir cette réduction sont difficilement supportés et n'ont pas donné d'excellents résultats.

Le mieux consiste à constiper le blessé pour que le passage répété des matières ne détermine pas de mouvements ni de douleurs ; en outre, les matières durcies, en s'accumulant dans le rectum, peuvent servir à repousser en arrière le fragment inférieur du sacrum (Hamilton).

Il est bon de coucher le malade sur un coussin résistant au-dessus du siège de la fracture, de façon à empêcher le lit de presser sur le fragment inférieur.

Dans la fracture de la cavité cotyloïde et dans la fracture double verticale du bassin, il peut être nécessaire de faire la réduction du déplacement qui entraîne en haut le fragment et avec lui le membre inférieur tout entier. Cette réduction est obtenue facilement, en général, par l'extension pratiquée sur ce membre, mais elle est difficilement maintenue.

Dans ces cas, le meilleur traitement consiste à bien immobiliser le malade tout entier dans une gouttière de Bonnet appropriée à sa taille, et, si la chose est jugée nécessaire, à faire l'extension en même temps sur le membre inférieur, à l'aide des procédés connus, avec des poids ou du caoutchouc.

L'opium devra être administré largement pour calmer les douleurs et prévenir les inflammations du côté du petit bassin.

Les complications du côté des organes urinaires peuvent donner lieu à des indications qui ne sont pas différentes de celles qui ont trait aux plaies et ruptures de l'urèthre et de la vessie en général.

II

FRACTURES DU FÉMUR.

Les fractures du fémur sont fréquentes; en compulsant un grand nombre de statistiques appartenant à divers observateurs, on arrive à une moyenne de 15 pour 100 environ de la totalité des fractures.

Tous les âges sont représentés dans ces statistiques avec une fréquence à peu près égale; cependant il y a une prédominance assez marquée chez les sujets au-dessous de 20 ans.

L'influence du sexe est plus marquée sur la fréquence des fractures, mais elle ne s'exerce pas également à propos de toutes les portions de l'os. Dans l'enfance et l'adolescence, le nombre des sujets du sexe masculin est beaucoup plus considérable; dans l'âge adulte la proportion se rapproche de l'égalité; dans la vieillesse, où le col est la partie de l'os qui se fracture le plus fréquemment, le nombre des femmes l'emporte de beaucoup.

Les fractures du fémur doivent être divisées en *fractures de la partie supérieure*, *fractures de la diaphyse*, *fractures de la partie inférieure*.

1° FRACTURES DE LA PARTIE SUPÉRIEURE DU FÉMUR.

Les fractures de l'extrémité supérieure du fémur comprennent toutes les solutions de continuité qui intéressent soit le col de l'os, soit les trochanters, soit ces deux portions à la fois. Elles sont quelquefois désignées sous le nom de *fractures du col du fémur*. Les fractures du col doivent être divisées en fractures *intra-capsulaires* et fractures *extra-capsulaires*, suivant que la solution de continuité siège à l'intérieur ou en dehors des capsules fibreuse et synoviale de l'articulation coxo-fémorale. Dans certains cas, le trait de fracture est à la fois intra et extra-capsulaire.

De l'analyse d'un nombre considérable de faits il semble résulter que les fractures *extra-capsulaires* sont un peu plus fréquentes que les fractures *intra-capsulaires*.

Les fractures du col du fémur ont été l'objet de nombreux travaux de la part d'A. Cooper, de Dupuytren, de Chassaignac (*Th. de Paris*, 1835), de Bonnet (de Lyon), de Brun (*Th. de Paris*, 1841), de Robert, d'Hervez de Chégoin, de Smith, de Kerguistel (*Th. de Paris*, 1872), d'Hennequin (Paris, 1877).

Des différences assez marquées dans le mécanisme, dans les signes et dans la marche des fractures du col imposent la nécessité d'étudier séparément les fractures *intra-capsulaires* et les fractures *extra-capsulaires*.

A. FRACTURES INTRA-CAPSULAIRES DU COL.

Ces fractures appartiennent tout particulièrement à la vieillesse et s'observent avec une prédominance marquée dans le sexe féminin. L'âge des sujets atteints de fractures intra-capsulaires est ordinairement au-dessus de 60 ans.

La cause anatomique de beaucoup la plus importante qui rend cette fractnre si fréquente dans la vieillesse est la grande fragilité du col à l'intérieur de la capsule. Cette fragilité est due non seulement à l'absorption de la substance spongieuse qui est située entre les deux lames compactes, mais à la résorption de cette substance corticale elle-même. La substance spongieuse peut disparaître au point que la partie centrale du col prend l'aspect d'un canal médullaire irrégulièrement cloisonné. Le grand trochanter peut aussi subir cette raréfaction ainsi que toute la partie du corps du fémur située au-dessus du canal de la diaphyse. La substance corticale du tissu compacte devient également sèche, cassante et amincie.

Cette raréfaction des éléments osseux de la partie supérieure du fémur, variable suivant les sujets, surtout prononcée chez la femme âgée, constitue la véritable prédisposition à la fracture du col. Cette circonstance est beaucoup plus importante que les changements de direction de l'axe et de la longueur du col qui se feraient chez les vieillards et que la saillie plus grande des trochanters déterminée chez la femme par la largeur plus grande du bassin. Les différences dans la direction de l'axe du col du fémur et dans sa longueur n'ont rien de constant et peuvent être tout à fait individuelles.

Causes. — Les fractures intra-capsulaires du col du fémur sont produites par des causes *indirectes*. Ce sont ordinairement des chutes sur les pieds, ou sur les genoux, ou sur la hanche. Ces chutes n'ont pas besoin de se produire d'un lieu élevé, et quelquefois un faux pas le long du bord d'un trottoir ou une chute sur les genoux de la hauteur du sujet suffit à déterminer la fracture.

Rodet a cherché à démontrer par des expériences sur le cadavre et des observations cliniques que, dans la chute sur les pieds ou les genoux, la fracture sera intra-capsulaire et oblique; que si le choc porte sur la partie antérieure du trochanter, la fracture sera encore intra-capsulaire, mais transversale; que s'il porte sur la partie postérieure du trochanter, la fracture sera en partie intra et extra-capsulaire; enfin qu'un coup portant exactement sur le côté externe du grand trochanter donne lieu à une fracture entièrement *extra-capsulaire*.

Ces propositions ont été en général confirmées par l'expérience et l'observation, et, en particulier, la chute sur les pieds ou les genoux paraît ordinairement suivie d'une fracture intra-capsulaire. La règle supporte de nombreuses exceptions, et un choc sur le grand trochanter peut dans des cas plus fréquents déterminer aussi une fracture intra-capsulaire.

Cette fracture peut également être quelquefois produite par la contraction musculaire; ce fait n'est pas contestable quand la fracture siège du côté opposé à celui sur lequel s'est produite la chute (Riedinger).

Riedinger, d'après un certain nombre d'expériences cadavériques, est porté à croire que beaucoup de fractures du fémur sont des fractures par *arrachement*. Dans le renversement du tronc en arrière, combiné avec la rotation du fémur en dehors, la fracture serait produite par la tension du ligament de Bertin, et, d'après Linhart, dans ce cas le col se fracture au niveau de l'insertion inférieure du ligament de Bertin, c'est-à-dire suivant la ligne intertrochantérienne.

Variétés. — La fracture intra-capsulaire du col peut se produire sans déchirure soit du périoste, soit de la portion réfléchie de la capsule. Dans ce cas, il n'y a pas de déplacement, et la plupart des signes de la fracture font défaut; celle-ci ne peut être que soupçonnée.

Dans la grande majorité des cas, la capsule et le périoste ne sont déchirés que partiellement. Quelquefois, le déplacement est si étendu que la capsule est complètement déchirée en deux.

La fracture intra-capsulaire est en général un peu oblique, et sa direction ordinaire est de *haut en bas* et de *dedans en dehors ;* elle est quelquefois transversale, c'est-à-dire perpendiculaire à l'axe du col. Il peut aussi exister une sorte de pénétration, la partie inférieure du col entrant dans le tissu spongieux de la tête. Souvent, il y a engrènement des fragments et quelquefois même pénétration réciproque.

Signes. — Trois signes importants se retrouvent d'une manière pour ainsi dire constante, dans les fractures bien caractérisées de la portion intra-capsulaire du col, à savoir l'*impotence fonctionnelle* absolue du membre, son *raccourcissement,* sa *rotation en dehors.*

L'impossibilité pour le blessé d'imprimer des mouvements au membre et en particulier le mouvement de rotation en dedans et l'élévation du talon au-dessus du plan du lit est un signe de grande valeur. Néanmoins, dans quelques cas rares, la conservation des tissus fibreux, et peut-être l'engrènement solide des fragments ont permis au blessé de se servir du membre pour marcher et de détacher le talon du plan du lit.

Cette impotence fonctionnelle, fréquente aussi dans les contusions graves de la hanche, n'a une véritable importance diagnostique que si elle accompagne les autres signes.

L'existence ou l'absence du *raccourcissement* dépend de l'existence et du degré de pénétration des fragments et de leur déplacement dans le sens de la diaphyse du fémur. Il peut ne se prononcer qu'après plusieurs jours, lorsque l'action musculaire ou la pression du tronc sur le membre ont déterminé la séparation et le déplacement des fragments.

Ce raccourcissement peut donc être nul au début ou exister d'emblée.

Au début, dans la grande majorité des cas, il ne dépasse pas deux centimètres et demi et n'est jamais beaucoup plus prononcé dans la fracture intra-capsulaire.

Il peut varier de quelques millimètres à huit ou dix centimètres.

D'après les explications et les recherches de Brun, le raccourcissement est essentiellement lié à la rotation du membre en dehors. Dans cette position, le moyen et le petit fessier sont allongés par le fait du déplacement en dehors et en arrière de la portion antérieure du grand trochanter sur laquelle ils s'insèrent, et la contraction de ces muscles a tendance à faire remonter le fragment inférieur.

Le raccourcissement est d'autant plus prononcé que la rotation en dehors est plus complète ; il diminue quand on fait cesser cette rotation et il ne disparaît par l'extension du membre que si la pointe du pied est ramenée en avant.

L'étendue du raccourcissement est encore déterminée par la déchirure des tissus fibreux ; les expériences cadavériques de Brun ont démontré que si la capsule fibreuse est intacte, le raccourcissement est très peu prononcé et qu'il peut atteindre six à huit centimètres, si le ligament est incisé à sa partie supérieure.

Il faut sur le vivant ajouter à cette cause l'influence de la tonicité musculaire, qui fait défaut sur le cadavre.

Ce raccourcissement peut disparaître par une traction exercée sur le membre, quand la pointe du pied a été ramenée en avant, et il se reproduit dès que le membre est abandonné à lui-même. Avec ces caractères, le raccourcissement est un bon signe de la fracture intra-capsulaire du col du fémur.

La *rotation du membre en dehors* existe presque constamment à un certain degré ; elle apparaît immédiatement ou se prononce peu à peu avec le déplacement des fragments. Elle est liée à la tendance naturelle des membres inférieurs à se mettre dans la rotation en dehors, quand la contraction musculaire est suspendue, et elle ne saurait guère être attribuée à la contraction des muscles rotateurs qui sont plutôt mis dans le relâchement par la rotation en dehors et en arrière du grand trochanter.

L'étendue de la rotation en dehors, comme du raccourcissement, semble due, d'après les expériences de Brun, à la déchirure plus ou moins grande du tissu fibreux.

La rotation en dehors est portée à son maximum, c'est-à-dire que le bord externe du pied repose par toute son étendue sur un plan horizontal, si le ligament de Bertin est incisé ou déchiré.

Très exceptionnellement on a vu le membre se placer dans la rotation *en dedans ;* on peut admettre dans ces cas qu'il ne s'agit plus d'une fracture du col, mais d'une fracture du corps du fémur soit au-dessus, soit au-dessous du petit trochanter, ou simultanément d'une fracture du col et d'une fracture dans l'espace inter-trochantérien. Cette rotation en dedans peut aussi quelquefois être déterminée par l'intensité et la direction de la cause vulnérante ou par une contracture active des muscles rotateurs en dedans.

L'*ascension du grand trochanter* vers la crête iliaque, *son déjettement en arrière, l'étendue moins grande de l'arc de cercle* décrit par cette apophyse dans les mouvements imprimés à la cuisse, sont des signes incertains, difficiles à constater et n'ayant par conséquent que peu de valeur au point de vue clinique.

La *crépitation* est exceptionnelle dans les fractures intra-capsulaires du col du fémur; elle est empêchée par la conservation du tissu fibreux qui empêche les fragments de se déplacer et les surfaces rugueuses de fracture, de frotter l'une contre l'autre, par le chevauchement qui les éloigne, par la pénétration qui s'oppose à toute sorte de déplacement.

La crépitation ne doit pas être recherchée avec insistance ; les manœuvres pour la provoquer sont douloureuses et dangereuses en faisant cesser les rapports intimes qui existent entre les fragments. Le procédé auquel on peut recourir avec douceur consiste à imprimer au membre de légers mouvements de rotation en dehors et en dedans. La crépitation osseuse ne devra pas être confondue avec celle que donnent des surfaces articulaires plus ou moins altérées par une arthrite sèche.

La crépitation, quand elle existe, n'indique nullement le siège précis de la fracture.

La *mobilité anormale* est tout aussi exceptionnelle ; le glissement des parties molles, des mouvements se passant dans l'articulation coxo-fémorale, peuvent en faire naître l'illusion. Comme la crépitation, elle ne doit être recherchée qu'avec une extrême douceur et devra être négligée dans la grande majorité des cas.

Marche. — Terminaisons. — Dans un nombre assez grand de

cas, après la production de la fracture intra-capsulaire, les vieillards condamnés au repos au lit, brusquement troublés dans leurs habitudes d'existence et d'exercice, succombent au bout de peu de jours; ils sont pris de fièvre, de sécheresse de la langue, d'inappétence, ou bien ils sont atteints d'hypostase ou de congestion pulmonaire; s'ils ne présentent pas ces accidents au début, il n'est pas rare de les voir présenter tardivement des eschares au sacrum et aux talons ou être pris de rétention d'urine et finalement s'éteindre dans le marasme.

Beaucoup cependant ne présentent pas ces complications immédiates ou éloignées.

Un accident fréquent est l'arthrite coxo-fémorale, qui se traduit par des douleurs spontanées et provoquées très vives, pouvant persister avec une grande ténacité.

La particularité la plus curieuse de ces fractures est leur absence ordinaire de consolidation; dans l'immense majorité des cas, la fracture *intra-capsulaire* du col du fémur ne se *consolide pas* par un cal osseux.

Sans nier la possibilité absolue de cette réunion osseuse dans certains cas déterminés, A. Cooper a insisté sur son excessive rareté. Il en donne trois raisons principales : 1° l'ascension du fragment externe, qui rend la coaptation imparfaite et même impossible; 2° la sécrétion exagérée de la synovie, qui a pour effet d'écarter les deux fragments et de repousser l'externe en dehors; 3° le peu de vitalité du fragment interne, qui ne reçoit plus de sang que des rares vaisseaux du ligament rond et de la portion du périoste qui n'a pas été rompue.

Toutes ces raisons n'ont pas une grande valeur; le plus souvent en effet, les fragments s'abandonnent peu et restent en rapport, maintenus par les tissus fibreux; dans d'autres régions de l'économie, l'interposition de la synovie entre les fragments n'empêche pas la consolidation osseuse; enfin, le fragment cotyloïdien possède encore des éléments de nutrition suffisants, et dans beaucoup de fractures comminutives, des fragments osseux n'adhérant plus que par un mince pédicule peuvent encore contracter des adhérences solides.

Nous pensons, pour notre part, que les mêmes troubles de nutrition qui ont préparé la fracture du col du fémur, en produisant la raréfaction du tissu spongieux et compacte, suffisent à expliquer l'absence ordinaire de consolidation osseuse. Le travail de résorption osseuse qui avait commencé avant l'accident se continue et il n'y a pas d'apport de nouvelle substance osseuse. Au contraire, le plus souvent le fragment cotyloïdien continue à s'atrophier et à se résorber, et l'on a même vu la tête du fémur complètement disparaître après une fracture du col.

Le fragment inférieur se recouvre d'une incrustation cartilagineuse ou devient éburné; quelquefois il présente des aspérités qui creusent la tête et il s'établit entre ces deux parties un emboîtement réciproque.

Dupuytren, qui soutenait la possibilité de la consolidation osseuse n'en a pu réunir que de très rares pièces; trois seulement paraissent bien authentiques!

Le plus souvent les fragments sont fixés entre eux par des brides fibreuses ou fibro-cartilagineuses disposées plus ou moins régulièrement en forme de manchon, ou par des tractus de même nature étendus de l'une à l'autre des surfaces de solution de continuité.

Le manchon fibreux peut s'épaissir et prendre une consistance voisine de celle du cartilage.

Il s'établit donc en général une fausse articulation entre les deux fragments, pendant que la tête du fémur se fixe de plus en plus dans la cavité cotyloïde, avec laquelle elle contracte des adhérences.

Malgaigne prétend que tout travail de réunion peut faire défaut et que les surfaces de la fracture peuvent demeurer absolument libres.

Quand les moyens d'union sont trop faibles pour résister à l'action du poids du corps et à la contraction musculaire, le raccourcissement augmente de plus en plus; le grand trochanter fait une saillie en dehors et le fragment externe se porte en dehors et en haut.

En même temps les muscles de la hanche et de la cuisse s'atrophient, sont atteints de dégénérescence graisseuse et disparaissent presque complètement comme organes moteurs.

Pronostic. — Le pronostic des fractures intra-capsulaires du col est très fâcheux. Quand le malade ne succombe pas aux complications qui peuvent survenir dans les premiers jours ou qui résultent du séjour prolongé au lit, il est condamné à la claudication pour le reste de ses jours et quelquefois même à la perte des fonctions du membre. La plupart de ces blessés ne peuvent plus se traîner qu'avec des béquilles ou avec une béquille et une canne.

B. FRACTURES EXTRA-CAPSULAIRES DU COL

Comme les fractures intra-capsulaires, elles s'observent fréquemment à un âge avancé, mais elles peuvent aussi se rencontrer chez des sujets d'âge moyen ou chez des sujets jeunes.

Elles paraissent en général résulter de coups reçus directement sur le grand trochanter.

Anatomie pathologique; variétés. — Cette fracture divise le col immédiatement au-dessous des insertions antérieures des fibres du manchon fibreux. Le fragment supérieur comprend donc tout le col et la tête du fémur, quelquefois le petit trochanter, quand elle est très oblique, jamais le grand. Le fragment inférieur est constitué par le corps de l'os tout entier. Très exceptionnellement on aurait observé des fractures *incomplètes* (Adam, A. Cooper, Hervez de Chégoin).

Dans les fractures *complètes*, la direction de la ligne de fracture est constante; elle est toujours oblique de *dehors en dedans* et *de haut en bas*. En général, le trait de fracture siège à la base du col et répond à peu près exactement aux lignes inter-trochantériennes antérieure et postérieure. Le plus habituellement, il traverse la base du petit trochanter.

En général, le fragment cotyloïdien pénètre le fragment trochantérien de manière à le faire éclater en deux ou plusieurs morceaux.

Malgaigne pense que cette pénétration ne fait jamais défaut dans les véritables fractures extra-capsulaires. C'est toujours le fragment supérieur qui pénètre dans l'inférieur. Il y a quelquefois pénétration réciproque.

Le fragment supérieur semble se relever et forme avec le corps de l'os un angle moins prononcé qu'à l'état normal; quelquefois il se porte en avant et vient faire saillie dans le triangle de Scarpa, sous forme d'une tumeur globuleuse à large base.

Le grand trochanter est d'ordinaire ramené en arrière par suite du mouvement de rotation qu'a subi dans ce sens la diaphyse du fémur.

Quelquefois les deux fragments s'inclinent l'un sur l'autre de manière à faire en quelque sorte un double plan incliné dont le sommet est dirigé du côté du triangle de Scarpa, qui est plus ou moins soulevé, suivant le degré d'inclinaison.

Signes. — Les signes capitaux de la fracture du col se retrouvent dans la fracture *extra-capsulaire* comme dans la fracture intra-capsulaire, à savoir : l'*impotence fonctionnelle du membre*, le *raccourcissement*, la *rotation en dehors*.

L'impotence fonctionnelle a les mêmes caractères que plus haut; ici encore, par suite de la pénétration des fragments et des rapports solides qu'ils peuvent contracter dans leur position anormale, on a vu des blessés pouvoir marcher plusieurs jours avec une fracture *extra-capsulaire* du col. Selon Robert, l'impuissance serait moins grande dans les fractures extra-capsulaires que dans les intra-capsulaires. La pénétration du fragment supérieur dans la base du grand trochanter permettrait la marche et le soulèvement du membre immédiatement après la chute. Cette assertion est loin d'être vraie dans tous les cas.

Le *raccourcissement* du membre est constant; il peut même acquérir des proportions qu'il n'atteint jamais dans la fracture intra-capsulaire; son étendue peut osciller entre quelques millimètres et dix centimètres. Lorsqu'il atteint ou dépasse trois centimètres, sa signification est très grande; il indique que la fracture siège *en dehors* de la capsule.

La *rotation* du membre en dehors n'est pas moins ordinaire; elle peut être extrêmement prononcée, au point que le talon touche la malléole externe ou le mollet du côté opposé, et que la face externe du pied repose entièrement sur le plan du lit.

On a vu aussi, dans des cas exceptionnels, se produire la rotation *en dedans*.

La *crépitation* et la *mobilité anormale* n'existent en général pas davantage que dans la fracture intra-capsulaire, et ne doivent pas être recherchées avec insistance pour les raisons que nous avons déjà données plus haut.

A ces signes, on peut ajouter pour la fracture *extra-capsulaire* un signe d'une grande valeur lui appartenant presque exclusivement et indiquant, dans tous les cas, que la lésion intéresse le grand trochanter, à savoir l'*augmentation de volume du grand trochanter*.

Ce signe, déjà vu par Hervez de Chégoin, décrit par A. Robert

(1844), a été mieux étudié et interprété par A. Guérin et son élève Kerguistel (*Thèse de Paris*, 1872).

La région trochantérienne présente une augmentation de volume qu'il est très facile d'apprécier en saisissant les parties entre le pouce et les quatre doigts. La comparaison avec le côté sain indique pour le côté malade un élargissement notable. Pour A. Guérin, et d'après les expériences cadavériques de Kerguistel, cet élargissement serait un signe absolu de fracture extra-capsulaire du col du fémur. Il est dû à la pénétration du fragment supérieur dans le grand trochanter et à l'éclatement de cette saillie osseuse.

D'après Hennequin, dans les fractures sans pénétration et sans déplacement, ce signe manque complètement dans les quinze premiers jours.

Il apparaît à partir de ce moment et est dû à l'abondance des exsudats de réparation qui se font autour et à l'intérieur des surfaces fracturées.

On peut donc distinguer une augmentation *primitive* de la région trochantérienne, due aux fragments enchevêtrés et déplacés par la cause fracturante, et une augmentation *consécutive* due à l'inflammation des tissus ambiants, à l'épaississement du cal fibreux, aux dépôts osseux et au déplacement des fragments par une cause quelconque.

Un autre signe de la fracture extra-capsulaire, intimement lié à l'augmentation de volume, est l'*effacement* ou le *bombement* du triangle de Scarpa. L'aire du triangle de Scarpa, ordinairement dépressible, est comblée par un plan résistant qui oppose à la dépression un obstacle invincible.

Si l'augmentation de volume de la région trochantérienne est peu considérable, il y a un simple effacement du triangle de Scarpa; si, au contraire, cette augmentation est notable, non seulement la région n'est plus déprimée ni dépressible, mais elle bombe en avant, faisant une véritable saillie au-devant de laquelle on sent l'artère fémorale battre sous les doigts.

Pronostic. — Le pronostic de la fracture extra-capsulaire du col est toujours sérieux; d'une manière générale, il est moins grave que celui de la fracture intra-capsulaire. Néanmoins, si la lésion appartient à des sujets âgés, les mêmes accidents du début et les mêmes complications tardives peuvent se produire et entraîner la mort des sujets.

Chez des sujets plus jeunes, la fracture ne compromet pas la vie. La consolidation est ordinaire et se fait par un tissu osseux ; les fragments, solidement engrenés, se consolident dans leur attitude vicieuse et se réunissent par un cal osseux souvent volumineux, avec des stalactites osseuses périphériques. Il persiste le plus souvent un raccourcissement marqué et une claudication en rapport d'une part avec l'étendue de ce raccourcissement et d'autre part avec la lésion presque inévitable de l'articulation de la hanche. Celle-ci s'enraidit et perd la plupart de ses mouvements, de sorte que le membre doit être transporté en totalité. Dans des cas heureux, le malade peut retrouver assez de solidité pour marcher avec une simple canne. Il persiste toujours dans la région trochantérienne une dépression en crosse ou une saillie angulaire, et le plus souvent une abduction du membre avec rotation en dehors. Il est sage de prévenir à l'avance le blessé et son entourage de la fréquence de cette difformité et de cette attitude vicieuse. Enfin, l'atrophie musculaire vient souvent encore aggraver tous les troubles fonctionnels.

Diagnostic des fractures du col du fémur. — Le diagnostic des fractures du col du fémur est parfois fort délicat; il comprend deux points : 1° y a-t-il une fracture du col ; 2° quelle est la variété de fracture.

1° La fracture du col peut être confondue avec une *simple contusion* de la hanche. On y trouve l'impotence du membre, son raccourcissement, la rotation en dehors. Dans quelques cas, pendant les dix premiers jours il est impossible d'établir un diagnostic rigoureux entre une contusion simple et une fracture du col avec conservation du périoste. Mais au bout de quelque temps, les symptômes suivront une marche inverse, selon qu'ils appartiendront à une fracture ou à une contusion. Dans la fracture, ils s'accuseront davantage ; le raccourcissement se prononcera, l'augmentation de volume du trochanter pourra être reconnue après la disparition du gonflement, l'impotence fonctionnelle persistera ; la rotation sera plus évidente. Dans la contusion, au contraire, les mouvements limités reviendront de jour en jour.

Le diagnostic pourrait être encore plus délicat si la contusion avait porté sur une hanche dans laquelle l'articulation coxo-fémorale atteinte d'arthrite sèche donnait lieu, par les mouvements communiqués, à une apparence de crépitation.

Il est difficile de confondre une fracture du col avec une luxation de la hanche; l'erreur ne pourrait guère exister qu'avec la luxation en haut et en dedans ou ilio-pubienne; mais dans ce cas il est toujours possible de reconnaître la tête fémorale et de s'assurer des mouvements qu'on lui communique par l'intermédiaire du membre.

La fracture du col ne sera pas non plus confondue avec la fracture double verticale du bassin, qui présente quelques signes communs, tels que le raccourcissement et la rotation du membre en dehors. Une mensuration minutieuse montrera que, dans la fracture du bassin, l'épine iliaque antéro-supérieure a subi un mouvement d'ascension; l'examen par le vagin et le rectum pourra indiquer le déplacement des fragments; les conditions dans lesquelles s'est produit l'accident ne sont pas les mêmes dans les deux cas.

2° Quelle est la variété de fracture du col? S'agit-il d'une fracture intra-capsulaire ou d'une fracture extra-capsulaire? Le diagnostic est utile à poser, puisque dans un cas le pronostic est tout à fait grave au moins pour les fonctions du membre, tandis que dans l'autre il est beaucoup moins désespérant.

Tous les auteurs, depuis A. Croper, se sont évertués à dresser des tableaux synoptiques dans lesquels les signes ont été classés parallèlement pour arriver à ce diagnostic que Nélaton déclarait être impossible.

La fracture du col *en dedans* de la capsule n'a pas de signe propre et son diagnostic ne peut être fait que par exclusion: on devra tenir compte de l'âge avancé du malade, de son sexe, de la nature de l'accident, de la présence de la rotation en dehors, du raccourcissement peu prononcé, ne dépassant pas 2 centimètres et demi, de l'absence de signes dans la région trochantérienne, du rapprochement du sommet du grand trochanter, qui s'est élevé vers une ligne transversale étendue de l'une à l'autre épine iliaque antéro-supérieure.

La fracture *extra-capsulaire* du col possède des signes un peu plus positifs; le raccourcissement est plus prononcé et, s'il dépasse 4 centimètres, appartient sûrement à la fracture située *en dehors* de la capsule; l'agrandissement du diamètre antéro-postérieur du grand trochanter est une forte présomption en faveur d'une pénétration du col fémoral dans sa base et d'une fracture par éclatement de cette éminence, donc d'une fracture extra-capsulaire. Le défaut de dépressibilité du triangle de Scarpa coïncidant avec un agrandissement du diamètre antéro-postérieur du fémur, et à plus forte raison le bombement de la même région, sont de bons signes de cette même fracture.

Il sera nécessaire, dans un certain nombre de cas, de suspendre son diagnostic, de laisser le membre dans l'immobilité et de ne porter un jugement définitif que lorsque la résorption du gonflement, la diminution de la douleur ou l'apparition de nouveaux signes permettront une appréciation plus exacte des phénomènes.

Traitement des fractures du col du fémur. — Le traitement des fractures du col du fémur ne saurait être soumis à des règles fixes et invariables : il doit varier suivant de nombreuses circonstances, au nombre desquelles l'âge et l'état général du blessé doivent d'abord entrer en première ligne de compte. Avant tout, dans beaucoup de cas, il faut d'abord sauver la vie du blessé et ne s'inquiéter que médiocrement de la fracture. Les moyens employés contre celle-ci peuvent faire courir au malade des périls de diverses sortes, soit par la douleur trop vive qu'ils lui imposent, soit par la mortification des tissus qu'ils peuvent produire, ou la position trop fatigante qu'il nécessitent pour un vieillard épuisé.

Dans la fracture *intra-capsulaire*, A. Cooper donne le conseil de garder le malade dix à quinze jours au lit, pour laisser éteindre les phénomènes inflammatoires, et au bout de ce temps de le faire asseoir d'abord, puis de le faire marcher avec des béquilles, en augmentant de jour en jour la dose de marche et de mouvement.

Ce conseil peut être bon à suivre s'il s'agit de blessés très âgés, débilités ne pouvant supporter le séjour au lit, et chez lesquels il n'est pas possible ni nécessaire d'espérer une consolidation utile.

Chez d'autres blessés moins âgés, moins débiles, pouvant garder le lit, on préviendra l'augmentation du raccourcissement et de la rotation en dehors provoquée par la marche et le poids du corps en les gardant couchés sur un lit dur, avec une planche sous le matelas, et en appliquant une longue attelle externe étendue depuis le pied jusqu'à moitié du tronc, solidement matelassée ou reposant sur un grand coussin et maintenue autour du tronc par un large bandage de diachylum, et autour de la cuisse et de la jambe par de larges bracelets du même emplâtre. Cet appareil ne sera posé que lorsque la rotation en dehors aura été corrigée, et il sera surveillé de manière à ne provoquer nulle part de pressions ni d'excoriations douloureuses.

Il sera absolument inutile d'exercer des tractions sur le membre pour corriger le raccourcissement; l'extension continue pratiquée chez les vieillards est la cause de douleurs, d'escharification et se montre en résumé beaucoup plus nuisible qu'utile.

Dans la fracture *extra-capsulaire*, produite chez des sujets encore vigoureux et modérément avancés en âge, chez lesquels on peut et on doit rechercher la conservation et le retour des fonctions du membre, le traitement peut être plus actif : ses indications peuvent se résumer dans la formule suivante : effacer les raccourcissements considérables, c'est-à-dire ceux qui dépassent trois centimètres, et empêcher les raccourcissements modérés de s'accroître.

Dans la grande majorité des cas, ces indications seront suffisamment remplies à l'aide de la grande gouttière de Bonnet. En ayant soin d'exercer sur la jambe une traction avec des anses de diachylon auxquelles on adapte un tube ou un lien élastique et en faisant la contre-extension sur le bassin avec une alèze pliée en cravate et prenant un large point d'appui sur les parties inférieures du bassin, on réalisera une traction qui ne corrigera peut-être pas le déplacement dans sa totalité, mais qui en empêchera l'augmentation et pourra maintenir le membre dans une attitude suffisante pour la marche.

Si l'on veut réaliser les conditions d'une meilleure extension luttant contre la tonicité musculaire et prévenant mieux la raideur du genou favorisée par la position du membre en rectitude, on mettra la cuisse dans l'abduction et la jambe dans un quart de flexion sur la cuisse. Cette position pourra être maintenue à l'aide d'un appareil spécial imaginé par le docteur Hennequin, modification heureuse de la gouttière de Bonnet, qui a contre elle la difficulté de se procurer l'appareil et la cherté de son prix.

2° FRACTURES DE LA DIAPHYSE DU FÉMUR.

Les fractures de la diaphyse du fémur sont très communes chez les adultes et chez les garçons au-dessous de 20 ans.

Causes. — Ces fractures sont produites soit par des causes *directes*, comme un coup de pied de cheval, le passage d'une roue de voiture, le choc d'un corps pesant, soit par des causes *indirectes*, comme dans une chute sur le sol.

Dans une chute sur les pieds ou les genoux, la courbure normale du fémur se trouve exagérée et la rupture a lieu dans le point où son incurvation est le plus accusée, c'est-à-dire un peu au-dessous de sa partie moyenne. Une chute sur le côté ou en avant fracture l'os en redressant une de ses courbes normales.

Les fractures par *contraction musculaire* sont rares ; on en connaît pourtant quelques exemples incontestables dans lesquels la solution de continuité s'était produite un peu au-dessous de la partie moyenne, précisément dans le point où l'incurvation du fémur est le plus prononcée.

Siège. — Tous les points de la diaphyse peuvent être le siège de la fracture; mais celle-ci est beaucoup plus fréquente au niveau de sa partie moyenne qu'au niveau de ses extrémités.

Variétés. — La fracture peut être *incomplète* chez les enfants, c'est-à-dire n'occuper qu'une partie du diamètre du cylindre osseux. Quoique complète, elle peut chez ceux-ci se produire avec une conservation du périoste qui s'oppose au déplacement et permet la guérison sans raccourcissement.

Debrou et Valette ont observé une de ces fractures incomplètes chez le vieillard.

On a quelquefois observé au fémur des fractures en spirale ainsi que des fissures, surtout dans les portions supérieure et inférieure de l'os plutôt que dans sa partie moyenne.

Les fractures *complètes*, de beaucoup les plus fréquentes, sont généralement dentelées et obliques, assez rarement en rave.

La direction du trait de fracture est loin d'être constante; cependant l'obliquité *en bas et en avant* paraît plus fréquente dans les fractures siégeant vers la partie moyenne, tandis que dans celles qui se font à l'union du tiers moyen avec le tiers supérieur, elle est plus souvent *en bas et en dedans*.

Déplacement. — Quand la fracture est transversale, si le périoste n'est que peu ou pas déchiré, il peut ne pas y avoir de déplacement.

Dans les fractures obliques, celui-ci est presque constant : en général dans les fractures simples du tiers moyen, le fragment supérieur se porte *en avant* et *en dehors*. En outre, sous l'influence de l'action des adducteurs, les fragments ont tendance à s'incliner en dehors et au déplacement suivant l'épaisseur s'ajoute toujours une déviation angulaire ou en arc de cercle, suivant le siège de la solution de continuité.

Le sommet de l'angle regarde en dehors ou en dehors et en avant En outre, le fragment inférieur subit le plus souvent une véritable rotation en dehors, sous l'influence du poids du membre et aussi de la résistance du lit.

On a vu exceptionnellement dans une fracture à la jonction du tiers moyen avec le tiers inférieur le fragment supérieur pénétrer dans la diaphyse du fragment inférieur.

Signes. — Ce sont la *déformation* du membre, le *raccourcissement*, la *mobilité anormale*, la *crépitation*.

La *déformation* du membre est la conséquence du déplacement des fragments, du gonflement des parties molles et de l'épanchement sanguin. Dans son ensemble, la cuisse paraît tassée, raccourcie, plus volumineuse. La région externe de la cuisse présente en général une courbure en arc de cercle.

Cette déformation varie suivant le point où siège la fracture (Hennequin) : dans les fractures de l'union du tiers inférieur avec le tiers moyen, le membre est à peine ou point déformé ; il ne présente qu'une légère courbure à convexité externe et à grand rayon ; dans les fractures siégeant vers la partie moyenne, la courbure est plus ou moins prononcée, à convexité externe et à plus petit rayon (déformation en arc de cercle) ; dans les fractures à l'union du tiers moyen avec le tiers supérieur, les fragments forment une saillie angulaire à sommet dirigé en dehors, parfois en avant (déformation angulaire ou en crosse).

Le *raccourcissement* est un signe très fréquent, presque ordinaire ; il ne fait défaut que dans les fractures transversales avec conservation du périoste, siégeant au tiers inférieur ou au tiers moyen. Il peut être porté très loin : Desault l'aurait vu atteindre 18 centimètres ! Hennequin ne l'a jamais vu dépasser 9 centimètres. Son étendue varie avec le siège de la fracture ; il est d'autant plus prononcé que la fracture siège plus haut : au tiers inférieur, ses limites sont comprises en général entre 2 et 4 centimètres ; au tiers moyen entre 3 et 5 centimètres ; au tiers supérieur entre 4 et 9 centimètres (Hennequin). Quand il atteint ces limites extrêmes, il est très facile de le constater par la simple inspection ; mais il est toujours nécessaire de pratiquer une mensuration exacte pour avoir le degré précis du raccourcissement et instituer le pronostic et le traitement en conséquence. Cette mensuration doit être pratiquée lorsque les épines iliaques antéro-supérieures ont été placées sur un même plan horizontal et les membres inférieurs ramenés dans une position symétrique par rapport à la ligne médiane du corps. Les points de repère les plus faciles et les plus sûrs sont l'épine iliaque antéro-supérieure et l'interligne articulaire du genou, immédiatement au-dessous de la pointe de la rotule. Les points de repère bien déterminés, la mensuration se fait avec un mètre-ruban étendu entre eux et maintenu à vol d'oiseau, s'il y a un gonflement ou une saillie du membre qui, en déplaçant le ruban, puissent tromper sur sa longueur exacte.

La mobilité anormale ne fait jamais défaut dans la fracture complète; elle peut être obscure dans la fracture avec conservation du périoste, et il n'y a pas d'intérêt dans ces cas à la chercher avec persistance, ces recherches pouvant déchirer le tissu fibreux et amener un déplacement qui n'existait pas. En général, elle peut être perçue sans faire notablement souffrir le blessé; il suffit de passer la main à plat entre le plan du lit et la face postérieure de la cuisse et de soulever légèrement celle-ci au lieu présumé de la fracture. La cuisse se laissera plier et fléchir à ce niveau, et ce résultat sera tout à fait concluant. Cette recherche doit être faite avec grande modération.

La *crépitation* ne fait presque non plus jamais défaut, à moins que les fragments ne se soient totalement abandonnés. Il est facile de l'obtenir en exerçant de l'extension ou en imprimant quelques mouvements de rotation sur l'axe.

Il faut ajouter aux signes de la fracture du fémur une complication tellement fréquente qu'elle appartient presque aux signes et peut être décrite en même temps qu'eux, à savoir l'*hydarthrose du genou*.

Cet épanchement intra-articulaire signalé par J.-L. Petit, puis par Malgaigne et autres (Gayet de Lyon, Rouge de Lausanne) a été étudié à nouveau dans ces derniers temps.

Il peut apparaître très peu de temps après l'accident; on l'aurait observé un quart d'heure après; en général il se montre 10 à 24 heures après la fracture, acquiert son maximum de développement entre le 3e et le 8e jour, et chez l'enfant disparaît, en moyenne, vers le 15e jour, tandis que chez l'adulte il peut persister indéfiniment.

Différentes explications ont été données de la pathogénie de l'hydarthrose. Malgaigne, qui ne l'avait remarquée que dans les fractures sus-condyliennes, suppose que l'engorgement des parties molles finit par déterminer du côté de l'articulation une irritation sécrétoire et une véritable hydarthrose.

Alison (*thèse de Paris*, 1870) pense qu'il s'agit d'une véritable hydropisie articulaire par gêne de la circulation en retour ; le sang veineux trouverait un obstacle à l'endroit de la fracture et la partie séreuse du sang tend à s'épancher dans la partie inférieure de la cuisse et du genou. L'hydarthrose disparaît quand des vaisseaux de nouvelle formation se sont développés et ont rétabli la circulation.

Le professeur Gosselin et après lui, Berger (*thèse de Paris*, 1873), se fondant sur de nombreuses expériences, pensent que cet épanchement, en outre de la cause invoquée par Alison et d'un certain degré d'arthrite, résulte, avant tout, de la transsudation à travers le cul-de-sac supérieur de la synoviale d'une partie du sérum provenant du sang à moitié coagulé qui constitue l'infiltration gélatiniforme autour de la fracture.

Le professeur Verneuil, Lannelongue et autres, parmi lesquels nous nous rangeons, sont disposés à croire que l'hydarthrose est le résultat indirect du traumatisme.

Il n'est pas difficile d'admettre qu'un choc assez puissant pour rompre le fémur, doit avoir un retentissement sur les surfaces articulaires du genou, soit en provoquant leur déplacement ou seulement le tiraillement des ligaments, soit en arrivant aux condyles du fémur, sous forme de vibrations, d'ébranlements assez violents pour froisser la synoviale. On se trouve en présence d'une entorse d'intensité variable qui rendra compte de l'hypersécrétion de la séreuse.

Cette explication, qui peut s'appliquer à la grande majorité des faits, trouve un argument puissant dans ce fait, qu'on observe l'hydarthrose du genou dans un certain nombre de fractures de tibia ou de fractures de jambe dans lesquelles on ne saurait invoquer ni la gêne de la circulation en retour ni la transsudation de la sérosité du sang à travers la synoviale.

Volkmann et Hennequin ont remarqué que l'hydarthrose, après avoir manqué dans quelques cas pendant toute la durée du traitement, pouvait apparaître après la levée de l'appareil. Volkmann suppose que cet épanchement tardif peut être la conséquence des mouvements imprimés à la jambe après une immobilité prolongée; le raccourcissement de la synoviale et des ligaments pendant l'immobilisation nécessite leur distension au moment de la production des premiers mouvements : il en résulte une sorte d'entorse qui devient alors la cause d'un épanchement inflammatoire.

Cette explication est corroborée par les expériences de Reyher, de Dorpat; cet auteur, après avoir immobilisé des jointures sur des chiens pendant un mois par des appareils plâtrés, a vu à la levée de l'appareil les mouvements provoquer une sécrétion composée de synovie teintée de sang.

Hennequin donne à cette hydarthrose tardive le nom d'*hydarthrose fonctionnelle*, parce que l'épanchement se produit lorsque les fonctions articulaires se rétablissent.

La durée du traitement pour obtenir la consolidation est en moyenne de 20 jours chez l'enfant, de 45 à 60 chez l'adulte. Mais chez ce dernier le retour complet des fonctions du membre ne peut guère être espéré avant six à huit mois.

Pronostic. — Le pronostic des fractures simples du fémur est bénin ; il n'est assombri que par la possibilité et la fréquence d'un raccourcissement permanent, d'autant plus prononcé que la fracture occupe un siège plus élevé.

En outre, après la consolidation de la fracture, il peut persister pendant longtemps, surtout chez les sujets âgés et rhumatisants, une raideur articulaire très prononcée du genou et de la hanche. La raideur du genou est quelquefois fort difficile à vaincre et gêne longtemps les fonctions du membre. Elle est due à la légère arthrite qui a atteint la jointure, et surtout à l'immobilisation, et en particulier à l'immobilisation du membre dans la rectitude. La demi-flexion de la jambe sur la cuisse prédispose beaucoup moins à la production de cette raideur articulaire.

Enfin, à la suite de la fracture consolidée du fémur, on a noté quelquefois, chez les enfants, une *mobilité latérale* du genou liée sans doute à l'immobilité prolongée et à l'altération de nutrition des ligaments.

Traitement. — Si, dans l'immense majorité des cas, il est facile d'obtenir la consolidation d'une fracture du fémur, il est beaucoup plus difficile et beaucoup plus rare de l'obtenir sans un certain degré de raccourcissement variable avec le raccourcissement primitif.

Les fractures des enfants, sans déplacement, avec conservation du périoste, se consolident avec tous les appareils dans une durée moyenne de 21 jours et sans raccourcissement.

S'il y a du raccourcissement, la fracture doit être traitée chez les enfants par les mêmes moyens que chez les adultes.

La réduction de la fracture est en général facile à obtenir ; une traction pratiquée sur le pied et la jambe, avec douceur et lenteur, peut remettre les fragments en position, s'il ne s'agit pas de sujets excitables, indociles et surtout alcooliques dont les violentes contractions musculaires opposent un obstacle invincible à la réduction des déplacements.

Dans les fractures du tiers supérieur, le fragment supérieur est souvent rebelle à la réduction ; il fait saillie en dehors et en avant, et le rapport des fragments ne peut toujours être rétabli par une simple traction.

La réduction obtenue ne saurait être maintenue par les simples appareils qu'on employait autrefois ; dès que le déplacement des fragments est un peu prononcé, après sa correction il est immédiatement reproduit par la contraction ou la tonicité musculaire ; s'il reste momentanément corrigé, il se reproduit lentement dans l'appareil pendant les jours qui suivent et le résultat définitif est peu satisfaisant.

Hamilton arrive à cette conclusion que le raccourcissement moyen des fractures simples chez l'adulte, pour les cas où on a mis en usage les meilleurs appareils et fait preuve de la plus extrême habileté, est d'un à deux centimètres. Le raccourcissement dans ces proportions est à peine sensible grâce à une légère incurvation du tronc et à un abaissement du bassin.

Il ne saurait donc plus être question aujourd'hui, sauf pour des cas très simples ou chez des enfants, de l'appareil de Scultet ou de tout autre appareil du même genre dans le traitement des fractures du corps du fémur.

Le déplacement des fragments n'étant pas lié ici d'une manière immédiate à la cause fracturante mais ayant pour agent la *puissance constante* de certains groupes musculaires, il faut à cette *puissance constante* opposer une *résistance constante ;* il faut même arriver à vaincre cette puissance. La résistance doit arriver à annuler l'action musculaire. Cette force qui doit lutter contre l'action musculaire et la vaincre est l'*extension continue*.

L'extension continue, d'une manière générale, est une traction exercée sur le membre dans le but de neutraliser la puissance des muscles ou d'allonger des tissus fibreux qui retiennent dans une position vicieuse la surface articulaire ou les fragments d'une fracture. Les poids et les tissus élastiques en sont les agents principaux (Hennequin).

Essayée depuis fort longtemps par Fabrice de Hilden, qui attachait une grosse pierre au talon de son blessé, puis, plus près de nous, par Boyer, Desault et bien d'autres, l'extension continue avait presque été complètement condamnée en France. On lui reprochait de ne pas donner de beaucoup meilleurs résultats que les autres appareils, d'être difficile à appliquer et surtout difficile à tolérer, enfin de nécessiter des appareils spéciaux.

La grande simplification apportée depuis quelques années à la manière d'appliquer l'extension continue et les résultats infiniment meilleurs obtenus grâce à ce moyen ont généralisé son emploi au traitement des fractures du fémur.

Les appareils à extension continue, ou mieux, les procédés employés pour réaliser l'extension continue comprennent deux classes :

1° Ceux dans lesquels le membre est conservé dans la rectitude, c'est-à-dire reposant horizontalement dans toute sa longueur sur le plan du lit ;

2° Ceux dans lesquels la jambe est fléchie sur la cuisse et la cuisse éloignée de la ligne médiane.

Les appareils du premier genre, très employés aujourd'hui, sont d'une grande simplicité ; l'extension est faite par des bandes de diachylon appliquées en anse sur la jambe, à la partie inférieure de la cuisse, au-dessous du siège de la fracture. Une corde, s'attachant à l'une des bandelettes, soutient un poids pendant au pied du lit ; la contre-extension est faite soit par le poids du corps du blessé couché horizontalement, ou rendue plus efficace par l'élévatiou du pied du lit, soit par un lac périnéal allant s'attacher du côté de la tête du lit.

Cet appareil semble avoir été employé pour la première fois en 1861, d'une manière systématique, par le docteur Gordon Burck.

de New-York; il a été ensuite vulgarisé par E. Bœckel, Volkmann, Hamilton, Tillaux, Duplay, etc.

Son grand avantage est d'être simple, de ne nécessiter que des pièces à la portée de tous les praticiens et d'être d'une application facile.

Il est composé et appliqué de la manière suivante : on taille dans un rouleau de diachylon des hôpitaux six bandes de $1^m,20$ de longueur et de $0^m,06$ de largeur. On imbrique ces six bandes de façon à ce qu'elles se superposent à leur partie moyenne et divergent à leurs deux extrémités. Elles ressemblent alors à deux éventails très allongés qui se rencontreraient à leurs sommets. La réduction de la fracture sera faite avec soin ; un aide maintiendra le pied bien perpendiculaire à la jambe, tandis qu'un autre aide maintiendra les fragments ; on saisira alors une des extrémités des bandelettes, la face agglutinative regardant le membre, et on l'appliquera soit en dedans, soit en dehors de la cuisse fracturée, à partir du niveau de la solution de continuité ; puis sur le condyle du fémur, sur la face latérale de la jambe, la malléole, le bord correspondant du pied. Au-dessous du pied, la bandelette fera une anse et remontera sur l'autre face latérale, suivant de bas en haut le chemin qu'elle avait suivi de haut en bas en recouvrant les parties symétriques.

Des bandes circulaires de toile ou d'autres bandelettes circulaires de diachylon maintiennent et appliquent le long de la peau les bandelettes verticales. Dans l'anse formée par celles-ci, à 6 centimètres environ de la plante du pied, on interpose une planchette de 9 centimètres de longueur sur 6 de hauteur pour éloigner de chaque côté les bandelettes des malléoles et éviter une compression douloureuse de celles-ci. A cette planchette est fixée une ficelle soit par un piton, soit par un simple nœud. Cette ficelle, qui doit être dans le prolongement de l'axe du membre, passe sur une poulie fixée au pied du lit et soutient un poids en moyenne de deux à trois kilos. Les poids peuvent être augmentés si l'extension ne paraît pas suffisante et si la déformation ou le raccourcissement persistent.

Ils peuvent être remplacés par un sac contenant du sable, du plomb, etc.

Volkmann, pour éviter la perte de la force extensive par le frottement du membre sur le matelas ajoute à l'appareil une espèce de chariot à glissement.

Quelques chirurgiens ne font pas de contre-extension ; ils se contentent de placer leur malade sur un plan résistant, la tête et les épaules basses ; le poids du corps réalisant alors la contre-extension. La plupart élèvent les pieds du lit à l'aide de cubes de bois ou de briques d'une hauteur de 10 à 15 centimètres de manière à ce que la tête et le haut du tronc soient les parties les plus déclives du corps.

D'autres enfin exercent une contre-extension au niveau du pli de l'aine et de la fesse avec un lacs périnéal soit en étoffe soit en tissu élastique allant se fixer à la tête du lit. Il vaut mieux faire la contre-extension sur les deux côtés du bassin comme nous la décrirons à propos de l'appareil Hennequin.

On se contente parfois de cet appareil sans appliquer aucune attelle le long du membre. Avec cette simplicité il est dans certains cas difficile de s'opposer à la rotation du membre en dehors et même à la saillie du fragment supérieur.

Hamilton emploie avec la traction par les bandelettes emplastiques quatre attelles, dont une postérieure descendant jusqu'au-dessous du genou, de manière à prévenir le déplacement du fragment. Il ajoute en outre une très longue attelle externe étendue presque depuis l'aisselle jusqu'à une distance de 15 centimètres au-dessous du talon et terminée en T à son extrémité inférieure pour s'opposer au renversement du membre en dehors. Ce complément dans l'appareil répond mieux aux indications.

Avec cet appareil à extension continue pratiquée à l'aide de bandelettes agglutinatives on obtient de bons résultats, mais on n'arrive que dans des cas exceptionnels à réaliser une consolidation sans raccourcissement. C'est en faisant allusion à ces résultats, qu'Hamilton déclare qu'un raccourcissement d'un ou de deux centimètres est la règle après l'application des meilleurs appareils et par les mains les plus habiles.

Du reste, avec un raccourcissement n'excédant pas ces limites la marche est facile, sans claudication, et la guérison peut être considérée comme bonne.

Il y a cependant plusieurs reproches à adresser à l'appareil à bandelettes agglutinatives et il ne saurait convenir quand il y a un grand raccourcissement. Une partie de la traction est annulée par le frottement que le membre subit sur le plan du lit et il faut quelquefois une force de poids considérable pour assurer la correction du déplacement et vaincre la contraction musculaire. Hamilton conseille d'employer d'emblée neuf ou dix kilos; la traction exercée par un pareil poids ne laisse pas que d'être très douloureuse et n'est que difficilement tolérée.

Une autre partie de la force de traction est perdue par le glissement des bandelettes sur la peau; ces bandelettes en effet ne prennent pas de point d'appui sur des saillies osseuses ni musculaires. Leur seule force de traction est représentée par leur adhérence avec la peau qui peut glisser elle-même et se déplacer sur les tissus sous-jacents.

Dans l'extension complète de la cuisse sur le bassin en ligne droite, aucun groupe musculaire n'est complètement relâché et si la fracture siège en un point élevé, le renversement du tronc en bas et en arrière a tendance à faire saillir en avant et en haut le fragment supérieur. La position la plus favorable semble être une *abduction* modérée de la cuisse sur le bassin et une légère *flexion* du bassin en avant.

Enfin l'extension complète de la jambe sur la cuisse favorise le développement des raideurs articulaires dont la production est beaucoup moins fréquente dans la demi-flexion du membre.

La *demi-flexion* de la jambe sur la cuisse présente un autre avantage d'une importance capitale, c'est d'offrir à l'extension un point d'appui sûr, solide et tolérant dans la face postérieure du mollet. Cette face postérieure du mollet et les condyles du fémur représentent les véritables points d'application de l'extension continue.

Pour répondre aux désidérata laissés par l'appareil américain, il faut donc diminuer la résistance à l'extension produite par le poids du membre, par la contraction musculaire, par le frottement du membre sur le lit, par l'insuffisance de la traction. Il faut en outre trouver une attitude dans laquelle la raideur articulaire consécutive soit le moins prononcée possible.

Ces divers obstacles peuvent être tournés de la manière suivante : la cuisse sera maintenue dans un plan résistant horizontal pour lutter contre la pesanteur; elle sera mise dans une abduction modérée avec rotation en dehors, le tronc légèrement fléchi en avant, position dans laquelle tous les muscles de la cuisse sont à leur minimum de tension.

La jambe sera mise dans la demi-flexion pour prévenir autant que possible la raideur articulaire et pour offrir un point d'appui sûr à l'extension.

Celle-ci sera pratiquée sur la face postérieure du mollet et sur les condyles du fémur.

La contre-extension sera exercée sur les deux côtés du bassin, sur des surfaces aussi larges en étendue que possible pour diminuer la douleur de chaque point d'application.

La jambe se trouve placée hors du lit par le fait de l'abduction de la cuisse et par le fait de sa propre demi-flexion. C'est un inconvénient sans aucune importance qu'on pourrait prévenir à l'aide d'un matelas et d'un sommier ayant une perte de substance à l'endroit où doit se trouver la jambe.

C'est en se fondant sur ces principes que le docteur Hennequin a imaginé l'appareil qui porte son nom. Des premiers appareils construits par Hennequin, il ne reste plus aujourd'hui que le principe. Cet appareil se fait actuellement *sans appareil*, c'est-à-dire simplement avec une gouttière, des bandes et des poids. La gouttière elle-même peut faire défaut et être remplacée par un drap fanon et deux attelles de bois. Une troisième attelle et un petit coussin complètent les pièces nécessaires.

Le pied et la jambe sont enveloppés dans une épaisse couche d'ouate comme dans l'appareil de Guérin.

L'extension est pratiquée à l'aide d'une serviette pliée en cravate, appliquée à plat à la face antérieure du genou, au-dessus des condyles fémoraux et dont les deux chefs croisés derrière la saillie du mollet sont noués en avant de la jambe demi-fléchie. A cette anse est attachée une corde qui soutient les poids (2, 4, 6 kilos); cette corde passe simplement sur le dossier d'une chaise à laquelle on pratique une encoche sur lequel l'on visse une petite poulie; sur cette chaise repose le talon du malade.

La cuisse est immobilisée dans une petite gouttière métallique et à l'aide d'un ou deux coussins avec attelles placés à la partie antérieure ou sur les parties antéro-latérales du membre.

La contre-extension s'opère sur tout le pourtour du bassin à l'aide d'une alèze pliée en cravate, appliquée à plat sur l'abdomen, au-dessus des épines iliaques, et dont les deux chefs embrassent en huit de chiffre la pointe de la fesse et la racine de la cuisse. A l'anse formée par la réunion des deux chefs s'attache une corde que l'on fixe à l'un des barreaux de la tête du lit. Le blessé est légèrement soulevé à l'aide d'un ou deux oreillers et peut s'asseoir dans son lit sans que la traction soit diminuée. Pour les principes et les détails, nous ne pouvons que renvoyer au mémoire récent d'Hennequin (*Revue de chirurgie*, 1885).

3° FRACTURES DE L'EXTRÉMITÉ INFÉRIEURE DU FÉMUR.

Ces fractures ont été l'objet d'un mémoire important de Trélat (*Arch. gén. de méd.*, 1854, et *Thèse*, 1855).

Elles comprennent : A. les *fractures sus-condyliennes;* B. les *fractures intra-condyliennes;* C. les *fractures isolées des condyles.*

Toutes ces fractures sont très rares et n'intéressent, en général, que des sujets adultes du sexe masculin.

A. *Fractures sus-condyliennes.* — Ces fractures détachent de la diaphyse toute la portion inférieure du fémur comprenant la masse des condyles.

Pour Malgaigne, elles seraient produites, dans la plupart des cas, par des causes directes; pour A. Cooper, elles succéderaient, au contraire, à des chûtes sur les genoux ou les pieds.

Ces fractures peuvent se produire par le mécanisme de l'écrasement et du tassement, les surfaces étant violemment appliquées l'une contre l'autre; dans les chutes sur le genou dans la flexion, on conçoit la possibilité d'une fracture de l'extrémité inférieure du fémur par arrachement.

Le trait de fracture peut être transversal; le plus souvent, il est oblique en bas et en avant; son obliquité est quelquefois plus prononcée d'un côté que de l'autre, ordinairement vers le côté interne.

Déplacement. — Le fragment supérieur se porte en bas et en avant en se rapprochant plus ou moins du côté interne du genou; le fragment inférieur reste en général parallèle au supérieur. La pointe du fragment supérieur peut pénétrer à travers les muscles et arriver jusque sous la peau et ne peut être que difficilement réduite; elle perfore même les téguments ou le cul-de-sac supérieur de la synoviale.

Boyer a signalé un déplacement du fragment inférieur; celui-ci serait attiré par les muscles gastro-cnémiens et jumeaux en arrière vers le creux poplité. Ce déplacement, nié par Malgaigne, a été observé par Richet, Follin, Broca, Trélat, Erichsen, Bryant, Treves. En tous cas, il est rare.

B. Dans la fracture *sus-condylienne* et *intra-condylienne,* au trait de fracture horizontal, s'ajoute un trait de fracture vertical qui divise les deux condyles et les sépare l'un de l'autre; c'est une fracture à *trois* fragments.

Le fragment supérieur pénètre dans la masse des condyles et les fait éclater. En général, il passe au-devant d'eux; quelquefois il reste entre eux deux, les écartant l'un de l'autre.

Cette fracture se complique accessoirement de l'ouverture de la synoviale, d'un abondant épanchement sanguin intra-articulaire et d'une arthrite consécutive.

Signes. — Les signes sont toujours difficiles à apprécier d'une manière exacte à cause du gonflement énorme qui s'empare rapidement de la région en l'absence même de la pénétration de la jointure.

Le raccourcissement est faible et difficile à mesurer dans la fracture sus-condylienne; il est plus marqué dans la fracture intra-condylienne.

Le tibia semble s'être déplacé en arrière et donne l'apparence d'une luxation de la jambe en arrière.

La mobilité anormale est facile à apprécier. Quand on fléchit la jambe, on fait saillir en avant, sous la peau, l'extrémité du fragment supérieur. La jambe peut être portée dans une extension exagérée, au point que l'on détermine la formation d'un angle rentrant au-dessus du genou; elle a des mouvements de latéralité aussi étendus que l'on veut. Le centre des mouvements n'est plus dans la jointure mais se passe au-dessus d'elle, au niveau de la fracture.

Les diverses explorations déterminent avec facilité la crépitation.

A la fracture intra-condylienne appartient, outre les signes précédents, l'élargissement transversal du genou déterminé par l'interposition du fragment supérieur entre les deux condyles.

On peut aussi saisir isolément l'un des condyles et déterminer la crépitation en lui imprimant des mouvements. La mobilité anormale et la crépitation obtenues par la prise successive ou simultanée de chaque condyle, jointes à l'ensemble des signes qui appartiennent à la fracture sus-condylienne, permettront de reconnaître la fracture à la fois sus et intra-condylienne.

Diagnostic. — Les manœuvres d'exploration et l'appréciation exacte des signes sont toujours rendues difficiles par le gonflement considérable.

Le raccourcissement apparent du membre et la projection du tibia en arrière peuvent faire croire à une luxation des os de la jambe.

La saillie en avant du fragment supérieur ne pourra être confondue avec les condyles du fémur; les mouvements anormaux se passeront au-dessus du genou; la crépitation fera rarement défaut; et après la réduction, la mobilité anormale et la crépitation persisteront.

Le tendon du triceps étant très relâché par le fait du raccourcissement, le ligament rotulien se laisse facilement déprimer et on trouve entre le bord inférieur de la rotule et la crête, du tibia une dépression profonde, de sorte qu'on a pu croire à une rupture du ligament ou du tendon rotulien. Il suffit, pour éviter l'erreur, de fléchir la jambe sur la cuisse. Ce mouvement tend les attaches ligamenteuses de la rotule, si elles ne sont pas rompues (Trélat).

Une fracture sus-condylienne du fémur ne sera pas prise pour une fracture transversale de la rotule.

Les seuls signes qui permettent de reconnaître la fracture intra-condylienne sont l'élargissement du genou, la crépitation et la mobilité anormale obtenues au niveau de chaque condyle.

Pronostic. — Le pronostic des fractures de l'extrémité inférieure du fémur tire surtout sa gravité du voisinage de l'articulation.

Les dégâts peuvent être assez considérables du côté de la jointure pour nécessiter une amputation immédiate. Le fait est beaucoup plus rare aujourd'hui, grâce aux meilleurs modes de traitement que nous possédons.

On a vu quelquefois à la suite de cette fracture la blessure des gros vaisseaux du creux poplité, la lésion du nerf sciatique poplité externe, la gangrène du pied.

L'arthrite consécutive, fréquente dans un grand nombre de cas de fractures sus-condyliennes, et obligée dans la fracture intra-condylienne est suivie d'une raideur et d'une ankylose pouvant entraîner la perte définitive des mouvements.

Le temps nécessaire pour la consolidation des fragments est toujours fort long et dépasse souvent six mois; d'après la moyenne de Trélat il ne serait pas moins d'un an.

Cette consolidation est suivie souvent de raccourcissement et de déformation de la région par un cal volumineux, ou de déviation de la jambe.

La complication d'une plaie faisant communiquer le foyer de la fracture et l'articulation avec l'air extérieur, tout en ayant encore une grande gravité, n'entraîne plus le pronostic extrêmement sérieux qui devait être posé avant l'application des méthodes antiseptiques.

Le pronostic de la fracture sus-condylienne est beaucoup moins grave que celui de la fracture intra-condylienne.

Traitement. — La plupart des chirurgiens sont aujourd'hui d'accord pour traiter cette fracture par l'extension continue exercée dans la rectitude. Cette extension pourra être réalisée à l'aide de l'appareil américain à bandelettes de diachylon.

Il sera bon en tout cas de maintenir le membre dans une gouttière pour prévenir la déviation de la jambe et d'appliquer autour du genou un bandage circulaire modérément serré pour corriger l'écartement des condyles, si on a lieu de supposer cette variété de fracture.

Hennequin est d'avis que la flexion de la jambe sur la cuisse combinée à l'extension continue est le meilleur moyen de lutter contre la tonicité et la contraction musculaires, de corriger les déplacements et de prévenir la raideur articulaire.

On devra aussi s'occuper de l'arthrite du genou qui sera soignée par les moyens d'usage et en particulier par la compression ouatée qui, en pareil cas, peut exercer sur la jointure et la fracture une action favorable.

Nous conseillons vivement de ponctionner dès le début l'épanchement sanguin intra-articulaire avec un appareil à aspiration, si le sang est en quantité notable dans la jointure; sa soustraction est favorable à la diminution des phénomènes inflammatoires et douloureux, à la consolidation de la fracture et par suite aux mouvements ultérieurs du membre.

C. *Fractures isolées des condyles du fémur.* — Ces fractures sont toujours déterminées par des causes directes. Elles présentent de nombreuses variétés suivant le siège et la direction de la fracture, l'étendue de la lésion même et la gravité des désordres subis par les parties molles.

En général, le trait de fracture est parallèle à l'axe du fémur (Trélat); il peut remonter jusqu'à un niveau très élevé et se terminer sur l'un des côtés du fémur à 6,8 et même 12 centimètres au-dessus de l'interligne articulaire.

Le condyle interne semble être fracturé un peu plus souvent que l'externe.

Le déplacement du condyle détaché peut se faire dans trois sens : 1° en dehors, par rapport à l'axe du membre; 2° en haut, en remontant le long du fémur; 3° en avant ou en arrière.

Signes. — Le gonflement et la déformation du genou se font toujours d'une manière rapide et dans de grandes proportions.

La fracture d'un condyle donne lieu à la mobilité anormale du fragment et de la jambe; les mouvements imprimés au fragment et à la rotule provoquent de la crépitation.

Cette mobilité anormale du condyle, quelquefois très nette, peut manquer dans quelques cas.

L'abduction ou l'adduction de la jambe sur la cuisse peuvent être exagérées; de même la jambe peut quelquefois exécuter sur son axe des mouvements de rotation auxquels la cuisse ne prend pas part.

L'exagération des mouvements de latéralité de la jambe est un bon signe, mais il ne saurait à lui seul faire préjuger du siège du condyle fracturé.

Le *diagnostic* de cette lésion est toujours fort délicat et beaucoup plus difficile en pratique que ne semblerait le faire croire la théorie. La fracture sera soupçonnée d'après l'ensemble des signes que nous venons d'exposer; l'appréciation exacte de son siège, de sa variété, sera toujours très réservée.

Le *pronostic* des fractures d'un seul condyle est bénin. La consolidation s'obtient en moyenne, en deux mois, avec un retour presque toujours complet des fonctions du membre. La seule complication est un épanchement sanguin intra-articulaire qui se résorbe après un temps plus ou moins long.

Traitement. — S'il y a un déplacement notable du fragment et une déviation de la jambe, la réduction devra être faite, soit par une traction exercée sur la jambe, soit par propulsion directe sur le fragment. Le membre sera soigneusement immobilisé dans une demi-gouttière plâtrée postérieure. Celle-ci a le double avantage d'immobiliser le fragment et la jointure et de laisser la partie antérieure de l'articulation à nu.

Vers le vingt-huitième jour (Hamilton), il sera bon de commencer à imprimer quelques mouvements à l'articulation pour prévenir la raideur.

4° DISJONCTION DE L'ÉPIPHYSE INFÉRIEURE DU FÉMUR.

Cette lésion rare n'appartient naturellement qu'à la période de la vie où la réunion avec la diaphyse n'a point encore eu lieu, c'est-à-dire avant la vingtième année, quelquefois jusqu'à la vingt-cinquième.

Sur 28 observations dans lesquelles l'âge est noté, les chiffres extrêmes sont 18 mois et 18 ans. On a vu la lésion produite chez un nouveau-né au moment de l'accouchement par une traction exercée sur le pied.

Cet accident a été surtout observé chez les garçons et, chose remarquable, dans 11 cas sur 28, il est dû à l'engagement d'une jambe entre les rayons d'une roue, l'enfant étant grimpé derrière la voiture. Des coups, des chûtes, l'engagement d'une jambe dans un trou, dans un câble, ont été notés comme causes.

Dans le redressement forcé du *genu valgum* par la méthode de Delore, on s'efforce d'obtenir un décollement épiphysaire.

La disjonction s'opère suivant une surface courbe représentant la direction normale de la ligne épiphysaire et non suivant un plan rectiligne et transversal. Le plus souvent, elle s'accompagne du détachement de très petites esquilles osseuses.

En général, le cartilage de conjugaison reste adhérent à l'épiphyse et la diaphyse n'en entraîne qu'une mince couche. Souvent le périoste de la diaphyse se décolle sur une grande hauteur.

L'articulation du genou échappe d'ordinaire aux désordres des parties voisines.

Le déplacement est variable : le plus habituellement la diaphyse se porte en arrière, c'est-à-dire dans le creux poplité (Delens), quelquefois en dedans. Le fragment inférieur peut subir une rotation sur le supérieur.

Signes. — Les signes ne diffèrent pas de ceux qui appartiennent à la fracture sus-condylienne.

La crépitation a parfois un caractère de mollesse et de douceur particulier.

Quand la diaphyse se porte en arrière dans le creux poplité, le chevauchement est considérable et les vaisseaux poplités sont le plus souvent exposés aux effets de la compression.

Très souvent, la peau est perforée de dedans en dehors par la diaphyse du fémur.

Quelquefois, la lésion des vaisseaux poplités a donné lieu à une hémorrhagie considérable ou à la gangrène du pied et de la jambe.

Le diagnostic, après avoir fait reconnaître qu'il ne s'agit pas d'une luxation du genou, se fondera surtout sur l'âge du sujet pour rejeter l'idée d'une simple fracture sus-condylienne et conclure à l'existence du décollement. Car, sauf la crépitation cartilagineuse qui encore fait souvent défaut, il n'y a aucun signe pathognomonique de cette lésion.

Le pronostic est toujours sérieux, surtout dans le cas de plaie des parties molles. Il perd aujourd'hui de sa gravité grâce aux moyens actuels de traitement.

Traitement. — Dans les cas où il n'y a pas de déplacement, la divulsion sera traitée comme une fracture. Nous recommandons dans ce cas un appareil ouaté-silicaté étendu depuis le pied jusqu'au tiers supérieur de la cuisse.

Quelquefois la réduction est devenue impossible par l'interposition d'un fragment de muscle ou de périoste entre les surfaces arrachées; cette absence de réduction pouvant être suivie de conséquences graves pour la vitalité du membre, on peut être autorisé, après des tentatives inutiles de réduction sous le chloroforme, à aller libérer les parties interposées et à pratiquer la résection de l'extrémité inférieure de la diaphyse.

Cette résection a dû être pratiquée plusieurs fois quand la diaphyse ayant perforé les téguments faisait une saillie irréductible.

III

FRACTURES DE LA ROTULE.

Comparées aux autres fractures, les fractures de la rotule sont rares; dans les statistiques elles ne représentent en moyenne que 2 pour 100 de la totalité. Elle s'observent dans la grande majorité des cas chez les hommes et à l'âge adulte; elle sont exceptionnelles chez les enfants.

Causes et mécanisme. — La fracture peut être produite par une cause directe, un coup de pied de cheval, un coup de bâton, une chute sur un corps saillant. Le plus souvent elle est due à la *contraction musculaire*. Celle-ci agit en tirant sur la portion supérieure de l'os tandis que sa partie inférieure est fixée par le ligament rotulien; il en résulte un véritable levier avec l'extrémité inférieure du fémur pour point d'appui. La fracture se produit alors par une *flexion* de l'os, et cette rupture n'a pas besoin d'être préparée par une altération pathologique antérieure de la rotule, comme le supposait Malgaigne.

La fracture se produit donc en général dans la *demi-flexion* de la jambe sur la cuisse, position où l'action du triceps est la plus puissante.

Souvent la contraction musculaire est cause de la fracture, bien qu'une chute sur le genou puisse faire croire à l'intervention d'une cause directe. L'effort brusque pour retenir le corps ou pour le relever détermine la fracture, alors même que la rotule n'a pas touché le sol, comme la chose arrive dans la flexion complète de la jambe sur la cuisse où le contact se fait sur la tubérosité du tibia.

C'est encore dans la flexion que la fracture se produit dans l'acte de monter à cheval (Agnew.).

Malgaigne avance que la contraction musculaire peut aussi déterminer la rupture par une traction verticale faite suivant l'axe de l'os, c'est-à-dire dans l'extension complète. Au moment d'une contraction exagérée, comme dans l'action de donner un coup de pied ou de s'élever en dansant, les muscles tendent à forcer l'extension et, par suite de la résistance des ligaments, à rompre la rotule. Ce mécanisme doit être rare et la fracture peut dans ce cas s'expliquer peut-être par une altération préalable de l'os, quelquefois par une sorte de prédisposition héréditaire (Trélat).

Variétés. — Les fractures par cause directe sont exceptionnellement *transversales;* le plus souvent, le trait de la fracture est oblique ou vertical. Quelquefois, il se produit des fractures multiples ou en éclats, divers traits de fracture divisant la rotule en plusieurs fragments.

Au contraire, dans la fracture par action musculaire, le trait de fracture est *transversal* et cette direction suffit à faire reconnaître cette variété de fracture. En effet, il est impossible sur le cadavre d'obtenir cette ligne de fracture par un coup appliqué directement.

Outre la direction transversale, le trait est généralement oblique d'avant en arrière et de haut en bas (Hamilton).

Quand la rotule s'est rompue transversalement sous l'influence de la contraction musculaire, les fibres du triceps qui s'insèrent sur les côtés de l'os continuant à agir peuvent fracturer l'os verticalement ou amener l'écartement latéral des fragments (Hamilton).

Cette fracture dans la grande majorité des cas est unilatérale et siège à *droite.*

Le trait de fracture se trouve vers le tiers inférieur, ou au-dessous; de sorte que le fragment inférieur est toujours beaucoup plus petit que le supérieur; il est parfois même tellement petit qu'on croirait au premier abord à un arrachement du ligament rotulien.

Dans la plupart des cas, la lésion est bornée à l'os, à son périoste et aux quelques fibres du tendon du triceps qui passent en avant de l'os pour aller se continuer avec le ligament rotulien.

Mais quelquefois, les ailerons ligamenteux de la rotule, respectés dans les fractures directes, sont déchirés dans la fracture par contraction musculaire et la rotule est presque libre sur ses côtés.

Cette rupture des ailerons latéraux peut se faire secondairement dans un effort du blessé pour se relever ou pour marcher.

La destruction ou la conservation de ces ligaments fibreux latéraux a la plus grande influence sur l'écartement des fragments.

Le fragment inférieur ne subit aucun déplacement, attaché au tibia par le ligament rotulien. Le fragment supérieur s'éloigne dans des proportions très variables suivant la cause de la fracture, suivant l'état des liens fibreux.

Il est toujours attiré en haut par la tonicité et la contraction du triceps ; mais dans la fracture directe, l'écartement des fragments prévenu par la conservation du tissu fibreux et la direction plus ou moins oblique ou verticale du trait de fracture est peu considérable, quelquefois même il fait complètement défaut.

Dans la fracture transversale par contraction musculaire, si les ligaments latéraux sont conservés, l'écartement est d'un ou de deux centimètres et demi ; s'ils sont rompus, l'ascension du fragment supérieur peut l'entraîner à 4, 5 et même 8 ou 9 centimètres du fragment inférieur.

Un autre agent de l'écartement des fragments est l'épanchement qui se fait rapidement dans l'articulation : au bout de quelques instants, celle-ci se trouve remplie de sang et un peu plus tard de sérosité sanguinolente. Pour J. Hutchinson, l'écartement des fragments est dû surtout à la pression de ce liquide bien plus qu'à la contraction du triceps qui subit quelquefois une atrophie marquée et durable.

En général la paroi postérieure de la bourse prérotulienne est déchirée et l'articulation n'est plus fermée en avant que par la peau mince de la région. Cette peau n'a jamais été vue déchirée au moment d'une fracture primitive de la rotule ; cet accident a été constaté, au contraire, un petit nombre de fois au moment de la rupture d'un cal fibreux unissant une fracture plus ou moins ancienne.

Signes. — Dans la fracture par contraction musculaire, il se produit une vive douleur et quelquefois un craquement au siège de la fracture. Le blessé peut quelquefois rester debout et même chercher à marcher à *petits pas* ou *à reculons ;* mais le plus souvent il tombe sur le *dos*, la jambe fléchie sous lui. Quand la fracture au contraire dépend de la chute, le blessé tombe en *avant* ou pour le moins sur le côté, la jambe modérément fléchie. Un signe plus précis de la fracture *directe* est la preuve d'une ecchymose ou d'une plaie ou excoriation légère à la peau du genou, signe qui fait le plus souvent défaut dans la fracture par contraction musculaire.

Le genou présente une forme globuleuse et arrondie comme toutes les fois qu'il est distendu par un épanchement.

Dans les premiers moments de l'accident, avant que la jointure ne soit remplie, la pression atmosphérique déprime la peau entre les fragments à la manière d'une gouttière transversale.

L'écartement et la mobilité transversale des fragments sont les signes à peu près constants : peu marqués dans les fractures par éclatement de cause directe, la mobilité anormale et l'écartement des fragments sont parfois énormes dans les fractures par contraction musculaire. Cet écartement, qui peut aller jusqu'à 9 centimètres et même plus, est compris en général entre 1 et 3 à 4 centimètres dans l'extension du genou, et s'accentue de plus en plus dans la flexion.

La crépitation ne peut être obtenue que s'il n'y a qu'un faible écartement; sinon, le membre étant dans l'extension, les fragments devront être rapprochés l'un de l'autre pour obtenir ce signe. Assez souvent par suite de la quantité de l'épanchement ou de la contraction du triceps, ni le rapprochement des fragments ni la crépitation ne peuvent être obtenus. Cette recherche, en général inutile, provoque une vive douleur.

Au bout de la deuxième ou de la troisième semaine, l'épanchement est résorbé et à ce moment la peau peut encore se déprimer entre les fragments, mais moins qu'au début, à cause du rapprochement des fragments et de la présence du cal fibreux.

Diagnostic. — Le diagnostic de la fracture de la rotule est en général facile. Quand on a pu imprimer à chacun des fragments des mouvements de latéralité, le diagnostic est absolument certain; il ne reste plus qu'à apprécier le degré d'écartement des fragments et la variété de fracture :

D'après Tillaux, un épanchement sanguin dans la bourse prérotulienne peut donner lieu à de la crépitation et les caillots fournissent même au doigt la sensation d'un véritable écartement. Avec un peu d'attention, il est facile de s'assurer que tous ces phénomènes se passent au-dessus de la rotule.

La rupture du ligament rotulien ou du tendon du triceps se distinguera d'une fracture du sommet ou de la base de la rotule par le siège même de la lésion.

Le diagnostic des fractures directes, sans écartement, est plus difficile. On peut cependant en général provoquer de la crépitation et suivre avec le bout de l'ongle un ou plusieurs traits de fracture suivant lesquels la douleur est localisée.

Marche. — Terminaisons. — Au bout d'une semaine ou deux, l'épanchement sanguin se résorbe et le travail de consolidation commence. Dans les fractures directes, sans écartement, avec conservation des tissus fibreux, il est possible que dans un assez grand nombre de cas les fragments se réunissent par un cal osseux.

Dans les fractures transversales par contraction musculaire, la consolidation osseuse est *tout à fait exceptionnelle* et la formation d'un cal fibreux est la règle.

Si l'écartement primitif était peu prononcé et si les ligaments latéraux de la rotule étaient conservés, le cal fibreux peut être très court au début et sa brièveté peut même donner l'illusion d'une réunion osseuse; mais l'écartement augmente après que le blessé a commencé à se servir de son membre et la mobilité des fragments de la rotule redevient évidente.

Ce cal fibreux peut avoir une longueur énorme qui va toujours en augmentant avec les fonctions du membre; il peut acquérir jusqu'à 12 centimètres de longueur. D'après Malgaigne, il est d'une certaine épaisseur au niveau des fragments; mais il va en s'amincissant vers le centre où il adhère souvent au fascia superficialis et parfois à la peau.

L'épaisseur et la longueur de la bande fibreuse intermédiaire, variables suivant les cas, sont en général en raison inverse l'une de l'autre. La force de résistance de ce lien est bien au-dessous de celle du ligament rotulien; d'où la fréquence de sa rupture par contraction du triceps, alors que le ligament rotulien continue à résister.

Le fragment *supérieur* attiré par le triceps remonte sur le fémur où il se crée une sorte d'articulation nouvelle; il y subit quelquefois une certaine atrophie. Le fragment *inférieur* subit un changement de direction remarquable en vertu duquel la surface cartilagineuse regarde en *haut* et la surface fracturée plus ou moins en *avant*. La réunion fibreuse se fait alors non bout à bout, mais entre la face *antérieure* du fragment supérieur et la face supérieure du fragment inférieur. En outre, ce fragment inférieur se trouve attiré en bas jusqu'au contact du tibia parfois, c'est-à-dire qu'il s'abaisse de plus de 3 centimètres par la rétraction progressive du ligament rotulien.

Un fait important consiste dans l'*allongement consécutif* avec amincissement progressif du cal fibreux. Ce phénomène est dû aux contractions du triceps et à la répétition des mouvements de flexion pendant la marche.

Quelquefois, les fragments subissent une véritable hypertrophie qu'il ne faut pas confondre avec les ostéophytes qu'on rencontre fréquemment sur les bords de la fracture. Dans d'autres cas, on observe au contraire une atrophie des deux moitiés de l'os.

Le muscle triceps subit aussi une atrophie fonctionnelle marquée, liée à l'arthrite, et pendant fort longtemps ne jouit pas de l'intégrité de sa puissance contractile.

Quand le cal fibreux mesure moins de deux centimètres et demi, il est tout aussi avantageux qu'un cal osseux et, au bout d'un an ou deux, les malades ont retrouvé presque complètement les fonctions du membre. Souvent, néanmoins, il persiste pendant fort longtemps et quelquefois pendant toute la vie, une gêne plus ou moins marquée des mouvements du genou, avec faiblesse et incertitude du membre.

Si le cal fibreux a plus de deux centimètres et demi, le blessé éprouve en général une gêne très notable pour mettre le membre dans l'extension complète et forcée : cette gêne va souvent jusqu'à l'impossibilité absolue.

Le principal obstacle au rétablissement des fonctions de la jointure est l'ankylose fibreuse ; cette ankylose qu'on ne peut rompre par la violence ne peut être vaincue qu'à la longue par les mouvements spontanés du membre et en général s'oppose pendant plusieurs années et quelquefois toujours à la flexion complète de la jambe sur la cuisse.

Jointe à l'atrophie du muscle triceps, elle joue un rôle important dans la gêne fonctionnelle consécutive aux fractures de la rotule.

La *rupture du cal fibreux* ou fracture *itérative* est un accident assez fréquent, puisque sur 127 cas de fracture de la rotule, Hamilton l'a observé 27 fois. Elle se produit en général dans les trois premiers mois qui suivent l'ablation de l'appareil, à l'occasion d'une chute, d'un mouvement forcé ou dans une tentative de flexion pour vaincre la raideur du genou.

Dans ces cas, l'adhérence du cal fibreux à la peau amène une déchirure plus ou moins grande de celle-ci et il en résulte une large ouverture de l'articulation.

Une autre conséquence possible de la fracture d'une rotule est la fracture de la rotule du côté opposé : celle-ci est due sans doute à la plus grande somme d'efforts que déploie le membre sain pour soutenir le corps, quand le blessé est menacé de perdre l'équilibre.

Le *pronostic* se trouve établi par les considérations précédentes.

Sans être grave, il n'est pas favorable, puisque, dans la plupart des cas, la fracture est suivie d'un affaiblissement de l'articulation et de tout le membre. En outre, la jointure moins bien protégée par le cal fibreux court le risque d'être facilement ouverte, comme cela a été observé.

Traitement. — Les fractures directes sans écartement ne nécessitent pas de traitement spécial; l'immobilisation du membre dans une gouttière sur un plan incliné et une légère compression de manière à prévenir l'écartement des fragments seront en général des moyens suffisants. La consolidation peut se faire en 40 à 50 jours.

Dans les fractures transversales par contraction musculaire, il faut partir de ce principe que, malgré tous les moyens, la consolidation se fera par un cal fibreux dans l'immense majorité des cas et que tous les efforts du traitement doivent tendre à obtenir ce cal fibreux aussi court que possible.

Les quatre indications du traitement sont:

1° Rapprocher le fragment inférieur du supérieur, en mettant le membre dans la rectitude, c'est-à-dire en étendant la jambe sur la cuisse.

2° Assurer l'immobilité du genou à l'aide d'un appareil.

3° Relâcher le muscle triceps.

4° Rapprocher les fragments par une pression directe.

La première et la troisième indications se trouvent remplies en mettant le membre inférieur élevé, la cuisse fléchie sur le bassin. L'élévation du membre sera obtenue soit à l'aide d'un plan incliné soit par la suspension du membre dans un hamac.

L'écartement des fragments étant dû en partie à l'épanchement intra-articulaire, celui-ci devra être tout d'abord combattu avant l'application d'un appareil quelconque agissant sur les fragments.

Cet épanchement pourra donc être tout d'abord attaqué à l'aide d'une série de vésicatoires (Guyon, Tillaux), pendant que le membre est immobilisé dans la gouttière; il peut être aussi avantageusement combattu à l'aide d'une compression ouatée. Aujourd'hui, je conseillerais volontiers l'emploi de la bande de caoutchouc modérément serrée et laissée en place deux ou trois jours. Cette bande doit être surveillée et enlevée dès qu'elle détermine des douleurs notables. Elle doit envelopper le membre depuis les orteils jusqu'au tiers inférieur de la cuisse.

La compression du genou peut être faite d'une manière très efficace en plaçant sur la partie antérieure du cul-de-sac sous-tricipital et sur les côtés de la rotule de grosses éponges, de volume approprié, maintenues en place par la bande de caoutchouc ou même simplement par une bande de toile.

Si l'épanchement est d'emblée très abondant, il y aura grand avantage à le vider par la ponction aspiratrice et à faire suivre son ablation d'une compression avec de l'ouate ou une bande de caoutchouc.

La ponction doit être faite à un moment le plus rapproché possible de l'accident, afin de ne point laisser au sang épanché le temps de se prendre en caillots. Elle sera faite avec grand avantage jusqu'au cinquième ou sixième jour après la fracture.

Le rapprochement des fragments, même après l'évacuation du liquide, est toujours le point le plus difficile à réaliser du traitement : tous les appareils qui exercent une pression sur les sommets des fragments par l'intermédiaire de la peau ont tendance à glisser sur les téguments ; ou, si la pression est assez forte pour s'exercer profondément, elle est douloureuse et ne peut être supportée. En outre, elle fait regarder en haut et en avant les surfaces fracturées et les fragments bâillent en avant et ne sont tangents qu'en arrière sur une faible étendue.

Je ne saurais signaler tous les appareils imaginés pour opérer ce rapprochement : les griffes de Malgaigne, avec les modifications que Trélat, Le Fort et Duplay leur ont fait subir dans l'application, constituent encore les meilleurs instruments de contention. Mais il faut savoir qu'elles ne donnent que des consolidations fibreuses et que le cal n'est pas sensiblement plus court que par les autres procédés.

Je me contente de dire ici la conduite que je crois la plus pratique pour le traitement des fractures de la rotule. Cette conduite très simple ne donne pas des résultats inférieurs à tous les autres modes de traitement beaucoup plus compliqués.

. Immédiatement après l'accident, le membre sera enfermé depuis le pied jusqu'au tiers moyen de la cuisse dans une demi-gouttière plâtrée, laissant à nu toute la face antérieure de la jambe et de la cuisse et du genou.

Le membre ainsi immobilisé dans la rectitude sera mis sur des coussins disposés en plan incliné ou suspendu dans un hamac.

Une compression ouatée modérément serrée sera faite sur le genou et renouvelée de trois jours en trois jours jusqu'à ce que l'épanchement sanguin soit presque complètement résorbé. On peut aller plus vite en exerçant la compression, comme je l'ai dit, avec la bande élastique et des éponges.

Dès que l'épanchement sera suffisamment diminué pour rapprocher les fragments, ceux-ci seront autant que possible rapprochés l'un de l'autre à l'aide des doigts et leur rapprochement sera maintenu par des tours de bandes obliques faits avec la bande de caoutchouc. L'action constante du tissu élastique lutte avantageusement contre la contraction musculaire et la rétraction du ligament rotulien. En outre, la bande prenant point d'appui non seulement sur le sommet des fragments, mais aussi sur leur partie médiane par les tours de bande circulaires intermédiaires aux tours obliques, n'a pas tendance à faire bâiller les fragments, en avant, comme les moyens de contention qui n'appuient qu'au-dessus et au-dessous de la rotule.

Enfin la constriction avec la bande élastique peut être longtemps supportée grâce à la gouttière plâtrée postérieure, dont la résistance empêche la compression des vaisseaux poplités et par suite tous les inconvénients inhérents à un bandage serré.

Il est bon, du reste, de défaire la bande élastique au bout de quelques jours pour s'assurer de l'état des parties sous-jacentes, de l'intégrité de la peau, du degré de rapprochement des fragments, de la persistance de l'épanchement articulaire, etc.

Dans la fracture avec grand écartement de 3, 4 ou 5 centimètres, aucun moyen n'assurera d'une manière parfaite la coaptation des fragments. Il faut s'attendre à ne corriger qu'une partie du déplacement et diriger tous ses efforts pour obtenir un cal fibreux n'ayant pas plus d'un à deux centimètres.

Dans ces cas, la griffe de Malgaigne nous paraît encore l'appareil de choix, après immobilisation du membre dans la rectitude par une gouttière plâtrée.

En prenant du côté de la peau les précautions antiseptiques nécessaires, en saupoudrant les points d'implantation des griffes de poudre d'iodoforme, en appliquant par-dessus tout le genou un pansement protecteur modérément serré, composé de gaze de Lister ou de gaze iodoformée chiffonnée, les griffes seront tolérées sans ulcération de la peau et sans accident d'aucune sorte.

Dans ces dernières années, Cameron, Lister, Mac-Ewen et autres ont fait la *suture* des fragments osseux, dans les fractures simples de la rotule, c'est-à-dire sous-cutanées. Le foyer de la fracture est mis à nu par une incision verticale et les fragments sont rapprochés au moyen de fils métalliques traversant les fragments.

Cette conduite hardie, qui n'est justifiée que par l'habileté des hommes qui l'ont mise en pratique, ne saurait être généralisée malgré les bons résultats qu'elle a donnés dans certains cas. Elle fait courir des risques qui ne sont pas en général motivés par les troubles fonctionnels consécutifs à des traitements plus simples. La gène fonctionnelle ultérieure semble beaucoup plus provoquée par l'atrophie du triceps et la raideur du genou que par la présence du cal fibreux.

En revanche, la suture osseuse sera la véritable méthode thérapeutique dans les fractures *compliquées* de *plaies*.

Elle est encore autorisée dans les fractures anciennes de la rotule non consolidées ou mal consolidées, dans lesquelles tous les troubles fonctionnels paraissent liés à l'écartement des fragments ou à leur situation défectueuse.

Il sera indispensable dans tous les cas de fracture de la rotule, après la levée de l'appareil, de ne pas considérer le traitement comme fini ; il reste à électriser ou à masser le triceps dont l'atrophie est toujours très prononcée et à masser et à ramollir les téguments et les tissus périarticulaires dont une longue immobilisation a modifié la vitalité.

On ne devra jamais, au moins dans les premiers mois, chercher à rétablir les mouvements d'une manière rapide par la flexion du genou. Cette pratique expose à la rupture du cal fibreux et quelquefois à la rupture des téguments et à l'ouverture de l'articulation.

Le genou devra être, dans un grand nombre de cas, recouvert d'une genouillère et quelquefois soutenu avec un appareil à tuteurs latéraux, si la solidité de la jointure n'est pas suffisante pour permettre les tentatives de marche.

IV

FRACTURES DES OS DE LA JAMBE.

Les fractures des os de la jambe comprennent :

1° Les fractures *simultanées* du tibia et du péroné ou *fractures de jambe proprement dites ;*

2° Les fractures *isolées* du tibia ;

3° Les fractures *isolées* du péroné.

D'une manière générale, ces fractures de la jambe sont très fréquentes : en faisant une moyenne d'un grand nombre de statistiques réunies par divers observateurs, on arrive au chiffre de 18 à 20 pour 100 des fractures des os de la jambe pour la totalité des fractures.

Les fractures des deux os sont les plus fréquentes ; puis viennent après les fractures du péroné et enfin les fractures du tibia.

Elles appartiennent surtout à l'âge adulte, avec un maximum de fréquence entre 35 et 40 ans.

1° FRACTURES DES DEUX OS DE LA JAMBE. — FRACTURES DE JAMBE PROPREMENT DITES.

Les auteurs de pathologie externe ont toujours éprouvé une certaine peine à établir une classification de ces fractures.

On est habitué, en effet, à décrire particulièrement, sous le nom de fractures de jambe, les fractures simultanées des deux os siégeant vers le tiers moyen et le tiers inférieur, et l'on a une tendance à décrire isolément les fractures du tibia à son extrémité supérieure et à son extrémité inférieure.

A la rigueur, la fracture du tibia dans son quart supérieur peut être décrite isolément ; car la fracture du péroné ne joue qu'un rôle très accessoire ; mais à l'extrémité inférieure, la fracture des deux os donne à la lésion une physionomie particulière qu'il est nécessaire de lui conserver.

Nous décrirons donc sous le nom de *fractures de jambe* les fractures *simultanées* des deux os dans les divers points où elles se produisent, aussi bien à l'extrémité supérieure qu'à l'extrémité inférieure de la jambe, en faisant remarquer les différences et les particularités qui appartiennent au siège différent de ces fractures.

Nous aurons donc à étudier des fractures de jambe *à la partie moyenne*, à la partie *inférieure*, à la partie *supérieure*.

Après l'étude des variétés de fractures des deux os en ces divers points, il nous restera peu de chose pour compléter l'étude des fractures *isolées* du tibia.

Nous adoptons donc la classification des fractures de jambe proposée par le professeur Richet, et nous décrirons successivement :

A. *Les fractures de la partie moyenne ou du corps des os ;*

B. *Les fractures des extrémités.*

Il est nécessaire de faire remarquer que sous le nom de fractures des extrémités on ne comprend pas seulement la fracture des épiphyses, mais les fractures intéressant l'os dans une certaine étendue voisine de son extrémité proprement dite.

A l'expression de *partie moyenne*, il est avantageux de substituer l'expression de *corps des os de la jambe*. Il n'y a réellement point de fracture de la partie moyenne ; la solution de continuité ne siège jamais constamment au milieu de la hauteur de la jambe et se rapproche toujours plus ou moins de l'une des extrémités.

A. FRACTURES DU CORPS DES OS DE LA JAMBE.

Elles sont de beaucoup les plus fréquentes.

Causes. — Souvent elles sont produites par des causes *directes*, pression d'un corps pesant, roue de voiture, coup de pied de cheval, etc. Les fractures par cause *indirecte* sont plus fréquentes ; elles résultent en général d'une chute d'un lieu élevé ou d'un faux pas dans lequel la jambe se trouve arrêtée ou prise sous le poids du corps.

Les fractures siégeant au-dessus ou au niveau du tiers moyen sont le plus souvent *directes ;* les fractures siégeant au-dessous de ce tiers moyen et dans le tiers inférieur sont le plus souvent *indirectes*.

Dans une chute, le tibia pressé entre le poids du corps et la résistance du sol se rompt au tiers inférieur, point le plus fragile de l'os ; puis, le malade essayant de se relever, le péroné se brise consécutivement.

Dans un autre mécanisme, la fracture se produit lorsque le pied étant maintenu fixe, pris dans un trou par exemple, le corps exécute un mouvement de rotation.

Pour Tillaux, la fréquence de la fracture du tibia au-dessous de la partie moyenne tiendrait d'une part à son minimum de diamètre en ce point, d'autre part à son changement de forme qui de triangulaire devient cylindrique. Enfin, d'après Faget et Duret, le tissu spongieux du tibia est disposé en deux systèmes de colonnes verticales indépendantes : l'une occupe les deux tiers supérieurs et l'autre le tiers inférieur de l'os, de telle sorte que le minimum de résistance correspond à l'union des deux systèmes, c'est-à-dire au tiers inférieur de la jambe.

Hamilton aurait observé huit fois des fractures de jambes produites par la seule action musculaire, cinq fois au tiers inférieur, trois fois au tiers moyen.

Variétés. — Souvent les deux os sont fracturés au même niveau ou dans des points relativement peu éloignés l'un de l'autre, variant entre 5 et 7 centimètres. Quelquefois, au contraire, les deux fractures peuvent être très éloignées l'une de l'autre; dans ce cas la fracture du tibia siège toujours au tiers inférieur et celle du péroné au tiers supérieur.

En général, la fracture du péroné est oblique; d'après Poncet, dans les fractures indirectes, la direction du trait de fracture de cet os serait dans le prolongement du trait de fracture du tibia.

Si la solution de continuité du tibia a lieu à l'union du tiers moyen avec le tiers inférieur, siège ordinaire dans les fractures indirectes, le trait de fracture est ordinairement dirigé de haut en bas et d'arrière en avant. Le fragment supérieur glissant sur le plan incliné que lui présente l'inférieur, tend à percer la peau en avant; le fragment inférieur se place en arrière et, attiré par les muscles qui vont au pied, il a tendance à remonter et à chevaucher derrière le fragment supérieur.

Rarement, la fracture est peu oblique, presque transversale et les fragments ne se quittent pas ou il y a un déplacement angulaire.

Le trait de la fracture peut être dirigé en sens inverse, c'est-à-dire en bas et en arrière. Le fragment inférieur fait alors saillie en avant. Il y a une tendance angulaire au déplacement en avant; les deux fragments se portent dans ce sens; le bout inférieur tiré en arrière par les muscles du mollet, le bout supérieur relevé par la contraction du triceps fémoral.

Il peut se produire un écartement plus ou moins grand des fragments avec interposition de faisceaux fibro-musculaires.

A cette fracture du corps du tibia, à l'union de son tiers moyen avec son tiers inférieur, appartient une variété particulière bien décrite pour la première fois par Gosselin en 1855, sous le nom de *fractures en V*, et connue aussi sous le nom de fracture *cunéenne*, fracture *héliçoïdale*, ou en *pas de vis*, ou fracture par *torsion*.

Dans ces fractures, le fragment supérieur est taillé très obliquement en avant et en dedans, de manière à former un V dont la pointe inférieure répond à la face interne de l'os. En arrière, il offre une surface irrégulière formant un V à pointe tournée en haut Λ.

Au contraire, le fragment inférieur présente en avant un V ouvert pour recevoir l'extrémité pointue du fragment supérieur et en arrière un V plein qui s'adapte à l'échancrure analogue existant sur ce même fragment.

Mais, comme l'a fait remarquer Gosselin, ce qui donne à ces fractures leur physionomie clinique, ce n'est pas la forme en V du fragment supérieur, c'est, en même temps qu'une attrition considérable de la moelle, l'existence « d'une fissure qui, partant du sommet du V rentrant, vient contourner en spirale la face interne du tibia, puis sa face postérieure, jusqu'au niveau de l'articulation tibio-tarsienne, traverse cette articulation près de son bord postérieur et remonte sur la face postérieure du tibia, en circonscrivant sur cette face postérieure un fragment lamellaire ».

D'où les noms de fractures *héliçoïdales* ou fractures en *pas de vis*.

Le mécanisme de ces fractures a été diversement compris. Pour Gosselin, le fragment supérieur exercerait, au moment de l'accident, sur le fragment inférieur, une pression qui le ferait éclater, en agissant sur lui à la manière d'un coin. Cette même pression produirait du même coup une contusion, une déchirure, un écrasement de la moelle osseuse. Si la pression porte sur le contour du fragment inférieur, il se produit simplement une fêlure; si elle porte sur la partie centrale de ce fragment, la pointe du V supérieur pénètre dans l'os et le fait éclater.

Cette théorie vraie et acceptable pour certains cas ne pourrait être acceptée pour les cas où le V du fragment supérieur ne représente qu'une lame mince et fragile, incapable de pénétrer le tissu osseux sous-jacent. A ces faits il faut un autre mécanisme : le docteur Leriche (*Th. de Paris*, 1873), d'après des expériences sur des tibias frais et secs, est arrivé à la conclusion formelle que la torsion de la jambe donne lieu, quand elle est excessive, à une fracture hélicoïdale du tibia.

Le poids seul d'un homme placé dans une attitude vicieuse est capable de produire une fracture par torsion. La disposition en V et la constance de la fracture au point de réunion du tiers inférieur avec le tiers moyen seraient dues à la disposition des colonnettes qui composent le tissu spongieux du tibia.

D'après les expériences de Koch et Biermann, il n'est pas besoin d'invoquer ces questions de structure : la torsion excessive de tout cylindre a pour effet de le rompre suivant une hélice. Koch a pu, sur le tibia, produire par la torsion une fracture spiroïde ou en pas de vis.

L'importance de cette variété de fracture consiste à la fois dans le broiement de la moelle osseuse et dans la pénétration d'un trait de fracture dans l'articulation tibio-tarsienne.

Signes. — Les signes des fractures de jambe à la partie moyenne ou dans le tiers inférieur ne diffèrent guère des phénomènes présentés en général par la fracture du corps des os longs.

L'*impuissance* du membre est presque constante, bien que l'on ait vu des malades marcher quelques heures et même quelques jours avec une fracture des deux os. Souvent les malades essayent de se relever et ils aggravent leur fracture, soit en déplaçant les fragments qui peuvent venir perforer la peau (c'est ce qui arriva à Amb. Paré), soit en rompant le péroné qui pouvait être encore intact et qui est trop faible pour résister au poids du corps. Quelques malades ont la notion des deux craquements successifs indiquant la fracture successive des deux os.

Le *déplacement* est presque toujours le même ; le fragment supérieur fait une saillie facile à apprécier en avant et en dedans ; l'inférieur est attiré en arrière et en dehors par les muscles du mollet, et, comme conséquence, le pied est dans l'extension.

Une simple saillie angulaire en avant est très rare.

Le *raccourcissement* est ordinairement assez peu prononcé et ne dépasse pas en moyenne 2 centimètres.

La *crépitation* ne manque pour ainsi dire jamais. La *mobilité anormale* que l'on peut percevoir en saisissant le membre au-dessus et au-dessous du lieu présumé de la fracture ne doit pas être recherchée, si la saillie du fragment supérieur perçue à l'œil ou au toucher et si la crépitation appréciée par un simple mouvement du pied ont rendu la fracture tout à fait évidente.

La fracture en V ne donne pas lieu à des signes particuliers : l'existence des fissures ne peut être que soupçonnée par une sensibilité générale à la pression sur tout le trajet de la fracture et par le gonflement rapide du cou-de-pied qui devient le siège d'un épanchement intra-articulaire.

Outre ces phénomènes constants, nulle part aussi souvent que dans la fracture de jambe, on ne voit apparaître sur le membre au siège de la fracture, et plus ou moins loin de celle-ci, des bulles ou des phlyctènes contenant de la sérosité plus ou moins mêlée de sang.

Souvent aussi, quand la fracture n'est pas bien immobilisée, il se produit des mouvements spasmodiques du membre, survenant peu après l'accident, surtout marqués la nuit et apportant au blessé une grande fatigue et une vive préoccupation.

Complications. — Aucune fracture ne présente un aussi grand nombre de complications que la fracture de jambe.

La fracture exposée et comminutive est plus fréquente ici que sur tout autre point du squelette. En général, c'est le fragment supérieur qui perfore la peau de la partie antéro-interne de la jambe, faisant une saillie plus ou moins facilement réductible.

Souvent même, sans plaie, il y a dans l'épaisseur des parties molles un épanchement sanguin considérable, dont la lente résorption peut mettre obstacle à l'application d'un appareil et à la consolidation des fragments.

Une complication bénigne méritant à peine ce nom est la présence assez fréquente d'un épanchement dans l'articulation du genou. Cet épanchement ne peut être attribué qu'à un retentissement de la violence sur la jointure et n'a pas une grande importance pronostique.

Dans un nombre de cas assez grand, la blessure des gros vaisseaux donne lieu à une abondante hémorrhagie et même à la gangrène du membre, ou à la production d'anévrysmes. Les vaisseaux blessés sont le plus souvent la tibiale postérieure, la tibiale antérieure; la blessure des grosses veines de la région souvent variqueuses, a été également notée.

Les fractures de jambe s'accompagnent aussi quelquefois de gangrène gazeuse septique aiguë, d'embolie simple ou graisseuse, des accidents d'ostéomyélite et d'arthrite que provoque la fracture en V, et enfin des complications générales que peut déterminer la violente contusion des parties molles.

Pronostic. — Le pronostic ne saurait être posé d'une manière générale; il est bénin dans les fractures simples, dont la consolidation bien dirigée est obtenue en une moyenne de 40 jours. Le résultat est en général satisfaisant; souvent on voit persister une saillie du fragment supérieur et quelquefois un peu de raccourcissement. Mais les fonctions du membre n'en souffrent pas et sont rétablies complètement en moyenne 6 à 8 mois après l'accident.

Les fonctions du membre peuvent être longtemps entravées par la raideur du cou-de-pied ou par une attitude vicieuse du pied.

Il se produit quelquefois une déviation de l'axe du pied par rotation du fragment inférieur pouvant beaucoup gêner la marche.

La raideur du genou est moins fréquente et moins prononcée qu'après la fracture de cuisse.

Le pronostic, très-grave autrefois, de la fracture en V et des fractures compliquées de plaie s'est singulièrement amendé depuis l'introduction de l'antisepsie chirurgicale. On peut dire aujourd'hui que la guérison est la règle et que les complications sont exceptionnelles et doivent être mises sur le compte de la mauvaise direction du traitement ou d'un mauvais état constitutionnel ou diathésique du blessé.

La plus grande somme de gravité des fractures de jambe me paraît liée aux dégâts des parties molles; une contusion violente et étendue des muscles et de la peau, la blessure des vaisseaux sanguins, doivent faire porter un pronostic réservé. L'amputation immédiate peut se trouver indiquée en pareille circonstance.

L'issue des fragments, une plaie étendue mais nette des téguments, présentent moins de gravité.

Dans un nombre de cas assez considérable, on peut voir manquer la consolidation; ce défaut de consolidation porte en général sur le tibia. Il est dû soit à la perte de rapports des fragments entre eux, soit à l'interposition d'une bande de tissu fibreux ou musculaire, soit à la suppuration prolongée du foyer de la fracture et à la nécrose des extrémités osseuses. Quelquefois aucune cause ne peut expliquer cette fâcheuse terminaison.

Diagnostic. — Le diagnostic des fractures de jambe au tiers moyen ou au tiers inférieur ne présente en général aucune difficulté. La déformation, la mobilité anormale, la crépitation s'y retrouvent avec la plus grande facilité.

Dans quelques cas où l'absence de déplacement peut rendre le diagnostic douteux, outre la douleur localisée, on peut avoir comme signes de présomption les soubresauts musculaires survenant particulièrement pendant la nuit et les phlyctènes séro-sanguinolentes qui apparaissent vers le deuxième ou le troisième jour.

La fracture en V avec complication d'une fissure descendant jusque dans l'articulation tibio-tarsienne ne peut être que soupçonnée. Une douleur descendant le long de la partie inférieure, s'étendant jusqu'à la jointure, le gonflement rapide de la région du cou-de-pied; les signes d'une arthrite tibio-tarsienne, le commémoratif d'une torsion de la jambe sur son axe pendant que le pied est arrêté par un obstacle, sont autant de raisons qui peuvent faire supposer la probabilité de cette fracture.

Le diagnostic des complications est en général assez facile à établir : la présence d'une petite plaie superficielle ne fera pas croire forcément à la pénétration jusqu'au foyer de la fracture. Du reste, il est bon d'être très sobre d'exploration en pareil cas.

En l'absence même de tout examen, un signe peut faire supposer que la plaie communique avec la fracture, à savoir l'abondance de l'hémorrhagie, toujours considérable quand la plaie extérieure est en rapport avec la fracture.

Un gonflement très marqué dû à l'épanchement sanguin, la diminution de la suspension des battements de la pédieuse ou de la tibiale postérieure, une tendance du pied au refroidissement, feront supposer qu'une des artères de la jambe a été intéressée par un des fragments.

Le diagnostic des complications septiques ou gangréneuses ne présente rien de particulier.

Traitement. — Le traitement des fractures de jambe peut être très simple ou présenter des difficultés très grandes.

S'il n'y a pas de déplacement, tous les appareils sont bons ; l'appareil de Scultet, l'immobilisation rigoureuse du membre dans une gouttière de fil de fer bien matelassée, peuvent suffire dans les cas simples.

Dans tous les cas, le pied devra être maintenu à angle droit sur la jambe pour éviter sa chute en avant et la production d'une attitude en équinisme. La position du pied à angle droit et son immobilisation sévère dans cette position préviennent la raideur articulaire et permettent la marche sur le talon et la plante du pied, dès qu'elle redevient possible par le fait de la consolidation.

La chute du pied dans l'extension est difficilement corrigée par le fait de la rétraction du tendon d'Achille et de la raideur articulaire, et peut donner lieu aux ennuis les plus sérieux pour le malade et le chirurgien.

Dans des cas malheureusement plus fréquents, il faut corriger le déplacement et le maintenir réduit.

Si le déplacement est peu considérable, la jambe peut être laissée pendant la réduction dans l'extension sur la cuisse ; s'il est prononcé, il est préférable de la mettre dans la flexion à angle droit. L'extension est pratiquée avec douceur et force sur le pied saisi d'une main par le talon et de l'autre par sa face dorsale, pendant qu'un autre aide fait la contre-extension, et le chirurgien la coaptation en pressant au besoin légèrement sur le fragment supérieur. Il est quelquefois nécessaire de relever le pied en même temps qu'on le tire, pour remettre en place le fragment inférieur.

Le doigt promené sur la face antéro-interne du tibia se rend compte du degré de la réduction.

La réduction obtenue ne saurait être maintenue corrigée d'une manière plus favorable qu'à l'aide de la gouttière plâtrée ou des attelles plâtrées.

La gouttière postérieure que nous préférons aux attelles et dont l'application est plus facile embrasse le pied depuis les articulations métatarso-phalangiennes, les deux tiers postérieurs de la jambe, le genou, et remonte jusqu'à la partie moyenne de la cuisse, laissant à nu toute la partie antérieure du membre.

Ainsi se trouve prévenu le danger d'étranglement et de gangrène, si redoutable avec tous les appareils circulaires.

Le membre sera maintenu pendant tout le temps que durera la dessiccation du plâtre.

Il arrive parfois que, malgré les tentatives de réduction, le fragment supérieur soit rebelle et fasse une saillie sous la peau. Cette saillie peut même être assez prononcée pour menacer la vitalité des téguments et en provoquer la mortification.

Il peut être bon, en pareil cas, de faire une nouvelle réduction que l'on rendra aussi complète que possible en s'aidant de l'anesthésie, pendant laquelle on maintiendra solidement les fragments en place.

On peut aussi appliquer, non pas sur la pointe osseuse seulement, mais sur une grande étendue du fragment supérieur, un petit coussin et une attelle ou une simple attelle bien enfermée dans de l'ouate, et maintenus soit à l'aide d'une large bande de diachylon ou de quelques tours de bande élastique modérément serrée.

Dans des cas tout à fait rebelles on serait autorisé à employer la pointe de Malgaigne.

Mais il est rare que la réduction d'une de ces fractures et le maintien de cette réduction résistent à l'emploi combiné de l'anesthésie et de l'appareil plâtré appliqué pendant le sommeil chloroformique.

Si la gouttière plâtrée a été appliquée dans les premières heures qui suivent l'accident, il est, en général, nécessaire de la renouveler au bout de quelques jours. En effet, le dégonflement des tissus fait jouer l'appareil et le déplacement a tendance à se reproduire.

Aussi à moins d'indications spéciales, de grand déplacement des fragments, de menace de perforation de la peau, de soubresauts musculaires très douloureux, nous conseillons de laisser le membre 8 à 10 jours dans une simple gouttière où il est immobilisé aussi bien que possible, et de n'appliquer le plâtre qu'au bout de ce temps. La résorption des épanchements et des exsudats est favorisée par l'application de liquides résolutifs ou par une compression ouatée bien faite et modérément serrée.

L'appareil plâtré *appliqué d'une manière immédiate* après l'accident est l'appareil de choix pour les fractures *compliquées de plaie.* Combiné à une antisepsie rigoureuse de la région, à l'occlusion de la plaie si elle est petite, il a révolutionné le pronostic des fractures compliquées de jambe qui étaient le désespoir de l'ancienne chirurgie. Il sera appliqué suivant les lésions des parties molles sous forme de demi-gouttière postérieure ou d'attelles latérales.

Le traitement ne doit pas différer quand on soupçonne une fracture en V avec fissure et pénétration articulaire, compliquée ou non de plaie. L'amputation du membre, qui était regardée dans ces cas comme une nécessité absolue, est aujourd'hui *exceptionnellement* indiquée.

B. FRACTURES DES EXTRÉMITÉS DES OS DE LA JAMBE.

—

1° FRACTURES DE L'EXTRÉMITÉ INFÉRIEURE.

On peut considérer comme fractures de l'extrémité inférieure de la jambe celles qui siègent dans l'espace compris entre l'articulation tibio-tarsienne et une ligne fictive passant à 4 centimètres au-dessus d'elle (Richet). Ce sont les fractures *sus-malléolaires*.

Un certain nombre d'auteurs décrivent indifféremment sous ce titre les fractures du péroné compliquées d'arrachement de la malléole interne ; nous rejetons celles-ci à l'étude des fractures du péroné; l'arrachement de la malléole interne n'étant qu'une complication de la fracture du péroné.

Causes. — Les fractures de l'extrémité inférieure de la jambe peuvent être produites par des causes *directes;* mais beaucoup plus souvent elles reconnaissent des causes *indirectes*, comme une chute d'un lieu élevé sur la plante du pied, ou un mouvement de torsion du pied sur la jambe, ou réciproquement de la jambe sur le pied, ce dernier étant fixé.

Variétés. — La fracture du tibia et du péroné, plus haut que les malléoles, offre de grandes variétés. Ainsi, la fracture du tibia siégeant au-dessus de l'articulation peut avoir lieu à diverses hauteurs, ou se rapprocher beaucoup de la surface articulaire. Elle peut être transversale, oblique de dehors en dedans ou de dedans en dehors, d'arrière en avant ou d'avant en arrière. Elle peut même pénétrer dans la jointure.

Le fragment supérieur du tibia peut entrer comme un coin dans le fragment inférieur; il peut même continuer sa marche, traverser l'articulation et s'enfoncer dans l'astragale.

La fracture du péroné siège en général un peu plus haut que la fracture du tibia à 1 centimètre ou 1 centimètre 1/2 au-dessus, et sa ligne de fracture continuerait la direction de la ligne de fracture du tibia (Poncet).

Signes. — Quand la fracture siège à 3 ou 4 centimètres au-dessus de l'articulation, les deux os sont fracturés sans pénétration de la jointure; cette variété ressemble aux fractures ordinaires du corps des os de la jambe.

Ici comme à la partie moyenne, le plus souvent le fragment supérieur se porte en bas, en dedans et en avant, tandis que l'inférieur, entraîné par le tendon d'Achille, est relevé en arrière.

Les signes, le diagnostic et le traitement de cette variété ont beaucoup d'analogie avec ceux de la fracture classique des os du corps de la jambe; le maintien de la réduction est plus facile, en raison de l'étendue des surfaces fracturées.

Quand le trait de fracture est oblique de haut en bas et d'arrière en avant, se rapprochant plus ou moins de l'articulation et même y pénétrant, le déplacement du pied se fait *en arrière*.

Le talon fait une saillie considérable à la partie postérieure. On a toutes les apparences d'une luxation du pied en arrière; le pied porté en arrière est un peu dans l'extension sur la jambe; la pointe est légèrement abaissée et le talon fortement saillant en arrière est un peu relevé. Le tendon d'Achille saillant est détaché de la partie postérieure de la jambe; le tibia, au lieu de tomber sur le pied à l'union du quart postérieur avec les trois quarts antérieurs, tombe sur le milieu. Il y a donc raccourcissement de l'avant-pied et allongement considérable de l'arrière-pied.

La palpation faite le long du bord externe du péroné montre que cet os est brisé à sa partie inférieure et que le fragment malléolaire est entraîné en arrière et couché obliquement en ce sens; la malléole tibiale est attirée dans le même sens.

En avant, on trouve une saillie inégale formée par les fragments supérieurs du tibia et du péroné poussant les tendons de la partie antérieure du cou-de-pied. En arrière, les fragments inférieurs sont attirés par les muscles du tendon d'Achille et l'on sent à travers les parties molles la face supérieure de l'astragale.

Dans les manœuvres de la réduction ordinairement assez facile à obtenir, on obtient la crépitation. Si cette réduction n'est pas maintenue, la difformité se reproduit de suite, grâce à la direction oblique de la fracture du tibia et à la contraction des muscles de la région postérieure de la jambe.

Quand le trait de fracture est oblique en sens inverse, c'est-à-dire en *bas* et en *arrière*, la déformation se fait en sens inversé : le talon se cache sous les malléoles, l'avant-pied est allongé (Richet).

Cette variété paraît excessivement rare.

Un cas plus fréquent est celui dans lequel il y a fracture avec écrasement et broiement de la partie inférieure du tibia.

Les *signes* de cette variété consistent en un écartement des malléoles avec augmentation considérable de tous les diamètres de la partie inférieure de la jambe. L'extrémité inférieure du tibia, comparée à celle du côté opposé, semble avoir doublé de volume ; ce qui tient à l'écrasement du tissu spongieux.

Il y a toujours un grand gonflement et beaucoup d'épanchement sanguin.

Souvent, par suite de la pénétration des fragments, la crépitation est difficile à obtenir ; elle est surtout perçue en pressant directement sur les fragments par l'intermédiaire du talon.

Pour la même raison, la mobilité anormale est assez rare et difficile à percevoir.

Le *diagnostic* de ces fractures ne présente pas en général de difficultés. Nous avons énuméré longuement les signes qui pouvaient faire distinguer la fracture sus-malléolaire de la luxation du pied en arrière.

Le *pronostic* ne saurait être formulé d'une manière générale. Il est plus grave quand il y a une plaie communiquant avec le foyer de la fracture, quand le déplacement est très prononcé et difficile à corriger, quand l'articulation a été intéressée.

Dans la fracture avec écrasement et pénétration, il est rare que le pied retrouve jamais l'intégrité de ses mouvements sur la jambe; tous les efforts du chirurgien doivent tendre à l'immobiliser dans une bonne attitude, à savoir à angle droit sur la jambe.

Traitement. — La fracture sus-malléolaire siégeant à 3 ou 4 centimètres au-dessus de l'interligne articulaire présente les mêmes indications et sera traitée de la même façon que la fracture de la partie inférieure de la jambe. Un appareil plâtré sera appliqué après la réduction du déplacement.

La réduction peut être difficile à obtenir quand le pied s'est fortement porté en arrière entraînant avec lui les malléoles et le plateau tibial.

Il est nécessaire, pendant qu'un aide pratique l'extension sur le pied, de mettre le genou dans une flexion marquée de manière à relâcher les muscles de la partie postérieure de la jambe. Quelquefois même il est nécessaire, pour obtenir la réduction, de plonger le blessé dans le sommeil chloroformique jusqu'à résolution musculaire.

Le déplacement a grande tendance à se reproduire et il est nécessaire d'immobiliser le membre immédiatement dans un appareil plâtré et de maintenir la réduction pendant la durée de la dessiccation du plâtre.

L'appareil devra être minutieusement surveillé les jours suivants pour éviter que la déformation ne se reproduise.

Dans ces cas difficiles de réduction et de contention, on a proposé et exécuté la section sous-cutanée du tendon d'Achille pour vaincre l'effet de la contraction musculaire.

On peut aussi réaliser un appareil à extension continue en appliquant sur le pied et le talon une bottine composée de bandes plâtrées dans laquelle on insinue des lacs ou des bandelettes de diachylon que l'on fixe au pied du lit par un lien de caoutchouc (Richet).

Cet appareil, au bout de huit à dix jours, peut être remplacé par un appareil ordinaire.

2° FRACTURES DE L'EXTRÉMITÉ SUPÉRIEURE DES OS DE LA JAMBE.

Beaucoup d'auteurs décrivent cette fracture dans l'histoire de la fracture isolée du tibia. Nous croyons pouvoir la joindre aux fractures de jambe ; en effet, les deux os sont brisés dans la plupart des cas, puisque sur vingt-neuf cas, il n'en a été vu que quatre dans lesquels la fracture du péroné ne fût pas également notée.

Ces fractures ont été soigneusement étudiées par Heydenreich (*Des fractures de l'extrémité supérieure du tibia*, Th. Paris, 1877). Heydenreich les divise en fractures siégeant sur le *tiers supérieur* au-dessous de la tubérosité antérieure, en fractures *de l'extrémité supérieure* proprement dite.

Elles sont rares, comparées aux fractures de jambe à la partie moyenne et à la partie inférieure ; en outre, elles diminuent de fréquence à mesure que l'on s'approche de l'articulation du genou.

a. *Fractures du tiers supérieur, au-dessous de la tubérosité antérieure.* — Ces fractures sont surtout fréquentes de 30 à 50 ans chez les hommes ; Heydenreich n'a pu trouver une seule observation où le sujet eût moins de 22 ans.

D'après Malgaigne, elles étaient produites uniquement par des causes *directes*. Au contraire, il est démontré aujourd'hui (Richet, Heydenreich) qu'elles reconnaissent souvent des causes *indirectes*, telles qu'une chute en avant, le pied étant retenu par un obstacle, une chute sur le talon, une chute sur la jambe ployée et prise entre le sol et le reste du corps. Dans ce cas, il s'agit d'une véritable fracture par *arrachement*, l'action du triceps s'exerçant en même temps que la jambe exécute un mouvement de rotation.

Le siège est toujours voisin de la tubérosité antérieure lorsque la fracture est indirecte.

Le trait de la fracture est souvent transversal ou se rapproche sensiblement de cette direction ; il présente d'ordinaire des dentelures bien marquées.

La fracture peut être oblique de haut en bas et d'arrière en avant, et l'obliquité peut être assez marquée pour que le fragment supérieur se termine en pointe.

Le péroné est en général brisé sur le même point que le tibia ; quelquefois il y a diastasis de l'articulation péronéo-tibiale supérieure.

Signes. — Le signe vraiment spécial de cette fracture est l'existence au niveau du foyer d'un gonflement et d'une ecchymose considérables, résultant d'un épanchement sanguin abondant. L'ecchymose est très étendue ; on l'a vue une fois remonter jusqu'à la région lombaire.

En l'absence même de communication avec la jointure, le genou est distendu par un épanchement sanguin énorme.

Le *déplacement* peut faire défaut, surtout si le péroné est intact ; on a même vu un malade pouvoir marcher après l'accident et le déplacement ne se manifester qu'au quinzième jour.

En général, le fragment supérieur attiré par l'action des muscles rotuliens fait saillie en avant, tandis que les muscles jumeaux portent légèrement en arrière le fragment inférieur. On a observé aussi un déplacement angulaire, avec angle saillant en arrière et courbure du tibia à sa partie antérieure.

Plus rarement, le fragment supérieur se porte en *dehors* et en *avant* ou en *dedans*.

Il n'y a pas de chevauchement grâce à l'étendue des surfaces en rapport.

Quelquefois la jambe se place dans la rotation en dehors.

A la palpation, si le gonflement n'est pas trop considérable, on peut sentir la saillie du fragment supérieur ou une rainure au siège de la fracture.

Le professeur Richet attire l'attention sur un *empâtement considérable* siégeant à la partie supérieure de la jambe et probablement dû à un épanchement sanguin infiltré dans les muscles, le tissu cellulaire et la couche profonde du derme, et fourni par les vaisseaux très abondants de la partie supérieure du tibia.

La crépitation et la mobilité anormale sont en général difficiles à percevoir et ne doivent pas être recherchées avec trop d'insistance.

Complications. — Assez souvent cette fracture se complique de plaie ou d'hémorrhagie abondante ou de gangrène en l'absence même de lésion d'une grosse artère de la région.

En général, il se produit une arthrite du genou qui peut être suivie d'une raideur articulaire invincible.

Diagnostic. — Le diagnostic est ordinairement facile. L'importance des signes extérieurs, le gonflement, l'ecchymose, la déformation de la région permettent de supposer d'emblée qu'il y a des dégâts notables dans la profondeur.

L'entorse du genou ne s'accompagne pas de signes extérieurs aussi marqués, le siège de la douleur n'est pas le même et les mouvements anormaux, s'il en existe, se passent dans la fracture au-dessous de l'articulation, tandis que dans l'entorse ils ont lieu au milieu de l'interligne articulaire.

Les soubresauts de la jambe peuvent aussi faire préjuger la fracture.

Pronostic. — Le pronostic de cette fracture est sérieux. Les complications d'hémorrhagie ou de gangrène qui l'accompagnent quelquefois ont nécessité la ligature de la fémorale ou l'amputation du membre. Celle-ci peut encore être indiquée d'emblée par les lésions des parties molles ou l'état de l'os.

Mais en dehors de ces complications, le pronostic est rendu grave par la lenteur de la consolidation des fractures de cette région. En moyenne celle-ci demande *quatre mois*. Il est probable que la difficulté et le retard de la consolidation sont dus à l'abondance de l'épanchement sanguin produit entre les fragments (Duplay).

Les pseudarthroses y sont également assez fréquentes, dans la proportion de une fois sur 10 cas, d'après Bérenger-Féraud.

Enfin les fonctions du genou restent toujours plus ou moins compromises.

Traitement. — Le traitement ne présente rien de particulier. Le membre sera immobilisé dans une gouttière en fil de fer ou dans un appareil de Scultet jusqu'à ce que le gonflement soit dissipé. A partir de ce moment il pourra être enfermé dans une demi-gouttière plâtrée remontant jusqu'à la partie supérieure de la cuisse.

Les complications peuvent donner lieu à des indications spéciales.

b. *Fractures de l'extrémité supérieure proprement dite, c'est-à-dire au-dessus de la tubérosité antérieure.* — Elles sont plus rares que les fractures de la variété précédente et s'observent chez des sujets âgés de plus de quarante ans. Elles sont produites le plus souvent par des violences directes ou par des chutes sur les pieds faites d'une certaine hauteur. Chez des sujets âgés et affaiblis, elles peuvent succéder à des mouvements d'extension ou de latéralité de la jambe (Heydenreich). On a vu le plateau du tibia se séparer de l'os dans une tentative faite pour redresser un genou ankylosé à angle droit (Poinsot).

Variétés. — Le plus souvent toute la portion articulaire est détachée de l'os (*fracture sous-condylienne*); le trait qui isole ainsi le plateau tibial est souvent transversal et dentelé ; d'autres fois il suit une courbe à convexité supérieure ; dans certains cas, il est oblique et ordinairement de haut en bas et d'avant en arrière.

D'autres fois le plateau tibial est divisé en plusieurs fragments, quelquefois en deux seulement. Il s'agit alors d'une fracture *inter-condylienne* qui est toujours articulaire.

Ces fractures peuvent se compliquer de pénétration de la diaphyse dans l'épiphyse détachée.

Elles sont quelquefois à *grand fracas*, absolument comminutives, la tête du tibia paraissant comme écrasée.

Enfin dans une dernière variété, *fractures cunéiformes*, la solution de continuité part en haut de la limite des surfaces articulaires et se dirige très obliquement en bas de manière à dépasser le quart ou même le tiers supérieur de l'os. Cette fracture n'est pas toujours intra-articulaire. Le fragment se termine en bas par une crête qui est presque toujours au niveau de la crête du tibia.

Au lieu d'un coin unique, le fragment peut figurer encore un double coin (*fracture bicunéiforme*).

On a observé aussi dans cette région de l'os une fracture *verticale* de l'extrémité supérieure du tibia ou de véritables *fissures*. Elles accompagnent en général une fracture complète de la diaphyse.

Assez souvent le péroné est intact à cause de la situation de la fracture au-dessus de l'articulation tibio-péronière.

Rarement, on a vu une fracture isolée d'un des condyles du tibia.

Signes. — Les signes extérieurs sont très marqués; le gonflement, l'ecchymose, l'épanchement sanguin intra-articulaire sont très considérables.

Toute déformation peut manquer. Souvent, il existe une dépression à peu de distance au-dessous de la rotule et la jambe est portée en arrière. La cuisse et la jambe ont quelque analogie avec la déformation en *dos de fourchette* de la fracture de l'extrémité inférieure du radius, la jambe représentant le manche, la cuisse les branches.

Cette déformation diminue en général par la flexion, augmente par l'extension.

Follin signale la possibilité de la saillie du fragment supérieur en avant.

Plus souvent, l'extrémité supérieure du tibia est élargie et l'on peut sentir en un point une saillie partielle due au refoulement ou à l'éclatement d'un des fragments.

La jambe se met assez fréquemment dans la rotation en dehors, ou elle est repoussée en masse en arrière ou déviée latéralement.

La mobilité anormale et la crépitation sont en général faciles à percevoir.

Dans la fracture d'un seul condyle, les accidents présentent une moindre intensité. On peut sentir un corps dur, mobile, au niveau d'un condyle et provoquer la crépitation à ce niveau.

Dans un cas il y avait apparence de *genu valgum*.

Les fractures de l'extrémité supérieure du tibia et du plateau tibial s'accompagnent souvent de plaie, de gangrène de la peau et d'arthrite du genou pouvant aller à la suppuration.

Diagnostic. — Le diagnostic est souvent difficile; les signes importants sont masqués par le gonflement. Une violente contusion de la région, l'entorse du genou, la luxation du tibia en arrière, la fracture de l'extrémité inférieure du fémur peuvent donner lieu à des erreurs de diagnostic. Celui-ci ne saurait être formulé d'une manière générale et ne peut se faire que par un examen attentif de la déformation, du siège de la douleur, de la mobilité anormale, de la crépitation, etc.

Le pronostic est toujours sérieux; il est rendu grave par le voisinage de l'articulation, l'âge en général avancé des sujets et les complications du côté des parties molles et de la jointure. Sur 20 cas, on relève (Heydenreich) 10 morts et 3 amputations.

Ce pronostic serait sans doute moins grave aujourd'hui avec nos procédés de traitement actuels.

La consolidation présente la même lenteur et les mêmes difficultés que nous avons signalées pour les fractures siégeant au-dessous de la tubérosité antérieure du tibia.

Les mouvements du genou sont presque fatalement perdus.

Le traitement ne diffère pas de celui que nous avons indiqué précédemment.

3° ARRACHEMENT DE LA TUBÉROSITÉ ANTÉRIEURE DU TIBIA.

C'est une affection appartenant en général à la jeunesse, bien qu'elle ait été observée dans l'âge adulte.

Cet arrachement se produit par une violente contraction du triceps dans un effort pour éviter une chute en avant. On l'a observé à la suite d'une tentative de redressement des articulations du genou et de la hanche ankylosées (Volkmann). La tubérosité a été détachée par un coup de sabre (Lassus).

Dans l'arrachement *complet*, la rotule est fortement attirée en haut : on l'aurait vue à 4 travers de doigt au-dessus de son siège normal (Pitha); mais il faut admettre dans ce cas que les liens fibreux de la rotule étaient également déchirés.

Quelquefois des adhérences maintiennent en partie la portion osseuse détachée et il se fait un mouvement de bascule qui porte le fragment osseux en avant par son extrémité inférieure.

Signes. — Il peut y avoir un violent craquement perçu au moment de l'accident; la douleur est très vive et il y a impossibilité de porter la jambe en avant ou de s'appuyer dessus.

Il se produit rapidement du gonflement, un épanchement intra-articulaire et une ecchymose.

L'examen fait reconnaître un corps dur, mobile au-dessous de la rotule avec crépitation. La rotule est plus élevée et plus mobile que de coutume; au-dessous d'elle existe une dépression où l'on sent le rebord articulaire du tibia et la poulie fémorale.

Pronostic. — En général, il se fait une guérison complète par réunion osseuse, dans une moyenne de temps de deux mois.

Cependant, on a vu se produire l'adhérence de la rotule aux condyles fémoraux, une arthrite du genou avec raideur articulaire persistante et dans deux cas il y eut absence de consolidation avec impotence fonctionnelle (Pitha).

Traitement. — Le traitement comporte les mêmes indications que celui d'une fracture de la rotule, à savoir : l'extension de la jambe, l'abaissement de la rotule et les moyens préventifs contre la raideur articulaire.

4° DIVULSION DE L'ÉPIPHYSE SUPÉRIEURE DU TIBIA.

L'épiphyse supérieure du tibia comprend un plateau d'environ 2 centimètres de hauteur, muni en avant d'un prolongement inférieur qui forme la tubérosité antérieure.

Sa divulsion est un accident rare qui ne s'observe qu'avant 25 ans. On l'a vue produite par une chute sur le genou, par la traction de la jambe dans les rayons d'une roue de voiture, par des tractions exécutées au moment de l'accouchement.

Ce décollement ne peut être opéré que par une force considérable, puisque, d'après les expériences de Foucher, il nécessite chez un fœtus à terme une force de 100 kilogrammes, à un an de 200 à 250 kilogrammes, à 4 ans plus de 350 kilogrammes.

Bonnet l'a produit dans des mouvements forcés d'extension ou de latéralité de la jambe.

C. FRACTURES DU PÉRONÉ.

Les fractures du péroné sont extrêmement fréquentes ; d'après la moyenne de huit grandes statistiques, elles représentent 14 à 15 pour 100 de la totalité des fractures.

La solution de continuité peut porter sur tous les points de l'os, avec une fréquence inégale ; elle siège dans l'immense majorité des cas dans le tiers ou le quart inférieur, puis sur le corps de l'os et enfin vers l'extrémité supérieure, au niveau de la tête du péroné.

Causes. — Les causes varient avec le siège de la fracture. Si tous les points de l'os peuvent être brisés par une violence directe, en général ce genre de cause atteint plus spécialement la partie moyenne ou corps de l'os, tandis que les extrémités sont fracturées par des causes indirectes ou par la contraction musculaire.

Celle-ci intervient surtout dans la production de la fracture de l'extrémité supérieure du péroné. Cette variété de fracture, d'ailleurs fort rare, a été signalée en 1854 par le professeur Hergott, de Strasbourg. Des exemples analogues ont été publiés récemment par Duplay, Perrin, Terrier.

Mécanisme et variétés. — Pour la fracture par contraction musculaire, le mécanisme admis par Hergott semble pouvoir s'appliquer à tous les cas : la jambe étant légèrement fléchie sur la cuisse, le biceps se contracte avec toute sa puissance perpendiculairement à la ligne du péroné qui se rompt à son endroit le plus faible.

Les fractures de l'*extrémité inférieure* du péroné reconnaissent pour cause, dans l'immense majorité des cas, soit une chute sur la plante des pieds, soit le plus souvent un faux-pas dans lequel le pied se trouve brusquement dévié en dedans ou en dehors. Le pied solidement maintenu dans la mortaise tibio-péronière ne peut subir un de ces brusques et violents mouvements de déviation sur son axe antéro-postérieur et vertical, sans qu'il en résulte un tiraillement des ligaments de l'articulation tibio-tarsienne ou une fracture de l'un des montants ou des deux montants latéraux de la mortaise.

Le mécanisme de ces fractures a donné lieu à de nombreuses discussions et expérimentations.

Pour Boyer, dans le mouvement du pied dans l'*adduction*, l'astragale entraîné en dehors, presse de dedans en dehors l'extrémité inférieure du péroné qui se brise. Dans l'*abduction*, c'est le calcanéum qui pressant la malléole externe de bas en haut, en détermine la rupture.

Pour Dupuytren, dans l'*adduction*, la malléole *externe* cède à la traction des ligaments latéraux externes et il se produit une fracture *par arrachement*. La fracture par *abduction* serait le résultat du déplacement du centre de gravité du corps en vertu duquel tout l'effort porte sur la malléole externe et sur les ligaments latéraux internes. La fracture du péroné serait toujours consécutive en pareil cas à la rupture soit des ligaments latéraux, soit de la malléole interne.

Maisonneuve, après de nombreuses expériences, admet la fracture par arrachement et rejette la fracture produite dans l'*abduction*. Selon ce chirurgien, la fracture succéderait très souvent à un mouvement de rotation de la pointe du pied soit en dedans soit en dehors. La rotation de la pointe du pied en dedans s'accompagnant d'un renversement complet de la plante du pied sur son bord externe, il se produit une fracture par arrachement, telle qu'elle était admise par Dupuytren. Mais dans la déviation de la pointe du pied en *dehors*, le pied presse de dedans en dehors la malléole externe et l'os se rompt à sa partie inférieure, *fracture par divulsion*. Tantôt le pied se dévie en dehors, la jambe restant immobile ; tantôt le pied est fixé et la jambe est entraîné dans une direction opposée ainsi que le reste du corps.

Dans la déviation de la pointe du pied en dehors, les ligaments qui unissent le tibia au péroné peuvent se déchirer et il n'y a pas de fracture. Les deux os s'écartent l'un de l'autre. Si l'écartement est très considérable, le péroné peut se briser consécutivement et la fracture se produit alors vers le tiers supérieur de l'os, *fracture par diastasis*.

Aussi Maisonneuve admet-il trois variétés de fracture du péroné : 1° la fracture par *arrachement* consécutive au mouvement d'adduction du pied ; elle a son siège à 5 centimètres du sommet de la malléole et affecte une direction transversale ; 2° la fracture par *divulsion* qui succède à la rotation de la pointe du pied en dehors ; elle siège d'ordinaire à 4, 5 ou 6 centimètres au-dessus du sommet de la malléole et se dirige toujours de haut en bas et d'arrière en avant ; 3° la fracture par *diastasis* qui succède également à la déviation de la pointe du pied en dehors, mais qui est toujours précédée de la déchirure des ligaments tibio-péroniers et de l'écartement des deux os de la jambe à leur extrémité inférieure. Elle siège en général au tiers supérieur de l'os.

Cette fracture est absolument exceptionnelle et son existence est même fortement contestée par Malgaigne.

Le mécanisme de ces fractures a été étudié à nouveau sur le cadavre par Tillaux.

La jambe étant solidement fixée sur le bord d'une table, Tillaux imprime au pied, avec les mains, un mouvement brusque soit d'adduction, soit d'abduction.

Dans l'adduction, si les ligaments latéraux externes résistent, ils peuvent arracher la malléole externe en divers points de sa hauteur, quelquefois à son sommet, le plus souvent à sa base. La fracture est alors transversale, le périoste généralement conservé et il n'y a ni déplacement du fragment, ni déviation du pied. Le côté interne du cou-de-pied est intact. La fracture peut alors être dite par *arrachement*.

Si la violence extérieure est plus considérable, l'astragale que rien ne retient plus en dehors, vient presser par sa face interne sur la malléole tibiale et la fait éclater à sa base, de sa face profonde vers sa face superficielle. C'est la fracture *bi-malléolaire par adduction*.

Il peut encore arriver que, la malléole externe résistant, le péroné sollicité à se porter en dedans par l'adduction du pied, se fracture dans sa partie la moins résistante, c'est-à-dire au-dessus des ligaments péronéo-tibiaux inférieurs. Le pied continue-t-il à être entraîné en dedans, ces derniers ligaments entrent en jeu à leur tour, exercent une puissante traction sur le tibia et l'arrachent en totalité ou en partie. Il s'agit alors d'une fracture *sus-malléolaire transversale*.

Dans le mouvement *d'abduction*, le ligament latéral interne se déchire en totalité ou en partie ; ce qui constitue l'entorse ; s'il résiste, et c'est le cas le plus fréquent, il arrache la malléole interne. Alors le pied se trouvant fortement déjeté en dehors, la face externe de l'astragale vient dans toute sa hauteur faire effort contre la malléole externe et tend à l'écarter du tibia. C'est, en effet, ce qui arrive quelquefois et il se produit un diastasis de l'articulation péronéo-tibiale inférieure; mais en général le péroné se brise au-dessus des ligaments péronéo-tibiaux, à 6 ou 7 centimètres du sommet de la malléole, et les ligaments eux-mêmes arrachent la portion du tibia sur laquelle ils sont implantés. Tillaux donne à cette fracture le nom de *bimalléolaire par abduction.*

En résumé, pour cet auteur, l'adduction est le seul mouvement pouvant produire une fracture *isolée* du péroné; dans l'abduction, la malléole interne est à peu près toujours intéressée et son arrachement constitue le premier temps du traumatisme.

On ne peut donc plus considérer aujourd'hui la fracture de la malléole interne comme une complication des fractures du péroné; mais il vaut mieux admettre une *fracture des malléoles* ou *fracture bimalléolaire* ayant un mécanisme et des signes spéciaux.

L'ensemble de ces fractures soit du péroné seul à son extrémité inférieure, soit des deux malléoles, pourrait être étudié sous le nom général de fractures du *cou-de-pied.*

Signes. — Au point de vue symptomatique comme au point de vue anatomique, il est nécessaire de distinguer deux types de fracture de l'extrémité inférieure du péroné : l'une, dans laquelle les signes sont peu accusés, répondant en général à la fracture dite par *arrachement,* avec ou sans concomitance de fracture de la malléole interne; l'autre, ayant une physionomie symptomatique plus accusée, répondant à la fracture dite par *divulsion,* presque toujours compliquée de fracture de la malléole interne et à laquelle conviendrait mieux le nom de *fracture des malléoles.*

Outre l'impotence fonctionnelle, qui n'est pas toujours absolue, on trouve dans la fracture par *arrachement* un gonflement peu prononcé, borné au pourtour de la malléole externe, une douleur vive existant au niveau de la fracture, localisée à 3 centimètres environ au-dessus de la malléole péronière, et une ecchymose profonde, bien circonscrite, pouvant se montrer sous forme d'une ligne plus foncée que dans les points voisins.

Quelquefois, il n'y a aucun déplacement et on ne sent pas de trait de fracture; l'ongle peut seulement reconnaître une légère dépression transversale. Celle-ci peut être plus prononcée et elle est exagérée par le renversement du pied en adduction.

Le fragment inférieur présente une mobilité très obscure, que l'on ne peut constater que par des mouvements d'abduction et d'adduction imprimés au pied, pendant que l'autre main fixe la partie inférieure de la jambe. Pendant que l'on opère ce mouvement, on obtiendra quelquefois de la crépitation; mais cela est assez rare.

Le pied ne présente pas, en général, de déviation; l'état d'intégrité du ligament latéral interne et de la malléole interne ne lui permet pas de se dévier en dehors.

Quelquefois, il présente une légère déviation en dedans, sa face dorsale regardant en dehors.

S'il y a déchirure des ligaments latéraux, ou arrachement de la pointe de la malléole externe, on trouve une douleur au niveau de la pointe de cette saillie osseuse et, peu de temps après l'accident, il ne tarde pas à se produire une ecchymose en ce point.

Quelquefois, si les ligaments latéraux qui unissent l'astragale aux montants de la malléole interne sont rompus, on peut imprimer à l'astragale, en saisissant le pied par le talon, des mouvements anormaux de latéralité, dans lesquels les faces latérales de l'astragale viennent choquer contre la face des malléoles. C'est le *ballottement de l'astragale*, rendu possible par l'élargissement de la mortaise péronéo-tibiale et par la rupture des liens fibreux qui unissent l'astragale aux malléoles.

Dans la fracture dite *par divulsion*, *fracture bimalléolaire par abduction* de Tillaux, les phénomènes sont plus accentués. Le gonflement n'est plus limité à la région péronéale inférieure, il est étendu à toute la région du cou-de-pied.

Le signe le plus caractéristique est la déviation du pied *en dehors*: cette déviation peut être telle que la pointe du pied est située à trois ou quatre centimètres en dehors du lieu qu'elle devrait occuper. Si l'on examine la partie antérieure du membre, l'axe fictif de la jambe, prolongé par la pensée au delà de son extrémité inférieure, semble ne plus tomber vers le milieu du pied, mais sur un point plus ou moins rapproché de son bord interne. En effet, le péroné étant fracturé à sa partie inférieure, le côté externe de la mortaise qui enchâsse l'astragale n'étant plus fixé, n'est plus capable de résister aux muscles de la région externe qui tendent à renverser le pied en dehors; il se fait alors un mouvement d'abduction progressif; le pied tourne sur son axe de dedans en dehors; le bord externe du pied se relève pendant que l'interne s'abaisse et la plante du pied tend à regarder en dehors. La poulie de l'astragale est tournée en dedans, le tibia a subi un léger déplacement en dedans, en même temps qu'il s'est porté un peu en avant.

Cette déviation du pied, qui peut appartenir à la fracture isolée du péroné siégeant à 5 ou 7 centimètres au-dessus de la pointe de la malléole, est toujours plus prononcée quand il y a fracture simultanée de la malléole interne. Dans ce cas, il n'y a pas seulement déviation de l'axe du pied en dehors; mais il y a transport en totalité des os du pied *en dehors* avec les malléoles qui y restent adhérentes; il y a une véritable apparence de luxation du pied *en dehors*. Tout le système astragalien-malléolaire se porte en dehors en même temps qu'il peut subir un mouvement de rotation externe qui a tendance à porter la plante du pied en dehors.

Outre cette déformation de l'articulation du pied, les deux malléoles sont plus écartées qu'à l'état normal; cet écartement est ordinairement de 5 à 6 millimètres et peut aller jusqu'à 10 à 15; il est plus sensible à la vue qu'à la mensuration.

Vers le côté externe de l'articulation, on trouve une dépression située à 5 ou 6 centimètres du sommet de la malléole; cette dépression souvent perceptible à la vue et toujours reconnaissable par le toucher (*coup de hache de Dupuytren*) est surmontée par une saillie anguleuse formée par l'extrémité du fragment supérieur. Elle est due à la propulsion en dehors et en arrière du fragment malléolaire qui abandonne le fragment supérieur.

La malléole interne, si elle n'est pas fracturée, fait saillie par sa partie antérieure. Si, au contraire, elle est détachée à sa base et si elle accompagne le pied en dehors, c'est le bord tranchant de l'extrémité inférieure du tibia qui fait un relief prononcé sous les téguments et se présente sous forme de crête aiguë antéro-postérieure.

La *douleur* est diffuse et étendue; elle présente cependant un maximum au niveau du trait de fracture, suivant une ligne oblique en bas et en avant.

L'*ecchymose* est très étendue à toute la région tibio-tarsienne et à la partie inférieure de la jambe; elle est plus foncée dans la région de la fracture.

La *mobilité anormale* et la *crépitation* peuvent quelquefois être perçues en saisissant entre le pouce et l'index la malléole externe, à laquelle on imprime des mouvements alternatifs en avant et en arrière en même temps que l'on fixe le fragment supérieur.

Le professeur Richet renouvelant une manœuvre déjà indiquée par Dupuytren, recommande de faire tourner la jambe du malade en dedans, de manière que le pied repose sur son bord interne; puis il cherche à obtenir le mouvement de bascule du fragment inférieur en appuyant le plus légèrement possible les pouces à chaque extrémité du fragment; celui-ci se trouve, pour ainsi dire, à cheval sur le bord articulaire du tibia, et pour peu que l'on appuie d'un côté, l'autre se soulève.

Il est bon de ne pas insister sur ces manœuvres destinées à provoquer la mobilité anormale et la crépitation.

Dans la fracture de l'*extrémité supérieure* du péroné, on observe une douleur localisée à la partie externe et supérieure de la jambe, une dépression à la place de la saillie habituelle produite par la tête du péroné, quelquefois des mouvements anormaux du corps de l'os. Il existe à la partie supérieure et externe du creux poplité une tumeur osseuse, mobile, se rapprochant du péroné dans la flexion de la jambe; ce qui permet de produire la crépitation. La région est le siège d'un gonflement et d'une ecchymose et souvent il y a un épanchement dans l'articulation du genou.

L'articulation présente en général une laxité considérable, témoignant d'une déchirure du ligament latéral externe.

Mais ce qui donne à cette fracture une physionomie spéciale, c'est la *blessure* du nerf sciatique poplité externe. Elle se trouve notée dans *toutes* les observations. Elle peut être produite soit par la contusion dans le cas de fracture directe, soit par élongation du nerf dans la fracture par arrachement musculaire ou ligamenteux. Une fois la fracture produite, la tête du péroné n'est plus soumise qu'à l'action du biceps qui l'entraîne de plusieurs centimètres en haut et un peu en dedans. Or, le nerf adhérant intimement d'un côté au tendon du biceps, de l'autre à la tête de l'os, il y aura donc élongation partielle avec ses conséquences (Couette, Thèse de Paris, 1881). Plus tard le cal pourra, soit comprimer, soit englober le nerf. Cette blessure se traduit par une paralysie musculaire immédiate et plus ou moins persistante des muscles antéro-externes de la jambe, avec production d'attitudes vicieuses liées à l'intégrité des muscles antagonistes; le pied est en varus-équin.

Cette lésion nerveuse entraîne également une douleur très vive, puis une anesthésie plus ou moins marquée, quelquefois persistante, à laquelle succède une hypéresthésie se traduisant surtout par des accès douloureux passagers, et par des phénomènes de cuisson, de brûlure, de démangeaisons, pouvant s'étendre jusqu'au pied et au talon.

Complications. — La fracture de la malléole interne ne saurait être notée comme une complication des fractures du péroné ; elle appartient presque nécessairement à la fracture par abduction, et l'arrachement de la pointe de la malléole ou même de la malléole à sa base n'est pas très rare dans la fracture par arrachement.

La complication la plus sérieuse est la déchirure des téguments de la face interne de l'articulation du cou-de-pied dans les fractures graves par abduction. Il existe alors une plaie rectiligne et aussi nette que si elle avait été produite par un instrument tranchant ; elle est dirigée d'avant en arrière et correspond à la base de la malléole interne ; cette plaie pénètre jusqu'à l'articulation qui est largement ouverte par son côté interne.

Les téguments peuvent aussi être perforés par l'extrémité du fragment supérieur.

D'autres fois si le déplacement du pied en dehors n'est pas maintenu corrigé, la pression du fragment supérieur du tibia enflamme la peau, l'ulcère de dedans en dehors et à la chute de l'escharre, il se produit une plaie pénétrant avec le foyer de la fracture et avec l'articulation.

Diagnostic. — Le diagnostic peut être obscur dans les cas de fracture par arrachement où il n'y a ni déviation du pied ni déformation de la région fracturée. La fracture du péroné peut être confondue alors soit avec une simple entorse de l'articulation tibio-tarsienne, soit avec une entorse des ligaments péronéo-tibiaux inférieurs.

Le siège du gonflement est plus marqué à la région de la malléole externe dans la fracture; la recherche du point maximum de la douleur a aussi une grande importance.

Dans l'entorse tibio-tarsienne, la douleur siège sur une grande étendue au niveau des sommets des malléoles et sur tout l'interligne articulaire tibio-tarsien ; elle s'exagère beaucoup par les mouvements imprimés au pied. Dans la fracture la douleur est beaucoup plus localisée, elle a son maximum à 2 centimètres et demi à 3 centimètres au-dessus de la pointe de la malléole suivant une ligne transversale que peut suivre l'ongle du doigt.

Cette douleur peut même être réveillée à distance, c'est-à-dire par une pression ne portant pas directement au siège de la fracture.

Larrey a recommandé d'exercer cette pression vers le tiers supérieur de l'os; une douleur réveillée en bas par le mouvement imprimé au fragment supérieur serait un bon signe de fracture. Tillaux conseille de rechercher cette douleur en percutant de petits coups le péroné dans sa moitié supérieure avec un petit marteau enveloppé de charpie ou de coton. Le retentissement douloureux qui se produit au bas de l'os serait un signe de fracture.

La possibilité d'imprimer un léger mouvement au fragment malléolaire et de produire une petite rainure en entraînant le pied dans l'adduction, détruit tous les doutes.

La présence d'une ecchymose linéaire transversale est encore un signe précieux de fracture.

Le diagnostic de la fracture du péroné par arrachement avec l'entorse des ligaments tibio-péroniers inférieurs, c'est-à-dire la distension ou la déchirure plus ou moins complète de ces liens fibreux, ne peut guère être fait que par la localisation exacte du siège de la douleur et de l'ecchymose. Dans cette entorse, la sensibilité à la pression existe non pas sur la face externe du péroné, mais à sa face interne, au siège de l'articulation péronéo-tibiale inférieure.

Le ballottement de l'astragale ne peut exister que s'il y a un certain degré d'écartement des malléoles et il ne peut servir de signe dans les cas où, par le fait de la conservation du tissu fibreux périostique, il n'y a aucun déplacement du fragment malléolaire.

Il peut se trouver dans le diastasis de l'articulation péronéo-tibiale inférieure sans fracture des malléoles.

L'arrachement de la pointe de la malléole interne ou sa fracture à sa base se reconnaîtront à la douleur, à l'ecchymose localisée en ces divers points. Dans ce cas aussi, la partie interne du cou-de-pied présente un gonflement qui n'existe pas en dehors de cette complication. Le ballottement de l'astragale ne fait guère défaut dans cette circonstance.

La fracture par divulsion est en général plus facile à reconnaître : la déviation du pied en dehors, l'élargissement de la partie inférieure de la jambe au niveau de la mortaise péronéo-tibiale, la dépression en coup de hache à 5 ou 7 centimètres au-dessus de la pointe de la malléole externe, la saillie de la partie antérieure de la malléole interne ou du bord interne du plateau tibial, ne permettent guère de méconnaître la fracture par abduction ou mieux la fracture des malléoles avec tendance à la luxation ou avec luxation du pied en dehors.

La fracture de la *tête* du péroné est, en général, très facile à reconnaître : la douleur, le gonflement, l'ecchymose, la saillie formée par la tête de l'os entraînée en haut et en arrière, les douleurs vives et, plus tard, la paralysie, l'anesthésie et l'hypéresthésie dans la zone du nerf sciatique poplité externe, sont des signes qui ne laisseront pas passer inaperçue cette lésion, du reste, rare.

Pronostic. — Le pronostic de la fracture de l'extrémité inférieure du péroné par arrachement, sans déplacement, ou avec un faible déplacement en dedans, est très bénin. La fracture se consolide en trente jours, en ne laissant qu'un peu de gêne et de raideur articulaire, se dissipant à la longue.

Dans la fracture par abduction, si le déplacement n'est pas rigoureusement corrigé, la consolidation peut se faire avec un léger renversement du pied en dehors et une saillie en dedans de la malléole interne. Par suite de la rotation de l'astragale dans la mortaise, l'axe de la jambe ne tombe plus exactement sur la surface articulaire supérieure de l'astragale et il peut en résulter une gêne et une douleur pendant la marche ou la station debout.

Il peut aussi persister une encoche à 5 ou 7 centimètres sur le péroné, au-dessus de la pointe de la malléole externe.

En général, l'articulation tibio-tarsienne conserve une raideur quelque temps après l'ablation des appareils. Cette raideur disparaît au bout de quelques mois; on l'a vue quelquefois persister fort longtemps.

Le pronostic est beaucoup plus grave dans la fracture compliquée de plaie ou de communication secondaire avec le foyer de la fracture et l'articulation. L'amputation peut même être indiquée d'une manière immédiate ou consécutive. L'immobilisation rigoureuse et les pansements antiseptiques rendent aujourd'hui le pronostic moins sévère.

La fracture de la tête du péroné par arrachement est rendue très grave par les troubles nerveux développés dans la sphère du nerf sciatique poplité externe. La paralysie des mouvements et de la sensibilité et les phénomènes douloureux peuvent persister indéfiniment.

Traitement. — La fracture du péroné à son extrémité inférieure, par arrachement, sans déplacement ou avec un léger déplacement du pied en dedans, facile à corriger, peut être traitée dans une simple gouttière de fil de fer ou par l'enveloppement du membre dans une botte ouatée silicatée.

Dans la fracture des malléoles, avec luxation du pied en dehors, il est nécessaire de faire la réduction d'une manière immédiate et de maintenir cette réduction. Celle-ci peut être en général obtenue par une traction exercée sur le pied pendant qu'un aide maintient la jambe dans la flexion sur la cuisse. Il est parfois nécessaire d'avoir recours à l'anesthésie et il ne faut pas hésiter à recourir à ce moyen, si la réduction est impossible autrement; car celle-ci doit être faite d'une *manière immédiate.*

L'ancien appareil, dit de Dupuytren, peut encore rendre des services et a été spécialement imaginé pour la contention de cette fracture. Il consiste dans un coussin et une attelle placés à la partie *interne* de la jambe. Le coussin ne doit pas dépasser la partie inférieure de la jambe, mais l'attelle doit dépasser la plante du pied de 10 à 12 centimètres; des tours de bande fixent l'appareil en haut au-dessous du genou. En bas, le bandage doit renverser le pied en dedans; pour cela, il doit être appliqué en forme de huit de chiffre à la fois sur l'attelle et le pied, embrassant alternativement le talon et le dos du pied. Pour agir, il faut qu'il soit solidement serré et qu'aucun tour de bande ne remonte plus haut que la malléole externe.

L'action de cet appareil peut être rendue plus efficace en remplaçant les tours de la bande inférieure par des bandelettes de diachylon ou une bande élastique.

Aujourd'hui il est avantageusement remplacé par l'application d'une gouttière plâtrée ou d'attelles latérales plâtrées posées après la réduction de la fracture et maintenues pendant la dessiccation du plâtre. Cet appareil doit être soigneusement surveillé pour qu'il ne permette pas la reproduction du déplacement et ne détermine pas de compression douloureuse.

A partir de la quatrième semaine, il est bon de laisser les appareils de côté et d'imprimer des mouvements à la jointure pour prévenir la raideur et l'ankylose.

La fracture de l'extrémité supérieure du péroné ne présente pas d'indications spéciales. Le membre sera immobilisé dans une gouttière et le fragment supérieur rapproché, si possible, de l'inférieur par une compression exercée avec un tampon d'ouate.

Les phénomènes nerveux seront combattus suivant leur nature. S'il était certain que les troubles sont dus à l'élongation du nerf sciatique poplité externe par la contraction du biceps, il nous paraît indiqué de faire la section soit sous-cutanée soit à ciel ouvert du tendon de ce muscle. On pourrait peut-être aussi avec avantage extraire la tête détachée du péroné, surtout s'il se produit au niveau de la fracture un cal exubérant.

Dans deux cas on a été obligé, pour remédier aux douleurs et à l'impotence fonctionnelle, de pratiquer l'amputation du membre.

V

FRACTURES DES OS DU PIED.

Les fractures des os du tarse ne sont pas très fréquentes ; celles de l'astragale et du calcanéum méritent seules d'être étudiées séparément.

Les autres os peuvent être écrasés par le passage ou la chute de corps pesants ; ils se compliquent souvent de désordres si étendus des parties voisines que la fracture n'est plus qu'un des éléments de la lésion.

1° FRACTURES DE L'ASTRAGALE.

Ces fractures passent peut-être assez souvent inaperçues et sont prises pour des entorses graves compliquées d'arthrite tibio-tarsienne. En général, elles sont produites par une chute d'un lieu élevé dans laquelle le blessé est tombé sur la plante des pieds. On peut admettre que dans un certain nombre de cas, la fracture se produit par *écrasement* dans une violente pression contre la face supérieure du calcanéum.

En général, en effet, elle peut porter sur la totalité de l'épaisseur de l'os, mais elle a lieu ordinairement au niveau de la face inférieure. Il y a souvent coïncidence d'écrasement du calcanéum.

Le trait de fracture peut être transversal et il peut se produire un déplacement de la moitié supérieure dont la facette articulaire supérieure regarde en dedans (Bryant).

Une fracture peut détacher la tête de l'astragale qui peut faire saillie sous les téguments du dos du pied.

La fracture de cet os peut se compliquer de la fracture de l'une ou des deux malléoles ou de la luxation de l'astragale fracturée.

Les *signes* sont très obscurs ; le gonflement du cou-de-pied, l'ecchymose plus marquée à la région interne au-dessous de la malléole, n'ont rien de particulier.

Le tarse paraît élargi par l'écartement des nombreux fragments de l'astragale.

Dans la fracture par *écrasement*, la jambe sera comme enfoncée dans le tarse ; les malléoles se rapprocheront du sol toutes les deux, et surtout l'interne, l'écrasement étant plus prononcé de ce côté.

Le pied se trouve plus ou moins déjeté soit en dehors soit en dedans, suivant le degré d'abaissement de l'une ou l'autre malléole.

La palpation peut indiquer des irrégularités tenant à la séparation des fragments. En fixant la jambe à sa partie inférieure on peut quelquefois, en embrassant le pied par-dessous, lui imprimer des mouvements anormaux de torsion sur son axe et déterminer de la crépitation.

La gravité particulière de ces fractures réside dans la production presque fatale d'une arthrite qui peut envahir toutes les articulations du pied et rendre l'amputation nécessaire.

Dans la majorité des cas, le *traitement* des fractures de l'astragale est complexe. S'il ne s'agit que d'une fracture simple, il suffira de maintenir le pied dans l'immobilité pour prévenir le développement des phénomènes inflammatoires.

Dans la fracture par écrasement, avec écartement transversal des fragments, le professeur Richet conseille de combattre la déformation en appliquant de chaque côté, dans l'appareil, deux coussins au-dessous des malléoles, de façon à exercer sur le tarse une compression bilatérale.

Dans les cas plus fréquents où il y a luxation de l'os fracturé ou plaie extérieure, on peut, soit immédiatement réduire la luxation ou le déplacement, soit extirper l'os ou le fragment en saillie. Hamilton recommande la même conduite, à savoir l'extirpation immédiate, dans les cas ou sans plaie extérieure le déplacement des fragments est très considérable et la réduction à l'aide d'une force modérée impossible. L'os qu'on laisserait ainsi en saillie empêcherait le blessé de jamais supporter une chaussure et entraînerait pour le membre une faiblesse irrémédiable.

Une conduite générale ne saurait être formulée et le traitement variera suivant diverses circonstances que nous ne pouvons énumérer et étudier ici.

2° FRACTURES DU CALCANÉUM.

Le calcanéum est fracturé quelquefois par une violente pression latérale, mais beaucoup plus souvent par une chute sur le pied ou sur le talon. Dans certains cas, les deux calcanéums ont été fracturés en même temps.

Il s'agit alors d'une véritable fracture par *écrasement*.

Assez souvent la solution de continuité est produite par l'action musculaire (Malgaigne), comme dans l'action de sauter sur la pointe du pied, la partie postérieure de l'os étant soumise à une violente traction de la part du tendon d'Achille.

Dans une chute sur le pied ramené en dedans, on a vu la petite apophyse du calcanéum détachée du corps de l'os qui reste intact.

Le calcanéum peut être fracturé dans tous les sens et ici comme pour l'astragale, il n'est pas rare de rencontrer une pénétration des fragments, qui diminue sensiblement le diamètre vertical de l'os en augmentant son diamètre transverse. Quand la fracture est due à l'action musculaire, son trait est toujours postérieur à l'astragale ; même dans certains cas, la partie donnant insertion au tendon d'Achille est seule détachée. Le calcanéum peut aussi être fracturé dans le sens vertical, exactement au-dessous de l'astragale : dans ce cas, les ligaments interosseux et latéraux ne permettent qu'un léger déplacement en arrière.

Quand la fracture se fait en arrière des ligaments latéraux, le fragment détaché s'éloigne, en remontant, du corps de l'os ; cet écartement peut atteindre 10, 12 centimètres et même davantage, quand la jambe est étendue sur la cuisse et le pied fléchi sur la jambe.

Quand, les muscles du mollet sont mis dans le relâchement, les fragments peuvent être rapprochés et la crépitation est perçue.

Les fractures du calcanéum par contraction musculaire sont en général exemptes de complications, tandis que celles par écrasement sont plus souvent exposées.

La première de ces fractures peut être facilement reconnue par l'aplatissement ou le changement de forme du talon, l'ascension du fragment postérieur, sa mobilité anormale, la crépitation par la mise des fragments en contact.

Les mouvements d'extension du pied sont devenus très limités.

Dans les fractures par écrasement, le diagnostic est obscurci par le gonflement très considérable qui envahit rapidement toute la région. La diminution de hauteur du pied, une ecchymose linéaire, la douleur exercée par la pression sur les côtés du calcanéum ou sous la plante du pied, sont des signes qui peuvent faire préjuger la fracture.

Le pronostic doit toujours être réservé, les fonctions du pied pouvant être très compromises.

Dans la majorité des cas, le traitement consistera dans une simple immobilisation réalisée par un appareil ouaté-silicaté.

La fracture de l'extrémité postérieure du calcanéum par contraction musculaire réclame seule un appareil contentif.

La réduction et le maintien de la réduction ne peuvent être obtenus qu'en mettant les muscles du mollet dans le relâchement par la flexion de la jambe sur la cuisse et l'extension du pied sur la jambe. Une attelle plâtrée antérieure, partant de la partie supérieure de la cuisse et allant jusqu'aux orteils, peut maintenir cette situation. Un petit coussin ou un petit moule de gutta-percha maintenus par une bande de diachylon ou même par une bande élastique, pressera sur le fragment supérieur qu'il abaissera et maintiendra au contact avec le corps du calcanéum.

Dès la levée de l'appareil, vers la quatrième semaine, des mouvements passifs devront être communiqués à l'articulation. Le traitement consécutif peut demander de longs mois avant le retour presque toujours incomplet des fonctions du pied.

3° FRACTURES DES MÉTATARSIENS ET DES PHALANGES DES ORTEILS.

Les fractures des métatarsiens sont presque toujours produites par des causes directes, par écrasement sous des corps pesants; aussi elles s'accompagnent le plus souvent de plaies contuses des téguments du pied, communiquant avec le foyer de la fracture.

Le déplacement est insignifiant quand un seul métatarsien est fracturé; il est considérable quand la fracture intéresse plusieurs os à la fois : les fragments antérieurs font saillie à la face dorsale. Cette saillie difficile à corriger peut apporter plus tard une grande gène aux fonctions du pied.

Les signes de la fracture isolée d'un métatarsien, sans plaie extérieure, sont obscurs; une douleur localisée ou une douleur provoquée à distance par un refoulement exercé au niveau de l'orteil, suivant l'axe du pied, une ecchymose, peuvent faire supposer la fracture.

Le traitement consiste dans l'immobilisation du pied dans une gouttière. La saillie des fragments, dans la fracture compliquée de plaie, doit être réduite et corrigée, même à l'aide d'incisions de la peau ou de la résection des os fracturés. La réduction sera maintenue à l'aide d'attelles appropriées. Un appareil ouaté compressif peut remplir les indications fournies à la fois par l'état des os et des parties molles.

Les fractures des *phalanges* des orteils sont aussi des fractures directes par écrasement. Les phalanges peuvent être brisées comminutivement; les articulations sont souvent ouvertes.

Si l'on ne croit pas devoir recourir à l'amputation immédiate de l'os fracturé, le pansement ouaté de A. Guérin constitue le traitement par excellence.

La fracture des phalanges du premier orteil peut être maintenue dans un petit appareil en plâtre ou en gutta-percha.

CHAPITRE SECOND

LUXATIONS.

I

LUXATIONS DU BASSIN.

Ces luxations sont très rares et s'observent le plus souvent comme complication d'une fracture du bassin. Il existe cependant quelques faits qui se rapportent plus à des luxations qu'à des fractures.

a. *Luxation de la symphyse pubienne.* Malgaigne en a rapporté quatre cas. La lésion est survenue dans des conditions variables : mouvements violents de rotation de la jambe en dehors, équitation, chute sur le siège. Dans un cas où l'autopsie a été faite, le fibro-cartilage arraché avait entraîné avec lui des parcelles osseuses et périostiques.

L'écartement de la symphyse de un ou plusieurs doigts, la douleur locale, la gêne ou l'impossibilité de la marche, sont les signes qui indiquent l'existence de cette luxation. Le pronostic peut revêtir une certaine gravité, puisque la rupture de la vessie a été notée une fois.

b. *Luxation unilatérale des symphyses sacro-iliaques.* — A l'exception d'un fait rapporté par Philippe (de Chartres), et dont Duplay conteste non sans raison le caractère probant, cette luxation a été toujours observée avec des fractures plus ou moins étendues du sacrum et de l'os iliaque. Son mécanisme et ses signes se confondent avec ceux des fractures du sacrum et de l'os iliaque.

c. *Luxation du sacrum.* — Dans le cas unique de Foucher, le sacrum était luxé en haut et en avant; la partie postérieure de l'os iliaque proéminait fortement en arrière. L'os iliaque gauche était fracturé au voisinage de l'éminence iléo-pectinée.

d. *Luxations du coccyx.* — La luxation *en avant* est de beaucoup la plus fréquente ; elle résulte le plus habituellement d'un choc direct. Elle s'accompagne d'une douleur vive qui peut aller jusqu'à la syncope, d'envies fréquentes d'aller à la selle, et quelquefois d'une fièvre violente.

Le diagnostic se fait par le toucher rectal qui révèle la saillie régulière du coccyx, tandis que, dans la fracture, les fragments sont irréguliers et il existe de la crépitation. La réduction s'opère par cette même exploration, mais il est parfois nécessaire d'introduire un tampon dans le rectum pour maintenir la réduction.

La luxation en *arrière* n'aurait été observée qu'une fois par Lauverjat (Malgaigne); la réduction fut facile.

II

LUXATIONS DE LA HANCHE; LUX. COXO-FÉMORALES.

La tête du fémur peut s'échapper par tous les points du pourtour de la cavité cotyloïde, d'où l'extrême multiplicité des variétés possibles de ses luxations; mais les auteurs actuels, adoptant d'une manière générale les classifications d'A. Cooper, de Gerdy et de Malgaigne, ont réduit ces luxations à quatre groupes : luxations en *arrière*, en *avant*, en *haut*, en *bas*. Le premier groupe comprend à lui seul la grande majorité des luxations traumatiques de la hanche; les luxations du deuxième groupe sont beaucoup plus rares; enfin, les luxations en *haut* et en *bas* constituent des exceptions. Hamilton a relevé sur 104 cas 55 luxations *iliaques*, 28 *ischiatiqués*, 13 *ovalaires*, 8 *pubiennes*.

Les luxations *incomplètes*, admises par Malgaigne et la plupart des chirurgiens, sont mises en doute par Hamilton qui ne les croit possibles qu'après certaines altérations pathologiques de la tête du fémur.

Étiologie. — Sur 114 cas de luxations de diverses articulations, observées à l'hôpital Saint-Louis, Malgaigne a noté 6 luxations de la hanche.

La grande majorité des luxations a lieu entre 15 et 45 ans; néanmoins on en rencontre un certain nombre de cas dans l'enfance ; 15 cas sur 84 avant l'âge de 15 ans (Hamilton).

Les hommes sont bien plus souvent atteints de luxation coxo-fémorale que les femmes : sur 115 cas, on l'a noté 104 fois chez des hommes, 11 fois seulement chez la femme (Hamilton).

Enfin, on a noté quelques cas de luxations doubles.

1° LUXATIONS EN ARRIÈRE.

Elles comprennent deux variétés : la luxation *iliaque* et la luxation *ischiatique*.

a. *Luxation iliaque*. — Aussi fréquente à elle seule que toutes les autres variétés réunies, cette luxation a été décrite aussi sous les noms de luxation en *haut* et en *arrière*, *sur le dos de l'ilium*.

Étiologie. Mécanisme. — Elle succède d'habitude à une chute sur les pieds ou les genoux, quelquefois à une pression dans un éboulement; l'action traumatique s'exerçant sur le membre surpris dans l'adduction et dans la rotation en dedans (A. Cooper, Malgaigne), et surtout dans la flexion (Tillaux).

En ce qui concerne le mécanisme de cette luxation, Malgaigne a fait jouer un grand rôle aux muscles et en particulier à l'obturateur interne; la tête s'échappe-t-elle de la capsule *au-dessous* de ce muscle, la luxation est *ischiatique*; se dégage-t-elle *au-dessus*, la luxation est *iliaque*. Pour Malgaigne, le muscle obturateur constitue un obstacle sérieux, presque insurmontable au cheminement de la tête; c'est un obstacle aussi à sa réduction.

On accorde à l'heure actuelle une part prépondérante à la capsule, soit dans la détermination de la variété de luxation, soit comme obstacle à la réduction. Tillaux a le premier mis en relief ce rôle du ligament capsulaire. La capsule se déchire dans sa partie postérieure plus ou moins haut, suivant le degré de flexion de la cuisse; mais pour que la luxation soit complète, il est nécessaire que la capsule soit détruite à sa partie antérieure ou à sa partie supérieure.

Plus récemment Bigelow (de Boston) a étudié la disposition et le rôle de la capsule. Sous le nom de *ligament ilio-fémoral* ou ligament en Y renversé, cet auteur décrit une bandelette fibreuse triangulaire dont la partie la plus étroite est en haut. Son insertion supérieure ou pelvienne se fait en avant de l'épine iliaque antérieure et inférieure, à la partie externe de cette épine et à la dépression rugueuse située au-dessous du tendon réfléchi du droit antérieur. A partir de ce point, les fibres descendent en divergeant et forment deux faisceaux dont l'externe se porte vers le grand trochanter et l'interne vers le petit. C'est ce faisceau interne qui est décrit sous le nom de ligament de Bertin.

Dans les luxations dites *régulières* (Bigelow) ce ligament en Y demeure intact, quelles que puissent être les déchirures produites dans le reste de la capsule. Par sa tension, il détermine la position caractéristique de chacun des déplacements.

Dans toutes les luxations, la tête du fémur semble d'abord s'échapper par en bas de la cavité cotyloïde; dans la luxation iliaque, elle remonte en dehors et en arrière du cotyle, sur le dos de l'ilium; et le faisceau externe du ligament ilio-fémoral intact amène le renversement du membre *en dedans* et fixe le déplacement.

Anatomie pathologique. — La capsule est déchirée, en arrière, dans une étendue variable. Le ligament ilio-fémoral est intact, mais son faisceau externe est tendu; le ligament rond est arraché à son insertion fémorale. Les petits muscles pelvi-trochantériens très tendus ou déchirés laissent passer la tête du fémur; les fessiers sont refoulés en haut.

L'obstacle à la réduction est variable; dans le cas où la capsule est complètement ou presque complètement déchirée, les muscles seuls peuvent évidemment offrir de la résistance. On a vu la tête enserrée dans une boutonnière musculaire formée soit par le pyramidal et l'obturateur interne, soit par le pyramidal et le moyen fessier. Mais, le plus souvent, c'est le ligament ilio-fémoral qui constitue le principal obstacle à la réduction (Bigelow). Dans l'extension faite suivant l'axe du corps, ce ligament s'applique contre le col du fémur et empêche absolument la tête de revenir à sa place. Quelquefois aussi la capsule incomplètement déchirée enserre cette tête comme une boutonnière.

Signes. — Le membre est en flexion légère, en adduction avec rotation en dedans. Le relâchement des fessiers amène un aplatissement de la fesse. Le grand trochanter est rapproché de l'épine iliaque antérieure et supérieure. La tête est sentie et se meut dans les mouvements de flexion et d'extension qui sont assez libres: l'adduction existe à un certain degré; l'abduction est tout à fait impossible. Nélaton et Malgaigne ont indiqué des points de repère pour apprécier le déplacement de la tête. D'après Nélaton, dans la flexion à angle droit de la cuisse sur le bassin, une ligne étendue de l'épine iliaque antéro-supérieure à la partie la plus saillante de la tubérosité sciatique, passe par le centre de la cavité cotyloïde; la distance qui sépare cette ligne (dite de Nélaton) de la tète fémorale indique le degré de déplacement de cette dernière. Malgaigne a montré que la perpendiculaire abaissée de l'épine iliaque antérieure et supérieure sur le plan du lit, le malade étant dans le décubitus dorsal, aboutit à la partie la plus large de la grande échancrure, et passe à 3 ou 4 centimètres de la cavité cotyloïde; la tête n'atteint presque jamais cette ligne dans la luxation iliaque (Malgaigne).

La mensuration donne des résultats variables; le raccourcissement qui est en moyenne de 2 1/2 à 3 centimètres 1/2 peut aller jusqu'à 6 ou 7 centimètres.

Dans des cas exceptionnels de luxation iliaque, le membre, au lieu d'être dans l'adduction et la rotation en dedans, a été vu dans la rotation *en dehors* avec une légère *abduction*.

D'après Bigelow, cette anomalie symptomatique s'explique par la rupture du faisceau externe du ligament ilio-fémoral.

Diagnostic. — La déformation de la hanche et l'attitude fixe du membre ne permettent pas de confondre la luxation iliaque avec une simple contusion. La fracture du col du fémur ne pourrait devenir une cause d'erreur que pour les luxations en avant qui s'accompagnent d'abduction et de rotation en dehors.

Pronostic. — Les blessés se rétablissent vite après la réduction; il n'est pas rare d'observer une arthrite qui dure un certain temps; on a signalé aussi la carie (Boyer). Les luxations non réduites, surtout celles qui se produisent chez de jeunes sujets n'abolissent pas toujours les fonctions du membre.

Traitement. — Dans l'immense majorité des cas, la luxation iliaque sera réduite par les *procédés de douceur*. Ceux-ci sont nombreux, mais ils se ramènent presque tous à un seul, à savoir : mettre le membre dans la flexion, exercer une traction verticale en haut et imprimer à la cuisse un mouvement de rotation soit en dedans, soit en dehors.

Ces procédés ont été formulés par Després (1835) et Bigelow (1869). Le malade étant endormi par le chloroforme et couché sur le dos, la cuisse est fléchie, puis mise dans la rotation en dehors et enfin légèrement ramenée en bas et en dedans (Després). La formule de Bigelow est la suivante : « fléchir, mettre dans l'abduction, renverser en dehors ».

Quand la flexion ne suffit pas, on peut lui ajouter des mouvements de circumduction pour agrandir la déchirure de la capsule (Bigelow) ou encore une traction verticale en haut.

b. *Luxation ischiatique.* — Dans cette luxation, la tête du fémur se place dans la grande échancrure sciatique. La luxation peut être primitive ou secondaire, résultant alors d'une transformation de la luxation iliaque (Boyer). Cette transformation a été niée par Tillaux ; d'après ce chirurgien, elle ne paraît possible que dans le cas de rupture totale de la capsule. Tillaux rejette aussi la théorie de Malgaigne, dans laquelle on distingue les deux variétés de luxations en arrière par la position de la tête *au-dessus* (lux. iliaque) ou *au-dessous* (lux. ischiatique) du muscle obturateur. Pour lui, le degré d'ascension de la tête serait limité à peu près exclusivement par la capsule, tandis que, d'après Bigelow, cette ascension pourrait être arrêtée par le muscle obturateur interne. Dans les tentatives de réduction d'une luxation iliaque, dans la flexion forcée du membre, la tête fémorale peut s'engager au-dessous du tendon de l'obturateur et la luxation iliaque devient ischiatique. Bigelow propose à cette dernière variété le nom de « luxation au-dessous du tendon ».

La luxation ischiatique se produit dans les mêmes conditions que la luxation iliaque ; mais une flexion plus prononcée de la cuisse est nécessaire au moment où le traumatisme agit.

Anatomie pathologique. — La tête fémorale est placée dans la grande échancrure sciatique, en arrière du cotyle ou un peu au-dessous, reposant sur le grand ligament sacro-sciatique, l'épine sciatique ou les jumeaux ; on a vu le nerf sciatique comprimé entre la tête et l'ischion (Scott). Le ligament capsulaire est déchiré tantôt près du bord du cotyle, tantôt près du fémur. La tête fémorale remonte derrière le tendon de l'obturateur interne, et ce tendon vient s'appliquer étroitement autour du col du fémur, entre la tête et le cotyle, opposant un obstacle considérable à la réduction cherchée par l'extension du membre. Les muscles pelvi-trochantériens sont tiraillés ou déchirés ; les jumeaux et l'obturateur interne ont été vus tendus à un haut degré.

Signes. — L'attitude du membre (adduction et rotation en dedans) est la même que dans la luxation iliaque ; le degré de flexion est variable, il peut être très considérable, surtout dans le décubitus dorsal.

La tête fémorale se meut dans la flexion et l'extension de la cuisse et peut être sentie dans la grande échancrure, surtout quand on imprime au membre des mouvements en haut et en bas ; le grand trochanter est rapproché de l'épine iliaque antérieure et supérieure.

Le *diagnostic* présente parfois des difficultés ; aussi il est utile d'ajouter quelques symptômes complémentaires qui pourront aider en cas de doute. C'est ainsi que Syme attache une grande importance à la cambrure de la colonne lombaire, le membre étant placé dans l'extension, bien que ce signe soit loin d'être pathognomonique. Le toucher rectal et le toucher vaginal pourront parfois permettre d'arriver à sentir la tête fémorale.

Enfin si l'on fléchit les deux membres à angle droit sur le tronc, le membre luxé se montre de trois à cinq centimètres plus court que le membre sain.

Ces luxations méconnues et non réduites n'apportent pas toujours une gêne extrême à l'exercice des fonctions.

Le *traitement* s'inspire des principes qui président à la réduction des luxations iliaques ; la tête fémorale a ici moins de chemin à parcourir. Les manœuvres de réduction transforment parfois cette luxation en une luxation ovalaire; cette transformation n'empêche pas la réduction (Hamilton).

2° LUXATIONS EN AVANT.

Elles comprennent aussi deux variétés : a. *En avant et en dedans, lux. ischio-pubienne* (Malgaigne). b. *En avant sur le pubis, lux. ilio-pubienne* (*id.*).

a. *Luxation ischio-pubienne.* — Décrite aussi sous les noms de luxation *ovalaire* ou *sous-pubienne*, la luxation ischio-pubienne résulte d'une chute ou d'un choc, la cuisse se trouvant dans une abduction plus ou moins prononcée ; assez souvent la chute d'une masse pesante sur la partie postérieure du bassin, surprenant le membre dans cette attitude, donne lieu à cette luxation.

Les lésions observées sont : une déchirure de la capsule en bas et en dedans; parfois, la dilacération des muscles obturateur externe et pectiné. La tête fémorale, en rapport avec la branche ischio-pubienne et le trou obturateur, repose soit sur l'obturateur externe, soit un peu en avant entre ce muscle et le pectiné.

Signes. — Le membre luxé est porté sur un plan un peu antérieur à celui du membre sain. La cuisse est en flexion et en abduction ; l'abduction peut être prononcée au point que le membre ne peut être maintenu qu'en dehors du plan du lit. L'adduction est impossible ; la hanche est aplatie, les adducteurs sont tendus. L'allongement du membre, constant, varie de 3 à 5 centimètres ; il est d'autant moindre que l'abduction et la rotation en dehors sont plus marquées. Parfois une palpation attentive révèle la présence de la tête fémorale dans la région du trou obturateur. Le toucher rectal peut être utilisé pour cette exploration de la tête. Cette luxation s'accompagne assez fréquemment de rétention d'urine par un mécanisme inconnu.

Traitement. — L'action musculaire a, sans aucun doute, une part dans les difficultés que peut présenter la réduction, mais c'est surtout le ligament ilio-fémoral, par son faisceau *interne*, qui constitue le principal obstacle (Bigelow).

Les manœuvres suivantes sont assez généralement recommandées pour la réduction : fléchir la cuisse sur l'abdomen, en laissant le membre dans l'abduction. La limite de la flexion atteinte, porter le membre *en dedans*, et l'abaisser en le maintenant toujours dans l'*adduction*. On peut ajouter un petit mouvement de rotation en dedans, quand le genou, dans ce mouvement de descente du membre, se trouve à la hauteur du pubis (Hamilton). Si des tractions sont nécessaires, elles seront exercées, le membre étant dans la flexion.

La luxation *périnéale* a été considérée comme un degré plus avancé de la luxation ischio-pubienne ; c'est une luxation rare ; elle fait partie du groupe des luxations anormales et irrégulières (Bigelow, Hamilton), dont nous nous occuperons plus loin.

b. *Luxation ilio-pubienne* (Malgaigne). — Une chute, la jambe fortement portée en arrière, un coup violent sur la partie postérieure du bassin, sont les causes habituelles de cette luxation.

La tête fémorale est plus ou moins haut, plus ou moins en avant sur le pubis. Elle peut, au contraire, demeurer un peu en arrière, dans l'échancrure ilio-pubienne, au-dessous de l'épine iliaque antéro-inférieure. Dans un cas d'A. Cooper, où elle avait déchiré le ligament de Fallope, elle refoulait en avant le psoas iliaque, et restait en dehors de l'artère. Quelle que soit la position de la tête, elle est dirigée en avant, le grand trochanter regarde en arrière et en dehors.

Cette luxation détermine parfois des désordres vasculaires plus ou moins graves. On connaît le cas classique de Midleton Goldsmith, dans lequel une luxation ilio-pubienne non réduite avait donné lieu à un anévrysme inguinal. Kronlein a cité un cas de déchirure de la veine fémorale.

Signes. — Le membre est dans l'abduction et la rotation en dehors, en flexion légère; souvent il est raccourci. Le grand trochanter est en arrière, très difficile à explorer. La tête du fémur est sentie dans l'aine, en dehors de l'artère fémorale. Malgaigne a noté l'existence de la rétention d'urine.

L'attitude du membre, surtout lorsqu'il existe un raccourcissement, peut faire penser à la fracture du col du fémur; mais il suffira de se rappeler que dans la fracture, la mobilité relative du membre, la réduction facile de la déviation, l'absence d'abduction, sont des signes différentiels suffisants pour faire éviter l'erreur.

La réduction s'opère d'après les mêmes principes que dans la luxation ischio-pubienne.

3° LUXATIONS ANORMALES OU IRRÉGULIÈRES.

Ces luxations se produisent quand le ligament ilio-fémoral a été détruit (Bigelow); on peut dire aussi que ce sont des luxations rares.

A. *Luxations en haut, sus-cotyloïdiennes* (Malgaigne). — Cette luxation peut elle-même présenter trois variétés : *sous-épineuse*, *sus-épineuse*, *antérieure oblique*.

1° Dans la luxation *sous-épineuse*, la tête est placée à la partie externe de l'épine iliaque antérieure et inférieure, à deux centimètres environ au-dessous de la supérieure (Malgaigne).

Les expériences cadavériques montrent que cette luxation peut se produire lorsque le membre placé dans l'extension forcée subit un mouvement d'adduction et de rotation en dehors.

L'extension et la rotation en dehors sont des signes constants; mais le membre est tantôt en abduction, tantôt en adduction; le raccourcissement est minime.

2° Les exemples de *luxation sus-épineuse* sont tout à fait rares; la tête est placée entre les deux épines. Cette variété pourrait être consécutive à une autre luxation, à la luxation ischiatique en particulier, et serait alors le résultat des manœuvres de réduction.

3° La *luxation antérieure oblique*, ainsi désignée par Hamilton, est une luxation iliaque régulière « dans laquelle la tête du fémur s'avance sur le dos de l'ilium, pour se rapprocher du bord antérieur de l'os ». Le membre, dans une forte adduction, ne peut plus rester parallèle à l'axe du corps et prend une position très oblique, c'est-à-dire que la cuisse luxée croise fortement la cuisse opposée; le membre est en même temps dans une rotation très marquée en dehors.

B. *Luxations en bas.* — Ces luxations sont très rarement observées.

1° Elles peuvent se montrer *en bas* et en *arrière*, soit sur la partie postérieure du corps de l'ischion, entre la tubérosité de cet os et l'épine sciatique, soit dans la petite échancrure sciatique. Dans le premier genre de déplacement, on observe l'ensemble symptomatique qui caractérise la luxation en arrière (rotation en dedans, flexion). Malgaigne a cité plusieurs exemples de cette variété. La seconde variété comporte des faits peu concordants au point de vue de la physionomie clinique.

2° Le déplacement directement *en bas, variété sous-cotyloïdienne proprement dite* (Malgaigne), est tout à fait exceptionnel. Dans une autopsie due à Lücke, la tête fémorale était immédiatement sous la cavité cotyloïde; il n'existait ni allongement, ni rotation; le ligament rond était incomplètement arraché.

C. *Luxation en avant.* 1° La luxation *en avant, dans le périnée* (luxation *périnéale*), a été considérée comme une sous-variété de la luxation ischio-pubienne ou ovalaire. Dans cette variété, la jambe et la cuisse sont écartées du tronc à angle droit. La tête fémorale est sentie en arrière du scrotum, superficielle, près du bulbe de l'urèthre. Une dépression profonde existe à la place normale du grand trochanter; la rétention d'urine a été notée dans plusieurs cas.

2° Scriba (de Fribourg) a donné le nom de luxation *intra-pelvienne* à un déplacement en avant de la tête fémorale tel que cette tête repose par son sommet sur la ligne innominée. Le col est situé tout entier dans la fosse iliaque et le trochanter appuie sur la partie externe de la branche horizontale du pubis et l'épine iliaque inférieure. La tête est perçue sous la paroi abdominale antérieure, au-dessus de l'arcade. Le membre est en adduction et en rotation en dehors. Ce genre de déplacement ne peut se produire qu'à la suite de la déchirure totale de la capsule.

4° LUXATIONS ANCIENNES DU FÉMUR.

Astley Cooper estimait qu'il n'était pas prudent de tenter la réduction d'une luxation du fémur datant de plus de deux mois ; néanmoins il existe nombre de cas dans lesquels cette réduction a été obtenue dans des luxations anciennes : Hamilton en donne un tableau de 23 cas relatifs à des luxations datant de trois à neuf mois ; il faut ajouter, avec cet auteur, que parmi ces observations il en est qui manquent d'authenticité.

La réduction des luxations anciennes du fémur nécessite l'emploi des appareils à extension ; quelques accidents ont été le résultat des manœuvres ; c'est ainsi qu'on a signalé plusieurs fois la fracture du col du fémur. Broca, en voulant réduire une luxation du fémur dans laquelle une néarthrose s'était formée, détermina une suppuration dans cette nouvelle articulation, suppuration qui se propagea au péritoine et amena la mort du malade.

Aussi les chirurgiens, guidés tant par les insuccès des tentatives de réduction des luxations anciennes que par leurs inconvénients, ont cherché à remettre la tête en place par des opérations variées.

1° La *section sous-cutanée de la capsule* et en particulier du ligament ilio-fémoral ne paraît pas avoir donné de résultats. Hamilton cite le cas d'une luxation datant de six mois, pour laquelle il tenta ce moyen sans succès.

2° *L'ouverture de l'articulation* a été faite plusieurs fois, suivie soit de la résection de la tête (Mac Cormack et Volkmann), soit de l'ostéotomie sous-trochantérienne, dans des cas où il fut impossible de replacer la tête dans la cavité cotyloïde. Polaillon perdit un malade alcoolique par septicémie aiguë à la suite d'une intervention analogue. La connaissance de ces faits justifie la manière de voir d'Hamilton sur cette opération : « L'arthrotomie ne nous semblerait acceptable que si la position vicieuse et l'incapacité du membre avaient déjà fait accepter en principe la résection. Encore l'ostéotomie sous-cutanée du col paraît-elle être préférable. »

La conduite à suivre peut se résumer dans la formule suivante : en cas d'échec par les procédés de douceur, recourir d'emblée à l'ostéotomie du fémur ou à la résection de la tête fémorale, suivant les indications fournies par la variété de luxation.

III

LUXATIONS DU TIBIA.

Les luxations du tibia, décrites aussi sous le nom de luxations du genou ou de la jambe, sont très rares. Les variétés de ces luxations ont été beaucoup trop multipliées. On peut en admettre cinq avec Duplay : le tibia peut se déplacer sur le fémur *en arrière, en avant, en dehors, en dedans, par rotation*. Enfin Hamilton ajoute une sixième classe : les luxations *en diagonale*.

D'une manière générale les luxations du tibia sont le résultat d'un traumatisme violent portant sur l'extrémité supérieure du tibia ou inférieure du fémur et agissant souvent par torsion.

a. *Luxations en arrière*. La tête du tibia est chassée en arrière dans le creux poplité. On admet que le déplacement peut être *incomplet* ou *complet*.

Les lésions ne se bornent pas toujours à la déchirure du ligament postérieur, ou d'un ou des deux ligaments croisés ; les muscles sont tendus, les nerfs comprimés. L'artère poplitée est parfois rompue (Robert, Vast, etc.) ; dans le cas de Vast, la veine était également déchirée un peu au-dessus de l'artère. Certaines lésions concomitantes ont été notées : rupture du tendon du triceps, arrachement de la tubérosité antérieure du tibia, fracture sus-condylienne.

La jambe est tantôt portée en avant de l'axe du fémur, tantôt simplement dans l'extension.

Le genou est augmenté dans son diamètre antéro-postérieur ; le creux poplité, surtout dans l'extension de la jambe, est le siège d'une tuméfaction plus ou moins considérable, tandis qu'à la partie antérieure du genou existe une dépression surtout marquée de chaque côté du tendon rotulien.

Dans la luxation complète, la rotule est devenue presque horizontale et regarde en bas par sa face antérieure.

Plusieurs cas de gangrène du pied et de jambe ont été cités qui s'expliquent facilement par les altérations de l'artère poplitée.

La luxation en arrière *incomplète*, non réduite, n'amène pas toujours à sa suite une impotence fonctionnelle absolue (Malgaigne).

La réduction est obtenue par des mouvements de flexion ; parfois il est utile de recourir à des tractions qui s'opèrent, soit dans la flexion, soit dans l'extension. Dans un cas de luxation irréductible, Spence ouvrit l'articulation, réduisit le déplacement, et le malade guérit avec une ankylose rectiligne.

b. *Luxation en avant.* Le tibia se trouve projeté en avant sur les condyles du fémur, qui ont subi un déplacement correspondant en arrière.

On admet une luxation *incomplète* dans laquelle les surfaces articulaires se correspondent encore largement.

Produite ordinairement par l'hyperextension de la jambe, d'après Malgaigne, cette luxation reconnaîtrait rarement ce mécanisme, selon les expériences d'Unruh. Elle résulterait le plus souvent d'un mouvement de rotation en dedans imprimé à la jambe préalablement placée dans la flexion et l'adduction ; le ligament latéral externe est rompu, l'interne ordinairement est intact. L'artère poplitée a été trouvée déchirée partiellement ou d'une manière complète.

Les os de la jambe ainsi que la rotule forment en avant une forte saillie; en arrière proémine l'extrémité inférieure du fémur. Le raccourcissement varie de 2 à 7 ou 8 centimètres.

Dans la luxation complète, la rotule est appliquée à plat sur la facette articulaire du tibia et sa face antérieure regarde en haut (Malgaigne); cette position peut être modifiée par l'épanchement intra-articulaire et la situation de la rotule ne peut donner un signe certain pour distinguer la luxation complète de l'incomplète (Duplay).

L'augmentation du diamètre antéro-postérieur du genou, très considérable dans le premier cas, moindre dans le second, a peut-être plus de valeur.

Dans la luxation complète, il existe un raccourcissement réel qui peut varier de 5 à 6 centimètres.

Des complications plus ou moins graves résultent des lésions vasculaires et nerveuses. La gangrène par thrombose artérielle a été notée même dans certains cas où la réduction avait été obtenue. On a signalé aussi des faits d'atrophie musculaire, d'ulcérations trophiques du pied (Le Dentu), de paralysie des péroniers latéraux, résultant d'une véritable névrite du sciatique poplité externe.

La réduction est souvent obtenue par la simple extension de la jambe avec pression en sens opposé sur le tibia et le fémur. En cas d'échec, la flexion forcée avec refoulement du fémur en avant soit avec le bras, soit avec le genou, peut réussir. Lorsque les tractions deviennent nécessaires, elles seront faites dans l'axe du tibia. Enfin la résection des condyles a été pratiquée dans deux cas de luxation irréductible (Annandale, White), avec des résultats différents : mort dans le premier cas, guérison dans le second.

c. *Luxation en dehors.* — Cette variété est ordinairement *incomplète.* Le déplacement total dans ce sens a été contesté par Malgaigne ; néanmoins il en existe au moins un cas authentique, celui de Hughes, dans lequel la tubérosité interne du tibia reposait sur la partie inférieure du condyle externe du fémur ; il existait en même temps une fracture de la jambe.

Les lésions de la luxation incomplète n'ont pas été vérifiées sur des cas récents. On observe une déchirure complète du ligament latéral interne, une rupture partielle du ligament externe; dans un cas, le ligament croisé antérieur était rompu. Enfin, Notta a observé la déchirure de l'artère poplitée.

Les signes ne laissent aucun doute sur la nature de l'affection ; les saillies osseuses sont reconnues avec la plus grande facilité ; il n'existe pas de raccourcissement; le membre est dans l'extension ou dans la flexion.

La rotule luxée repose par sa face articulaire sur la face externe du condyle externe du fémur.

Cette luxation, abandonnée à elle-même, compromet gravement les fonctions du membre; la réduction amène le prompt retour de l'exercice des mouvements; cette heureuse terminaison peut même être obtenue dans des cas où la luxation est compliquée de plaie.

d. *Luxation en dedans.* — Comme la précédente variété, cette luxation est ordinairement *incomplète.* La luxation complète semble s'accompagner presque toujours de plaie. Les signes sont des plus nets et le diagnostic n'offre aucune difficulté. Dans une luxation complète, l'extrémité inférieure du fémur faisait saillie à travers une rupture des téguments (Malgaigne). Même compliquée de plaie, cette luxation réduite peut guérir avec simplicité (Malgaigne).

e. *Luxations mixtes, en diagonale* (Hamilton). — On en a observé trois variétés : *en avant* et *en dedans, en avant* et *en dehors, en arrière* et *en dehors.*

La luxation *en avant* et *en dedans* pourrait être rangée à côté de la luxation *en avant;* on y retrouve la symptomatologie de cette dernière variété, les mêmes complications, en particulier, la compression ou la rupture de l'artère poplitée même sans qu'il existe un grand déplacement; le pronostic est sérieux.

Les déplacements complexes du tibia *en avant* et *en dehors*, ou *en arrière* et *en dehors*, sont tout à fait rares.

f. *Luxations par rotation.* — Signalées par Malgaigne, ces luxations rares peuvent se produire *en dehors* ou *en dedans*.

Dans la luxation *en dehors*, complète, la jambe, étendue, est tournée en dehors; le bord externe du pied repose sur le lit. La tubérosité interne du tibia est en avant sous la trochlée; l'externe en arrière dans l'échancrure intercondylienne; la tête du péroné fait saillie dans le creux poplité. La rotule est luxée en dehors; Malgaigne a noté dans un cas une fracture concomitante du tibia et du péroné.

On ne cite qu'un seul cas de luxation *par rotation en dedans*. Dans ce fait rapporté par Malgaigne, il existait en même temps un déplacement en arrière; d'où un raccourcissement de 5 à 6 centimètres.

Enfin les auteurs décrivent, au chapitre des luxations du genou, une affection dont l'histoire présente encore des obscurités et désignée sous les divers noms de *subluxation des cartilages semi-lunaires* (Malgaigne), *luxation incomplète du fémur sur les cartilages semi-lunaires* (A. Cooper, etc.).

Les faits désignés par ces appellations semblent variables au point de vue anatomique, mais ils sont caractérisés cliniquement par un ensemble assez constant de symptômes. A l'occasion d'une flexion forcée de la jambe sur la cuisse, ou d'un mouvement de rotation de la jambe en dehors, survient une vive douleur dans le genou, une impuissance fonctionnelle seulement momentanée, car elle cède soit par l'extension spontanée du membre par un violent effort musculaire soit à une simple manœuvre avec la main. La douleur cesse donc facilement ainsi que l'incapacité du membre, mais l'affection a une grande tendance à se reproduire (Le Fort).

Au moment où se produit l'accident, on peut sentir au niveau de la jointure un véritable claquement, et quelquefois même percevoir un déplacement que semble subir le cartilage semi-lunaire interne.

L'étude anatomique de ce singulier état est à peine ébauchée; il semble que la distension violente ou même la rupture des ligaments dans les cas extrêmes rende possible le déplacement des cartilages semi-lunaires. Ces cartilages peuvent même dans ces conditions être le siège de fractures, et le fragment détaché constitue une variété de corps étrangers désignés sous le nom de « cartilages flottants ».

IV

LUXATIONS DE LA ROTULE.

L'histoire de ces luxations est surtout connue depuis le travail de Malgaigne en 1856.

Il en existe quatre variétés : a. *luxations en dehors ;* b. *luxations en dedans ;* c. *luxations verticales* ou *de champ ;* d. *luxations par renversement.*

Il n'y a pas lieu de s'occuper ici des déplacements *en haut* de la rotule, liés à une élongation ou à une rupture du ligament rotulien.

a. *Luxation en dehors.* Elle est de beaucoup la plus fréquente.

Elle se produit tantôt par une cause directe, comme un choc à la partie interne ou antéro-interne de la rotule; tantôt par cause indirecte, telle qu'une torsion de la cuisse en dedans, tandis que le pied est fixé dans la rotation en dehors. Enfin l'action musculaire intervient constamment dans une large mesure, ainsi que nous allons le voir à propos du mécanisme.

Il existe chez certains individus une laxité anormale du tendon rotulien qui fait que cette luxation se produit chez eux à volonté ; la simple flexion de la jambe suffit parfois pour amener ce résultat.

Le rôle de la contraction musculaire a été exagéré par quelques auteurs ; de fait les luxations par cause exclusivement musculaire sont rares. Streubel a montré, par des expériences cadavériques, qu'une condition essentielle de la production de cette luxation est un certain degré de flexion brusque de la jambe avec rotation en dehors. La contraction musculaire ne semble avoir d'autre action que de placer la rotule dans le creux sus-condylien ; dans cette position la rotule ne trouve plus le rebord du condyle pour faire obstacle à son déplacement en dehors.

Dans les luxations par cause directe, le déplacement se produirait aussi à la faveur de l'extension du membre (Voillemier). La rotule, chassée du creux sus-condylien vers la partie externe, c'est-à-dire un peu au-dessus du condyle externe, descend sur la face externe de ce condyle lorsque la contraction du triceps cesse ; elle est surtout fixée dans cette nouvelle position par le rebord élevé du condyle.

D'après Duplay, la luxation pourrait aussi se produire pendant la flexion de la jambe ; la rotule serait repoussée directement en dehors sans intervention en quelque sorte de l'action musculaire.

Anatomie pathologique. — Cette luxation est souvent *incomplète;* toutefois il n'existe qu'une seule autopsie relative à cette variété (Diday) ; le bord externe de la rotule est dirigé en avant par le fait de l'obliquité de la surface articulaire du condyle externe.

Dans la luxation *complète,* au contraire, ce bord externe se porte en arrière et l'interne en avant, la rotule reposant à plat sur le condyle externe. Berger (*Dict. Encyclop.*, art. Rotule), a réuni 6 cas se rapportant à cette variété. Les ligaments internes de la rotule sont déchirés, et parfois aussi les insertions du vaste interne. Dans les cas anciens, on peut observer une néarthrose assez complète; on a vu la tubérosité externe du condyle encroûtée de cartilage ; la rotule est tantôt épaissie, tantôt atrophiée. Le fémur présente parfois une modification dans la forme de son extrémité inférieure ; les deux condyles sont rapprochés, et l'extrémité inférieure de l'os a subi une torsion de dehors en dedans.

Signes. — Le membre est en flexion légère ; le genou est augmenté dans son diamètre transversal. Le condyle interne fait une saillie anormale. La rotule est facilement appréciée dans son déplacement ; son bord externe est en avant dans la luxation incomplète, en arrière dans la luxation complète.

Pronostic. — La réduction est ordinairement facile, mais les récidives sont fréquentes. Les luxations anciennes ne déterminent parfois qu'une gêne peu considérable, sauf pour l'extension complète ; par contre on a vu des cas où les douleurs étaient assez vives pour justifier les tentatives de réduction par la méthode sanglante qui ont été pratiquées.

Traitement. — La simple position permet souvent de réduire la luxation ; on a recours au procédé dit de Valentin. Le triceps est relâché par la flexion du tronc en avant ; la cuisse est fléchie sur le bassin et la jambe étendue ; une légère pression complète la réduction. Dans certains cas où ce procédé a échoué, on a parfois réussi par des manœuvres de flexion brusque suivie d'extension en s'aidant aussi de pressions latérales; enfin, dans un cas de luxation irréductible, Duplay accrocha directement la rotule à travers la peau, à l'aide d'une érigne analogue à la griffe de Malgaigne, et la ramena à sa place normale. Une genouillère solide préviendra un nouveau déplacement.

b. Luxation en dedans. — Elle est beaucoup moins fréquente que la luxation en dehors et son histoire est encore incomplète. Un coup, un choc à la partie externe de l'os, lui donne naissance. La rotule déplacée en dedans occupe vis-à-vis du condyle interne une position analogue à celle qu'elle présente par rapport au condyle externe dans la luxation en dehors. Il faut toutefois noter que la luxation complète serait exceptionnelle, à tel point qu'elle a été niée ou tout au moins mise en doute par Malgaigne.

Dans un cas de luxation incomplète observé par Key, l'aileron externe de la rotule était déchiré et le tendon du vaste externe était le siège d'une rupture partielle.

c. Luxations de champ ou verticales. — Elles peuvent être considérées comme un degré extrême des luxations latérales incomplètes. Les expériences montrent que leur production nécessite une rotation du fémur ou du tibia surajoutée à la contraction du triceps.

La rotule répond au condyle par un de ses bords latéraux, d'où le nom de *demi-rotation* (Miller); le mouvement de rotation peut aller jusqu'au renversement complet; dans l'une comme dans l'autre variété, les attaches supérieure et inférieure de la rotule semblent intactes.

Le membre est ordinairement dans l'extension forcée. La déformation, caractéristique, consiste dans une augmentation du diamètre antéro-postérieur du genou, avec saillie en avant d'un bord tranchant de la rotule; de chaque côté la peau est déprimée, et l'on peut facilement reconnaître la face articulaire de la rotule; si cette facette est tournée en dehors, la luxation est *verticale externe;* si elle regarde en dedans, la luxation est *verticale interne*.

Dans quelques cas, cette luxation s'est réduite d'elle-même; le plus souvent, elle cède à des mouvements de flexion, puis d'extension, aidés d'une pression latérale. Parfois on a dû recourir au chloroforme; enfin, en cas d'irréductibilité, l'ouverture de l'articulation a été pratiquée avec succès (Moreau, Cuynat) pour introduire un élévatoire sous le bord externe de l'os.

d. Luxation par renversement. — Cette luxation, qui n'est autre chose qu'un degré plus avancé de la luxation verticale (Malgaigne), présente deux variétés :

a. La luxation de *dehors en dedans*, dont il n'existe que trois observations sans détails. Dans un cas, le bord interne de la rotule s'appuyait sur le fémur, s'inclinait en dedans par son bord externe, de telle sorte que sa face postérieure regardait en avant et en dehors (Payen).

b. La luxation *de dedans en dehors*, dans laquelle la face postérieure de la rotule regarde au contraire en avant et en dedans; le bord externe reposant sur la partie externe de la poulie, le bord interne faisant saillie en dehors (Castara, Gaulke).

La réduction en général a été obtenue par une pression directe grâce à laquelle on pût voir la rotule se retourner pour se remettre en place.

V

LUXATIONS DE L'EXTRÉMITÉ SUPÉRIEURE DU PÉRONÉ.

On a observé le déplacement de l'extrémité supérieure du péroné dans deux directions : *en avant* et *en arrière*. Quant au déplacement en haut, il n'est possible que grâce à une fracture du tibia.

a. *Luxation en avant.* — Malgaigne en a recueilli trois cas et Hamilton un. Il semble que la contraction énergique des muscles antéro-externes de la jambe joue le rôle capital dans la production de cette lésion. La tête du péroné vient se placer en dehors de la tubérosité antérieure du tibia, près de l'insertion du ligament rotulien. Une déformation assez considérable résulte parfois du changement de direction du péroné ; on note aussi la déviation du tendon du biceps pour gagner la tête du péroné. La réduction a été obtenue dans tous les cas. Malgaigne conseille la flexion de la jambe, ainsi que celle du pied, de manière à relâcher tous les muscles.

b. *Luxation en arrière.* — Plusieurs observations en ont été relatées (Dubreuil, Erichsen, etc.) La tête du péroné est placée en arrière de la tubérosité externe du tibia, et à une certaine distance (2 centimètres à 2 centimètres 1/2) ; on observe souvent une tension considérable du biceps ; il semble d'ailleurs que l'énergique contraction de ce muscle soit la cause du déplacement, du moins pour un bon nombre des cas signalés. La réduction est obtenue en plaçant le membre dans la flexion; mais le maintien de la réduction est parfois très difficile.

VI

LUXATIONS TIBIO-TARSIENNES. — LUXATIONS DU COU-DE-PIED. — LUXATIONS DE L'EXTRÉMITÉ INFÉRIEURE DU TIBIA.

Sans entrer dans les querelles de dénominations qui ont eu lieu au sujet de ces luxations, il faut dire au début de leur étude que l'on déroge aux règles habituelles de la classification en matière de luxation, c'est-à-dire que l'on considère, pour la clarté de la description, les os de la jambe, le tibia en particulier, comme se déplaçant sur l'astragale (Malgaigne, Follin et Duplay, Hamilton); quant aux luxations de l'astragale, elles constituent un groupe spécial qui sera étudié à part.

Les luxations tibio-tarsiennes, encore désignées sous le nom de luxations de l'extrémité inférieure du tibia (Hamilton), sont accompagnées le plus généralement de fracture de l'extrémité des os de la jambe; quelques-unes d'entre elles semblent même n'être qu'une complication de ces fractures.

Divisions. — Le tibia peut se déplacer dans quatre directions sur l'astragale, d'où la division des luxations tibio-tarsiennes en luxations *en dedans*, *en dehors*, *en avant*, *en arrière*.

a. *Luxation en dedans* (luxation du pied en dehors, Boyer). — Une chute sur la plante du pied, avec renversement ou torsion en dehors, est la cause habituelle de cette luxation, qui est la plus fréquente des luxations tibio-tarsiennes.

L'anatomie pathologique démontre l'existence de deux formes : dans l'une, qui devrait être considérée comme une fracture du péroné avec forte déviation du pied, le tibia ne fait pas en dedans une saillie considérable; le péroné est brisé à 5 ou 6 centimètres au-dessus de la malléole, quelquefois plus haut; l'astragale, renversé en dedans, est quelquefois enclavé entre les deux os.

La deuxième forme représente la véritable luxation en dedans de l'extrémité inférieure du tibia. L'astragale, en rotation en dedans, est fortement projeté en dehors ; en dedans, le tibia forme une grosse saillie qui menace la peau ou la perfore (luxation exposée). Tantôt la malléole interne est détachée, tantôt c'est le ligament qui est rompu; parfois, on a vu le détachement de la partie externe de l'extrémité tibiale former un fragment adhérant au ligament péronéo-tibial, et par suite au péroné qui peut être intact.

Les *signes* ressortent de ces notions anatomiques. Le pied est en abduction et présente la déviation qui caractérise le pied valgus. La région du cou-de-pied est très notablement élargie, fait qui résulte de la saillie du tibia d'une part, du déjettement habituel de la malléole externe en dehors, d'autre part. L'examen local révèle en outre l'existence de la fracture du péroné, de l'entorse interne ou de l'arrachement de la malléole tibiale.

La réduction est souvent obtenue par la simple adduction du pied. Toutefois, dans les cas extrêmes, des manœuvres plus compliquées sont nécessaires. Il faut, pour rendre ces manœuvres efficaces, abolir l'influence du triceps sural en plaçant la jambe dans la flexion. Enfin, dans quelques cas, la luxation est irréductible, et la cause fréquente de cette irréductibilité siège dans l'interposition, entre les surfaces du tibia et de l'astragale, du fragment tibial externe dont il a été question. Hamilton cite plusieurs cas dans lesquels l'amputation dut être pratiquée pour des luxations de ce genre ; mais ces faits doivent être considérés comme exceptionnels. La section du tendon d'Achille a, dans un certain nombre de cas, grandement facilité la réduction ; et la résection tibio-tarsienne doit être pratiquée de préférence à l'amputation dans les luxations définitivement irréductibles.

b. *Luxation en dehors* (luxation du pied en dedans, Boyer). — La cause de cette luxation est un mouvement d'adduction avec torsion ou rotation du pied en dehors.

De même que la luxation en dedans, elle est accompagnée d'habitude d'une fracture du péroné, sinon de la rupture des ligaments latéraux externes. L'attitude du pied est celle du varus, c'est-à-dire que la pointe est dirigée en dedans, tandis que le pied lui-même est en rotation en dehors, la plante regardant en dedans. La déviation peut être portée à l'extrême et le bord interne du pied faire un angle droit avec l'axe de la jambe. La malléole externe forme une saillie considérable, au-dessous et en avant de laquelle on peut sentir parfois le relief de la face supérieure de l'astragale. Quant à la malléole interne, elle est, ou bien effacée, ou bien fracturée à sa base.

La réduction est habituellement facile par la simple extension avec renversement du pied en dehors.

c. *Luxation en avant.* — Elle succède à un mouvement d'extension forcée de l'articulation tibio-tarsienne, par exemple dans une chute en arrière, le pied étant fixé par sa partie antérieure.

Elle est le plus souvent *incomplète;* rarement le tibia perd totalement ses rapports avec l'astragale. Dans les cas où ce fait se produit (luxation complète), la malléole interne se met au niveau du premier cunéiforme, à égale distance du talon et de l'extrémité antérieure du gros orteil (Malgaigne). Généralement le péroné est fracturé, le ligament latéral interne rompu, plus rarement la malléole tibiale brisée; plus rarement encore on observe le détachement du bord postérieur de la surface articulaire du tibia.

Contrairement à ce que nous venons de dire dans les luxations latérales, il n'existe pas ici de déviation notable du pied, qui reste soit à angle droit sur la jambe, soit en équinisme léger.

La déformation consiste dans un raccourcissement de la face dorsale du pied; le talon est au contraire allongé. A la partie antérieure, le tibia est saillant, les tendons extenseurs forment au-devant de lui une corde rigide; en arrière, le tendon d'Achille présente une courbure exagérée à concavité postérieure; d'autres signes, indiquant des fractures ou des arrachements ligamenteux du côté des os de la jambe, peuvent être constatés.

Une simple traction exercée sur le pied amène parfois la réduction; mais le maintien des surfaces nécessite l'emploi d'un appareil, l'appareil plâtré de préférence. Pour assurer plus complètement le maintien de la réduction, on a parfois recours à la section du tendon d'Achille.

d. *Luxation en arrière.* — Cette luxation est rare; Malgaigne n'a pu en recueillir que cinq observations. Elle est le résultat d'une flexion forcée du pied. Son existence sans fracture des os de la jambe est parfaitement démontrée (Huguier), et le fait s'explique par la conformation de la mortaise tibiale.

Comme la précédente, la luxation en arrière est le plus souvent incomplète; le tibia repose sur la face supérieure du calcanéum, mais n'arrive jamais, dans son mouvement en arrière, jusqu'à repousser le tendon d'Achille.

Un allongement du dos du pied de trois centimètres et quelquefois plus, l'effacement du talon ; une saillie lisse, en avant du tibia, qui n'est autre que la face supérieure de l'astragale, tels sont les signes principaux de cette luxation; il faut y joindre cette autre particularité que les malléoles, par le fait de leur transport en arrière, se sont rapprochées de la plante du pied.

La réduction est assez facilement obtenue.

e. *Luxations exposées.* — Les luxations du cou-de-pied fournissent environ la moitié des cas des luxations exposées des os longs.

Le pronostic de ces luxations, considéré autrefois comme d'une excessive gravité, a été très amélioré dans ces dernières années. A l'amputation que l'on jugeait comme le seul remède, on a substitué soit la réduction, soit la résection immédiate.

La réduction, bien qu'impossible dans la moitié des cas environ (Poinsot), ne donne lieu que bien rarement aujourd'hui aux graves accidents qui lui étaient imputés, et il est tout à fait impossible d'accepter comme pratique générale la doctrine soutenue par Hamilton, à savoir que la résection immédiate est supérieure à la réduction.

La réduction doit être recherchée lorsqu'elle n'entraîne pas de manœuvres excessives, et que les désordres locaux et l'état général des blessés n'indiquent l'imminence d'aucune grave complication; au cas contraire, on se décidera soit pour la résection immédiate, soit pour l'amputation.

La résection tibio-tarsienne, dont les résultats définitifs sont constamment très satisfaisants (Poinsot), a cependant l'inconvénient de laisser dans beaucoup de cas à sa suite une déviation du pied en dehors. Pour remédier à cette déviation on a conseillé (Lisfranc, Verneuil) la section des tendons péroniers et jambiers. Une pratique plus généralement suivie à l'heure actuelle consiste à conserver la malléole externe comme soutien du pied, en sectionnant le péroné au niveau du col (Polaillon).

VII

LUXATIONS DE L'ASTRAGALE.

Broca, dans son mémoire de 1860 (*Soc. de chir.*), a fait la lumière sur cette question fort obscure jusqu'alors. La classification qui sert de base à la description actuelle de ces luxations, admise par Malgaigne, Follin et Duplay, Hamilton, reconnaît l'existence de deux groupes de luxations de l'astragale. Dans le premier, l'astragale conservant ses rapports avec la jambe est sorti de sa cavité de réception calcanéo-scaphoïdienne; dans le second, l'astragale a perdu tous ses rapports avec les os qui l'emboîtent. Les dénominations de luxations *sous-astragaliennes* et de *luxations doubles ou d'énucléation de l'astragale* ont été données à ces deux groupes de luxations.

1° LUXATIONS SOUS-ASTRAGALIENNES (BROCA).

L'astragale peut se déplacer sur le calcanéum dans quatre directions : en *avant*, en *arrière*, en *dedans*, en *dehors*; d'où l'existence de quatre variétés de luxations. On peut observer en outre des déplacements mixtes, en *avant* et en *dehors*, spécialement.

a. *Luxation en avant.* — Cette luxation, dont on possède deux observations, se produit dans une chute sur le pied dans l'extension et l'abduction.

La tête de l'astragale est sentie au-dessus du scaphoïde et du premier cunéiforme. Le pied, dans un certain degré de valgus, est aussi dans l'extension. Le talon est allongé.

Dans un cas cité par Malgaigne, la réduction n'avait pû être obtenue. On pourrait dans le cas où la traction sur le pied serait insuffisante, s'aider de la section du tendon d'Achille.

b. *Luxation en arrière.* — Il n'existe qu'une seule observation de cette variété; elle est due à Parise. Le diagnostic ne fut fait que très tardivement. Plusieurs mois après l'accident, le pied était fléchi à angle droit et appuyait sur le talon dans la marche qui était fort pénible. Les os de la jambe étaient portés en arrière, la malléole interne touchant presque le tendon d'Achille; au-devant de l'astragale existait une dépression profonde.

c. *Luxation en dedans.* — C'est la plus fréquente des luxations sous-astragaliennes. Elle succède ordinairement à une chute d'un lieu élevé, le pied se trouvant en abduction marquée.

La rupture du fort ligament calcanéo-scaphoïdien inférieur et du ligament astragalo-scaphoïdien moins résistant permet l'échappement en dedans de la tête de l'astragale qui se place à la face interne du scaphoïde. La facette inférieure de l'astragale abandonne aussi ses rapports avec le calcanéum, mais incomplètement. Le crochet postérieur de l'astragale viendrait se loger dans la rainure calcanéenne; cet accrochement serait la cause la plus habituelle de l'irréductibilité (Dupuytren, Nélaton).

Cette luxation s'accompagne très-fréquemment de rupture de la peau; le péroné est fracturé soit à la base de la malléole, soit un peu au-dessus.

Le pied est en abduction, sans rotation; l'axe de la jambe dévié se dirige à la fois plus en avant et plus en dedans. A la partie externe existe un creux au-dessus du calcanéum. En dedans existe une énorme saillie dans laquelle on distingue deux parties, la malléole interne, puis au-dessous et en avant la tête de l'astragale, beaucoup plus saillante.

La réduction nécessite souvent des tractions énergiques; elle ne peut être obtenue dans un certain nombre de cas, surtout lorsque la luxation est compliquée de plaie.

d. *Luxation en dehors.* — Une chute sur le pied en adduction est la cause habituelle de cette luxation.

Le pied offre la déviation du varus. La tête de l'astragale répond à la partie antérieure de la malléole externe, au niveau du cuboïde, ou même à la tête du cinquième métatarsien (Malgaigne). La malléole interne, effacée, laisse sentir au-dessous d'elle la saillie de la face interne du calcanéum.

La fracture des malléoles est peu fréquente dans cette variété de luxation. La réduction rencontre souvent de grandes difficultés. L'irréductibilité tiendrait bien plus à la présence et à la tension des tendons extenseurs qu'à l'accrochement de l'onglet ou crochet astragalien dans la rainure calcanéenne (Guérin).

Pronostic. — Envisagées d'une manière générale, les luxations sous-astragaliennes présentent une certaine gravité, soit que l'on considère leur fréquente irréductibilité, soit que l'on ait en vue les accidents secondaires auxquels elles donnent lieu et que l'intervention est loin de toujours conjurer. Sur 23 cas (Poinsot), on a en effet noté 10 insuccès, parmi lesquels 5 morts.

La réduction elle-même de la luxation ne garantit pas le succès définitif.

L'expectation, dans les luxations irréductibles, a donné de mauvais résultats, et la plupart des morts seraient attribuables à cette méthode (Poinsot); l'extirpation immédiate de l'astragale serait bien supérieure à l'expectation, si l'on en juge par les résultats qu'elle donne dans les luxations doubles de l'astragale.

Traitement. — La conduite à tenir en face des luxations sous-astragaliennes paraît donc relativement simple : tenter la réduction ; si elle échoue, recourir à l'extirpation immédiate, pratique indiscutable lorsqu'il y a plaie, probablement aussi la meilleure à suivre dans les cas de luxations non exposées irréductibles.

D'une manière générale, la réduction est obtenue à l'aide de la traction exercée sur le pied en se servant de moufles, s'il est nécessaire, puis en donnant à l'astragale une impulsion dans le sens opposé à son déplacement. Dans les luxations en avant, Malgaigne conseille une simple impulsion.

2° LUXATIONS DOUBLES (MALGAIGNE); LUXATIONS TOTALES ; ÉNUCLÉATION DE L'ASTRAGALE.

Elles consistent dans le déplacement simultané des trois articulations astragaliennes.

Plus fréquentes que les luxations sous-astragaliennes, ces luxations présentent diverses variétés qui, en raison de la direction et de la nature du déplacement, portent les noms de luxations : *en avant, en arrière, en dedans, en dehors; par rotation, par renversement.*

Les causes qui donnent naissance à ces variétés de luxations ne présentent rien de bien spécial. Ce sont les mêmes que celles qui produisent les luxations tibio-tarsiennes et les sous-astragaliennes ; c'est ainsi que des chutes sur la plante du pied, le pied en abduction, adduction, extension, flexion, pourront déterminer la production de luxations: en dedans, en dehors, en avant, en arrière. Parfois une simple torsion du pied produit le même résultat.

a. *Luxation en avant.* — Très rarement directe, cette luxation est le plus souvent en avant et en dehors, quelquefois en avant et en dedans.

Dans la luxation *en avant* et *en dehors* le pied est renversé en dedans; le tibia repose sur le calcanéum, les malléoles sont rapprochées de la plante du pied. En avant et en dehors, on trouve la saillie de l'astragale, dont on reconnaît le col et la poulie dirigés en avant et en dehors.

La luxation *en avant* et *en dedans*, plus rare que la précédente, est caractérisée par une déviation du pied inverse de la précédente.

Le signe capital, le seul capable de différencier cette luxation de a luxation sous-astragalienne dans le même sens, consiste dans la direction de l'astragale suivant presque la même ligne que le tibia, fait qui ne peut exister sans que le tibia ait quitté ses rapports avec l'astragale (Malgaigne). Enfin, cette luxation est constamment compliquée de plaie.

b. *Luxation en arrière.* — L'astragale, déplacé en arrière, refoule le tendon d'Achille; on en sent la saillie entre ce tendon et le tibia; il en résulte un allongement du talon; en avant du tibia existe une dépression profonde.

La luxation en arrière peut être aussi en dedans ou en dehors, suivant que l'astragale se rapproche de la partie postérieure de la malléole interne ou de la malléole externe.

c. *Luxation en dedans.* — Elle est plus fréquente que les précédentes. Le pied est en abduction; la saillie de la poulie astragalienne est perçue sous la malléole interne et en dedans d'elle, menaçant ou ulcérant la peau; sous la malléole externe existe une dépression considérable.

d. *Luxation en dehors.* — Dans cette luxation, qui s'accompagne presque toujours de plaie, le pied est en adduction forcée et les signes sont rendus évidents par l'existence de la plaie.

Peut-être faut-il ranger dans cette variété le cas curieux et unique de Hammersly, dans lequel l'astragale s'était complètement énucléé et détaché au point de tomber sur le sol; il existait une large plaie à la partie externe du cou-de-pied.

e. *Luxation par rotation.* — La poulie astragalienne regarde tout à fait en dedans, quelquefois même un peu en bas, c'est-à-dire que cet os décrit un mouvement de rotation d'un quart de cercle et même plus. Cette luxation a été méconnue dans les cas où il n'y avait pas de plaie.

f. *Luxation par renversement.* — La rotation est totale; la face inférieure de l'astragale est en rapport avec le tibia, l'os est renversé sens dessus dessous. Chose remarquable, il n'y a ni fracture, ni plaie.

La luxation par renversement a été confondue constamment avec la luxation simple. Cependant, si l'on se rappelle que les saillies qui limitent la facette astragalienne postérieure et que l'on prend pour les rebords de la poulie, sont à 3 ou 4 centimètres en arrière du col de l'astragale, tandis que les bords de la poulie en sont très rapprochés (1 centimètre à 1 centimètre 1/2), on trouve en ce signe un moyen sérieux de diagnostic (Delorme). De plus, on pourrait sentir le méplat de la face inférieure de l'astragale.

Quoi qu'il en soit, le pronostic de cette luxation est fâcheux; elle n'est presque jamais réduite.

Pronostic. — Le pronostic des luxations doubles de l'astragale est toujours sérieux, soit qu'il s'agisse de luxations simples dans lesquelles la réduction est très loin d'être la règle, soit que l'on se trouve en face de luxations compliquées de plaie, auquel cas l'urgence d'une intervention immédiate s'impose le plus souvent.

Même dans les luxations simples, non exposées, la réduction est loin d'être la règle. Toutefois, si l'on consulte la seule statistique de Poinsot qui donne une proportion de 61,2 0/0 de succès, on voit que l'irréductibilité est beaucoup moins fréquente que ne le faisaient penser les statistiques de Broca et de Dubreuil. Cependant, l'irréductibilité est presque constante dans les luxations en arrière (Poinsot).

Les luxations non réduites n'entraînent pas toujours une impotence complète, lorsqu'il s'agit de luxations en arrière; dans les autres variétés, on est assez souvent obligé de recourir à une extraction consécutive de l'astragale, parfois même à l'amputation.

Traitement. — a. *Luxations sans plaies.* — Nous venons de voir que la réduction était obtenue dans la moitié des cas environ. L'usage du chloroforme et la ténotomie sont des adjuvants dont on a tiré parti dans un certain nombre de cas.

Mais en présence des luxations irréductibles, quelle est la conduite à tenir? L'abstention, l'extirpation immédiate, l'extirpation secondaire ont trouvé des partisans.

L'abstention n'est justifiée que dans les luxations en arrière qui n'entraîneraient souvent qu'une minime impotence; elle ne l'est plus lorsqu'il s'agit d'une des autres variétés de luxation. La plupart des auteurs se sont ralliés à l'extirpation *secondaire* de l'astragale; la statistique semble leur donner raison; mais, ainsi que le fait remarquer Poinsot qui penche vers l'extirpation immédiate, si l'extirpation secondaire prend à sa charge les morts qui surviennent entre le moment de l'accident et celui de l'intervention, cette pratique se présente sous un aspect bien moins favorable : « l'extraction consécutive peut être une ressource, elle ne doit jamais être un but ».

b. *Luxations compliquées de plaie.* — La réductibilité de ces luxations est l'exception, puisque Broca, sur 63 cas, ne l'a notée que 9 fois. L'irréductibilité étant constatée, il faut avoir recours à l'extirpation *immédiate* de l'astragale. Ce genre d'intervention, dont le succès est lié à diverses conditions, donne une statistique de 72 0/0 de guérisons (Poinsot).

Outre ces considérations générales, il convient de signaler les particularités qui ont trait à la réduction des diverses variétés de luxations.

La luxation directe en avant est réduite par une traction sur le pied, exercée au besoin à l'aide de moufles ; pendant cette manœuvre la jambe est fléchie ; les orteils sont abaissés ; enfin, quelques mouvements de latéralité peuvent aider la réduction.

Les luxations obliques doivent être ramenées à l'état de luxations directes avant toute manœuvre de traction et de tentative finale de réduction.

Il en est de même des luxations latérales ; mais, pour obtenir cette transformation, il faut exercer une traction en maintenant le pied en adduction si la luxation est en dehors, en abduction si elle est en dedans.

Pour la luxation en arrière, Blatin a réussi dans un cas, en attirant en bas le calcanéum, dégagement qui permit la propulsion de l'astragale en avant, le pied étant tenu en flexion forcée.

Les manœuvres dirigées contre les luxations par rotation et surtout par renversement ont échoué d'une manière presque constante.

VIII

LUXATIONS DES AUTRES OS DU PIED.

1° *Luxation du calcanéum.* — La plupart des faits décrits sous ce nom sont en réalité des cas de luxation sous-astragalienne ; on n'en cite que deux cas, dus à Jourdan, de Marseille. Dans le premier, le calcanéum était luxé en dehors et en haut ; la face supérieure était sentie sous la malléole externe enfoncée; la grande apophyse de cet os séparée du cuboïde reposait sur celui-ci; l'astragale conservait ses rapports avec le tibia et le scaphoïde. Dans le second cas, le déplacement était plus complexe, en ce sens que le cuboïde était aussi luxé en dehors.

2° *Luxations médio-tarsiennes.* — Plusieurs faits ont été signalés par Liston, A. Cooper, et plus récemment par Thomas (de Tours) et B. Anger. Dans la plupart, il s'agit de luxations en *haut* et en *arrière :* il existe un raccourcissement variable du pied, de 12 millim. dans le cas de Liston; la déformation est à peu près celle du pied bot varus. Dans le cas d'A. Cooper, la déviation de l'avant-pied en dedans était très accentuée. Le déplacement peut aussi se faire dans un sens opposé, c'est-à-dire en arrière et en bas : c'est ainsi que Thomas, dans un fait suivi d'autopsie, a constaté une luxation incomplète en arrière et en bas du scaphoïde et du cuboïde sur l'arrière-pied; il existait, en outre, une fracture du scaphoïde; tous les ligaments de l'articulation médio-tarsienne étaient déchirés, à l'exception du calcanéo-cuboïdien inférieur. B. Anger a cité un cas analogue au précédent dans lequel il existait une fracture de la partie antérieure du scaphoïde.

3° *Luxation du cuboïde.* — Il est bon d'attendre de nouveaux faits pour en tracer l'histoire; car le seul exemple de Piédagnel est insuffisant.

4° *Luxation du scaphoïde.* — Le déplacement isolé de cet os est très rare : Garlaud (de Liverpool) a cependant cité un fait dans lequel le scaphoïde détaché de ses liens avec les cunéiformes était luxé en haut. On a vu aussi le scaphoïde séparé de l'astragale et des cunéiformes; mais presque toujours il s'agit d'un déplacement de plusieurs os, à la suite de chutes ou d'écrasement du pied. C'est ainsi que le scaphoïde accompagne l'astragale dans sa luxation : dans un cas cité par Barnett, le scaphoïde était luxé en haut et en dehors, l'astragale était déplacé dans le même sens; dans un autre cas, dû à Rizzoli, le scaphoïde était luxé en dedans et en haut en même temps que l'astragale.

5° *Luxations des cunéiformes.* — Le plus souvent c'est le premier cunéiforme qui est intéressé; le déplacement se fait en dedans et en haut par l'action du tibial antérieur. Cette luxation non réduite ne détermine souvent qu'une gêne minime (Cooper, Hamilton).

Parfois le premier métatarsien suit le déplacement du premier cunéiforme (Robert Smith, Dupuytren, Bryant).

Le deuxième cunéiforme a été vu dans deux cas luxé isolément en *haut* (W. H. Folker, B. Anger). Key a signalé le déplacement simultané dans le même sens du deuxième et du troisième cunéiforme. Enfin, dans un cas de Bertherand, les trois cunéiformes étaient luxés avec les métatarsiens correspondants.

6° *Luxations des métatarsiens.* — Malgaigne en a cité un certain nombre d'observations ; la lésion se produit à la suite d'une pression violente, d'une chute, le pied étant fixé par sa partie antérieure ; la luxation est tantôt isolée, tantôt plusieurs os sont déplacés simultanément.

Les deux derniers métatarsiens sont le plus souvent atteints; on a signalé, depuis South, plusieurs cas où le déplacement s'est fait en haut et en arrière sur la face supérieure du cuboïde. Liston a vu le premier métatarsien luxé en haut; Monteggia les deuxième, troisième et quatrième déplacés ensemble; Brault le deuxième; enfin le métatarse en entier peut se déplacer, le plus souvent en *haut* et en *arrière:* il y a raccourcissement du pied; la voûte plantaire est remplacée par une convexité. Le déplacement peut se faire aussi soit en dedans, soit en dehors. La réduction est ordinairement facile.

7° *Luxations des phalanges des orteils.* — Un choc direct sur l'extrémité des orteils, dans l'équitation en particulier, leur donne le plus souvent naissance. Le déplacement s'opère ordinairement *en arrière* et légèrement *en dehors*. Souvent ces luxations s'accompagnent de plaie. L'orteil luxé se trouve renversé soit à angle droit sur le métatarsien, soit dans son axe; il n'existe entre eux qu'un léger chevauchement. La luxation du gros orteil donne lieu pour sa réduction à des difficultés non sans analogie avec ce qui se passe dans la luxation du pouce.

Dans la luxation des quatre derniers orteils, lorsque la traction simple échoue, on pourra réussir en exagérant le renversement de la phalange, comme pour certaines luxations des doigts.

Enfin dans quelques cas graves de luxations exposées, il y aurait nécessité de pratiquer la résection ou même l'amputation de l'orteil.

CHAPITRE TROISIÈME

AFFECTIONS SPÉCIALES AU MEMBRE INFÉRIEUR

I

COXALGIE. — TUMEUR BLANCHE DE L'ARTICULATION COXO-FÉMORALE.

Il faut entendre sous ce nom l'affection tuberculeuse de la hanche, et distraire résolument de ce groupe bien défini tant par la clinique que par l'anatomie pathologique l'arthrite rhumatismale et la contracture hystérique des muscles de la hanche décrite par Brodie et désignée du nom de *coxalgie hystérique.*

Cette affection d'abord décrite pour la première fois, sous le nom de *coxalgie,* par Wist (1809), puis sous celui de *luxation symptomatique* (Dupuytren), d'*affection scrofuleuse de la hanche* (Brodie), de *luxation spontanée* (Boyer), de *fémoro-coxalgie* (Larrey), a été l'objet de très nombreux travaux. Nous ne pouvons que citer ici les recherches expérimentales de Parise (1842, *Arch. gén. de médec.*), le mémoire de Bonnet (1843, *Journal de Malgaigne*), la thèse d'agrégation de Maisonneuve (1844), le traité de Crocq (1853), la thèse de Gibert (1859), celle de Labbé (*Agrég.* 1863), le mémoire de Martin et Collineau (1865), celui de Verneuil (*Soc. de chirurgie*, 1865), les travaux de Le Fort sur la résection de la hanche (Acad. méd. 1861), et plus récemment la communication de Cazin (Acad. médec. 1881) et les thèses de Simonneaux (1883, et Dhourdin, 1884). La bibliographie est très complètement faite dans les deux dictionnaires (Valette, Mathieu et Straus).

Étiologie. — La coxalgie est une affection de l'enfance; son maximum de fréquence semble être de cinq à dix ou douze ans; néanmoins on l'observe parfois un peu plus tôt, comme beaucoup plus tard, à vingt ou trente ans. Les petites filles sont peut-être un peu plus fréquemment atteintes que les garçons. La misère physiologique, résultat de divers facteurs, nourriture insuffisante, séjour dans une habitation humide, froide, malsaine, est une condition pathogénique importante; elle explique la fréquence de la coxalgie chez les enfants pauvres; mais cette affection est très loin d'être rare dans la classe aisée et riche. On trouve souvent alors que les parents sont âgés, scrofuleux ou tuberculeux; parfois cependant rien de semblable n'est observé.

Certaines maladies générales, telles que les fièvres éruptives, la scarlatine, la rougeole, ont été l'occasion du développement de la coxalgie; il est possible d'admettre que, dans quelques cas, ces affections n'ont eu d'autre résultat que de révéler la coxalgie déjà existante en donnant aux symptômes une plus grande intensité. On a attribué au traumatisme une certaine part dans la production de la coxalgie; il est difficile d'accepter que le traumatisme puisse par lui-même créer une manifestation tuberculeuse en un point quelconque, à la hanche comme ailleurs, à moins qu'il n'intervienne chez un individu déjà porteur d'un foyer tuberculeux en un lieu quelconque de l'économie; comme nous venons de le dire pour les fièvres, l'action du traumatisme peut être de révéler l'affection déjà née, mais restée jusque-là plus ou moins latente.

Anatomie pathologique. — Les lésions de la coxalgie ont été récemment très minutieusement étudiées par Lannelongue.

Au début de l'affection, la région de la hanche ne présente aucune altération; plus tard, lorsqu'il existe des abcès, la peau peut présenter des orifices fistuleux en des points variés. Le tissu cellulaire est plus ou moins épaissi et sclérosé, parfois envahi par des fongosités tuberculeuses ou des abcès. La capsule et la synoviale, peu altérées au début, finissent par être envahies et détruites par les fongosités. Les cartilages, d'abord simplement érodés, subissent des altérations successives qui aboutissent à leur destruction et à leur disparition. Les lésions osseuses méritent surtout d'être étudiées. On admet généralement aujourd'hui qu'elles sont les premières en date, et il n'y aurait plus guère lieu d'admettre le début des lésions dans la synoviale. La tuberculose primitive de la synoviale ne semble guère exister que dans certaines formes de poussées aiguës de granulations tuberculeuses, surtout observées au genou. Du côté du fémur, on peut trouver tout à fait au début, comme l'a vu Lannelongue, un foyer tuberculeux dans la tête fémorale, immédiatement sous le cartilage d'encroûtement, et de ce foyer partent des fongosités qui détruisent le cartilage et pénètrent dans la cavité articulaire ; tantôt les foyers peuvent naître dans le col ou près du cartilage dia-épiphysaire. Dans la suite l'articulation serait envahie comme dans le premier cas ; puis la tête fémorale subit des modifications dans son volume et sa nutrition ; elle s'ulcère, se rapetisse et, dans certains cas, finit par disparaître. Parfois aussi, ainsi que Lannelongue l'a montré, le col, complètement séparé de la tête qui reste dans la cavité et de l'extrémité supérieure du fémur, forme un gros séquestre. Plus rarement enfin la destruction porte aussi sur le grand trochanter.

La cavité cotyloïde, qui, d'après quelques auteurs, serait atteinte primitivement plus souvent que le fémur, est agrandie en haut et en arrière, c'est-à-dire dans les points où presse la tête fémorale ; les ulcérations progressives qui donnent lieu à cet agrandissement de la cavité cotyloïde correspondent aux ulcérations de la tête fémorale d'une manière tellement nette que Lannelongue a été amené à faire jouer à cette ulcération compressive le rôle capital dans la destruction de la cavité cotyloïde, et par suite dans les phénomènes graves de la coxalgie. La destruction de la cavité cotyloïde du côté du bassin donne lieu parfois à la perforation et au passage de la tête fémorale dans la cavité pelvienne, lorsqu'elle est restée relativement saine.

Cazin après Portal, Boyer, Erichsen, a tendance à croire que dans bon nombre de cas, l'affection débute par la cavité cotyloïde et même à la face interne de l'os du côté du bassin, où le toucher rectal pourrait faire reconnaître de bonne heure les lésions et révéler de l'empâtement ou de la fluctuation (*thèse de* Dhourdin).

Les abcès se montrent fréquemment dans la coxalgie et affectent des sièges divers. Le plus souvent ils sont *cruraux externes* (Lannelongue) et restent limités à la loge externe des muscles supérieurs de la cuisse ; plus rarement ils suivent la gaîne des vaisseaux fémoraux ou bien encore ils sont en rapport avec la région interne de la cuisse, au voisinage du petit trochanter. Lorsque les altérations prédominent en arrière du cotyle, on observe des abcès fessiers. Enfin les abcès pelviens et iliaques, plus rares, se montrent ordinairement quand les lésions osseuses débutent par le fond de la cavité cotyloïde, perforée ou non. Il peut aussi se développer dans le bassin des abcès de voisinage sans communication avec la jointure, ou des collections purulentes intra-articulaires peuvent pénétrer dans la fosse iliaque après avoir rompu la capsule. Certains abcès iliaques pourraient être dus à la suppuration des ganglions tuberculeux de la région. Tous ces abcès, fémoraux, fessiers, iliaques, pelviens, peuvent être en communication avec l'articulation qui dans ces conditions est le plus souvent transformée en une cavité remplie de pus grumeux, le débris de cartilage ou de petits séquestres ; ou bien au contraire ils en sont indépendants, auquel cas les phénomènes morbides peuvent être surtout périphériques, l'articulation elle-même restant peu altérée.

Comme altérations de voisinage, il faut signaler l'atrophie musculaire rapide qui se fait d'une manière précoce non seulement à la région de la hanche, mais dans tous les muscles du membre ; une sorte de sclérose de la peau, dans certains cas avec production exagérée de poils sur le membre et particulièrement à la région externe de la cuisse, et aussi une friabilité par dégénérescence graisseuse du fémur à une certaine distance du foyer morbide articulaire (Poulet). Ce dernier auteur a examiné les filets nerveux qui siègent dans la région de la hanche ; il les a trouvés atteints d'une névrite scléreuse, et il attribue à cette cause, bien plus qu'à l'immobilité prolongée à laquelle on soumet les coxalgiques, les troubles trophiques en question.

D'autres manifestations tuberculeuses peuvent coexister, dans les viscères surtout, à une période avancée de l'affection, dans les poumons, les méninges, les reins, etc.

Symptômes. 1° *Période de début.* — L'affection se manifeste au *début*, soit par de la douleur, soit beaucoup plus souvent par une gène de la marche, une claudication. Quoi qu'il en soit du mode de début, les phénomènes sont tout d'abord intermittents ; ils se montrent de temps à autre, à l'occasion d'une marche, d'un jeu un peu plus prolongé, puis ils disparaissent quelquefois pendant des mois. La douleur affecte des sièges variables ; parfois elle se montre tout d'abord au genou, ou bien à la cuisse, parfois enfin elle siège à la hanche. On a donné différentes théories de la douleur à distance. Aucune d'elles ne rend compte du fait ; peut-être vaudrait-il mieux invoquer les altérations des nerfs de la région trouvées par Poulet, et rattacher ces douleurs à une névrite.

A cette période de début, alors que les douleurs sont localisées à la hanche en des points spéciaux, comme nous le verrons dans un instant, le diagnostic de l'affection est délicat, difficile. On pense souvent soit à du rhumatisme, soit à des phénomènes de croissance, soit même, quand le membre est atteint d'une atrophie précoce, à une paralysie infantile.

Cazin conseille aux diverses périodes de la coxalgie de pratiquer le *toucher rectal* et d'examiner ainsi la région interne de l'acétabulum : cette exploration pourra, au début de l'affection, révéler de la douleur et de l'empâtement alors que les autres signes font défaut du côté de la jointure; plus tard, indiquer la présence d'abcès, la perforation du cotyle, etc., et donner des indications précieuses sur l'état des parties et la détermination opératoire.

2° *Période d'attitudes vicieuses.* — Mais bientôt les symptômes s'accusent, un fait important, presque caractéristique, se produit; la cuisse se fléchit sur le bassin, le membre se place dans l'abduction et la rotation en dehors. Or, examiné dans cette attitude, que le malade soit debout ou couché dans son lit, le membre paraît *allongé*, et l'on dit qu'il y a *allongement apparent.* Ce phénomène tient à ce que le bassin est fortement incliné du côté malade. De plus, phénomène corrélatif à la flexion de la cuisse, la région lombaire du côté malade présente une cambrure exagérée (ensellure lombaire). On a cherché de nombreuses explications à cette attitude vicieuse : l'hydropisie articulaire, le gonflement des parties molles intra-articulaires, l'inclinaison du bassin ont été successivement indiqués; mais ce ne sont que des hypothèses qui n'expliquent rien. Lannelongue pense que la rotation en dehors, l'abduction tiennent à la prédominance d'action des rotateurs externes de la cuisse.

A cette période caractérisée, les signes fonctionnels sont devenus très évidents. La douleur existe d'une manière à peu près constante; elle occupe trois points d'élection : à la partie antérieure de l'articulation, en dehors de l'artère; en arrière du trochanter, et fréquemment en dedans du droit interne, vers le petit trochanter; tous les mouvements de la jointure sont empêchés par la contracture, et notamment le mouvement d'abduction, phénomène qui existe parfois dès le début de la coxalgie et dont l'importance est très grande pour le diagnostic, ainsi que l'a montré Verneuil.

Traitée à cette période et dans les cas où les lésions osseuses et articulaires sont peu étendues, la guérison peut être obtenue dans de très bonnes conditions ; il n'est même pas impossible que l'articulation récupère tous ses mouvements, mais il faut reconnaître que c'est un fait très-exceptionnel. Il faut en effet se méfier des guérisons qu'on croit avoir obtenues après une immobilisation de six, huit ou dix mois ; ce sont la plupart du temps de fausses guérisons ; des rechutes se montrent, beaucoup plus graves que la première atteinte. Le plus ordinairement, la guérison survient avec ankylose et raccourcissement de 2 à 3 centimètres dans les meilleurs cas, de 4 à 6 dans les moins favorables.

L'affection peut donc guérir sans avoir traversé toutes les phases des attitudes vicieuses ; il n'est cependant pas rare de voir succéder à l'attitude que nous venons d'étudier une déviation du membre en sens inverse, c'est-à-dire une rotation *en dedans* avec *adduction*, la flexion existant comme dans le premier cas et, ordinairement même, étant plus prononcée. Avec cette attitude, on constate une *élévation* de l'épine iliaque antérieure et supérieure ; le bassin est en même temps porté plus en arrière que du côté sain. Il est clair que le membre semble *raccourci*, puisque la cuisse est fléchie et le bassin élevé ; mais ce raccourcissement n'est que le résultat de l'attitude vicieuse, ce n'est pas un raccourcissement *réel* : le raccourcissement réel n'existe que lorsqu'il y a ankylose ou bien lorsque, par la progression des lésions, la cavité cotyloïde agrandie facilite le chevauchement de la tête fémorale en arrière.

De même que pour la rotation externe et l'abduction, on a cherché diverses causes à la rotation interne avec adduction ; les auteurs ont surtout insisté sur la position que prennent les malades en se couchant sur le côté sain (Bonnet, Valette). Bien plus acceptable est l'opinion de Lannelongue, qui attribue la rotation interne et l'adduction surtout à la position de la tête fémorale, au chevauchement de cette dernière dans la cavité cotyloïde agrandie ; et, de fait, l'adduction et la rotation en dedans ne s'observent guère que dans les coxalgies graves qui ont longuement duré, c'est-à-dire dans lesquelles on doit soupçonner des altérations osseuses étendues.

Arrivée à cette période, la coxalgie guérit dans de moins bonnes conditions ; grâce à un traitement bien dirigé, l'ankylose peut être obtenue dans une bonne attitude ; mais souvent il sera bien difficile d'éviter la flexion, qui pourra s'accentuer encore après la guérison Dans tous les cas il faut compter sur un raccourcissement de 4, 5, 6 centimètres produit à la fois par la destruction de la tête fémorale, l'éculement de la cavité cotyloïde, la soudure prématurée du cartilage juxta-épiphysaire de l'extrémité supérieure du fémur et l'atrophie qui porte sur tous les segments du membre (cuisse, jambe, pied). Parfois encore la guérison s'effectue dans des conditions bien plus défavorables ; la flexion est très prononcée ainsi que la rotation interne et l'adduction ; la cuisse malade peut arriver à croiser la cuisse du côté sain. D'autres fois, il se fait une fausse articulation entre le reste de l'extrémité supérieure du fémur et la partie la plus reculée de la cavité cotyloïde agrandie, et dans cette pseudarthrose il peut persister des mouvements plus ou moins étendus.

Dans un grand nombre de cas, l'évolution de la coxalgie s'accompagne de la production d'*abcès*, variables comme époque d'apparition et pouvant occuper les divers points que nous avons énumérés dans l'étude des lésions. Tantôt ils apparaissent dès le début de l'affection, tantôt ils se produisent tardivement dans des coxalgies qui semblent guéries ; dans l'un et l'autre cas ils sont liés à des altérations osseuses extérieures à l'articulation ; le plus souvent on les voit se développer pendant la période moyenne de l'affection ou période de destruction des parties articulaires. Ces abcès symptomatiques, qu'ils communiquent ou non avec l'articulation, aggravent le pronostic de l'affection. La gravité se tire surtout de la grande étendue des collections et de la difficulté de les aborder, dans les cas, par exemple, où elles envahissent en même temps le bassin et les parties périarticulaires ou quand elles sont développées primitivement dans la fosse iliaque. Lorsque ces abcès siègent à la fesse, à la cuisse, à la hanche, même au voisinage des vaisseaux fémoraux, ils peuvent souvent être avantageusement traités par le grattage ou par les injections d'éther iodoformé. Après la guérison des abcès, l'affection peut se terminer favorablement par ankylose.

Diagnostic. — Le diagnostic de la coxalgie, difficile au début, comme nous l'avons vu, s'impose à la période des attitudes vicieuses. Peut-être dans certains cas pourrait-on confondre la coxalgie vraie avec la coxalgie hystérique. Dans cette dernière affection la douleur n'est pas limitée à la hanche, elle s'irradie vers les régions voisines ; enfin l'examen pendant l'anesthésie tranche la question ; sous l'influence du chloroforme, on constate la disparition totale de la raideur et de la difformité lorsque la contracture des muscles constitue tout le mal; tandis qu'au contraire on n'obtient qu'un retour incomplet des mouvements quand la jointure est le siège d'une affection inflammatoire.

La *sacro-coxalgie* ou arthrite tuberculeuse de l'articulation sacro-iliaque se distingue de la coxalgie par le siège de la douleur, par la liberté relative des mouvements de la cuisse et leur liberté complète pendant l'anesthésie, par le siège de l'empâtement et des abcès qui se montrent au niveau de l'articulation sacro-iliaque et dans la région fessière.

L'*ostéite épiphysaire subaiguë non suppurante* ou *ostéomyélite* de l'adolescence, frappant l'extrémité supérieure du fémur, peut être très difficile à différencier de la coxalgie. Ce n'est qu'en tenant compte de la marche de l'affection, de l'état général du sujet, qu'on pourra établir le diagnostic.

De même, des lésions de voisinage, comme l'ostéite de l'extrémité supérieure du fémur ou de l'os iliaque, peuvent provoquer des attitudes vicieuses du membre faisant croire à la coxalgie et ne sauraient être reconnues que par un examen minutieux de ces régions et de la hanche, le plus souvent avec l'aide de l'anesthésie.

Le diagnostic peut aussi être fort délicat avec la *péri-arthrite coxo-fémorale* (Duplay). Cette affection, qui a pour siège la vaste bourse séreuse située à la face postérieure du grand trochanter donne lieu à la plupart des signes de la coxalgie. Il n'est guère possible d'en faire le diagnostic qu'en constatant l'intégrité des mouvements de la jointure sous le chloroforme et en tenant compte des résultats fournis par l'exploration directe s'il y a des abcès et des trajets fistuleux.

Pronostic. — Il ressort de tout ce qui vient d'être dit que la coxalgie est une affection grave; elle est grave comme affection purement locale, en ce qu'elle compromet le fonctionnement ultérieur du membre, même dans les cas les plus favorables; localement encore elle est redoutable par les suppurations auxquelles elle peut donner lieu, sources d'infection et d'épuisement. Enfin il est malheureusement trop fréquent de voir survenir pendant le cours de la coxalgie d'autres manifestations tuberculeuses, dans les poumons, dans les méninges, etc. Ces complications se montrent surtout chez les enfants placés dans de mauvaises conditions hygiéniques ou qui viennent réclamer des soins à une période avancée de l'affection;

les choses se passent en général autrement pour les enfants de la classe aisée soumis à un traitement précoce et opportun ; la suppuration se montre moins souvent et la guérison peut être obtenue avec un minime raccourcissement.

Traitement. — Il est local et général. On s'est depuis longtemps préoccupé d'instituer pour les malades atteints de coxalgie un régime reconstituant et tonique. L'huile de foie de morue, le phosphate de chaux, constituent les bases de ce traitement; mais il faut y joindre une hygiène rigoureuse; l'immobilisation ne doit pas mettre obstacle à la vie au grand air, au soleil, et trouve un puissant auxiliaire dans le séjour au bord de la mer ou dans les stations thermales indiquées contre les manifestations de la scrofule et de la tuberculose (Bourbonne-les-Bains, Salins, Salies-de-Béarn, etc.)

Le traitement local est variable avec les phases de l'affection. Au début, on est d'accord pour conseiller l'immobilisation dans une bonne attitude. Si le membre est dans une position vicieuse (flexion avec abduction), le malade sera endormi, et le membre redressé pendant le sommeil sera immobilisé de suite dans une bonne attitude et après correction aussi complète que possible. Les appareils n'ont point fait défaut pour réaliser cette immobilisation : deux seulement ont survécu parmi les anciens : la gouttière de Bonnet et l'appareil de Verneuil, qui ont de nombreux partisans ; enfin Lannelongue emploie depuis deux ou trois ans un appareil à *extension continue* qui semble présenter de précieux avantages. L'appareil de Verneuil consiste essentiellement dans une attelle métallique en T s'appliquant le long de la cuisse et embrassant le bassin et fixée par des tours de bande silicatée. Il a pour lui son bon marché et sa facilité d'application. L'immobilisation durera plus ou moins longtemps, suivant la gravité de l'affection : un an, un an et demi et quelquefois plus. On a préconisé comme adjuvants de l'immobilisation, les révulsifs, les vésicatoires, la cautérisation transcurrente ; leurs bénéfices ne sont pas démontrés.

L'apparition des abcès n'est pas toujours le signal d'une modification dans le traitement local. En effet, bon nombre de ces abcès sont liés à des altérations osseuses périphériques, extérieures, et il suffit souvent d'ouvrir largement ces abcès et de les gratter pour voir, après la rapide guérison de cette complication, l'affection suivre son cours. Souvent aussi, si ces abcès sont peu volumineux, si la peau est saine et ne menace pas de s'ouvrir, si le malade peut être mis dans des conditions hygiéniques favorables, ces collections seront abandonnées à elles-mêmes et pourront se résorber.

Mais il n'en est pas toujours ainsi ; lorsque les abcès sont dus à des altérations profondes de la hanche, lorsque des fistules conduisent sur les surfaces osseuses dénudées, quand l'attitude du membre indique une destruction des surfaces articulaires et une luxation ou une subluxation de la tête, il faut réséquer les os malades, gratter et nettoyer le foyer morbide. On ne craindra pas, dans ce cas, de perforer la cavité cotyloïde et d'aller ouvrir ainsi un abcès pelvien. C'est ainsi que l'on comprend en France la résection de la hanche ; on ne l'applique qu'aux coxalgies suppurées graves. A l'étranger, la plupart des chirurgiens font des résections hâtives, c'est-à-dire avant même que la suppuration se soit manifestée. On peut poser comme principe que la conservation doit être la règle ; car au membre inférieur, l'*ankylose en bonne position* est supérieure, au point de vue fonctionnel, aux résultats que donne en général la résection ; mais celle-ci ne devra pas être indéfiniment ajournée jusqu'au moment où le mauvais état général du sujet la rendra inutile : elle est indiquée dans les formes destructives de la coxalgie, où malgré les efforts du traitement local et général, les lésions n'ont aucune tendance à la réparation, menaçant par cette extension les parties voisines et compromettant la santé générale.

La résection est encore indiquée dans les formes douloureuses que l'immobilisation ne soulage pas et où l'on peut soupçonner un tubercule osseux central dans la tête ou le col du fémur ; dans la luxation de la hanche avec déviation considérable du membre, ou bien dans une ankylose en mauvaise position.

En effet, si le traitement a été mal dirigé, l'ankylose peut s'être produite dans une attitude tellement vicieuse que le membre est inutile et gênant. Cette attitude est en général la flexion avec adduction et rotation en dedans.

Si l'on est bien sûr que les phénomènes inflammatoires sont complètement éteints du côté de la jointure, celle-ci sera redressée brusquement sous le chloroforme et immobilisée dans une bonne position.

Quelquefois la jointure résiste et le fémur se fracture au-dessous de son col ou à son extrémité supérieure et la correction est obtenue par cet artifice.

A cette manœuvre brutale du redressement, qui risque de réveiller les phénomènes d'arthrite et de briser le fémur en un point quelconque de son étendue, nous préférons de beaucoup l'ostéotomie sous-trochantérienne telle qu'elle a été pratiquée la première fois par Volkmann et répétée par un très grand nombre de chirurgiens.

Quand la guérison sera obtenue avec ou sans ankylose, l'électricité, les massages réveilleront l'action musculaire, sans qu'aucun mouvement soit exercé sur la hanche, en cas de soudure; la marche sera prescrite d'abord avec des béquilles.

II

SACRO-COXALGIE.

On doit réserver le nom de *sacro-coxalgie* aux lésions tuberculeuses de l'amphiarthrose sacro-iliaque : on a, en effet, décrit à tort sous ce nom diverses lésions survenues chez la femme pendant la grossesse ou après l'accouchement, qui doivent être distinguées de la sacro-coxalgie. Le relâchement de la symphyse sacro-iliaque, les arthrites rhumatismales ou d'origine génitale survenant dans cette articulation, doivent être décrites à part.

Cette affection, indiquée par Desault, Boyer, Larrey, Velpeau, n'a été bien étudiée que depuis les travaux de Laugier en France et de Hahn, en Allemagne (1833). La plupart des faits et des opinions se trouvent résumés dans la thèse de Delens (*Agrég.*, 1872).

Anatomie pathologique. — Les lésions ne diffèrent pas de celles que l'on rencontre dans les tumeurs blanches en général : les os paraissent envahis primitivement et la synoviale très rudimentaire ne devient fongueuse que d'une manière consécutive. Les cartilages et les ligaments se ramollissent et se détruisent; d'où la possibilité de mouvements anormaux.

Les lésions osseuses du début peuvent, avant d'envahir l'articulation, occuper tantôt la face antérieure du sacrum, tantôt sa face latérale, plus rarement la face auriculaire de l'os iliaque.

La suppuration peut migrer et se faire jour en différents points : la collection vient quelquefois se former à la partie postérieure de l'articulation, et le plus souvent elle se compose d'une poche superficielle et d'une poche profonde communiquant ensemble à travers les fibres éraillées ou détruites du muscle grand fessier (Duplay). Plus fréquemment le pus se collecte en avant de l'articulation, à cause de la moindre résistance des ligaments antérieurs ou de la fréquence plus grande des lésions de la face antérieure du sacrum. De ce point, il peut venir faire saillie au-dessous du ligament de Poupart ou à la partie supérieure de la cuisse. Quelquefois, il vient se montrer au pourtour de l'anus et simule un abcès ischio-rectal ordinaire ou s'ouvre dans le rectum; ou bien encore, il suit le muscle pyramidal et vient faire saillie derrière le grand trochanter, sous le bord inférieur du muscle grand fessier.

Etiologie. — La sacro-coxalgie est beaucoup plus rare dans l'enfance et l'adolescence que la coxalgie ; elle a son maximum de fréquence de 25 à 30 ans. On a signalé sa plus grande fréquence chez les tailleurs (Hahn), chez les jeunes soldats de la cavalerie et de l'artillerie (Hattute), exposés à des chocs répétés.

Chez la femme, on a admis l'influence de l'état puerpéral ; mais il ne s'agit pas ici de véritable sacro-coxalgie pas plus que chez les sujets porteurs d'une blennorrhagie et présentant les symptômes d'une arthrite sacro-iliaque.

Symptômes. — La *douleur* est en général le premier symptôme accusé par le malade ; elle existe dans la station verticale et dans la station assise, s'exagère par la marche et la flexion du tronc, se calme par le repos au lit et quelquefois par une forte extension du rachis.

Elle est réveillée par une pression exercée au niveau de l'épine iliaque postéro-supérieure et même un peu au-dessous. On provoque aussi de la douleur par les mouvements du membre inférieur, par le toucher rectal, et surtout par la pression exercée à pleine main sur les os iliaques, comme si on cherchait à les rapprocher l'un de l'autre. Enfin, si on engage le malade à se soulever sur les poignets et à se laisser ensuite brusquement retomber sur le plan du lit, la secousse réveille une vive sensibilité dans l'articulation sacro-iliaque malade.

La pression du grand trochanter, les mouvements de la cuisse sur le bassin faits pendant que celui-ci est fixé, ne déterminent aucune douleur.

Des irradiations douloureuses peuvent se faire dans la fesse, l'aine, la cuisse, jusqu'au genou.

La *claudication* est aussi un phénomène constant : les malades marchent, penchés en avant, en glissant le pied sur le sol et sans l'en détacher.

Le membre inférieur subit un allongement apparent par suite de l'inclinaison du bassin et des attitudes vicieuses du membre.

La partie postérieure de l'articulation présente quelquefois un empâtement allongé de haut en bas ; d'autres fois, le toucher rectal indique de la tuméfaction à la région inférieure du sacrum.

Les abcès suivent les diverses directions que nous avons indiquées : ils présentent tous les caractères habituels des abcès froids ou des abcès par congestion.

Les malades succombent en général à la suppuration et à l'hecticité ou à la tuberculose pulmonaire concomitante.

Diagnostic. — Les névralgies lombo-abdominale, fessière, sciatique, se distinguent de la sacro-coxalgie par le siège différent et précis des points douloureux et ne sont guère calmées par le repos et le décubitus.

Le diagnostic de l'affection peut être difficile quand les lésions siègent à la partie antérieure du sacrum et ne peuvent être reconnues à un examen direct, et il est souvent délicat de rapporter à sa véritable origine un abcès siégeant dans la fosse iliaque interne et s'accompagnant de flexion de la cuisse. Le siège exact de la douleur osseuse et les diverses manœuvres nécessaires pour la provoquer fournissent à cet égard de bons éléments de diagnostic et pourront faire éliminer les affections des vertèbres lombaires ou de la crête iliaque.

La coxalgie est l'affection le plus souvent confondue avec la sacro-coxalgie : elle en diffère par le siège de la douleur qui se trouve au pli de l'aine en avant, et en arrière et au-dessous du grand trochanter ; et surtout par la fixité de la cuisse plus ou moins immobilisée dans la flexion et à laquelle on ne peut faire exécuter ni l'abduction ni la rotation en dehors.

Les abcès et les fistules situés à la face postérieure du sacrum, au niveau ou un peu au-dessous de l'articulation malade, ne laissent guère de doute sur le siège primitif et la nature de l'affection.

Le *pronostic* est grave et ne saurait être formulé d'une manière générale ; il doit varier avec le siège et l'étendue des lésions. L'ostéite tuberculeuse de la face antérieure du sacrum est plus grave que lorsqu'elle siège à la face postérieure. Il peut se produire une complication de méningo-myélite par invasion du canal médullaire.

Traitement. — En même temps que le traitement général applicable à toutes les manifestations tuberculeuses, un traitement local sera institué : l'immobilisation du malade dans la grande gouttière de Bonnet, avec ou sans extension du membre correspondant au côté malade, répond à peu près à toutes les indications de la première période.

Les révulsifs qui nécessitent pour leur application de fréquents mouvements du malade et qui altèrent la vitalité des téguments, ne nous paraissent pas recommandables dans le cas actuel.

Quand il existe une collection purulente et surtout des trajets fistuleux, le traitement local ne doit pas différer de celui que nous recommandons pour les tumeurs blanches en général : les parties molles seront soigneusement curées de leurs fongosités, les os seront évidés à la cuiller tranchante et à la gouge; des orifices seront pratiqués qui conduiront à la face antérieure du sacrum et permettront le drainage et l'évacuation des abcès de cette région. Dans ce point où les manœuvres sont délicates et dangereuses, l'injection de chlorure de zinc en solution forte et les pansements iodoformés peuvent donner les meilleurs résultats. Dans tous les cas, l'intervention est difficile et les progrès de la guérison sont toujours lents.

III

ANÉVRYSMES INGUINAUX.

On décrit sous le nom d'anévrysmes *inguinaux* ceux qui naissent de l'artère fémorale à sa partie supérieure ou de l'iliaque externe à son tiers inférieur. Les anévrysmes inguinaux appartenant à l'artère crurale sont beaucoup plus communs que ceux de l'iliaque externe.

On donne le nom d'anévrysmes *iliaques* à ceux qui, développés aux dépens de l'une ou l'autre de ces artères et quelquefois de l'iliaque primitive, finissent par remplir plus ou moins la fosse iliaque (Duplay).

Ces divers anévrysmes ont été étudiés dans un important mémoire de Malgaigne (*Journal de chirurgie* 1846) et de Norris (*Americ. Journ. of Medic. Sc.*, 1847) et plus récemment par Eutter (1864) et par Kirmisson (*Soc. de chir.*, 1884) au point de vue du traitement.

Étiologie. — L'affection est infiniment plus fréquente chez l'homme que chez la femme et s'observe avec son maximum de fréquence entre 30 et 40 ans.

Assez souvent, les malades accusent comme causes des efforts pour soulever ou remuer des fardeaux, quelquefois un effort de toux, d'autres fois une chute ou un choc direct.

Dans un cas unique (Middleton Goldsmith), l'anévrysme inguinal était dû à la contusion de l'artère par la tête du fémur dans une luxation non réduite.

On a noté dans un certain nombre de cas l'existence d'abcès ou de bubons antérieurs.

L'influence de l'arthritisme, de la syphilis, de l'alcoolisme, se retrouve dans l'étiologie des anévrysmes inguinaux comme dans celle des anévrysmes en général.

Symptômes. — L'apparition d'une tumeur dans l'aine ou dans la fosse iliaque est quelquefois précédée d'une douleur dans la région survenue au moment d'un effort. Le siège primitif de cette tumeur est important à déterminer ; bientôt, en effet, par son accroissement, elle devient difficile à localiser.

Si l'anévrysme débute par la partie supérieure de la fémorale, il envoie parfois un prolongement inférieur vers la cuisse et un autre supérieur dans la fosse iliaque, au-dessous de l'arcade crurale : la tumeur semble alors bilobée.

L'anévrysme né de l'iliaque externe ou de l'iliaque primitive prend un accroissement rapide et empiète plus ou moins sur la cavité abdominale.

Ces tumeurs présentent les signes ordinaires de l'anévrysme, battements avec expansion, souffle, etc.

Avec l'accroissement de la tumeur, la marche devient difficile et des douleurs se développent dans la zone du nerf génito-crural et du crural ; la partie inférieure de la jambe et le pied peuvent s'œdématier.

Le développement des anévrysmes inguinaux est en général très rapide ; ils peuvent s'ouvrir dans le ventre et déterminer la mort par une hémorragie incoercible ou se rompre à l'extérieur, après s'être enflammés et gangrenés.

On a vu ces tumeurs déterminer une ostéite de l'ilium et du pubis et amener la gangrène du membre inférieur.

Diagnostic. — L'erreur le plus fréquemment commise a consisté à prendre pour un anévrysme iliaque une tumeur carcinomateuse et pulsatile du bassin. Il est donc important d'être prévenu de la possibilité de cette erreur. On peut parfois reconnaître sur ces tumeurs osseuses, pulsatiles, le trajet de l'artère iliaque externe qu'on sent alors battre isolément; ce qui permet de rejeter l'idée d'un anévrysme (Duplay).

Le siège primitif de l'anévrysme ne peut être déterminé que par la connaissance exacte du point où a commencé la tumeur. On a vu un anévrysme de l'aorte descendre assez bas pour simuler un anévrysme de l'iliaque commune.

Le *pronostic* des anévrysmes inguinaux est des plus sérieux. On aurait observé deux fois seulement la guérison spontanée après sphacèle de la tumeur (M. A. Severin, Abernéthy).

Traitement. — La compression digitale ou mécanique, la flexion forcée, l'emploi de la bande d'Esmarch, ou bien sont inapplicables à cause du siège et du volume de l'anévrysme, ou bien réussissent trop rarement pour qu'on puisse compter sur ces moyens (Kirmisson).

La ligature de l'artère iliaque externe constitue dans la plupart des cas la véritable méthode de traitement : sur 69 cas, dans lesquels le résultat définitif est indiqué, elle a donné 56 guérisons et 13 morts; la proportion de morts se réduit à 5 sur 40 ligatures pour la période comprise entre 1874 et 1883, dans laquelle l'antisepsie a été mise en pratique (Kirmisson). Dans deux cas où il y avait eu récidive après cette ligature, l'anévrysme a été traité avec succès par la méthode ancienne, ouverture du sac et ligature de l'artère au-dessus et au-dessous (Hutchinson 1878 et M. Rose 1882). Dans un autre cas, une récidive fut combattue avec succès par la ligature de l'artère épigastrique considérablement dilatée (Wood, 1881).

Dans un cas célèbre, Syme (1862) a traité avec succès un anévrysme iliaque par la méthode ancienne et, après ouverture du sac, dut lier successivement l'iliaque primitive, l'iliaque externe et l'hypogastrique.

Contre l'anévrysme de l'iliaque externe, V. Mott, le premier, a pratiqué avec succès, le 15 mars 1827, la ligature de l'iliaque primitive. Depuis cette époque, l'opération a été répétée un certain nombre de fois.

Enfin, dans des cas d'anévrysmes siégeant très haut ou dans lesquels l'hémorragie ne pouvait être réprimée par la ligature d'autres vaisseaux, on a tenté la ligature de l'aorte abdominale. A. Cooper pratiqua le premier cette opération en juin 1817. Cette ligature a toujours été suivie de mort jusqu'à présent ; la survie la plus longue a été de 11 jours dans le cas de Monteiro (1842).

Adams (1840) et Leflaive (1855) ont rapporté l'un un exemple d'anévrysme iliaque *artérioso-veineux spontané*, l'autre d'anévrysme *artérioso-veineux traumatique*. L'iliaque primitive présentait une dilatation fusiforme percée d'une ouverture par laquelle l'artère communiquait avec la veine correspondante (Adams).

Le blessé de Leflaive avait reçu un coup de couteau à l'hypogastre, au-dessous de l'ombilic et à droite. La cuisse et le ventre présentaient des varices énormes ulcérées et le membre inférieur était atteint d'un véritable développement éléphantiasique. On trouvait dans la fosse iliaque droite un battement isochrone au pouls et un frémissement qui se prolongeait jusqu'à la symphyse pubienne; à l'auscultation on entendait un bruit de souffle continu.

Le malade succomba à des hémorragies provenant de larges ulcérations de la cuisse et de la jambe. La partie postérieure de l'artère iliaque primitive droite blessée était en rapport par un petit orifice avec une volumineuse tumeur anévrysmale qui communiquait en un point avec la veine iliaque primitive gauche très dilatée.

IV

ANÉVRYSMES DES ARTÈRES FESSIÈRE ET ISCHIATIQUE.

Ces deux variétés peuvent être réunies dans une même description; car, on ne saurait très souvent, sur le vivant, et quelquefois même sur le cadavre, déterminer auquel des deux vaisseaux qui sortent par l'échancrure sciatique la tumeur anévrysmale appartient.

Ces anévrysmes sont peu fréquents; on en connaît aujourd'hui 45 cas (Poinsot, *note in Encyclopédie de chirurgie*, t. III, p. 604).

Ils sont le plus souvent d'origine traumatique et sont consécutifs à une plaie pénétrante, à un coup ou une chute. Ils sont quelquefois spontanés.

Signes. Diagnostic. — L'anévrysme de la fesse forme ordinairement une tumeur circonscrite ou diffuse, sur le côté de la région et à quelque distance en arrière du grand trochanter. Tant que cette tumeur est limitée, sacciforme, elle est rarement plus volumineuse qu'un œuf de poule; quand elle est diffuse, elle peut acquérir des proportions considérables et de la partie supérieure de l'ilion descendre assez bas sur la cuisse. Dans quelques cas, on aurait pu la sentir par le toucher rectal.

Le plus souvent, elle présente les battements et les bruits caractéristiques; mais elle peut en être dépourvue. Ce n'est que rarement (Sappey 1860) que la compression exercée du côté du cœur peut effacer les battements dans l'anévrysme.

Le développement de ces anévrysmes s'accompagne en général d'une douleur très considérable qui peut s'irradier en avant dans la fosse iliaque externe, en bas dans la région postérieure de la cuisse et de la jambe, quelquefois dans le périnée. Des crampes douloureuses de la jambe et de la plante du pied ont pu faire croire à du rhumatisme, de la goutte, à une sciatique.

Dans des cas rares la tumeur peut rester stationnaire pendant des années, le plus souvent elle fait des progrès incessants et finit par se rompre, en entraînant la mort par hémorragie.

Le *diagnostic* peut être fort délicat; l'anévrysme de l'ischiatique ne peut guère être distingué de celui de la fessière que par son siège plus bas vers la hanche et par une certaine mobilité latérale qui n'existe pas dans l'anévrysme fessier.

La tumeur anévrysmale peut être prise pour un *abcès* de la région et quelquefois le diagnostic ne peut être fait que par la ponction aspiratrice avec un trocart fin.

Elle peut être confondue avec une *tumeur pulsatile* des os du bassin et quelquefois avec une hernie *ischiatique*.

Dans tous les cas, il est indispensable de rechercher à plusieurs reprises le bruit de souffle de l'anévrysme, de pratiquer le toucher rectal, de s'assurer de la sonorité et de la réductibilité de la tumeur. L'anévrysme peut présenter un signe important, presque pathognomonique, à savoir sa diminution de volume pendant qu'on comprime l'aorte abdominale.

Le *pronostic* est toujours grave, la tumeur pouvant prendre un volume énorme et déterminer la mort par l'hémorragie qui accompagne la rupture de la poche.

Traitement. — Les injections coagulantes nè peuvent donner de résultat que si l'anévrysme est nettement sacciforme.

De même le traitement par la méthode ancienne, c'est-à-dire l'ouverture du sac, avec ligature du vaisseau au-dessus et au-dessous de la tumeur, ne peut s'adresser qu'à des anévrysmes récents dans lesquels le toucher rectal n'indique aucun prolongement dans le bassin.

La ligature de l'artère au-dessus du sac par la méthode d'Anel ne peut être appliquée qu'aux anévrysmes traumatiques dont le sac est extra-pelvien; elle sera impossible le plus souvent dans le cas d'anévrysmes spontanés qui se prolongent en général en dedans du bassin. Du reste, cette opération ne peut donner de bons résultats pour l'anévrysme ischiatique, à cause des nombreuses anastomoses que présente ce vaisseau avec les artères voisines. Elle n'a pas les mêmes causes d'insuccès quand elle est pratiquée sur la fessière qui n'a pas de si puissantes anastomoses.

Dans un certain nombre de cas, on a pratiqué contre l'anévrysme spontané de cette région la ligature de l'artère iliaque interne; la première opération de ce genre a été faite par Stevens (1812). On a même pratiqué dans ce cas la ligature de l'iliaque primitive; cette opération n'est indiquée que si l'état de l'iliaque interne rendait sa ligature impossible ou inopportune.

En résumé, Duplay donne le conseil suivant : pour les anévrysmes traumatiques, toujours lier la fessière ou l'ischiatique, soit par la méthode ancienne, soit par la méthode d'Anel; pour les anévrysmes spontanés, ne recourir à la ligature de l'artère iliaque interne que si la fessière ne peut être abordée.

On ne connaît qu'un cas d'*anévrysme variqueux* des artères fessière ou ischiatique survenu à la suite d'un coup de faux dans la région de l'échancrure sciatique.

AFFECTIONS DU CREUX POPLITÉ.

I

KYSTES DE LA RÉGION POPLITÉE.

On admettait généralement autrefois que les kystes poplités avaient pour origine habituelle une hernie de la synoviale du genou à travers le ligament postérieur. Un peu plus tard, quand Gosselin eut démontré que les *ganglions* du poignet avaient pour origine commune le développement d'un follicule synovial, on fut assez disposé à admettre par analogie la même pathogénie pour les kystes poplités. Foucher, en 1856, dans un très important mémoire, publié dans les *Archives de médecine*, a fait l'histoire de cette affection et a prouvé que la très grande majorité de ces kystes a pour siège les bourses séreuses des tendons qui limitent le creux poplité.

De toutes ces bourses séreuses, la plus considérable est celle qui est commune au jumeau interne et au demi-membraneux, désignée d'une manière plus brève sous le nom de bourse du *jumeau interne*; elle est collée contre la partie postérieure du condyle interne et adhère à ce niveau largement à la capsule, un peu moins aux tendons à la partie interne; elle est tout à fait libre en arrière. Elle communique chez l'adulte avec l'articulation.

Une seconde bourse séreuse, située aussi à la partie interne du creux poplité, est propre au tendon du demi-membraneux; elle est au-dessus et en avant de la précédente, et sépare le tendon de la tubérosité interne du tibia.

A la partie externe du creux poplité, se trouvent trois bourses tendineuses : une située en *arrière du muscle poplité*, entre ce muscle et le ligament latéral externe; bourse qu'il ne faut pas confondre avec le diverticule que la synoviale envoie sous le muscle poplité; une bourse destinée au *jumeau externe*, petite et non constante; enfin, la bourse du tendon du *biceps*, située immédiatement au-dessus de la tête du péroné. Ces notions anatomiques sont nécessaires pour le diagnostic rigoureux de ces kystes.

Anatomie pathologique et pathogénie. — Le plus souvent l'affection siège dans la bourse du *jumeau interne*. La paroi du kyste, dont l'épaisseur est en rapport avec sa durée, adhère à la capsule et aux tendons. La communication du kyste avec l'articulation est surtout visible quand on la cherche du côté de l'articulation ; l'orifice de communication présente deux bords déchiquetés qui se recouvrent dans l'extension de la jambe (Foucher) ; aussi faut-il chercher la communication en plaçant la jambe dans la flexion. Le contenu est un liquide jaune citrin, analogue à la gelée de pomme, quelquefois plus fluide.

Les kystes *médians* se présentent sous un autre aspect ; ils adhèrent aussi à la capsule, mais, de plus, ils présentent parfois un pédicule plein qui les relie à la synoviale du genou elle-même.

Ces deux ordres de kystes sont donc différents et par leur siège et par leur rapport avec les tendons. Les kystes tendineux sont de beaucoup les plus fréquents, puisqu'ils figurent au nombre de 24 sur les 30 cas rassemblés par Foucher. Six fois seulement, il s'agissait de kystes médians. On a placé à tort l'origine de ces derniers tantôt dans les ganglions de la région, tantôt dans le tissu cellulaire ; on ne peut guère admettre pour expliquer leur production qu'une hernie de la synoviale à travers les éraillures du ligament postérieur ou plus vraisemblablement une dilatation des follicules synoviaux (Foucher).

Causes. — Les kystes poplités se montrent avec leur maximum de fréquence entre 20 et 30 ans ; on n'en connaît pas d'exemple dans l'enfance. On a rarement noté dans les antécédents des sujets des inflammations de l'articulation du genou ; mais les professions pénibles y prédisposent d'une manière manifeste.

Les marches longues, les efforts violents ont été indiqués comme des causes occasionnelles.

Symptômes. — Le début est insidieux et passe inaperçu ; à peine quelques légers troublês fonctionnels, tels qu'un peu de gêne, une sensation de crampes, viennent-ils attirer l'attention. La pression ne détermine même aucune douleur lorsque l'affection est confirmée. Le kyste poplité se présente sous la forme d'une tumeur ovoïde, régulière, lisse, du volume variable d'une amande à celui d'un gros œuf de poule. La tumeur paraît dure et solide quand le membre est dans l'extension ; elle laisse reconnaître ses caractères réels de mollesse et de fluctuation quand on relâche les parties par la flexion

La mobilité est à peu près nulle, sauf lorsqu'il s'agit de kystes médians, plus ou moins pédiculés, comme nous l'avons vu. La collection est parfois réductible, mais il faut chercher ce caractère en plaçant la jambe dans la flexion : la réductibilité, qui seule démontre la communication de la tumeur avec l'articulation, se reconnaît à la disparition de la tumeur, au soulèvement de la rotule, à l'augmentation de l'hydarthrose, si elle existait déjà auparavant. Cette disparition de la tumeur pendant la flexion peut n'être qu'apparente; la méprise peut être évitée en exerçant avec les doigts une pression profonde qui permet toujours de reconnaître l'existence de la collection, lorsque son contenu n'a pas réellement disparu.

Le développement de ces kystes est lent, mais ceux-ci ne présentent aucune tendance à la guérison spontanée. Dans quelques cas exceptionnels, on a noté leur rupture à la suite d'un mouvement violent d'extension; il en résulte une infiltration du contenu dans le tissu cellulaire, sans accidents graves. On ne peut citer qu'à titre de coïncidence et non de complication, l'hydarthrose du genou, qui ne s'est montrée que six fois sur dix-neuf cas (Foucher). Cette rareté de l'hydarthrose ruine par elle seule l'ancienne théorie qui attribuait aux kystes poplités pour origine la hernie de la synoviale.

Nous pouvons ajouter au point de vue du pronostic que l'articulation est saine le plus souvent, même dans les cas où la tumeur poplitée communique avec elle.

Diagnostic. — On a parfois confondu ces kystes avec des lipomes, des abcès froids, avec la dilatation de la saphène externe.

La régularité de forme du kyste, sa fluctuation vraie et manifeste empêchent la confusion avec le lipome. Les abcès froids de la région ont presque toujours un point de départ osseux qu'on trouve en général en explorant le squelette ; de plus, leur consistance n'est pas exclusivement molle; la palpation fait reconnaître une certaine induration périphérique. La dilatation de la veine saphène externe constitue une tumeur très variable dans son volume selon que l'on exerce une compression au-dessus ou au-dessous d'elle.

Un kyste soulevé par les battements de l'artère poplitée peut être pris pour un anévrysme : il s'en distingue par les caractères de la pulsation qui est un soulèvement *sans expansion*, par l'absence de souffle et de modifications dans les battements de la pédieuse.

La variété du kyste est déterminée surtout par la notion du siège :

Les kystes situés en *arrière* et en *dedans*, assez volumineux, appartiennent surtout à la bourse du jumeau interne ; situés en *dedans* et un peu en *avant*, plus petits, ils ont chance d'être développés dans la bourse du demi-membraneux.

A la partie externe de la région, une collection située en *arrière* et en *dehors*, s'avançant un peu sur la ligne médiane et empiètant sur la partie supérieure de la jambe, peut être localisée dans la bourse du muscle poplité.

Située au-dessus de la tête du péroné, elle appartient presque sûrement à celle du biceps.

On ne peut faire que des suppositions sur le siège anatomique des kystes *médians :* on pourra supposer une lésion de la synoviale si la tumeur est réductible et s'accompagne des signes qui indiquent le passage du liquide dans l'articulation du genou.

Une tumeur, non réductible, un peu mobile, pourra être considérée comme un kyste folliculaire.

Traitement. — Les applications de vésicatoires sur le genou ont été suivies de quelques succès; toutefois leur emploi ne trouve d'indication logique que lorsqu'il existe une hydarthrose concomitante. On devra, dans la majorité des cas, avoir recours à la ponction, soit simple et suivie de compression, soit à la ponction avec injection iodée. L'injection ne doit être poussée que lorsque le membre se trouve dans l'extension complète, position dans laquelle l'orifice de communication avec la jointure se trouve obstrué. En cas d'insuccès, il faut recourir à l'incision antiseptique qui n'offre que peu de dangers.

Kystes de la patte d'oie. — A côté des kystes poplités proprement dits, il convient de placer les collections développées dans la large bourse qui sépare les tendons de la patte d'oie du ligament latéral interne du genou et de la face interne du tibia. L'histoire de ces kystes ne semble pas faite ; néanmoins on les observe parfois. Ils présentent un siège tout à fait caractéristique qui les fait reconnaître pour ainsi dire d'une manière certaine. Il faut rechercher la fluctuation, la jambe étant fléchie. Ces kystes sont indépendants de l'articulation du genou et ne présentent, au point de vue anatomique, aucune différence avec les kystes tendineux de la région poplitée. On ne pourrait les confondre qu'avec des abcès froids, mais leur forme et leur consistance ont beaucoup plus de régularité ; ou encore avec certains kystes très rares décrits par Lannelongue sous le nom de kystes périostiques et que cet auteur a reconnu plus tard être des abcès froids transformés; mais le siège si remarquable de ces kystes éloigne cette hypothèse.

On peut leur appliquer le traitement des kystes poplités; peut-être est-il préférable, comme l'articulation est éloignée, de les ouvrir et d'extirper une partie de la poche, surtout lorsque celle-ci est épaisse et indurée. Segond a enlevé récemment sans difficulté un de ces kystes.

II

ANÉVRYSMES POPLITÉS.

Les anévrysmes poplités sont les plus fréquents des anévrysmes externes.

Comme tous les anévrysmes, il convient de les diviser en 1° A. circonscrits; 2° A. diffus; 3° A. artério-veineux.

1° ANÉVRYSMES CIRCONSCRITS.

Etiologie. — Ils constituent la presque totalité des anévrysmes poplités. Ils succèdent très exceptionnellement à des traumatismes, et l'on en trouve la raison dans le siège profond de l'artère poplitée.

On peut invoquer toutefois, pour expliquer la formation de ces anévrysmes, différentes causes locales, indépendamment de l'athérome artériel, qui est la condition anatomique générale de la genèse de tout anévrysme spontané.

Les tiraillements fréquents de l'artère poplitée survenant dans les mouvements énergiques, brusques ou réitérés, du membre inférieur ont été considérés comme jouant un rôle important parmi les causes prédisposantes de cet anévrysme, et on a vu la confirmation de cette manière de voir, dans des expériences cadavériques (Richerand, Hodgson, Hart), et dans ce fait nettement établi, que l'anévrysme poplité se montre de préférence chez des individus dont la profession exige soit la flexion forcée de la jambe, soit des mouvements réitérés (tailleurs, cochers, cordonniers, valets de pied, etc.).

Une autre condition anatomique, indiquée par Broca, est la pression exercée par le soléaire sur l'artère, au niveau de l'anneau qu'il forme.

Anatomie pathologique. — La tumeur siège le plus souvent sur les deux tiers inférieurs de l'artère, et reste peu volumineuse tant que l'aponévrose résiste. Dans la suite, les différents organes en rapport avec l'anévrysme sont refoulés : les tendons sont déplacés, le ligament postérieur est éraillé. Le fémur et le tibia peuvent être le siège d'une ostéite raréfiante; la veine et les nerfs sont comprimés. Enfin, la tumeur peut s'ouvrir soit dans l'articulation du genou, soit du côté des parties molles.

Symptômes. — A la période de début, la tumeur n'est pas reconnue et l'affection ne donne lieu qu'à quelques troubles, tels que de l'engourdissement, des névralgies, de l'œdème, des varices de la jambe, et l'on comprend qu'à ce premier stade de son évolution, l'anévrysme simule diverses affections.

Lorsque la tumeur est devenue appréciable ou évidente, elle présente les caractères classiques des anévrysmes : tumeur molle, plus ou moins fluctuante et réductible, animée de battements énergiques avec expansion, et présentant le souffle intermittent. Dans ces conditions, à moins que des caillots durs n'aient oblitéré en grande partie la poche anévrysmale, le diagnostic s'impose; car nulle autre tumeur, même le sarcome vasculaire de l'extrémité supérieure du tibia, n'offre un ensemble de signes aussi caractérisés.

Marche. Terminaisons et complications. — Quelques phénomènes de voisinage peuvent se montrer pendant le cours de l'affection : hydarthrose simple, arthrite du genou, adénites inguinales. L'évolution naturelle aboutit d'une manière à peu près constante à la rupture, lorsque la tumeur est abandonnée à elle-même. La rupture peut se faire profondément ou à l'extérieur; dans le premier cas, on observe soit un anévrysme diffus, amenant rapidement la gangrène du membre, soit une hémarthrose considérable, qui indique l'ouverture de l'anévrysme dans l'articulation et nécessite presque toujours l'amputation de la cuisse.

Lorsque la tumeur a franchi l'aponévrose, elle ulcère la peau et s'ouvre au dehors.

Le *diagnostic* s'impose, ainsi que nous l'avons vu, qnand l'anévrysme n'est pas modifié dans sa consistance. Dans le cas contraire, il peut être confondu avec une tumeur solide, témoin le fait classique de Ph. Boyer, qui extirpa un anévrysme guéri, croyant à un squirrhe, ou encore celui d'un chirurgien cité par S. Cooper, et qui, dans un cas du même genre, pensa à une exostose.

Traitement. — Les moyens que l'on peut employer avec succès doivent, au point de vue pratique et de l'ordre à suivre dans leur application, être rangés de la manière suivante : 1° la compression générale du membre à l'aide de la bande d'Esmarch ; 2° La flexion du membre; 3° la compression indirecte ; 4° la ligature de l'artère.

La *compression générale* à l'aide de la bande d'Esmarch doit être le premier moyen à employer à cause de la facilité de son application et des nombreux succès dont elle a été suivie.

Ce moyen, imaginé par W. Reid, à l'hôpital Royal de la marine, à Plymouth, en 1875, consiste à envelopper le membre à l'aide de tours de la bande d'Esmarch, depuis les orteils jusqu'à la racine de la cuisse, de la même façon que lorsqu'on cherche l'ischémie totale. La bande est peu serrée ou même n'est pas appliquée au niveau de la tumeur anévrysmale, de manière à ce que l'anévrysme et le vaisseau, à une certaine distance au-dessus et au-dessous, soient remplis de sang. Le tube est appliqué et la bande enlevée, ou la bande est laissée en place, sans application du tube.

Cette application de la bande devient rapidement très douloureuse et ne peut être tolérée qu'à l'aide de narcotiques ou d'anesthésiques donnés au malade. D'après la moyenne des résultats obtenus, elle doit être maintenue à peu près une heure et demie ; passé ce temps, le succès est douteux et une application plus prolongée ne saurait être sans danger.

Quelquefois, la guérison a été obtenue par une séance de compression indirecte, soit digitale, soit instrumentale, succédant immédiatement à l'application de la bande d'Esmarch. Ce traitement adjuvant peut être recommandé dans tous les cas.

La *flexion* de la jambe sur la cuisse est aussi un des premiers moyens à mettre en œuvre dans le traitement de l'anévrysme poplité. Presque à la même époque Maunoir de Genève (1857) et Hart en Angleterre (1858), remarquaient que cette attitude suspendait les battements dans la tumeur anévrysmale. Depuis cette date, un assez grand nombre d'anévrysmes ont été traités par cette méthode avec des résultats variables (42 succès sur 91 cas).

La jambe est maintenue dans la flexion à l'aide de divers artifices de bandages ou de ceintures.

En tout cas, la flexion peut être considérée comme un moyen adjuvant pour compléter ou consolider une guérison obtenue par la méthode de Reid ou par la compression.

La *compression indirecte* s'exerce sur l'artère fémorale dans la région du triangle de Scarpa, soit au même point, soit en des points différents (*compression alternative*), au moyen des doigts d'aides plus ou moins nombreux (*compression digitale*) ou au moyen de poids ou d'instruments spéciaux (*compresseurs* de Broca, de Mathieu, d'Esmarch, etc.).

Le plus souvent, surtout dans les cas rebelles, la compression est *mixte*, c'est à-dire qu'elle est faite successivement à l'aide de divers procédés, doigts, instruments, poids, etc. Elle s'adresse surtout aux anévrysmes qui ont résisté au traitement par la bande d'Esmarch ou par la flexion, dans lesquels le volume considérable de la tumeur, la minceur des parois, l'état athéromateux des artères, la tendance aux congestions pulmonaires ou cérébrales, constituent des contre-indications à ces genres de traitements.

La *ligature* de l'artère fémorale reste la méthode *de nécessité* pour le traitement de l'anévrysme poplité après l'échec des autres méthodes. Pratiquée pour la première fois par Desault (22 janv. 1785) qui lia la fémorale immédiatement au-dessous du troisième adducteur, cette ligature fut faite six mois plus tard par Hunter qui la posa à une certaine distance de l'anévrysme au-dessus de l'anneau du troisième adducteur.

L'opération ainsi modifiée a été faite depuis cette époque un grand nombre de fois avec des résultats variables.

Quel que soit le mode de traitement employé contre l'anévrysme poplité, on peut, au cours des tentatives faites pour obtenir la guérison, voir se déclarer l'inflammation et la suppuration du sac avec menace de rupture ou se produire la gangrène du membre inférieur. Dans ces cas, la seule ressource est l'amputation de la cuisse pratiquée dans les tissus sains avant le développement des accidents septicémiques.

2° ANÉVRYSMES DIFFUS.

L'anévrysme poplité *diffus*, soit primitif, soit secondaire, est une affection rare. Il succède à la rupture de l'artère poplitée dans un écrasement de la région, ou se montre après l'inflammation du sac d'un anévrysme circonscrit.

Le plus souvent, l'articulation du genou est envahie et peut être remplie par un épanchement sanguin animé ou non de battements.

La tumeur est en général menacée d'une rupture prochaine avec hémorrhagie mortelle ou le membre tout entier est envahi par la gangrène.

Le pronostic est des plus graves.

La compression indirecte et la ligature de la fémorale ne peuvent donner de résultats efficaces et ne sauraient que faire perdre du temps.

Il faut recourir à la méthode ancienne, c'est-à-dire à l'ouverture et à l'évacuation du sac, avec ligature de l'artère au-dessus et au-dessous, quand la tumeur n'est pas trop considérable, et à l'amputation quand il existe des accidents de gangrène.

3° ANÉVRYSMES ARTÉRIO-VEINEUX.

Les auteurs citent quatre cas d'anévrysmes artério-veineux poplités (Percy, Porter, Hogdson, Larrey); encore le cas de Percy n'est-il pas absolument authentique. Ces anévrysmes qui présentent les caractères ordinaires des tumeurs de cette nature, en particulier le développement des veines, le thrill et le bruit de souffle continu avec renforcement, ont une évolution lente; ils sembleraient pouvoir être améliorés par la compression directe.

AFFECTIONS DU GENOU.

I

GENU VALGUM.

Cette affection décrite aussi sous le nom de *déviation en dedans du genou*, de *genou cagneux*, est une difformité du membre inférieur caractérisée par la projection de la jambe en dehors et par la saillie en dedans du genou, avec intégrité des mouvements de l'articulation.

Cette difformité n'a été réellement bien étudiée que dans ces dernières années depuis les travaux de Delore de Lyon (1875); depuis cette époque, sa pathogénie et son traitement ont été en France et à l'étranger l'objet de nombreux travaux, dont les éléments ont été analysés dans des revues critiques importantes (Marchand et Terrillon, *Revue mens. de médecine et de chirurgie* 1877; de Santi, *Arch. gén. de médec.* 1879; Mickulicz, *Arch. de Langenbeck* 1878). Toutes les indications bibliographiques sont données dans le traité de l'*Ostéotomie* de Mac Ewen (*traduction Demons* 1882).

Anatomie pathologique. — D'après Mac Ewen, le genu valgum est une difformité composée en général de plusieurs éléments. Le facteur le plus constant est une *courbure en dedans* du tiers inférieur du fémur, qui abaisse le niveau du condyle interne et élève celui du condyle externe.

Cette courbure peut être le seul facteur, mais ordinairement elle est combinée avec *l'accroissement en longueur* du condyle interne, surtout à mesure que le sujet avance en âge.

Ces deux facteurs, séparés ou combinés, forment les principaux traits anatomo-pathologiques du genou cagneux (Mac Ewen).

En outre, dans beaucoup de cas, il existe un *élargissement* du condyle interne du fémur, vers son côté interne, accompagné parfois d'un aplatissement antéro-postérieur; cette partie de l'épiphyse est dans ce cas affectée d'une lésion pathologique, ou tout au moins a subi un changement dans la direction de sa croissance.

Dans les deux tiers des cas, les tibias ne sont pas affectés d'une manière appréciable; dans l'autre tiers, l'affection du tibia consiste en un accroissement de matière osseuse sur le côté interne de la diaphyse tibiale à son extrémité supérieure, qui fait que la tête est placée de travers sur la tige de l'os. Il peut exister, en outre, un certain degré de courbure antérieure de l'os dans les tiers moyen et inférieur. Ces difformités tibiales se produisent le plus souvent pendant les plus jeunes années, et le genu valgum de l'adolescence en est presque complètement indemne.

Enfin, quelquefois, quand le genou cagneux s'est développé de bonne heure, il se produit des formations osseuses secondaires, consistant en épines situées au bord interne du tiers supérieur du tibia, près de l'insertion du ligament latéral interne.

Etiologie. Pathogénie. — La déviation en dedans du genou apparaît en général de 2 à 4 ou 5 ans, et continue à se montrer jusqu'à 18 ou 20 ans. La deuxième et la troisième année fournissent plus des deux tiers de la totalité des cas observés (Bouland, *Dict. Encyclop. des Sc. méd.*). La déviation paraît un peu plus commune chez les garçons que chez les filles; elle débute surtout à l'époque où l'enfant commence à se tenir debout et à s'essayer à la marche. Chez les adolescents, elle semble provoquée par une croissance trop rapide et surtout par les professions qui exigent des courses fatigantes, une station debout longtemps prolongée, comme chez les boulangers (*Backer-bein*).

Dans l'enfance, le rachitisme paraît agir comme cause prédisposante dans la grande majorité des cas (Mac Ewen); les déformations rachitiques peuvent se retrouver sur la plupart des pièces du squelette ou se localiser spécialement sur certains points, comme les extrémités des os longs. L'affection peut n'atteindre que les genoux (Delore) et elle peut même se développer dans l'adolescence, *rachitisme tardif* d'Ollier.

L'influence de l'arthritisme, défendue par de Santi, paraît plus douteuse.

Des causes locales, comme l'hydarthrose, l'entorse du genou, le pied-bot valgus, peuvent déterminer la déviation.

On a tendance à admettre généralement aujourd'hui que cette déviation est consécutive à des déformations osseuses; pour les uns, le condyle interne du fémur subirait un accroissementdans le sens vertical provoqué par une exagération d'activité au niveau du cartilage juxta-épiphysaire; pour d'autres, le condyle externe subirait un arrêt de développement lié à une ossification prématurée de la moitié externe du cartilage de conjugaison. On s'est également demandé (Tripier) s'il ne pourrait pas se faire que le travail nutritif entravé d'un côté vînt à s'exagérer du côté opposé.

Malheureusement pour la théorie, ces déformations des condyles ne sont pas constantes, et dans beaucoup de cas la difformité réside dans la portion inférieure de la diaphyse fémorale (Mickulicz, Mac-Ewen).

On n'admet plus guère actuellement le rôle primitif des ligaments et des muscles dans la production de la difformité; la rétraction du ligament latéral externe, le relâchement du ligament latéral interne, la contracture du biceps ou l'affaiblissement de ses muscles antagonistes, paraissent être des phénomènes secondaires.

D'après Marchand et Terrillon, on devrait invoquer plusieurs circonstances pour la formation du genu valgum et lui reconnaître pour causes d'abord une certaine malléabilité du squelette, préparée par divers états pathologiques ou existant normalement au niveau des cartilages de conjugaison; en second lieu, des changements de l'équilibration normale entraînant une transmission vicieuse du poids du corps le long des leviers osseux qui forment le membre abdominal. Ainsi se trouveraient conciliées les théories osseuse et musculaire.

Signes. — La déviation affecte tantôt les deux genoux, quoique rarement au même degré, tantôt un seul.

Le signe caractéristique de l'affection est la saillie du genou en dedans et la projection de la jambe en dehors. Le pied se trouve écarté de l'axe médian du corps. La cuisse et la jambe forment, au niveau du genou, un angle à sommet interne ou antéro-interne.

Pour apprécier le degré de la déviation, on rapproche les genoux au contact et l'on mesure l'écartement qui existe entre les malléoles internes. La déviation de chaque jambe peut être évaluée en mesurant la distance que l'on trouve entre la malléole interne correspondante et une attelle verticale passant par la symphyse pubienne.

On peut aussi réunir par un cordon le grand trochanter à la malléole externe et mesurer la distance qui sépare ce cordon du sommet de l'angle formé par le genou (Bouvier et Duval). Cette distance exprime le degré d'enfoncement du genou.

La rotule se trouve en général légèrement déviée en dehors.

Dans beaucoup de cas, elle couvre le condyle externe et, dans quelques cas, elle glisse pendant la flexion sur le côté externe du condyle.

La jambe, outre la déviation externe, subit encore un mouvement de rotation qui entraîne la pointe du pied en dehors; celui-ci appuie sur le sol par son bord interne. Pendant la marche, la face externe du talon de la chaussure est toujours plus usée que la face interne, et, d'après MacEwen, l'aspect de cette chaussure est si caractéristique qu'il peut suffire à faire diagnostiquer l'affection.

Le genou, moins solide qu'à l'état normal, présente des mouvements de latéralité et peut être mis dans une extension exagérée.

La difformité disparaît par une *flexion* même modérée de la jambe sur la cuisse : dans la flexion, en effet, les surfaces articulaires ne s'affrontent que par les points qui n'ont subi aucune altération, et le mouvement peut s'exécuter avec régularité.

La marche est pénible et fatigante ; dans le genu valgum double, le sujet marche en se dandinant comme un canard ; quand la difformité est unilatérale, il y a une claudication très apparente. Dans les cas graves, les malades ne peuvent se tenir droits ; ils prennent une attitude plus ou moins accroupie.

Dans la station debout, souvent un des membres est en partie plié sur l'autre, un des genoux devant l'autre.

La déviation s'établit lentement chez les très jeunes enfants au moment où commence la marche et va toujours en s'accentuant : chez les adolescents, elle est souvent précédée de douleurs plus ou moins vives, siégeant dans la région juxta-épiphysaire et calmée en général par le repos pour se réveiller par une nouvelle fatigue.

Arrivée à un certain degré, la difformité s'arrête et ne s'exagère plus.

Traitement. — Le genu valgum peut être redressé d'une manière *lente* par des appareils mécaniques ou *brusquement* à l'aide des mains ou de machines ou par la section du squelette.

Le traitement orthopédique s'exécute à l'aide d'appareils à traction continue ramenant le genou en dehors et diminuant les pressions au niveau des surfaces articulaires. Il a surtout son indication chez les jeunes sujets, entachés de rachitisme ; il peut être heureusement combiné avec le traitement général de cette affection et surtout secondé par le séjour prolongé dans une station maritime. Au-dessous de dix à douze ans, il peut donner les résultats les plus favorables ; malheureusement, il est très long et demande une surveillance continue et un remplacement fréquent des appareils.

Le redressement *forcé* ou *ostéoclasie* peut s'exécuter avec *les mains* (Delore 1861) ou avec la machine de Collin ou de Robin (de Lyon). L'ostéoclasie manuelle est aujourd'hui à peu près complètement abandonnée ; elle est remplacée avec avantage par des appareils perfectionnés à l'aide desquels la fracture est produite en un point précis, sans dommage pour l'articulation ni ses ligaments. Ces appareils sont si puissants dans leur action que même chez des adolescents et des sujets déjà adultes ils permettent d'obtenir le redressement.

Le redressement est aussi obtenu par l'*ostéotomie* ou section de l'os incurvé. Cette méthode n'a pu entrer dans la pratique courante qu'avec les progrès de l'antisepsie ; l'ostéotomie antiseptique, pratiquée pour la première fois par Volkmann (1875) pour une ankylose du genou, n'est devenue pratique et innocente qu'avec les grands perfectionnements et l'instrumentation spéciale imaginés par Mac Ewen, de Glascow (1878).

L'ostéotomie *supracondyloïdienne* de Mac Ewen sectionne l'os à travers le côté interne de l'extrémité inférieure de la diaphyse fémorale, point le plus affecté dans le genu valgum.

Elle a fait abandonner l'ostéo-arthrotomie d'Annandale (1875) dans laquelle on enlève une tranche légèrement cunéiforme du condyle interne et un petit morceau du condyle externe; l'opération d'Ogston (1876) dans laquelle le condyle interne est détaché par une section sous-cutanée, et les procédés similaires de Chiene (1877) et de Reeves (1878).

Quelle que soit la méthode adoptée, ostéoclasie ou ostéotomie, après le redressement le membre doit être immobilisé dans un appareil plâtré ou composé d'attelles jusqu'à ce que la consolidation des parties brisées ou sectionnées soit obtenue.

Les résultats de ces deux méthodes sont également très satisfaisants; grâce aux perfectionnements des appareils actuels (Robin, Collin), l'ostéoclasie semble avoir la préférence en France, tandis que l'ostéotomie est surtout pratiquée à l'étranger.

AFFECTIONS DU PIED.

I

PIED-BOT.

On donne le nom de *pied-bot* à une difformité du pied permanente, essentiellement caractérisée par ce fait, que la plante du pied ne repose plus sur le sol, dans la station ou la marche.

De tout temps, on a distingué les deux variétés suivantes : 1° le pied bot *congénital;* 2° le pied bot *accidentel* ou *acquis.* Le pied-bot congénital a seul une individualité, en quelque sorte; le pied-bot accidentel étant lié à une foule d'états morbides très divers.

La plupart des documents relatifs à l'histoire des pieds-bots se trouve résumée et analysée dans les thèses importantes de Lannelongue (*Agrégat.*, 1869), de Thorens (*Doct.*, 1873) et de Schwartz (*Agrégat.*, 1883).

1° PIED-BOT CONGÉNITAL.

Variétés. — Il existe quatre variétés anatomiques et cliniques du pied-bot congénital appartenant aussi au pied-bot accidentel ; ce sont : a. le pied-bot *varus*, dans lequel la face plantaire regarde en *dedans;* b. le pied-bot *valgus*, dans lequel elle est tournée en *dehors* ; c. Le pied-bot *talus*, caractérisé par l'appui du pied sur le talon seulement; d. le pied-bot *équin*, dans lequel la partie antérieure du pied repose sur le sol, le talon étant fortement élevé.

Souvent ces types sont combinés; c'est ainsi qu'on observe très souvent le pied bot *varus-équin* ; l'équin congénital pur étant exceptionnel.

Anatomie pathologique et signes. — a. *Pied-bot varus.* Le pied-bot varus est de beaucoup la variété la plus fréquente. La plante du pied regarde en dedans ; le bord interne du pied semble brisé ; il est concave, le bord externe repose sur le sol. La marche est parfois assez facile. La cause première de la difformité résulte d'une modification survenue dans la direction de l'astragale; la déformation consiste dans une inflexion en dedans du col sur le corps; cette déviation se produit pendant la période fœtale. L'avant-pied suit la direction nouvelle qui lui est imprimée par l'astragale; quant au calcanéum, il est aussi dévié, mais en sens inverse de l'astragale, c'est-à-dire en dehors. Plus tard, au moment où l'enfant marchera, si l'on n'est pas encore intervenu, la difformité s'accentuera. Des altérations secondaires pourront apparaître, telles que des arthrites, des ankyloses au niveau des parties osseuses qui sont le siège de compression; puis l'atrophie des muscles, la déviation, la rétraction des tendons. Enfin, des durillons et des bourses séreuses se forment sur les parties du pied qui deviennent de nouveaux points d'appui ; ces bourses s'enflamment souvent et donnent lieu à de véritables hygromas suppurés. D'une manière générale, les ligaments sont épaissis et raccourcis du côté où se fait la déviation du pied; ils sont tiraillés et allongés du côté opposé.

b. *Pied-bot valgus.* — Le valgus congénital est très rare. L'axe du pied est dirigé en dehors; le pied repose sur son bord interne, et souvent sur la partie postérieure de ce bord. Il s'accompagne d'un abaissement du talon, et rend la marche très difficile. On ne sait à peu près rien des raisons anatomiques qui peuvent expliquer la formation du valgus; peut-être le calcanéum a-t-il subi un mouvement de rotation sur son axe; peut-être y a-t-il primitivement une absence ou un défaut de développement du squelette du côté externe de l'arrière-pied ou même du péroné (Bouvier)?

c. *Pied-bot talus.* — Le talus est également très rare. Le pied est très fléchi, les orteils sont élevés, le talon reposant seul sur le sol: la flexion s'accompagne ordinairement d'un certain degré d'abduction (talus valgus). Le calcanéum devient presque vertical; le talon s'élargit.

d. *Pied-bot équin.* — Le pied-bot équin n'est congénital que d'une manière exceptionnelle; au contraire, il est le plus fréquent des pieds-bots acquis. La marche n'a lieu que sur la pointe du pied; le calcanéum est élevé, tandis que l'astragale s'abaisse et la tête de cet os, subluxée en avant, forme une saillie sur la face dorsale du tarse.

Pathogénie. — Trois théories ont été invoquées pour expliquer la genèse du pied-bot.

1° La théorie *mécanique* l'attribue à la compression du fœtus dans la cavité utérine; elle comporte une part de vérité, mais elle ne saurait expliquer tous les faits.

2° La théorie de la *rétraction musculaire*, défendue par J. Guérin, rattache le pied-bot à un trouble musculaire (contracture, puis rétraction) secondaire et consécutif à des altérations du système nerveux central. Or, si cette explication peut à la rigueur être acceptée pour les cas non fréquents dans lesquels le pied bot coïncide avec l'hydrocéphalie, le spina-bifida, elle n'est qu'une pure hypothèse pour tous les autres cas, qui sont la grande majorité.

3° La théorie de l'*arrêt de développement* du pied, émise par Meckel, Geoffroy-Saint-Hilaire, désignée d'une manière plus précise sous le nom de *Malformation primitive* a été généralement acceptée depuis les travaux de Bouvier, de Robin, de Broca, de Lannelongue.

Cette malformation consiste pour le varus dans l'inflexion de l'astragale que nous avons signalée plus haut et qui a été trouvée par Robin. Relativement à la cause primordiale de la malformation, diverses considérations peuvent intervenir. D'abord, jusqu'à 3 et 4 mois les pieds du fœtus sont en varus dans le sein de la mère; des conditions anormales quelconques : compression utérine, choc, pauvreté du liquide amniotique, adhérences de l'amnios au fœtus, peuvent faire persister et accroître cette disposition initiale (Lannelongue).

Traitement. — Le traitement doit être institué le plus tôt possible après la naissance. Au premier degré, la difformité est le plus souvent réductible par de petites manœuvres réitérées de redressement qui portent le pied en dehors, puis le fléchissent sur la jambe. Quand la réduction est obtenue, on fait porter à l'enfant un petit appareil à semelle, avec tuteur externe, ou l'on maintient simplement le pied réduit avec une bande de flanelle. La plus grande partie des pieds-bots ainsi traités immédiatement après la naissance guérissent sans tarsotomie, grâce à de simples manipulations.

A un degré plus avancé, la réduction n'est plus obtenue par ces simples manœuvres; les muscles, et en particulier le tendon d'Achille, résistent et s'opposent au redressement; la section de ce tendon devient alors nécessaire et peut souvent suffire. Elle doit être toujours suivie du port plus ou moins prolongé d'un appareil de redressement. Dans certains cas, on sera obligé de recourir aussi à la section du jambier antérieur ou du jambier postérieur.

Enfin, lorsque le pied-bot n'a pas été soigné dès le début, lorsque les enfants ont marché pendant plusieurs années, les os eux-mêmes opposent une résistance invincible à la réduction. On peut alors avoir recours à la *tarsotomie*, après avoir toutefois pratiqué la ténotomie. Celle-ci donne parfois des résultats étonnants, surtout dans les pieds-bots accidentels. L'opération de la *tarsotomie* ou *tarsectomie* varie suivant qu'elle s'adresse au varus ou à l'équin. Contre le *varus* on a préconisé tout d'abord l'ablation du cuboïde (Little, Solly); cette opération, désignée sous le nom de *tarsotomie partielle*, est abandonnée à cause de son insuffisance dans la plupart des cas. On a étendu la résection osseuse à une grande partie du tarse antérieur, en détachant un coin à base externe (Otto Weber); cette opération est connue sous le nom de *tarsotomie antérieure totale ou cunéiforme*.

Au pied-*bot varus équin*, on a opposé l'ablation de l'astragale (Lund, 1877); opération préconisée en France par Poinsot, J. Bæckel, et plus récemment par Gross (de Nancy), qui conseille d'ajouter à l'extirpation de l'astragale la résection de la partie antérieure du calcanéum.

La tarsotomie a donné des résultats fonctionnels satisfaisants dans un certain nombre de cas; d'autre part, le massage forcé préconisé depuis longtemps par Delore (de Lyon), combiné aux sections tendineuses, paraît aussi avoir donné des succès presque inespérés, de telle sorte que la question reste encore en suspens.

2° PIED-BOT ACCIDENTEL.

Le pied bot accidentel reconnaît des causes très variées.

1° Des *cicatrices vicieuses* peuvent lui donner naissance, surtout après des brûlures; le plus souvent c'est un pied-bot équin ou un talus qu'on observe dans ces cas.

2° *Une simple inégalité de longueur des membres*, résultant d'une affection osseuse ou articulaire; fracture avec énorme raccourcissement, coxalgie, etc., amènent à leur suite une variété de pied-bot, qui est l'équin ou le varus-équin.

3° *Les ostéites ou ostéo-arthrites du pied*, guéries avec une mauvaise attitude peuvent aussi donner naissance à un pied-bot, le plus souvent équin.

4° Enfin toutes les influences qui *détruisent l'équilibre musculaire du pied*: paralysie infantile, altérations musculaires diverses, lésions inflammatoires du voisinage, lésions nerveuses, attitudes vicieuses dues à des conditions diverses, sont autant de causes de pieds-bots.

Au point de vue clinique, on distingue trois variétés de pieds-bots acquis :

(*a*). Le pied *creux*, qui succède à la contracture du long péronier latéral, ou bien à la paralysie du triceps sural.

(*b*). Le pied *plat* qui constitue une affection à part que nous décrirons sous le nom de tarsalgie.

(*c*). Le pied-bot paralytique, pied-bot équin qui succède à la paralysie atrophique de l'enfance.

Au point de vue du traitement le pied-bot accidentel ne présente aucune considération spéciale; manipulations simples, ténotomies, massage forcé, tarsotomies, lui sont applicables, suivant les cas, de même qu'au pied-bot congénital.

II

TARSALGIE.

On désigne sous ce nom une affection particulière caractérisée par des douleurs siégeant dans la région du tarse et par une attitude vicieuse du pied.

Signalée en 1858 par Duchenne (de Boulogne), sous le nom d'*impotence fonctionnelle du long péronier latéral*, elle a été plus tard l'objet d'une étude spéciale de Gosselin qui l'a appelée *tarsalgie des adolescents*. Si l'on tient compte des trois éléments caractéristiques ordinaires de l'affection, à savoir l'affaissement de la voute plantaire, la déviation de la plante du pied en dehors et la douleur qui précède ou accompagne cette déformation, on peut donner à l'affection le nom de *pied plat valgus douloureux* (J. Guérin).

Étiologie. — L'âge et certaines conditions professionnelles sont les deux grandes causes qui dominent la pathogénie de l'affection. C'est entre 15 et 20 ans qu'on l'observe avec son maximum de fréquence; toutefois on l'a constatée avant et après cet âge; Duchesne en a vu quelques faits chez des enfants de 10, de 11 ans, et un chez une femme de 41 ans; Le Fort l'a observé chez un homme de 50 ans.

D'autre part, toutes les professions qui nécessitent la station debout permanente ou prolongée sont les vraies causes efficientes de la tarsalgie; aussi tous les auteurs ont-ils noté que les sujets atteints sont de jeunes apprentis, des employés de magasin, des garçons épiciers ou marchands de vin, des blanchisseuses, etc.

L'habitude de porter de mauvaises chaussures à semelles minces, sans résistance, permettant l'effondrement de la voûte plantaire, semble jouer un rôle important dans la genèse de l'affection (Le Fort). L'influence du froid humide a été relevée par quelques observateurs (Duchenne) et Trélat a vu l'affection débuter à la suite d'un rhumatisme polyarticulaire caractérisé, se localisant dans les jointures du pied.

On a signalé, comme causes déterminantes, les marches prolongées, une entorse légère; mais l'intervention de ces causes n'est pas nécessaire.

Anatomie pathologique. — On est réduit à des hypothèses à ce sujet par défaut d'autopsie. D'ailleurs, dans l'hypothèse d'un simple trouble musculaire (contracture, paralysie, rétraction), l'analyse des lésions ne serait pas sans difficultés ; il n'existe, comme document anatomique, que l'autopsie rapportée par Gosselin, qui a constaté une synovite sèche et une altération des cartilages des articulations astragalo-scaphoïdienne et calcanéo-cuboïdiene.

Pour cet auteur, la lésion primordiale serait donc une arthrite médio-tarsienne.

Symptômes. — L'affection présente à étudier des troubles fonctionnels et des signes physiques.

1° *Troubles fonctionnels.* Le début, rapporté parfois à une légère entorse, passe inaperçu. Les sujets se fatiguent plus vite pendant la marche, ne peuvent plus rester debout toute la journée.

Plus tard, la *douleur* intervient, intermittente d'abord, et cessant complètement par le repos, puis plus persistante. Cette douleur présente un siège d'élection en avant des malléoles, au niveau de l'articulation médio-tarsienne, ou du moins à peu près dans cette région ; il existe fréquemment aussi des douleurs siégeant à la région plantaire (Duchenne, etc.), ou dans le voisinage de la pointe de la malléole externe ou de l'articulation péronéo-tibiale inférieure (Terrillon), quelquefois le long du corps charnu du long péronier latéral. Ces douleurs apparaissent ou s'accentuent davantage par la station ou la marche; à une période avancée, la marche qui était devenue de plus en plus douloureuse est rendue impossible par la douleur et l'attitude vicieuse du pied.

2° *Signes physiques.* — Dans les premiers temps de l'affection, il n'y a pas de déformation. Les tendons extenseurs des orteils font saillie sous la peau et relèvent la première phalange; cette saillie est habituellement moins marquée après le repos au lit.

Si l'on examine le malade debout, la voûte plantaire est effacée; le pied repose à plat dans toute son étendue sur le sol; il paraît allongé. Par le repos, la concavité plantaire se rétablit. Plus tard, le bord externe du pied se relève et le bord interne porte seul sur le sol pendant la marche ; des durillons se développent le long de ce bord et à la face interne du premier orteil. Le pied est en *valgus*. La chaussure est usée sur son bord interne.

Les tendons extenseurs et le tendon du court péronier latéral font une saillie plus marquée sous la peau. Cet état ne se modifie plus guère que par un séjour prolongé au lit. Si l'on veut corriger l'attitude vicieuse du pied, les extenseurs et le court péronier latétal contracturés s'opposent au redressement. Celui-ci ne peut être obtenu que sous le chloroforme.

En revanche, le long péronier latéral paraît avoir perdu de sa puissance contractile : le sujet ne peut résister du côté malade à une faible pression exercée au niveau de l'articulation métarso-phalangienne du gros orteil et repoussant en haut le bord interne du pied. Du côté sain, le pied résiste à cette même manœuvre.

La faradisation du long péronier latéral du côté sain augmente très sensiblement la concavité de la région plantaire, tandis qu'elle ne la modifie presque pas du côté opposé.

A une période plus avancée, l'attitude vicieuse du pied se prononce encore davantage : le renversement en dehors de l'avant-pied s'accompagne d'une luxation par rotation du scaphoïde sur l'astragale et d'un déplacement des cunéiformes en bas : la face interne du pied présente à ce niveau une saillie très apparente.

Les muscles extenseurs et court péronier sont contracturés et même rétractés ; le long péronier latéral lui-même paraît atteint de contracture. Les tendons se dessinent sous la peau au niveau de la gaine des péroniers.

Marche. — L'affection évolue par stades successifs ; aussi Gosselin a-t-il cru pouvoir distinguer trois périodes cliniques. Dans la première période la déformation disparaît par le repos.

La deuxième période s'accompagne de *contractures douloureuses* ; l'anesthésie est indispensable pour vaincre la résistance des muscles ; enfin dans la troisième période, on se trouve en présence des *rétractions musculaires* portant sur les péroniers ; l'anesthésie doit souvent s'adjoindre les sections tendineuses. L'affection ne parcourt pas nécessairement ces trois périodes.

Pronostic. — Le pronostic est très variable suivant le moment de l'affection. Bénigne, facilement et tout à fait curable à son début, celle-ci nécessite à toutes les périodes une continuité de soins à laquelle beaucoup de malades ne veulent pas s'astreindre, d'où les rechutes, les récidives, les progrès de la maladie. Enfin à une époque tardive, elle peut constituer une véritable infirmité. Cependant d'une manière générale, l'affection s'améliore avec l'âge et il est exceptionnel de voir des adultes restés infirmes à la suite d'une tarsalgie de l'adolescence. L'amélioration semble se produire avec le développement du système musculaire.

Diagnostic. — L'absence de traumatisme au début de l'affection et de phénomènes inflammatoires pendant toute sa durée donne à la tarsalgie un cachet tout à part et ne permet ni de la méconnaître, ni de la confondre avec d'autres affections de la région, telles que l'entorse tibio ou médio-tarsienne, l'arthrite tibio-tarsienne. L'arthrite fongueuse du cou-de-pied, l'ostéite tuberculeuse du tarse ne donnent pas lieu, au début du moins, à la déformation qu'on observe dans la tarsalgie; de plus, dans ces affections l'élément douleur n'est qu'accessoire. Néanmoins, il est important d'examiner avec soin l'état du squelette et des articulations pour reconnaître que ces parties ne sont pas le point de départ de l'affection.

Le pied plat congénital ne s'accompagne pas de douleur ni de gêne de la marche et ne présente pas de déviation en valgus.

Le pied plat acquis par contracture du *jambier antérieur* ne présente pas non plus de déviation; le tendon du jambier antérieur fait un relief très notable.

Pathogénie. — De nombreuses théories ont été émises à propos de la nature de la tarsalgie.

La théorie de l'*arthrite*, défendue par Gosselin, consiste à ne voir dans l'affection qu'une contracture réflexe des muscles, comme cela se voit dans les arthrites. Cette théorie a été combattue par Duplay; ainsi que le remarque ce dernier, on ne trouve dans la tarsalgie aucun des signes de l'arthrite : ni la douleur articulaire fixe, ni le gonflement; de plus la contracture réflexe qui a pour résultat habituel de placer les articulations dans un état de relâchement qui diminue la douleur, augmente au contraire cette douleur dans la tarsalgie.

Enfin, cette théorie n'est fondée que sur les résultats de deux autopsies où les légers désordres articulaires constatés pouvaient être aussi bien secondaires que primitifs.

La plupart des auteurs (Panas, Duplay, Desprès, etc.), se rallient à la théorie de l'*impotence fonctionnelle* émise par Duchenne. Il ne s'agit plus ici ni d'arthrite, ni de contracture. Le long péronier latéral, dont la fonction essentielle est de maintenir la courbure plantaire, se fatigue par excès de fonctionnement et son impotence amène l'affaissement de la plante du pied. La déviation du pied serait primitivement un certain degré de varus dû à la prédominance du muscle jambier antérieur; secondairement, et pour raison d'équilibre, le pied se placerait en valgus par le fait de la contracture du court péronier latéral et de l'extenseur commun des orteils. Ainsi, d'après Duchenne, le fait fondamental est l'impotence du long péronier latéral, amenant un trouble dans l'équilibre du pied; la déviation est secondaire, due à l'action des muscles de la région.

Le valgus est produit mécaniquement, pendant la station ou la marche, par la pression du sol contre le bord externe du pied, pression qui fait glisser les facettes articulaires du calcanéum sur celles de l'astragale, de telle sorte que le pied se renverse sur son bord interne (Duchenne).

Enfin, Duchenne se fonde sur les succès qu'il a obtenus en électrisant le long péronier latéral sans autre traitement.

Dans une autre théorie, émise par J. Guérin, les contractures musculaires ne seraient que consécutives : la cause primitive de la déformation serait la laxité des ligaments du tarse; Le Fort accuse le relâchement du ligament en Y de la face dorsale du pied ou ligament calcanéo-scaphoïdo-cuboïdien, tandis que Tillaux met en cause les ligaments plantaires. Ces deux auteurs se fondent, pour défendre cette opinion, sur les bons résultats qu'ils ont obtenus en rétablissant la voûte plantaire, sans aucun traitement contre la prétendue impotence du long péronier latéral.

Traitement. — Quelle que soit la théorie adoptée, les mêmes indications restent à remplir.

A la première période de l'affection, le repos au lit pendant quelques jours, le port de chaussures à semelles fortes et à tiges, comme les brodequins, au besoin le changement de profession, peuvent enrayer la tarsalgie à son début.

A cette période également, l'électrisation localisée du long péronier latéral a donné de nombreux succès. Le Fort conseille de faire mouler sur la plante du pied une semelle en plâtre d'après laquelle on taille une semelle en liège qui est glissée dans la chaussure. Cette semelle en dos d'âne rétablit et soutient la voûte plantaire et prévient le relâchement et la distension des ligaments.

Plus tard, quand la contracture de l'extenseur commun des orteils et du court péronier maintient le pied dans une attitude vicieuse que ne corrigent pas le repos prolongé au lit et la faradisation du long péronier latéral, le pied doit être remis dans une bonne attitude pendant le sommeil chloroformique et solidement immobilisé dans un appareil plâtré.

Quelquefois même on a dû pratiquer la ténotomie sous-cutanée de l'extenseur des orteils ou du court péronier latéral.

La section du long péronier latéral ne fait qu'aggraver la difformité de l'organe et le trouble des fonctions.

En résumé, le repos, la faradisation du long péronier, le port de chaussures convenables, le redressement du pied et son immobilisation dans une bonne attitude, sont les moyens à mettre en œuvre, que l'on adopte la théorie musculaire ou la théorie ligamenteuse.

III

MAL PERFORANT PLANTAIRE.

Le *mal perforant* est caractérisé par une ulcération circulaire, siégeant à la plante du pied, le plus souvent peu douloureuse, succédant en général à un épaississement épidermique et progressant des parties superficielles vers la profondeur jusqu'aux os et aux articulations.

Cette affection, signalée par Marjolin, Ph. Boyer, a été décrite pour la première fois par Nélaton (1852) sous le nom « d'affection singulière des os du pied ».

Depuis cette époque elle a donné lieu à un nombre considérable de travaux dont on trouvera les indications dans les thèses récentes de Buttruille (1878), d'Arnozan (*Agregat*, 1880) de Delay (1884), de Fauchon-Courty (1885).

Anatomie pathologique. — Le processus ulcératif qui caractérise le mal plantaire affecte certains sièges d'élection. On l'observe surtout au niveau des articulations métatarso-phalangiennes du gros et du petit orteil, moins souvent au talon, quelquefois sur la face dorsale des orteils ; il présente dans son évolution les trois phases suivantes, qui constituent aussi des périodes cliniques :

1° *Au début*, le durillon est constitué par un épaississement corné, jaunâtre, parfois rouge au centre par le fait d'un petit épanchement sanguin. Le derme sous-jacent, tassé, atrophié dans tous ses éléments finit dans la suite par disparaître et laisse à sa place une perforation à l'emporte-pièce ; le derme voisin est, au contraire, le siège d'une hypertrophie plus ou moins considérable, due à une suractivité nutritive. Dans la profondeur, le périoste et l'os sont épaissis.

2° *Période d'ulcération.* — A la surface du durillon se montre une phlyctène renfermant une sérosité roussâtre ; sous l'influence d'une irritation quelconque, on voit apparaître l'ulcération, de forme arrondie, bordée d'un épais bourrelet épidermique. Le derme atrophié, qui forme tout d'abord le fond de cette ulcération, disparaît bientôt, et l'on voit à sa place des fongosités grisâtres, non bourgeonnantes. Il existe aussi dans ce cas, de petits décollements sous-dermiques, renfermant une quantité de pus minime, mais ichoreux et fétide.

3° *Période des ulcérations profondes.* — Le mal envahit à leur tour les os et les articulations. Le périoste se décolle de l'os ; ce dernier présente en général les lésions de l'ostéite raréfiante. Les articulations subissent par voisinage des altérations destructives, non sans analogie avec celles des tumeurs blanches.

Les vaisseaux compris dans le durillon et comprimés à ce niveau sont devenus fibreux. Les artères du pied ont été trouvées volumineuses, dures, athéromateuses ; aussi, certains auteurs, Péan (1863), Dolbeau (1867), Delsol (*Thèse*, 1864) ont voulu rattacher le mal plantaire à l'athérôme artériel et lui ont donné le nom d'ulcère artério-athéromateux.

Les lésions nerveuses ont surtout attiré l'attention dans ces derniers temps. Les filets compris dans la lésion sont dégénérés et scléreux ; le cordon nerveux, entouré d'un tissu cellulaire dense et augmenté de volume, paraît dur et comme noueux ; on constate une névrite dégénérative descendante caractérisée par la prolifération des noyaux de la gaîne et la segmentation de la myéline.

Ces lésions nerveuses, tout en étant fréquentes, ne sont pas absolument constantes.

En outre, Duplay et Morat (*Arch. gén. méd.* 1873) ont démontré que les nerfs sont altérés bien au-dessus de l'ulcération, fait important dans l'explication des récidives.

Étiologie et pathogénie. — Le mal perforant est une affection de l'âge mûr à laquelle paraissent surtout prédisposés les alcooliques, faisant de rudes métiers et fournissant de longues marches.

Après avoir été considéré par Robert comme une variété de cancroïde, par Leplat (*Thèse*, 1855) comme une affection locale résultant de la mortification des tissus comprimés par un durillon, par Péan, Dolbeau, etc., comme un sphacèle limité dû à une irrigation sanguine insuffisante, le mal perforant ne semble plus reconnaître aujourd'hui que deux théories pathogéniques, la théorie mécanique et la théorie nerveuse.

La théorie *mécanique*, défendue par Gosselin et Lenoir, consiste à ne voir dans le mal perforant qu'une lésion locale, une « *dermo-synovite ulçéreuse* » due aux pressions répétées, subies par les points de la plante du pied qui supportent normalement le poids du corps. Cette théorie, acceptable dans certains cas, peut-être, n'explique pas les maux perforants situés en des points qui ne sont pas le siège de pressions, et ne rend pas compte des récidives si fréquentes du mal, même jusque sur des moignons d'amputation. La compression ne peut donc guère être considérée que comme cause déterminante.

La théorie *nerveuse*, mise en avant par Duplay et Morat, a rallié la plupart des suffrages ; elle consiste à voir dans le mal perforant un trouble trophique rattaché à une altération soit des nerfs périphériques, soit de la moelle, soit de l'encéphale. C'est ainsi que le mal plantaire a été observé à la suite de blessures du nerf sciatique, de fractures de la colonne vertébrale ou du spina-bifida et surtout dans le cours de l'ataxie locomotrice, dont il peut être une des premières manifestations précoces ; enfin dans certaines affections cérébrales. La coïncidence fréquente, sinon habituelle du mal perforant avec quelques troubles cutanés, œdème dur, altérations des ongles, etc., s'explique à merveille par cette manière de voir.

Enfin on a signalé (Puel, Kirmisson) le mal perforant chez des individus ne présentant aucune altération apparente du système nerveux central ni périphérique, mais qui étaient atteints de diabète. Chez les alcooliques, le mal perforant n'est qu'une conséquence de la névrite parenchymateuse qui frappe particulièrement les nerfs périphériques.

Symptômes. — L'anatomie pathologique nous a montré le siège et les caractères objectifs du mal perforant. Le durillon par lequel débute la scène ne détermine qu'une gêne minime ; il est rarement le siège de douleurs persistantes; de plus l'apparition ou le retour de ces douleurs sont moins influencés par l'état hygrométrique de l'air que ne le sont les durillons simples.

L'ulcération est entourée quelquefois, mais d'une façon inconstante, par une zone d'anesthésie qui s'étend parfois très loin; quant à l'ulcération, elle est insensible à l'exploration, soit avec le doigt, soit avec des instruments piquants.

A une période plus avancée, les altérations des os se traduisent par une suppuration, minime d'ordinaire, mais constante, par une dénudation et une friabilité plus grande du tissu osseux que décèle l'examen avec le stylet. Les lésions articulaires peuvent être appréciées par le même mode d'exploration, quand il existe des fistules; à défaut de cette constatation directe, les craquements et la mobilité anormale peuvent fournir d'utiles renseignements.

La *marche* de l'affection est lente, mais progressive. Lorsque celle-ci est abandonnée à elle-même, elle gagne de proche en proche, et peut nécessiter des interventions d'une certaine importance. Quand elle est combattue de bonne heure par un traitement rationnel, elle rétrocède et guérit, mais trop souvent d'une façon temporaire. En effet, la fréquence des récidives est un des caractères les plus fâcheusement constants de cette affection.

Diagnostic. — Dans ses premières périodes, le mal perforant se distingue par son indolence et par la zone d'insensibilité qui l'entoure. Lorsque les os et les articulations sont intéressés, on peut se demander si ces altérations profondes ne sont pas initiales; on peut songer alors, soit à une ostéite, soit à une arthrite tuberculeuse. L'absence de douleur, la zone d'insensibilité, la lenteur spéciale de la marche, la suppuration minime, enfin l'âge relativement avancé et l'habitus général des malades sont d'ordinaire des éléments suffisants de diagnostic.

La cause du mal perforant doit être aussi soigneusement recherchée par l'étude de l'ensemble du malade, de l'état de ses muscles, de ses réflexes tendineux, de ses divers modes de sensibilité, etc.

Le *pronostic* est sérieux, surtout quand l'affection est devenue profonde. Abandonné à son évolution naturelle, le mal perforant condamne les malades à une infirmité fort gênante, sinon très pénible.

Le traitement peut nécessiter des interventions graves, et le plus souvent il est suivi de récidives rapides et décourageantes.

Traitement. — Dans ces conditions, et si l'on est dominé surtout par cette idée pathogénique que le mal perforant n'est pas une affection exclusivement locale, on sera très réservé en fait d'intervention opératoire.

A la période du début, le repos, des pansements bien faits peuvent enrayer le mal. Plus tard, on aura recours aux débridements, aux cautérisations profondes, aux évidements osseux, en un mot aux opérations aussi complètes que possible. Quant aux amputations des orteils et du pied, sans qu'on puisse les proscrire en règle générale, il faudra s'en montrer très sobre ; puisqu'il est démontré par beaucoup d'exemples qu'elles ne mettent nullement à l'abri des récidives.

FIN.

TABLE DES MATIERES

MALADIES DES RÉGIONS

ORGANES GÉNITO-URINAIRES

FIN DE LA TABLE

12506. — Imprimerie A. Lahure, 9, rue de Fleurus, à Paris.

www.ingramcontent.com/pod-product-compliance
Ingram Content Group UK Ltd.
Pitfield, Milton Keynes, MK11 3LW, UK
UKHW020956140726
13695UKWH00001B/12